出入境检验检疫行业标准汇编

食品、化妆品检验卷

生物污染物检测方法

国家认证认可监督管理委员会　编

中国质检出版社
中国标准出版社

北　京

图书在版编目(CIP)数据

出入境检验检疫行业标准汇编. 食品、化妆品检验卷. 生物污染物检测方法/国家认证认可监督管理委员会编. —北京:中国标准出版社,2012
ISBN 978-7-5066-6707-4

Ⅰ.①出… Ⅱ.①国… Ⅲ.①国境检疫:卫生检疫-行业标准-汇编-中国②食品污染:生物污染-污染测定-行业标准-汇编-中国③化妆品-生物污染-污染测定-行业标准-汇编-中国 Ⅳ.①R185.3-65②TS207.5-65③TQ658-65

中国版本图书馆 CIP 数据核字(2012)第 021849 号

中国质检出版社
中国标准出版社 出版发行
北京市朝阳区和平里西街甲 2 号(100013)
北京市西城区三里河北街 16 号(100045)
网址:www.spc.net.cn
总编室:(010)64275323 发行中心:(010)51780235
读者服务部:(010)68523946
中国标准出版社秦皇岛印刷厂印刷
各地新华书店经销
*
开本 880×1230 1/16 印张 73.25 字数 1 991 千字
2012 年 6 月第一版 2012 年 6 月第一次印刷
*
定价 334.00 元

《出入境检验检疫行业标准汇编》

总 编 委 会

《出入境检验检疫行业标准汇编　食品、化妆品检验卷》

编　委　会

序

检验检疫标准化工作始于上世纪二十年代末，由于进出口贸易的需要，品质检验机构开始制定部分商品的品质和检测方法标准。新中国成立后，为促进和规范我国商品进出口工作，国家规定进出口商品检验部门可制定外贸标准。1992年，为配合《中华人民共和国标准化法》的实施，进出口商品检验部门将原外贸标准和专业标准调整为进出口商品检验行业标准，代号SN。1998年，原国家进出口商品检验局、动植物检疫局和卫生检疫局“三检”合并，进出口商品检验行业标准随之更名为检验检疫行业标准。2001年底，国家质量监督检验检疫总局成立，检验检疫标准化工作整体划归国家认证认可监督管理委员会管理，由此开启了检验检疫标准化工作新篇章。

时光荏苒，不知不觉中检验检疫标准化工作已经走过了八十多个年头。2003年我曾主持编写了《出入境检验检疫行业标准汇编》，八年来，检验检疫标准化工作又有了长足的发展：行业标准数量从当初的1484项发展到现在的3181项；标准的质量也稳步提升，方法标准验证要求已比肩国际权威机构，规程标准也已开始向国际通行的合格评定程序靠拢；国际地位显著提升；标准制修订各个环节管理更加科学系统；与检验检疫业务和科技工作的联动机制逐渐成熟；检验检疫标准对检验检疫业务的覆盖日趋完善，检验检疫标准体系不断健全。今天，我非常高兴地看到检验检疫标准化工作不断推进，检验检疫行业标准再次修订汇编成册，作为检验检疫行政执法的技术依据，行业标准多年来在保国安民、服务外贸、服务质检事业发展等方面发挥着越来越重要的作用，成为检验检疫业务工作不可或缺的技术支撑。

作为一个在检验检疫部门工作了几十年的老兵，我衷心希望检验检疫标准化工作能够在继承和发扬老一辈优良作风和传统的基础上，站在国家和社会的高度，开拓创新，不断进取，持之以恒，再创辉煌；也祝愿检验检疫行业标准进一步提升国际地位，更好地为检验检疫业务工作服务，在严把国门、促进外贸，推动检验检疫事业科学发展方面做出更大贡献。

王凤清

2011年9月

前　言

出入境检验检疫行业标准是检验检疫系统技术执法的主要依据，自1992年起，检验检疫系统已发布的行业标准达3753项，现行有效的3181项。一直以来，检验检疫行业标准受到了系统内外相关部门的普遍关注和使用。为了便于检验检疫技术执法，更好地服务外贸，也便于生产部门和相关单位的人员在工作中及时掌握、查找和使用检验检疫行业标准，组织出版《出入境检验检疫行业标准汇编》丛书，它在一定程度上反映了检验检疫行业标准化事业发展的基本情况和主要成就。

《出入境检验检疫行业标准汇编》是我国检验检疫行业标准化方面的一套大型丛书，按专业分类分别立卷。本套丛书收录了截至2011年7月1日前发布并有效的出入境检验检疫行业标准3181项，其中有36项标准因各种原因仅收录了标准名称。本套丛书由中国标准出版社陆续出版，分卷情况如下：

——动物检疫卷；

——纺织检验卷；

——化工品、矿产品及金属材料卷；

——机电卷；

——鉴定卷；

——轻工检验卷；

——食品、化妆品检验卷；

——卫生检疫卷；

——危险品包装检验卷；

——植物检疫卷；

——管理卷。

本卷为食品、化妆品检验卷，收集了截至2011年7月1日批准发布的食品、化妆品检验方面行业标准1030项。食品、化妆品检验卷分为食品检验规程分册，食品检测通用方法、感官评审和一般理化检测方法分册，农药残留检测方法分册，兽药残留检测方法分册，生物毒素和有机污染物残留检测方法分册，生物污染物检测方法分册，无机元素和放射性元素及其他检测方法分册，化妆品检验方法分册。

本册是生物污染物检测方法分册。

本汇编可供出入境检验检疫行业管理部门、科研机构、技术部门、出口企业的技术人员，各级出入境检验检疫局、检验机构、检测机构的相关人员使用。

编　者

2011年9月

目　　录

注:本汇编收集的标准年代号用四位数字表示。

中华人民共和国进出口商品检验行业标准

出口食品沙门氏菌属(包括亚利桑那菌)计数检验方法

SN/T 0040—92

Count method for Salmonellae(including Arizona) in food for export

1 主题内容与适用范围

本标准规定了出口食品沙门氏菌属(包括亚利桑那菌)定量检验的操作程序和结果判定。

本标准适用于出口肉品、蛋品等食品沙门氏菌属(包括亚利桑那菌)的定量检验,其他食品可参照使用。

2 引用标准

ZB 8 出口食品沙门氏菌属(包括亚利桑那菌)检验方法

3 设备和材料

3.1 试管:20 mm×150 mm,13 mm×130 mm。

3.2 三角瓶或广口瓶:200 mL 和 500 mL。

3.3 平皿:直径 90 mm。

3.4 吸管:1 mL 和 10 mL。

3.5 剪子:16 cm。

3.6 镊子:16 cm。

3.7 试管振荡器。

3.8 均质器。

3.9 恒温培养箱:37℃和 42℃。

3.10 玻璃珠:直径 5 mm。

3.11 天平:感量 0.1 g。

4 培养基和试剂

配制方法和试验方法见 ZB 8 第 5 章。

4.1 缓冲蛋白胨水(BP)。

4.2 亚硒酸盐胱氨酸增菌液(SC)。

4.3 四硫磺酸盐煌绿增菌液(TTB)。

4.4 亚硫酸铋琼脂(BS)。

4.5 胆硫乳琼脂(DHL)。

4.6 亚利桑那菌琼脂(SA)。

4.7 三糖铁琼脂(TSI)。

中华人民共和国国家进出口商品检验局1992-11-05批准　　1993-01-01实施

4.8 赖氨酸脱羧酶培养基(LD)。
4.9 尿素酶琼脂(U)。
4.10 V-P 半固体琼脂(VP)。
4.11 吲哚培养基(I)。
4.12 氰化钾培养基(KCN)。
4.13 丙二酸钠培养基(M)。
4.14 卫矛醇半固体琼脂(D)。

5 样品制备和增菌

在以下方法中,一个样品为 25 g,增菌液为 225 mL,如果将数个样品混合增菌,则相应增加培养基的量,使样品和培养基之比为 1∶9。

5.1 冻猪分割肉、冻猪下水、冻兔肉、冻牛肉、冻鸡、冻分割鸡:于 45℃15 min 内或 2~5℃18 h 内解冻,在表面部位取 25 g 剪碎后放入均质杯内,加缓冲蛋白胨水(BP)25 mL,8 000 r/min 均质 1 min,用剩余的200 mL BP 将全部样品冲洗到 500 mL 三角瓶中,充分混合后作为 10^{-1}的样品液,如果均质杯的容量为 500 mL 以上,可将 225 mL BP 一次全部加入,均质后即为 10^{-1}的样品液,继续稀释成 10^{-2}、10^{-3}……的样品液。

分别取 1 mL10^{-1}、10^{-2}、10^{-3}的样品液,分别加入三组试管中,每组三支;36±1℃培养 4~5 h 后,每试管加入 9 mL 四硫磺酸盐煌绿增菌液(TTB),于 42±1℃培养 22±2 h。

5.2 新鲜肉品:在表面部位取 25 g,剪碎后放入均质杯内,加亚硒酸盐胱氨酸增菌液(SC)225 mL,均质方法和稀释方法同 5.1 条。

分别取 1 mL10^{-1}、10^{-2}、10^{-3}的样品液,分别加入三组装有 9 mL SC 的试管中,每组三支,36±1℃培养 22±2 h。

5.3 全蛋粉、蛋黄粉、干蛋白:取 25 g,加到 225 mL 缓冲蛋白胨水中,放置 10 min 后用玻璃珠或其他充分将其混合,也可用均质器均质,作为 10^{-1}的样品液,继续稀释成 10^{-2}、10^{-3}……的样品液。

分别取 1 mL10^{-1}、10^{-2}、10^{-3}的样品液,分别加入三组试管中,每组三支,36±1℃培养 22±2 h 后各试管中分别加入 9 mLSC 于 42±1℃培养 22±2 h。

5.4 棉籽饼、芝麻饼、花生饼、豆饼、骨粉、骨粒:取 25 g,加到 225 mLTTB 中,振荡 5 min,充分混合后作为 10^{-1}的样品液,继续稀释成 10^{-2}、10^{-3}……的样品液。

三个稀释度的样品液分别取 1 mL,分别加入三组装有 9 mL TTB 的试管中,每组三支,36±1℃培养 22±2 h。

5.5 如果估计样品中沙门氏菌数量少而需要增大接种量时,可将 5.1~5.4 条中 10^{-1}的样品液分别取 10 mL,放入三支试管中,再分别取 1 mL 放入三支试管中,然后分别取 10^{-2}的样品液 1 mL 放入三支试管中,这样就组成了一个样品量分别为 1、0.1、0.01 g 的系列。

6 分离培养

按照 ZB 8 第 2 章进行。

7 鉴定

按照 ZB 8 第 3 章进行。

8 报告结果

8.1 统计三个稀释度的样品的沙门氏菌阳性管数。
8.2 查 MPN 表〔见附录 A(补充件)〕,得到每克样品的沙门氏菌含量。

8.3 报告阳性结果:“MPN 三管法测定沙门氏菌　个/g(mL)”或“MPN 三管法测定亚利桑那菌　个/g(mL)”或“MPN 三管法测定沙门氏菌和亚利桑那菌　个/g(mL)”。

8.4 如果所有三组管都为阴性,则报告:“MPN 三管法测定沙门氏菌少于　个/g(mL)”或“MPN 三管法测定亚利桑那菌少于　个/g(mL)”或“MPN 三管法测定沙门氏菌和亚利桑那菌少于　个/g(mL)”,并注明所测定的三种样品液的样品含量。

附 录 A
1 g 样品中沙门氏菌最近似值(MPN)表[1),2)]
(补充件)

表 A1 1 g 样品中沙门氏菌最近似数(MPN)表

接种量分别为 0.1、0.01 和 0.001 g

阳性管组合			MPN	阳性管组合			MPN
0	0	0	<3	2	0	0	9.1
0	0	1	3	2	0	1	14
0	0	2	6	2	0	2	20
0	0	3	9	2	0	3	26
0	1	0	3	2	1	0	15
0	1	1	6.1	2	1	1	20
0	1	2	9.2	2	1	2	27
0	1	3	12	2	1	3	34
0	2	0	6.2	2	2	0	21
0	2	1	9.3	2	2	1	28
0	2	2	12	2	2	2	35
0	2	3	16	2	2	3	42
0	3	0	9.4	2	3	0	29
0	3	1	13	2	3	1	36
0	3	2	16	2	3	2	44
0	3	3	19	2	3	3	53
1	0	0	3.6	3	0	0	23
1	0	1	7.2	3	0	1	39
1	0	2	11	3	0	2	64
1	0	3	15	3	0	3	95
1	1	0	7.3	3	1	0	43
1	1	1	11	3	1	1	75
1	1	2	15	3	1	2	120
1	1	3	19	3	1	3	160
1	2	0	11	3	2	0	93
1	2	1	15	3	2	1	150
1	2	2	20	3	2	2	210
1	2	3	24	3	2	3	290
1	3	0	16	3	3	0	240
1	3	1	20	3	3	1	460
1	3	2	24	3	3	2	1 100
1	3	3	29	3	3	3	>1 100

注：1）本表采用 3 个稀释度[0.1 g(mL)、0.01 g(mL)和 0.001 g(mL)]，每个稀释度接种 3 管。

2）表内所列检样量如改用 1 g(mL)、0.1 g(mL)和 0.01(mL)时，表内数字应相应降低 10 倍；如改用 0.01 g(mL)、0.001 g(mL)和 0.000 1 g(mL)时，则表内数字应相应增加 10 倍，其余类推。

附 录 B
出口食品沙门氏菌属(包括亚利桑那菌)定量检验方法程序
(参考件)

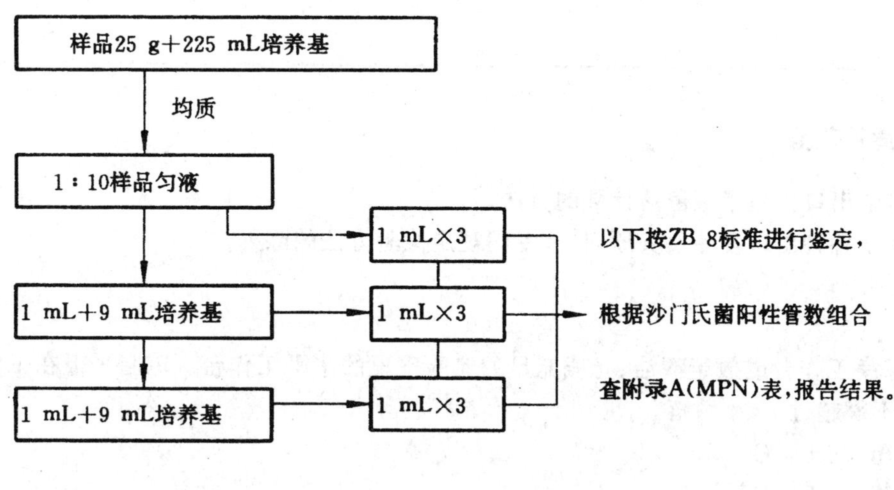

附加说明：

本标准由中华人民共和国国家进出口商品检验局提出。

本标准由中华人民共和国河南进出口商品检验局起草。

本标准主要起草人李志培、沈莉。

中华人民共和国进出口商品检验行业标准

出口食品平板菌落计数

SN 0168—92

Plate count for bacterial colonies in food for export

代替 ZB X09 001—86

1 主题内容与适用范围

本标准规定了出口食品平板菌落计数的方法。

本标准适用于各种出口食品及其原料，有专门规定检验方法的除外。

2 设备和材料

2.1 工作台：超净工作台或放于清洁、光线充足的实验室里的水平工作台。琼脂平板在工作台上暴露15 min，每平板不得超过15个菌落。

2.2 恒温培养箱：36±1 ℃。

2.3 恒温水浴箱：45±1 ℃。

2.4 均质器。

2.5 振荡器。

2.6 吸管：1、10和25 mL，具0.1 mL刻度。

2.7 平皿：直径为90 mm。

2.8 稀释瓶：广口瓶或三角烧瓶，容量为200 mL和500 mL。

2.9 玻璃珠：直径为5 mm左右。

2.10 天平：感量0.1 g。

3 培养基和试剂

3.1 平板计数琼脂。

3.2 75%乙醇。

3.3 稀释剂：磷酸盐缓冲稀释液。

4 操作程序

4.1 样品制备

4.1.1 以无菌操作取有代表性的样品盛于灭菌容器内。如有包装，则用75%乙醇在包装开口处擦拭后取样。

4.1.2 制备样品匀液

4.1.2.1 固体或半固体食品：以无菌操作取25 g样品，放入装有225 mL稀释剂的灭菌均质杯内，于8 000 r/min均质1～2 min，制成1∶10的样品匀液。如样品均质时间超过2 min，应在均质杯外加冰水冷却。

4.1.2.2 干燥或干粉食品：以无菌操作取25 g样品，放入装有225 mL稀释剂和适量玻璃珠的500 mL稀释瓶中。迅速振摇，将样品混匀，制成1∶10的样品匀液。振摇时，幅度为30 cm，7 s内振摇25次，也可用机械振荡器振荡15 s代替手摇。

中华人民共和国国家进出口商品检验局1992-12-28批准　　1993-05-01实施

4.1.2.3 液体食品：用灭菌吸管吸取 25 mL 样品，放入装有 225 mL 稀释剂的 500 mL 稀释瓶中，按 4.1.2.2 条中所述方法迅速振摇，制成 1∶10 的样品匀液。吸取样品时，吸管插入液面下不要超过 2.5 cm。吸管内液体要在 2～4 s 内完全排入稀释剂中。不要在稀释剂中吹洗吸管。

4.2 稀释样品匀液

4.2.1 用 10 mL 灭菌吸管准确吸取 1∶10 的样品匀液 10 mL，放入装有 90 mL 稀释剂的 200 mL 稀释瓶中。按 4.1.2.2 条中所述的方法，迅速振摇。制成 1∶100 的样品液。从容器中吸取样品匀液和以后的稀释操作中，吸管尖不要碰着瓶口。吸入的液体应先高于所要求的刻度，然后提起吸管使其尖端离开液面并贴在容器内壁将液体调至所要求的刻度。

4.2.2 分别用 10 mL 灭菌吸管按 4.2.1 条所述方法将样品匀液制成 10 倍递增稀释的样品液，如 10^{-3}、10^{-4}、10^{-5}……。

4.3 平板接种

4.3.1 对于每一个样品，选用合适的三个连续稀释度的样品液进行平板计数。

4.3.2 分别用灭菌吸管吸取 1 mL 样品液放入作了适宜标志的平皿内。每个稀释度的样品液用两个平皿。如果某一样品液在取出供试部分前的放置时间超过 3 min，应按 4.1.2.2 条所述方法再振摇该样品液。

4.3.3 分别加 12～15 mL 平板计数琼脂(已放 45+1 ℃的水浴中恒温)到各平皿内。立即将平皿内的样品液和琼脂培养基充分混合。混合方法是将平皿倾斜和旋转。要防止把混合物溅到平皿壁和盖上。同时将平板计数琼脂倾入加有 1 mL 稀释剂的另一灭菌平皿作空白对照。将样品液加入平皿后应立即倾注琼脂培养基，每个样品从开始稀释到倾注最后一个平皿所用的时间不得超过 20 min。

4.4 培养

待琼脂凝固后将平皿翻转，立即放进 36±1 ℃的恒温培养箱内培养 48±2 h。培养箱应保持一定的湿度，经 48 h 培养的琼脂培养基的失重不得超过 15%。

4.5 菌落计数和记录

4.5.1 培养后，立即计数每个平板上的菌落数。25～250 个菌落为合适范围。如果不能立即计数，应将平板存放于 0～4 ℃，但不得超过 24 h。

4.5.2 如只有一个稀释度的两个平板上的菌落在合适范围内，先计算两个平板的平均值，再将平均值乘以相应稀释倍数，作为每克(毫升)样品中平板菌落数(下表，样品 1)。

4.5.3 如有两个稀释度在合适范围内，先计算每个稀释度两个平板的平均值，再计算两个稀释度的平均值，然后计算每克(毫升)样品中平板菌落数(下表，样品 2)。

4.5.4 当最低稀释度的两个平板上都少于 25 个菌落时，计数这一稀释度两个平板上的实际菌落数，计算两个平板上的平均菌落数，将平均菌落数乘以稀释倍数，得到估计的平板菌落数。给这个数注上星号(*)，表明该数系从菌落数在 25～250 这一范围之外的平板估计所得(下表，样品 3)。

4.5.5 当所有平板上的菌落都超过 250 时，则应将最高稀释度的两个平板的平均菌落数乘以稀释倍数，得到估计的平板菌落数。给这个数注上星号(*)(意义同 4.5.4)(下表，样品 4)。

4.5.6 如果所有稀释度的平板都没有菌落，则以小于 1 乘以最低稀释倍数报告平板菌落数。给这个数注上星号(*)(意义同 4.5.4 条)(下表，样品 5)。

4.5.7 同一稀释度的两个平板中，一个有 25～250 个菌落，另一个的菌落多于 250 个，两个平板都要计数。计算方法同 4.5.2 条(下表，样品 6)。

4.5.8 两个连续稀释度中的每个稀释度都有一个平板的菌落数在 25～250 个范围内，而另一个的菌落数高于 250 或低于 25，四个平板都要计数。计算方法参照 4.5.2 条和 4.5.3 条(下表，样品 7)。

4.5.9 某稀释度的两个平板都有 25～250 个菌落，而另一稀释度的两个平板中只有一个平板的菌落数在 25～250 范围内。四个平板都要计数，计算方法参照 4.5.2 条和 4.5.3 条(下表，样品 8、9)。

4.5.10 蔓延生长菌落

通常有三种不同类型的蔓延生长菌落。第一种类型是链状菌落，菌落之间没有明显界线。这些菌落是当琼脂和试验物混合时，一个细菌块被分散所致；第二种类型是在琼脂和平皿底之间形成的水膜样菌落；第三种是在平皿边缘或琼脂表面形成的水膜样菌落。如果所选择的平板出现过量的蔓延菌落生长，以致 a. 被蔓延菌落盖住的地方，包括由于蔓延菌落造成的抑制生长区面积超过平板面积的 50%，或 b. 由于蔓延菌落造成的抑制生长区面积超过平板面积的 25%，这样的平板报告为“蔓延菌落”，不予计数。计数其他平板上的菌落数，将这些数值的算术平均值报告为平板菌落数（下表，样品 10）。

当有必要计数除以上 a. 和 b. 外的蔓延生长菌落时，将三种不同类型的蔓延菌落分别计数。对于第一种类型，如果仅有一条链，将它作为一个菌落计。如果有来源不同的几条链，将每条链作为一个菌落计，不要把链上生长的各个菌落分开来数。第二种和第三种类型的蔓延生长形成易于鉴别的菌落，即按一般菌落计数，把计数的蔓延生长菌落数同一般菌落数加在一起，计算平板菌落数。

4.5.11 操作者对同一平板复核自己的计数结果，其差异应在 5%之内，而其他人对这一平板重复计数，其差异应在 10%之内。否则，应找出原因，加以校正。

4.6 计算和记录数字

适宜稀释度的两个平板的菌落数平均值或两个稀释度的平板菌落数平均值乘以相应稀释倍数计算出每克（毫升）样品中平板菌落数。

记录时，只有在换算到每克（毫升）样品中平板菌落数时，才能定下两位有效数字，第三位数字采用四舍五入的方法记录。也可将样品的平板菌落数记录为 10 的指数形式（见下表中的例子）。

5 结果报告

报告每克（毫升）样品中平板菌落数或估计的平板菌落数。

平板菌落数计算

样品号	菌落数			平板菌落数/g(mL)
	1∶100	1∶1 000	1∶10 000	
1	多不可计 多不可计	175 208	16 17	190 000(1.9×10^5)
2	多不可计 多不可计	224 245	25 30	250 000(2.5×10^5)
3	18 14	2 0	0 0	1 600(1.6×10^3)*
4	多不可计 多不可计	多不可计 多不可计	523 487	5 100 000(5.1×10^6)*
5	0 0	0 0	0 0	<100(<1.0×10^2)*
6	多不可计 多不可计	245 278	23 20	260 000(2.6×10^5)

续表

样品号	菌落数			平板菌落数/g(mL)
	1∶100	1∶1 000	1∶10 000	
7	多不可计 多不可计	225 255	21 40	270 000(2.7×10^5)
8	多不可计 多不可计	210 240	18 28	230 000(2.3×10^5)
9	多不可计 多不可计	260 230	30 28	270 000(2.7×10^5)
10	多不可计 多不可计	245 230	35 蔓延菌落	290 000(2.9×10^5)

注：带星号(*)者为估计数。

附 录 A
培养基制备
(补充件)

A1 平板计数琼脂

胰蛋白胨	5.0 g
酵母浸膏	2.5 g
葡萄糖	1.0 g
琼　脂	15.0 g
蒸馏水	1 000 mL

将各成分加于蒸馏水中，煮沸溶解。分装试管或烧瓶，121 ℃高压灭菌 15 min。最终 pH7.0±0.1。

A2 磷酸盐缓冲稀释液

贮存液：

磷酸二氢钾(KH_2PO_4)	34.0 g
蒸馏水	500 mL

用大约 175 mL 的 1 mol/L 氢氧化钠溶液调节 pH 至 7.2，用蒸馏水稀释至 1 000 mL 后贮存于冰箱。

稀释液：用蒸馏水稀释 1.25 mL 贮存液至 1 000 mL，分装于合适容器，121 ℃高压灭菌 15 min。

附加说明：

本标准由中华人民共和国国家进出口商品检验局提出。

本标准由中华人民共和国河南进出口商品检验局、湖南进出口商品检验局负责起草。

本标准主要起草人李志培、邓明义。

本标准主要参考美国食品和药物管理局(FDA)《细菌学分析手册》第 6 版第 4 章(1984 年)。

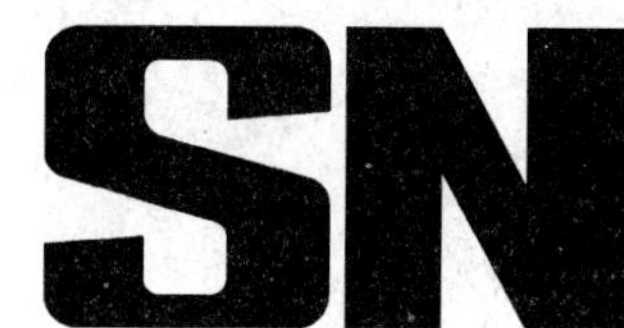

中华人民共和国出入境检验检疫行业标准

SN/T 0169—2010

代替 SN 0169—1992,SN 0333—1994 和 SN/T 1059.2—2002

进出口食品中大肠菌群、粪大肠菌群和大肠杆菌检测方法

Determination of coliform, fecal coliform and *Escherichia coli* in food for import and export

2010-11-01 发布　　　　2011-05-01 实施

中华人民共和国国家质量监督检验检疫总局 发布

前　言

本标准按照 GB/T 1.1—2009 给出的规则起草。

本标准代替 SN 0169—1992《出口食品中大肠菌群、粪大肠菌群和大肠杆菌检验方法》、SN 0333—1994《出口食品中大肠杆菌(葡萄糖苷酶荧光)检验方法》和 SN/T 1059.2—2002《进出口食品中大肠菌群、大肠杆菌计数滤膜/MUG 法》。

本标准与 SN 0169—1992、SN 0333—1994 和 SN/T 1059.2—2002 相比,主要技术变化如下:

——将原标准名称《出口食品中大肠菌群、粪大肠菌群和大肠杆菌检验方法》、《出口食品中大肠杆菌(葡萄糖苷酶荧光)检验方法》和《进出口食品中大肠菌群、大肠杆菌计数滤膜/MUG 法》整合修订为《进出口食品中大肠菌群、粪大肠菌群和大肠杆菌检测方法》;

——SN 0169—1992 标准的范围不变,但 SN 0333—1994 和 SN/T 1059.2—2002 标准的范围有限,因此,本标准将范围进行整合修订;

——增加了规范性引用文件;

——增加了术语和定义;

——在设备和材料中删掉了乳钵和研棒,稀释瓶中增加了"其他适宜的容器";

——对液体样品 MPN 法的检测修订为:

液体样品接种量 1 mL 以上者,用双料月桂基硫酸盐胰蛋白胨肉汤;接种量 1 mL 及 1 mL 以下者,则用单料月桂基硫酸盐胰蛋白胨肉汤;

——平板计数法中删去了计算公式;

——MPN 值表增加了"95%置信区间"。

本标准由国家认证认可监督管理委员会提出并归口。

本标准起草单位:中华人民共和国秦皇岛出入境检验检疫局、中华人民共和国内蒙古出入境检验检疫局、中华人民共和国天津出入境检验检疫局。

本标准主要起草人:付宝莲、刘中学、侯丽萍、高飞。

本标准所代替标准的历次版本发布情况为:

——SN 0169—1992;

——SN 0333—1994;

——SN/T 1059.2—2002。

进出口食品中大肠菌群、粪大肠菌群和大肠杆菌检测方法

1 范围

本标准规定了进出口食品中大肠菌群、粪大肠菌群和大肠杆菌检测方法。

本标准中 MPN 法适用于进出口食品中大肠菌群、粪大肠菌群和大肠杆菌的检验;平板计数法适用于进出口食品中大肠菌群的检验;β-葡萄糖苷酶荧光法适用于进出口食品(不包括贝类)中大肠杆菌的检验;滤膜/MUG 法适用于进出口方便面、膨化食品、矿泉水、饮料、牛奶(需用蛋白酶处理)、单晶糖和椒粒中大肠菌群和大肠杆菌的检验。

2 规范性引用文件

下列文件对于本文件的应用是必不可少的。凡是注日期的引用文件,仅注日期的版本适用于本文件。凡是不注日期的引用文件,其最新版本(包括所有的修改单)适用于本文件。

SN/T 1538.1 培养基制备指南 第 1 部分:实验室培养基制备质量保证通则

SN/T 1538.2 培养基制备指南 第 2 部分:培养基性能测试实用指南

3 术语和定义

下列术语和定义适用于本文件。

3.1

大肠菌群 coliform

需氧及兼性厌氧,能在 37 ℃ 48 h 分解乳糖产酸产气的一群革兰氏阴性无芽孢杆菌。

3.2

粪大肠菌群 fecal coliform

需氧及兼性厌氧,能在 44.5 ℃±0.5 ℃,24 h 发酵乳糖产酸产气的一群革兰氏阴性无芽孢杆菌,该菌又可称耐热大肠菌群(thermotolerant coliform organisms)。

3.3

大肠杆菌 *Escherichia coli*

需氧及兼性厌氧,能在 44.5 ℃±0.5 ℃ 48 h 分解乳糖产酸产气,生化特征“IMViC”为“++−−或−+−−”的一群革兰氏阴性无芽孢杆菌。该菌又可称大肠埃希氏菌。

4 检验方法

4.1 原理

4.1.1 最可能近似值(most probable number,MPN)法

MPN 法是统计学和微生物学结合的一种定量检测法。待测样品经系列稀释并培养后,根据其未生长的最低稀释度与生长的最高稀释度,应用统计学概率论推算出大肠菌群、粪大肠菌群或大肠杆菌在

待测样品中的最大可能数。

4.1.2 平板计数法

大肠菌群在固体培养基中发酵乳糖产酸，在指示剂的作用下形成可计数的红色或紫色，带有或不带有沉淀环的菌落。

4.1.3 *β*-葡萄糖苷酶荧光法

大肠杆菌中的β-葡萄糖苷酶可降解培养基中4-甲基伞形酮-β-D葡萄糖苷酸(MUG)，并释放4-甲基伞形酮荧光物质(4-MU)，该物质在紫外灯(波长366 nm)下会显现蓝色荧光特点。

4.1.4 滤膜/MUG法

待测样品通过滤膜过滤时，样品中的大肠菌群和大肠杆菌被截留于滤膜表面。将滤膜贴附于LMG或BMA琼脂上培养后，大肠菌群在LMG琼脂上会形成蓝色菌落；而BMA琼脂上的大肠杆菌由于葡萄糖苷降解4-甲基伞形酮-β-D葡萄糖苷酸(MUG)并释放4-甲基伞形酮，形成紫外光(366 nm)下为蓝白色荧光的菌落。

4.2 培养基与试剂

4.2.1 生理盐水：见附录A.1。
4.2.2 Butterfield氏磷酸盐缓冲稀释液：见附录A.2。
4.2.3 月桂基硫酸盐胰蛋白胨肉汤(LST)：见附录A.3。
4.2.4 煌绿乳糖胆盐肉汤(BGLB)：见附录A.4。
4.2.5 大肠杆菌肉汤(EC)：见附录第A.5。
4.2.6 伊红美蓝琼脂(EMB)：见附录A.6。
4.2.7 结晶紫中性红胆盐琼脂(VRBA)：见附录A.7。
4.2.8 月桂基硫酸盐胰蛋白胨MUG肉汤(LST-MUG)：见附录A.8。
4.2.9 Columbia-MUG：见附录A.9。
4.2.10 蛋白胨-吐温80稀释液(PT)：见附录A.10。
4.2.11 乳糖莫能菌素葡萄糖酸琼脂(LMG)：见附录A.11。
4.2.12 缓冲MUG琼脂(BMA)：见附录A.12。
4.2.13 三(羟甲基)胺甲烷(Tris)缓冲剂：见附录A.13。
4.2.14 营养琼脂斜面：见附录A.14。
4.2.15 色氨酸肉汤：见附录A.15。
4.2.16 MR-VP培养基：见附录A.16。
4.2.17 Korser氏枸橼酸盐肉汤：见附录A.17。
4.2.18 Kovacs氏靛基质试剂：见附录A.18。
4.2.19 甲基红指示剂：见附录A.19。
4.2.20 VP试剂(VP)：见附录A.20。
4.2.21 革兰氏染色液：见附录A.21。
4.2.22 胰蛋白酶贮存液：见附录A.22。

4.3 设备与材料

4.3.1 培养箱：36 ℃±1 ℃，44.5 ℃±0.5 ℃。
4.3.2 水浴箱：36 ℃±1 ℃，44.5 ℃±0.5 ℃。

4.3.3 冰箱：0 ℃～5 ℃和－15 ℃～－20 ℃。

4.3.4 均质器：涡旋式或拍击式。

4.3.5 吸管：1 mL，具 0.1 mL 刻度；5 mL 和 10 mL，具 1 mL 刻度。

4.3.6 平皿：直径 90 mm。

4.3.7 试管：16 mm×160 mm。

4.3.8 稀释瓶：三角烧瓶、广口瓶或其他适宜的容器。

4.3.9 玻璃小倒管：长度约 20 mm。

4.3.10 天平：感量 0.1 g。

4.3.11 显微镜。

4.3.12 菌落计数器。

4.3.13 滤器：备预滤器。

4.3.14 滤膜：有机或水相，孔径 0.45 μm。

4.3.15 真空泵。

4.3.16 紫外灯：波长 366 nm。

4.4 样品制备

4.4.1 固体或半固体样品

无菌操作称取样品 25 g 置于装有 225 mL 灭菌稀释剂(4.2.1/4.2.2)的适宜容器中，充分振摇、混匀。或将剪碎后的试样 25 g 置于灭菌的均质杯/袋内，加入 225 mL 灭菌稀释剂，以 8 000 r/min～10 000 r/min 涡旋式均质 1 min，或以 6 次/s～9 次/s 拍击式均质 1 min，制成 1∶10 的样品稀释液备用。

4.4.2 液体样品

以无菌吸管吸取样品 25 mL 置于装有 225 mL 灭菌稀释剂的适宜容器中，以 30 cm 幅度于 7 s 内振摇 25 次或机械振荡器中振摇。制成 1∶10 的样品稀释液备用。

4.4.3 样品稀释

样品稀释液的 pH 值应在 6.5～7.5 之间，pH 值过低或过高时可分别用 1 mol/L 氢氧化钠或 1 mol/L 盐酸予以调节。根据对样品污染情况的估计，将 4.4.1 或 4.4.2 制成的 1∶10 样品稀释液用 9 mL 灭菌稀释剂进行系列十倍递增稀释，如 10^{-2}，10^{-3}，10^{-4}……，直至最高稀释度的检测结果达到阴性终点。每一稀释度换用 1 支 1 mL 无菌吸管或移液器吸头，上一稀释度用的吸管或吸头不要触及下一稀释度的稀释液。从制备样品稀释液至稀释完毕，全过程不得超过 15 min。

4.4.4 样品的酶处理

4.4.4.1 一般要求

样品的酶处理可在室温下(23 ℃～27 ℃)进行。

4.4.4.2 固体或半固体样品

无菌操作称取样品 25 g 置于装有 225 mL 灭菌 PT 稀释液(4.2.10)的适宜容器中，充分振摇、混匀。或将剪碎后的试样 25 g 置于灭菌的均质杯/袋内，加入 225 mL 灭菌稀释剂，以 8 000 r/min～10 000 r/min 涡旋式均质 1 min，或以 6 次/s～9 次/s 拍击式均质 1 min，制成 1∶10 的样品稀释液备用。

4.4.4.3 液体样品

以无菌吸管吸取样品 25 mL 置于装有 225 mL 灭菌 PT 稀释液的适宜容器中，以 30 cm 幅度于 7 s 内振摇 25 次或机械振荡器中振摇。制成 1∶10 的样品稀释液备用。

4.4.4.4 样品稀释

取 1∶10 的酶 PT 稀释液（胰蛋白酶贮存液：PT 稀释液）10 mL 于 4.4.4.1 或 4.4.4.2 制成的 1∶10 样品稀释液中并混匀，置于 36 ℃±1 ℃水浴中处理 20 min～30 min 后，将制成的 1∶10 样品酶处理稀释液用 9 mL 灭菌 PT 稀释液进行系列十倍递增稀释，如 10^{-2}，10^{-3}，10^{-4}……，直至最高稀释度的检测结果达到阴性终点。每一稀释度换用 1 支 1 mL 无菌吸管或移液器吸头，上一稀释度用的吸管或吸头不要触及下一稀释度的稀释液。从制备样品稀释液至稀释完毕，全过程不得超过 45 min。

4.4.4.5 样品过滤

将灭菌过滤装置连接于真空抽滤瓶上，以无菌操作将无菌滤膜放在抽滤底座上并固定。无菌操作加入 10 mL～20 mL 无菌蒸馏水于滤器中，打开真空泵，抽吸过滤，再从 4.4.4.4 中选取适宜的三个连续稀释度的样品稀释液，每个稀释度分别过滤，每次 10 mL。最后再加入 10 mL～15 mL 无菌蒸馏水，抽吸过滤后，关闭真空泵，用无菌镊子将滤膜取出于 4.5.3 中备用。

4.5 大肠菌群的测定

4.5.1 MPN 法

4.5.1.1 从 4.4.3 中选择适宜的三个连续稀释度的样品稀释液，每个稀释度均接种三管月桂基硫酸盐胰蛋白胨（LST）肉汤，每管接种 1 mL。液体样品接种量 1 mL 以上者，用双料月桂基硫酸盐胰蛋白胨肉汤；接种量 1 mL 及 1 mL 以下者，则用单料月桂基硫酸盐胰蛋白胨肉汤。36 ℃±1 ℃培养 24 h～48 h 后，观察倒管内是否有气泡产生，并记录 24 h 和 48 h 内产气的 LST 肉汤管数。对未产气管有疑问时，可以轻敲试管壁的方式观察是否有较细小的气泡从管底逸出，如所有 LST 肉汤管均未产气，可按4.8.1 报告结果；如 LST 肉汤管有产气，则按 4.5.1.2 作证实试验。

4.5.1.2 证实试验。用直径 3 mm 的接种环从 4.5.1.1 中所有 24 h 和 48 h 内发酵产气的 LST 肉汤管中分别挑取培养液 1 环，分别移种于煌绿乳糖胆盐（BGLB）肉汤管中，于 36 ℃±1 ℃培养 48 h±2 h，记录所有 BGLB 肉汤管的产气管数，根据 BGLB 肉汤的产气管数查 MPN 表（见附录 B.1）并按 4.8.1 报告结果。

4.5.2 平板计数法

4.5.2.1 从 4.4.3 中选取适宜的三个连续稀释度的样品稀释液，每个稀释度接种两个灭菌平皿，每皿 1 mL。另取 1 mL 稀释剂加入一灭菌平皿中，作空白对照。将冷至 46 ℃的结晶紫中性红胆盐琼脂（VRBA）约 15 mL 倾注于每个平皿中，小心旋转平皿，使培养基与样液充分混匀。待琼脂凝固后，再加 3 mL～4 mL 的 VRBA 均匀覆盖于平板表层，凝固后翻转平皿，36 ℃±1 ℃培养 18 h～24 h。

4.5.2.2 选取菌落数在 25 个～250 个之间的平板，计数平板上出现的典型大肠菌群菌落。典型大肠菌群菌落为紫红色，菌落周围有红色的胆盐沉淀环，菌落直径约 0.5 mm 或更大。典型和可疑菌落按 4.5.2.3 作证实试验。

4.5.2.3 证实试验。用接种环从 VRBA 平板上挑取 10 个不同类型的典型或可疑菌落，移种于 BGLB 肉汤管内，36 ℃±1 ℃培养 24 h～48 h 后观察产气情况。对 BGLB 肉汤产气者按 4.5.2.4 计算；对形成菌膜的阳性管则应进行革兰氏染色，以便排除革兰氏阳性杆菌。

4.5.2.4 将 4.5.2.3 中证实为大肠菌群阳性的菌落数相加，再乘以稀释倍数，按 4.8.2 报告结果。

4.5.3 滤膜/MUG 法

以无菌操作将 4.4.4.5 样品过滤后的滤膜贴放于预先干燥的 LMG 琼脂平板表面上，滤膜与琼脂表面之间应无气泡。于 36 ℃±1 ℃培养 24 h±2 h 后，选取菌落数在 25 个～250 个之间的平板，计数所有蓝色(包括深蓝或浅蓝色)菌落。将滤膜上的菌落数相加，再乘以其稀释倍数，按 4.8.4 报告结果。

4.6 粪大肠菌群 MPN 法的测定

用直径为 3 mm 的接种环从 4.5.1.1 中所有 48 h±2 h 内发酵产气的 LST 肉汤管中分别挑取培养液 1 环，转种于 EC 肉汤管中并放置于带盖的 44.5 ℃±0.5 ℃恒温水浴箱内，培养 24 h±2 h。水浴箱的水平面应高于肉汤培养基液面。记录 EC 肉汤管的产气情况，产气管为粪大肠菌群阳性；不产气为粪大肠菌群阴性。根据粪大肠菌群的阳性管数查 MPN 表(见附录 B.1)并按 4.8.1 报告结果。

4.7 大肠杆菌的测定

4.7.1 MPN 法

4.7.1.1 培养

将 4.6 中 EC 肉汤管在 44.5 ℃±0.5 ℃恒温水浴箱内继续培养 24 h±2 h 后，从产气管中挑取培养液划线接种于伊红美蓝(EMB)平板，36 ℃±1 ℃培养 24 h±2 h。

4.7.1.2 检查

检查平板上有无黑色中心、有光泽或无光泽的可疑菌落。用接种针蘸取菌落中心部位并转种于营养琼脂斜面上，36 ℃±1 ℃培养 18 h～24 h。

4.7.1.3 试验

4.7.1.3.1 将营养琼脂斜面培养物转种于下列生化培养基中进行试验。

4.7.1.3.2 色氨酸肉汤：36 ℃±1 ℃培养 24 h±2 h 后，加 Kovacs 氏试剂 0.2 mL～0.3 mL，上层出现红色者为靛基质试验阳性。

4.7.1.3.3 MR-VP 培养基：36 ℃±1 ℃培养 48 h±2 h 后，无菌操作移取培养物 1 mL 至 13 mm×100 mm 试管中，加 5%α-萘酚乙醇溶液 0.6 mL，40%氢氧化钾溶液 0.2 mL 和少许肌酸结晶，振摇试管后静置 2 h，如出现伊红色，为 VP 试验阳性。将 MR-VP 培养物的剩余部分继续培养 48 h 后滴加 5 滴甲基红溶液，如培养物变红则表示甲基红试验阳性；若变黄则甲基红试验阴性。

4.7.1.3.4 Kovser 氏柠檬酸盐肉汤：36 ℃±1 ℃培养 96 h 后，观察其生长情况。

4.7.1.3.5 LST 肉汤：36 ℃±1 ℃培养 48 h±2 h 后，观察其产气情况。

4.7.1.3.6 革兰氏染色：取营养琼脂斜面培养物进行革兰氏染色。大肠杆菌为革兰氏阴性无芽孢杆菌。

4.7.1.3.7 大肠杆菌和非大肠杆菌生化鉴别如下表 1，如出现表中以外的生化反应类型，表明培养物可能不纯，应重新划线分离，必要时做重复试验。

表 1 大肠杆菌和非大肠杆菌生化鉴别表

靛基质	MR	VP	柠檬酸盐	鉴定(型别)
+	+	−	−	典型大肠杆菌
−	+	−	−	非典型大肠杆菌
+	+	−	+	典型中间型
−	+	−	+	非典型中间型
−	−	+	+	典型产气肠杆菌
+	−	+	+	非典型产气肠杆菌

4.7.1.3.8 大肠杆菌为革兰氏阴性无芽孢杆菌，发酵乳糖产酸产气，IMViC 试验为＋＋－－或－＋－－。根据 LST 肉汤阳性管数查 MPN 表(见附录 B.1)并按 4.8.1 报告结果。

4.7.2 **β-葡萄糖苷酶荧光法**

4.7.2.1 从 4.4.3 中选择适宜的三个连续稀释度的样品稀释液，每个稀释度均接种三管 LST-MUG 肉汤，每管 1 mL。于 30 min 内置于 36 ℃±1 ℃水浴或培养箱内培养 24 h±2 h。将培养后的 LST-MUG 肉汤管拿至暗室，在长波紫外光灯(波长 366 nm)下观察。产气显蓝色荧光的为大肠杆菌阳性；产气不显蓝色荧光的按 4.7.2.2 作证实试验。

4.7.2.2 证实试验：从 4.7.2.1 中产气不显蓝色荧光的 LST-MUG 肉汤管中挑取培养物，划线接种于 Columbia-MUG 琼脂平板，于 36 ℃±1 ℃培养 24 h±2 h。将培养后的 Columbia-MUG 平板拿至暗室，在长波紫外光灯(波长 366 nm)下观察，凡显蓝色荧光的菌落均为大肠杆菌阳性菌落。

4.7.2.3 根据 4.7.2.1 中 LST-MUG 肉汤阳性管数，和 4.7.2.2 中 Columbia-MUG 琼脂平板证实为大肠杆菌阳性的 LST-MUG 肉汤阳性管数查 MPN 表(见附录 B.1)并按 4.8.3 报告结果。

4.7.3 **滤膜/MUG 法**

以无菌操作将 4.4.4.5 样品过滤后的滤膜贴放于预先干燥的 BMA 琼脂平板表面上，滤膜与琼脂表面之间应无气泡。放入 36 ℃±1 ℃培养箱中培养 2 h，在暗室或紫外操作室内用波长 366 nm UV 灯观察滤膜上的菌落是否有蓝白色荧光。选用菌落数范围在 25 个～250 个之间的平板，计算蓝白色荧光的菌落数并相加，再乘以其稀释倍数后，按 4.8.4 报告结果。

4.8 **报告结果**

4.8.1 **MPN 法**

每克(毫升)样品中大肠菌群、粪大肠菌群或大肠杆菌的 MPN 值(MPN/g 或 MPN/mL)。

4.8.2 **平板计数法**

每克(毫升)样品中大肠菌群数(CFU/g 或 CFU/mL)。

4.8.3 **葡萄糖苷酶荧光法**

每克(毫升)样品中大肠杆菌的 MPN 值(MPN/g 或 MPN/mL)。

4.8.4 **滤膜/MUG 法**

每克(毫升)样品中大肠菌群或大肠杆菌数(CFU/g 或 CFU/mL)。

附 录 A
（规范性附录）
培养基与试剂

A.1 一般要求

为保证培养基的质量，应按 SN/T 1538.1 和 SN/T 1538.2 进行培养基的制备与性能测试。若使用商售的脱水合成培养基，应选用通过 ISO 9000 质量体系认证的国内外生产厂商的产品并按其说明进行制备和使用。

A.2 生理盐水

氯化钠	8.5 g
蒸馏水	1 000.0 mL

将氯化钠溶于蒸馏水中，121 ℃高压灭菌 15 min。

A.3 Butterfield 氏磷酸盐缓冲稀释液

A.3.1 贮存液

磷酸二氢钾（KH_2PO_4）	34.0 g
蒸馏水	500.0 mL

将磷酸二氢钾溶于蒸馏水中，用 1 mol/L 氢氧化钠约 175 mL 调至 pH 7.2。用蒸馏水加至 1 000 mL 贮存于冰箱。

A.3.2 稀释液

取贮存液 1.25 mL，用蒸馏水稀释至 1 000 mL，分装于合适的容器后，121 ℃高压灭菌 15 min。

A.4 月桂基硫酸盐胰蛋白胨肉汤（LST）

胰蛋白胨或胰酪胨（Trypticase）	20 g
氯化钠	5.0 g
乳糖	5.0 g
磷酸氢二钾（K_2HPO_4）	2.75 g
磷酸二氢钾（KH_2PO_4）	2.75 g
月桂基硫酸钠	0.1 g
蒸馏水	1 000.0 mL

将各成分溶解于蒸馏水中。分装到有倒立发酵管的 20 mm×150 mm 试管中，每管 10 mL。121 ℃高压灭菌 15 min。最终 pH 6.8±0.2。双料培养基除蒸馏水不变外，其余成分加倍。

A.5 煌绿乳糖胆盐肉汤(BGLB)

蛋白胨	10.0 g
乳糖	10.0 g
牛胆粉(oxgall 或 oxbile)溶液	200.0 mL
0.1%煌绿水溶液	13.3 mL
蒸馏水	1 000.0 mL

将蛋白胨乳糖溶于约 500 mL 蒸馏水中,加入牛胆粉溶液 200 mL(将 20.0 g 脱水牛胆粉溶于 200 mL 蒸馏水中),用蒸馏水稀释到 975 mL,调 pH 7.4。再加入 0.1%煌绿水溶液 13.3 mL,用蒸馏水补足到 1 000 mL,用棉花过滤后,分装到 20 mm×150 mm 试管(管内有倒立的小发酵管)中,每管 10 mL。121 ℃ 高压灭菌 15 min。最终 pH 7.2±0.1。

A.6 EC 肉汤

胰蛋白胨或胰酪胨	20.0 g
3 号胆盐或混合胆盐	1.5 g
乳糖	5.0 g
磷酸氢二钾(K_2HPO_4)	4.0 g
磷酸二氢钾(KH_2PO_4)	1.5 g
氯化钠	5.0 g
蒸馏水	1 000.0 mL

将以上成分溶解于蒸馏水中,分装 16 mm×150 mm 试管(管内有倒立的小发酵管),每管 8 mL。121 ℃高压灭菌 15 min,最终 pH 6.9±0.1。

A.7 伊红美蓝琼脂(EMB)

蛋白胨	10.0 g
乳糖	10.0 g
磷酸氢二钾(K_2HPO_4)	2.0 g
琼脂	15.0 g
伊红(水溶性)	0.4 g 或 2%水溶液 20 mL
美蓝	0.065 g 或 0.5%水溶液 13 mL
蒸馏水	1 000.0 mL

在 1 000 mL 蒸馏水中煮沸溶解蛋白胨、磷酸盐和琼脂,加水补足至原量。分装于三角烧瓶中。每瓶 100 mL 或 200 mL,121 ℃高压灭菌 15 min。最终 pH 7.1±0.2。使用前将琼脂融化,于每 100 mL 琼脂中加 5 mL 灭菌的 20%乳糖水溶液、2 mL 2%伊红水溶液和 1.3 mL 0.5%美蓝水溶液,摇匀,冷至 45 ℃~50 ℃倾注平皿。

A.8 结晶紫中性红胆盐琼脂(VRBA)

蛋白胨	7.0 g
酵母膏	3.0 g

乳糖	10.0 g
氯化钠	5.0 g
胆盐或3号胆盐	1.5 g
中性红	0.03 g
结晶紫	0.002 g
琼脂	15.0 g～18.0 g
蒸馏水	1 000.0 mL

无需高压灭菌。将上述成分溶于蒸馏水中，静置几分钟，充分搅拌，调至 pH 7.4±0.1。煮沸 2 min，将培养基冷至 45 ℃～50 ℃倾注平板。临用时制备，不得超过 3 h。

A.9 LST-MUG 肉汤

胰蛋白胨或胰酪胨	20.0 g
氯化钠	5.0 g
乳糖	5.0 g
磷酸氢二钾(K_2HPO_4)	2.75 g
磷酸二氢钾(KH_2PO_4)	2.75 g
月桂基硫酸钠	0.1 g
MUG	0.1 g
蒸馏水	1 000.0 mL

将各成分溶于蒸馏水中，分装试管(内装倒立小发酵管)，每管 10 mL。121 ℃高压灭菌 15 min。最终 pH 6.8±0.2。

A.10 Columbia-MUG 琼脂培养基

胰酪胨	13.0 g
水解蛋白	6.0 g
酵母浸膏	3.0 g
牛肉浸膏	3.0 g
可溶性淀粉	1.0 g
氯化钠	5.0 g
琼脂	13.0 g
蒸馏水	1 000.0 mL

将各成分溶于水中，无需调 pH 值。121 ℃高压灭菌 15 min。冷却至 55 ℃～60 ℃，倾注平板。

A.11 蛋白胨-吐温 80 稀释液(PT)

蛋白胨	1.0 g
吐温 80	10.0 g
蒸馏水	1 000.0 mL

将上述成分加热溶解分装 90 mL 于三角瓶中，121 ℃高压灭菌 15 min。

A.12 乳糖莫能霉素葡萄糖醛酸琼脂(LMG)

胰蛋白胨	10.0 g
蛋白胨	5.0 g
酵母膏	3.0 g
乳糖	12.5 g
莫能霉素	0.038 g(于95%酒精10 mL溶解)
苯胺蓝	0.1 g
葡萄糖醛酸钠盐	0.5 g
硫酸十七烷基钠盐	0.25 mL
琼脂	15.0 g
蒸馏水	1 000.0 mL

无需高压灭菌。加热煮沸,温度冷至45 ℃～50 ℃无菌操作,调整pH最终为7.2±0.1。倾注平板,打开皿盖在35 ℃±1 ℃温箱,15 min～20 min烘干备用。

A.13 缓冲MUG琼脂(BMA)

磷酸氢二钠(Na_2HPO_4)	8.23 g
磷酸二氢钠(NaH_2PO_4)	1.20 g
4-甲基伞形酮-β-D葡萄糖苷酸(MUG)	0.1 g
琼脂	15.0 g
蒸馏水	1 000.0 mL

溶解加热煮沸,调整pH 7.2～7.6,121 ℃高压灭菌15 min。温度冷至45 ℃～50 ℃,倾注平板。

A.14 Tris缓冲剂(1.0 mol/L)

溶解121.1 g三(羧甲基)胺甲烷于500 mL水中,用浓盐酸调节溶液至所需pH值。用水稀释至1 L。于4 ℃～6 ℃保存。

A.15 营养琼脂斜面

牛肉膏	3.0 g
蛋白胨	5.0 g
琼脂	15.0 g
蒸馏水	1 000.0 mL

将各成分于蒸馏水中煮沸溶解。分装合适的试管。121 ℃高压灭菌15 min。最终pH 7.3±0.1。灭菌后摆成斜面备用。

A.16 色氨酸肉汤

胰胨或胰酪胨	10.0 g
蒸馏水	1 000.0 mL

加热搅拌溶解胰胨或胰酪胨于蒸馏水中。分装试管,每管 5 mL。121 ℃高压灭菌 15 min。最终 pH 6.9±0.2。

A.17 MR-VP 培养基

胨	7.0 g
葡萄糖	5.0 g
磷酸氢二钾(K_2HPO_4)	5.0 g
蒸馏水	1 000.0 mL

将各成分溶于蒸馏水中,分装试管,121 ℃高压灭菌 15 min,最终 pH 6.9±0.2。

A.18 Koser 氏柠檬酸盐肉汤

磷酸氢铵钠($NaNH_4HPO_4 \cdot 4H_2O$)	1.5 g
磷酸氢二钾(K_2HPO_4)	1.0 g
硫酸镁($MgSO_4 \cdot 7H_2O$)	0.2 g
柠檬酸钠(含 $2H_2O$)	3.0 g
蒸馏水	1 000.0 mL

将各成分溶解于蒸馏水中,分装试管,每管 10 mL,121 ℃高压灭菌 15 min。最终 pH 6.7±0.2。

A.19 Kovacs 氏靛基质试剂

对二甲氨基苯甲醛	5.0 g
戊醇	75.0 mL
盐酸(浓)	25.0 mL

将对二甲氨基苯甲醛溶于戊醇中,然后慢慢加入浓盐酸即可。

A.20 甲基红指示剂

甲基红	0.1 g
95%乙醇	300 mL

将甲基红溶解于 300 mL 乙醇中,加水稀释至 500 mL。

A.21 Voges-Pros kauer(V-P)试剂

甲液

α-萘酚	5.0 g
无水乙醇	100.0 mL

乙液

氢氧化钾	40.0 g

用蒸馏水加至 100.0 mL。

A.22 革兰氏染色液

A.22.1 结晶紫染色液

结晶紫	1.0 g
95%乙醇	20.0 mL
1%草酸铵水溶液	80.0 mL

将结晶紫完全溶解于乙醇中，然后与草酸铵溶液混合。

A.22.2 革兰氏碘液

碘	1.0 g
碘化钾	2.0 g
蒸馏水	300.0 mL

将碘与碘化钾先行混合，加入蒸馏水少许充分振摇，待完全溶解后，再加蒸馏水至 300 mL。

A.22.3 沙黄复染液

沙黄	0.25 g
95%乙醇	10.0 mL
蒸馏水	90.0 mL

将沙黄溶解于乙醇中，然后用蒸馏水稀释。

A.22.4 染色步骤

染色步骤如下：

a) 将涂片在火焰上固定，滴加结晶紫染液 1 min 后水洗；

b) 滴加革兰氏碘液作用 1 min 后水洗；

c) 滴加 95%乙醇脱色约 15 s～30 s，直至染色液被洗掉，但不要过分脱色，水洗；

d) 滴加复染液复染 1 min 后水洗、待干、镜检。

A.22.5 结果

革兰氏阳性菌呈紫色，革兰氏阴性菌呈红色。

A.23 胰蛋白酶贮存液

用 Tris 缓冲稀释剂 10 g 胰蛋白酶(Doifco No. 0153 或等效品)至 100 mL，pH 7.6. 如需要加热至 35 ℃ 以助溶，通过滤纸(Whatman No. 1 或等效品)过滤以除去不溶物质，再用 0.45 μm 滤膜过滤除菌。于 4 ℃～6 ℃保存 1 周或－18 ℃保存 3 个月。

附　录　B
（规范性附录）
检样中最大可能数(MPN)表

表 B.1　1 g(mL)检样中最大可能数(MPN)

阳性管数			MPN	95%置信区间		阳性管数			MPN	95%置信区间	
0.10	0.01	0.001		低	高	0.10	0.01	0.001		低	高
0	0	0	<3.0	—	9.5	2	2	0	21	4.5	42
0	0	1	3.0	0.15	9.6	2	2	1	28	8.7	94
0	1	0	3.0	0.15	11	2	2	2	35	8.7	94
0	1	1	6.1	1.2	18	2	3	0	29	8.7	94
0	2	0	6.2	1.2	18	2	3	1	36	8.7	94
0	3	0	9.4	3.6	38	3	0	0	23	4.6	94
1	0	0	3.6	0.17	18	3	0	1	38	8.7	110
1	0	1	7.2	1.3	18	3	0	2	64	17	180
1	0	2	11	3.6	38	3	1	0	43	9	180
1	1	0	7.4	1.3	20	3	1	1	75	17	200
1	1	1	11	3.6	38	3	1	2	120	37	420
1	2	0	11	3.6	42	3	1	3	160	40	420
1	2	1	15	4.5	42	3	2	0	93	18	420
1	3	0	16	4.5	42	3	2	1	150	37	420
2	0	0	9.2	1.4	38	3	2	2	210	40	430
2	0	1	14	3.6	42	3	2	3	290	90	1 000
2	0	2	20	4.5	42	3	3	0	240	42	1 000
2	1	0	15	3.7	42	3	3	1	460	90	2 000
2	1	1	20	4.5	42	3	3	2	1 100	180	4 100
2	1	2	27	8.7	94	3	3	3	>1 100	420	—

注 1：本表采用 3 个稀释度[0.1 g(mL)、0.01 g(mL)和 0.001 g(mL)]，每个稀释度接种 3 管。

注 2：表内所列检样量如改用 1 g(mL)、0.1 g(mL)和 0.01 g(mL)时，表内数字应相应降低 10 倍；如改用 0.01 g(mL)、0.001 g(mL)和 0.000 1 g(mL)时，表内数字则应相应增加 10 倍，其余类推。

注 3：采用三管法，接种量分别为 0.1 g(mL)、0.01 g(mL)、0.001 g(mL)。

中华人民共和国进出口商品检验行业标准

出口食品沙门氏菌属（包括亚利桑那菌）检验方法

Method for detection of Salmonellae (including Arizona) in food for export

SN 0170—92

代替 ZB 8—83

1 主题内容与适用范围

本标准规定了冻猪肉、冻鸡肉、鸡蛋黄粉和冰鸡蛋白中沙门氏菌属(包括亚利桑那菌)的检验方法。

本标准适用于冻猪肉、冻鸡肉、鸡蛋黄粉和冰鸡蛋白中沙门氏菌属(包括亚利桑那菌)检验。其他食品可参照使用。

2 样品制备及增菌培养

2.1 肉类

2.1.1 如为冷冻产品,应在 45℃以下不超过 15 min,或在 2～5℃不超过 18 h 解冻。若不能及时检验,应置于－15℃左右保存。非冷冻而易腐的食品,置于 4℃冰箱保存。

2.1.2 以无菌操作,称取剪碎后的瘦肉样品 25 g,置于灭菌均质杯内,加入 25 mL 缓冲胨水增菌液,以 8 000～10 000 r/min 均质 1 min,移入盛有 200 mL 缓冲胨水增菌液的 500 mL 广口瓶内,混合均匀,如 pH 低于 6.6,用灭菌 1 mol/L 氢氧化钠溶液,调 pH 至 6.8±0.2,于 37℃水浴培养 4 h(以增菌液达到 37℃时算起),进行前增菌;其后,移取 10 mL 转种于盛有 100 mL 四硫磺酸盐煌绿增菌液的 250 mL 玻璃瓶内,摇匀,于 42±1℃培养 20±2 h,进行选择性增菌。必要时,同时另称取 25 g 剪碎的瘦肉样品,加入 25 mL 亚硒酸盐胱氨酸增菌液,同样进行均质。其后,移入盛有 200 mL 亚硒酸盐胱氨酸增菌液的 500 mL 广口瓶内,混合均匀,如 pH 低于 6.6,用灭菌 1 mol/L 氢氧化钠溶液调 pH 至 6.8±0.2,于 37℃培养 24±2 h,进行直接选择性增菌。

2.2 蛋品

2.2.1 冰蛋品(冰鸡全蛋、冰鸡蛋白、冰鸡蛋黄)

2.2.1.1 按 2.1.1 解冻和保存样品。

2.2.1.2 以无菌操作称取样品 25 g,置于盛有 225 mL 四硫磺酸盐煌绿增菌液的 500 mL 广口瓶内,混合均匀,如 pH 低于 6.6,用灭菌 1 mol/L 氢氧化钠溶液调 pH 至 6.8±0.2,于 37℃培养 24±2 h,进行直接选择性增菌。

2.2.2 干蛋品(鸡全蛋粉、鸡蛋白片、鸡蛋白粉、鸡蛋黄粉)

以无菌操作将样品碾碎后,称取 25 g 加入盛有 225 mL 缓冲胨水增菌液的 500 mL 广口瓶内(瓶内事先盛有直径 3～4 mm 的玻璃珠约 50 粒),振荡 10 min,如 pH 低于 6.6,用灭菌 1 mol/L 氢氧化钠溶液调 pH 至 6.8±0.2,于 37℃培养 20～24 h,进行前增菌;其后,移取 10 mL 转种于盛有 100 mL 亚硒酸盐胱氨酸增菌液的 250 mL 玻璃瓶内,混匀,于 42±1℃培养 20±2 h,进行选择性增菌。

中华人民共和国国家进出口商品检验局 1992-12-28 批准　　1993-05-01 实施

3 分离培养

3.1 将增菌培养液摇匀，以无菌操作，用直径 3 mm 的接种环分别挑取 1 环，分别划线于表面无凝结水的亚硫酸铋和胆硫乳琼脂平板各一个(必要时亚利桑那菌琼脂平板可参照使用)，于 37℃培养 24±2 h。

3.2 观察各琼脂平板上有无典型或可疑沙门氏菌属的菌落，如无典型或可疑菌落，应再继续培养 24±2 h。

沙门氏菌属的菌落特征见表 1。

表 1 沙门氏菌属菌落特征

琼脂平板	菌落特征	
	沙门氏菌	亚利桑那菌
亚硫酸铋琼脂	棕褐色或灰色至黑色，有时有金属光泽，周围培养基呈棕色或黑色，有些菌株呈灰绿色，周围培养基不变或微变暗	黑色，周围培养基一般不变黑或微变黑。有些菌株呈灰绿色，带黑心或不带黑心
胆硫乳琼脂	无色半透明有黑色中心或几乎全为黑色。有些菌株无色半透明	乳糖阴性菌株，相似于沙门氏菌菌落，乳糖阳性菌株为粉红色有暗色中心
亚利桑那菌琼脂	黄色有暗蓝色中心，周围培养基中有黄色沉淀物	粉红色有黑色中心，有时为全黑色，周围培养基呈红色，被发酵卫矛醇或蔗糖的细菌包围时，菌落边缘可为浅黄色

4 鉴定

4.1 筛选试验

4.1.1 每个琼脂平板至少应挑选 2 个典型或可疑菌落，分别用接种针接种赖氨酸脱羧酶培养基或尿素酶琼脂一管，接种后无须灭菌接种针，直接再接种三糖铁琼脂一管于 37℃培养 24±2 h。

4.1.2 挑取菌落后的琼脂平板，应置于 4～8℃至少保留 24 h，以备必要时复查。

4.1.3 按表 2 或表 3 结果进行判断。

表 2 三糖铁琼脂和赖氨酸脱羧酶培养基筛选

三糖铁琼脂				赖氨酸脱羧酶培养基	初步判断
斜面	底层	产气	硫化氢		
K	A	+(-)	+(-)	+	可疑沙门氏菌属
K	A	+(-)	+(-)	-	可疑沙门氏菌属
A	A	+(-)	+(-)	+	可疑亚利桑那菌
A	A	+(-)	+(-)	-	非沙门氏菌属
K	K	+/-	+/-	+/-	非沙门氏菌属

注：K—产碱；+—阳性反应；(-)—少见反应；A—产酸；-—阴性反应；+/-—阳性或阴性反应。

表 3　三糖铁琼脂和尿素酶琼脂筛选

三糖铁琼脂				尿素酶琼脂	初步判断
斜面	底层	产气	硫化氢		
K	A	+(—)	+(—)	—	可疑沙门氏菌属
A	A	+(—)	+(—)	—	可疑亚利桑那菌
K	A	+(—)	+(—)	+	非沙门氏菌属
A	A	+(—)	+(—)	+	非沙门氏菌属
K	K	+/—	+/—	+/—	非沙门氏菌属

注：K—产碱；+—阳性反应；(—)—少见反应；A—产酸；——阴性反应；+/——阳性或阴性反应。

4.2　生化试验

4.2.1　将符合表 2 或表 3 可疑沙门氏菌属特性的三糖铁琼脂培养物，按表 4 进行生化试验(表中赖氨酸脱羧酶试验或尿素酶试验的结果见 4.1 结果，不再另做)。

表 4　沙门氏菌属生化反应

序号	生化项目	反应	
		沙门氏菌	亚利桑那菌
1	尿素酶试验	—	—
2	V-P 试验	—	—
3	氰化钾试验	—	—
4	赖氨酸脱羧酶试验	+	+
5	吲哚试验	—	—
6	丙二酸钠试验	—	+
7	卫矛醇试验	d	—

注：+—阳性反应；——阴性反应；d—反应不定。

4.2.2　所有生化试验管均于 37℃培养 24±2 h。

4.2.3　生化试验结果符合表 4 沙门氏菌属特性的按 4.3 进行。

4.3　血清学试验

4.3.1　检查培养物有无自凝性

在洁净的玻片上加一滴生理盐水，将待试培养物混合于生理盐水滴内，使成为均一性的混浊悬液，将玻片轻轻摇动 30～60 s，在黑色背景下观察反应(最好用放大镜观察)。如菌体彼此相凝集成明显或比较明显小颗粒状物，即认为有自凝性。反之无自凝性。

4.3.2　检查“O”抗原

对无自凝性的培养物，按照 4.3.1 的程序进行试验，但以多价“O”血清代替生理盐水，在 2 min 内判断结果。如为阳性结果以单价“O”血清进行分群试验。如为阴性结果，必要时，可结合 4.2 结果按 4.3.3进行试验，再以多价和单价“O”血清进行试验。

4.3.3　检查“Vi”抗原

按照 4.3.1 的程序进行，但以“Vi”血清代替生理盐水。

4.4　根据 4.2 和 4.3 试验结果，按照表 5 进行判定。

表5 沙门氏菌属生化试验与血清学试验结果判定

类别	生化试验	血清学试验	其他试验	判定
1	符合表4中沙门氏菌生化特性	“O”因子血清分群阳性		沙门氏菌
2	符合表4中沙门氏菌生化特性	“O”因子血清分群阴性	菌落典型，镜检革蓝氏阴性无芽胞杆菌	沙门氏菌
3	尿素酶试验阳性			非沙门氏菌
4	尿素酶试验阴性，表4生化反应3～5项中任一项不符合沙门氏菌特性	“O”因子血清分群阳性		沙门氏菌
5	尿素酶试验阴性，表4生化反应2～5项中任一项不符合沙门氏菌特性	“O”因子血清分群阴性		非沙门氏菌
6	尿素酶试验阴性，表4生化反应2～5项中任二项或二项以上不符合沙门氏菌特性			非沙门氏菌
7	符合表4中亚利桑那菌生化特性	“O”因子血清分群阳性		亚利桑那菌
8	符合表4中亚利桑那菌生化特性	“O”因子血清分群阴性	菌落典型，镜检革蓝氏阴性无芽胞杆菌	亚利桑那菌
9	尿素酶试验阳性			非亚利桑那菌
10	尿素酶试验阴性，表4生化反应3～5项中任一项不符合亚利桑那菌特性	“O”因子血清分群阳性		亚利桑那菌
11	尿素酶试验阴性，表4生化反应2～5项中任一项不符合亚利桑那菌特性	“O”因子血清分群阴性		非亚利桑那菌
12	尿素酶试验阴性，表4生化反应2～5项中任两项或两项以上不符合亚利桑那菌特性			非亚利桑那菌

注：① 丙二酸钠试验阴性，卫矛醇试验反应不定的菌株，按上述1～6类别结果进行判断。

② 丙二酸钠试验阳性，卫矛醇试验阴性的菌株，按上述7～12类别结果进行判断。

③ 如以上生化项目仍不能判定时，可按P·R·爱德华，W·H·爱文：《肠杆菌科的鉴定》(1978中译本)，扩大必要的生化试验。结合血清学作综合判定。

5 报告结果

5.1 报告阳性结果：“发现沙门氏菌”或“发现亚利桑那菌”或“发现沙门氏菌和亚利桑那菌”。

5.2 报告阴性结果：“未发现沙门氏菌”或“未发现亚利桑那菌”或“未发现沙门氏菌和亚利桑那菌”。

6 培养基

6.1 营养肉汤(NB)

蛋白胨 10.0 g

酵母膏 3.0 g

氯化钠 5.0 g

葡萄糖 1.0 g

蒸馏水 1 000.0 mL

将各成分加入蒸馏水中，搅混均匀，静置约10 min，加热煮沸至完全溶解，调至pH7.5±0.1，分装试管(12 mm×100 mm),每管约 3 mL,高压灭菌 121℃,15 min。

6.2 营养琼脂(NA)

蛋白胨 10.0 g

酵母膏 3.0 g

氯化钠 5.0 g

葡萄糖 1.0 g

琼 脂 12.0 g

蒸馏水 1 000.0 mL

将各成分加入蒸馏水中,搅混均匀,静置约 10 min,加热煮沸至完全溶解,调至 pH7.5±0.1,分装试管(12 mm×100 mm),每管约 3 mL,高压灭菌 121℃,15 min。

6.3 缓冲胨水增菌液(BP)

蛋白胨 10.0 g

氯化钠 5.0 g

磷酸氢二钠(含 12 个结晶水) 9.0 g

磷酸二氢钾 1.5 g

蒸馏水 1 000.0 mL

将各成分加入蒸馏水中,搅混均匀,静置约 10 min,加热煮沸至完全溶解,调至 pH7.2±0.1,高压灭菌 121℃,15 min,临用时,以无菌操作分装灭菌玻璃瓶,每瓶 200 mL 或 225 mL。

6.4 亚硒酸盐胱氨酸增菌液(SC)

蛋白胨 5.0 g

乳 糖 4.0 g

磷酸氢二钠(含 12 个结晶水) 10.0 g

亚硒酸氢钠 4.0 g

L-胱氨酸 0.01 g

蒸馏水 1 000.0 mL

除亚硒酸氢钠和 L-胱氨酸外,将各成分加入蒸馏水中,搅混均匀,静置约 10 min,加热煮沸 5 min 至完全溶解,冷至 55℃以下,以无菌操作加入亚硒酸氢钠和 1 g/L L-胱氨酸溶液 10 mL(称取 0.1 g L-胱氨酸,加 1 mol/L 氢氧化钠溶液 15 mL,使溶解,再加灭菌蒸馏水至 100 mL 即成,如为 DL-胱氨酸,用量应加倍)。摇匀,调至 pH7.0±0.1,以无菌操作分装灭菌玻璃瓶内,每瓶 100 mL 或 200 mL。

6.5 四硫磺酸盐煌绿增菌液(TTB)

6.5.1 基础液

蛋白胨 10.0 g

牛肉膏 5.0 g

氯化钠 3.0 g

碳酸钙 45.0 g

蒸馏水 1 000.0 mL

除碳酸钙外,将各成分加入蒸馏水中,搅混均匀,静置约 10 min,加热煮沸至完全溶解,再加入碳酸钙,调至 pH7.0±0.1,高压灭菌 121℃,20 min。

6.5.2 硫代硫酸钠溶液

硫代硫酸钠(含 5 个结晶水) 50.0 g

蒸馏水 加至 100.0 mL

高压灭菌 121℃,20 min。

6.5.3 碘溶液

碘　片　20.0 g

碘化钾　25.0 g

蒸馏水　加至 100.0 mL

将碘化钾充分溶解于少量的蒸馏水中，再投入碘片，振摇玻瓶至碘片全部溶解为止，然后加蒸馏水至规定的总量，贮存于褐色瓶内，塞紧瓶盖备用。

6.5.4　煌绿水溶液

煌　绿　0.5 g

蒸馏水　100.0 mL

溶解后，存放暗处，不少于 1 d，使其自然灭菌。

6.5.5　牛胆盐溶液

牛胆盐　10.0 g

蒸馏水　100.0 mL

加热煮沸至完全溶解，高压灭菌 121℃，20 min。

6.5.6　制备

基础液　900.0 mL

硫代硫酸钠溶液　100.0 mL

碘溶液　20.0 mL

煌绿水溶液　2.0 mL

牛胆盐溶液　50.0 mL

临用前，按上列顺序，以无菌操作依次加入基础液中，每加入一种成分，均应摇匀后再加入另一种成分。最后分装于灭菌玻璃瓶内，每瓶 100 mL 或 225 mL。

6.6　亚硫酸铋琼脂(BS)

蛋白胨　10.0 g

牛肉膏　5.0 g

葡萄糖　5.0 g

硫酸亚铁　0.3 g

磷酸氢二钠　4.0 g

煌　绿　0.025 g 或 5 g/L 水溶液 5 mL

柠檬酸铋铵　2.0 g

亚硫酸钠　6.0 g

琼　脂　18.0 g

蒸馏水　1 000.0 mL

将前三种成分加入 300 mL 蒸馏水中(制作基础液)，硫酸亚铁和磷酸氢二钠分别加入 20 mL 和 30 mL蒸馏水中，柠檬酸铋铵和亚硫酸钠分别加入另一 20 mL 和 30 mL 蒸馏水中，琼脂加入 600 mL 蒸馏水中。然后分别搅拌均匀，静置约 10 min，加热煮沸至完全溶解。冷至 80℃左右时，先将硫酸亚铁和磷酸氢二钠混匀，倒入基础液中，混匀。将柠檬酸铋铵和亚硫酸钠混匀，倒入基础液中，再混匀。调至 pH 7.5±0.1，随即倾入琼脂液中，混合均匀，冷至 50～55℃。加入煌绿溶液，充分混匀后立即倾注平皿，每皿约 20 mL。

本培养基不需要高压灭菌，在制备过程中不宜过分加热，避免降低其选择性，新配制的培养基呈玉白色不透明，贮于室温暗处，超过 48 h 会降低其选择性，本培养基宜于当天制备，第二天使用。

6.7　胆硫乳琼脂(胆盐　硫化氢　乳糖琼脂　DHL)

蛋白胨　20.0 g

牛肉膏　3.0 g

乳　糖　10.0 g
蔗　糖　10.0 g
牛胆盐　2.0 g
硫代硫酸钠　2.2 g
柠檬酸钠　1.0 g
柠檬酸铁铵　1.0 g
中性红　0.03 g 或 5 g/L 水溶液 6 mL
琼　脂　16.0 g
蒸馏水　1 000.0 mL

除中性红和琼脂外，将其他成分加入 400 mL 蒸馏水中，搅拌均匀，静置约 10 min，加热煮沸至完全溶解，调至 pH7.3±0.1。另将琼脂加入 600 mL 蒸馏水中，搅拌均匀，静置约 10 min，加热煮沸至完全溶解。将两种溶液混合后，再加入 5 g/L 中性红水溶液 6 mL，搅拌均匀，冷至 50～55℃，倾注平皿，每皿约 20 mL。

本培养基不需高压灭菌，也不再进行任何加热。制成的平板为橙黄色。

6.8 亚利桑那菌琼脂(SA)

蛋白胨　12.0 g
酵母膏　3.0 g
牛胆盐　9.0 g
蔗　糖　12.0 g
丙二酸钠　6.0 g
卫矛醇　20.0 g
葡萄糖　1.0 g
氯化钠　5.0 g
硫代硫酸钠　5.0 g
柠檬酸铁铵　1.5 g
酚　红　0.04 g 或 5 g/L 溶液 8 mL
琼　脂　14.0 g
蒸馏水　1 000.0 mL

除酚红和琼脂外，将其他成分加入 400 mL 蒸馏水中，搅拌均匀，加热煮沸至完全溶解，调至 pH7.1±0.1。

将琼脂加入 600 mL 蒸馏水中，搅拌均匀，静置约 10 min，加热煮沸至完全溶解，冷至约 90℃，将上述溶液加入琼脂中，摇匀，再加入酚红指示剂，混匀，冷至 50～55℃，倾注平皿，每皿约 20 mL。

本培养基不需高压灭菌，制成的平板为透明桔红色。

6.9 三糖铁琼脂(TSI)

蛋白胨　20.0 g
牛肉膏　3.0 g
乳　糖　10.0 g
蔗　糖　10.0 g
葡萄糖　1.0 g
硫酸亚铁铵(含 6 个结晶水)　0.5 g
酚　红　0.025 g 或 5 g/L 溶液 5 mL
氯化钠　5.0 g
硫代硫酸钠　0.5 g

琼　脂　　　　　12.0 g

蒸馏水　　　　　1 000.0 mL

除酚红和琼脂外，将其他成分加入400 mL蒸馏水中，搅拌均匀，静置约10 min，加热煮沸至完全溶解，调至pH7.4±0.1。另将琼脂加入600 mL蒸馏水中，搅拌均匀，静置约10 min，加热煮沸至完全溶解。

将上述两溶液混合均匀后，再加入酚红指示剂，混匀，分装试管(12 mm×100 mm)，每管约2～4 mL，高压灭菌121℃10 min或115℃15 min，灭菌后置成高层斜面，呈桔红色。

6.10　赖氨酸脱羧酶培养基(LD)

酵母膏　3.0 g

葡萄糖　1.0 g

L-赖氨酸　5.0 g

溴甲酚紫　0.016 g或8 g/L溶液2 mL

蒸馏水　1 000.0 mL

除溴甲酚紫外，将其他成分加入蒸馏水中，搅拌均匀，静置约10 min，加热煮沸至完全溶解，调至pH6.7±0.1，加入溴甲酚紫，混匀，分装试管(12 mm×100 mm)，每管1～1.5 mL，高压灭菌121℃，15 min。

试验与判断：接种待试菌，于37℃培养24±2 h。阳性反应为紫色，阴性为黄色。

6.11　尿素酶琼脂(U)

蛋白胨　1.0 g

葡萄糖　1.0 g

尿　素　20.0 g

氯化钠　5.0 g

磷酸二氢钾　2.0 g

酚　红　0.012 g或5 g/L溶液2.5 mL

琼　脂　15.0 g

蒸馏水　1 000.0 mL

除酚红和尿素外，将其他成分加入蒸馏水中，搅拌均匀，静置约10 min，加热煮沸至完全溶解，调至pH7.0±0.1，高压灭菌121℃，15 min，冷至50～55℃，以无菌操作加入尿素20 g(400 g/L业经除菌过滤的尿素溶液50 mL)和5 g/L酚红溶液2.5 mL，混匀，分装灭菌试管(12 mm×100 mm)，每管2～3 mL，置成斜面。

试验与判断：大量接种待试菌于37℃培养24±2 h，强阳性反应为深红色，弱阳性为粉红色，阴性为黄色或不变色。

6.12　V-P半固体琼脂(VP)

6.12.1　制备

蛋白胨　12.0 g

酵母膏　1.0 g

葡萄糖　10.0 g

氯化钠　5.0 g

琼　脂　3.0 g

蒸馏水　100.0 mL

将各成分加入蒸馏水中，搅拌均匀，静置约10 min，加热煮沸至完全溶解，调至pH7.3±0.1，分装试管(12 mm×100 mm)，每管1～1.5 mL，高压灭菌121℃，10 min，灭菌后立即取出冷却备用。

6.12.2　试验判断

6.12.2.1　配制试剂

甲液：

α-萘酚	6.0 g
无水乙醇溶液	100.0 mL

乙液：

氢氧化钾	40.0 g
肌　酸	0.3 g
蒸馏水	100.0 mL

先将氢氧化钾溶于水中，再加入肌酸。

甲液和乙液保存于4℃冰箱中，可使用2个月。

6.12.2.2　试验

接种幼嫩待试菌，于37℃培养24±2 h，将甲液0.2 mL（约6滴）加入试管中，摇混均匀，再加乙液0.1 mL（约3滴），再摇混均匀。

6.12.2.3　判断

阳性反应立即或在15 min内呈现红色，阴性为铜色。阴性结果在1 h后再做一次检查。有些试管在数小时后红色会逐渐消失，此仍作阳性反应。

6.13　吲哚培养基(I)：

6.13.1　制备

蛋白胨	10.0 g
氯化钠	5.0 g
DL-色氨酸	1.0 g
蒸馏水	1 000.0 mL

除DL-色氨酸外，将其他成分加入蒸馏水中，搅拌均匀，静置约10 min。另将DL-色氨酸加入约4 mL 1mol/L氢氧化钠溶液中，待溶解后，再将两液进行混合并加热煮沸至完全溶解，调至pH7.4±0.1，分装试管(12 mm×100 mm)，每管1～1.5 mL，高压灭菌121℃，15 min。

6.13.2　试验与判断

6.13.2.1　配制试剂

柯凡克试剂：

对二甲氨基苯甲醛	10.0 g
戊　醇	150.0 mL
浓盐酸	50.0 mL

将色泽鲜明干燥的对二甲氨基苯甲醛溶于戊醇中，缓慢搅拌加入盐酸，加热至60℃，呈深黄色，静置6～7 h，变成黄色即可使用。试液宜小量配制，不用时保存于4℃冰箱内。久存后试液变成黄褐色不可使用。

6.13.2.2　试验

接种待试菌，于37℃培养24±2 h，滴加柯凡克试剂0.1 mL。

6.13.2.3　判断

阳性反应出现红色环；阴性为黄棕色环。

6.14　氰化钾培养基(KCN)

6.14.1　制备

蛋白胨	10.0 g
氯化钠	5.0 g
磷酸二氢钾	0.225 g

磷酸氢二钠　　　　　5.64 g

硝酸钾(无亚硝酸盐)　1.0 g

5 g/L 氰化钾溶液　　10.0 mL

蒸馏水　　　　　　　1 000.0 mL

将蛋白胨、氯化钠和硝酸钾加入 900 mL 蒸馏水中，搅拌均匀，静置约 10 min，加热煮沸至完全溶解，调至 pH7.6±0.1，高压灭菌 121℃，15 min，取出置于 4℃冰箱内进行冷却。

将磷酸二氢钾、磷酸氢二钠溶于 100 mL 蒸馏水，高压灭菌 121℃，15 min，取出进行冷却。

在冷却后的上述培养液 900 mL 中，以无菌操作加入磷酸盐缓冲液 100 mL 和 5 g/L 氰化钾溶液(必须用冷却的灭菌蒸馏水配制)10 mL，摇混均匀(氰化钾的最终浓度为 0.05 g/L)。并立即分装灭菌试管(12 mm×100 mm)，每管约 1～1.5 mL，同时加入约 0.3 mL 灭菌石蜡油封盖。在 4℃冰箱中可保存 7 d。

6.14.2　试验与判断

6.14.2.1　配制试剂

甲液：

氨基苯磺酸　0.8 g

5 mol/L 乙酸　100.0 mL

乙液：

α-萘胺　0.5 g

5 mol/L 乙酸　100.0 mL

6.14.2.2　试验

在三糖铁琼脂斜面上挑取少量菌苔，先接种于吲哚培养基中，混匀(使其浓度近似于 37℃，24 h 肉汤培养物)然后烧灼接种环，再沾取吲哚培养基少许接种于氰化钾培养基中，于 37℃培养 24±2 h。培养之后，先观察培养液有无混浊，然后在每支氰化钾培养物试管内滴加甲液 1 滴，然后再滴加乙液 1 滴，摇匀。

6.14.2.3　判断

强阳性反应为鲜红色，弱阳性为粉红色，在 30～60 min 内，强阳性可转为暗褐色。阴性无变化(加试剂前，培养液出现混浊，即有细菌生长，亦为阳性反应)。

6.15　丙二酸钠培养基(M)

酵母膏　　　　1.0 g

硫酸铵　　　　2.0 g

磷酸氢二钾　　0.6 g

磷酸二氢钾　　0.4 g

氯化钠　　　　2.0 g

丙二酸钠　　　3.0 g

葡萄糖　　　　0.25 g

溴麝香草酚蓝　0.025 g 或 5 g/L 溶液 5 mL

蒸馏水　　　　1 000.0 mL

除溴麝香草酚蓝外，将其他成分加入蒸馏水中搅拌均匀，静置约 10 min，加热煮沸至完全溶解，调至 pH6.9±0.1，加入溴麝香草酚蓝，再混匀，分装试管(12 mm×100 mm)，每管 1～1.5 mL，高压灭菌 115℃，10 min。

试验与判断：接种大量幼嫩待试菌，于 37℃培养 24±2 h，阳性反应为普蓝色；阴性不变色。

6.16　卫矛醇半固体琼脂(D)

蛋白胨　　　　2.0 g

酵母膏	1.0 g
卫矛醇	10.0 g
氯化钠	5.0 g
磷酸氢二钾	0.3 g
溴麝香草酚蓝	0.08 g 或 8 g/L 溶液 10 mL
琼　脂	2.5 g
蒸馏水	1 000.0 mL

除溴麝香草酚蓝外，将其他成分加入蒸馏水中，搅拌均匀，静置约 10 min，加热煮沸至完全溶解，调至 pH7.1±0.1，加入溴麝香草酚蓝，呈绿色，分装试管（12 mm×100 mm），每管约 1～1.5 mL，高压灭菌 121℃，15 min，灭菌后立即取出，冷却备用。

试验与判断：穿刺接种待试菌，于 37℃培养 24±2 h，阳性反应为黄色阴性不变色。

注：新制备的培养基均应用已知阳性及阴性菌进行测试，以保证培养基质量。

附 录 A
肉类、蛋品类沙门氏菌属检验程序
（补充件）

A1 肉类沙门氏菌属检验程序：

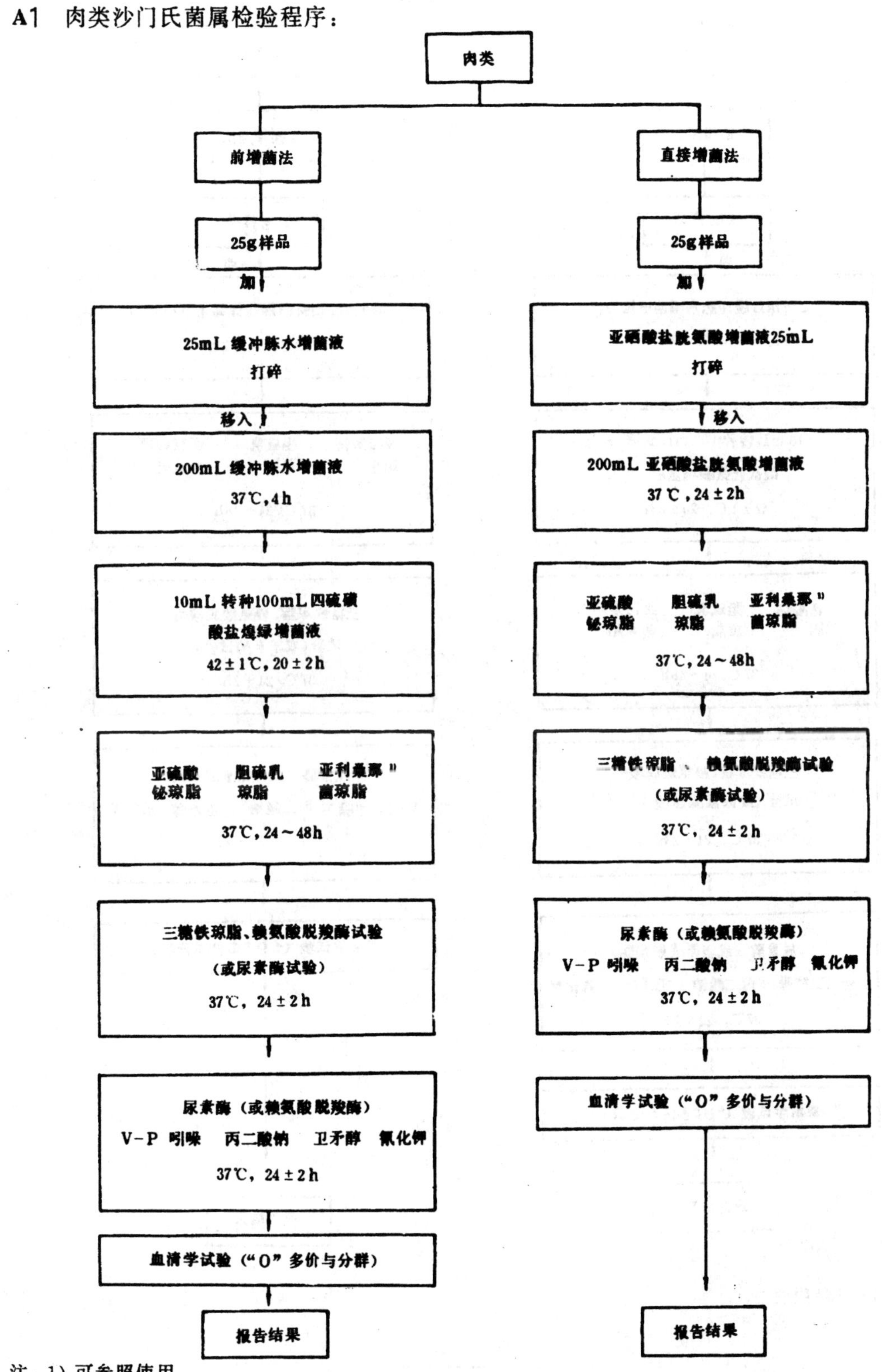

注：1）可参照使用。

A2 蛋品类沙门氏菌属检验程序：

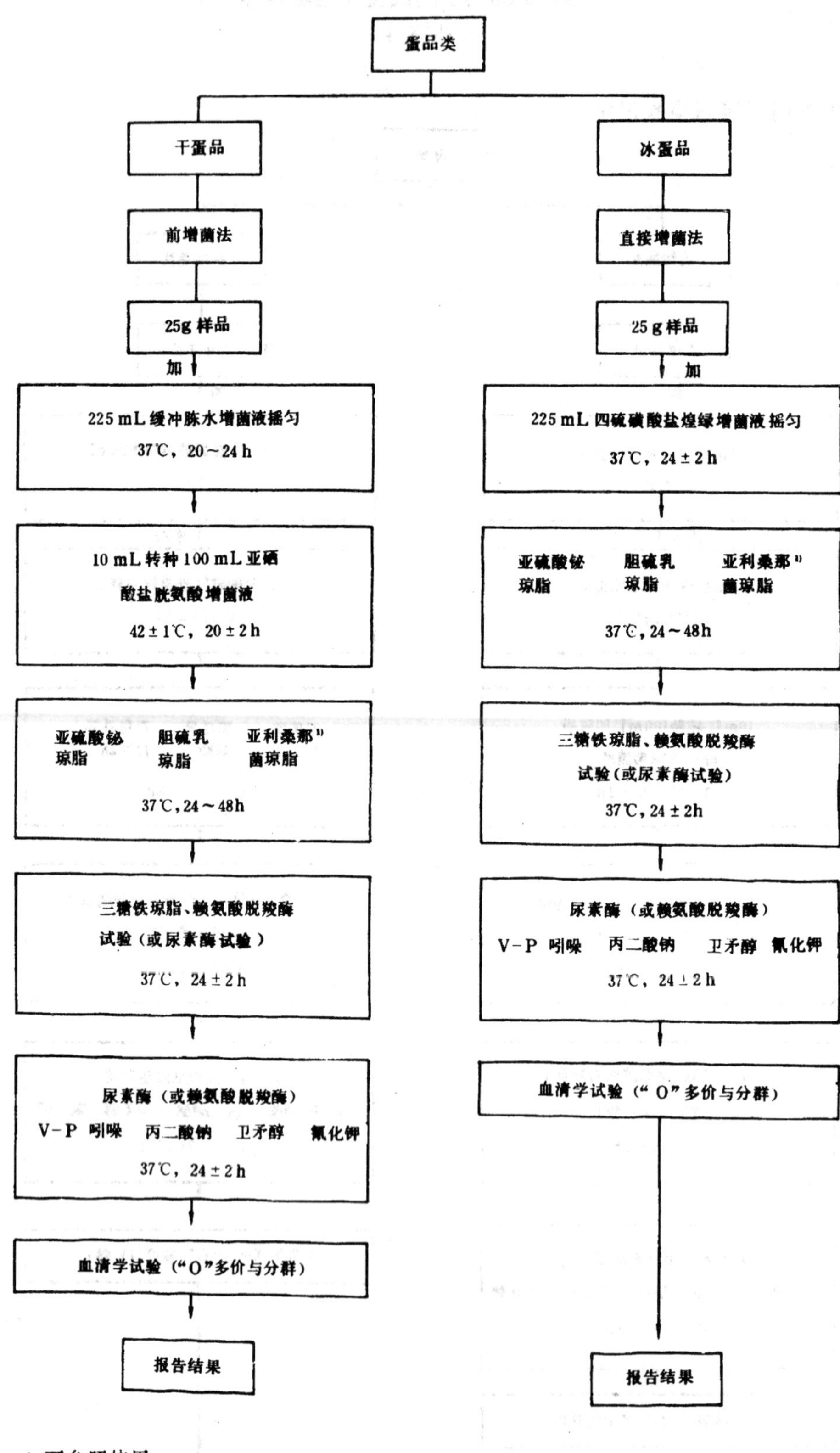

注：1）可参照使用。

附加说明：

本标准由中华人民共和国国家进出口商品检验局提出。

本标准由中华人民共和国天津进出口商品检验局、武汉进出口商品检验局、秦皇岛进出口商品检验局起草。

本标准主要起草人郝士海、周良朋、李桂生。

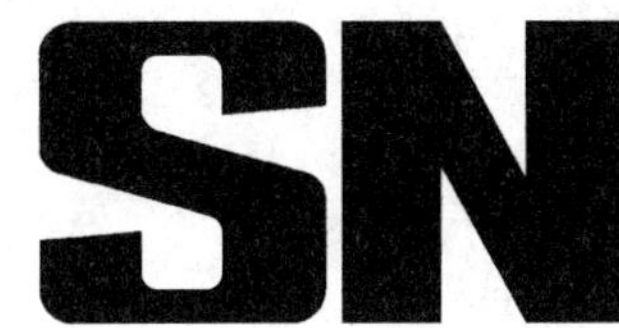

中华人民共和国出入境检验检疫行业标准

SN/T 0172—2010
代替 SN/T 0172—1992

进出口食品中金黄色葡萄球菌检验方法

Determination of *Staphylococcus aureus* in foods for import and export

2010-05-27 发布　　2010-12-01 实施

中华人民共和国国家质量监督检验检疫总局 发布

前　言

本标准按照 GB/T 1.1—2009 给出的规则起草。

本标准代替 SN 0172—1992《出口食品中金黄色葡萄球菌检验方法》。

本标准与 SN 0172—1992 相比,主要技术变化如下:

——将原标准名称《出口食品中金黄色葡萄球菌检验方法》修订为《进出口食品中金黄色葡萄球菌检验方法》。

——将原标准的范围修订为:“本标准适用于进出口食品中金黄色葡萄球菌检验”;

——在仪器和设备中增加了 pH 计、天平、均质器并在检样制备中增加了拍击式均质器的拍击速度及时间。

本标准由国家认证认可监督管理委员会提出并归口。

本标准起草单位:中华人民共和国天津出入境检验检疫局、中华人民共和国山东出入境检验检疫局。

本标准主要起草人:赵宏、高旗利、雷质文、张海滨、张宏伟、魏亚东、赵良娟、侯丽萍、张曼、李正义、唐静、张健、马维兴。

本标准所代替标准的历次版本发布情况为:

——SN 0172—1992。

进出口食品中金黄色葡萄球菌检验方法

1 范围

本标准规定了进出口食品中金黄色葡萄球菌的检验方法。

本标准适用于进出口食品中金黄色葡萄球菌的检验。

2 规范性引用文件

下列文件对于本文件的应用是必不可少的。凡是注日期的引用文件,仅注日期的版本适用于本文件,凡是不注日期的引用文件,其最新版本(包括所有的修改单)适用于本文件。

SN/T 1538.1 培养基制备指南 第1部分:实验室培养基制备质量保证通则

SN/T 1538.2 培养基制备指南 第2部分:培养基性能测试实用指南

3 检验方法

3.1 培养基和试剂

3.1.1 普通肉汤培养基:见附录A第A.1章。

3.1.2 胰蛋白胨大豆肉汤:见附录A第A.2章。

3.1.3 Baird-Parker培养基(BP):见附录A第A.3章。

3.1.4 甲苯胺蓝-DNA琼脂:见附录A第A.4章。

3.1.5 生理盐水:见附录A第A.5章。

3.1.6 凝固酶试验兔血浆:见附录A第A.6章。

3.2 设备与材料

3.2.1 供常规平板计数用的基本设备与材料。

3.2.2 L形玻璃棒。

3.2.3 pH计。

3.2.4 天平:精确至0.1 g。

3.2.5 均质器或拍击式均质器。

3.2.6 无菌均质杯或均质袋(Nasco WHIRL-PAK 24 OZ./710 mL或相当者)。

3.3 检样制备

3.3.1 固体或半固体食品以无菌操作称取25 g样品,放入装有225 mL灭菌生理盐水的灭菌均质杯(无菌均质袋)内,于8 000 r/min均质1 min~2 min或用拍打式均质器以每秒6次~9次挤压、拍击1 min,制成1:10样品匀液。

3.3.2 液体食品用灭菌吸管吸取25 mL样品,放入装有225 mL灭菌生理盐水的灭菌玻璃瓶内(瓶内预置适当数量的玻璃珠),经充分振摇制成1:10样品匀液。

3.3.3 供计数检验时,可按十进位递增稀释法将样品匀液再进行适当稀释。

3.4 操作步骤

3.4.1 最可能数(MPN)测定法

3.4.1.1 适用于检测认为带有大量竞争菌的食品及其原料和含少量金黄色葡萄球菌的食品。

3.4.1.2 选3个连续稀释度,从每个稀释度分别取1 mL稀释样品液,接种3管含10%氯化钠胰蛋白胨大豆肉汤。样品的最高稀释度应达到能获得阴性终点,置36 ℃±1 ℃培养48 h。

3.4.1.3 用3 mm接种环,从有细菌生长的各管中移取1环,划线接种于表面干燥的BP琼脂平板,置36 ℃±1 ℃培养45 h~48 h。

3.4.1.4 从有细菌生长的每一平板上至少挑取5个可疑金黄色葡萄球菌菌落(参见附录B),移种到普通肉汤培养基中,置36 ℃±1 ℃培养20 h~24 h。

3.4.1.5 取肉汤培养物0.3 mL同0.5 mL凝固酶试验兔血浆于8 mm×100 mm试管内充分混合,置36 ℃±1 ℃培养,定时观察是否有凝块形成,至少观察6 h,以内容物完全凝固,使试管倒置或倾斜时不流动者为阳性。试验中需同时做已知阳性和阴性对照。对典型或可疑结果进行革兰氏染色,镜检和其他辅助试验[如:耐热核酸酶试验(参见附录C)]加以证实。

3.4.2 平板表面计数法

3.4.2.1 适用于检查金黄色葡萄球菌数不小于10 g或10 mL的食品。

3.4.2.2 选3个连续稀释度,从每个稀释度分别取1 mL稀释样液,接种至3个表面干燥的BP琼脂平板上(如:0.4 mL—0.3 mL—0.3 mL)。

3.4.2.3 以L形玻璃棒将接种物涂布于琼脂表面,避免涂到平板边缘,将平板正置直至接种物被培养基吸收,将平板翻转,36 ℃±1 ℃培养45 h~48 h。

3.4.2.4 挑选有20个~200个菌落的平板进行计数。如果有数种菌落皆类似金黄色葡萄球菌,则分别计算和记录每一类型的菌落数。当最低稀释度的平板的菌落数小于20时,仍可选用。如平板上的菌落数大于200,其中有些菌落具典型金黄色葡萄球菌的外观,同时在其高倍稀释度未出现典型菌落者,亦可用这些平板进行金黄色葡萄球菌计数,但不能把非典型菌落计算在内。

3.4.2.5 从可计数的各类型菌落中至少各选取2个以上典型或可疑菌落进行凝固酶试验。

3.4.3 定性检测法

3.4.3.1 取1∶10稀释的样品液10 mL,接种于10 mL双料胰蛋白胨大豆肉汤中,36 ℃±1 ℃培养2 h。

3.4.3.2 再加入20 mL含20%氯化钠的单料胰蛋白胨大豆肉汤,36 ℃±1 ℃培养24 h±2 h。

3.4.3.3 取上述培养物0.2 mL,分别涂布于2个表面干燥的BP琼脂平板上,36 ℃±1 ℃培养46 h±2 h。

3.4.3.4 从每个平板上至少挑取2个以上典型或可疑金黄色葡萄球菌菌落进行凝固酶试验。

3.5 结果的计算与报告

3.5.1 最可能数(MPN)法的估算与报告

3.5.1.1 计算每个稀释样液得到的阳性反应管数。

3.5.1.2 若一管次培养物中所挑选的典型菌落中有一个为凝固酶阳性,则该供试培养物的管应视为阳性。

3.5.1.3 根据所确认的阳性管数,用最可能数(MPN)表(见附录D)估算并报告每克或每毫升试样的金黄色葡萄球菌最可能数。以MPN/g或MPN/mL报告。

3.5.2 平板表面计数的计算与报告

3.5.2.1 一般原则

用所选择计数的每个平板上典型和可疑金黄色葡萄球菌的菌落总数，乘以相应平板上已确认为金黄色葡萄球菌的菌落数与所挑取的5个有代表性的菌落数之比，以此求出所选用的同一稀释度两个计数平板上的金黄色葡萄球菌菌落数并计算平均值，再乘以该稀释倍数，得出金黄色葡萄球菌 CFU/g 或 CFU/mL。例如：在 10^{-1} 样液的两个平板中分别有 85 个和 80 个菌落，而确认在 5 个菌落中分别有 4 个和 3 个为金黄色葡萄球菌，那么每克或每毫升食品的金黄色葡萄球菌数为 $(85\times4/5+80\times3/5)/2\times10=580$。

3.5.2.2 无特征性菌落

对于测试试样最低稀释度的两个平板上均无典型或可疑菌落，结果应报告小于 1 乘以最低稀释倍数 CFU/g 或 CFU/mL。

3.5.3 定性法报告

3.5.3.1 报告阴性结果：未检出金黄色葡萄球菌/25 g(25 mL)。

3.5.3.2 报告阳性结果：检出金黄色葡萄球菌/25 g(25 mL)。

附　录　A
（规范性附录）
培养基与试剂

A.1　一般要求

为保证培养基的质量，应按 SN/T 1538.1 和 SN/T 1538.2 进行培养基的制备与性能测试。若使用商售的脱水合成培养基，应选用国内外通过 ISO 9000 质量体系认证生产厂商的产品并按其说明制备和使用。

A.2　普通肉汤培养基

A.2.1　成分

牛肉膏	5.0 g
氯化钠	5.0 g
蛋白胨	20.0 g
蒸馏水	1 000.0 mL

A.2.2　制法

将以上成分混合加热溶化，调至 pH7.4～7.6，分装试管，121 ℃高压灭菌 30 min。

A.3　胰蛋白胨大豆肉汤

A.3.1　成分

胰蛋白胨	17.0 g
植物蛋白胨	3.0 g
氯化钠	5.0 g
磷酸氢二钾（K_2HPO_4）	2.5 g
葡萄糖	2.5 g
蒸馏水	1 000.0 mL

A.3.2　制法

将各成分溶于蒸馏水中，必要时加热使完全溶解，分装于试管或玻瓶中，121 ℃高压灭菌 15 min，最终 pH7.3±0.2。

注：制备双料胰蛋白胨大豆肉汤时，除蒸馏水外，其他成分加倍。配制 10%或 20%氯化钠胰蛋白胨大豆肉汤时，可将氯化钠量增加至所需浓度。

A.4　Baird-Parker 培养基

A.4.1　成分

胰蛋白胨	10.0 g

牛肉膏	5.0 g
酵母膏	1.0 g
丙酮酸钠	10.0 g
甘氨酸	12.0 g
氯化锂($LiCl \cdot 6H_2O$)	5.0 g
琼脂	20.0 g
蒸馏水	950.0 mL

A.4.2 制法

将各成分加于蒸馏水中，加热煮沸使完全溶解，冷至 25 ℃，调至 pH7.0±0.2，分装每瓶 95 mL，121 ℃高压灭菌 15 min，临用时加热熔化琼脂，冷至 50 ℃左右，于每 95 mL 加入预热至 50 ℃的卵黄亚碲酸钾增菌剂 5 mL。摇匀后倾注平皿培养基，应是致密不透明的，使用前在冰箱贮存不得超过 48 h。

A.4.3 卵黄亚碲酸钾增菌剂配制

将新鲜鸡蛋浸泡在适当的氯化汞($HgCl_2$)溶液(1∶1 000)中约 1 min，以无菌操作打开鸡蛋，使蛋黄与蛋白分开，将蛋黄加于生理盐水中(30%)充分摇匀，于 50 mL 蛋黄乳液中加入 10 mL 过滤除菌的 1%亚碲酸钾水溶液，混匀，4 ℃±1 ℃贮存。

A.5 甲苯胺蓝-DNA 琼脂

A.5.1 成分

脱氧核糖核酸(DNA)	0.3 g
琼脂	10.0 g
氯化钙($CaCl_2$ 无水)	1.1 mg
氯化钠	10.0 g
甲苯胺蓝(O)	0.083 g
三羟甲基氨基甲烷	6.1 g
蒸馏水	1 000.0 mL

A.5.2 制法

将三羟甲基氨基甲烷溶解于蒸馏水中，调至 pH9.0，除甲苯胺蓝(O)外将其余各项成分加热使溶解。再将甲苯胺蓝(O)溶于培养基中。分装于塞有橡皮塞的烧瓶中。如立即使用可不需灭菌。已灭菌的培养基在室温可存放 4 个月无变化，并经数次熔化后仍可使用。

A.6 生理盐水

A.6.1 成分

氯化钠	8.5 g
蒸馏水	1 000.0 mL

A.6.2 制法

将氯化钠溶于蒸馏水中，分装于适当容器中，121 ℃高压灭菌 15 min。

A.7 凝固酶试验兔血浆

临用时取3.8%(取柠檬酸钠3.8 g加蒸馏水100 mL,待溶解后过滤,121 ℃高压灭菌15 min)柠檬酸钠1份,加入新鲜兔血4份,混匀后放冰箱中使用球沉降(或以3 000g离心30 min)后取上清液进行试验。也可采用等效的商品化凝固酶试剂。

附　录　B
（资料性附录）
典型或可疑金黄色葡萄球菌菌落

金黄色葡萄球菌的单个菌落在BP琼脂一平板上呈圆形，表面光滑、凸起、湿润、直径2 mm～3 mm。灰黑色至黑色，有光泽，常有浅色（非白色）的边缘，周围绕以不透明圈（沉淀），其外常有一清晰带。当用接种针触及菌落时具有黄油样粘稠感。有时可见到不分解脂肪的菌株，除没有不透明圈和清晰带外，其他外观基本相同。从长期贮存的冷冻或脱水食品中分离的菌落，其黑色常较典型菌落浅些，且外观可能较粗糙，质地较干燥。

附 录 C
（资料性附录）
耐热核酸酶试验

C.1 取 3 mL 甲苯胺蓝-DNA 琼脂平铺于载玻片上制成标本片。

C.2 待琼脂凝固后，在琼脂上打成直径 2 mm 的小洞（每个载玻片 10 个～12 个），抽出小洞中的琼脂块。

C.3 加入约 0.01 mL 加过热（在水浴中煮沸 15 min）的供凝固酶试验的肉汤培养物至所制备载玻片上的小洞中。

C.4 将载玻片置湿室中，于 35 ℃培养 4 h。

C.5 阳性反应为在小洞周围形成至少扩展约 1 mm 的浅粉红色的晕圈。

附　录　D
（规范性附录）
金黄色葡萄球菌的最可能数(MPN)检索表

表 D.1　每克(毫升)样品中最可能数(MPN)表[1)]

阳性管数组合			MPN/g 或 MPN/mL	95%置信限	
0.10	0.01	0.001		下限值	上限值
0	0	0	<3.0	—	9.5
0	0	1	3.0	0.15	9.6
0	1	0	3.0	0.15	11
0	1	1	6.1	1.2	18
0	2	0	6.2	1.2	18
0	3	0	9.4	3.6	38
1	0	0	3.6	0.17	18
1	0	1	7.2	1.3	18
1	0	2	11	3.6	38
1	1	0	7.4	1.3	20
1	1	1	11	3.6	38
1	2	0	11	3.6	42
1	2	1	15	4.5	42
1	3	0	16	1.4	38
2	0	0	9.2	1.4	38
2	0	1	14	3.6	42
2	0	2	20	4.5	42
2	1	0	15	3.7	42
2	1	1	20	4.5	42
2	1	2	27	8.7	94
2	2	0	21	4.5	42
2	2	1	28	8.7	94
2	2	2	35	8.7	94
2	3	0	29	8.7	94
2	3	1	36	8.7	94
3	0	0	23	4.6	94
3	0	1	38	8.7	110

表 D.1 每克(毫升)样品中最可能数(MPN)表[1](续)

阳性管数组合			MPN/g 或 MPN/mL	95%置信限	
0.10	0.01	0.001		下限值	上限值
3	0	2	64	17	180
3	1	0	43	9	180
3	1	1	75	17	200
3	1	2	120	37	420
3	1	3	160	40	420
3	2	0	93	18	420
3	2	1	150	37	420
3	2	2	210	40	430
3	2	3	290	90	1 000
3	3	0	240	42	1 000
3	3	1	460	180	2 000
3	3	2	1 100	20	4 100
3	3	3	>1 100	420	—

1) 表内所列接种量如改用1.0 g(mL)、0.1 g(mL)、0.01 g(mL)时,表内数字应相应降低10倍;如改用0.01 g(mL)、0.001 g(mL)、0.000 1 g(mL)时,则表内数字应相应增加10倍,其余类推。

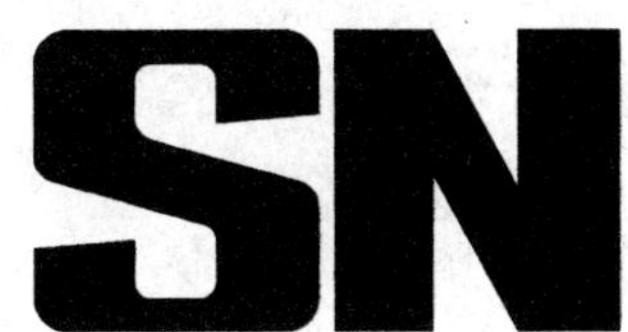

中华人民共和国出入境检验检疫行业标准

SN/T 0173—2010
代替 SN 0173—1992

进出口食品中副溶血性弧菌检验方法

Determination of *Vibrio Parahaemolyticus* in food for import and export

2010-01-10 发布　　2010-07-16 实施

中华人民共和国国家质量监督检验检疫总局　发布

前　言

本标准代替 SN 0173—1992《出口食品副溶血性弧菌检验方法》。

本标准参照 ISO/TS 21872-1:2007《食品和饲料的微生物学检验方法　致病性弧菌属的水平检验方法　第1部分:副溶血性弧菌和霍乱弧菌的检验(Microbiology of food and animal feeding stuffs—Horizontal method for the detection of potehtially enteropathogenic *Vibrio* spp.—Part 1:Detection of *Vibrio parahaemolyticus* and *Vibrio cholerae*)》、美国 FDA 细菌学分析手册　第九章　弧菌属　2004 (FDA Bacteriological Analytical Manual Chapter 9 Vibrio,2004)对原标准文本格式、某些文字表述和文本内容进行修订,但主要技术路线与检验方法未做改动。

本标准与 SN 0173—1992 相比,主要变化如下:

——将原标准名称修订为《进出口食品中副溶血性弧菌检验方法》;

——将范围进行了修订;

——增加了方法提要与流程;

——在检测步骤中增加了带壳贝类样品的制备和稀释方法;

——将副溶血性弧菌的定性和定量检测步骤分别进行叙述;

——增加了显色培养基进行筛选检测;

——将报告结果修订为"定性结果报告"和"最近似值(MPN)结果报告";

——将培养基、试剂的配方参照 ISO/TS 21872-1 方法进行了部分修订。

本标准的附录 A、附录 D 为规范性附录,附录 B、附录 C 为资料性附录。

本标准由国家认证认可监督管理委员会提出并归口。

本标准起草单位:中华人民共和国辽宁出入境检验检疫局、天津出入境检验检疫局、山东出入境检验检疫局。

本标准主要起草人:徐君怡、曹际娟、高旗利、郑秋月、雷质文、王秋艳、蒋丹、马惠蕊、宋慧君、卢行安。

本标准所代替标准的历次版本发布情况为:

——SN 0173—1992。

进出口食品中副溶血性弧菌检验方法

1 范围

本标准规定了进出口食品中副溶血性弧菌的定性检测方法和最近似值(MPN)计数方法。

本标准适用于食品中副溶血性弧菌的检验,动物饲料和其他食品生产和加工区域环境样品中的副溶血性弧菌检验可参照使用。

2 规范性引用文件

下列文件中的条款通过本标准的引用而成为本标准的条款。凡是注日期的引用文件,其随后所有的修改单(不包括勘误的内容)或修订版均不适用于本标准,然而,鼓励根据本标准达成协议的各方研究是否可使用这些文件的最新版本。凡是不注日期的引用文件,其最新版本适用于本标准。

GB 19489 实验室 生物安全通用要求

SN 0330 出口食品中微生物学检验通则

SN/T 1538.1 培养基制备指南 第1部分:实验室培养基制备质量保证通则

SN/T 1538.2 培养基制备指南 第2部分:培养基性能测试实用指南

3 取样与制样

3.1 取样

取样数量及取样方法按SN 0330进行。

3.2 试样制备

3.2.1 鱼类

取鱼体不同部位。

3.2.2 带壳贝类

应先在清洁的流水中洗净外壳,用70%乙醇消毒外壳,然后以无菌操作切断闭壳肌,打开贝壳。取出含内脏的全部贝肉和贝液。每个检测样品至少应包括12个贝类个体。

3.2.3 甲壳类

取包括鳃及肠的部分或整体。

3.3 样品解冻及保存

冷冻样品应在45 ℃以下不超过15 min或在2 ℃～5 ℃不超过18 h解冻。若不能及时检验,应放于−15 ℃左右保存,在48 h内检验;非冷冻而易腐的样品应尽可能及时检验,若不能及时检验,应置于6 ℃～10 ℃冰箱保存,在24 h内检验。

4 设备与材料

4.1 试管:15 mm×150 mm、10 mm×100 mm。

4.2 吸管:1 mL、10 mL。

4.3 培养皿:直径90 mm。

4.4 均质器:8 000 r/min～10 000 r/min。

4.5 恒温箱:36 ℃±1 ℃。

4.6 恒温水浴箱:42 ℃±1 ℃。

5 培养基及试剂

5.1 碱性蛋白胨水(APW)。见附录A第A.1章。

5.2 氯化钠多粘菌素B肉汤(SPB)。见附录A第A.2章。

5.3 硫代硫酸钠、柠檬酸钠、胆盐、蔗糖琼脂(TCBS)。见附录A第A.3章。

5.4 CHROM ID VIBRIO 弧菌显色培养基。见附录A第A.4章。

5.5 氯化钠三糖铁琼脂(TSI)。见附录A第A.5章。

5.6 氯化钠营养琼脂。见附录A第A.6章。

5.7 氧化酶试剂。见附录A第A.7章。

5.8 鸟氨酸脱羧酶氯化钠肉汤(ODC)。见附录A第A.8章。

5.9 赖氨酸脱羧酶氯化钠肉汤(LDC)。见附录A第A.9章。

5.10 精氨酸双水解酶氯化钠肉汤(ADH)。见附录A第A.10章。

5.11 β-半乳糖苷酶试剂。见附录A第A.11章。

5.12 氯化钠溶液。见附录A第A.12章。

5.13 氯化钠蛋白胨水。见附录A第A.13章。

5.14 靛基质氯化钠肉汤。见附录A第A.14章。

5.15 V-P半固体琼脂(VP)。见附录A第A.15章。

5.16 糖类分解试验用培养基。见附录A第A.16章。

5.17 42 ℃生长试验用培养基。见附录A第A.17章。

5.18 O/F试验用培养基(HLGB)。见附录A第A.18章。

5.19 神奈川现象试验用我妻氏琼脂(WA)。见附录A第A.19章。

6 方法提要与流程

6.1 方法提要

本方法采用增菌培养和分离鉴定的方法对副溶血性弧菌进行定性检测。同时也采用带有前增菌的最近似值(MPN)的方法对副溶血性弧菌进行定量检测。

6.2 检测流程

进出口食品中副溶血性弧菌检测流程图参见附录B。

7 检测步骤

7.1 定性检测

7.1.1 增菌培养

7.1.1.1 新鲜样品

以无菌操作称取25 g检样,加入225 mL SPB肉汤或APW肉汤中,36 ℃±1 ℃培养18 h±1 h,进行选择性增菌。

如果样品不足25 g,在实验能够证明不影响结果的情况下,则取全部样品(x g或x mL),加入$9x$ mL增菌液中进行选择性增菌。

7.1.1.2 带壳贝类

取至少12个贝类个体,按3.2.2制备试样。取试样加入等体积的SPB肉汤(1∶2稀释),均质90 s。称取上述均质样液20 g加入80 mL SPB肉汤中,36 ℃±1 ℃培养18 h±1 h。

注:建议称取均质样液的质量(20 g),由于均质时产生的气泡,可能影响正确的体积读数。

7.1.1.3 经加热、辐射处理或冷藏、冻结的样品

以无菌操作称取25 g检样,接种于225 mL APW肉汤中,于36 ℃±1 ℃前增菌6 h±1 h。之后,

在 APW 培养物表面取 1 mL 培养物接种到 10 mL 的 SPB 肉汤中，36 ℃±1 ℃培养 18 h±1 h，进行选择性增菌。

7.1.2 分离培养

将 7.1.2 的培养物接种 TCBS 琼脂和 CHROM ID VIBRIO 弧菌显色培养基平板上。36 ℃±1 ℃培养 18 h±1 h。

副溶血性弧菌在 TCBS 平板上的典型菌落呈圆形，边缘整齐、湿润、稍混浊、半透明，多数具尖心、斗笠状，蓝绿色菌落，直径 2 mm～4 mm。副溶血性弧菌在 CHROM ID VIBRIO 弧菌显色培养基平板上的典型菌落呈紫红色菌落(某些弧菌，如河流弧菌也可能会产生与副溶血弧菌相似的紫红色菌落)。

取可疑菌落按 7.3 进行鉴定。

7.2 带有前增菌的最近似值(MPN)的定量检测

7.2.1 检样制备

以无菌操作称取 50 g 检样放于均质杯中，加入 450 mL SPB 肉汤，8 000 r/min 均质 1 min，或以剪刀尽量剪碎，并充分振荡使成 1∶10 稀释液。

如果样品不足 50 g，在实验能够证明不影响结果的情况下，则取全部样品(x g 或 x mL)，加入 $9x$ mL 增菌液以获得 10^{-1}浓度的稀释液。

用 1 mL 灭菌吸管吸取 1∶10 稀释液 1 mL，注入装有 SPB 肉汤的试管内，振摇试管混合均匀，制成 1∶100 稀释液。按上项操作顺序进行 10 倍递增稀释。

7.2.2 增菌培养

7.2.2.1 新鲜样品

选择 3 个连续适宜的稀释度，分别以 1 mL 无菌吸管各吸取 1 mL 稀释液，接种 10 mL 单料 SPB 肉汤中，每一稀释度接种 3 管，36 ℃±1 ℃培养 18 h±1 h，进行选择性增菌培养。

若选择的稀释度为接种 1 g 样品时，则应以 10 mL 灭菌吸管吸取 1∶10 稀释液 10 mL，接种 10 mL 双料 SPB 肉汤中。

7.2.2.2 带壳贝类

取至少 12 个贝类个体，按 3.2.2 制备试样。取试样加入等体积的 SPB 肉汤(1∶2 稀释)，均质 90 s。称取上述均质样液 20 g 加入 80 mL SPB 肉汤中制成 1∶10 稀释的均质液，同 7.2.2.1 方法进行 10 倍递增稀释。36 ℃±1 ℃培养 18 h±1 h。

注：建议称取均质样液的质量(20 g)，由于均质时产生的气泡，可能影响正确的体积读数。

7.2.2.3 经加热、辐射处理或冷藏、冷冻的样品

选择 3 个连续适宜的稀释度，分别以 1 mL 无菌吸管各吸取 1 mL 稀释液，接种 10 mL 单料 APW 肉汤，每一稀释度接种 3 管，36 ℃±1 ℃前增菌 6 h±1 h。

若选择的稀释度为接种 1 g 样品时，则应以 10 mL 灭菌吸管吸取 1∶10 稀释液 10 mL，接种 10 mL 双料 APW 肉汤中。

在各管 APW 培养物表面各取 1 mL 培养物，分别接种到 10mL 的 SPB 肉汤中，36 ℃±1 ℃培养 18 h±1 h。

7.2.3 分离培养

选取 3 个有菌生长的最高稀释度 SPB 肉汤管，以 3 mm 直径接种环分别取一环菌液，划线于 TCBS 平板和 CHROM ID VIBRIO 弧菌显色培养基平板上。36 ℃±1 ℃培养 24 h±3 h。取可疑菌落按 7.3 进行鉴定。

7.3 鉴定

7.3.1 选择可疑菌落并纯化菌落

在 TCBS 平板和 CHROM ID VIBRIO 弧菌显色培养基平板上如出现可疑菌落，至少应挑取 5 个可疑菌落，进行传代培养。如果平板上的可疑菌落少于 5 个，则应该全部挑取传代培养。

注：食品，特别是海产品，可能含有大量的细菌，包括非致病性的弧菌属，这些菌可能在选择性培养阶段生长。如果在传代培养阶段选择的菌落太少的话，则可能造成目标致病菌的漏检。

在氯化钠营养琼脂表面接种可疑菌落以获得纯培养物，36 ℃±1 ℃培养 24 h±3 h。用该纯培养物进行确认实验。

7.3.2 初步生化试验

7.3.2.1 革兰氏染色与镜检

副溶血性弧菌为革兰氏阴性，呈棒状、弧状、卵圆状等多形态，两端浓染、无芽孢。

7.3.2.2 无盐胰胨水

接种无盐胰胨水，36 ℃±1 ℃培养 24 h±3 h。副溶血性弧菌在无盐胰胨水中几乎不生长。

7.3.2.3 3%氯化钠胰胨水

接种 3%氯化钠胰胨水，36 ℃±1 ℃培养 24 h±3 h。副溶血性弧菌在 3%氯化钠胰胨水中生长旺盛。

7.3.2.4 氯化钠三糖铁琼脂

接种氯化钠三糖铁斜面，穿刺底层并划线斜面。36 ℃±1 ℃培养 18 h±1 h。

反应结果解释如下：

a) 琼脂底层
   1) 黄色：葡萄糖发酵反应阳性（发酵葡萄糖）；
   2) 红色或者未变色：葡萄糖发酵反应阴性（不发酵葡萄糖）；
   3) 黑色：产生硫化氢；
   4) 产生气泡或者培养基爆裂：葡萄糖发酵产气；
b) 琼脂斜面
   1) 黄色：乳糖或蔗糖利用阳性（使用乳糖或蔗糖）；
   2) 红色或未变色：乳糖或蔗糖利用阴性（不使用乳糖或蔗糖）；
   3) 典型的副溶血性弧菌在氯化钠三糖铁斜面上的反应为底层黄色，斜面红色，不产生硫化氢，不产气。

7.3.2.5 生化确认菌株选择

选取初步生化实验符合的菌株继续按 7.3.3 进行生化鉴定确认，或采用法国梅里埃公司的 ID32E 鉴定试剂条进行生化鉴定（按该试剂盒的操作说明进行）。

7.3.3 生化确认

7.3.3.1 嗜盐性试验

各取一环 3%氯化钠胰胨水培养物，分别接种 6%、8%和 10%氯化钠胰胨水中，36 ℃±1 ℃培养 24 h±3 h。

7.3.3.2 氧化酶试验

以无菌白色滤纸蘸取营养琼脂表面纯培养物，滴加氧化酶试剂进行氧化酶试验。如果滤纸颜色在 10 s 内变为紫色或者深紫色，则为阳性反应。

7.3.3.3 鸟氨酸脱羧酶试验

接种鸟氨酸脱羧酶氯化钠肉汤（5.8）。在肉汤上面覆盖 1 mL 灭菌矿物油。36 ℃±1 ℃培养 24 h±3 h。

培养后液体混浊变紫为阳性反应（细菌生长，鸟氨酸脱羧）；液体黄色为阴性反应。

7.3.3.4 赖氨酸脱羧酶试验

接种赖氨酸脱羧酶氯化钠肉汤（5.9）。在肉汤上面覆盖 1 mL 灭菌矿物油。36 ℃±1 ℃培养 24 h±3 h。

培养后液体混浊变紫为阳性反应（细菌生长，赖氨酸脱羧）；液体黄色为阴性反应。

7.3.3.5 **精氨酸双水解酶试验**

接种精氨酸双水解酶氯化钠肉汤(5.10)。在肉汤上面覆盖1 mL灭菌矿物油。36 ℃±1 ℃培养24 h±3 h。

培养后液体混浊变紫为阳性反应(细菌生长,精氨酸双水解);液体黄色为阴性反应。

7.3.3.6 **V-P 试验**

以接种针由氯化钠营养琼脂上取少许培养物穿刺V-P半固体琼脂(5.15),36 ℃±1 ℃培养24 h±3 h。在加V-P试剂前应先观察动力。沿穿刺线周围呈扩散性生长为动力阳性。

7.3.3.7 **β-半乳糖苷酶试验**

挑取可疑菌落,在装有0.25 mL氯化钠溶液(5.12)的试管中制成菌悬液,加入一滴甲苯,振摇试管。将试管于36 ℃±1 ℃静置5 min。加入0.25 mL β-半乳糖苷酶试剂(5.11),混匀。将试管放入36 ℃±1 ℃培养箱中,放置24 h±3 h,随时观察。

培养后液体变黄为阳性反应(存在β-半乳糖苷酶)。反应结果通常20 min后可见。24 h后无颜色变化为阴性反应。

7.3.3.8 **靛基质试验**

将可疑菌落接种于装有5 mL胰蛋白胨-色氨酸氯化钠肉汤(5.14)中。36 ℃±1 ℃培养24 h±3 h。培养后加入1 mL Kovacs'试剂。形成红色环为阳性反应(形成吲哚),黄色环为阴性反应。

7.3.4 **扩大生化鉴别**

如果所分离的菌株符合7.3.3生化确认特性,按第8章报告结果。

如果所分离的菌株仅有一项不符合7.3.3生化确认特性时,则需进一步扩大生化鉴别,进行蔗糖分解试验,42 ℃生长试验,O/F试验鉴定。

如上述扩大生化鉴别符合副溶血性弧菌特性,可按第8章报告结果;若有一项不符合,则为阴性。

副溶血性弧菌的生化鉴定特性见表1。副溶血性弧菌与有关细菌的鉴别可参见附录C。

表1 副溶血性弧菌的生化鉴定特性

鉴定程序	生化项目		生化性状
初步生化实验	氯化钠三糖铁	斜面	产碱
		底层	产酸,不产气
		硫化氢	阴性
	嗜盐性	无盐胰胨水	几乎不生长
		3%氯化钠胰胨水	生长旺盛
生化确认	6%氯化钠胰胨水		明显生长
	8%氯化钠胰胨水		明显生长
	10%氯化钠胰胨水		几乎不生长
	靛基质		阳性
	V-P		阴性
	动力		阳性
	氧化酶		阳性
	赖氨酸脱羧酶		阳性
	精氨酸双水解酶		阴性
	鸟氨酸脱羧酶		阳性
	ONPG水解		阴性
扩大生化鉴别	42 ℃生长		阳性
	O/F试验		不分解
	发酵型		发酵型

7.4 神奈川现象及血清学试验(根据需要进行)

7.4.1 神奈川现象试验

以接种环将3%氯化钠胰胨水培养物点种于充分干燥的我妻氏琼脂平板上。可先在平板背面以玻璃铅笔划出若干小区,使一个平板能做多个试验。36 ℃±1 ℃培养18 h±1 h。在24 h以内观察结果,阳性结果在菌落周围有一清晰的透明环。

7.4.2 血清学鉴定

7.4.2.1 K抗原凝集试验

将经生化试验证实为副溶血性弧菌的菌株转种在两支3%氯化钠普通琼脂斜面上,36 ℃±1 ℃培养18 h。以2 mL 2%氯化钠溶液洗下一支琼脂斜面培养物,制成浓厚菌悬液。先以K多价抗血清与菌悬液进行玻片凝集试验。在1 min内观察反应。阳性凝集者,另进行自然凝集试验,若自然凝集试验为阴性,再以该K多价抗血清中的单因子K抗血清进行试验。与单因子K抗血清出现阳性凝集的,为该菌株的相应K抗原。

7.4.2.2 O抗原凝集试验

以2%氯化钠[含5%(体积分数)甘油]溶液洗另一支琼脂斜面培养物,将菌悬液经121 ℃高压灭菌1 h。以离心沉淀法去上清液,再以2%氯化钠溶液4 000 r/min离心15 min,洗两次沉淀后加0.5 mL 2%氯化钠溶液制成浓厚的菌悬液。以已知K抗原对应的O群抗血清进行玻片凝集试验,同时以2%氯化钠溶液代替抗血清做自然凝集对照试验。与抗血清出现强阳性凝集的,为该菌株的O抗原。

7.4.2.3 血清学报告

副溶血性弧菌的抗原分为O、K、H三种。血清学分型以O及K抗原进行鉴定。

根据以上血清学试验结果,可报告副溶血性弧菌为O××K××血清型。

注:副溶血性弧菌为二级生物安全有害微生物,微生物操作、废弃物处理及个体防护等生物安全保障规定参见GB 19489。

8 报告结果

8.1 定性结果报告

根据生化试验是否符合副溶血性弧菌特性,直接报告检出或未检出副溶血性弧菌。

8.2 最近似值(MPN)结果报告

生化试验符合副溶血性弧菌特性的菌株,按该菌阳性管数,应用MPN表(见附录D),查出每克样品中的副溶血件弧菌MPN值,报告为每克样品中的副溶血性弧菌的最近似值(MPN/g)。

当报告每100 g样品中副溶血性弧菌的最近似值时,可将查表所得数字乘以100。

附 录 A
（规范性附录）
培养基与试剂[1)]

A.1 碱性蛋白胨水

A.1.1 组成

蛋白胨	20.0 g
氯化钠	20.0 g
蒸馏水	1 000 mL

A.1.2 制法

混匀后，调节 pH 值至 8.6±0.2(25 ℃)，根据试验需要分装于广口瓶或者试管中，121 ℃灭菌 15 min。

A.2 氯化钠多粘菌素 B 肉汤(SPB)

A.2.1 组成

酵母浸膏	3.0 g
蛋白胨	10.0 g
氯化钠	20.0 g
多粘菌素 B	250 U/mL 培养基
蒸馏水	1 000 mL

A.2.2 制法

将各组分(多粘菌素 B 除外)加热溶解，稍冷后加入多粘菌素 B，调至 pH7.4。分装于试管中，每管 10 mL。121 ℃灭菌 15 min。灭菌后，立即将培养基取出放凉。

A.3 TCBS 琼脂

A.3.1 组成

蛋白胨	10.0 g
酵母浸膏	5.0 g
柠檬酸钠	10.0 g
硫代硫酸钠	10.0 g
柠檬酸铁	1.0 g
氯化钠	10.0 g
牛胆盐	8.0 g
蔗糖	20.0 g
麝香草酚蓝	0.04 g
溴麝香草酚蓝	0.04 g
琼脂	18.0 g
水	1 000 mL

---

1) 为保证培养基的质量，应按 SN/T 1538.1、SN/T 1538.2 进行培养基的制备与性能测试。若使用商售的脱水合成培养基，应选用国内外通过 ISO 9000 质量管理体系认证生产厂商的产品并按其说明制备和使用。

A.3.2 制法

将各成分加热煮沸，调节 pH 值至 8.6±0.2(25 ℃)。不要高压灭菌。分装 15 mL～20 mL 于培养皿内制成平板。

A.4 CHROM ID VIBRIO 弧菌显色培养基[1)]

A.4.1 组成

蛋白胨(牛)	16.5 g
肉浸膏(牛或猪)	0.5 g
大豆蛋白胨	5 g
氯化钠	6 g
碳酸钠	0.85 g
中性红	0.01 g
碳水化合物混合物	16.6 g
胆盐(牛或绵羊)	0.6 g
显色剂混合物	0.125 g
选择性混合物	0.033 g
琼脂	11 g
纯水	1 000 mL

A.4.2 制法

将各成分加热煮沸，调节 pH 值至 8.6±0.2(25 ℃)。不要高压灭菌。分装 15 mL～20 mL 于培养皿内制成平板。

A.5 氯化钠三糖铁琼脂(TSI)

A.5.1 组成

蛋白胨	20.0 g
牛肉浸膏	3.0 g
酵母浸膏	3.0 g
氯化钠	10.0 g
乳糖	10.0 g
蔗糖	10.0 g
柠檬酸铁	0.3 g
酚红	0.024 g
琼脂	18 g
水	1 000 mL

A.5.2 制法

混匀后，加热至溶解，调节 pH 值至灭菌后为 7.4±0.2(25 ℃)。分装 10 mL 于试管中，121 ℃灭菌 15 min。倾斜放置，制成斜面。

A.6 氯化钠营养琼脂

A.6.1 组成

牛肉浸膏	5.0 g

1) 该培养基为法国梅里埃公司的产品。

蛋白胨	3.0 g
氯化钠	10.0 g
琼脂	18 g
水	1 000 mL

A.6.2 制法

混匀后,加热至溶解,调节 pH 值至灭菌后为 7.2±0.2(25 ℃),121 ℃灭菌 15 min。分装 15 mL~20 mL 于培养皿内制成平板。或者分装 10 mL 于灭菌试管中,倾斜放置,制成斜面。

A.7 氧化酶试剂

A.7.1 组成

N,*N*,*N*,*N*-四甲基间苯二胺	1.0 g
水	100 mL

A.7.2 制法

在冷水中溶解,用前配制,置于棕色瓶内。

A.8 鸟氨酸脱羧酶氯化钠肉汤(ODC)

A.8.1 组成

L-鸟氨酸	5.0 g
酵母浸膏	3.0 g
葡萄糖	1.0 g
溴甲酚紫	0.015 g
氯化钠	10.0 g
水	1 000 mL

A.8.2 制法

混匀后,加热至溶解,调节 pH 值至 6.8±0.2(25 ℃)。分装 2 mL~5 mL 于小试管中,121 ℃灭菌 15 min。

A.9 赖氨酸脱羧酶氯化钠肉汤(LDC)

A.9.1 组成

L-赖氨酸	5.0 g
酵母浸膏	3.0 g
葡萄糖	1.0 g
溴甲酚紫	0.015 g
氯化钠	10.0 g
水	1 000 mL

A.9.2 制法

混匀后,加热至溶解,调节 pH 值至 6.8±0.2(25 ℃)。分装 2 mL~5 mL 于小试管中,121 ℃灭菌 15 min。

A.10 精氨酸双水解酶氯化钠肉汤(ADH)

A.10.1 组成

精氨酸	5.0 g
酵母浸膏	3.0 g

葡萄糖	1.0 g
溴甲酚紫	0.015 g
氯化钠	10.0 g
水	1 000 mL

A.10.2 制法

混匀后，加热至溶解，调节 pH 值至 6.8±0.2(25 ℃)。分装 2 mL～5 mL 于小试管中，121 ℃灭菌 15 min。

A.11 β-半乳糖苷酶试剂

A.11.1 ONPG 溶液

A.11.1.1 组成

磷硝基酚-β-半乳糖苷	0.08 g
水	15 mL

A.11.1.2 制法

将 ONPG 溶于 50 ℃水中。将溶液冷却。

A.11.2 缓冲液

A.11.2.1 组成

磷酸二氢钠(NaH_2PO_4)	6.9 g
氢氧化钠(NaOH)(0.1 mol/L)	3 mL
水，补足至	50 mL

A.11.2.2 制法

50 mL 容量瓶中将磷酸二氢钠(NaH_2PO_4)溶于约 45 mL 水中，用 0.1 mol/L 的氢氧化钠溶液调节 pH 值至 7.0±0.2(25 ℃)，用水补足体积至 50 mL。

A.11.3 试验用混合试剂

A.11.3.1 组成

缓冲液(A.11.2)	5 mL
ONPG 溶液(A.11.1)	15 mL

A.11.3.2 制法

将缓冲液加入 ONPG 溶液中。在 0 ℃～5 ℃保存。

A.12 氯化钠溶液

A.12.1 组成

氯化钠	10.0 g
水	1 000 mL

A.12.2 制法

混匀后，调节 pH 值至灭菌后为 7.5±0.2(25 ℃)。分装 10 mL 于试管中，121 ℃灭菌 15 min。

A.13 氯化钠蛋白胨水

A.13.1 组成

蛋白胨	10 g
氯化钠	0 g、20 g、60 g、80 g 或 100 g
水	1 000 mL

A.13.2 制法

混匀后,调节 pH 值至灭菌后为 7.5±0.2(25 ℃)。分装 10 mL 于试管中,121 ℃灭菌 15 min。

A.14 靛基质氯化钠肉汤

A.14.1 色氨酸氯化钠肉汤

A.14.1.1 组成

酪蛋白胨(酶消化)	10.0 g
DL-色氨酸	1.0 g
氯化钠	10.0 g
水	1 000 mL

A.14.1.2 制法

混匀,加热至溶解,过滤。调节 pH 值至灭菌后为 7.0±0.2(25 ℃)。分装 5 mL 于试管中,121 ℃灭菌 15 min。

A.14.2 Kovacs'试剂

A.14.2.1 组成

对二甲胺基苯甲醛	5 g
盐酸(ρ=1.18 g/mL～1.19 g/mL)	25 mL
2-甲基-2-丁醇	75 mL

A.14.2.2 制法

将 3 种物质混匀。

A.15 V-P 半固体琼脂(VP)

A.15.1 V-P 半固体琼脂

A.15.1.1 组成

酵母浸膏	1.0 g
蛋白胨	12.0 g
氯化钠	30.0 g
葡萄糖	10.0 g
琼脂	3.0 g
蒸馏水	1 000 mL

A.15.1.2 制法

混匀后,加热至溶解,调节 pH 值至 7.3±0.1(25 ℃)。分装于试管中,每管 1 mL,121 ℃灭菌 15 min。灭菌后,立即取出放凉。

A.15.2 V-P 试剂

A.15.2.1 组成

甲液:α-萘酚	6.0 g
无水乙醇	100.0 mL
乙液:氢氧化钾	40.0 g
肌酸	0.3 g
蒸馏水	100.0 mL

A.15.2.2 制法

甲液:将 α-萘酚溶于无水乙醇中。

乙液:先将氢氧化钾溶于水中,再加入肌酸。

以上试剂保存于冰箱中，可使用2个月。试验时，分别加甲液0.2 mL(约6滴)和乙液0.1 mL(约3滴)。加入试剂后呈现红色者为阳性，铜色者为阴性。对阴性结果1 h后再做一次检查。

A.16 糖类分解试验用培养基

A.16.1 组成

蛋白胨	10.0 g
牛肉浸膏	3.0 g
氯化钠	30.0 g
溴钾酚紫	0.04 g
蒸馏水	1 000 mL

A.16.2 制法

混匀后，加热溶解，按1%量加入糖类。调至pH7.0±0.2(25 ℃)。分装于试管中，每管1 mL，112 ℃高压灭菌15 min。

A.17 42 ℃生长试验用培养基

A.17.1 组成

胰胨	17.0 g
大豆胨	3.0 g
氯化钠	30.0 g
磷酸氢二钾	2.5 g
葡萄糖	2.5 g
蒸馏水	1 000 mL

A.17.2 制法

除葡萄糖外，将各种成分混合溶解，煮沸1 min～2 min，加入葡萄糖，调至pH7.3±0.2(25 ℃)。分装于试管中，每管7 mL，121 ℃高压灭菌15 min。

A.18 O/F试验用培养基(HLGB)

A.18.1 组成

蛋白胨	2.0 g
酵母浸膏	0.5 g
氯化钠	30.0 g
葡萄糖	10.0 g
溴钾酚紫	0.015 g
琼脂	3.0 g
蒸馏水	1 000 mL

A.18.2 制法

混匀后，加热溶解，调至pH7.4±0.2(25 ℃)。分装于试管中，每管3 mL，121 ℃高压灭菌15 min。本培养基用于鉴别革兰氏阴性细菌对于葡萄糖的发酵性和氧化型代谢作用。将同一菌株接种于2支该培养基中，其中一支管的培养基上面加灭菌矿物油脂来隔离氧气，而另一支管不加。

这样发酵型细菌在两管培养基中均产生酸性反应，氧化型细菌则在未加矿物油脂的管中产生酸性反应，而在加油脂的培养管中只有轻度或者不生长也无反应变化。

A.19　神奈川现象试验用我妻氏琼脂(WA)

A.19.1　组成

酵母浸膏	3.0 g
蛋白胨	10.0 g
氯化钠	70.0 g
磷酸氢二钾	5.0 g
甘露醇	10.0 g
结晶紫	0.001 g
琼脂	15.0 g
蒸馏水	1 000 mL

A.19.2　制法

调至 pH8.0(不必高压),加热 30 min,待冷至 50 ℃,按 5%的体积轻轻加入事先准备好的以生理盐水洗三次的新鲜人或兔血球。混合均匀倾注平皿,充分干燥后使用。

附 录 B
（资料性附录）
进出口食品中副溶血性弧菌检测流程图

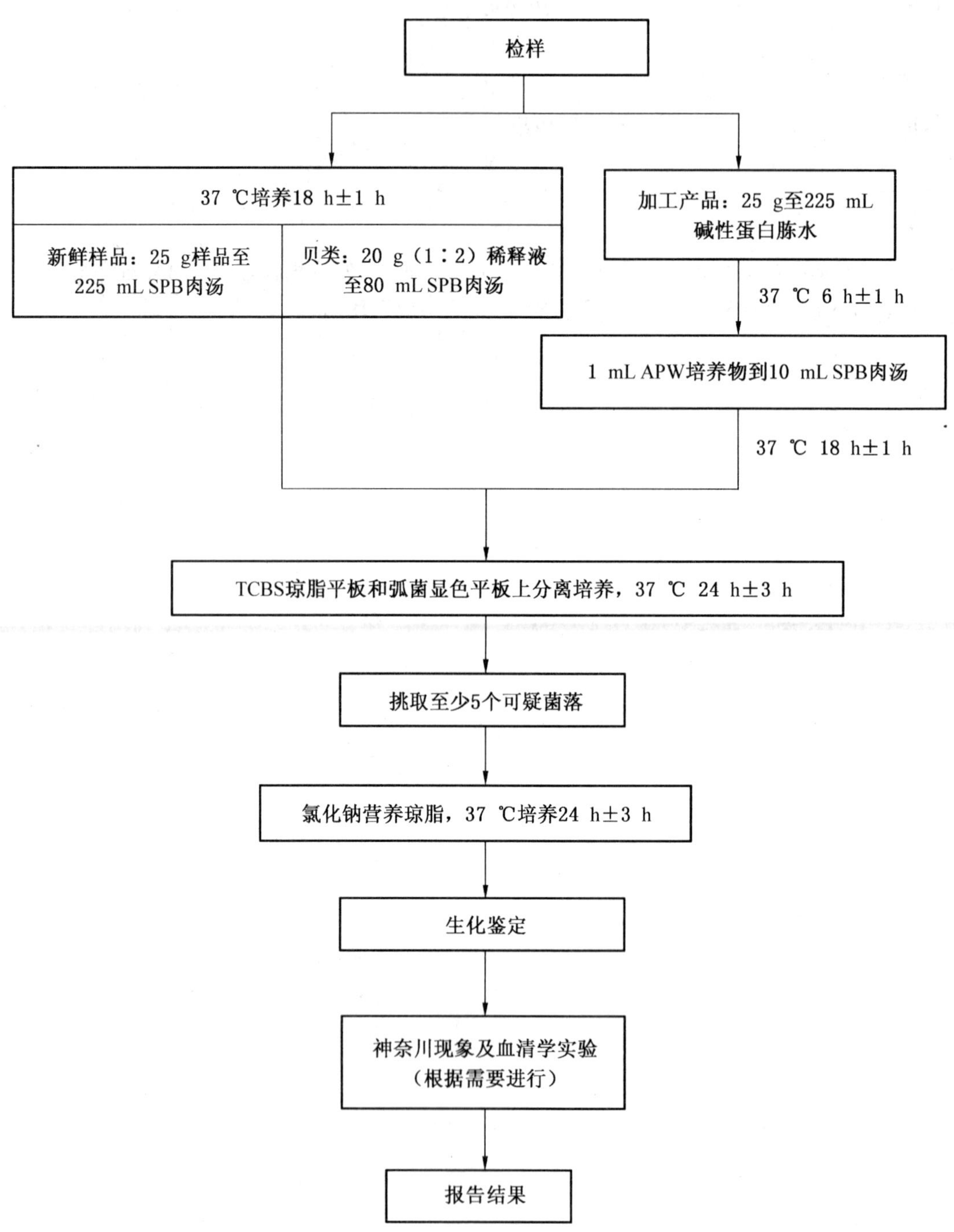

图 B.1 进出口食品中副溶血性弧菌定性检测流程图

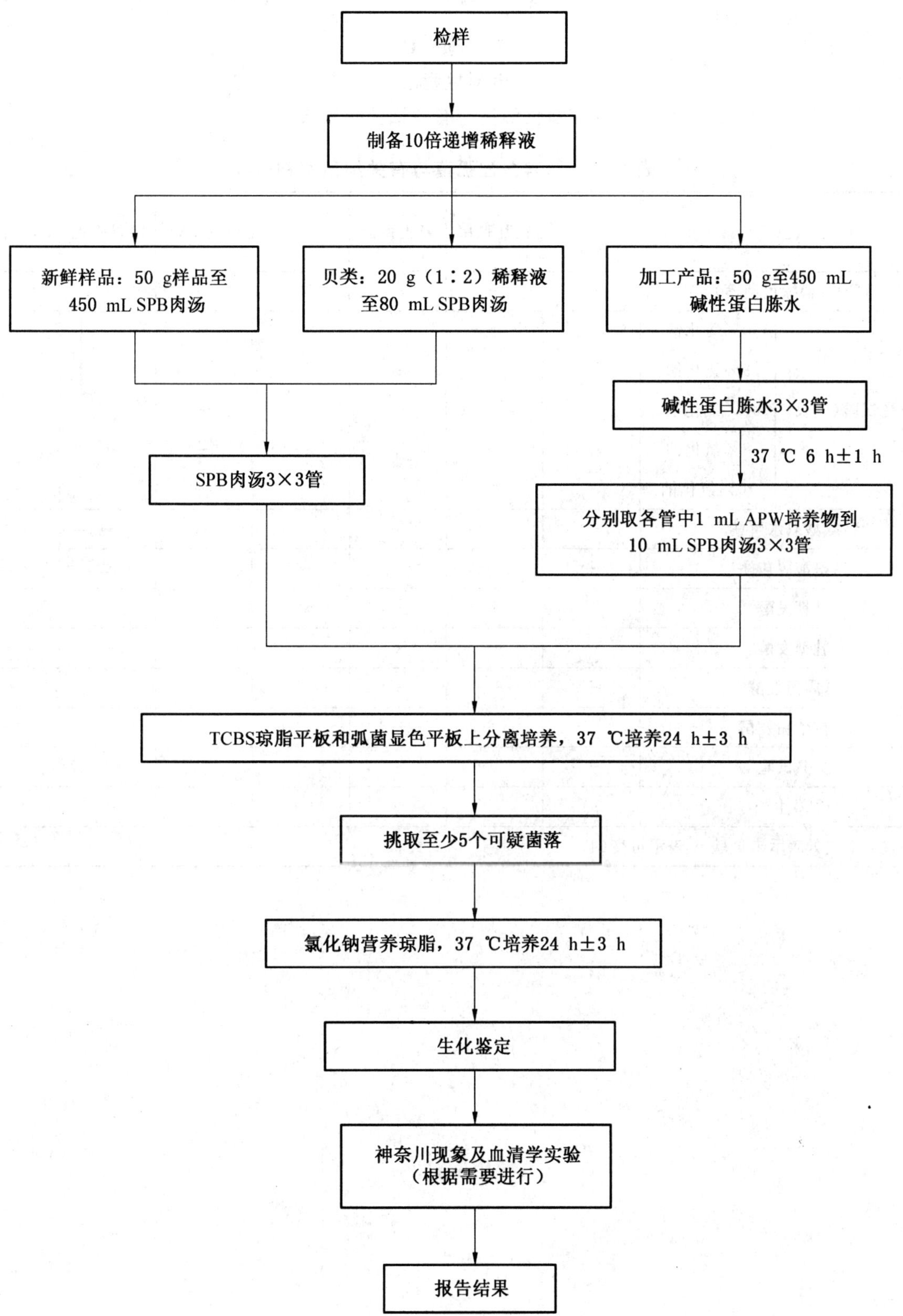

图 B.2 进出口食品中副溶血性弧菌最近似值（MPN）检测流程图

附 录 C
（资料性附录）
副溶血性弧菌与有关细菌鉴别表

表 C.1 副溶血性弧菌与有关细菌鉴别表

试验		副溶血性弧菌	霍乱弧菌	麦氏弧菌	河弧菌	创伤弧菌	溶藻弧菌	拟态弧菌
TCBS(蓝绿色菌落)		+	−	−	−	+	−	+
盐耐受试验(生长)	0%氯化钠	−	+	−	−	−	−	+
	3%氯化钠	+	+	+	+	+	+	+
	6%氯化钠	+	−	+	+	+	+	−
	8%氯化钠	+	−	v	+	−	+	−
	10%氯化钠	−	−	−	−	−	+	−
精氨酸双水解酶		−	−	+	+	−	−	−
鸟氨酸脱羧酶		+	+	−	−	+	v	+
蔗糖发酵		−	+	+	+	−	+	−
乳糖发酵		−	−	v	−	+	−	−
甘露醇发酵		+	+	+	+	v	+	+
阿拉伯糖发酵		+	−	−	+	−	−	−
V-P 试验		−	v	+	−	−	+	−
42 ℃生长		+	+	v	v		+	

注：空白处表示未试验；v 表示可变的。

附 录 D
（规范性附录）
1 g(mL)检样中最近似数(MPN)表

表 D.1 1 g(mL)检样中最近似数(MPN)表

阳性管数				阳性管数			
接种量/g(mL)			MPN	接种量/g(mL)			MPN
0.1	0.01	0.001		0.1	0.01	0.001	
0	0	0	<3	2	0	0	9.1
0	0	1	3	2	0	1	14
0	0	2	6	2	0	2	20
0	0	3	9	2	0	3	26
0	1	0	3	2	1	0	15
0	1	1	6.1	2	1	1	20
0	1	2	9.2	2	1	2	27
0	1	3	12	2	1	3	34
0	2	0	6.2	2	2	0	21
0	2	1	9.3	2	2	1	28
0	2	2	12	2	2	2	35
0	2	3	16	2	2	3	42
0	3	0	9.4	2	3	0	29
0	3	1	13	2	3	1	36
0	3	2	16	2	3	2	44
0	3	3	19	2	3	3	53
1	0	0	3.6	3	0	0	23
1	0	1	7.2	3	0	1	39
1	0	2	11	3	0	2	64
1	0	3	15	3	0	3	95
1	1	0	7.3	3	1	0	43
1	1	1	11	3	1	1	75
1	1	2	15	3	1	2	120
1	1	3	19	3	1	3	160
1	2	0	11	3	2	0	93
1	2	1	15	3	2	1	150
1	2	2	20	3	2	2	210
1	2	3	24	3	2	3	290
1	3	0	16	3	3	0	240
1	3	1	20	3	3	1	460
1	3	2	24	3	3	2	1 100
1	3	3	29	3	3	3	>1 100

注：表内所列接种量如改用 1 g(mL)、0.1 g(mL)、0.01 g(mL)时，表内数字应相应降低 10 倍；如改用 0.01 g(mL)、0.001 g(mL)、0.000 1 g(mL)时，则表内数字应相应增加 10 倍，其余类推。

中华人民共和国进出口商品检验行业标准

出口食品小肠结肠炎耶尔森氏菌检验方法

Method for detection of *Yersinia enterocciitica* in food for export

SN 0174—92

代替 ZB X04 003—86

1 主题内容与适用范围

本标准规定了出口冷冻和生鲜的猪肉、猪舌、鸡肉、虾和虾仁中小肠结肠炎耶尔森氏菌(以下简称耶氏菌)检验方法。

本标准适用于出口冷冻和生鲜的猪肉、猪舌、鸡肉、虾和虾仁中耶氏菌检验,其他食品可参照使用。

2 样品制备及增菌培养

2.1 如为冷冻食品,应于2～5 ℃下不超过18 h解冻。若不能及时检验,应放于－15 ℃保存,最多不能超过2 d。非冷冻易腐的食品应置于4 ℃冰箱保存,最多不得超过3 d。

2.2 无菌操作称取剪碎后的样品25 g(猪舌应剪取舌根、舌两侧及舌尖部肉),置于装有225 mL改良的磷酸盐缓冲液的500 mL广口玻璃瓶中,充分振荡(若采用均质,可将剪碎后的样品25 g置于灭菌均质杯内,加入25 mL已灭菌的改良磷酸盐缓冲液,以8 000～10 000 r/min均质0.5 min,再将均质好的样品置入装有200 mL改良的磷酸盐缓冲液的500 mL广口玻璃瓶中,充分振荡),然后于25 ℃培养48±2 h。吸取该培养液1 mL移种于预先预热到25 ℃的装有9 mL的5 g/L氢氧化钾溶液的试管中,使之充分混合0.5 min。立即吸取该混合液2 mL移种于预先预热到25 ℃的装有8 mL的改良的酵母浸汁-孟加拉红肉汤的试管中,充分混合,于25 ℃培养4～6 h。

3 分离培养

3.1 将上述经改良的酵母浸汁-孟加拉红肉汤增菌的培养液摇匀,以直径3 mm的接种环分别挑取一环划线于表面无凝固水的含吐温80的亚硫酸铋琼脂平板和含吐温80的麦康凯琼脂平板各一个,培养于25 ℃,含吐温80的亚硫酸铋琼脂平板培养3～4 d,含吐温80的麦康凯琼脂平板培养48±2 h。

3.2 观察各琼脂平板,有无典型或可疑耶氏菌菌落。

耶氏菌的菌落特征见表1:

中华人民共和国国家进出口商品检验局1992-12-28批准　　1993-05-01实施

表 1　小肠结肠炎耶尔森氏菌菌落特征

琼脂平板	菌落类别	菌落特征						
		大小,mm	表面	透明度	高度	颜色	边缘	形状
含吐温80的麦康凯琼脂	A	1～1.5	粗糙,有多层环状皱折	不透明	枕状,中心呈乳头状凸起	淡粉红色,菌落周围绕有毛玻璃样淡粉红色晕	不整齐	圆形
	B	1～1.5	光滑、湿润	半透明	扁平	淡粉红色,菌落周围绕有毛玻璃样淡粉红色晕	整齐	圆形
	C	1～3.0	光滑、湿润	半透明	扁平	淡橙粉红色	有细微散射状皱折	圆形
	D	1～1.5	粗糙,有多层环状皱折	不透明	枕状,中心呈乳头状凸起	淡粉红色,菌落周围培养基为透明淡蔷薇红色	不整齐	圆形
含吐温80的亚硫酸铋琼脂	E	针尖～3.0	光滑	不透明	扁平或凸起	黑绿色或黑灰色至漆黑色,菌落周围培养基有时有黑绿色微粒弥漫	整齐	圆形
	F	2～3	粗糙,有多层环状皱折	不透明	扁平,有时中心呈乳头状凸起	灰绿色,菌落周围绕有浅灰绿色或蓝绿色毛玻璃样晕	不整齐	圆形

4　鉴定

4.1　筛选试验

4.1.1　每种琼脂平板至少应挑取两个典型或可疑菌落,分别用光滑的接种针穿刺并密布地接种于改良的克氏双糖铁琼脂各一管,于 25 ℃培养 24±2 h。

4.1.2　挑取菌落后的琼脂平板,应置于 5～8 ℃至少保留 24 h,以备必要时复查。

4.1.3　按表 2 试验结果进行判断。

表 2　改良的克氏双糖铁琼脂筛选小肠结肠炎耶尔森氏菌

改良的克氏双糖铁琼脂				初步判断
斜面	底层	产气	硫化氢	
A	A	－(＋)	－	可疑小肠结肠炎耶尔森氏菌
A	A	＋	＋	非小肠结肠炎耶尔森氏菌
A	A	＋	－	
K	A	＋	＋	
K	A	－	－	

注：K 产碱;A 产酸;＋阳性反应;－阴性反应;(＋)偶见少量小气泡。

4.2　生化试验

4.2.1　刮取一满环(直径 3 mm)符合表 2 的典型或可疑耶氏菌特性的改良克氏双糖铁琼脂斜面培养物,接种于装有 1 mL Rustigian 氏尿素培养基(改良法)的 10 mm×100 mm 的试管中,手摇或于电动快速混合器上振摇 5～6 s,然后于 25 ℃培养,每隔半小时观察一次,培养观察至 4 h。

4.2.2 将尿素酶试验阳性的改良克氏双糖铁琼脂斜面培养物按表3所列生化项目(尿素酶试验除外)进行生化试验,培养于25 ℃,氨基酸脱羧酶试验培养24～30 h,其他生化试验阴性结果的应培养观察4 d。

表3 小肠结肠炎耶尔森氏菌生化反应与血清学试验结果判定

生化反应								血清学试验	结果判定
尿素酶试验	鸟氨酸脱羧酶试验	赖氨酸脱羧酶试验	蔗糖试验	山梨醇试验	L-阿拉伯糖试验	鼠李糖试验	西蒙氏枸橼酸盐试验		
+	+	－	+	+	+	－	－	“O”因子血清试验阳性	小肠结肠炎耶尔森氏菌(典型)
+	+	－	－	+	+	－	－	“O”因子血清试验阳性	小肠结肠炎耶尔森氏菌(非典型)
+	－	－	－	－	+	－	－	“O”因子血清试验阳性	
+	+	－	+	+	+	+	+	“O”因子血清试验阳性	
+	+	－	+	+	+	+	－	“O”因子血清试验阳性	
+	+	－	+	+	+	－	+	“O”因子血清试验阳性	

注:＋阳性反应;－阴性反应。

4.2.3 观察生化反应结果,将符合表3耶氏菌特性的,按4.3进行血清学试验;如不符合表3所列生化反应,特别是尿素酶试验阴性或赖氨酸脱羧酶试验阳性为非小肠结肠炎耶尔森氏菌。

4.3 血清学试验

在洁净的载玻片上加一滴“O”因子血清,将待试培养物混入其内,使成为均一性混浊悬液,将玻片轻轻摇动0.5～1 min,在黑色背景下观察反应。如在2 min内出现比较明显的小颗粒状凝集者,即为阳性反应,反之则为阴性,另用生理盐水作对照试验,以检查有无自凝现象。

4.4 根据4.2和4.3试验结果,按照表3进行判定。

如生化反应结果完全符合表3耶氏菌特性,但与所有“O”因子血清均不发生凝集反应者,其菌落典型,镜检为革兰氏阴性、无芽胞小短杆菌,可按《Bergey氏细菌学鉴定手册》最新版扩大必要的生化试验,判定为可疑小肠结肠炎耶尔森氏菌,并送交上一级单位鉴定。

5 报告结果

5.1 报告阳性结果:“检出小肠结肠炎耶尔森氏菌”。

5.2 报告阴性结果:“未检出小肠结肠炎耶尔森氏菌”。

6 培养基

6.1 改良的磷酸盐缓冲液

磷酸氢二钠	8.23 g
磷酸二氢钠(含1个结晶水)	1.20 g

氯化钠	5.00 g
山梨醇	10.00 g
胆盐(3号)	1.50 g
蒸馏水	1 000 mL

将前三种成分溶于水中，再加入后两种成分，溶解后调至 pH7.6，分装于 500 mL 广口玻璃瓶内，每瓶 225 mL，高压灭菌 121 ℃15 min。

6.2 改良的酵母浸汁-孟加拉红肉汤(modified yeast extract-rose bengal broth)

6.2.1 基础液

磷酸二氢钾	0.508 g
磷酸氢二钠	11.21 g
酵母浸汁	5.00 g
氯化钠	1.00 g
硫酸镁(含7个结晶水)	0.01 g
蒸馏水	770 mL

将上述各成分溶于蒸馏水中，加热使之完全溶解，调至 pH8.0，121 ℃高压灭菌 15 min。

6.2.2 40 g/L 山梨糖水溶液：100.00 mL。

6.2.3 10 g/L 丙酮酸钠水溶液：100.00 mL。

6.2.4 4 g/L 孟加拉红水溶液：10.00 mL。

6.2.2，6.2.3 溶液流通蒸汽加热 0.5 h 灭菌，6.2.4 溶液过滤除菌，将灭菌过的此三种溶液加到灭菌、冷却的基础液中，调至最终 pH 为 8.0，以无菌操作分装于 18 mm×180 mm 灭菌的试管中，每管 8 mL，4 ℃冰箱保存备用。

6.3 含吐温 80 的麦康凯琼脂

蛋白胨	12.00 g
脲蛋白胨(proteose peptone)	3.00 g
乳糖	10.00 g
胆盐(3号)	1.50 g
氯化钠	5.00 g
吐温 80(Tween 80)	10.00 g
氯化钙(无水)	0.20 g
中性红	0.03 g
结晶紫	0.001 g
琼脂	18.00 g
蒸馏水	1 000 mL

将琼脂于 800 mL 蒸馏水中加热溶化，以 50 mL 蒸馏水将吐温 80 稀释，再将其他各成分(指示剂除外)加入 150 mL 蒸馏水中，加热使之完全溶解。将后二种溶液加至已溶化的琼脂液中，充分混匀，调至 pH7.1±0.2，再加入指示剂，混匀后 121 ℃高压灭菌 15 min，待冷至 50～55 ℃时，立即倾注于灭菌平皿内，每皿约 15 mL，制成的琼脂平板呈淡橙色。

6.4 含吐温 80 的亚硫酸铋琼脂

6.4.1 基础液

牛肉膏	5.00 g
蛋白胨	10.00 g
葡萄糖	5.00 g
氯化钠	5.00 g

吐温 80(Tween 80)	10.00 g
氯化钙(无水)	0.20 g
琼脂	20.00 g
蒸馏水	1 000 mL

6.4.2 亚硫酸铋混合液

6.4.2.1 溶解 200 g 无水亚硫酸钠于 1 000 mL 蒸馏水中,配成 200 g/L 水溶液。

6.4.2.2 溶解 50 g 枸橼酸铋铵于 500 mL 蒸馏水中,配成 100 g/L 水溶液,加 1 mL 浓的氢氧化铵,放置至澄清,可能还需再加数毫升氢氧化铵。加此溶液于 6.4.2.1 溶液中并混合之。

6.4.2.3 加 100 g 无水磷酸氢二钠并混合之。

6.4.2.4 加 10 g 枸橼酸铁铵于 100 mL 蒸馏水中,配成 100 g/L 水溶液。并将此液加入上述的 6.4.2.1、6.4.2.2、6.4.2.3 的混合液中。

将混合液于 100 ℃加热 2 min 或 3 min,用橡皮塞塞瓶,储存于室温暗处,不可放于冰箱内。

6.4.3 加 70 mL 亚硫酸铋混合液于 1 000 mL 经 121 ℃灭菌 15 min 并冷至 70 ℃左右的基础液中,彻底摇匀,再加 4 mL10 g/L 煌渌水溶液,混匀,待冷至 50 ℃左右时倾注平皿。制成的平板应为淡乳黄色、不透明,存放于室温暗处或冰箱内,以临用前一天制备为宜。

6.5 改良的克氏双糖铁琼脂

牛肉膏	3.00 g
酵母膏	3.00 g
蛋白胨	15.00 g
脲蛋白胨	5.00 g
山梨醇	20.00 g
葡萄糖	1.00 g
硫酸亚铁	0.20 g
氯化钠	5.00 g
硫代硫酸钠	0.30 g
酚红	0.024 g
琼脂	15.00 g
蒸馏水	1 000 mL

以 800 mL 蒸馏水将琼脂加热溶化,再用 200 mL 蒸馏水将其他成分(酚红除外)加热溶解,再将以上两种溶液混匀,调至 pH7.4±0.2,然后加入酚红,分装于 13 mm×130 mm 试管,121 ℃高压灭菌 15 min,待冷至 50 ℃左右,斜置成深高层斜面。制成的培养基为淡橙红色。

培养基采用高层穿刺、斜面密布划线接种法。25 ℃培养 24±2 h。观察结果:小肠结肠炎耶尔森氏菌的反应为底层斜面均产酸、变黄色、无硫化氢、不产气(偶有少量小气泡)。

6.6 Rustigian 氏尿素酶试验培养基(改良法)

6.6.1 基础成分

酵母浸汁	0.10 g
磷酸二氢钾	0.091 g
磷酸氢二钠(无水)	0.095 g
酚红	0.01 g
蒸馏水	900 mL

高压灭菌 121 ℃15 min

6.6.2 浓尿素液

尿素	20.00 g

蒸馏水　　100.00 g

过滤除菌

6.6.3　将上述两液混合，分装于 10 mm×100 mm 的灭菌试管中，每管约 1 mL 左右。制成的培养基为淡橙黄色，尿素酶反应阳性者培养基由淡橙黄色变为桃红色，阴性者颜色不变。

6.7　鸟氨酸脱羧酶、赖氨酸脱羧酶试验培养基

6.7.1　基础液

蛋白胨	5.00 g
牛肉膏	5.00 g
溴甲酚紫(16 g/L)	0.625 mL
甲基红	2.50 mL
葡萄糖	0.50 g
盐酸吡哆素(维生素 B_6，pyridoxine)	0.005 g
蒸馏水	1 000 mL

调至 pH6 或 6.5

6.7.2　基础液分成三等分，第一部分不加任何氨基酸，分装试管作对照用；第二部分按 10 g/L 加入 L-赖氨酸双盐酸盐；第三部分按 10 g/L 加入 L-鸟氨酸双盐酸盐。若使用 DL 氨基酸，应相应地于培养基中按 2%浓度加入。加入氨基酸后应再调 pH，然后分别分装于 10 mm×100 mm 试管中，121 ℃高压灭菌 10 min。

6.7.3　培养基接种后，应加一层液体石蜡(约 10 mm 厚)，于 25 ℃培养 24～30 h。阳性反应者为紫色或红紫色，弱阳性者为青灰色，阴性反应为黄色。

6.8　糖发酵培养基

6.8.1　糖发酵肉汤基础液

蛋白胨	10.00 g
牛肉膏	3.00 g
氯化钠	5.00 g
Andrade 氏指示剂	10.00 mL
蒸馏水	1 000 mL

调至 pH7.1～7.2

6.8.2　蔗糖、山梨醇最终使用浓度为 10 g/L，可于灭菌前加入基础液中，分装试管，121 ℃高压灭菌 10 min。L-阿拉伯糖和鼠李糖最终使用浓度为 10 g/L，应先配成 100 g/L 水溶液，L-阿拉伯糖水溶液流通蒸汽灭菌 30 min，鼠李糖水溶液 121 ℃高压灭菌 10 min，然后分别以无菌操作加入先经 121 ℃高压灭菌 15 min 的基础液中，无菌操作分装于已灭菌的 13 mm×130 mm 试管中，每管 3 mL。

6.8.3　Andrade 氏指示剂

蒸馏水	100.00 mL
酸性复红	0.50 g
氢氧化钠(1.0 mol/L)	16.00 mL

将酸性复红溶于蒸馏水中，并加入氢氧化钠，数小时后，如复红褪色不够，再加 1 mL 或 2 mL 氢氧化钠溶液，此试剂如保存时间较长则效果更好。

6.8.4　此培养基制成后近于无色，接种后于 25 ℃培养 24±2 h，阴性反应应继续培养观察 4 d。阳性反应为红色，阴性反应则颜色不变。

6.9　西蒙氏枸橼酸盐琼脂

硫酸镁	0.20 g
氯化钠	5.00 g

磷酸二氢铵	1.00 g
磷酸氢二钾	1.00 g
枸橼酸钠	2.00 g
琼脂	20.00 g
蒸馏水	1 000 mL

加 1：500 溴麝香草酚蓝指示剂溶液 40 mL，混匀，分装 13 mm×130 mm 试管，每管约 4 mL。121 ℃高压灭菌 15 min。斜置试管使成 2.5 cm 高层和 4 cm 长的斜面。

制成的培养基为透明、草绿色，接种后于 25 ℃培养 24±2 h，阴性反应者观察 4 d。阳性反应者斜面变为蓝色，阴性反应则颜色不变。

6.10 5 g/L 氢氧化钾溶液

6.10.1 标准溶液

称取 40 g 氢氧化钾，溶于经 121 ℃高压灭菌 30 min 的 5 g/L 氯化钠溶液中，使成 400 g/L 氢氧化钾标准溶液，于 4 ℃保存备用。

6.10.2 取 1 mL400 g/L 氢氧化钾标准溶液，加入经 121 ℃高压灭菌 30 min 的 79 mL5 g/L 氯化钠水溶液中，分装于已灭菌的 18 mm×180 mm 试管中，每管 9 mL，此溶液应用前新鲜配制。

6.11 “O”因子血清。

附 录 A
食品中小肠结肠炎耶尔森氏菌检验程序
（补充件）

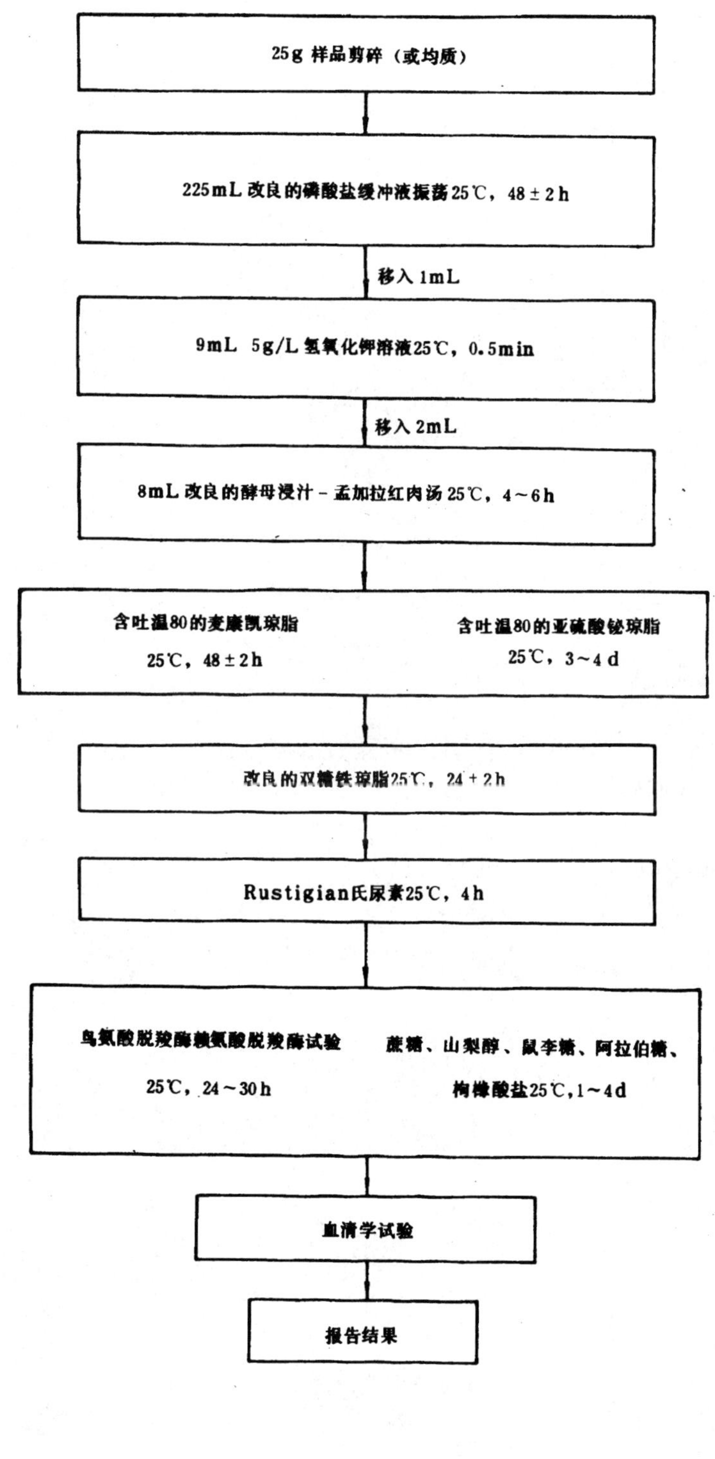

附加说明：

本标准由中华人民共和国国家进出口商品检验局提出。

本标准由中华人民共和国天津进出口商品检验局起草。

本标准主要起草人齐素瑛、郝士海。

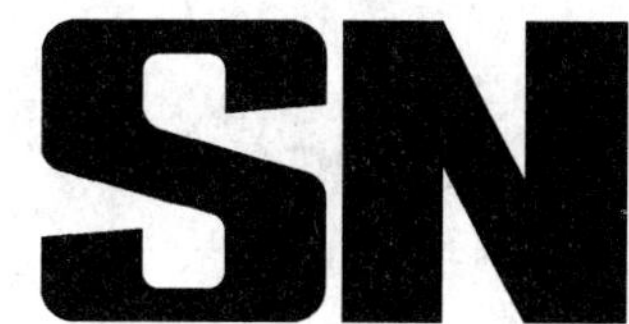

中华人民共和国出入境检验检疫行业标准

SN/T 0175—2010
代替 SN 0175—1992

进出口食品中弯曲菌的检测方法

Detection of *Campylobacter* spp. in food for import and export

2010-03-02 发布

2010-09-16 实施

中华人民共和国
国家质量监督检验检疫总局 发布

前　　言

本标准代替 SN 0175—1992《出口食品中弯曲杆菌检验方法》。

本标准与 SN 0175—1992 相比，主要变化如下：

——修改和规范了“设备和材料”；

——增加了蛋及蛋制品等产品的样品制备方法；

——修改及完善了增菌培养方法；

——增加了红嘴鸥弯曲菌等四种弯曲菌种及亚种的生化图谱；

——增加了 API 鉴定试验；

——增加了选择性培养基改良 CCDA 培养基。

本标准的附录 A 为规范性附录。

本标准由国家认证认可监督管理委员会提出并归口。

本标准起草单位：中华人民共和国湖南出入境检验检疫局，中华人民共和国中山出入境检验检疫局，中华人民共和国广东出入境检验检疫局，中华人民共和国江苏出入境检验检疫局。

本标准主要起草人：朱金国、莫瑾、蒋原、伍朝晖、唐连飞、朱中武、许龙岩、王志强、祝长青。

本标准所代替标准的历次版本发布情况为：

——SN 0175—1992。

进出口食品中弯曲菌的检测方法

1 范围

本标准规定了进出口食品中弯曲菌的检测方法。

本标准适用于进出口食品中弯曲菌的检测。

2 规范性引用文件

下列文件中的条款通过本标准的引用而成为本标准的条款。凡是注日期的引用文件，其随后所有的修改单(不包括勘误的内容)或修订版均不适用于本标准，然而，鼓励根据本标准达成协议的各方研究是否可使用这些文件的最新版本。凡是不注日期的引用文件，其最新版本适用于本标准。

GB 19489 实验室 生物安全通用要求

3 设备和材料

3.1 微需氧条件及相关设备：最佳微需氧条件为5%氧气、10%二氧化碳和85%氮气，选择合适大小的厌氧罐、密封效果好的密封盒中，或其他能保持微需氧条件的设备中放入微需氧产气袋(如：OXIOD公司生产BR0060A或者CN0035A及同类型产品[1])，也可在微需氧恒温工作站中进行培养。

3.2 离心机：≤20 000*g*。

3.3 灭菌离心瓶：250 mL。

3.4 具过滤网的无菌均质袋。

3.5 相差显微镜、暗视野显微镜或光学显微镜 10×，100×。

3.6 载玻片和盖玻片。

3.7 恒温培养箱：25 ℃±1 ℃，30 ℃±1 ℃，36 ℃±1 ℃以及42 ℃±1 ℃。

3.8 灭菌培养皿：直径90 mm。

3.9 乙酸铅条。

3.10 麦氏单位标准浊度。

3.11 均质器：4 000*g*～8 000*g*。

4 培养基和试剂

4.1 培养基

4.1.1 Bolton增菌肉汤：见第A.1章。

4.1.2 0.1%蛋白胨水：见A.1.4。

4.1.3 弯曲菌分离培养基：见第A.2章。

4.1.4 改良Skirrow氏培养基：见A.2.2。

4.1.5 改良CCDA培养基：见A.2.1。

4.1.6 哥伦比亚血琼脂平板：见第A.3章。

4.1.7 用于生化鉴定的改良半固体培养基：见第A.4章。

4.1.7.1 中性红。

4.1.7.2 甘氨酸。

4.1.7.3 半胱氨酸-HCl。

---

1) 给出这一信息是为了方便本标准的使用者，如果其他等效产品具有相同的效果，则可使用这些等效产品。

4.1.7.4 硝酸钾。

4.1.8 三糖铁琼脂斜面:见第 A.5 章。

4.1.9 改良 O-F 葡萄糖培养基:见第 A.6 章。

4.1.10 半固体储存培养基:见第 A.7 章。

4.1.11 冷冻培养基:见第 A.8 章。

4.2 试剂

4.2.1 马尿酸盐和茚三酮反应试剂:见第 A.9 章。

4.2.2 萘啶酮酸和头孢菌素钠:见第 A.1 章。

4.2.3 3%过氧化氢。

4.2.4 冻融马(羊)血。

4.2.5 氧化酶试剂:见第 A.10 章。

4.2.6 革兰氏染色试剂:见第 A.11 章。

4.2.7 硝酸盐检测试剂 A 和 B:见第 A.12 章。

4.2.8 API CAMPY 鉴定条。

5 检测程序

弯曲菌检测程序见图 1。

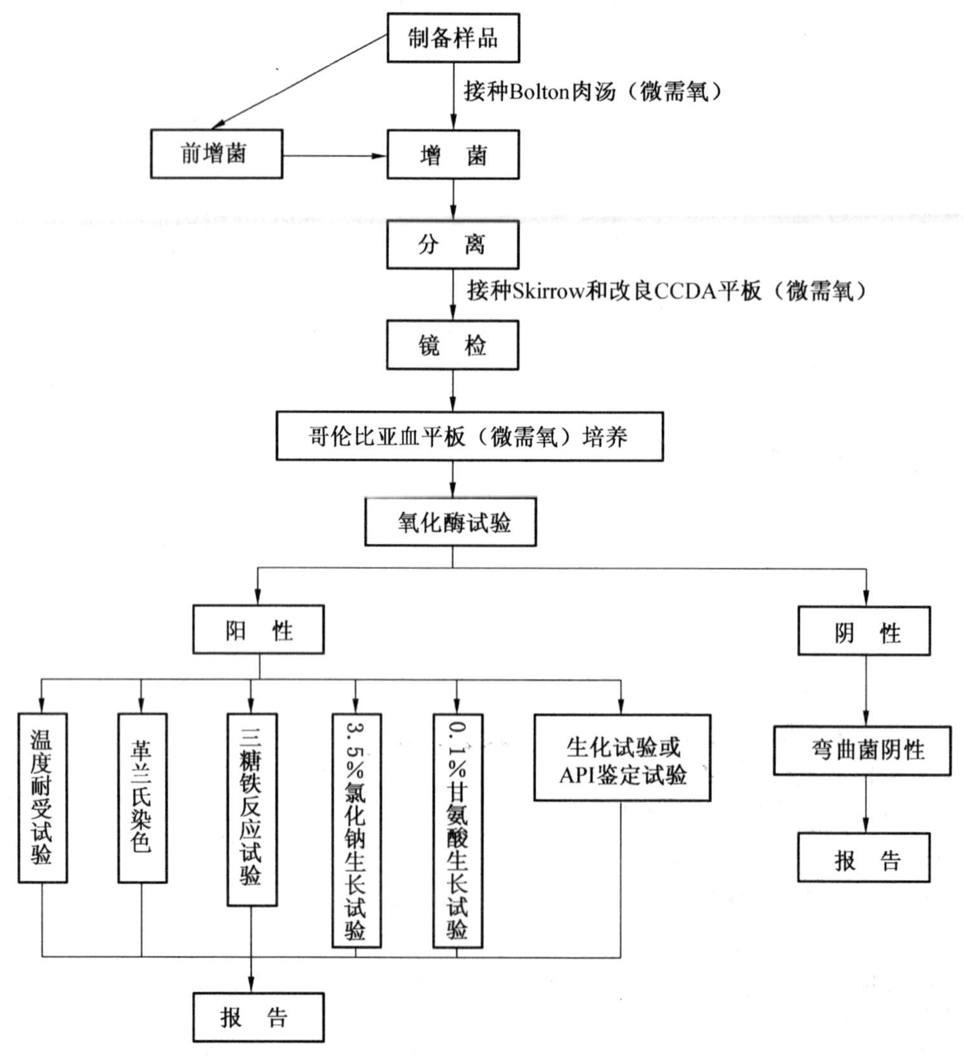

图 1 弯曲菌检测程序图

6 样品的运送和保存

在样品的运送及保存过程中不要将样品冷冻，应在 4 ℃±2 ℃温度条件下保存并尽快进行检测，同时注意不使样品干燥。

注：弯曲菌在低温下存活时间较长，但是冷冻状态下可能导致该菌的死亡。

7 样品制备

7.1 总则

所有样品的制备均应在无菌条件下操作，制样过程应尽快完成。

当存在大量其他菌群时，应使用样品的最初制备液以及 1：10 的 Bolton 增菌肉汤稀释液进行增菌培养。

7.2 龙虾仁和蟹爪

称取 50 g～100 g 放入灭菌袋中，置于具过滤衬套的无菌均质袋中，再添入 100 mL Bolton 增菌肉汤，轻柔振荡 5 min 后，静置 5 min。取出过滤衬套，滤干内容物，滤液放入培养袋或培养瓶中。若无过滤衬套，也可用灭菌纱布过滤。

7.3 净膛畜体或难以分割成 25 g 的样品

适量样品放入无菌均质袋中，加入 200 mL 0.1%蛋白胨水。均质 2 min～3 min，通过灭菌纱布过滤至 250 mL 的离心瓶中。16 000g 离心 15 min。弃去上清液，用 10 mL 0.1%的蛋白胨水悬浮沉淀。吸取 3 mL 于 100 mL Bolton 增菌肉汤中。

7.4 液态蛋黄或全蛋混合物

将同一批两个样本混合制成混合样，每个样本 25 g。称取 25 g 混合样品于 100 mL Bolton 增菌肉汤中。轻轻搅拌之后，再移取 25 mL 于另一瓶 100 mL Bolton 增菌肉汤中。分别制成两种稀释度的增菌液。

7.5 贝类(已去壳)

取 100 g～200 g 样品，放入灭菌搅拌机或其他合适的灭菌容器中混匀。将 25 g 样品混合物放入 500 mL 培养瓶中，加入 225 mL Bolton 增菌肉汤，充分混匀。取混匀后液体 25 mL 至另一瓶 225 mL Bolton 增菌肉汤中。制成 1：10 和 1：100 的增菌液。

在厌氧罐培养时，培养瓶或培养袋中增菌液的量应减少到 125 mL，宜将增菌液分装成两份。

7.6 水

取 2 L～4 L 水样，若样品为添加过次氯酸钠等消毒剂的含氯水样时，应于每 1 L 水样加入 5 mL 1 mol/L 灭菌的硫代硫酸钠。

根据样品量选择各种直径大小的 0.45 μm 无菌滤膜过滤样品。过滤后滤膜放入 100 mL Bolton 增菌肉汤中，操作过程中应保持滤膜湿润。

7.7 擦拭药签

将药签放入装有 10 mL Bolton 增菌肉汤的 50 mL 锥形烧瓶中，折断并弃去接触手棍子部分。重新盖上盖子，不要盖紧。将烧瓶放入厌氧罐中。

7.8 牛奶、冷冻乳制品

7.8.1 鲜牛奶

样品收集时，如果样品 pH 低于 7.6，应用灭菌的碳酸钠(Na_2CO_3)溶液调节样品 pH 到 7.2±0.2，并立即送往实验室，再测试 pH，调节到 7.5±0.2。称取 50 g 样品，20 000g 离心 20 min，弃上清液。用 10 mL Bolton 增菌肉汤溶解沉淀，再吸取至 90 mL Bolton 增菌肉汤中。

7.8.2 冰淇淋和其他乳制品

冰淇淋以及其他冷冻乳制品应先融化，称量时尽可能除去糖块或其他固体成分，同 7.8.1 步骤。

7.8.3 奶酪

称取 50 g 放入具过滤衬套的均质袋中，加入 50 mL 0.1%蛋白胨水，均质器 8 000*g*～10 000*g* 均质 30 s。移开过滤衬套，排出液体 5 s。将滤液进行离心，如同 7.8.1 中鲜牛奶的离心操作，将沉淀溶于 Bolton 增菌肉汤中。

7.9 其他食品

称取 25 g 样品(如果是水果或蔬菜取 50 g)置于具过滤衬套的无菌均质袋中，再添入 100 mL Bolton增菌肉汤，轻柔振荡 5 min 后，静置 5 min。取出过滤衬套，滤干内容物，滤液放入培养袋或培养瓶中。若无过滤衬套，可用灭菌纱布过滤。

7.10 前增菌和增菌

7.10.1 增菌条件

所有增菌过程均应在微需氧条件下进行。

7.10.2 前增菌

7.10.2.1 4 h 前增菌

对生产或加工时间为 10 d 之内的样品，或为乳制品的样品，将其放入 36 ℃±1 ℃培养箱中前增菌 4 h。

7.10.2.2 5 h 前增菌

对冷冻时间超过 10 d 的样品以及为水样和贝壳类的样品，使用 5 h 前增菌法。30 ℃±1 ℃培养 3 h 后转移到 36 ℃±1 ℃培养 2 h。

7.10.3 增菌

前增菌后，再放入 42 ℃±1 ℃培养，培养 24 h～48 h，贝壳样品要培养 48 h。如需同时检测胎儿弯曲菌，制样时可设置重复，增菌温度保持在 36 ℃±1 ℃，培养 52 h。

8 分离、鉴定及确证

8.1 分离培养

所有培养过程均应在微需氧条件下进行，同时设置阳性对照菌株和阴性对照菌株作为质控菌株。

分别挑取培养 24 h 和 48 h 的增菌液划线接种于表面晾干的改良 CCDA 或改良 Skirrow 氏平板上，最好同时接种两种平板；同时将增菌液使用 0.1%的蛋白胨水稀释 100 倍，划线接种于上述平板培养基中。贝类、鸡蛋或者其他的已经进行了稀释增菌的培养液则直接接种增菌液。

接种后的平板倒置于 42 ℃±1 ℃培养 24 h～48 h。24 h 观察生长情况。若检验胎儿弯曲菌应于 37 ℃培养 48 h～72 h。

弯曲菌菌落在改良 CCDA 平板上呈现两种形态：

a) 第一种：弯曲菌菌落为粘稠、突起、边缘光滑、较规则的白色圆形菌落；
b) 第二种：弯曲菌菌落为粘稠、扁平透明、沿接种线向外扩散、边缘光滑、不规则的透明至半透明或白色菌落。

在 Skirrow 氏平板上生长呈现透明、白色或者棕黄色(可能呈浅红色)突起，边缘不整齐，有时沿接种线向外扩散的菌落。

每个平板选取 3 个～5 个生长典型或疑似菌落制湿片观察。

8.2 初步鉴定

8.2.1 形态观察

对生长典型或疑似菌落涂湿片进行形态观察并重新接种哥伦比亚血琼脂平板微需氧环境下 42 ℃±1 ℃(胎儿弯曲菌 36 ℃±1 ℃)培养 24 h～48 h，进行氧化酶试验、革兰氏染色试验等其他生化试验。

可使用暗视野显微镜、相差显微镜进行观察，也可将湿片进行结晶紫染色后使用光学显微镜进行观察。弯曲菌的细胞应为弯曲状、长 1.5 mm～5 mm、常连成长短不一的类似锯齿状的链状结构。大部分刚从平板上接种的菌细胞具有运动性，并且呈螺旋状运动，不过也有将近 10%的菌不具有运动性。较老的菌落细胞运动性降低并呈球状。

8.2.2 氧化酶试验

用铂丝接种环选取血平板上生长的菌落进行氧化酶试验，所有的弯曲菌均应呈现氧化酶阳性结果。

注：改良 CCDA 平板上生长的弯曲菌菌落进行氧化酶试验，可能会出现假阴性结果。

8.2.3 革兰氏染色

挑取血平板上的生长菌落进行革兰氏染色，使用 0.5%石炭酸品红作为复染剂。弯曲菌为革兰氏染色阴性菌。

8.3 确定鉴定

8.3.1 过氧化氢酶试验

挑取血平板上的生长菌落于洁净载玻片上，滴加一滴 3%的过氧化氢溶液，30 s 内产生气泡者为阳性。

注意：挑取菌落时不要挑到培养基琼脂。

8.3.2 三糖铁(TSI)高层斜面反应

挑取血平板上菌落 3 个～5 个穿刺并划线接种 TSI 高层斜面。微需氧环境下 35 ℃～37 ℃培养 3 d。80%的大肠弯曲菌和少量的红嘴鸥弯曲菌在斜面下层产硫化氢；空肠弯曲菌不产硫化氢。所有的弯曲菌均产碱。

8.3.3 应用稀释培养物进行的试验

8.3.3.1 试验前准备

挑取生长菌落接种至 5 mL 0.1%的蛋白胨水混合均匀，调节菌浓度至 1 个麦氏单位标准浊度。使用该菌液进行以下 8.3.3.2～8.3.3.7 试验。

8.3.3.2 温度耐受试验

划线接种稀释培养物至血平板上，接种三个平板。于 25 ℃、35 ℃～37 ℃和 42 ℃下微需氧环境培养 3 d。有菌落生长表明耐温阳性。

8.3.3.3 改良半固体培养基中生长情况

在添加有以下生化试剂培养基表面接种 0.1 mL 菌悬液，微需氧下 36 ℃±1 ℃培养 3 d，硝酸盐培养基培养 5 d。若有生长，应是仅在培养基表面以下形成狭窄条带状生长，反应情况如下：

a) 1%甘氨酸：有菌落生长为阳性；
b) 3.5%氯化钠：有菌落生长为阳性；
c) 半胱氨酸产硫化氢：接种半胱氨酸培养基，并在培养基上方悬挂一根乙酸铅条，不要盖紧盖子，乙酸铅条若出现黑色或微弱的黑色为阳性反应；
d) 硝酸盐还原试验：培养 5 d 后向培养基中加入硝酸盐试剂 A 和 B，呈现红色为阳性反应。

8.3.3.4 抗生素抑制试验

将已制备的菌液涂布接种哥伦比亚血琼脂平板。并在同一平板中不同位置(分两边)各放置一片分别浸有萘啶酮酸和先锋霉素溶液的 5 mm～6 mm 直径的药纸片。微需氧环境下 36 ℃±1 ℃培养 24 h～48 h。纸片边缘只要未有菌落生长，说明对该抗生素敏感。

8.3.3.5 葡萄糖利用试验

挑取菌液穿刺接种含有 O-F 培养基的小管中，接种两管，一管为添加有葡萄糖的培养基，另一管为只有基础成分的培养基。微需氧环境下 35 ℃～37 ℃培养 4 d。弯曲菌不利用葡萄糖或者其他糖，管内应无变化。

8.3.3.6 1%马尿酸钠水解试验

平板上用接种环挑取较多的菌落置含 0.4 mL 1%马尿酸钠盐的试管中，注意不要挑取到琼脂。摇动混匀。37 ℃水浴 2 h 或 37 ℃温箱 4 h。在液面小心加入 0.2 mL 水合茚三酮溶液。不要摇动。37 ℃水浴或 37 ℃温箱 10 min,观察结果:深紫色为阳性,淡紫色或无颜色变化为阴性。

8.3.3.7 **API 鉴定试验**

使用 API 鉴定试验可代替 8.3.3.3c)～8.3.3.6 试验,进行弯曲菌的检测。

9 结果报告

9.1 弯曲菌生化鉴别见表 1。

表 1 弯曲菌属各个种的生化性状

种　类	空肠弯曲菌	空肠弯曲菌德莱亚种	大肠弯曲菌	红嘴鸥弯曲菌	胎儿弯曲菌胎儿亚种	豚肠弯曲菌	乌普萨拉弯曲菌
25 ℃生长	－	±	－	－	＋	D	－
35 ℃～37 ℃生长	＋	＋	＋	＋	＋	＋	＋
42 ℃生长	＋	±	＋	＋	D	＋	＋
硝酸盐还原	＋	－	＋	＋	＋	＋	＋
3.5%氯化钠	－	－	－	－	－	－	－
H_2S 试验(乙酸铅试剂条)	＋	＋	＋	＋	＋	＋	＋
H_2S,TSI 斜面	－	－	D	－	－	＋[a]	－
过氧化氢酶试验	＋	＋	＋	＋	＋	＋	－
氧化酶试验	＋	＋	＋	＋	＋	＋	＋
运动性(涂片法)	＋(81%)	＋	＋	＋	＋	＋	＋
1%甘氨酸生长试验	＋	＋	＋	＋	＋	＋	＋
葡萄糖利用试验	－	－	－	－	－	－	－
马尿酸钠水解试验	＋	＋	－	－	－	－	－
抗萘啶酮酸盐试验	S[b]	S	S	R	R	R	S
先锋霉素抗性试验	R	R	R	R	S[c]	S	S

注:“＋”,90%或者更多的菌落呈阳性反应;“－”,90%或者更多的菌落呈阴性反应;“D”,11%～89%菌落呈阳性反应;“R”,具有抗性;“S”,具敏感性。

[a] 在新鲜配制的 TSI 斜面(3 d)上产生少量的硫化氢。

[b] 有报道空肠弯曲菌对萘啶酮酸具抵抗性。

[c] 有报道胎儿弯曲菌胎儿亚种对先锋霉素具抵抗性。

9.2 通过生化鉴定符合×××弯曲菌的生理及生化特征的,报告阳性结果:检出×××弯曲菌/××g(mL)(针对不同样品取样量)。

9.3 通过生化鉴定不符合×××弯曲菌的生理及生化特征的,报告阴性结果:未检出×××弯曲菌/××g(mL)(针对不同样品取样量)。

10 菌种保存

10.1 如果需要经常使用,可将弯曲菌接种半固体储存培养基中 4 ℃保存。长期保存则使用冷冻培养基,－70 ℃储存;也可使用冻干法对菌种进行长期保存。

10.2 半固体储存培养基保存:接种菌株于半固体培养基表面,稍微松开试管盖子,微需氧条件下培养

24 h后,旋紧盖子,避免光线直接照射,4 ℃保存。菌株可保存2个月,此后再进行转接。

10.3 冷冻培养基保存:将弯曲菌接种于不含抗生素的Skirrow氏培养基上,42 ℃微需氧中培养24 h,胎儿弯曲菌在37 ℃培养48 h。每个平板倒入1 mL冷冻培养基,轻轻刮下菌苔,所得菌悬液转移到灭菌试管,−70 ℃保存。

11 生物安全措施

为了保护实验室人员的安全,应由具备资格的工作人员检测致病菌,所有培养物应小心处置,并按GB 19489中的有关规定执行。

12 废弃物处理和防治污染措施

检测过程中的废弃物应经121 ℃高压灭菌处理至少30 min后再弃置。

附 录 A
(规范性附录)
弯曲菌鉴定用试剂、培养基及配制方法

A.1 Bolton 增菌培养基

A.1.1 基础增菌肉汤培养基及配制

A.1.1.1 培养基

肉胨	10.0 g
水解乳蛋白	5.0 g
酵母浸膏	5.0 g
氯化钠	5.0 g
氯化血红素	0.01 g
丙酮酸钠	0.5 g
α-酮戊二酸	1.0 g
重亚硫酸钠	0.5 g
无水碳酸钠	0.6 g
蒸馏水	1 000 mL

A.1.1.2 配制

将培养基充分溶解,调 pH 值至 7.4±0.2,分装至螺口瓶中 121 ℃灭菌 15 min。待培养基冷却后盖紧瓶盖。在使用前添加 50 mL 马(羊)血和 4 mL A.1.3 中的四种抗生素溶液(每种抗生素分开配制)。

注:可使用两性霉素 B 替代放线菌酮。

培养基干粉存放于盖紧盖子的容器内,并放置于阴凉干燥处,以防止氧气的进入和过氧化物的形成,能抑制微需氧微生物的生长。配制好的培养基保存期为 1 个月。

A.1.2 冻融去纤维马(羊)血配制

新鲜去纤维血冷冻保存。轻轻的再悬浮血细胞,无菌取 40 mL 至灭菌的一次性 50 mL 离心管中。−20 ℃保存,反复冻融 3 次即可使用。保存期不应超过 6 个月。溶解后没有使用过的血可以进行反复冻融。

A.1.3 弯曲菌增菌培养肉汤添加剂配制

A.1.3.1 头孢菌素钠

将 0.5 g 头孢菌素钠充分溶解于灭菌蒸馏水中定容至 100 mL,使用 0.22 μm 的过滤器过滤除菌。使用无菌的塑料管或塑料瓶保存,每 1 L 培养基中添加 4 mL 抗生素溶液,其终浓度为 20 mg/L。各种温度条件下的保存期为:

a) 4 ℃:5 d;

b) −20 ℃:14 d;

c) −70 ℃:5 个月。

A.1.3.2 甲氧苄氨嘧啶乳酸盐

100 mL 蒸馏水中溶解 0.5 g 甲氧苄氨嘧啶乳酸盐,过滤除菌。4 ℃保存期为 1 年。每 1 L 培养基中添加 4 mL 抗生素溶液,其终浓度为 20 mg/L。

或者可使用甲氧苄氨嘧啶盐酸盐替代:

在 0.05 mol/L HCl 中加入 0.5 g 甲氧苄氨嘧啶 50 ℃下搅拌溶解,用蒸馏水定容至 100 mL。每

1 L培养基中添加4 mL抗生素溶液,其终浓度为20 mg/L。

A.1.3.3 万古霉素

0.5 g溶解到100 mL蒸馏水中过滤除菌,4 ℃保存期为2个月。每1 L培养基中添加4 mL抗生素溶液,其终浓度为20 mg/L。

A.1.3.4 放线菌酮

1.25 g溶解至20 mL~30 mL无水乙醇中并加水定容至100 mL,过滤除菌。4 ℃保存期为1年。每1 L培养基中添加4 mL抗生素溶液,其终浓度为50 mg/L。可用两性霉素B代替放线菌酮。

A.1.3.5 配制要求

每种添加成分应独立配制。头孢菌素钠、万古霉素保存时间较短,应在使用前适量配制。少量体积的溶液可使用0.22 μm滤膜的注射器式过滤器进行过滤除菌。

A.1.4 0.1%蛋白胨水培养基及配制

A.1.4.1 培养基

蛋白胨	1.0 g
蒸馏水	1 000 mL

A.1.4.2 配制

溶解蛋白胨于蒸馏水中,校正pH至7.0,121 ℃灭菌20 min。

A.2 分离培养基

A.2.1 改良CCDA培养基及配制

A.2.1.1 培养基

牛肉浸膏	10.0 g
动物组织酶解物	10.0 g
氯化钠	5.0 g
细菌碳	4.0 g
水解酪蛋白	3.0 g
脱氧胆酸钠	1.0 g
硫酸亚铁	0.25 g
丙酮酸钠	0.25 g
琼脂粉	18.0 g
酵母膏	2.0 g
蒸馏水	1 000.0 mL

A.2.1.2 配制

调pH7.4±0.2,121 ℃高压灭菌20 min。冷却培养基后添加以下抗生素:

a) 头孢菌素钠:称取0.8 g溶解至100 mL蒸馏水中过滤除菌。每1 L琼脂培养基中添加4 mL抗生素溶液,其终浓度为32 mg/L。

b) 利福平:称取0.25 g缓慢加入到60.0 mL~80.0 mL无水乙醇中,振荡使其充分溶解后蒸馏水定容至100.0 mL,-20 ℃保存期为1年。每1 L培养基中添加4.0 mL抗生素溶液,其终浓度为10.0 mg/L。

c) 两性霉素B:称取0.05 g溶解至100 mL蒸馏水中过滤除菌;-20 ℃保存期为1年。每1 L培养基中添加4 mL抗生素溶液,其终浓度为2.0 mg/L。

A.2.2 改良Skirrow氏培养基及配制

A.2.2.1 培养基及配制

蛋白胨	15.0 g

胰蛋白胨	2.5 g
酵母浸膏	5.0 g
氯化钠	5.0 g
琼脂	15.0 g
蒸馏水	1 000.0 mL
甲氧苄氨嘧啶	5.0 mg
万古霉素	10.0 mg
多粘菌素 B	2 500.0(国际单位)
无菌冻融去纤维羊(马)血	70.0 mL

A.2.2.2 配制

除甲氧苄氨嘧啶、抗生素和无菌冻融去纤维羊(马)血之外,其他成分混合溶解,调 pH 值至 7.4±0.2,将培养基充分溶解。分装至螺口瓶中 121 ℃灭菌 20 min。临用前加入除菌的甲氧苄氨嘧啶、抗生素和无菌冻融去纤维羊(马)血,摇匀倾注平板备用。

A.3 哥伦比亚血琼脂平板

A.3.1 基本成分

动物组织酶消化物	23.0 g
淀粉	1.0 g
氯化钠	5.0 g
琼脂粉	16.0 g～18.0 g
蒸馏水	1 000.0 mL

A.3.2 配制

加热溶解,调 pH7.2±0.2,分装,121 ℃ 15 min。培养基冷却至 50 ℃左右后,每 1 000.0 mL 基本成分中加入除菌去纤维绵羊血 50.0 mL,混匀。每平板倒入 15.0 mL。

在使用前,使平板表面干燥,直至平板表面没有可见的水份为止。平板在室温下可最多保存 4 h,在 4 ℃±2 ℃避光保存期为 7 d。

A.4 用于生化鉴定的半固体培养基

A.4.1 基础培养基成分

无血和抗生素的弯曲菌增菌肉汤成分(Bolton)	27.6 g
琼脂	1.8 g
蒸馏水	1 000.0 mL

生化试剂:

a) 中性红溶液(0.2%):溶解 0.2 g 中性红于 10 mL 乙醇;

b) 硝酸钾(1%):于无中性红的 250 mL 半固体培养基中加入 2.5 g;

c) 甘氨酸(1%):于含有中性红的 250 mL 半固体培养基中加入 2.5 g;

d) 氯化钠(3.5%):于含有中性红的 250 mL 半固体培养基中加入 7.5 g;

e) 半胱氨酸-HCl(0.02%):于含有中性红的 250 mL 半固体培养基中加入 0.05 g。

A.4.2 配制

煮沸基础培养基,250.0 mL 分装成 4 份。3 份培养基中加入 2.5 mL 中性红,再加入甘氨酸,氯化钠和半胱氨酸-HCl。没有加入中性红的培养基中加入硝酸钾。每份培养基调节 pH 为 7.4±0.2。分装带螺旋帽的试管,每支 10.0 mL。121 ℃高温灭菌 20 min。

A.5 三糖铁琼脂(TSI)

A.5.1 基础培养基成分

蛋白胨	20.0 g
牛肉膏	5.0 g
乳糖	10.0 g
蔗糖	10.0 g
葡萄糖	1.0 g
氯化钠	5.0 g
六水合硫酸亚铁铵	0.2 g
硫代硫酸钠	0.2 g
琼脂	12.0 g
酚红	0.025 g
蒸馏水	1 000.0 mL

A.5.2 配制

将除琼脂和酚红以外的各成分溶解于蒸馏水中，调 pH7.4。加入琼脂，加热煮沸，以溶化琼脂。加入 0.2%酚红水溶液 12.5 mL，摇匀。分装试管，装量宜多些，以便得到较高的底层。121 ℃高压灭菌 15 min，放置高层斜面备用。

A.6 OF 葡萄糖利用培养基及配制

A.6.1 培养基

蛋白胨	2.7 g
氯化钠	5.0 g
0.2%溴麝香酚蓝	0.03 g
琼脂	3 g
磷酸二氢钾	0.3 g
葡萄糖	10.0 g
蒸馏水	1 000.0 mL

A.6.2 配制

以上成分除糖外，溶解调 pH7.0，121 ℃高温灭菌 20 min 后备用。

A.7 半固体储存培养基

A.7.1 培养基

弯曲菌增菌肉汤(Bolton)	27.6 g
琼脂	1.8 g
柠檬酸钠	0.1 g
蒸馏水	1 000.0 mL

A.7.2 配制

调节 pH 为 7.4±0.2，煮沸，分装具螺旋帽试管，每支 10.0 mL。121 ℃灭菌 15 min。储存过程中，螺旋帽要旋紧，不应添加抗生素和马血。

A.8 冷冻培养基

灭菌 Bolton 基础肉汤	9.5 mL

胎牛血清	1.0 mL(0.22 μm 滤膜过滤)
10%甘氨酸	1.0 mL(0.22 μm 滤膜过滤)

使用前混合均匀。

A.9 马尿酸钠水解试验试剂

A.9.1 1%马尿酸钠

马尿酸钠	1.0 g
蒸馏水	100.0 mL

A.9.2 水合茚三酮

茚三酮	3.5 g
丙酮	50.0 mL
丁酮	50 mL

A.10 氧化酶试验试剂

A.10.1 1%盐酸二甲基对苯二胺溶液:少量新鲜配制,于冰箱内避光保存。

A.10.2 1%α-萘酚-乙醇溶液。

A.11 革兰氏染色试剂

A.11.1 结晶紫染色液

结晶紫	1.0 g
95%乙醇	30.0 mL
1%草酸铵水溶液	80 mL

将结晶紫溶解于乙醇中,后与草酸铵溶液混合。

A.11.2 革兰氏碘液

碘	1.0 g
碘化钾	2.0 g
蒸馏水	300.0 mL。

将碘与碘化钾先进行混合,加入蒸馏水少许,充分振摇,待完全溶解后,加蒸馏水至 300.0 mL。

A.11.3 沙黄复染液

沙黄	0.25 g
95%乙醇	10.0 mL
蒸馏水	90.0 mL

将沙黄溶解于乙醇中,用蒸馏水稀释。

A.12 硝酸盐试剂及配制

A.12.1 试剂

试剂 A:0.6%二甲基-α-萘胺。

试剂 B:0.8%对氨基苯磺酸。

A.12.2 配制

将试剂 A 和 B 溶于 5 mol/L 乙酸中。

参 考 文 献

[1] ISO 10272-1 Microbiology of food and animal feeding stuffs-Horizontal method for detection and enumeration of *campylobacter* spp. —Part 1:Detection method

[2] FDA. Bacteriological Analytical Manual Online Chapter 7:*Campylobacter* [S],2001.

中华人民共和国进出口商品检验行业标准

出口食品中蜡样芽孢杆菌检验方法

Method for detection of bacillus cereus in food for export

SN 0176—92

代替 ZB X09 006—86

1 主题内容与适用范围

本标准规定了出口食品中蜡样芽孢杆菌的检验方法。

本标准适用于出口食品的检验。

2 设备和材料

2.1 吸管:容量 1.0 mL 和 10.0 mL,具 0.1 mL 刻度。

2.2 菌落计数器。

2.3 均质器。

2.4 厌氧培养装置。

2.5 涡动搅拌器。

2.6 L 形玻璃棒。

2.7 恒温培养箱:30 ℃及 36±1 ℃。

3 培养基和试剂

3.1 甘露醇卵黄多粘菌素琼脂(MYP)。

3.2 胰酪胨大豆多粘菌素肉汤。

3.3 酚红葡萄糖肉汤。

3.4 硝酸盐肉汤。

3.5 营养琼脂。

3.6 L-酪氨酸营养琼脂。

3.7 溶菌酶营养肉汤。

3.8 改良 V-P 培养基。

3.9 动力培养基。

3.10 胰酪胨大豆羊血琼脂(TSSB)。

3.11 Butterfield 氏磷酸盐缓冲稀释液。

3.12 亚硝酸盐试剂。

3.13 V-P 试剂。

3.14 碱性复红染色液。

中华人民共和国国家进出口商品检验局 1992-12-28 批准　　1993-05-01 实施

4 样品的保存和送检

待检样品应保持在 6 ℃以下运送并尽可能不使其冷冻。送达实验室后，应保存于 4 ℃并尽快进行检验。如在 4 d 内不能进行检验，应将样品储存在－20 ℃，检验前再于室温下解冻。

脱水食品可在常温下送检和储存。

5 样品的制备

5.1 以无菌操作用灭菌刀、剪将样品剪碎。称取 50 g 放于无菌均质杯中。

5.2 加 450 mL 无菌磷酸盐缓冲稀释液于均质杯中以 18 000～20 000 r/min 均质 2 min。制成 1：10 样品稀释液。

5.3 取 1：10 稀释液 10.0 mL 加到含有 90.0 mL 无菌磷酸盐缓冲液的稀释瓶中，充分混匀制成 1：100的稀释液。

5.4 每个稀释度换用 1 支 10.0 mL 灭菌吸管，按上述操作程序进行 10 倍递增稀释直至 10^{-6}。

6 检验步骤

6.1 平板计数法

6.1.1 取各稀释液 0.1 mL 接种到 MYP 琼脂平板上。用灭菌 L 形玻璃棒均匀涂布于整个琼脂表面。每稀释度接种两个 MYP 琼脂平板。

6.1.2 将平板置于 30 ℃培养 24 h。

6.1.3 选取具有 15～150 个典型或可疑蜡样芽孢杆菌菌落的平板，进行计数。并计算同一稀释度两个平板的平均菌落数。

蜡样芽孢杆菌在 MYP 琼脂平板上生成的菌落为微粉红色，环绕产生卵磷脂酶沉淀环。如反应不典型，可继续培养 24 h 再计数。

6.1.4 计数后，从每个平板至少选取 5 个已计数的菌落分别接种于营养琼脂斜面，于 30 ℃培养 24 h，按第 6 章进行证实试验。

6.1.5 根据证实试验确定为蜡样芽孢杆菌的菌落数，按比例计算出该皿内的蜡样芽孢杆菌菌落数，然后乘其稀释倍数再乘以 10，即得每克样品所含蜡样芽孢杆菌数并作出报告。例：将检样 10^{-4}稀释液 0.1 mL 涂布于 MYP 琼脂平板上，生成的可疑菌落数为 25 个，取 5 个进行鉴定，证实为蜡样芽孢杆菌的是 4 个，则 1 g 样品中蜡样芽孢杆菌数为$(25\times4/5)\times10^4\times10=2\times10^6$。

6.2 最近似值(MPN)法

适用于污染蜡样芽孢杆菌数不大于 10^3 个/g 的食品。

6.2.1 选用三管法 MPN 系列。取 10^{-1}、10^{-2}、10^{-3}三种稀释液，每种稀释液接种 3 管胰酪胨大豆多粘菌素肉汤，每管接种 1 mL。

6.2.2 置于 30 ℃培养 48±2 h。

6.2.3 从长菌的试管取培养物划线接种到 MYP 琼脂平板上。

6.2.4 置 30 ℃培养 24～48 h。

6.2.5 从 MYP 琼脂平板上挑取粉红色绕有沉淀环的单个菌落，接种营养琼脂斜面，置 30 ℃培养 24 h 供作证实试验。

6.2.6 根据证实试验确定为蜡样芽孢杆菌的管数，由 MPN 表〔附录 C(补充件)〕计算蜡样芽孢杆菌的 MPN 值/g，并作出报告。

7 证实试验

7.1 形态观察

取营养琼脂斜面培养物，作革兰氏染色镜检。蜡样芽孢杆菌为革兰氏阳性大杆菌，呈短链或长链，芽孢呈椭圆形位于菌体中央或偏端，不使菌体胀大。

7.2 生化学性状

7.2.1 葡萄糖发酵试验

接种于酚红葡萄糖肉汤中，厌氧条件下35 ℃培养24 h。培养基应由红色变为黄色（表明本菌在厌氧条件下分解葡萄糖产酸）。

7.2.2 硝酸盐还原试验

接种于硝酸盐肉汤中，35 ℃培养24 h。加硝酸盐试剂后应为阳性反应（红色）。

7.2.3 V-P试验

接种于改良V-P培养基中，35 ℃培养48 h。加V-P试剂及肌酸数粒，静止1 h，应为阳性反应（伊红色）。

7.2.4 L-酪氨酸分解试验

接种于L-酪氨酸琼脂培养基上，35 ℃培养48 h，阳性反应菌落周围培养基应出现澄清透明区（表示产生酪蛋白酶）。阴性时应继续培养72 h再观察。

7.2.5 溶菌酶试验

用直径2 mm接种环取纯菌悬液一环，接种于溶菌酶肉汤中，35 ℃培养24 h。该菌在本培养基（含0.001%的溶菌酶）中能生长。如出现阴性反应，应继续培养24 h。

7.2.6 卵磷脂酶试验

接种于MYP琼脂平板上，35 ℃培养24 h。阳性反应菌落周围应出现沉淀环（表示产生卵磷脂酶）。

7.3 蜡样芽孢杆菌与类似菌的鉴别试验

7.3.1 动力试验

用接种针挑取培养物穿刺接种于动力培养基中，30 ℃培养24 h。有动力蜡样芽孢杆菌应沿穿刺线呈扩散生长，而蕈状芽孢杆菌常常呈绒毛状生长，形成所谓的蜂巢状扩散。也可用悬滴法检查。蜡样芽孢杆菌和苏云金芽孢杆菌通常运动极为活泼，而炭疽杆菌则不运动。

7.3.2 根状生长试验

用接种环取培养物接种于营养琼脂平板上，30 ℃培养18～24 h。蜡样芽孢杆菌群的多数菌株形成粗糙的似毛玻璃状或融蜡状的菌落。其中唯独蕈状芽孢杆菌则形成根状生长的特征。

7.3.3 溶血试验

取培养物接种于胰酪胨大豆羊血琼脂平板上，30～32 ℃培养24 h。蜡样芽孢杆菌落周围呈现β型完全溶血的溶血环。苏云金芽孢杆菌和蕈状芽孢杆菌呈现弱的溶血现象，而炭疽芽孢杆菌通常为不溶血。

7.3.4 蛋白质结晶毒素试验

取经30 ℃培养24 h并于室温放置2～3 d的营养琼脂培养物少许于载玻片上，滴加蒸馏水混涂成薄膜。经自然干燥，微火固定后，于涂膜加甲醇半分钟后倾掉，再通过火焰干燥，于载片上滴满0.5%碱性复红液，放火焰上加热微见蒸气（勿使染液沸腾）后持续1.5 min，移去火焰，使载片放置0.5 min再倾去染液。用洁净自来水彻底清洗、晾干、镜检。观察有无游离芽孢和染成黑色的菱形毒素结晶体。如发现游离芽孢形成的不丰富，应将培养物置室温2～3 d再行检查。苏云金芽孢杆菌用此法检测为阳性，而蜡样芽孢杆菌群的其他菌种则为阴性。

7.3.5 结果解释及报告

符合蜡样芽孢杆菌群的特征，有活泼的动力，很强的溶血能力，不形成根状生长和不产生蛋白结晶毒素，可报告为蜡样芽孢杆菌。

对偶尔遇到的一些少数可疑菌株，可以根据需要进行其他试验。如青霉素酶、噬菌体试验等。

附 录 A
培养基制备
（补充件）

A1 甘露醇卵黄多粘菌素琼脂培养基(MYP)

a. 基础琼脂

牛肉膏	1.0 g
蛋白胨	10.0 g
D-甘露醇	10.0 g
氯化钠	10.0 g
琼　脂	15.0 g
酚　红	0.025 g(配成溶液加入)
蒸馏水	稀释至 900 mL

b. 50%卵黄液　　50 mL

c. 多粘菌素 B　　100 IU/mL

将 a. 中的前 5 种成分加入蒸馏水中加热溶解，校正 pH 至 7.2±0.1，加入酚红溶液，混匀后分装烧瓶中，每瓶 225 mL。121 ℃高压灭菌 15 min。用时加热溶化，冷至 50 ℃后每瓶加入 50%卵黄液 12.5 mL 和 2.5 mL 多粘菌素 B 溶液，混匀后倾注灭菌平皿，每皿 15～18 mL。用前应将平板置室温约 24 h。

注：① 50%卵黄液：取鲜鸡蛋，用硬刷将蛋壳彻底洗净，沥干，放于 70%酒精溶液中浸泡 1 h。以无菌操作取出卵黄，加入等量灭菌生理盐水，混匀后备用。

② 多粘菌素 B 溶液：在 50 mL 灭菌蒸馏水中溶解 500 000 国际单位的无菌硫酸盐多粘菌素 B。

A2 胰酪胨大豆多粘菌素肉汤

胰酪胨	17.0 g
植物胨	3.0 g
氯化钠	5.0 g
磷酸氢二钾	2.5 g
葡萄糖	2.5 g
蒸馏水	稀释至 1 000 mL

pH7.3±0.1

将上述各成分溶解在蒸馏水中，煮沸 2 min，分装大试管，每管 15 mL，121 ℃高压灭菌 15 min。临用时每管加入 0.5%多粘菌素 B 溶液 0.1 mL 混匀即可。

注：多粘菌素 B 溶液：在 33.3 mL 灭菌蒸馏水中溶解 500 000 国际单位无菌硫酸盐多粘菌素 B。

A3 酚红葡萄糖肉汤

际　胨	10.0 g
牛肉膏	1.0 g
氯化钠	5.0 g
葡萄糖	5.0 g
酚　红	0.018 g(配成溶液加入)
蒸馏水	稀释至 1 000 mL

pH7.4±0.1

将除酚红外的各成分溶解于蒸馏水并稀释至1 000 mL。校正pH后加入酚红溶液，混匀，分装试管，每管3 mL。121 ℃高压灭菌10 min备用。最终pH7.4±0.1。

A4 硝酸盐肉汤

牛肉膏	3.0 g
蛋白胨	5.0 g
硝酸钾	1.0 g
蒸馏水	稀释至1 000 mL

pH7.0±0.1

将上述各成分溶解于蒸馏水并稀释至1 000 mL。校正pH后分装试管，每管5 mL，121 ℃高压灭菌15 min。

A5 营养琼脂

牛肉膏	3.0 g
蛋白胨	5.0 g
琼 脂	稀释至1 000 mL

pH7.2±0.1

将各成分于蒸馏水中加热溶解。校正pH后分装试管，每管5～7 mL；或分装烧瓶，每瓶100～150 mL。121 ℃高压灭菌15 min。将试管取出，制成斜面；如制平板，可将灭菌的琼脂冷至45～50 ℃倾注灭菌平皿，每皿18～20 mL。

A6 L-酪氨酸营养琼脂

营养琼脂	100 mL
5%灭菌L-酪氨酸悬液	10 mL

将100 mL营养琼脂溶化，冷至45 ℃，加入5%的灭菌L-酪氨酸悬液10 mL，充分混匀后，分装试管，每管3.5 mL。制成的斜面应迅速冷却防止L-酪氨酸分离而出。

注：L-酪氨酸悬液：将0.5 g酪氨酸加10 mL蒸馏水混匀，121 ℃高压灭菌15 min。

A7 溶菌酶营养肉汤

牛肉膏	3.0 g
蛋白胨	5.0 g
蒸馏水	稀释至1 000 mL
0.1%溶菌酶溶液	10.0 mL

pH6.8±0.1

将上述成分（溶菌酶溶液除外）溶解于蒸馏水并稀释至1 000 mL。校正pH后，分装于烧瓶中，每瓶99 mL。121 ℃高压灭菌15 min。于每瓶中加入0.1%溶菌酶溶液1 mL，混匀后分装灭菌试管，每管2.5 mL。

注：溶菌酶溶液：在65 mL灭菌的0.1 mol/L盐酸中加0.1 g溶菌酶。煮沸20 min溶解后，再用灭菌的0.1 mol/L盐酸稀释至100 mL。

A8 改良V-P培养基

际蛋白胨	7.0 g

葡萄糖　　5.0 g
氯化钠　　5.0 g
pH6.5±0.1

将上述各成分溶解于蒸馏水并稀释至1 000 mL。校正pH后分装试管,每管5 mL。121 ℃高压灭菌10 min备用。

A9 动力培养基

胰酪胨	10.0 g
酵母膏	2.5 g
葡萄糖	5.0 g
磷酸氢二钠	2.5 g
琼　脂	3.0 g
蒸馏水	稀释至1 000 mL

pH7.4±0.2

将上述各成分于蒸馏水加热溶解并稀释至1 000 mL。校正pH后,分装试管,每管2 mL。121 ℃高压灭菌10 min备用。

A10 胰酪胨大豆羊血琼脂(TSSB)

胰酪胨	15.0 g
植物胨	5.0 g
氯化钠	5.0 g
琼　脂	15.0 g
蒸馏水	稀释至1 000 mL

pH7.0±0.2

将上述各成分于蒸馏水中加热溶解。校正pH后,分装烧瓶,每瓶100 mL。121 ℃高压灭菌15 min。水浴中冷至45～50 ℃加入5 mL无菌脱纤维羊血,混匀后倾注平板,每皿18～20 mL。

附　录　B
试　剂　配　制
(补充件)

B1 Butterfield氏磷酸盐缓冲稀释液

在500 mL蒸馏水中溶解磷酸二氢钾(KH_2PO_4)34.0 g,用1 mol/L氢氧化钠溶液约175 mL校正pH至7.2,再用蒸馏水稀释至1 000 mL,制成储存液于冰箱中储存。取原液1.25 mL,用蒸馏水稀释至1 000 mL。分装试管,每管90 mL,121 ℃高压灭菌15 min。

B2 亚硝酸盐试剂

a. 试剂A:对氨基苯磺酸8.0 g,溶解于5 mol/L乙酸1 000 mL中。
b. 试剂B:α-萘酚2.5 g溶解于5 mol/L乙酸1 000 mL中。

B3 V-P试剂

a. 5%α-萘酚溶液:取α-萘酚5.0 g溶解于100 mL无水乙醇中。

b. 40%氢氧化钾溶液:将氢氧化钾 40 g 于蒸馏水中溶解并稀释至 100 mL。

c. 肌氨酸结晶。

B4 碱性复红染色液

取碱性复红 0.5 g 溶解于 20 mL 乙醇中,再用蒸馏水稀释至 100 mL,滤纸过滤后储存备用。

附 录 C
1 g 样品中最近似值(MPN)检索表
(补充件)

三管法采用 0.1,0.01,0.001 g。

阳性管数			MPN	阳性管数			MPN
0.1	0.01	0.001		0.1	0.01	0.001	
0	0	0	<3	2	0	0	9.1
0	0	1	3	2	0	1	14
0	0	2	6	2	0	2	20
0	0	3	9	2	0	3	26
0	1	0	3	2	1	0	15
0	1	1	6.1	2	1	1	20
0	1	2	9.2	2	1	2	27
0	1	3	12	2	1	3	34
0	2	0	6.2	2	2	0	21
0	2	1	9.3	2	2	1	28
0	2	2	12	2	2	2	35
0	2	3	16	2	2	3	42
0	3	0	9.4	2	3	0	29
0	3	1	13	2	3	1	36
0	3	2	16	2	3	2	44
0	3	3	19	2	3	3	53
1	0	0	3.6	3	0	0	23
1	0	1	7.2	3	0	1	39
1	0	2	11	3	0	2	64
1	0	3	15	3	0	3	95
1	1	0	7.3	3	1	0	43
1	1	1	11	3	1	1	75
1	1	2	15	3	1	2	120
1	1	3	19	3	1	3	160
1	2	0	11	3	2	0	93
1	2	1	15	3	2	1	150
1	2	2	20	3	2	2	210
1	2	3	24	3	2	3	290
1	3	0	16	3	3	0	240
1	3	1	20	3	3	1	460
1	3	2	24	3	3	2	1 100
1	3	3	29	3	3	3	>1 100

附加说明：

本标准由中华人民共和国国家进出口商品检验局提出。

本标准由中华人民共和国黑龙江进出口商品检验局、辽宁进出口商品检验局负责起草。

本标准主要起草人李廷泰、唐守亭。

本标准参考美国公职分析化学家协会（AOAC）法定分析方法第 14 版，第 46 章，第 46.106～
5.114 节（1984 年）。

中华人民共和国进出口商品检验行业标准

出口食品中产气荚膜梭状芽孢杆菌检验方法

SN 0177—92

代替 ZB X09 004—86

Method for detection of clostridium perfringens in food for export

1 主题内容与适用范围

本标准规定了出口食品中产气荚膜梭状芽孢杆菌的检验方法。

本标准适用于出口食品的检验。

2 设备和材料

2.1 吸管 1.0 mL 和 10.0 mL，分别具有 0.1 mL 和 1.0 mL 刻度。

2.2 菌落计数器。

2.3 均质器。

2.4 厌氧培养装置。

2.5 超低温冰箱。

2.6 恒温培养箱：36±1℃。

2.7 恒温水浴箱：46±1℃。

2.8 培养皿：90 或 100 mm。

2.9 显微镜。

3 培养基和试剂

3.1 胰胨-亚硫酸盐-环丝氨酸(TSC)琼脂。

3.2 D-环丝氨酸溶液。

3.3 卵黄乳液。

3.4 缓冲动力-硝酸盐培养基。

3.5 乳糖-明胶培养基。

3.6 产芽孢肉汤。

3.7 多价蛋白胨-酵母膏(PY)培养基。

3.8 硫乙醇酸盐液体培养基。

3.9 蛋白胨水。

3.10 亚硝酸盐试剂。

3.11 缓冲甘油-氯化钠溶液。

4 样品制备

4.1 样品的贮存和运送

中华人民共和国国家进出口商品检验局1992-12-28批准　　1993-05-01实施

如不能立即进行检验时，应在样品中加等量缓冲甘油-氯化钠溶液(液体食品应加双料的)。将样品作低温保存，直到检验。运送样品时，应使样品保持冷冻状态，并要避免容器破损。

4.2 制样

将样品解冻，取 25 g 移入灭菌均质杯，加 225 mL 蛋白胨水，以 13 000 r/min 均质 2 min，如为液体样品，则取样 25 mL，加入盛有 225 mL 稀释剂的 500 mL 稀释瓶中，摇匀，吸取此 1：10 样品匀液10 mL 加于 90 mL 蛋白胨水中，摇匀，制成 1：100 样品稀释液，必要时，按此法将样品作进一步的 10 倍递增稀释，如从 10^{-3}～10^{-4}……。

5 检验

5.1 平板计数法

倾注不含卵黄的 TSC 琼脂到 10 个灭菌平皿中，每皿约 5 mL，并迅速旋转平皿，使琼脂铺平。当琼脂凝固后，将每个平皿编号标记，以无菌操作，吸取稀释液样品 1 mL 分别加到每个琼脂平板表面中心。再向平皿中倾注不含卵黄的 TSC 琼脂 15 mL，缓慢地旋转平皿，使其与接种物混合均匀。

也可用灭菌 L 形玻璃棒，将 0.1 mL 样品稀释液均匀地涂布于含卵黄乳液的 TSC 琼脂上，将平板水平静置 5～10 min，使接种物被吸收。然后用不含卵黄的 TSC 琼脂 10 mL 覆盖平板表层(含卵黄的 TSC 琼脂最适于同时含有其他还原亚硫酸盐梭状芽孢杆菌的食品)。琼脂凝固后，将平板正置于厌氧罐内，于 36±1℃培养。不含卵黄的 TSC 琼脂平板培养 20 h，含卵黄的 TSC 琼脂平板培养 24 h，取出平板，用肉眼观察生长情况和有无黑色菌落。挑选生长有 20～200 个黑色菌落的平板，用菌落计数器将黑色菌落计数并计算每克食品中产气荚膜梭状芽孢杆菌数。产气荚膜梭菌的菌落在含卵黄的培养基上呈黑色，并通常有 2～4 mm 宽的白色沉淀环(卵磷脂酶作用的结果)。但有少数菌株的卵磷脂酶反应较弱，或呈阴性。应对所有怀疑为产气荚膜梭菌的黑色菌落数进行计数，并按 5.2 条加以证实。

5.2 证实

从可计数的平板(具 20～200 个菌落)中挑选 10 个典型菌落，分别接种到液体硫乙醇酸盐培养基试管中，36±1℃培养 18～24 h。取培养物涂片，作革兰氏染色，镜检，检查培养物的纯度和细菌形态。产气荚膜梭菌为革兰氏阳性，粗短的梭状芽孢杆菌。对于被污染的培养物可划线接种在含有卵黄的 TSC 琼脂平板上，于厌氧条件下 36±1℃培养 24 h，以获得纯培养物。

用 3 mm 接种环，取液体硫乙醇酸钠纯培养物，或从 TSC 琼脂平板上分离到的单个菌落，穿刺接种缓冲动力-硝酸盐和乳糖-明胶培养基。以 1 mL 液体硫乙醇酸盐培养物接种到产芽孢肉汤中，36±1℃培养 24 h。在透射光下检查缓冲动力-硝酸盐培养基试管中细菌沿穿刺线生长情况，有动力的菌株沿着穿刺线呈扩散生长。没有动力的菌株，仅沿着穿刺线生长。

加 0.5 mL 试剂甲和 0.2 mL 试剂乙于缓冲动力-硝酸盐培养基中以检查亚硝酸盐的存在。于 15 min内出现橙色者，表明有亚硝酸盐存在。如果不出现颜色变化，则加少许金属锌粉，放置 10 min。如果加锌粉后，不出现颜色变化，表明硝酸盐已完全还原成亚硝酸盐，亚硝酸盐又被分解成了氨和氮，如变为橙色，表明菌株不能还原硝酸盐。

检查乳糖-明胶培养基，如发现产气和培养基由红色变为黄色，表明乳糖发酵并产酸。将试管置 5℃冷却 1 h，检查明胶液化情况。如果培养基是固态，需 36±1℃再培养 24 h，重复检查明胶是否液化。用产芽孢肉汤涂片作革兰氏染色，在显微镜下检查有无芽孢。如需对分离物作进一步检查，应将芽孢培养物于 4℃存放。

无动力、革兰氏阳性，在 TSC 琼脂平板上产生黑色菌落，还原硝酸盐为亚硝酸盐，乳糖发酵产酸产气，在 48 h 内液化明胶的杆菌，可初步认为是产气荚膜梭菌。可疑为产气荚膜梭菌而又不符合上述特征的，必须做进一步证实试验。对不液化明胶或在其他方面不典型的分离物要接种液体硫乙醇酸盐培养基，36±1℃培养 24 h，进行涂片，作革兰氏染色，检查培养物的纯度，以 0.1 mL 液体硫乙醇酸盐培养物，接种到含 1%水杨甙和含 1%棉子糖的 PY 培养基各 1 管，观察产酸和产气，取 1.0 mL 培养物放于试管中，加 1～2 滴 0.04%酚红溶液，检查是否产酸（大多数产气荚膜梭菌，不发酵水杨甙，但同它密切相关的梭状芽孢菌，能迅速发酵水杨甙产酸产气）。再将此两种培养基培养 48 h，观察产酸情况。产气荚膜梭菌通常在含棉子糖的培养基中产酸，而同其密切相关的其他梭状芽孢菌却不能在含棉子糖的培养基中产酸。有少数产气荚膜梭菌菌株，在含水杨甙的 PY 培养基中产酸。

6 结果解释及报告

样品中产气荚膜梭菌的计数，基于被证实为产气荚膜梭菌菌落的百分数（例如，10^{-4}稀释的平板中，平均有 85 个菌落，10 个菌落中，有 8 个被证实为产气荚膜梭菌，那么每克食品中产气荚膜梭菌数，即为 85×(8/10)×10 000＝680 000)，报告产气荚膜梭状芽孢杆菌数/g（mL）。

注：用含卵黄的 TSC 平板计数时的稀释倍数比用不含卵黄的平板计数时的稀释倍数高 10 倍。

附 录 A
培养基和试剂的配制
（补充件）

A1 胰际-亚硫酸盐-环丝氨酸(TSC)琼脂

胰胨	15.0 g
大豆胨	5.0 g
酵母膏	5.0 g
偏亚硫酸氢钠〔sodium bisulfite(meta)〕	1.0 g
柠檬酸铁铵	1.0 g
琼脂	20.0 g

加蒸馏水稀释到 1 000 mL，调至 pH7.6±0.1，分装到 500 mL 烧瓶中，每瓶 250 mL。121℃高压灭菌 15 min，倒平皿前，每 250 mL 培养基(50℃)中，加过滤除菌的 0.5%D-环丝氨酸溶液 20.0 mL。

制作卵黄平板：加 50%卵黄乳液 20 mL 到 250 mL 含 D-环丝氨酸培养基中，倾注到无菌平皿中，每皿约 15 mL。使用前应将平皿置室温使其干燥。

A2 D-环丝氨酸溶液

溶解 1 gD-环丝氨酸于 200 mL 磷酸盐缓冲液(c =0.05 mol/L)(pH8.0±0.1)中(不加热)，经 0.45 μm滤膜过滤除菌。

A3 卵黄乳液

用硬刷刷洗鲜蛋，沥干，放 70%乙醇中浸泡 1 h。以无菌操作取出蛋黄，加等体积无菌 0.85%氯化钠溶液，混合置 4℃贮存。

A4 缓冲动力-硝酸盐培养基

牛肉膏	3.0 g
蛋白胨	5.0 g
硝酸钾	5.0 g
磷酸氢二钠(Na_2HPO_4)	2.5 g
半乳糖	5.0 g
甘油	5.0 g
琼脂	3.0 g

用蒸馏水溶解并稀释到 1 000 mL。调至 pH7.3±0.1，分装试管，每管 11 mL。121℃高压灭菌 15 min。

A5 乳糖-明胶培养基

胰胨	15.0 g
酵母膏	10.0 g
乳糖	10.0 g
磷酸氢二钠(Na_2HPO_4)	5.0 g

酚红	0.05 g
明胶	120.0 g

用蒸馏水溶解并稀释到1 000 mL，调至pH7.5±0.1，加入乳糖和酚红。分装试管，每管10 mL。121℃高压灭菌15 min。

A6 产芽孢肉汤

多价胨(polypeptone)	15.0 g
酵母膏	3.0 g
可溶性淀粉	3.0 g
硫酸镁	0.1 g
硫乙醇酸钠	1.0 g
磷酸氢二钠(Na_2HPO_4)	11.0 g

用蒸馏水溶解稀释到1 000 mL，调至pH7.8±0.1，分装试管，每管15 mL。121℃高压灭菌15 min。

A7 多价蛋白胨-酵母膏(PY)培养基

多价胨	20.0 g
酵母膏	5.0 g
氯化钠	5.0 g

用蒸馏水溶解并稀释到1 000 mL，调至pH6.9±0.1，分装到带螺帽的试管内，每管9 mL。121℃高压灭菌15 min。

A8 硫乙醇酸盐液体培养基

胰酪胨	15.0 g
L-胱氨酸	0.5 g
氯化钠	2.5 g
葡萄糖	5.0 g
酵母膏	5.0 g
硫乙醇酸钠(或硫乙醇酸)	0.5 g
刃天青钠溶液(1∶1 000)(新鲜配制)	1 mL
琼脂	0.75 g

将胱氨酸、氯化钠、葡萄糖、酵母膏和胰胨同1 000 mL蒸馏水混合，并在阿诺氏消毒器或蒸气浴中加热，直至完全溶解，并加入硫乙醇酸钠或硫乙醇酸溶液，使溶解。如必要可用1 mol/L氢氧化钠调整pH，使消毒后的pH在7.1±0.2，加刃天青钠溶液，混合，将培养基分装到150 mm×16 mm螺旋盖试管内，每管10 mL，121℃高压灭菌20 min。

A9 蛋白胨水

在2 000 mL蒸馏水中溶解蛋白胨2.0 g，调至pH7.0±0.1。在200 mL瓶中分装90 mL，在500 mL锥形瓶中分装225 mL。121℃高压灭菌15 min。

A10 亚硝酸盐试剂

a. 试剂甲

在1 000 mL5 mol/L乙酸中溶解对氨基苯磺酸8 g；

b. 试剂乙

在 1 000 mL5 mol/L 乙酸中溶解 α-萘酚 5 g。

A11 缓冲甘油-氯化钠溶液

在 900 mL 蒸馏水中溶解氯化钠 4.2 g，加无水磷酸氢二钾 12.4 g，无水磷酸二氢钾 4.0 g 和甘油 100 mL，混合，充分溶解。调至 pH7.2。121℃高压灭菌 15 min。

配制双料缓冲甘油溶液(20％)时，用甘油 200 mL 和蒸馏水 800 mL。

附加说明：

本标准由中华人民共和国国家进出口商品检验局提出。

本标准由上海进出口商品检验局负责起草。

本标准主要起草人吴仲梁。

本标准参考美国公职分析化学家协会(AOAC)法定分析方法第 14 版，第 46 章，第 46、092 节(1984 年)。

中华人民共和国进出口商品检验行业标准

出口食品嗜热菌芽孢（需氧芽孢总数、平酸芽孢和厌氧芽孢）计数方法

SN 0178—92

代替 ZB X09 007—86

Counts of thermophilic bacterial spores(total aerobic, flat-sour and anaerobic) in food for export

1 主题内容与适用范围

本标准规定了出口食品嗜热菌芽孢(需氧芽孢总数、平酸芽孢和厌氧芽孢)的计数方法。

本标准适用于谷物产品和食品配料嗜热菌芽孢计数。其他食品可参照使用。

2 设备和材料

2.1 取样工具:刮勺、取样铲等。

2.2 带盖样品瓶或容器。

2.3 高压蒸汽灭菌锅。

2.4 天平:感量 0.01 g。

2.5 均质器和 1 000 mL 带盖均质杯。

2.6 移液管:容量 1 mL、10 mL(大口径)。

2.7 培养皿:内径 90 mm。

2.8 250 mL 三角烧瓶:具 100 mL 刻度线。

2.9 水浴箱:温度 45～48℃。

2.10 酒精灯。

2.11 菌落计数器。

2.12 培养箱:温度 55±2℃。

2.13 蒸汽柜。

3 培养基

3.1 葡萄糖胰蛋白胨琼脂。

3.2 覆盖琼脂。

3.3 改良亚硫酸盐琼脂。

3.4 肝汤。

4 样品制备

4.1 谷物:将 50 g 样品放入灭菌均质杯内,加入 200 mL 灭菌蒸馏水,以 8 000～10 000 r/min 均质

中华人民共和国国家进出口商品检验局 1992-12-28 批准　　1993-05-01 实施

3 min，使成均匀的混悬液。

4.2 淀粉或面粉：将 20 g 样品放入盛有适量玻璃珠的 250 mL 灭菌三角烧瓶内，加灭菌蒸馏水至 100 mL刻度线，振摇，使成均匀的混悬液。

4.3 糖：将 20 g 干态糖或相同糖含量的液态糖（根据白利度确定。如 29.41 g、68 白利度的液态糖相当于 20 g 干态糖）放入 250 mL 灭菌三角烧瓶内，加灭菌蒸馏水至 100 mL 刻度线，搅拌使溶解，迅速加热至沸并维持 5 min，立即用水冷却。

5 接种培养和计数

5.1 需氧嗜热芽孢总数

5.1.1 谷物、淀粉或面粉：用大口径移液管移取 20 mL 谷物混悬液或 10 mL 淀粉或面粉混悬液，在搅拌状态下加入盛有 100 mL 融化的葡萄糖胰蛋白胨琼脂（55～60℃）的 250 mL 三角烧瓶内。将此混合物在沸水或蒸汽柜中放置 15 min。轻微搅拌使尽快冷却，再将全部混合物等量倾注至 5 个灭菌培养皿内。凝固后于其表面覆盖一薄层 2%灭菌琼脂（防止蔓延型菌落出现），待覆盖琼脂凝固后，倒置培养皿于 55℃保持一定湿度培养 48 h。

5.1.2 糖：于 5 个灭菌培养皿内各放入 2 mL 经热处理的糖溶液，倾入葡萄糖胰蛋白胨琼脂（55～60℃），轻轻摇动，使样液与培养基混合均匀。待凝固后，倒置培养皿于 55℃保持一定湿度培养 48 h。

5.1.3 计数 5 个平板上的菌落。5 个平板上的菌落数相加，再乘以 2 即为 10 g 谷物中的需氧嗜热芽孢总数。如样品为淀粉或面粉或糖，则 5 个平板上的菌落数相加，再乘以 5 即为 10 g 样品中的需氧嗜热芽孢总数。

5.2 平酸芽孢

5.2.1 对上述 5.1.1 和 5.1.2 条中的平板再进行检查。计数平板上直径 1～5 mm，中心有不透明暗色斑点的圆形菌落。在紫色平板上，平酸菌菌落通常被黄色晕圈围绕着。当接种菌过多（整个平板呈淡黄色）或产低酸的菌株存在时，黄色晕圈不明显或消失。表面以下的菌落致密，两面凸出，近乎针尖状。如对表面以下菌落有怀疑，可挑取此菌落划线培养于葡萄糖胰蛋白胨琼脂平板上，以证实表面菌落的特征。

5.2.2 样品中平酸芽孢的计算同上述 5.1.3 条。

5.3 产硫化氢厌氧芽孢

5.3.1 将 20 mL 样品混悬液分装于 6 支刚刚排气的改良亚硫酸盐琼脂试管内。如样品为谷物、淀粉或面粉，应旋紧试管帽，在加热（在沸水或蒸汽柜中放置 15 min）之前和加热过程中轻轻颠倒试管数次，加热后迅速用水冷却试管。预热试管至 55℃，并在此温度下培养 48 h。

5.3.2 产硫化氢厌氧菌在改良亚硫酸盐培养基中形成乌黑发亮的特殊球形区域，无明显气体产生。某些不产硫化氢厌氧菌产生大量氢气和还原亚硫酸盐，引起琼脂断裂和使整个培养基变黑。但是，这种情况易与上述的黑色球形区域分开。计数 6 支试管中的黑色球形区域。6 支试管中的黑色球形区域数相加，再乘以 2 即为 10 g 谷物中的产硫化氢厌氧芽孢数。如样品为淀粉或面粉或糖，则 6 支试管中的黑色球形区域数相加，再乘以 2.5 即为 10 g 样品中的产硫化氢厌氧芽孢数。

5.4 不产硫化氢厌氧芽孢

5.4.1 将 20 mL 样品混悬液分装于 6 支刚刚排气的肝汤试管内。如样品为谷物、淀粉或面粉，应立即旋紧试管帽，在加热（在沸水或蒸汽柜中放置 15 min）之前和加热过程中搓转试管数次。加热后迅速用水冷却，并于各试管内注入 50℃灭菌覆盖琼脂，厚度 5～6 cm。待琼脂凝固后，预热试管至 55℃，并在此温度下培养 48～72 h。

5.4.2 琼脂断裂，产酸，偶尔伴有干酪气味，被判定为不产硫化氢厌氧菌。此方法适用于定性试验或作粗略定量估计，不能以单位样品中芽孢数表示结果。

6 报告结果

6.1 需氧嗜热芽孢总数、平酸芽孢、产硫化氢厌氧芽孢：按芽孢数/10 g 样品报告结果。

6.2 不产硫化氢厌氧芽孢：按阳性或阴性（+或-）管数报告结果。

附 录 A
培养基制备
(补充件)

A1 葡萄糖胰蛋白胨琼脂

胰蛋白胨	10 g
葡萄糖	5 g
2%溴甲酚紫乙醇溶液	2 mL
琼脂	15 g
蒸馏水	1 000 mL
最终 pH	6.7±0.1

将各成分混悬于蒸馏水中,静置 5 min,混合均匀,加热,不时搅拌煮沸 1 min,分装于玻璃瓶内,121℃高压灭菌 20 min。

A2 覆盖琼脂

琼脂	20 g
蒸馏水	1 000 mL

将琼脂混悬于蒸馏水中,静置 5 min,加热煮沸使溶解,分装于试管或三角烧瓶内,121℃高压灭菌 20 min。

A3 改良亚硫酸盐琼脂

蛋白胨	10 g
无水亚硫酸钠	1 g
琼脂	20 g
蒸馏水	1 000 mL

将蛋白胨、亚硫酸钠和琼脂混悬于蒸馏水中,充分混合,加热使溶解。分装试管,每管 10～15 mL,再于各试管内加入适量清洁的混铁粉或铁屑。不调 pH。121℃高压灭菌 20 min。如不使用固体亚硫酸钠,每周需配制新鲜亚硫酸钠溶液。

A4 肝汤

将 500 g 碎牛肝加入 1 000 mL 蒸馏水中,振摇,微火煮沸 1 h。调至 pH7.0,再煮沸 10 min。用纱布过滤,挤压出液体部分,并稀释至 1 000 mL。加入蛋白胨 10 g,磷酸氢二钾 1 g,再调至 pH7.0。将煮沸过的碎牛肝(1～2 cm 厚)和肝汤(10～12 mL)加入 18×150 mm 试管内,121℃高压灭菌 20 min。除新鲜配制以外,使用前以流动蒸汽加热培养基 20 min 以上,以排除培养基内的空气。接种后用灭菌琼脂(50℃)覆盖,厚度 5～6 cm。

附加说明：

本标准由中华人民共和国国家进出口商品检验局提出。

本标准由中华人民共和国湖北进出口商品检验局、福建进出口商品检验局负责起草。

本标准主要起草人张宗显、章众长。

本标准主要参考美国公职分析化学家协会(AOAC)法定分析方法第14版，第46章，第46.078～46.082节(1984年)。

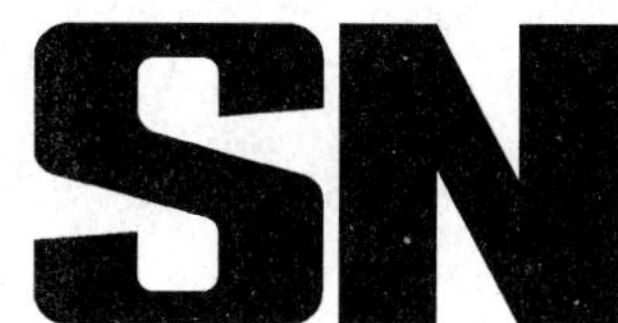

中华人民共和国出入境检验检疫行业标准

SN/T 0184.1—2005
代替 SN 0184—1993

进出口食品中单核细胞增生李斯特氏菌检测方法

Detection of *Listeria monocytogenes* in foods for import and export

2005-05-20 发布　　2005-12-01 实施

中华人民共和国国家质量监督检验检疫总局 发布

前　言

本标准对 SN 0184—1993《出口食品中单核细胞增生李斯特氏菌检验方法》进行修订。

本标准自实施之日起，SN 0184—1993 同时废止。

本标准与 SN 0184—1993 相比主要修改如下：

——按照 GB/T 1.1—2000 对标准文本的格式和文字进行修改；

——修改和规范原标准中的“设备和材料”；

——增菌培养基由 EB 增菌液改为 Fraser 肉汤；

——选择性培养基由 OXA 或 MMA 改为 OXA 琼脂和 PALCAM 琼脂；

——增加了 API 鉴定试验可代替生化试验和协同溶血试验；

——增加了用 VIDAS 全自动免疫荧光酶标分析仪作快速筛选；

——取消了小鼠毒力试验。

本标准的附录 A 为规范性附录。

本标准由国家认证认可监督管理委员会提出并归口。

本标准起草单位：中华人民共和国辽宁出入境检验检疫局。

本标准主要起草人：于兵、麻丽丹、焦阳、尤永莉、张勇、陈晓东、杨绍新。

进出口食品中单核细胞增生李斯特氏菌检测方法

1 范围

本标准规定了进出口食品中单核细胞增生李斯特氏菌的检测方法。

本标准适用于进出口食品中单核细胞增生李斯特氏菌的检测。

2 规范性引用文件

下列文件中的条款通过本标准的引用而成为本标准的条款。凡是注日期的引用文件,其随后所有的修改单(不包括勘误的内容)或修订版均不适用于本标准,然而,鼓励根据本标准达成协议的各方研究是否可使用这些文件的最新版本。凡是不注日期的引用文件,其最新版本适用于本标准。

GB/T 4789.28—2003 食品卫生微生物学检验 染色法、培养基和试剂

SN 0330—1994 出口食品中微生物学检验通则

3 设备和材料

3.1 冰箱:4℃～－20℃。

3.2 恒温培养箱:30℃±1℃、24℃±1℃、35℃±1℃。

3.3 恒温水浴锅:46℃±1℃、50℃±1℃、80℃±1℃。

3.4 均质器。

3.5 显微镜:10×～100×。

3.6 离心机:4 000 r/min。

3.7 天平:0 g～500 g,精度0.1 g。

3.8 VIDAS全自动免疫荧光酶标分析仪。

注:VIDAS全自动免疫荧光酶标分析仪是由法国梅里埃公司提供的产品的商品名,给出这一信息是为了方便本标准的使用者,并不表示对该产品的认可,如果其他等效产品具有相同的效果,则可使用这些等效产品。

3.9 高压灭菌锅。

3.10 解剖镜。

3.11 锥形瓶:100 mL、500 mL。

3.12 灭菌吸管:1 mL(具0.01 mL刻度)、10 mL(具0.1 mL刻度)。

3.13 灭菌平皿:直径90 mm。

3.14 灭菌试管:16 mm×160 mm。

3.15 离心管:30 mm×100 mm。

3.16 单核细胞增生李斯特氏菌标准株。

3.17 绵羊李斯特氏菌标准株。

3.18 英诺克李斯特氏菌标准株。

3.19 西尔李斯特氏菌标准株。

4 培养基和试剂

除另有规定外,所用试剂均为分析纯,水为蒸馏水。

4.1 含0.6%酵母浸膏的胰酪大豆肉汤(TSB-YE):见第A.1章。

4.2 含0.6%酵母浸膏的胰酪大豆琼脂(TSA-YE):见第A.2章。

4.3 Fraser肉汤增菌液(FB_1,FB_2):见第A.3章。

4.4 PALCAM琼脂:见第A.4章。

4.5 OXA琼脂:见第A.5章。

4.6 7%羊血琼脂:见第A.6章。

4.7 SIM动力培养基:见第A.7章。

4.8 三糖铁(TSI)琼脂:按GB/T 4789.28—2003中4.26、4.27。

4.9 硝酸盐培养基:按GB/T 4789.28—2003中3.17。

4.10 缓冲葡萄糖蛋白胨水(MR和VP试验用):按GB/T 4789.28—2003中3.4。

4.11 糖发酵培养基:见第A.8章。

4.12 过氧化氢酶试验:按GB/T 4789.28—2003中3.20。

4.13 盐酸吖啶黄溶液:见第A.3.2.1章。

4.14 萘啶酮酸钠盐溶液:见第A.3.2.2章。

4.15 柠檬酸铁铵溶液:见第A.3.2.3章。

4.16 VIDAS单核细胞增生李斯特氏菌测试条。

注:VIDAS单核细胞增生李斯特氏菌测试条是由法国梅里埃公司提供的产品的商品名,给出这一信息是为了方便本标准的使用者,并不表示对该产品的认可,如果其他等效产品具有相同的效果,则可使用这些等效产品。

4.17 API李斯特氏菌鉴定条。

注:API李斯特氏菌鉴定条是由法国梅里埃公司提供的产品的商品名,给出这一信息是为了方便本标准的使用者,并不表示对该产品的认可,如果其他等效产品具有相同的效果,则可使用这些等效产品。

5 检验程序

单核细胞增生李斯特氏菌检验程序见图1。

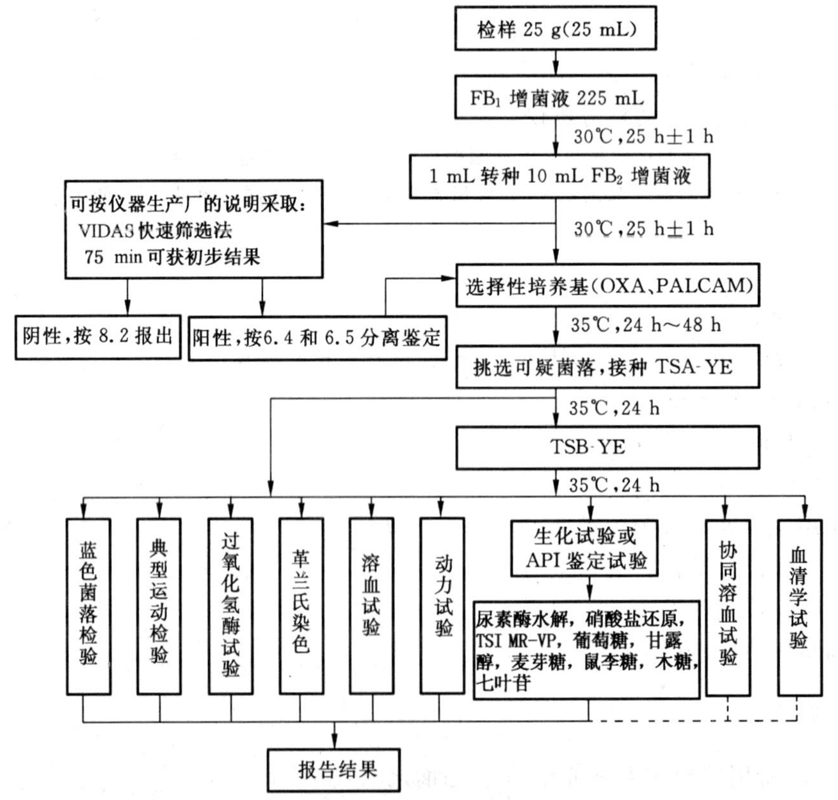

图1 单核细胞增生李斯特氏菌检验程序示意图

6 检验步骤

6.1 样品的存放与制备

如为冷冻样品，应于2℃～5℃解冻，且不超过18 h；若不能及时检验，应置于－15℃保存。非冷冻的易腐样品应尽可能及时检验，若不能及时检验，应置于4℃冰箱保存，在24 h之内检验。

无菌取样品25 g(mL)放入灭菌均质杯或均质袋中加225 mLFB_1增菌液中，充分均质。

6.2 增菌培养

FB_1增菌液225 mL放30℃±1℃培养25 h±1 h，吸取1 mL，加入10 mL FB_2增菌液中放30℃±1℃二次增菌25 h±1 h。

6.3 VIDAS快速筛选

取FB_2增菌液，可按仪器生产厂的说明采取VIDAS快速筛选法进行快速筛选检测，75 min可获初步结果。对于筛选为阴性的结果可直接按8.2报告未检出单核细胞增生李斯特氏菌。对于筛选为阳性的结果，应按照6.4和6.5的条款进行分离培养和鉴定。

也可不经快速筛选，直接按照6.4和6.5的条款进行分离培养和鉴定。

6.4 分离培养

6.4.1 选择性培养基的分离培养

取增菌液一环，划线分离于选择性培养基OXA、PALCAM琼脂平板上，35℃±1℃培养24 h～48 h。

6.4.2 黑色菌落观察

李斯特氏菌在OXA琼脂平板上生长24 h后菌落呈现黑色，直径为1 mm，在其周围形成一个黑色环，培养48 h，菌落仍呈黑色，直径2 mm～3 mm，除在菌落周围有一环外，在菌落中心部位的深层也形成黑点。李斯特氏菌在PALCAM琼脂平板上与在OXA琼脂平板上菌落相似。

在OXA琼脂平板和PALCAM琼脂平板上挑取5个或更多可疑菌落，接种于TSA-YE琼脂平板上，纯培养后进行鉴定。

6.5 鉴定

6.5.1 蓝色菌落检验

用45°斜射光照射TSA-YE琼脂平板，菌落呈现蓝灰色到蓝色，用标准菌株作为阳性对照。将纯化后的菌落接种于TSB-YE肉汤，35℃培养24 h，供生化等项目检验使用。

6.5.2 典型运动镜检

挑取在TSA-YE琼脂平板上生长良好的菌落于洁净载玻片上，用0.85％灭菌生理盐水制成悬浮液，压上盖玻片，于显微镜下用油镜观察，李斯特氏菌为短棒状杆菌，可见轻微的旋转翻滚。用标准菌株作为对照。

6.5.3 革兰氏染色

按照GB/T 4789.28—2003进行革兰氏染色，李斯特氏菌呈短杆状革兰氏阳性反应。

6.5.4 过氧化氢酶试验

挑取TSA-YE平板上的菌落于洁净载玻片上，滴加1滴3％的过氧化氢(H_2O_2)溶液，李斯特氏菌呈过氧化氢酶阳性反应。

6.5.5 溶血试验

将7％羊血琼脂平板底面划分为20个～25个小格，每格刺种一个菌落。从每个TSA-YE琼脂平板上至少挑取2个菌落刺种血平板，并刺种阳性对照菌(单核细胞增生李斯特氏菌和绵羊李斯特氏菌)和阴性对照菌(英诺克李斯特氏菌)，30℃培养24 h～48 h。穿刺应刚刚透过琼脂层，尽量避免接触平板底部时太猛烈和使琼脂破裂。于明亮处进行观察，单核细胞增生李斯特氏菌和西尔李斯特氏菌在刺种点周围产生窄小的透明β型溶血环；绵羊李斯特氏菌产生大的β型溶血环；其他李斯特氏菌种不产生溶血环。

6.5.6 动力试验

将 TSB-YE 肉汤培养物穿刺接种于 SIM 半固体培养基，于室温（20℃～25℃）培养 48 h。李斯特氏菌有动力，在半固体试管内呈典型伞状生长。

6.5.7 硝酸盐还原试验

用 TSB-YE 肉汤培养物接种于硝酸盐肉汤中，于 35℃ 培养 5 d，加入 0.2 mL 试剂 A，再加入 0.2 mL试剂 B，轻摇混合。如在 1 min～2 min 内出现红色，判断为阳性反应；如果没有颜色显现，在含有试剂 A 和试剂 B 的试管内再加入少量锌粉（约 20 mg），放置 1 h，如出现红色，表示仍有硝酸盐存在，未被细菌还原，判断为阴性。

6.5.8 MR-VP 试验

将 TSB-YE 肉汤培养物接种于 MR-VP 肉汤中，于 35℃ 培养 48 h。移取 1 mL 培养物于洁净试管中，加 5%α-萘酚溶液 0.5 mL，再加 4%氢氧化钾溶液 0.2 mL，轻轻摇动试管约 1 min，静置约20 min，出现红色为 VP 阳性反应；将剩余培养液继续于 35℃ 培养 48 h，加甲基红指示剂 1 滴于试管中，出现红色为 MR 阳性反应。李斯特氏菌均为 MR-VP 阳性反应。

6.5.9 三糖铁试验

用 TSB-YE 肉汤培养物接种于三糖铁琼脂（TSI），于 35℃ 培养 5 d。李斯特氏菌在斜面和底层产酸，不产硫化氢（H_2S）。

6.5.10 糖发酵试验

将 TSB-YE 肉汤培养物分别接种于 0.5%葡萄糖、麦芽糖、七叶苷、甘露醇、鼠李糖、木糖发酵管内，于 35℃ 培养 24 h～48 h，阴性继续培养到第 5 天，李斯特氏菌不产气，其不同菌种生化反应见表 1。

表 1 李斯特氏菌菌种鉴别特征

中文菌名	学名	蓝色菌落	典型运动	过氧化氢酶	革兰氏染色	溶血试验β[a]	动力试验	尿素酶试验	硝酸盐还原	MP-VP试验	三糖铁试验	糖发酵利用					
												葡萄糖	麦芽糖	七叶苷	甘露醇	鼠李糖	木糖
单核细胞增长李斯特氏菌	*L. monocytogenes*	+	+	+	+	+	+	−	−	+/+	产酸，不产 H_2S	+	+	+	−	+	−
绵羊李斯特氏菌	*L. ivanovii*	+	+	+	+	+	+	−	−	+/+	产酸，不产 H_2S	+	+	+	−	−	+
英诺克李斯特氏菌	*L. innocua*	+	+	+	+	−	+	−	−	+/+	产酸，不产 H_2S	+	+	+	−	V[b]	−
威尔斯李斯特氏菌	*L. welshimeri*	+	+	+	+	−	+	−	−	+/+	产酸，不产 H_2S	+	+	+	−	V[b]	+
西尔李斯特氏菌	*L. seeligeri*	+	+	+	+	+	+	−	−	+/+	产酸，不产 H_2S	+	+	+	−	−	+
格氏李斯特氏菌	*L. grayi*	+	+	+	+	−	+	−	−	+/+	产酸，不产 H_2S	+	+	+	+	−	−

[a] 绵羊血穿刺。

[b] V——反应不定。

6.5.11 尿素酶试验

用 TSB-YE 肉汤培养物穿刺接种于尿素琼脂斜面上，于 35℃ 培养 5 d，逐日观察李斯特氏菌呈尿素酶试验阴性反应，斜面无颜色变化。

6.5.12 协同溶血试验（cAMP）

在羊血琼脂平板上各划一直线，使两线平行，在两平行线上分别接种 β 型溶血金黄色葡萄球菌

(*S. aureus*):ATCC49444 和马红球菌(*R. equi*):ATCC6939 培养物,在该两线之间垂直划线接种待测菌培养物,与两线相近但不相交,于 35℃培养 24 h～48 h 后,观察相交处溶血情况。单核细胞增生李斯特氏菌和西尔李斯特氏菌(*L. seeligeri*)在靠近金黄色葡萄球菌接种点附近的溶血增强,绵羊李斯特氏菌(*L. ivanvii*)在靠近马红球菌接种点附近的溶血增强,可见有明显的箭头状溶血现象,其他李斯特氏菌不产生溶血。

6.5.13 API 鉴定试验

API 鉴定试验可代替 6.5.7～6.5.12 试验。具体方法:检查 6.5.1～6.5.4 中符合李斯特氏菌特征的菌株,传代分离于 7%羊血琼脂平板,按 API Listeria 鉴定系统说明书所述方法进行鉴定,应用说明书提供的数值编码表得到鉴定结果。

6.5.14 血清学检验

将 TSB-YE 肉汤培养物接种到 3 mL TSB-YE 肉汤中,于 35℃培养 24 h;接种 2 支 TSA-YE 琼脂斜面,于 35℃培养 24 h,用 3 mL 0.01 mol/L 磷酸盐缓冲液将斜面菌苔洗下,菌悬液于 80℃水溶中加热 1 h,以 2 500 r/min 离心 30 min,弃去 2 mL 上清液,将剩余液与沉淀混匀制成菌悬液,进行血清学玻片凝集试验。

李斯特氏菌菌种的血清型见表 2。

表 2 李斯特氏菌菌种的血清型

中文菌名	学　名	血清型
单核细胞增生李斯特氏菌	*L. monocylogenes*	1/2A,1/2B,1/2C,3A,3B,3C,4A,4AB,4B,4C,4D,4E,7
绵羊李斯特氏菌	*L. ivanovii*	5
英诺克李斯特氏菌	*L. innocua*	4AB,6A,6B,Un[a]
威尔斯李斯特氏菌	*L. welshimeri*	6A,6B
西尔李斯特氏菌	*L. seeligeri*	1/2B,4C,4D,6B,Un[a]
格氏李斯特氏菌	*L. grayi*	

[a] Un——未命名。

7 质量控制

每次检验均需用标准阳性菌株和阴性菌株(如杆菌或链球菌等)进行质量控制。在 6.2 样品制备的同时,在一个作为空白对照的 FB_1 增菌液中加入新鲜配制的每毫升含有 10 个～100 个单核细胞增生李斯特氏菌的阳性标准菌株培养物稀释液 1 mL 和阴性菌株培养物,按检验程序进行同步检验。

8 报告结果

8.1 协同溶血试验、血清学试验可根据需要进行,常规检验可不进行这些试验。

8.2 单核细胞增生李斯特氏菌与其他李斯特氏菌种的鉴别见表 1。

8.2.1 报告阳性结果:检出单核细胞增生李斯特氏菌。

8.2.2 报告阴性结果:未检出单核细胞增生李斯特氏菌。

附 录 A
（规范性附录）
培 养 基

A.1 含0.6%酵母浸膏的胰酪胨大豆肉汤（TSB-YE）

A.1.1 成分

胰酪蛋白胨（或胰蛋白胨）	17.0 g
植物蛋白胨	3.0 g
氯化钠	5.0 g
磷酸二氢钾	2.5 g
葡萄糖	2.5 g
酵母浸膏	6.0 g
蒸馏水	1 000 mL

A.1.2 制法

将上述各成分加热煮沸溶解冷却后，调 pH 至 7.1～7.5，分装，121℃灭菌 15 min，备用。

A.2 含0.6%酵母浸膏的胰酪胨大豆琼脂（TSA-YE）

A.2.1 成分

胰酪蛋白胨（或胰蛋白胨）	15.0 g
植物蛋白胨	5.0 g
氯化钠	5.0 g
酵母浸膏	6.0 g
琼脂	15.0 g
蒸馏水	1 000 mL

A.2.2 制法

除琼脂外，将其他各成分加热煮沸溶解冷却后，调 pH 至 7.1～7.5，再加入琼脂，121℃灭菌15 min，备用。

A.3 Fraser 肉汤增菌液（FB_1，FB_2）

A.3.1 成分

酪蛋白酶消化物	5.0 g
动物组织酶消化物	5.0 g
牛肉浸膏	5.0 g
酵母浸膏	5.0 g
氯化钠	20.0 g
磷酸氢二钠	12.0 g
磷酸二氢钾	1.35 g
七叶苷	1.0 g
氯化锂	3.0 g
蒸馏水	1 000 mL

A.3.2 制法

将上述成分置于50℃水浴中充分溶解，冷却后调pH至7.0～7.4，分装，121℃灭菌15 min。

A.3.2.1 盐酸吖啶黄溶液

盐酸吖啶黄	25 mg
灭菌蒸馏水	10 mL

振摇混匀，充分溶解后过滤除菌，避光保存。

A.3.2.2 萘啶酮酸钠盐溶液

萘啶酮酸	20 mg
0.05 mol/L 氢氧化钠溶液	10 mL

振摇混匀，充分溶解后过滤除菌。

A.3.2.3 0.05 mol/L 氢氧化钠溶液

氢氧化钠	0.1 g
灭菌蒸馏水	50 mL

振摇混匀，充分溶解。

A.3.2.4 柠檬酸铁铵溶液

柠檬酸铁铵	0.5 g
灭菌蒸馏水	10 mL

振摇混匀，充分溶解后过滤除菌。

A.3.2.5 Fraser 肉汤Ⅰ(FB_1)1 000 mL 中加入：

盐酸吖啶黄溶液	5 mL
萘啶酮酸钠盐溶液	5 mL
柠檬酸铁铵溶液	10 mL

A.3.2.6 Fraser 肉汤Ⅱ(FB_2)1 000 mL 中加入：

盐酸吖啶黄溶液	10 mL
萘啶酮酸钠盐溶液	10 mL

无菌分装于10 mL大试管中。

A.4 PALCAM 琼脂

A.4.1 成分

蛋白胨	23.0 g
淀粉	1.0 g
酵母浸膏	3.0 g
氯化钠	5.0 g
D-葡萄糖	0.5 g
D-甘露醇	10.0 g
柠檬酸铁铵	0.5 g
七叶苷	0.8 g
氯化锂	15.0 g
酚红	0.08 g
琼脂	13.0 g
蒸馏水	1 000 mL
盐酸吖啶黄素	5.0 mg
硫酸多粘菌素B	0.01 g
复达新	20.0 mg

A.4.2 制法

除盐酸吖啶黄素、硫酸多粘菌素 B、复达新和琼脂外，将其他各成分加热煮沸溶解冷却后，调 pH 至 7.0～7.4，再加入琼脂，121℃灭菌 15 min，冷却至 50℃，无菌操作，加入用适量无菌水溶解的盐酸吖啶黄素、硫酸多粘菌素 B、复达新，摇匀，倾注平板。

A.5 OXA 琼脂

A.5.1 成分

蛋白胨	23.0 g
淀粉	1.0 g
氯化钠	5.0 g
柠檬酸铁铵	0.5 g
七叶苷	1.0 g
氯化锂	15.0 g
琼脂	13.0 g
蒸馏水	1 000 mL
吖啶黄素	5.0 mg
头孢双硫唑甲氧	2.0 mg
放线菌酮	400.0 mg
硫酸盐粘菌素	20.0 mg
磷霉素	10.0 mg

A.5.2 制法

除吖啶黄素、头孢双硫唑甲氧、放线菌酮、磷霉素、硫酸盐粘菌素和琼脂外，将其他成分加热煮沸溶解冷却后，调 pH 至 7.0～7.4，再加入琼脂，121℃灭菌 15 min，冷却至 50℃，无菌操作，加入用 5 mL 乙醇和 5 mL 无菌水溶解的吖啶黄素、头孢双硫唑甲氧、放线菌酮、磷霉素，摇匀，倾注平板。

A.6 7%羊血琼脂

A.6.1 成分

含 0.6%酵母浸膏的胰酪胨大豆琼脂（见第 A.2 章）	1 000 mL
脱纤维绵羊血	70 mL

A.6.2 制法

将 1 000 mL 高压灭菌后的含 0.6%酵母浸膏的胰酪胨大豆琼脂（见第 A.2 章）冷却至 50℃，加入 70 mL 脱纤维绵羊血，边加边摇，均匀混合后倾注平板。

A.7 SIM 动力培养基

A.7.1 成分

胰胨	20.0 g
多价胨	6.0 g
硫酸铁铵	0.2 g
硫代硫酸钠	0.2 g
琼脂	3.5 g
蒸馏水	1 000 mL

A.7.2 制法

将上述各成分加热混匀，调 pH7.2，分装小试管，高压灭菌 121℃灭菌 15 min。

A.8 糖发酵培养基

A.8.1 糖发酵基础液

A.8.1.1 成分

胰蛋白胨	10.0 g
牛肉浸膏	3.0 g
氯化钠	5.0 g
溴甲酚紫	0.04 g
蒸馏水	1 000 mL

A.8.1.2 制法

将除溴甲酚紫外的各成分加热溶解，冷却后调 pH7.0，加入溴甲酚紫，充分溶解，混合。

A.8.2 0.5%糖发酵液

A.8.2.1 成分

葡萄糖	0.5 g
麦芽糖	0.5 g
甘露醇	0.5 g
鼠李糖	0.5 g
木糖	0.5 g

A.8.2.2 制法

将上述糖类分别加入糖发酵基础液 100 mL(见 A.11.1)，分装试管，每管 1 mL，于 115℃高压灭菌 15 min。

A.8.3 七叶苷培养基

A.8.3.1 成分

胰蛋白胨	0.5 g
牛肉浸膏	0.3 g
七叶苷	0.1 g
柠檬酸铁铵	0.05 g
蒸馏水	100 mL

A.8.3.2 制法

将上述各成分加热溶解，冷却后调 pH7.0，分装试管，每管 1 mL，于 115℃高压灭菌 15 min。

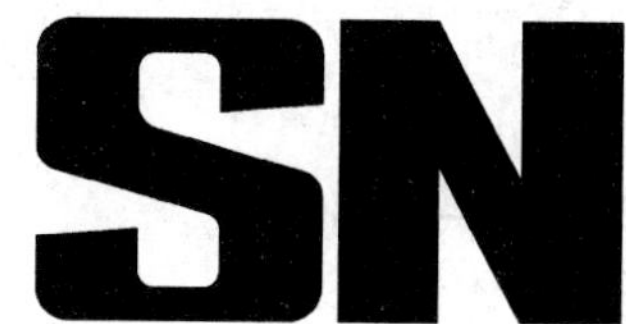

中华人民共和国出入境检验检疫行业标准

SN/T 0184.2—2006

食品中单核细胞增生李斯特氏菌检测方法 第2部分:多重PCR方法

Detection of *Listeria monocytogenes* in foods —Part 2: Multi-PCR method

006-08-28 发布

2007-03-01 实施

中华人民共和国国家质量监督检验检疫总局 发布

前　言

本部分为 SN/T 0184 的第 2 部分。

本部分的附录 A 为规范性附录。

本部分由国家认证认可监督管理委员会提出并归口。

本部分起草单位:中华人民共和国浙江出入境检验检疫局、浙江大学。

本部分主要起草人:程洁、张晓峰、施伟良、方维焕。

本部分系首次发布的出入境检验检疫行业标准。

食品中单核细胞增生李斯特氏菌检测方法 第2部分:多重PCR方法

1 范围

SN/T 0184 的本部分规定了单核细胞增生李斯特氏菌的 PCR 检测方法。

本部分适用于进出口食品中单核细胞增生李斯特氏菌的检测。

2 规范性引用文件

下列文件中的条款通过 SN/T 0184 的本部分的引用而成为本部分的条款。凡是注日期的引用文件,其随后所有的修改单(不包括勘误的内容)或修订版均不适用于本部分,然而,鼓励根据本部分达成协议的各方研究是否可使用这些文件的最新版本。凡是不注日期的引用文件,其最新版本适用于本部分。

GB/T 6682 分析实验室用水规格和试验方法

SN/T 1193 基因实验室技术要求

3 缩略语

下列缩略语适用于 SN/T 0184 的本部分。

3.1

PCR polymerase chain reaction

聚合酶链式反应。

3.2

DNA deoxyribonucleic acid

脱氧核糖核酸。

3.3

dNTP deoxyribonucleoside triphospate

脱氧核苷三磷酸。

3.4

dATP deoxyadenosine triphosphate

脱氧腺苷三磷酸。

3.5

dCTP deoxycytidine triphosphate

脱氧胞苷三磷酸。

3.6

dGTP deoxyguanosine triphosphate

脱氧鸟苷三磷酸。

3.7

dTTP deoxyuridine triphosphate

脱氧胸苷三磷酸。

3.8

Taq ***Thermus aquaticu***

水生栖热菌。

3.9

Triton X-100 t-Octylphenoxypolyethoxyethanol

辛基苯氧基聚乙氧乙醇。

3.10

iap invasion-associated peotein P60 gene

P60 蛋白的编码基因。

3.11

hly Listeriolysin0 gene

溶血素基因。

3.12

EDTA ethylene diaminetetraacetic acid

乙二胺四乙酸。

4 防污染措施

检测过程中防止交叉污染的措施按照 SN/T 1193 的规定执行。

5 设备和材料

5.1 PCR 仪。

5.2 离心机:4 000 r/min。

5.3 高速台式冷冻离心机:12 000 r/min。

5.4 天平:精度 0.001 g。

5.5 冰箱:4℃～－20℃。

5.6 恒温培养箱:30℃±1℃、37℃±1℃。

5.7 均质器。

5.8 微量可调移液器:1 μL、10 μL、100 μL、1 mL、5 mL。

5.9 1.5 mL 离心管。

5.10 电泳仪。

5.11 凝胶成像分析系统。

5.12 高压灭菌锅。

5.13 制冰机。

5.14 单核细胞增生李斯特氏菌标准菌株(54007)。

5.15 英诺克李斯特氏菌标准菌株(ATCC 33090)。

5.16 腊样芽孢杆菌标准菌株(63301)。

6 培养基和试剂

6.1 胰酪胨大豆酵母浸膏肉汤(TSB-YE):见第 A.1 章。

6.2 胰酪胨大豆酵母浸膏琼脂(TSA-YE):见第 A.2 章。

6.3 EB 肉汤增菌液(EB):见第 A.3 章。

6.4 PALCAM 琼脂:见第 A.4 章。

6.5 OXA 琼脂:见第 A.5 章。

6.6 盐酸吖啶黄溶液(acriflavine HCl):见A.3.1。

6.7 萘啶酮酸钠盐溶液(naladixic acid sodium salt):见A.3.2。

6.8 放线菌酮(cycloheximide):见A.3.4。

6.9 TZ裂解液:见第A.6章。

6.10 引物:

——MonoA:5'-CAA ACT GCT AAC ACA GCT ACT-3';

——LisB:5'-TTA TAC GCG ACC GAA GCC AA-3';

——HA1:5'-GCA GTT GCA AGC GCT TGG AGT GAA-3';

——HA2:5'-GCA ACG TAT CCT CCA GAG TGA TCG-3'。

6.11 dNTP:dATP、dTTP、dCTP、dGTP。

6.12 10×PCR缓冲液。

6.13 *Taq* DNA聚合酶。

6.14 琼脂糖:电泳纯。

6.15 溴化乙锭。

6.16 分子量标记:100 bp~2 000 bp DNA marker。

6.17 电泳缓冲液:见第A.7章。

6.18 加样缓冲液:见第A.8章。

6.19 实验用水:按照GB/T 6682的规定执行。

7 检验步骤

7.1 样品的收集与处理

如为冷冻样品,应于2℃~5℃解冻,且不超过18 h;若不能及时检验,应置于-15℃保存。非冷冻的易腐样品应尽可能及时检验,若不能及时检验,应置于4℃冰箱保存,在24 h内检验。

无菌取样品25 g(mL)放入灭菌均质杯或均质袋中加225 mL BLEB增菌液,充分均质。

7.2 增菌培养

与样品均质混合的BLEB增菌液(添加了丙酮酸钠)置于30℃±1℃预增菌4 h,再加入选择性试剂放线菌酮溶液1.15 mL、吖啶黄溶液0.455 mL、萘啶酮酸溶液1.8 mL,30℃+1℃继续增菌培养。

7.3 分离培养

7.3.1 选择性培养基的分离培养

分别取30℃±1℃培养24 h和30 h增菌液一环,划线分离于选择性培养基OXA、PALCAM琼脂平板上,37℃±1℃培养24 h~48 h。

7.3.2 黑色菌落观察

李斯特氏菌在OXA琼脂平板上生长24 h后菌落呈现黑色,直径为1 mm左右,在其周围形成一个黑色环,培养48 h,菌落仍呈黑色,直径2 mm~3 mm,除在菌落周围有一环外,在菌落中心部位的深层也形成黑点。李斯特氏菌在PALCAM琼脂平板上与在OXA琼脂平板上的菌落相似。

在OXA琼脂平板和PALCAM琼脂平板上挑取5个或更多可疑菌落,接种于TSA-YE琼脂平板上,纯培养后进行PCR鉴定。

7.4 PCR鉴定

7.4.1 细菌的培养

挑取可疑李斯特菌菌落接种于6 mL TSB-YE肉汤,37℃过夜培养。

7.4.2 细菌DNA抽提

离心培养液收集细菌(4 000 r/min,10 min),用1 mL灭菌水洗1次后离心(8 000 r/min,5 min),加入等体积的灭菌水和TZ缓冲液重悬,使细菌浓度约为10^4 cfu/mL~10^8 cfu/mL(肉眼可见明显浑浊),

沸水浴处理 8 min，冰水中冷浴 10 min，8 000 r/min 离心 5 min，收集上清液即可用于 PCR 扩增。

7.4.3 PCR 扩增体系

50 μL 反应体系中：10×PCR buffer 5μL、*Taq* 酶(5 U/μL) 1 μL、$MgCl_2$(25 mmol/L)3 μL、dNTP (5 mmol/L)2 μL、引物 MonoA(20 mmol/L)和 LisB(20 mmol/L)各 2.5 μL、HA1(20 mmol/L)和 HA2 (20 mmol/L)各 1.5 μL、模板 DNA(5 μL)，加双蒸水 26 μL。

7.4.4 PCR 扩增条件

95℃预变性 3 min，95℃变性 45 s，62℃复性 30 s，72℃延伸 45 s，30 次循环，72℃延伸 3 min。

7.4.5 反应体系对照的设置

7.4.5.1 进行 PCR 检测时反应体系应设置阳性对照、阴性对照和空白对照。

7.4.5.2 阳性对照：用单核细胞增生李斯特氏菌标准菌株(54007)提取的 DNA 作为模板。

7.4.5.3 阴性对照：用腊样芽孢杆菌标准菌株(63301)提取的 DNA 和英诺克李斯特氏菌标准菌株(ATCC 33090)提取的 DNA 作为模板(DNA 提取方法同单核细胞增生李斯特氏菌)。

7.4.5.4 空白对照：用配置反应体系的实验室用水代替模板。

7.4.6 凝胶电泳检测 PCR 产物

用 1×TAE 电泳缓冲液制备 1.2% 的琼脂糖凝胶(凝胶融化后冷却至 60℃左右加入含量为 0.5 μg/mL的溴化乙锭，或者在电泳后用 0.5 μg/mL 溴化乙锭溶液进行染色)，将 5 μL～10 μL PCR 产物与上样缓冲液混合，分别加入到对应的凝胶孔中，另在一孔加入适量的 DNA 分子量标记物，选择合适的电压进行电泳(一般控制在 3 V/cm～5 V/cm)，最后用凝胶成像系统进行观察分析并记录。

8 结果分析与判定

8.1 结果判断

8.1.1 若样品 PCR 扩增产物电泳出现 715 bp(iap 基因片段)和 450 bp(hly 基因片段)的任一扩增条带或两者均出现，同时阳性对照扩增产物电泳后出现目的片段(715 bp 和 450 bp 同时出现)，阴性对照和空白对照扩增产物电泳后没有出现目的片段，判定结果可疑阳性。

8.1.2 PCR 扩增产物电泳无目的扩增条带，且阳性对照扩增产物电泳后出现目的片段，阴性对照和空白对照扩增产物电泳后没有出现目的片段，判定结果阴性。

8.1.3 对于可疑阳性样品建议选用其他方法，如：API、生化鉴定和协同溶血(cAMP)试验等，进行进一步确认。如确认结果为阳性，判定结果阳性；如确认结果为阴性，判定结果阴性。

8.2 结果表述

如判定结果为阳性，则结果表述为“检出单核细胞增生李斯特氏菌”；如判定结果为阴性，则结果表述为“未检出单核细胞增生李斯特氏菌”。

附 录 A
（规范性附录）
培养基和试剂

A.1 含0.6%酵母浸膏的胰酪胨大豆肉汤(TSB-YE)

A.1.1 成分

胰酪蛋白胨(或胰蛋白胨)	17.0 g
植物蛋白胨	3.0 g
氯化钠	5.0 g
磷酸二氢钾	2.5 g
葡萄糖	2.5 g
酵母浸膏	6.0 g
蒸馏水	1 000 mL

A.1.2 制法

将上述各成分加热煮沸溶解，冷却后调pH至7.3±0.2，分装，121℃灭菌15 min，备用。

A.2 含0.6%酵母浸膏的胰酪胨大豆琼脂(TSA-YE)

A.2.1 成分

胰酪蛋白胨(或胰蛋白胨)	15.5 g
植物蛋白胨	5.0 g
氯化钠	5.0 g
酵母浸膏	6.5 g
琼脂	15.0 g
蒸馏水	1 000 mL

A.2.2 制法

除琼脂外，将其他各成分加热煮沸溶解，冷却后调pH至7.3±0.2，再加入琼脂，121℃灭菌15 min，备用。

A.3 EB肉汤增菌液(EB)

A.3.1 盐酸吖啶黄溶液0.5%(质量浓度)

盐酸吖啶黄	0.5 g
灭菌蒸馏水	100 mL

振摇混匀，充分溶解后过滤除菌，避光保存。

A.3.2 萘啶酮酸钠盐溶液0.5%(质量浓度)

萘啶酮酸	0.5 g
0.05 mol/L氢氧化钠溶液	100 mL

振摇混匀，充分溶解后过滤除菌。

A.3.3 0.05 mol/L氢氧化钠溶液

氢氧化钠	0.1 g
灭菌蒸馏水	50 mL

A.3.4 放线菌酮溶液 1.0%(质量浓度)

放线菌酮	1.0 g
40%乙醇溶液	100 mL

振摇混匀,充分溶解后过滤除菌。

A.3.5 丙酮酸钠溶液 10%(质量浓度)

丙酮酸钠	10 g
灭菌蒸馏水	100 mL

振摇混匀,充分溶解后过滤除菌。

A.3.6 BLEB 肉汤增菌液(BLEB)

胰酪胨大豆肉汤(TSB-YE)(见第 A.1 章)	225 mL
丙酮酸钠溶液(见 A.3.5)	2.5 mL

灭菌后的 TSB-YE 肉汤,使用前加入丙酮酸钠溶液,混合均匀。

A.3.7 EB 肉汤增菌液

BLEB 肉汤增菌液(见 A.3.6)	225 mL
盐酸吖啶黄溶液(见 A.3.1)	0.455 mL
萘啶酮酸钠盐溶液(见 A.3.2)	1.8 mL
放线菌酮溶液(见 A.3.4)	1.15 mL

BLEB 预增菌 4 h 后,再加入选择性试剂放线菌酮,吖啶黄、萘啶酮酸。

A.4 PALCAM 琼脂

A.4.1 成分

酪蛋白胰消化物	8.9 g
3 号示蛋白胨	4.4 g
酵母浸膏	4.4 g
牛心胰蛋白酶消化物	2.7 g
玉米淀粉	0.9 g
氯化钠	4.4 g
甘露醇	10.0 g
柠檬酸铁铵	0.5 g
七叶苷	1.0 g
葡萄糖	0.5 g
氯化锂	15.0 g
酚红	0.08 g
琼脂	15.3 g
蒸馏水	1 000 mL
盐酸吖啶黄素	0.005 g
硫酸多粘菌素 B	0.01 g
复达新	0.008 g

A.4.2 制法

除盐酸吖啶黄素、硫酸多粘菌素 B、复达新和琼脂外,将其他各成分加热煮沸溶解冷却后,调 pH 至 7.0~7.4,再加入琼脂,121℃灭菌 15 min,冷却至 50℃,无菌操作,加入用适量无菌水溶解的盐酸吖啶黄素、硫酸多粘菌素 B、复达新,摇匀,倾注平板。

A.5 OXA 琼脂

A.5.1 成分

酪蛋白胰消化物	8.9 g
3 号示蛋白胨	4.4 g
酵母浸膏	4.4 g
牛心胰蛋白酶消化物	2.7 g
淀粉	0.9 g
氯化钠	4.4 g
柠檬酸铁铵	0.5 g
七叶苷	1.0 g
氯化锂	15.0 g
琼脂	15.3 g
蒸馏水	1 000 mL
吖啶黄素	0.005 g
头孢双硫唑甲氧	0.002 g
放线菌酮	0.4 g
硫酸盐粘菌素	0.02 g
磷霉素	0.01 g

A.5.2 制法

除吖啶黄素、头孢双硫唑甲氧、放线菌酮、磷霉素、硫酸盐粘菌素和琼脂外，将其他成分加热煮沸溶解冷却后，调 pH 至 7.2±0.2，再加入琼脂，121℃灭菌 15 min，冷却至 50℃，无菌操作，加入用 5 mL 乙醇和 5 mL 无菌水溶解的吖啶黄素、头孢双硫唑甲氧、放线菌酮、磷霉素，摇匀，倾注平板。

A.6 TZ 缓冲液

4% Triton X-100 和 5.0 mg/mL 叠氮化钠(NaN_3)溶于 pH 8.0 的 Tris HCl。

A.7 电泳缓冲液

Tris 54 g，硼酸 27.5 g，0.5 mol/L EDTA(pH8.0)20 mL，加蒸馏水至 1 000 mL；使用时 10 倍稀释。

A.8 加样缓冲液

0.25%溴酚蓝，40%蔗糖。

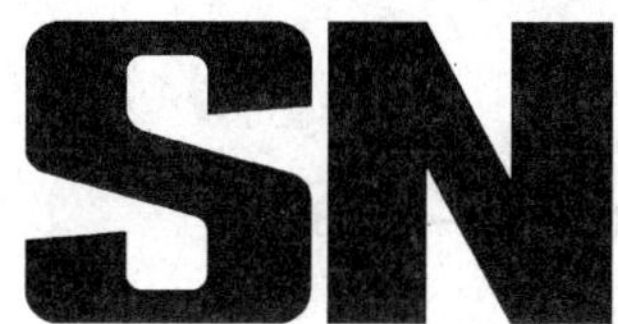

中华人民共和国出入境检验检疫行业标准

SN/T 0184.3—2008

进出口食品中单核细胞增生李斯特氏菌检测方法 第3部分：免疫磁珠法

Determination of *Listeria monocytogenes* in food for import and export—Part 3:Immuno-magnetic beads assay

2008-09-04 发布　　2009-03-16 实施

中华人民共和国国家质量监督检验检疫总局　发布

前　　言

本部分的附录 A、附录 B 均为规范性附录。

本部分由国家认证认可监督管理委员会提出并归口。

本部分起草单位:中华人民共和国辽宁出入境检验检疫局。

本部分主要起草人:吴斌、李振荣、胡传伟、王玉萍、蒋维旗。

本部分系首次发布的出入境检验检疫行业标准。

进出口食品中单核细胞增生李斯特氏菌检测方法 第3部分:免疫磁珠法

1 范围

SN/T 0184 的本部分规定了进出口食品中单核细胞增生李斯特氏菌取样、制样和免疫磁珠检测方法。

本部分适用于进出口食品中单核细胞增生李斯特氏菌的检验。

2 规范性引用文件

下列文件中的条款通过 SN/T 0184 本部分的引用而成为本部分的条款。凡是注日期的引用文件,其随后所有的修改单(不包括勘误的内容)或修订版均不适用于本部分,然而,鼓励根据本部分达成协议的各方研究是否可使用这些文件的最新版本。凡是不注日期的引用文件,其最新版本适用于本部分。

GB 19489 实验室生物安全通用要求

SN/T 0184.1 进出口食品中单核细胞增生李斯特氏菌检验方法

3 方法概述

将直径 0.05 μm～4 μm 具有磁性的微珠的表面化学修饰,并与李斯特氏菌特异性抗体结合,制成免疫磁珠,它能与食品中李斯特氏菌抗原结合,从而检出食品中的李斯特氏菌。样品经 24 h～48 h 增菌后,分别取 1 mL 增菌液和 20 μL 免疫磁珠加入带盖塑料管中,在磁板背景下混合,如果有李斯特氏菌抗原存在,免疫磁珠就会将其捕获,然后利用磁性将免疫磁珠聚集,经清洗后接种到显色培养基和任选一种培养基(OXA 或 PALCAM 琼脂),对于选择性分离平板上典型李斯特氏菌菌落进行确认,最终通过系列试验确定是否存在单核细胞增生李斯特氏菌。

4 设备和器具

4.1 培养箱:37 ℃±1 ℃;41.5 ℃±1 ℃。

4.2 水浴锅:45 ℃±1 ℃。

4.3 微量移液器:20 μL～200 μL,10 μL,1 mL。

4.4 刻度移液管:5 mL、10 mL。

4.5 灭菌玻璃器具:量筒、三角烧瓶、培养皿(直径 90 mm)、试管。

4.6 灭菌管(Eppendorf 管):1.5 mL。

4.7 抗李斯特氏菌免疫磁珠:该磁珠可以通过商业途径获得。应准确地按照生产商的说明书进行操作。

4.8 旋涡混合器。

4.9 带有磁架的磁性分离器。

5 培养基和试剂

除另有规定外,所用试剂均为分析纯,水为蒸馏水。

5.1 胰酪大豆肉汤(TSB-YE):见第 A.1 章。

5.2 胰酪大豆琼脂(TSA-YE):见第 A.2 章。

5.3 Fraser 肉汤增菌液(FB_1,FB_2):见第 A.3 章。

5.4 OXA 琼脂:见第 A.4 章。

5.5 PALCAM 琼脂:见第 A.5 章。

5.6 显色培养基。

注:本部分使用的培养基为 CHROMagar 公司产品,其他公司的等效显色培养基应验证后使用。

5.7 磷酸盐缓冲溶液(PBS):见第 A.6 章。

5.8 参考菌株:单核细胞增生李斯特氏菌(CMCC 54002)。

6 检验步骤

6.1 样品制备

在均质袋中加入 25 g 样品,再加入 225 mL FB_1 增菌肉汤(见 5.3),30 ℃培养 24 h±1 h。

6.2 增菌

取 1 mL6.1 中制备好的样品,加到 10 mL FB_2 增菌液(见 5.3)中,35 ℃培养 24 h±1 h 后,进行免疫磁珠分离。

6.3 免疫磁珠分离(IMS)

6.3.1 免疫捕获

混合 6.2 增菌培养液,沉淀所有的粗糙食物残渣,从增菌培养液中移取 1 mL 上层液体(要尽可能避免移取到食物颗粒和脂肪颗粒)加入 Eppendorf 管(见 4.6)中,加 20 μL 准备好的免疫磁珠(见 4.7)。在旋涡混合器(见 4.8)上混合该悬液。

6.3.2 分离

将 Eppendorf 管固定在磁架(见 4.9)的管孔中,180°轻缓摆动磁架 5 次~6 次,使免疫磁珠聚集到磁极。小心地打开磁架上的 Eppendorf 管管盖,从磁极对面一侧慢慢吸出液体,注意不要接触管壁上的磁珠,每一个样品换一次枪头;加 1 mL 灭菌的 PBS(见 5.7),并重新盖好盖子,将磁极从支架上移走,180°轻缓摆动磁架 5 次~6 次,使管内各成分混合,然后重新将磁极放回到支架上。重复该清洗步骤几次。将离心管从磁性分离器上移开,并加 100 μL 灭菌的 PBS(见 5.7)到管中,重悬磁珠。如果实验室没有磁性分离器,也可以用手摇代替。

6.4 分离培养

6.4.1 分离培养

吸取 50 μL 免疫磁珠悬液,加到显色培养基(见 5.6)及任一选择性培养基 OXA(见 5.4)、PALCAM(见 5.5)琼脂平板上,用无菌接种环划线,35 ℃±1 ℃培养 24 h~48 h。

6.4.2 筛选

李斯特氏菌在 CHROMagar 显色培养基上菌落为蓝色,且在其周围形成一个晕环。李斯特氏菌在 OXA 琼脂平板上生长 24 h 后菌落呈现黑色,直径为 1 mm,在其周围形成一个黑色环,培养 48 h,菌落仍呈黑色,直径 2 mm~3 mm,除在菌落周围有一环外,在菌落中心部位的深层也形成黑点。李斯特氏菌在 PALCAM 琼脂平板上与在 OXA 琼脂平板上菌落相似。在 CHROMagar 显色培养基及 OXA 或 PALCAM 琼脂平板上挑取 5 个或更多可疑菌落,接种于 TSA-YE 琼脂(见 5.2)平板上,纯培养后进鉴定。

6.5 鉴定和确认

单核细胞增生李斯特氏菌的鉴定和确认按 SN/T 0184.1 执行,单核细胞增生李斯特氏菌检验程序图见附录 B。

7 质量控制

每次检验均应用单核细胞增生李斯特氏菌(见 5.8)进行质量控制。

8 结果判定

8.1 凡通过本方法在被检食品中分离获得的纯菌落，各项生化试验结果均符合 SN/T 0184.1 所规定的生化特征，报告为在 25 g 被检食品中检出单核细胞增生李斯特氏菌。

8.2 各项生化试验结果不符合 SN/T 0184.1 所规定的生化特征，报告为在 25 g 被检食品中未检出单核细胞增生李斯特氏菌。

9 安全防护

单核细胞增生李斯特氏菌为生物安全二级病原微生物。微生物检测实验室的工作人员对该菌进行检验时，应遵守 GB 19489 中关于实验室生物安全防护的要求。易被其感染的年幼儿童、虚弱者、年长老人、免疫缺陷者应远离单核细胞增生李斯特氏菌分离、鉴定和确认的试验场所。

附　录　A
（规范性附录）
培养基和试剂

A.1　胰酪胨大豆肉汤（TSB-YE）

A.1.1　成分

胰酪蛋白胨（或胰蛋白胨）	17.0 g
植物蛋白胨	3.0 g
氯化钠	5.0 g
磷酸二氢钾	6.5 g
葡萄糖	6.5 g
酵母浸膏	6.0 g
蒸馏水	1 000 mL

A.1.2　制法

将上述各成分加热煮沸溶解冷却后，调 pH 至 7.1～7.5，分装，121 ℃灭菌 15 min，备用。

A.2　胰胨大豆琼脂（TSA-YE）

A.2.1　成分

胰酪蛋白胨（或胰蛋白胨）	15.0 g
植物蛋白胨	5.0 g
氯化钠	5.0 g
酵母浸膏	6.0 g
琼脂	15.0 g
蒸馏水	1 000 mL

A.2.2　制法

除琼脂外，将其他各成分加热煮沸溶解冷却后，调 pH 至 7.1～7.5，再加入琼脂，121 ℃灭菌 15 min，备用。

A.3　Fraser 肉汤增菌液（FB_1，FB_2）

A.3.1　基础肉汤

A.3.1.1　基础肉汤成分

酪蛋白酶消化物	5.0 g
动物组织酶消化物	5.0 g
牛肉浸膏药	5.0 g
酵母浸膏	5.0 g
氯化钠	20.0 g
磷酸氢二钠	16.0 g
磷酸二氢钾	1.35 g
七叶苷	1.0 g
氯化锂	3.0 g
蒸馏水	1 000 mL

A.3.1.2 制法

将上述成分置于50 ℃水浴中充分溶解，冷却后调pH至7.0～7.4，分装，121 ℃灭菌15 min。

A.3.2 盐酸吖啶黄溶液

盐酸吖啶黄	25 mg
灭菌蒸馏水	10 mL

振摇混匀，充分溶解后过滤除菌，避光保存。

A.3.3 萘啶酮酸钠盐溶液

萘啶酮酸	20 mg
0.05 mol/L 氢氧化钠溶液	10 mL

振摇混匀，充分溶解后过滤除菌。

A.3.4 0.05 mol/L 氢氧化钠溶液

氢氧化钠	0.1 g
灭菌蒸馏水	50 mL

振摇混匀，充分溶解。

A.3.5 柠檬酸铁铵溶液

柠檬酸铁铵	0.5 g
灭菌蒸馏水	10 mL

振摇混匀，充分溶解后过滤除菌。

A.3.6 Fraserm 肉汤 FB_1 增菌液

A.3.6.1 Fraserm 肉汤 FB_1 增菌液成分

盐酸吖啶黄溶液	5 mL
萘啶酮酸钠盐溶液	5 mL
柠檬酸铁铵溶液	10 mL

A.3.6.2 制法

将A.3.6.1中各成分按上述体积加入到1 000 mL A.3.1基础肉汤中，无菌分装于10 mL，大试管中备用。

A.3.7 Fraserm 肉汤 FB_2 增菌液

A.3.7.1 Fraserm 肉汤 FB_2 增菌液成分

盐酸吖啶黄溶液	5 mL
萘啶酮酸钠盐溶液	5 mL

A.3.7.2 制法

将A.3.7.1中各成分按上述体积加入到1 000 mL A.3.1基础肉汤中，无菌分装于10 mL大试管中备用。

A.4 OXA 琼脂

A.4.1 成分

蛋白胨	23.0 g
淀粉	1.0 g
氯化钠	5.0 g
柠檬酸铁铵	0.5 g
七叶苷	1.0 g
氯化锂	15.0 g
琼脂	13.0 g

蒸馏水	1 000 mL
吖啶黄素	5.0 mg
头孢双硫唑甲氧	6.0 mg
放线菌酮	400.0 mg
硫酸盐粘功菌素	20.0 mg
磷霉素	10.0 mg

A.4.2 制法

除吖啶黄素、头孢双硫唑甲氧、放线菌酮、磷霉素、硫酸盐粘菌素和琼脂外，将其他成分加热煮沸溶解冷却后，调 pH 至 7.0～7.4，再加入琼脂，121 ℃灭菌 15 min，冷却至 50 ℃，无菌操作，加入用 5 mL 乙醇和 5 mL 无菌水溶解的吖啶黄素、头孢双硫唑甲氧、放线菌酮、磷霉素，摇匀，倾注平板。

A.5 PALCAM 琼脂

A.5.1 成分

蛋白胨	23.0 g
淀粉	1.0 g
酵母浸膏	3.0 g
氯化钠	5.0 g
D-葡萄糖	0.5 g
D-甘露醇	10.0 g
柠檬酸铁铵	0.5 g
七叶苷	0.8 g
氯化锂	15.0 g
酚红	0.08 g
琼脂	13.0 g
蒸馏水	1 000 mL
盐酸吖啶黄素	5.0 mg
硫酸多粘菌素 B	0.01 g
复达新	20.0 mg

A.5.2 制法

除盐酸吖啶黄素、硫酸多粘菌素 B、复达新和琼脂外，将其他各成分加热煮沸溶解冷却后，调 pH 至 7.0～7.4，再加入琼脂，121 ℃灭菌 15 min，冷却至 50 ℃，无菌操作，加入用适量无菌水溶解的盐酸吖啶黄素、硫酸菌素 B、复达新，摇匀，倾注平板。

A.6 磷酸盐缓冲溶液(PBS)

A.6.1 成分

氯化钠	8 g
磷酸二氢钾	0.2 g
磷酸氢二钾	2.9 g
氧化钾	0.2 g
水	1 000 mL

A.6.2 制法

将各成分溶解于蒸馏水中，用 1 mol/L 氢氧化钠调至 pH7.2。121 ℃高压灭菌 15 min，用蒸馏水加至 1 000 mL 贮存冰箱。

附 录 B
（规范性附录）
单核细胞增生李斯特氏菌检验程序

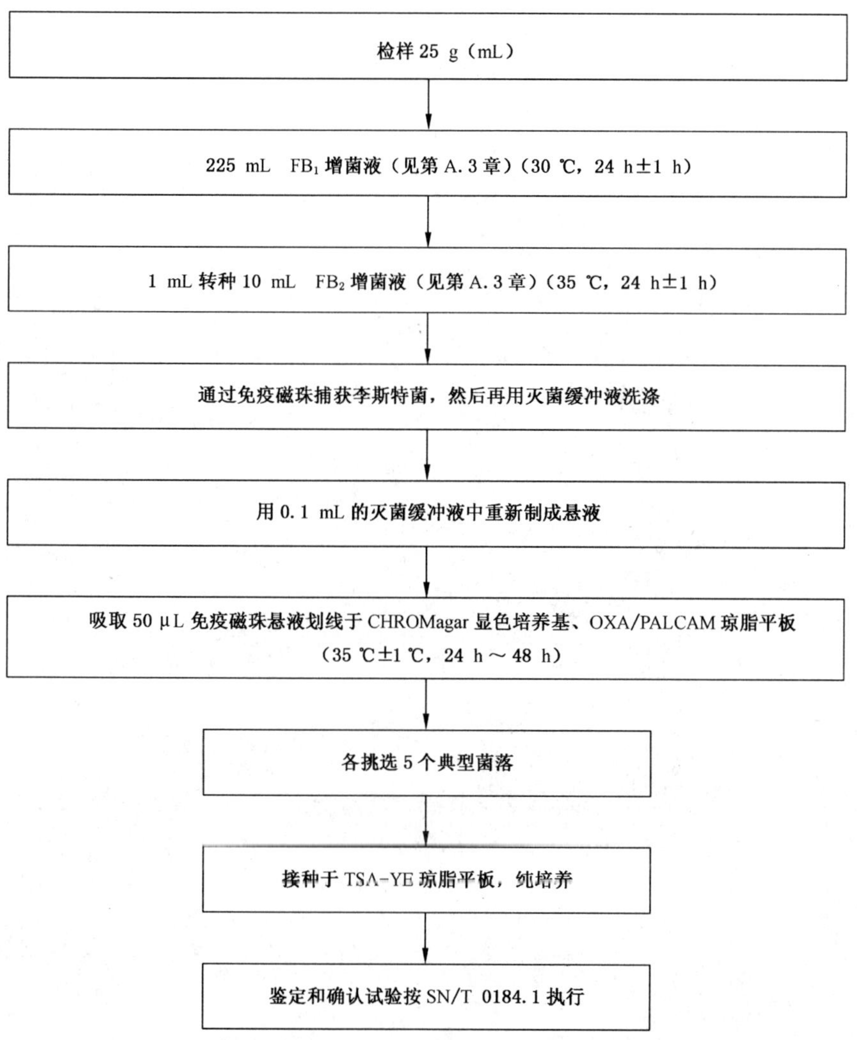

图 B.1 单核细胞增生李斯特氏菌检验程序图

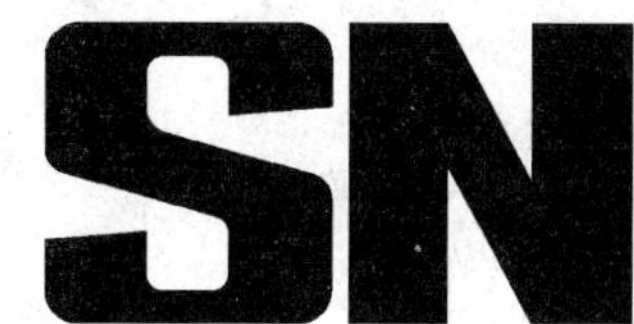

中华人民共和国出入境检验检疫行业标准

SN/T 0184.4—2010

食品中李斯特氏菌检测 第4部分:胶体金法

Detection of *Listeria* in foods—
Part 4:Colloidal gold immunochromatographic method

2010-05-27 发布　　　　2010-12-01 实施

中　华　人　民　共　和　国
国家质量监督检验检疫总局　发布

前　言

SN/T 0184《食品中李斯特氏菌检测》分为四部分：

——第 1 部分：进出口食品中单核细胞增生李斯特氏菌检验方法；

——第 2 部分：多重 PCR 方法；

——第 3 部分：免疫磁珠法；

——第 4 部分：胶体金法。

本部分为 SN/T 0184 的第 4 部分。

本部分按照 GB/T 1.1—2009 给出的规则起草。

本部分由国家认证认可监督管理委员会提出并归口。

本部分主要起草单位：中华人民共和国辽宁出入境检验检疫局。

本部分主要起草人：王秋艳、曹际娟、赵昕、郑秋月、王刚、徐杨、徐君怡。

食品中李斯特氏菌检测 第4部分:胶体金法

1 范围

SN/T 0184 的本部分规定了食品中李斯特氏菌的胶体金检测方法。

本部分适用于进出口食品中李斯特氏菌的快速筛选检测。

2 规范性引用文件

下列文件对于本文件的应用是必不可少的。凡是注日期的引用文件,仅注日期的版本适用于本文件,凡是不注日期的引用文件,其最新版本(包括所有的修改单)适用于本文件。

GB/T 6682 分析实验室用水规格和试验方法

GB 19489 实验室 生物安全通用要求

SN/T 0184.1 进出口食品中单核细胞增生李斯特氏菌检测方法

3 原理

本标准采用胶体金免疫分析技术,将氯金酸用还原法制成一定直径的金溶胶颗粒,标记李斯特氏菌抗体。以硝酸纤维素膜为载体,膜上含有被事先固定于膜上检测带(T)的抗李斯特氏菌的抗体和质控带(C)的抗抗体。检测时,将处理好的样品加到试纸条的加样孔中,样品在毛细作用下向试纸条的另一端移动,此过程中样品中李斯特氏菌先与胶体金形成复合物,再与固定在膜上的抗体特异性结合,并被其截获而显现红色。

4 试剂和材料

除另有规定外,所有化学试剂均为分析纯,水应符合 GB/T 6682 要求。

4.1 Fraser 肉汤增菌液(FB_1,FB_2):见附录 A。

4.2 Reveal 李斯特氏菌胶体金免疫层析快速检测试纸条[1)]。

5 仪器和设备

5.1 恒温培养箱:30 ℃±1 ℃、24 ℃±1 ℃、35 ℃±1 ℃。

5.2 均质器。

5.3 天平:感量 0.1 g。

5.4 高压灭菌锅。

5.5 灭菌吸管、灭菌平皿、灭菌试管。

---

1) 给出这一信息是为了方便本标准的使用者,并不表示对该产品的认可。如果其他等效产品具有相同的效果,则可使用这些等效产品。

5.6 冰箱:2 ℃～5 ℃、－15 ℃。

6 检验程序

胶体金法检测李斯特氏菌程序如图1所示。

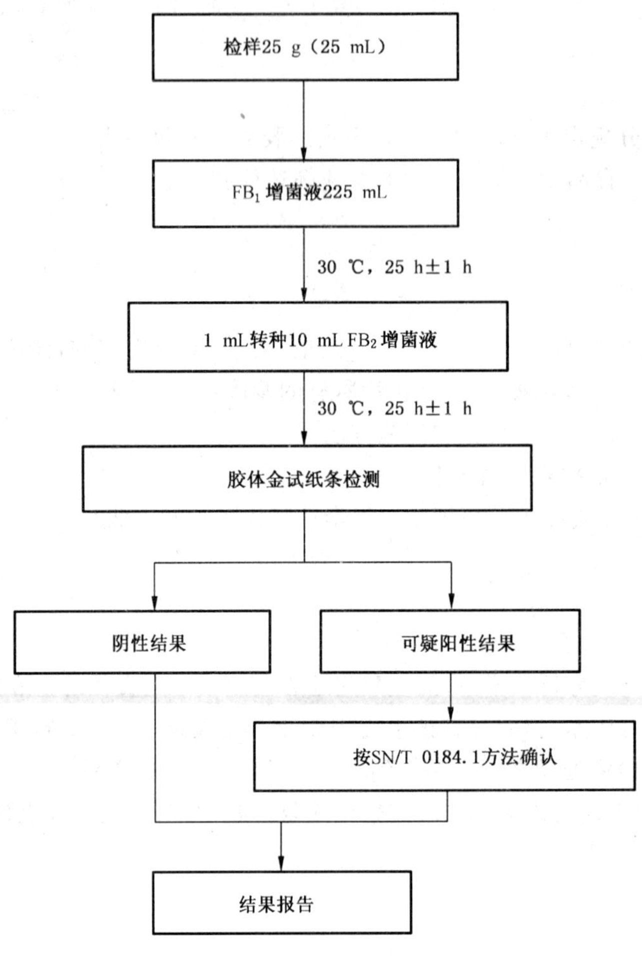

图1 胶体金法检测李斯特氏菌程序图

7 检样步骤

7.1 样品的存放与制备

7.1.1 样品存放

如为冷冻样品,应于2 ℃～5 ℃解冻,且不超过18 h;若不能及时检验,应置于－15 ℃保存。非冷冻的易腐样品应尽可能及时检验,若不能及时检验,应置于4 ℃冰箱保存,在24 h之内检验。

7.1.2 样品制备

无菌称取样品25 g(25 mL)放入灭菌均质杯或均质袋中加225 mL FB_1 增菌液,充分均质。

7.2 增菌培养

FB_1 增菌液 225 mL 放 30 ℃±1 ℃培养 25 h±1 h，吸取 1 mL 加入到 10 mL FB_2 增菌液中放 30 ℃±1 ℃二次增菌 25 h±1 h。

7.3 胶体金试纸条快速检测

取 FB_2 增菌液 100 μL，加入到胶体金试纸条的加样孔中，10 min～20 min 判定结果。

8 质量控制

实验中以单增李斯特氏菌作为阳性对照，以大肠杆菌等非李斯特氏菌作为阴性对照，以水作为空白对照。

9 结果分析与判定

9.1 质控描述：试纸条上质控带(C)不出现红色条带，结果无效，试纸条质控，阴性和阳性对照都正常时结果有效。

9.2 阴性结果：试纸条上仅质控带(C)出现一条红色条带，在检测带(T)无红色条带出现，则判定"未检出李斯特氏菌"。

9.3 可疑阳性结果：试纸条上出现两条红色条带，一条是检测带(T)，另一条为质控带(C)，则判断结果为可疑阳性。

10 报告方法

10.1 胶体金检测为阴性结果：报告为"未检出李斯特氏菌/25 g(25 mL)"。

10.2 胶体金检测为可疑阳性结果：用 FB_2 增菌液按 SN/T 0184.1 进行分离培养、鉴定检测，并根据检测结果作报告。

11 检测灵敏度

本方法检测灵敏度可达到 10^6 CFU/mL。

12 生物安全

李斯特氏菌属中单核细胞增生李斯特氏菌为生物安全二级病原微生物。微生物检测实验室的工作人员对该菌进行检验时，应遵守 GB 19489 中关于实验室生物安全防护的要求。易被其感染的年幼儿童、虚弱者、年长老人、免疫缺陷者应远离单核增生李斯氏菌分离、鉴定和确认的试验场所。

附 录 A
（规范性附录）
Fraser 肉汤增菌液（FB_1，FB_2）

A.1 成分

酪蛋白酶消化液	5.0 g
动物组织酶消化液	5.0 g
牛肉浸膏	5.0 g
酵母浸膏	5.0 g
氯化钠	20.0 g
磷酸氢二钠	12.0 g
磷酸二氢钠	1.35 g
七叶苷	1.0 g
氯化锂	3.0 g
蒸馏水	1 000 mL

A.2 制法

A.2.1 总体要求

将上述成分置于 50 ℃水浴中充分溶解，冷却后调 pH 至 7.0～7.4，分装，121 ℃灭菌 15 min。

A.2.2 盐酸吖啶黄溶液

盐酸吖啶黄	25 mg
灭菌蒸馏水	10 mL

振摇混匀，充分溶解后过滤除菌，避光保存。

A.2.3 萘啶酮酸钠盐溶液

萘啶酮酸	20 mg
0.05 mol/L 氢氧化钠溶液	10 mL

振摇混匀，充分溶解后过滤除菌。

A.2.4 0.05 mol/L 氢氧化钠溶液

氢氧化钠	0.1 g
灭菌蒸馏水	50 mL

振摇混匀，充分溶解。

A.2.5 柠檬酸铁铵溶液

柠檬酸铁铵	0.5 g
灭菌蒸馏水	10 mL

振摇混匀，充分溶解后过滤除菌。

A.2.6 Fraser 肉汤 Ⅰ（FB_1）1 000 mL 中加入：

盐酸吖啶黄溶液	5 mL
萘啶酮酸钠盐溶液	5 mL
柠檬酸铁铵溶液	10 mL

A.2.7 Fraser 肉汤Ⅱ(FB_2)1 000 mL 中加入：

盐酸吖啶黄溶液	10 mL
萘啶酮酸钠盐溶液	10 mL

无菌分装于 10 mL 大试管中。

中华人民共和国进出口商品检验行业标准

出口畜产品中炭疽杆菌检验方法

SN 0331—94

Methods for the inspection of bacillus anthrax in animal by-products for export

代替 ZB X09 010—86

1 主题内容与适用范围

本标准规定了出口畜产品中炭疽杆菌的检验。

本标准适用于出口鬃、毛、绒、野生动物毛皮、生骨粒及其他畜产品中炭疽杆菌的检验。

2 设备和材料

2.1 离心机：带容量在 500 mL 以上的离心管。

2.2 恒温培养箱：36±1 ℃。

2.3 恒温水浴：30～65 ℃。

2.4 生物学显微镜。

2.5 三角烧瓶：容量 250 mL、500 mL 和 1 000 mL，带胶塞。

2.6 平皿：直径 90 mm，或 100 mm。

2.7 试管：10 mm×120 mm 和 20 mm×140 mm。

2.8 吸管：1 mL 和 10 mL，带 0.01 mL 和 0.1 mL 刻度。

2.9 L 形玻璃棒。

2.10 注射器：1 mL 带 5 号针头。

2.11 棉拭子：长 180 mm 的竹签或铁丝，一端裹 20～30 mm 长的棉球，用水浸湿，另一端裹在试管的棉塞内，插入试管高压灭菌。

2.12 棉布袋：70 mm×130 mm，带缩口绳。

2.13 养鼠罐。

3 培养基和试剂

3.1 溶菌酶多粘菌素琼脂：见 A1。

3.2 戊烷脒多粘菌素琼脂：见 A2。

3.3 营养肉汤：见 A3。

3.4 营养琼脂：见 A4。

3.5 洗样液：见 A5。

3.6 生理盐水：见 A6。

3.7 缓冲生理盐水：见 A7。

3.8 固定液：见 A8。

3.9 炭疽杆菌噬菌体：见 A9。

3.10 革兰氏染色液：见 A10。

3.11 大豆凝集素稀释液：见 A11。

中华人民共和国国家进出口商品检验局1994-12-26批准　　1995-05-01实施

4 抽样

4.1 鬃、毛、绒、生骨粒

4.1.1 抽样数量

按生产日期或原料来源划分批次。每批按30%开包(箱)抽样或在扎包(装箱)时由每包(箱)各取一份样品。

4.1.2 抽样方法

用火焰灭菌的镊子或戴经消毒的乳胶手套从每包(箱)的不同部位共抽样3～5 g,装入灭菌棉布袋内,将袋口扎紧,作上批次标记。

4.1.3 送样

将样品装入塑料袋或铁桶内,密封后送样。

4.2 动物毛皮

4.2.1 抽样比例

逐张取样。

4.2.2 抽样方法

用灭菌棉拭子涂擦样皮的真皮面。将棉拭子插入试管,塞紧棉塞。

4.2.3 送样

将试管逐支用纸包裹,装入铁桶内,再用棉花或软纸填充空隙,密封后送样。

5 样品处理

5.1 鬃、毛、绒、生骨粒

5.1.1 根据样品多少将适当数量的同批样品(最多不超过10份)合编为一个检验样品单位,作好记录。

5.1.2 从合编为一个检验样品单位的每个样品袋中各取1～2 g样品,一起放入一个适当大小的灭菌三角烧瓶中。

5.1.3 加样品量30～40倍(*W*/*V*)的预冷洗样液于三角烧瓶,用灭菌胶塞将瓶口塞严。

5.1.4 将三角烧瓶放入冰水浴或0～4℃冰箱内,间或摇动约1 h。

5.1.5 将瓶中洗样液倒入500 mL灭菌离心管内,盖住管口,以3 000 r/min离心20 min。

5.1.6 弃去上清液(注意防止污染),加少许灭菌水,使沉淀均匀悬浮。

5.1.7 将离心管静置5～10 min,待杂质下沉后,将上悬液移入另一支灭菌试管内,于65 ℃恒温水浴加热30 min。

5.1.8 加洗样液后的样品于热处理前如不能及时检验,应贮于0～4℃冰箱内,以防芽胞发芽。

5.2 动物毛皮

如不立即检验,将棉拭子放于0～4℃冰箱内。

6 检验方法

6.1 分离培养

6.1.1 鬃、毛、绒、生骨粒

6.1.1.1 根据每管所包括样品份数之多少,各接种1～3个溶菌酶多粘菌素平板或戊烷脒多粘菌素平板。接种时,用灭菌吸管吸取样液,滴加于平板表面,各0.1～0.3 mL。如有剩余样品,可增接数个平板,直至将样品接种完。

6.1.1.2 用灭菌L形玻璃棒将滴加的样液涂布均匀。如样液较多,可将平板置于36±1℃温箱,微开皿盖,使样液迅速干燥。

6.1.1.3 翻转平皿,置于36±1℃恒温箱,培养24～48 h。

6.1.2 动物毛皮

6.1.2.1 将棉拭子由试管内取出，各涂抹一个溶菌酶多粘菌素平板或戊烷脒多粘菌平板。

6.1.2.2 翻转平皿，置于36±1 ℃恒温箱，培养24～48 h。

6.2 菌落及菌形观察

6.2.1 将培养的平板取出，用肉眼，必要时借助放大镜观察有无典型炭疽杆菌菌落。炭疽杆菌菌落扁平、暗灰色、不透明、无光泽、表面粗糙、边缘不整齐。用放大镜观察，边缘呈卷发状，用接种针探触，有粘滞感，挑之，可拉起丝。

6.2.2 从典型或可疑菌落取培养物制备涂膜，经革兰氏染色，镜检。炭疽杆菌被染成蓝紫色，由多个菌纵连成长链。少数单个菌呈大杆状，两端平齐。有的菌体中央可见卵圆形不着色的芽胞。芽胞不使菌体膨大。

6.3 肉汤培养特性观察

取菌落和菌形均似炭疽杆菌的培养物，接种肉汤管，于36±1℃恒温箱培养5～12 h，观察细菌生长情况。炭疽杆菌在肉汤中生长初期的特征是：肉汤上部澄清，无菌膜，下部有絮状沉淀，沉淀不易摇散。

6.4 确定试验

6.4.1 大豆凝集素吸收试验

6.4.1.1 方法

a. 加大豆凝集素稀释液(A11)一滴于比色板或载玻片上。

b. 用接种环取一满环可疑菌落，研混于大豆凝集素稀释液内成浓厚菌液，持续搅拌2～3 min。

c. 加一滴5%兔血球悬液，搅匀，前后倾动玻片3～5 min，观察血球是否凝集。

6.4.1.2 判定

++++：血球凝集成块状，均匀散布，液体无色。

+++：血球凝集成大颗粒，均匀散布，液体无色。

++：血球凝集成颗粒，均匀散布，液体无色。

+：血球凝集成细小颗粒，均匀散布，液体无色。

±：血球凝集成细微颗粒，均匀散布，液体呈不显著黄红色。

－：血球不凝集，摇动后汇集于中央，呈淡黄红色，液体呈不显著黄红色。

注：“++++”～“+”为阳性。“±”为可疑。“－”为阴性。

6.4.2 噬菌体裂解试验

6.4.2.1 方法

a. 于营养琼脂平板的皿底外面画三个直径约30 mm，相隔约20 mm的圆圈。

b. 用接种环取可疑炭疽杆菌的新鲜肉汤培养物涂满与两个圆圈相对应的琼脂表面。另取已知炭疽杆菌的新鲜肉汤培养物，涂满与第三个圆圈相对应的琼脂表面，作上区分的标记。

c. 待菌液被吸干后，在接种被检菌的圆圈内，一个加一滴无菌肉汤，另一个加一滴炭疽杆菌噬菌体。在接种已知炭疽杆菌的圆圈内，加一滴炭疽杆菌噬菌体。

d. 将平皿放入36±1 ℃恒温箱(隔架面要平，以防噬菌体液流散)，微开皿盖，使液体迅速干燥。然后翻转平皿，培养12～18h。

6.4.2.2 判定

a. 加噬菌体的两个圆圈内都出现蚀斑，加肉汤的圆圈内无蚀斑，为阳性反应。

b. 加已知炭疽杆菌的圆圈内出现蚀斑，加被检菌的两个圆圈内无蚀斑，为阴性反应。

c. 三个圆圈内都无蚀斑，表明噬菌体已失效，应另换有效噬菌体进行试验。

6.4.3 串珠试验

6.4.3.1 方法

a. 取适量4～12 h可疑炭疽杆菌肉汤培养物，接种于1.8 mL肉汤管内（制备湿片在低倍显微镜下检查，每个视野应含菌链5～10条）。

b. 加5 IU/mL青霉素0.2 mL，使青霉素最终浓度为0.5 IU/mL。

c. 于37 ℃水浴培养1～2 h，取出，加入20%福尔马林0.25 mL，固定10 min。

d. 制备湿片，在显微镜下检查。

6.4.3.2 判定

++++：菌体大而圆，均匀，排列整齐；

+++：菌体圆，均匀，排列整齐；

++：菌体椭圆，排列整齐；

+：菌体均匀肿大，变粗；

± 菌体大小不一，不圆，排列不整齐；

－：菌体形态无变化。

注："++++"～"+"为阳性。"±"为可疑。"－"为阴性。

6.4.4 动物试验

6.4.4.1 取可疑炭疽杆菌的肉汤培养物，用生理盐水稀释为10 000个菌/mL（微混浊），接种2～3只小白鼠。一只于皮下注射0.1 mL；其余每只于腹腔注射0.2 mL。

6.4.4.2 如小白鼠死亡（通常于1～3 d内），立即进行剖检，观察有无炭疽病理变化（如皮下胶样水肿，脾脏肿大，血凝不良），制备数张血液和腹水涂片，供做菌形检查，同时取病变材料或体液接种数管肉汤，以备核查。

6.4.5 染色镜检

6.4.5.1 染色液的配制

A液：

美蓝	0.3 g
乙醇（95%）	30.0 mL

B液：

0.01%氢氧化钾溶液	100 mL

将A、B两液混合而成。

6.4.5.2 染色方法

a. 将被检材料的涂片浸入固定液内15～20 min；

b. 滴加染色液浸没涂膜，染色1～2 min；

c. 用水冲去染色液，自然干燥或用吸墨纸吸干水分；

d. 镜检。

6.4.5.3 判定

炭疽菌菌体呈蓝色，粗大杆状，两端平齐，相连成短链或成对，菌体周围围以淡蓝紫色荚膜。

7 结果的判定和报告

7.1 结果的判定

在菌落形态、细菌形态和肉汤生长特性三项中有一项不符合炭疽杆菌特征时，判为非炭疽杆菌。在其余五项试验（确定试验）中有两项或更多项不符合炭疽杆菌特征时，判为非炭疽杆菌；全部符合或仅有一项不符合炭疽杆菌特征时，判为有炭疽杆菌。

7.2 结果的报告

7.2.1 凡结果判为非炭疽杆菌的检验样品，报告该样品所代表的同批产品“经检验未发现炭疽杆菌”。

7.2.2 凡结果判为有炭疽杆菌的检验样品，报告该样品所代表的同批产品“经检验发现炭疽杆菌”。

附 录 A
培养基和试剂
（补充件）

A1 溶菌酶多粘菌素琼脂（Knisely）

营养琼脂（见 A4）	1 000 mL
多粘菌素	3 000 IU
溶菌酶	4 mg/mL 溶液 10 mL
乙酸亚铊	4 mg/mL 溶液 10 mL
EDTA	20 mg/mL 溶液 10 mL

除营养琼脂外，将其他成分用灭菌蒸馏水配成适当贮备液，按以上量加于冷至 50～55℃的灭菌营养琼脂内，充分摇匀，倾注平板。

A2 戊烷脒多粘菌素琼脂

A2.1 基础培养基

牛肉膏	3.0 g
蛋白胨	20.0 g
氯化钠	5.0 g
琼脂	20.0 g
蒸馏水	1 000.0 mL

将各成分加于蒸馏水中，煮沸至完全溶解，调整 pH 至 7.4，过滤，分装于三角烧瓶中，每瓶 400 mL，121 ℃高压灭菌 20 min。临时用加热融化，放于 45～50 ℃恒温水浴内保温。

A2.2 戊烷脒稀释液

称取戊烷脒 0.1 g，溶于 4 mL 灭菌蒸馏水内。贮存在 0～4℃冰箱，备用。

A2.3 多粘菌素稀释液

取多粘菌素 B 一瓶，加灭菌蒸馏水使其溶解，再用灭菌蒸馏水将其稀释为 3 000 IU/mL。贮存于 0～4 ℃冰箱，备用。

A2.4 脱纤维羊血

以无菌操作采羊血 50～10 mL，注入含玻璃小珠的灭菌三角烧瓶中，立即转摇数分钟。贮存于 0～4℃冰箱，备用。

A2.5 完全培养基

基础培养基（45～50℃）	400.0 mL
戊烷脒稀释液	0.4 mL
多粘菌素稀释液	0.4 mL
脱纤维羊血	8.0 mL

以无菌操作将后三种成分加入基础培养基内，充分摇匀，倾注于灭菌皿内，每皿 15 mL 左右。

A3 营养肉汤

牛肉膏	3.0 g

蛋白胨	20.0 g
氯化钠	5.0 g
蒸馏水	1 000.0 mL

将各成分溶于蒸馏水中，调整 pH 至 7.4，分装于试管内，每管 1.0 mL，121 ℃高压灭菌 15 min。

A4 营养琼脂

牛肉膏	3.0 g
蛋白胨	20.0 g
氯化钠	5.0 g
琼脂	20.0 g
蒸馏水	1 000.0 mL

将各成分加于蒸馏水中，煮沸至完全溶解，补足失去的水分，调整 pH 至 7.2，过滤，121 ℃高压灭菌 20 min。待冷至 50 ℃左右时，倾注于平皿，制成平板。

A5 洗样液

吐温-20	2.5 mL
蒸馏水	1 000 mL

将吐温-20 加于蒸馏水中，充分搅匀，分装于三角烧瓶或试剂瓶内，121℃高压灭菌。贮存于 0～4℃冰箱，备用。

A6 生理盐水

氯化钠	8.5 g
蒸馏水	1 000.00 mL

待氯化钠完全溶解后，分装于三角烧瓶或试剂瓶内，121℃高压灭菌 20 min。

A7 缓冲生理盐水

无水磷酸氢二钠	1.42 g
氯化钠	8.50 g
蒸馏水	1 000.00 mL

将各成分加于蒸馏水中，加热搅拌使完全溶解。如欲长期保存，可加 0.1 g 硫柳汞(最终浓度为 0.01%)。

A8 固定液

无水乙醇	600 mL
三氯甲烷	300 mL
甲醛溶液(36%～38%)	100 mL

将三种成分混匀，贮存于磨砂口带盖试剂瓶内。

A9 炭疽杆菌噬菌体

γ 或 ω 型的均可使用。

A10 革兰氏染色液及染色方法

A10.1 Hucker 氏结晶紫液

A 液：

结晶紫(或龙胆紫)	2.0 g
乙醇(95%)	20.0 mL

B 液：

草酸铵	0.8 g
蒸馏水	80.0 mL

将 A、B 两液混匀，放置 24 h 后，用粗滤纸过滤。贮于磨砂口滴瓶内。

A10.2 革兰氏碘液

碘	1.0 g
碘化钾	2.0 g
蒸馏水	300.0 mL

将碘和碘化钾放于乳钵内，研成细粉。先后分三次分别加蒸馏水 1 mL、5 mL 和 10 mL，继续研磨至完全溶解，倒入褐色瓶中。再加水将残留于乳钵的碘液洗入瓶中，补加蒸馏水至 300 mL。

A10.3 脱色剂

95%乙醇	适量

贮于磨砂口滴瓶中。

A10.4 Hucker 氏复染液(贮备液)

沙黄 O	2.5 g
乙醇(95%)	100 mL

临用时，取适量贮备液，加蒸馏水稀释成 1∶10 稀释液。

A10.5 染色方法

a. 于载玻片上制备涂膜，自然干燥；

b. 将玻片浸入固定液内，固定 1 min；

c. 加结晶紫于涂膜上，染色 1 min；

d. 用水冲去染色液，淋去多余的水；

e. 加革兰氏碘液于涂膜上，媒染 1 min；

f. 用水冲去碘液；

g. 连续加 95%乙醇流过涂膜，至无紫色脱掉；

h. 用水冲洗玻片，淋去多余的水；

i. 加复染液于涂膜上，染色 10～30 s；

j. 用水冲去染色液；

k. 用吸墨纸吸干水分或自然干燥；

l. 镜检。

A11 大豆凝集素稀释液

按试剂使用说明制备工作稀释液，贮于 4℃冰箱备用。

附加说明：

本标准由中华人民共和国进出口商品检验局提出。

本标准由中华人民共和国内蒙古进出口商品检验局负责起草。

本标准主要起草人甄宏太、周云霞。

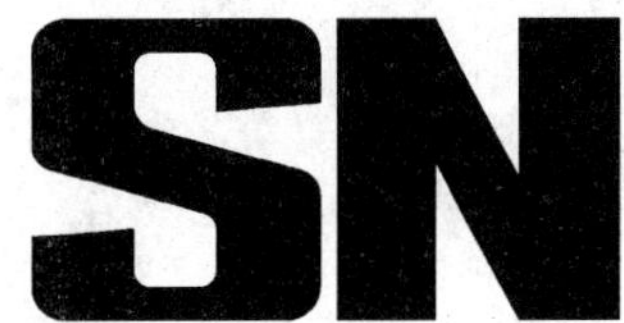

中华人民共和国出入境检验检疫行业标准

SN/T 0423—2010
代替 SN 0423—1995

出口冻兔肉中兔出血病病毒检验 免疫学方法

Detection of rabbit haemorrhagic disease virus in exporting frozen rabbits—Immunology method

2010-11-01 发布 2011-05-01 实施

中华人民共和国
国家质量监督检验检疫总局 发布

前　言

本标准按照 GB/T 1.1—2009 给出的规则起草。

本标准代替 SN 0423—1995《出口冻兔肉中“兔出血病”病毒检测方法》。

本标准与 SN 0423—1995 相比，主要技术变化如下：

——修改标准的中英文名称，增加副标题；

——增加前言；

——将原标准的主题内容与适用范围改为范围；

——增加规范性引用文件；

——增加术语、定义和缩略语；

——增加抽验标准、方法；

——流程图、试剂的配制调整到附录 A、附录 B。

本标准由国家认证认可监督管理委员会提出并归口。

本标准起草单位：中华人民共和国连云港出入境检验检疫局。

本标准主要起草人：孙晓斌、王维志、于维军、张敬友、潘荣生。

本标准所代替标准的历次版本发布情况为：

——SN 0423—1995。

出口冻兔肉中兔出血病病毒检验
免疫学方法

1 范围

本标准规定了出口冻兔肉中兔出血病病毒样品的采集、检测方法和结果判定。

本标准适用于出口冻兔肉中兔出血病病毒的检验。

2 规范性引用文件

下列文件对于本文件的应用是必不可少的。凡是注日期的引用文件，仅注日期的版本适用于本文件。凡是不注日期的引用文件，其最新版本(包括所有的修改单)适用于本文件。

GB/T 18088 出入境动物检疫采样

3 术语、定义和缩略语

下列术语和定义及缩略语适用于本文件。

3.1 术语和定义

3.1.1

兔出血病病毒 rabbit hemorrhagic disease virus

是导致兔发生兔出血病的病原，兔出血病是兔高度接触传染性、致死性疫病，世界动物卫生组织OIE和我国分别将之列入OIE疾病名录和二类动物疫病。

3.2 缩略语

ELISA (enzymelinked immunosorbentassy) 酶联免疫吸附试验

HA (hemagglutination) 血凝试验

HI (hemagglutination inhibition) 血凝抑制试验

IHA (indirect hemagglutination) 间接血凝试验

IHI (indirect hemagglutination inhibition) 间接血凝抑制试验

4 器材与试剂

4.1 器材

4.1.1 分析天平(千分之一)。

4.1.2 普通离心机(离心力 5 000×g)。

4.1.3 微型高速离心机(离心力 17 000×g)。

4.1.4 均质器。

4.1.5 持针器。

4.1.6 玻璃研磨器。

4.1.7 微型振荡器。
4.1.8 培养箱。
4.1.9 微量移液器。
4.1.10 血凝反应板。
4.1.11 酶标反应板。
4.1.12 酶标测定仪。

4.2 试剂

4.2.1 鞣酸(分析纯)。
4.2.2 磷酸氢二钾(分析纯)。
4.2.3 磷酸二氢钾(分析纯)。
4.2.4 磷酸氢二钠(分析纯)。
4.2.5 柠檬酸(分析纯)。
4.2.6 四甲基联苯胺(分析纯)。
4.2.7 过氧化脲(分析纯)。
4.2.8 硫酸(分析纯)。
4.2.9 硫酸铵(分析纯)。
4.2.10 聚乙二醇-6000。
4.2.11 三氯甲烷(分析纯)。
4.2.12 氯化钠(分析纯)。
4.2.13 氯化钾(分析纯)。
4.2.14 吐温-20。
4.2.15 小牛血清蛋白(BSA)。
4.2.16 卵清蛋白(OVA)。
4.2.17 乙酸钠(分析纯)。
4.2.18 乙酸(分析纯)。
4.2.19 1%人血红细胞悬液,见附录 A.1。
4.2.20 2%经致敏的双醛化绵羊红细胞悬液,见附录 A.2。
4.2.21 包被液(CB),见附录 A.3。
4.2.22 PBS 液,见附录 A.4。
4.2.23 洗涤液(PBST),见附录 A.5。
4.2.24 稀释液(保温液),见附录 A.6。
4.2.25 底物液,见附录 A.7。
4.2.26 醋酸钠-柠檬酸缓冲液,见附录 A.8。
4.2.27 终止液,见附录 A.9。
4.2.28 兔出血病病毒阳性血清,见附录 A.10。
4.2.29 RHDV-IgG,见附录 A.11。
4.2.30 酶标记第二抗体,见附录 A.12。

5 样品采集

5.1 抽样标准

按 GB/T 18088 的规定采样。

5.2 抽样方法

以同一检验检疫批为单位抽样，按规定的抽样件数，根据样点分布均匀化的原则，按棋盘式或对角线随机抽取。抽取的样品需在实验室进行如下处理：

a) 冻带骨兔肉：每只被采集样品的兔体取胫骨两支，装入清洁的塑料袋中；

b) 去骨兔肉：每件中剪取同一兔体肌肉 20 g～30 g，作为原始样品，混合后置于清洁容器内，作为混合原始样。混合原始样的质量不少于 300 g。

5.3 样品的标识和保存

取代表性样品应保持冷冻状态，保证样品不受外界的污染，加贴标签和官方封识。样品应立即送到实验室进行检测，存查样品应存放在－18 ℃的温度下保存，保存期至索赔期满为止。

6 操作步骤

6.1 试样的制备

6.1.1 匀浆

6.1.1.1 骨髓试样

以持针器夹碎胫骨取出骨髓。装入小型塑料离心管，称量。用 5 倍量的 0.01 mol/L pH7.4 PBS 稀释。用玻璃研磨器研磨匀浆后装入玻璃瓶内。

6.1.1.2 肌肉试样

称量 10 g 肌肉，加入 50 mL 0.01 mol/L pH7.4 PBS。高速匀浆机匀浆 1 min～3 min，匀浆后装入三角烧瓶。

6.1.2 冻融

匀浆后试样置低温冰箱内反复冻融三次后，3 500 r/min 离心 5 min 取上清液。

6.1.3 浓缩

在所得上清液中，加入上清液量 6%的聚乙二醇-6000，并加氯化钠至 3%，置 4 ℃冰箱过夜。

6.1.4 悬浮

浓缩过的样品液 3 500 r/min～4 000 r/min 离心 10 min 去上清液，沉淀物以少量 0.01 mol/L pH7.4 PBS 悬浮，成混悬液（肌肉样用 1 mL，骨髓样用 0.3 mL）。

6.1.5 去杂

在所得混悬液中加入四分之一体积的三氯甲烷，摇匀 4 000 r/min 离心 10 min 取水相，置冰箱冻结保存备用。

6.2 HA、HI 试验

6.2.1 血凝试验（HA 试验）

6.2.1.1 在 96 孔 V 型微量血凝反应板上，从第一孔至第十一孔，每孔加入 PBS 25 μL。然后在第一孔加入待检样品的浓缩液 25 μL,从第一孔开始用移液器,作等量稀释至第十孔,最后一孔弃去 25 μL。第十一孔是 PBS 对照,第十二孔加入 1∶10 正常兔肝悬液 25 μL 对照。

6.2.1.2 每孔各加入 1%人“O”型红细胞 25 μL,立即在微型混合器上摇匀,置室温。待对照孔血细胞完全沉积后观察结果。

6.2.1.3 血凝效价表示方法,其中血凝程度以++++、+++、++、+、—表示:

a) “++++”:红细胞均匀铺于孔底;
b) “+++”:红细胞基本同上,但边境不整齐,有下垂趋向;
c) “++”:红细胞于孔底形成一个环状,四周有小凝结块;
d) “+”:红细胞于管底形成一个小团,但边缘不光滑,四周有凝结块;
e) “—”:红细胞于孔底形成小团,边缘整齐,光滑。

注:出现++++为其凝集终点。

6.2.2 血凝抑制试验(HI 试验)

6.2.2.1 在 96 孔 V 型微量血凝反应板上,待检样品浓缩液稀释方法同上。一个样品做相同的两排。

6.2.2.2 第一排每孔加 PBS 25 μL,第二排每孔加阳性血清 25 μL 摇匀,37 ℃温箱放置 10 min。

6.2.2.3 各孔加入 1%人“O”型红细胞 25 μL,立即在微型混匀器上摇匀,置室温。待对照孔红细胞完全沉淀后观察结果。

6.2.2.4 结果判定中,血凝效价表示方法同 6.2.1.3。HA 与 HI 试验两排孔的血凝效价相差两个滴度以上者则为阳性。

6.3 IHA 及 IHI 试验

6.3.1 间接血凝试验(IHA 试验)

6.3.1.1 反应在 96 孔 V 型微量血凝反应板上进行。根据被检材料的份数,按每份材料一排孔安排,在反应板上依顺序编号。

6.3.1.2 于计划各排的每孔中加 PBS 稀释液 25 μL。

6.3.1.3 取被检材料 25 μL,对号加入该排第一孔,逐孔向后做倍比稀释至倒数第二孔为止,最后一孔为稀释液对照。

6.3.1.4 每板设已知阳性、阴性抗原对照各一排。

6.3.1.5 每孔加致敏血球 25 μL,移反应板于混匀器上中速摇振至红细胞分散均匀(约 1 min),然后将反应板置 37 ℃温箱,经 80 min~90 min 后观察结果。

6.3.1.6 IHA 凝集效价表示方法:

a) “++++”:红细胞均匀铺于孔底;
b) “+++”:孔内凝结团大于孔面积 50%,未遍及全孔者;
c) “++”:红细胞少许沉积孔底,周围有混浊带约占孔面积 50%;
d) “+”:红细胞大部分沉积孔底,沉淀边缘模糊者;
e) “—”:红细胞于孔底形成小团,边缘整齐,光滑。

注:结果以“++++”为凝集终点。

6.3.2 间接血凝抑制试验(IHI 试验)

6.3.2.1 每份样品按两排孔安排,操作同前,唯 IHI 排每孔加 1∶50 的阳性血清 25 μL,而 IHA 排每孔增加稀释液 25 μL,振荡均匀后,将反应板置 37 ℃温箱中经 80 min~90 min 判定结果。

6.3.2.2 结果判定中,IHI 与 IHA 试验两排孔的血凝价相差两个滴度以上者为阳性。

6.4 ELISA 试验

6.4.1 将提纯抗体用包被液作 1∶640 稀释后加入酶标反应板，每孔 100 μL。包被后置 4 ℃冰箱过夜。

6.4.2 取出包被的反应板用洗涤液洗三次，每次 3 min(每次加洗涤液后，放置 3 min 再倾去)，将板甩干拍净。

6.4.3 用稀释液将待检浓缩液作 1∶2 和 1∶4 稀释，每个检样的两种稀释液分别各加入两个孔，每孔 100 μL，每块板同时加阳性，阴性样品各两孔，作对照用，每块板同时加两孔稀释液留作空白对照，置 37 ℃温箱 90 min。

6.4.4 取出反应板用洗涤液洗三次，方法同 6.4.2。

6.4.5 各孔加酶标第二抗体 100 μL，置 37 ℃温箱 90 min。

6.4.6 取出反应板用洗涤液洗三次，每次 3 min，将板甩干拍净。

6.4.7 每孔加底物液 100 μL，置 37 ℃温箱 15 min。要求避光。

6.4.8 取出反应板，每孔加终止液 50 μL 终止反应。

6.4.9 测定光密度值或目测。

6.4.10 结果判定以酶标测定仪测定 OD 值。若待检样品 OD 值与已知阴性样品 OD 值之比(P/N)≥2 时，判定为阳性，否则为阴性。若目测，凡是待检孔的颜色比阴性孔深者为阳性，否则为阴性。

如果采用商品化试剂盒按试剂盒规定的方法检测。

7 报告结果

报告阳性结果。HA、HI 试验，IHA、IHI 试验及 ELISA 试验。三者任选一种检测方法进行检测，凡出现阳性者均可报告阳性结果。否则判为阴性结果。

8 检验流程

见附录 B。

附 录 A
（规范性附录）
试剂配制

A.1 1%人血红细胞悬液

新鲜人血红细胞（O 型）用 20 倍量生理盐水洗涤三次，最后以 2 000 r/min 离心 15 min，吸取压积细胞用生理盐水配成 1%悬液。

A.2 0.01 mol/L pH 7.4 PBS 溶液

称取氯化钠（NaCl）8.5 g，氯化钾（KCl）0.2 g，磷酸氢二钠（$Na_2HPO_4 \cdot 12H_2O$）2.9 g，磷酸二氢钾（KH_2PO_4）0.2 g，定容至 1 000 mL 双蒸水中，保存于室温或 4 ℃冰箱中。

A.3 2%经致敏的双醛化绵羊红细胞悬液

以 1 mL 双醛化绵羊红细胞的致敏为例。1 mL 双醛化绵羊红细胞离心，去上清液，用 pH7.4，0.01 mol/LPBS 洗一次，5 000 r/min 离心 10 min，去上清液，加入 4.9 mL 生理盐水，0.1 mL 1%鞣酸，37 ℃水浴 10 min，5 000 r/min 离心 10 min，去上清液，加入 pH4.3，0.2 mol/L 乙酸缓冲液 5 mL，RHDV-IgG0.05 mL，37 ℃水浴 30 min。5 000 r/min 离心 10 min，去上清液，用 5 mL 生理盐水洗三次，用 pH7.4，0.01 mol/L 的 PBS 配制成 2%血球悬液备用。

A.4 包被液（CB，pH9.6，0.05 mol/L 碳酸盐缓冲液）

碳酸钠（Na_2CO_3）1.59 g、碳酸氢钠（$NaHCO_3$）2.93 g 加双蒸水溶解至 1 000 mL。

A.5 洗涤液（PBST，pH7.4 磷酸盐缓冲液－0.5%吐温 20）

氯化钠（NaCl）8.0 g、磷酸氢二钠（$Na_2HPO_4 \cdot 12H_2O$）2.9 g、磷酸二氢钾（NaH_2PO_4）0.2 g、氯化钾（KCl）0.2 g、吐温－20 0.5 mL 加双蒸水溶解至 1 000 mL。

A.6 稀释液（保温液 PBST-OVA）

于 PBST 内加入卵清蛋白使其浓度为 0.1%。

A.7 底物液

A.7.1 60 mg TMB（四甲基联苯胺）溶于 10 mL 二甲亚砜中，4 ℃避光保存，备用（可保存 3 个月）。
A.7.2 140 mg 过氧化脲溶于 100 mL，pH5.6，1 mol/L 的醋酸钠-柠檬酸缓冲液中，4 ℃避光保存，备用（可保存 3 个月）。

A.7.3 临用前取按A.7.1要求所制溶液250 μL,溶入到2 mL按A.7.2要求所制溶液中,随即加入18 mL双蒸水混匀。

A.8 pH5.6,1 mol/L醋酸钠-柠檬酸缓冲液

500 mL 1 mol/L醋酸钠加17 mL 1 mol/L柠檬酸缓冲液。

A.9 终止液

于500 mL双蒸水中缓慢加入76 mL浓硫酸(98%),混匀。

A.10 兔出血病病毒阳性血清(RHDV)的制备

取健康兔,肌肉注射本病毒疫苗1 mL。然后分别在第15天、第30天时注射强毒1 mL,最后一次注射后10 d试血,当HI效价达到1∶128时采血清即得。

A.11 RHDV-IgG的制备与纯化

取RHDV阳性血清用等量的饱和硫酸铵盐析沉淀三次后,再以三分之一量的饱和硫酸铵盐析沉淀两次,最后再经DE52或sepHadexG-200层析后得到较纯化的RHDV-IgG。

A.12 酶标记第二抗体(市售)

酶标记羊抗兔IgG,工作效价1∶4 000或酶标记葡萄球菌A蛋白,工作效价1∶40。

附 录 B
（规范性附录）
出口冻兔肉中兔出血病病毒检验流程图

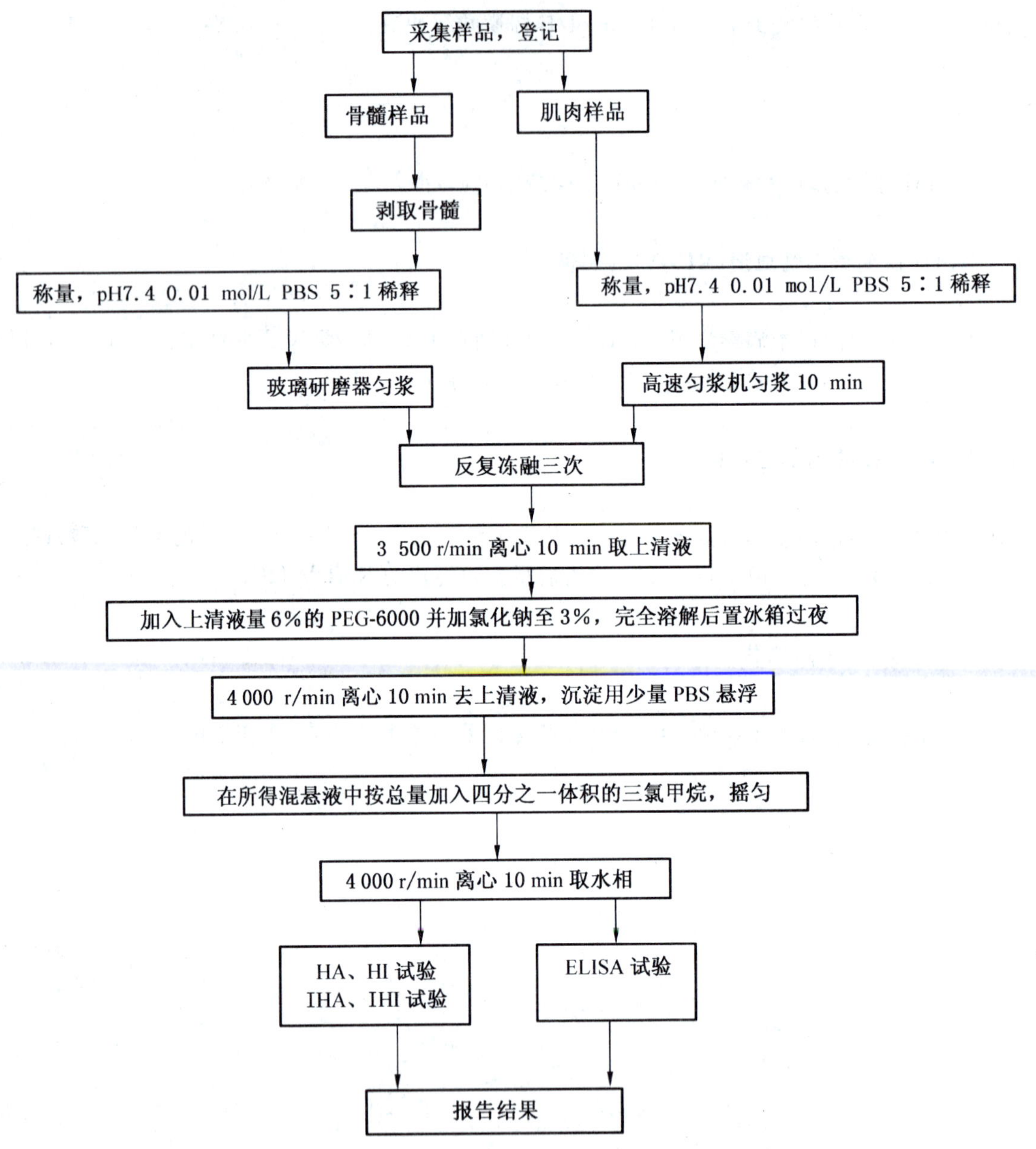

图 B.1 出口冻兔肉中兔出血病病毒检验流程图

中华人民共和国进出口商品检验行业标准

出口商品中粪链球菌群检验方法

Examination methods of the fecal streptococcus group in commodities for export

SN/T 0475—95

1 主题内容与适用范围

本标准规定了出口商品中粪链球菌群的抽样、制样和多管法、滤膜法及平板计数检验方法。

本标准适用于食品中粪链球菌群的检验，也适用于羽绒制品填充料中粪链球菌群的检验。

2 设备与材料

2.1 取样工具：镊子、手术剪、刮勺、乳胶手套等。

2.2 具盖样品瓶、金属样品桶或其他容器。

2.3 高压蒸汽灭菌器。

2.4 天平：称量 1 000 g，感量 0.01 g。

2.5 均质器及 1 000 mL 具盖均质杯。

2.6 移液管：容量 1 mL，10 mL(大口径)。

2.7 培养皿：60 mm×15 mm，90 mm×15 mm 或 50 mm×12 mm 玻璃皿或塑料皿。

2.8 各种规格的培养基容器。

2.9 玻璃、耐高温塑料、陶瓷或不锈钢过滤器。

2.10 滤膜：直径 47 mm，微孔直径 0.45±0.4 μm，亦可用性能相同的其他滤膜替代。

2.11 振荡器。

2.12 恒温培养箱：36±1℃，44.5±0.5℃。

2.13 恒温水浴箱：44.5±0.5℃。

3 培养基

3.1 叠氮化钠葡萄糖肉汤[参见附录 A(补充件)中 A1]。

3.2 Pfizer 肠球菌选择性琼脂(PSE 琼脂)[参见附录 A(补充件)中 A2]。

3.3 KF 链球菌琼脂[参见附录 A(补充件)中 A3]。

3.4 脑心浸液[参见附录 A(补充件)中 A4]。

3.5 脑心浸液琼脂[参见附录 A(补充件)中 A5]。

4 抽样与制样

4.1 检验批

以不超过 2 500 件(以商品包装件数计，如包、箱、袋等)为一检验批。如另有规定，则按不同商品所规定的报验批为检验批。

同一批商品应具有相同的特征，如包装、标记、产地、规格和等级等。

4.2 抽样数量

中华人民共和国国家进出口商品检验局1995-09-06批准　　1996-01-01实施

在无特殊规定时，按照公式 $\sqrt{N}/2$（式中 N 为该批商品的总件数），遵循四舍五入规则计算抽样件数；如另有规定，则按不同商品所规定的抽样数进行抽样。

4.3 抽样方法与样品保存

按 4.2 规定的抽样件数随机抽取，以无菌操作逐件开启。

4.3.1 食品：对于有内包装（如袋、瓶或罐装者）的食品，每件至少取一完整未开封的小包装单位作为原始样品；如无内包装或包装较大者，则使用灭菌工具取样。原始样品总量不少于 1 kg(1 L)，装入清洁灭菌容器内，加封后标明标记。如不能及时检验，冷冻食品样品应保持冷冻状态；非冷冻样品需在 2～5℃保存。

4.3.2 羽绒制品填充料：通常情况下是在填充前临时包内取样，必要时从制品中取样。使用灭菌镊子或戴经消毒的乳胶手套从每件的不同部位抽取 100 g 作原始样品，放入灭菌样品桶内，加封后标明标记。如不能及时检验，样品需在 2～5℃保存。

5 样品制备

5.1 液体食品

用无菌吸管吸取 25 mL 样品，放入装有 225 mL 灭菌生理盐水的 500 mL 稀释瓶中，迅速振摇，充分混匀，制成 1：10 样品匀液。

5.2 水产品、禽类制品

以无菌操作取 25 g 样品放入装有 225 mL 灭菌生理盐水的均质杯内，以 8 000 r/min 均质 1～2 min，制成 1：10 样品匀液。

5.3 羽绒制品填充料

取 10 g 样品放入适当大小的锥形烧瓶内，加入 400 mL 无菌水于锥形烧瓶中，用灭菌胶塞塞紧瓶口，置振荡器振荡 10 min。

对上述各样品稀释液可根据需要进一步按 10 倍递增稀释。

6 接种培养和计数

6.1 多管法

6.1.1 用适当稀释的样液接种一套叠氮化钠葡萄糖肉汤管。接种量为 1 mL 或 1 mL 以下时，使用 10 mL 单料管；接种量为 10 mL，使用 10 mL 双料管。接种后的试管置 36±1℃培养 24±2 h，检查各试管的混浊情况。若混浊不明显，继续培养至 48±2 h 后记录结果。

6.1.2 培养 24±2 h 或 48±2 h 之后，对所有呈现混浊的叠氮化钠葡萄糖肉汤管进行确证试验。用接种环将各管的培养物划线于 PSE 琼脂平板上，倒置平皿于 36±1℃培养 24±2 h。琼脂平板上出现的带棕色环的棕黑色菌落，确证为粪链球菌群细菌。

6.1.3 MPN 值的记录和计算

根据接种的样品量和确证为粪链球菌群细菌的管数，查 MPN 表[参见附录 B（补充件）]，报告每克（毫升）样品中粪链球菌群 MPN 值。

6.2 滤膜法

6.2.1 平板培养基制备：倾注或吸取 4～5 mL 融化的 KF 琼脂于平皿（60 mm×15 mm）中，若平板表面有气泡，可用火焰灼除。若使用盖合紧密的塑料培养皿（50 mm×12 mm），可预先制成储备平板，于 4～10℃冰箱内保存 4 周效果不减。

6.2.2 样品量的选择与样品过滤：根据样品的污染程度，使用样液的量为 100，10，1，0.1 或 0.01 mL。使用灭菌滤膜过滤样液，以能在滤膜上生长出 20～100 个菌落为宜。

6.2.3 接种与培养：将已滤过样液的滤膜紧贴在 KF 琼脂培养基表面上，膜下避免出现气泡。倒置平皿于 36±1℃培养 48±2 h。

6.2.4 粪链球菌群的计数与计算：粪链球菌群细菌在 KF 琼脂平板上的滤膜上形成暗红色至粉红色菌落，使用低倍大视野双目解剖镜或效能相当的其他光学仪器帮助计数。选择生长 20～100 个菌落的滤膜，根据所使用的样品量，算出该样品每克(毫升)中的粪链球菌群数。

6.2.5 确证试验：由于 KF 培养基有良好的选择性能，在 KF 琼脂平板上的滤膜上生长的红色或粉红色菌落，实际上都是粪链球菌群细菌。按下列程序作进一步确证试验：将滤膜上的典型菌落接种于脑心浸液琼脂斜面，置 36±1℃培养 48±2 h；用其培养物做过氧化氢酶试验，过氧化氢的浓度为 3%。阳性反应者为非链球菌群细菌。阴性反应者接种于脑心浸液肉汤，置 45.5±0.5℃培养 48±2 h；同样方式接种一管胆盐肉汤(无菌 10%牛胆液 40 mL 加入 60 mL 无菌脑心浸液配成)，置 36±1℃培养 3 d。在上列两种情况下生长者为粪链球菌群细菌。

6.3 平板计数法

6.3.1 平板制备：按附录 A(补充件)中 A2 或 A4 制备琼脂培养基，倾注平板前将融化的培养基于 45～50℃保温，保温时间不要超过 4 h。

6.3.2 接种与培养：取 1 mL 适当稀释的样液加入 90 mm×15 mm 的培养皿内，倾入 12～15 mL 已融化约 45℃的 KF 或 PSE 琼脂培养基，轻轻转动培养皿，使样液与培养基充分混合，让细菌均匀分散在培养基内。从样品稀释液制备至倾注平板时间不要超过 20 min。待平板凝固后倒置平皿进行培养：KF 平板置 36±1℃培养 48±2 h；PSE 平板置 36±1℃培养 24±2 h。

6.3.3 菌落计数及报告结果：粪链球菌群细菌在 KF 平板上形成暗红至粉红色菌落，边缘整齐。表面以下菌落常呈椭圆或晶体状；在 PSE 琼脂平板上形成带棕色环的棕黑色菌落。使用有适当光源的低倍大视野双目解剖镜或效能相当的其他光学仪器，对有 30～300 个菌落的平板进行菌落计数。按粪链球菌群数/g(mL)报告结果。

若需进一步鉴定分离的粪链球菌，可参照附录 C(参考件)进行。

附 录 A
培 养 基
（补充件）

A1 叠氮化钠葡萄糖肉汤

牛肉浸膏	4.5 g
胰蛋白胨或多胨	15.0 g
葡萄糖	7.5 g
氯化钠	7.5 g
叠氮化钠(NaN_3)	0.2 g
蒸馏水	1 000 mL

以上各成分混匀，不断搅拌加热溶解。用适当大小的试管分装，每管 10 mL，121℃高压灭菌 15 min，灭菌后的培养基 pH 约为 7.2。若制备双料浓度的叠氮化钠葡萄糖肉汤，可将上述配方中蒸馏水改为 500 mL。

A2 Pfizer 肠球菌选择性琼脂(PSE 琼脂)

蛋白胨	20.0 g
酵母浸膏	5.0 g
细菌学用胆汁	10.0 g
氯化钠	5.0 g
柠檬酸钠	1.0 g
七叶甙(Esculin)	1.0 g
柠檬酸铁铵	0.5 g
叠氮化钠(NaN_3)	0.25 g
琼脂	15.0 g
蒸馏水	1 000 mL

灭菌后的 pH 为 7.1。于 45～50℃保温培养基，从保温开始至倾注平板的时间不要超过 4 h。

A3 KF 链球菌琼脂

3 号胨或多胨	10.0 g
酵母浸膏	10.0 g
氯化钠	5.0 g
甘油磷酸钠	10.0 g
麦芽糖	20.0 g
乳糖	1.0 g
叠氮化钠	0.4 g
琼脂	20.0 g
蒸馏水	1 000 mL

将各成分加热溶解，用 10%的碳酸钠调整 pH 值至 7.2，121℃灭菌 15 min，冷却至 50～60℃时加入

无菌1%氯化三苯四氮唑(2,3,5-triphenyltetrazolium chloride)水溶液10 mL。培养基于45～50℃保温不要超过4 h。倾注或移取4～5 mLKF琼脂至60 mm×15 mm的皿中,若出现气泡可用火焰灼除。若使用盖合紧密的塑料皿(50 mm×12 mm),可预先制成平板,置4～10℃储存,4周内可使用。

A4 脑心浸液

小牛脑浸液(固体)	12.5 g
牛心浸液(固体)	5.0 g
胨	10.0 g
葡萄糖	2.0 g
氯化钠	5.0 g
磷酸氢二钠	2.5 g
蒸馏水	1 000 mL

灭菌后的pH值为7.4。

A5 脑心浸液琼脂

在脑心浸液中加入15.0 g琼脂,灭菌后的pH为7.4。制成试管斜面备用。

附 录 B
1 g样品中最可能数(MPN)表
(补充件)

使用三管法,接种量为0.1,0.01,0.001 g(mL)。

表B1

阳性管数				阳性管数			
0.1	0.01	0.001	MPN	0.1	0.01	0.001	MPN
0	0	0	<3	0	3	1	13
0	0	1	3	0	3	2	16
0	0	2	6	0	3	3	19
0	0	3	9	1	0	0	3.6
0	1	0	3	1	0	1	7.2
0	1	1	6.1	1	0	2	11
0	1	2	9.2	1	0	3	15
0	1	3	12	1	1	0	7.3
0	2	0	6.2	1	1	1	11
0	2	1	9.3	1	1	2	15
0	2	2	12	1	1	3	19
0	2	3	16	1	2	0	11
0	3	0	9.4	1	2	1	15

续表 B1

阳性管数				阳性管数			
0.1	0.01	0.001	MPN	0.1	0.01	0.001	MPN
1	2	2	20	2	3	1	36
1	2	3	24	2	3	2	44
1	3	0	16	2	3	3	53
1	3	1	20	3	0	0	23
1	3	2	24	3	0	1	39
1	3	3	29	3	0	2	64
2	0	0	9.1	3	0	3	95
2	0	1	14	3	1	0	43
2	0	2	20	3	1	1	75
2	0	3	26	3	1	2	120
2	1	0	15	3	1	3	160
2	1	1	20	3	2	0	93
2	1	2	27	3	2	1	150
2	1	3	34	3	2	2	210
2	2	0	21	3	2	3	290
2	2	1	28	3	3	0	240
2	2	2	35	3	3	1	460
2	2	3	42	3	3	2	1 100
2	3	0	29	3	3	3	>1 100

注：表内所列样品量如改为 1，0.1，0.01 g(mL)时，表内数字应相应降低 10 倍；如改为 0.01，0.001，0.000 1 g(mL)时，则表内数字相应增加 10 倍，其余可类推。

附 录 C
粪链球菌鉴定简图
（参考件）

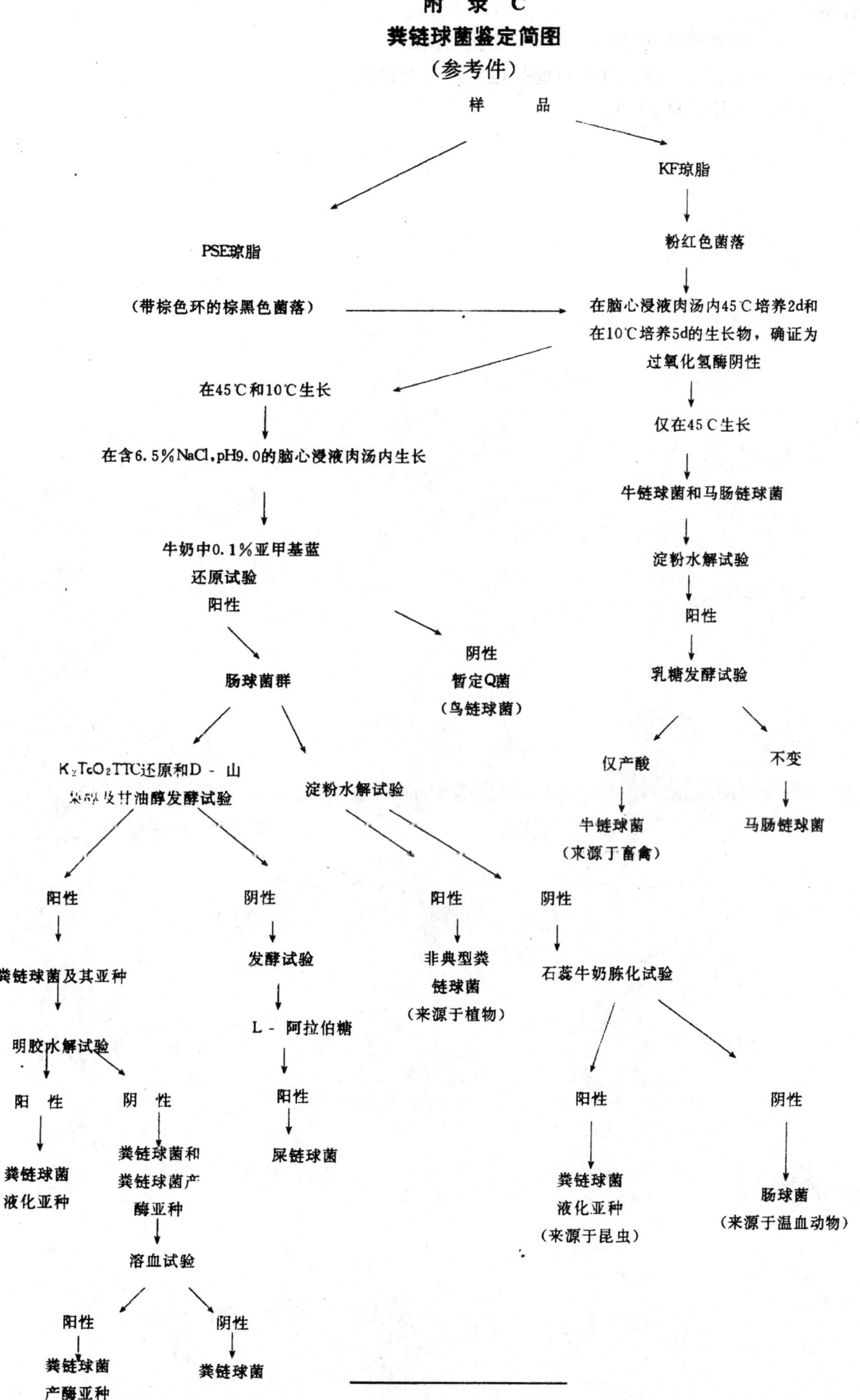

附加说明：

本标准由中华人民共和国国家进出口商品检验局提出。

本标准由中华人民共和国湖北进出口商品检验局负责起草。

本标准主要起草人张宗显、王丽。

中华人民共和国进出口商品检验行业标准

出口食品中B群链球菌检验方法

SN/T 0477—95

Method for detection of group B streptococci in foods for export

1 主题内容与适用范围

本标准规定了在绵羊血琼脂平板上，用CAMP(Christie、Atkins、Munch—Petersen的缩写)试验作为对出口食品中B群链球菌检验方法。

本标准适用于出口肉类、奶和奶制品中B群链球菌的检验。其他食品可参照使用。

2 设备和材料

2.1 离心机5 000 r/min，离心管50 mL，10 mL。

2.2 蔡氏滤器。

2.3 微孔滤膜，孔径0.45 μm。

2.4 玻璃抽滤瓶。

2.5 玻璃水循环真空泵。

2.6 电热恒温箱：温度20～60℃。

2.7 显微镜。

2.8 定性滤纸。

2.9 不锈钢厌氧菌培养罐。

2.10 电冰箱。

2.11 乳钵、研棒或均质器。

2.12 L形玻璃棒。

2.13 金黄色葡萄球菌菌株ATCC-25923。

3 培养基和试剂

3.1 Todd-Hewitt肉汤〔参见附录A(补充件)A1〕。

3.2 牛心汤培养基〔参见附录A(补充件)A2〕。

3.3 选择性牛心汤增菌培养基〔参见附录A(补充件)A3〕。

3.4 牛心汤琼脂〔参见附录A(补充件)A4〕。

3.5 绵羊血琼脂平板〔参见附录A(补充件)A5〕。

3.6 β-溶血素〔参见附录A(补充件)A6〕。

3.7 β-溶血素带〔参见附录A(补充件)A7〕。

3.8 绵羊血球〔参见附录A(补充件)A8〕。

3.9 生理盐水：灭菌的0.85% NaCl。

3.10 革兰氏染色液〔参见附录A(补充件)A9〕。

3.11 接触酶(过氧化氢酶)试验〔参见附录B(补充件)〕。

中华人民共和国国家进出口商品检验局1995-09-06批准　　1996-01-01实施

4 样品的制备

4.1 肉类

4.1.1 冷冻产品应在2～5℃过夜解冻，或在45℃及以下经15 min解冻，立即检验。若不能及时检验，应置于－15℃左右暂存。其他非冷冻易腐的食品，亦应置于4℃冰箱保存。

4.1.2 以无菌操作称取剪碎的肉类样品25 g，置于灭菌之乳钵内或均质杯内，加入25 mL灭菌生理盐水进行研磨或均质(8 000～10 000 r/min，均质1 min)，移入盛200 mL生理盐水的5 000 mL广口瓶内，混合均匀，制成1∶10稀释液。

4.2 奶和奶制品类

4.2.1 鲜奶、酸奶：以无菌手续去掉瓶罩纸盖，瓶口经火焰灭菌后，用无菌操作吸取25 mL检样，放入装有225 mL灭菌生理盐水的三角烧瓶内，振摇均匀。

4.2.2 奶粉：以无菌手续开封取样，称取25 g放入盛有225 mL温热的灭菌生理盐水且装有适量玻璃珠的灭菌广口瓶内，振摇使其充分溶解混匀。

4.2.3 奶酪：先用灭菌刀削去部分表面封蜡，然后用点燃的酒精棉球灭菌表面后，用灭菌刀切开奶酪，再用无菌操作切取表层和深层检样25 g，置于灭菌乳钵内切碎，加入25 mL生理盐水研成糊状，移入盛有200 mL灭菌生理盐水的广口瓶内，混合均匀。制成1∶10的稀释液。

4.3 其他食品

样品的制备取决于食品的种类和状态。固体或半固体食品按4.1.2或4.2.3进行。液体食品按4.2.1进行。

5 检验步骤

5.1 增菌培养

将上述制备的检样各取10 mL分别接种于100 mL牛心汤培养基内；如检样污染较严重，可同时按上述量接种于选择性牛心汤增菌液内，经35±1℃培养15 h，再进行CAMP-带或CAMP-点试验。

5.2 CAMP试验的条件

将CAMP试验的绵羊血琼脂平板置于不锈钢厌氧菌培养罐内，在35±1℃培养。

5.3 CAMP-带试验

取β-溶血素带1～2条平行轻贴于绵羊血琼脂平板上，间距20 mm，将样品或经过增菌的培养物直接在β-溶血素带两侧(相距3～5 mm处)垂直划线3～4条或涂布接种，经14～18 h培养后观察结果。如在接种线与β-溶血素带周围朦胧溶血区重叠处能见到协同产生清晰的"箭头"状的增强溶血区为阳性反应，可鉴定为B群链球菌。不见增强溶血为阴性反应，判为B群链球菌阴性。

5.4 CAMP-点试验

将样品或经过增菌的培养物直接划线或用L形玻璃棒涂布接种于绵羊血琼脂平板上，经14～18 h培养后，用接种环取β-溶血素滴加在圆形突起，细小的可疑为链球菌的单个菌落边缘，再将平板进行孵育，分别在30，45，60 min检查溶血变化情况。在滴加β-溶血素的菌落边缘有协同产生"扇形"增强溶血区的为阳性反应，可鉴定为B群链球菌。不出现增强溶血现象的为阴性反应，判为非B群链球菌。

每次检验时都要用已知阳性菌株作为对照试验。

5.5 CAMP-带或CAMP-点试验阳性反应，再进行革兰氏染色，镜检和接触酶试验，以此来与其他溶血性细菌如李斯特氏菌，肉毒梭状芽胞杆菌和葡萄球菌等区别开。

6 报告结果

6.1 CAMP-带或CAMP-点试验阳性，细菌形态相符，革兰氏阳性，接触酶阴性，报告B群链球菌阳性。

6.2 CAMP-带或CAMP-点试验阴性，报告B群链球菌阴性。

附 录 A
培养基和试剂
（补充件）

A1 Todd-Hewitt 肉汤

牛肉浸液	1 000 mL
蛋白胨	20 g
10 mol/L NaOH	2.7 mL
$NaHCO_3$	2 g
NaCl	2 g
$Na_2HPO_4 \cdot 12H_2O$	1 g
葡萄糖	2 g
pH	7.8

将各成分溶解后，调 pH7.8。分装在 150 mL 烧瓶中，每瓶 100 mL，在 115℃下灭菌 20 min。

A2 牛心汤培养基

牛心浸液（可以用牛肉膏 5 g，蒸馏水 1 000 mL 代替） 1 000 mL

蛋白胨	20 g
葡萄糖	3 g
$NaHCO_3$	2 g
NaCl	2 g
$Na_2HPO_4 \cdot 12H_2O$	2 g
pH	7.4

将各成分溶解后，加入 1 mol/L 3% NaOH，校正 pH7.4，分装试管中，每管 10 mL，于 115℃下高压灭菌 20 min。

A3 选择性牛心汤增菌培养基

牛心汤培养基	1 000 mL
三氮化钠	0.075 g
结晶紫	0.002 g
pH	7.4

除结晶紫外，将其他成分混合，加热溶解，校正 pH7.4，再加入结晶紫，充分混合溶解后，分装于试管内，每管 10 mL，于 115℃下高压灭菌 20 min。

A4 牛心汤琼脂

牛心浸液（可以用牛肉膏 5 g，蒸馏水 1 000 mL 代替） 1 000 mL

蛋白胨	20 g
葡萄糖	3 g
$NaHCO_3$	2 g
NaCl	2 g

$Na_2HPO_4 \cdot 12H_2O$	2 g
琼脂粉	12 g
pH	7.4

将各成分溶解后，加入 1 mol/L 3% NaOH，校正 pH7.4，加入琼脂粉 12 g，于 115℃下高压灭菌 20 min。

A5 绵羊血琼脂平板

将牛心汤琼脂加热溶化后，待冷却到 50℃时，加经洗过的绵羊血球 5%，旋转混合均匀，倾注平板，冷凝备用。

A6 β-溶血素

将金黄色葡萄球菌 ATCC-25923 菌株接种在 Todd-Hewitt 肉汤里，于 35±1℃生长 48 h，培养液以 3 500 r/min 离心 10 min。取其上清液，用装有微孔滤膜的蔡氏滤器作真空抽滤除菌，滤液则为 β-溶血素。分装在灭菌带盖小瓶内，每瓶 5 mL，冰冻保存，备用。

A7 β-溶血素带

把灭菌的定性滤纸条(约 4 cm×0.4 cm)浸泡在装有 β-溶血素的带塞玻璃瓶中，则制成 β-溶血素带。置 4℃冰箱中备用。

A8 绵羊血球制备

将无菌新采绵羊血，用三倍灭菌生理盐水以 2 500 r/min 离心 15 min，弃去上清液，洗两次，最后用生理盐水将血球悬浮到原体积。

A9 革兰氏染色液

A9.1 结晶紫染色液：

结晶紫	1 g
95%乙醇	20 mL
1%草酸铵水溶液	80 mL

将结晶紫溶解于乙醇中，然后与草酸铵溶液混合。

A9.2 革兰氏碘液：

碘	1 g
碘化钾	2 g
蒸馏水	300 mL

将碘与碘化钾先进行混合，加入蒸馏水少许，充分振摇，待完全溶解后，再加蒸馏水至 300 mL。

A9.3 沙黄复染液：

沙黄	0.25 g
95%乙醇	10 mL
蒸馏水	90 mL

将沙黄溶解于乙醇中，然后用蒸馏水稀释。

A9.4 染色法：

A9.4.1 将涂片在火焰上固定，滴加结晶紫染色液，染 1 min，水洗。

A9.4.2 滴加革兰氏碘液，作用 1 min，水洗。

A9.4.3 滴加 95%乙醇脱色，约 30 s；或将乙醇滴满整个涂片，立即倾去，再用乙醇滴满整个涂片，脱色

10 s。

A9.4.4 水洗，滴加复染液，复染 1 min。水洗，待干，镜检。

A9.4.5 结果：革兰氏阳性菌呈紫色，革兰氏阴性菌呈红色。

附 录 B
接触酶（过氧化氢酶）试验
（补充件）

B1 试剂

3%过氧化氢溶液：临用时配制。

B2 试验方法

挑取固体培养基上菌落一接种环，置于洁净试管内，或涂于干净的载玻片上，然后分别滴加 3%过氧化氢溶液 2 mL 或一滴观察结果。

B3 结果

于 0.5 min 内发生气泡（氧气）者则为接触酶阳性反应（葡萄球菌），不发生气泡者则为阴性反应（链球菌）。

附加说明：

本标准由中华人民共和国国家进出口商品检验局提出。

本标准由中华人民共和国陕西进出口商品检验局负责起草。

本标准主要起草人卢敬堂。

前　　言

本标准是根据GB/T 1.1—1993《标准化工作导则　第1单元：标准的起草与表述规则　第1部分：标准编写的基本规定》，对标准的起草与表述规则中标准编写的基本规定，参照ISO 8523：1991，ISO 7402：1993和NMKL．144：1992检验方法，研制了对损伤细菌带恢复的最近似值（MPN）法，在增菌培养基、培养时间、生化确认和结果的计算与表述等方面均有较大的改进，经试验和验证试验后编写的。

本标准的附录A、附录B都是标准的附录。

本标准的附录C是提示的附录。

本标准由中华人民共和国国家进出口商品检验局提出并归口。

本标准起草单位：中华人民共和国天津进出口商品检验局、中华人民共和国辽宁进出口商品检验局。

本标准主要起草人：齐素瑛、姚霞、唐守亭、秦诚。

本标准系首次发布的行业标准。

中华人民共和国进出口商品检验行业标准

出口食品中肠杆菌科检验方法

SN/T 0738—1997

Method for determination of Enterobacterioceae in food for export

1 范围

本标准规定了出口冻水产品、冻、烤禽肉、速冻方便食品、干燥食品、糖果食品中肠杆菌科定量检验方法。

本标准适用于出口冻鱼片、冻贝肉、冻鸡肉、冻烤鸭、冻菜卷、冻春卷、冻饺子、冻八宝袋、冻莲藕塞肉、脱水蔬菜、奶粉、方便面、挂面、饼干、糖果中肠杆菌科定量检验,其他食品可参照使用。

2 引用标准

下列标准所包含的条文,通过在本标准中引用而构成为本标准的条文。本标准出版时,所示版本均为有效。所有标准都会被修订,使用本标准的各方应探讨使用下列标准最新版本的可能性。

SN 0330—94 出口食品中微生物学检验通则

3 定义和符号

3.1 定义

本标准采用下列定义。

3.1.1 肠杆菌科 Enterobacterioceae

需氧兼性厌氧、革兰氏阴性、有周鞭毛、不产生芽胞的短杆菌、发酵葡萄糖、氧化酶阴性。

3.1.2 肠杆菌科计数 Enterobacterioccac count

按规定方法完成所测试的每克或每毫升样品中的肠杆菌科计数。

3.2 符号

PW:稀释液。

TSB:胰胨大豆肉汤。

MEE 肉汤:改良的缓冲煌绿胆盐葡萄糖肉汤。

VRBGA:结晶紫中性红胆盐葡萄糖琼脂。

4 抽样

按 SN 0330—94 进行。

5 试验方法

5.1 原理

5.1.1 菌落计数法

将已知量的食品稀释液与 VRBGA 混合,于 36℃±1℃,培养 18～24 h 后,肠杆菌科的细菌形成粉红色至红色,带有或不带有沉淀环的菌落。用氧化酶试验、葡萄糖琼脂发酵试验对所选择的有代表性的

中华人民共和国国家进出口商品检验局 1997-12-22 批准　　1998-05-01 实施

菌落进行确认和计数。

5.1.2 带有前增菌的最近似值(MPN)法

将已知量的适宜的三个连续的食品稀释液分别各接种于三管非选择性液体培养基 TSB 中，于 36℃±1℃，4 或 18～24 h 进行前增菌，再将一定量的该培养物转种于 MEE 肉汤中，于 36℃±1℃，18～24 h 进行选择性增菌，所得培养物划线于 VRBGA 上，36℃±1℃，培养 18～24 h 后挑选典型菌落，确认同菌落计数法，利用最近似值(MPN)表由所确认的阳性管数进行估算。

5.2 培养基与试剂

5.2.1 PW：见附录 A.A1。

5.2.2 TSB(非选择性前增菌培养基)：见附录 A.A2。

5.2.3 MEE 肉汤(选择性增菌培养基)：见附录 A.A3。

5.2.4 VRBGA：见附录 A.A4。

5.2.5 营养琼脂：见附录 A.A5。

5.2.6 葡萄糖琼脂：见附录 A.A6。

5.2.7 氧化酶试剂：见附录 A.A7。

5.3 设备与材料

5.3.1 培养箱：36℃±1℃。

5.3.2 干燥箱：50℃±1℃。

5.3.3 水浴箱：45℃±1℃。

5.3.4 玻璃三角烧瓶和广口瓶：容量 500 mL。

5.3.5 陪替氏皿：玻璃制，直径 90 mm。

5.3.6 试管：17 mm×170mm，玻璃制。

5.3.7 吸管：1 mL 和 10 mL，具刻度。

5.3.8 铂铱或镍铬接种环：直径约 3 mm。及同样材料制的接种针。

注：镍铬接种环不适于氧化酶试验。

5.4 试样制备

无菌操作称取剪碎后的样品 25 g，置于装有 225 mL PW 的 500 mL 广口瓶中，充分振荡(若采用 5.5.2 法必须均质。可将剪碎后的试样 25 g 置于灭菌的均质杯内，加入 25 mL 已灭菌的 PW，以 8 000～10 000 r/min 均质 1 min，再将均质好的试样置于装有 200 mL PW 的 500 mL 广口玻璃瓶中，充分振荡。)，制成 10^{-1}食品样液。

5.5 方法

5.5.1 菌落计数法

适用于检查未经加工处理的生鲜食品或肠杆菌科计数＞100 /g(mL)的加工食品。

5.5.1.1 接种和培养

a) 对每一份试样，选用适宜的二个连续稀释的样液进行菌落计数。分别用灭菌吸管吸取 1 mL 稀释的样液，一式双份地接种于每个灭菌的陪替氏皿中。

b) 倾注约 15 mL 制备好的，并于水浴箱保温至约 45℃的 VRBGA。从完成制备最初稀释液到倾注培养基于最后一个陪替氏皿所用的时间不应超过 15 min，旋转平板。使接种物和培养基充分混匀，水平放置，使其凝固。

c) 待该混合物完全凝固后，倾注一薄层同样的琼脂于已凝固的琼脂上面，以防止蔓延生长和得到半厌氧条件。

d) 待该薄层凝固后，反转制备好的平板，于 36℃±1℃培养 18～24 h。

5.5.1.2 计数和挑选菌落

选择具有直径≥0.5 mm，有或无沉淀环的粉红色—红色，15～150 个菌落的平板，计数所有典型的菌落，若平板上可疑菌落的直径均小于 0.5 mm，该平板应继续培养 24 h 后再进行计数。

a）如只有一个稀释液的两个平板上的菌落数均在合适范围内或仅一个稀释度的两个平板中，一个有 15～150 个菌落，另一个的菌落多于 150 个或少于 15 个，则两个平板上的菌落均要计数。

b）如两个连续稀释度的每个平板上的菌落数都在合适范围内或每个稀释度都有一个平板的菌落数在 15～150 个范围内，而另一个的菌落数高于 150 个或低于 15 个，则四个平板均要计数。

c）当所有平板上的菌落数均超过 150 个时，则应计数最高稀释度的两个平板上的菌落数。

d）当所有平板上的菌落数均少于 15 个时，应计数最低稀释度的两个平板上的菌落数。

e）从 a)～d)的每个平板上随机挑取五个有代表性的菌落（不足五个时，应全部挑选）纯培养后进行生化确认。

5.5.1.3 确认

a）纯培养

分别将所挑选的每一个菌落，划线于营养琼脂表面，于 36℃±1℃培养 18～24 h，从每个培养的平板上挑选单个菌落进行生化确认。

b）生化确认

1）葡萄糖发酵试验

用接种针挑取少许的单个菌落，穿刺并划线于葡萄糖琼脂斜面上，于 36℃±1℃，培养 18～24 h，若试管内的整个内容物都变为黄色或黄底层，蓝斜面，视为阳性反应，大多数菌株产气。

2）氧化酶试验

用铂/铱接种环挑取 a)中所选择的同一菌落，涂于浸湿氧化酶试剂的滤纸上，不要用镍铬环。或将一滴氧化酶试剂直接滴加于 a)中所选择的同一菌落上。滤纸或平板上菌落的颜色在 10 s 内不变成蓝紫色，该试验视为阴性。

5.5.2 带有前增菌的最近似值(MPN)法

适用于检查含有受损伤的肠杆菌科及肠杆菌科计数≤100 /g(mL)的加工食品。

5.5.2.1 接种和培养

a）非选择性前增菌

对冷冻或加热-冷冻食品，选用适宜的三个连续稀释的样液，从每个样液中分别吸取 1 mL，一式 3 份地接种于 3 管装有 TSB 的试管中，于 36℃±1℃培养 4 h，对加热干燥食品，同上接种，于 36℃±1℃培养 18～24 h。

b）选择性增菌

分别转种 1 mL5.5.2.1a)得到的培养物于 9 管装有 MEE 肉汤中，于 36℃±1℃培养 18～24 h。

c）分离

分别从培养的 9 管培养物中取一环划线于 VRBGA 平板表面，于 36℃±1℃培养 18～24 h。

d）挑选菌落和确认

从 5.5.2.1c)每个培养过的呈现出粉红—红色（有或无沉淀环）或无色，粘液状菌落的平板上随机挑选至少两个典型或可疑菌落，按 5.5.1.3 进行确认。

5.6 结果的计算和表述

5.6.1 菌落计数的计算

5.6.1.1 一般原则

用所选择计数的每个平板上典型和可疑肠杆菌科的菌落总数，乘以相应平板上已确认为肠杆菌科的菌落数与所挑取的有代表性的菌落之数 5 之比，以此求出所选用的同一稀释度两个计数平板上的肠杆菌科菌落数并计算平均值，再乘以该稀释倍数，得出肠杆菌科数/g(mL)。

例如：在 10^{-1}食品样液的两个平板中分别有 85 个和 80 个菌落，而确认在 5 个菌落中分别有 4 个和 3 个为肠杆菌科，那么每克食品的肠杆菌科数为(85×4/5+80×3/5)/2×10=580

5.6.1.2 无特征性菌落

若测试试样最低稀释度的二个平板上均无特征性菌落，以<10/g(mL)报告。

5.6.2 最近似值(MPN)的估算

5.6.2.1 计算每个稀释的食品样液得到的阳性反应管数。

5.6.2.2 若一管次培养物中所挑选的典型菌落中有一个为氧化酶试验阴性、葡萄糖发酵试验阳性，则该供试培养物的管应视为阳性。

5.6.2.3 利用最近似值(MPN)表，由所确认的阳性管数估算每g(mL)试样的肠杆菌科最近似值。

附 录 A
（标准的附录）
培养基和试剂

若使用商售的培养基，应按厂商说明使用。制备好的培养基和试剂若不能立即用完，应于冷（1～6℃）暗处贮存。

A1 PW

氯化钠	8.50 g
蛋白胨	1.00 g
蒸馏水	1 000.00 mL

将各成分加热溶解，于25℃调节pH至7.2，分装于500 mL广口瓶中，每瓶225 mL，121℃高压灭菌20 min。

A2 TSB（非选择性前增菌培养基）

胰酪胨	17.00 g
大豆胨	3.00 g
氯化钠	5.00 g
磷酸氢二钾	2.50 g
葡萄糖	2.50 g
蒸馏水	1 000.00 mL

将各成分溶于水中，加热煮沸至完全溶解，25℃调节pH至7.3±0.2，分装于17 mm×170 mm试管，每管10 mL，121℃高压灭菌20 min。

A3 MEE肉汤（选择性增菌培养基）

蛋白胨	10.00 g
葡萄糖	5.00 g
磷酸氢二钠（无水）	6.45 g
磷酸二氢钾	2.00 g
3号胆盐	10.00 g
煌绿	3.00 mL（0.5%水溶液）
蒸馏水	1 000.00 mL

将各成分溶于水中（煌绿除外），加热煮沸至完全溶解，加入煌绿，加热不超过30 min，迅速冷却培养基，分装于灭菌的17 mm×170 mm试管中，每管10 mL，不需高压灭菌，0～5℃可存放一周。

A4 VRBGA

蛋白胨	7.00 g
酵母膏	3.00 g
3号胆盐	1.50 g
葡萄糖	10.00 g
氯化钠	5.00 g
中性红	0.03 g（或0.6%酒精溶液5 mL）

结晶紫	0.002 g(或 0.1%水溶液 2 mL)
琼脂粉	10～12.00 g
蒸馏水	1 000.00 mL

将各成分溶于水中,加热煮沸至完全溶解,25℃调节 pH 至 7.4,分装于灭菌的三角烧瓶中,煮沸备用。不用高压灭菌,用前制备。若临用前制备平板,应将平板干燥,最好去掉皿盖,使琼脂面朝下,于 50℃±1℃干燥箱中干燥 30 min;若提前制备平板,未干燥的平板于室温保存应不超过 4 h 或于 0～5℃保存不应超过一天。

A5 营养琼脂

牛肉膏	3.00 g
蛋白胨	5.00 g
琼脂粉	10～12.00 g
蒸馏水	1 000.00 mL

将各成分溶于水中,加热煮沸,调节 pH,25℃时为 7.0,121℃高压灭菌 20 min。

A6 葡萄糖琼脂

胰蛋白胨	10.00 g
酵母膏	1.50 g
葡萄糖	10.00 g
氯化钠	5.00 g
溴甲酚紫	0.015 g
(或 0.4%溴甲酚紫酒精溶液 3.75 mL)	
琼脂粉	10～12.00 g
蒸馏水	1 000.00 mL

将各成分溶于水中,加热煮沸,25℃时调节 pH 为 7.0,分装于 13 mm×130 mm 试管,121℃高压灭菌 20 min。斜置试管使成 2/3 深底层和 1/3 斜面。

A7 氧化酶试剂

N,N,N,N-四甲基对苯二胺二盐酸盐	1.00 g
蒸馏水	100.00 mL

用前配制,置于棕色瓶内。

附　录　B
（标准的附录）
最近似值(MPN)表

表 B1　　g

阳性管数				阳性管数			
接种量			MPN	接种量			MPN
0.1	0.01	0.001		0.1	0.01	0.001	
0	0	0	<3	2	0	0	9.1
0	0	1	3	2	0	1	14
0	0	2	6	2	0	2	20
0	0	3	9	2	0	3	26
0	1	0	3	2	1	0	15
0	1	1	6.1	2	1	1	20
0	1	2	9.2	2	1	2	27
0	1	3	12	2	1	3	34
0	2	0	6.2	2	2	0	21
0	2	1	9.3	2	2	1	28
0	2	2	12	2	2	2	35
0	2	3	16	2	2	3	42
0	3	0	9.4	2	3	0	29
0	3	1	13	2	3	1	36
0	3	2	16	2	3	2	44
0	3	3	19	2	3	3	53
1	0	0	3.6	3	0	0	23
1	0	1	7.2	3	0	1	39
1	0	2	11	3	0	2	64
1	0	3	15	3	0	3	95
1	1	0	7.3	3	1	0	43
1	1	1	11	3	1	1	75
1	1	2	15	3	1	2	120
1	1	3	19	3	1	3	160
1	2	0	11	3	2	0	93
1	2	1	15	3	2	1	150
1	2	2	20	3	2	2	210
1	2	3	24	3	2	3	290
1	3	0	16	3	3	0	240
1	3	1	20	3	3	1	460
1	3	2	24	3	3	2	1 100
1	3	3	29	3	3	3	>1 100

附 录 C
（提示的附录）
参 考 资 料

C1 ISO 8523:1991. Microbiology-General guidance for the detection of Enterobacterioceae with pre-enrichment.

C2 ISO 7402: 1993. Microbiology-General guidance for the enumeration of Enterobacterioceae without resuscitation-MPN technique and colony-count technique.

C3 Nordic Committee on Food Analysis No. 144. 1992.
Enterobacterioceae. Determination in Food.

中华人民共和国出入境检验检疫行业标准

SN/T 0751—2010
代替 SN/T 0751—1999

进出口食品中嗜水气单胞菌检验方法

Determination of *Aeromonas hydrophila* in foods for import and export

2010-05-27 发布　　　　2010-12-01 实施

中华人民共和国
国家质量监督检验检疫总局 发布

前　言

本标准按照 GB/T 1.1—2009 给出的规则起草。

本标准代替 SN/T 0751—1999《出口食品中嗜水气单细胞菌检验方法》。

本标准与 SN/T 0751—1999 相比，主要技术变化如下：

——标准要素进行了调整，增加了“规范性引用文件”、“术语和定义”和“要求”，删除了“抽样和制样”相关内容；

——检测方法的检测试验依据 GB/T 18652—2002《致病性嗜水气单胞菌检验方法》和《伯杰氏系统细菌学手册》(1994 年第九版)作了修改。

本标准由国家认证认可监督管理委员会提出并归口。

本标准起草单位：中国检验检疫科学研究院、中华人民共和国上海出入境检验检疫局。

本标准主要起草人：王静、张琳、孙肖红、杨宇、胡孔新、张顺合、张乐。

本标准所代替标准的历次版本发布情况为：

——SN/T 0751—1999。

进出口食品中嗜水气单胞菌检验方法

1 范围

本标准规定了进出口食品中嗜水气单胞菌的检验方法。

本标准适用于进出口水产品、水产加工品、罐头食品和小食品等食品中嗜水气单胞菌的检验方法。

2 规范性引用文件

下列文件对于本文件的应用是必不可少的。凡是注日期的引用文件，仅注日期的版本适用于本文件，凡是不注日期的引用文件，其最新版本(包括所有的修改单)适用于本文件。

GB/T 18652 致病性嗜水气单胞菌检验方法

3 术语和定义

下列术语和定义适用于本文件。

3.1

嗜水气单胞菌 ***Aeromonas hydrophila***

嗜水气单胞菌为细胞短杆状，两端圆形，至球菌状，直径 1.0 μm～4.4 μm；单个、成队或成链；以极生鞭毛运动，一般单鞭毛；革兰氏阴性，氧化酶阳性。嗜水气单胞菌能导致鱼、鳖、牛蛙及蚌等水生动物的败血症及局部感染，人类也可因嗜水气单胞菌感染而发生腹泻、食物中毒、继发感染。

3.2

水产品 **seafood**

淡水或海水中的鱼类、甲壳类、软体动物类、藻类和其他的水生生物。

3.3

水产加工品 **fishery product**

以水产品为主要原料加工制成的食品或其他产品。

4 检样要求

4.1 微生物检验用的样品保存时，应注意保持样品处于无污染的环境中，要低温保存，冻品保持冷冻状态，鲜活品应尽量保持样品的原状态(7 ℃～10 ℃)，从抽样至送到实验室的时间不能超过 48 h。

4.2 在制样的操作过程中，应防止样品受到污染。

5 设备和材料

5.1 电子天平：感量 0.1 g。

5.2 均质器或乳钵。

5.3 生化培养箱：28 ℃±1 ℃，36 ℃±1 ℃。

5.4 低倍双目生物显微镜。

5.5 灭菌广口瓶:500 mL。
5.6 灭菌三角烧瓶:250 mL,500 mL。
5.7 灭菌吸管:1 mL,10 mL。
5.8 灭菌平皿:15 mm,90 mm。
5.9 灭菌小试管:95 mm×5 cm。
5.10 接种环:直径 3 mm。

6 培养基和试剂

6.1 碱性蛋白胨水(APW):见附录 A 第 A.1 章。
6.2 氨苄青霉素麦康凯琼脂:见附录 A 第 A.2 章。
6.3 革兰氏染色液:见附录 A 第 A.3 章。
6.4 氧化酶试剂:见附录 A 第 A.4 章。
6.5 粘丝试验试剂:见附录 A 第 A.5 章。
6.6 嗜盐性试验试剂:见附录 A 第 A.6 章。
6.7 AHM 鉴别培养基:见附录 A 第 A.7 章。
6.8 Kovacs 试剂:见附录 A 第 A.8 章。
6.9 GCF 试管:见附录 A 第 A.9 章。
6.10 赖氨酸脱羧酶肉汤:见附录 A 第 A.10 章。
6.11 氨酸脱羧酶培养基:见附录 A 第 A.11 章。
6.12 明胶培养基:见附录 A 第 A.12 章。
6.13 糖发酵试验管:见附录 A 第 A.13 章。

7 检验步骤

7.1 检测流程

检测程序见附录 B 图 B.1。

7.2 增菌

7.2.1 对液体食品,用无菌吸管取 25 mL 样品加入装有 225 mL 碱性蛋白胨水的 500 mL 广口瓶中,迅速振摇,充分混匀。
7.2.2 对于固体食品,无菌操作取 25 g 样品加入装有 225 mL 碱性蛋白胨水中,均质,28 ℃±1 ℃增菌培养,约在 6 h~8 h 有轻度混浊时,终止培养。

7.3 分离培养

用接种环接取一环增菌培养液划线接种于氨苄青霉素麦康凯琼脂,于 28 ℃±1 ℃培养 18 h~24 h。嗜水气单胞菌在氨苄青霉素麦康凯琼脂培养基上典型菌落为边缘整齐、光滑、微凸、无色或淡黄色的圆形菌落。挑取 3 个~5 个革兰氏染色为阴性短杆菌的菌落,接种营养琼脂平板进行纯化培养。

7.4 嗜水气单胞菌的初筛试验

7.4.1 氧化酶试验

用接种环挑取琼脂平板上单个菌落少许,涂布于无菌滤纸片上,滴加氧化酶试剂,10 s 内观察细菌涂布处的颜色,出现红色即判定为阳性,不变色表明氧化酶实验阴性。嗜水气单胞菌应为阳性。

7.4.2 粘丝试验

在无菌载玻片上滴加一滴粘丝试验试剂,用接种环从平板上挑取一个氧化酶阳性可疑菌落在试剂中混匀。能拉出长丝者为阳性,否则为阴性。嗜水气单胞菌应为阴性。

7.4.3 嗜盐性试验

将琼脂平板上氧化酶阳性的可疑菌落接种到0%、3%、6.5%氯化钠蛋白胨水中。嗜水气单胞菌在6.5%氯化钠胨水中不生长。

7.4.4 吲哚试验

挑取琼脂平板上氧化酶阳性的可疑菌落穿刺接种 AHM 鉴别培养基,36 ℃±1 ℃培养 24 h,在长有细菌的顶部滴加 3 滴～4 滴 Kovacs 试剂。形成红色玫瑰吲哚判为阳性,不变色为阴性。嗜水气单胞菌应为阳性。

7.4.5 H_2S 试验

在 GCF 半固体琼脂培养基试管内穿刺接种,放置 36 ℃±1 ℃培养,经过 72 h 孵化沿穿刺线弥漫状发出黑色介质,为阳性反应。疑似气单胞菌者(符合初筛试验特征)应做进一步试验。

7.5 嗜水气单胞菌的确认试验

可采用如下生化试验,或商品化的鉴定试剂、全自动和半自动生化鉴定系统进行鉴定。在无菌条件下用接种环挑取少量可疑菌落纯培养物,分别接种于赖氨酸和鸟氨酸(及对照管)、甘露醇、肌醇、明胶等系列生化培养基中。赖氨酸和鸟氨酸及对照管培养基,在接种后各加灭菌液体石蜡 0.5 mL,放 36 ℃±1 ℃培养 18 h～24 h。培养基呈碱性变紫色为阳性,呈黄色为阴性。不含氨基酸的空白对照培养基为黄色。在无菌条件下用接种环挑取少量可疑菌落纯培养物接种到葡萄糖、蔗糖、阿拉伯糖、七叶苷等糖发酵试验管,28 ℃±1 ℃培养 18 h～24 h。在鉴定系列生化中,糖、醇类培养基使用溴麝香草酚蓝做指示剂。当糖、醇被发酵或氧化后,生化管的顶部或全部变黄色为阳性,不变色为阴性。嗜水气单胞菌的生化反应见附录 C 表 C.1。14 种气单胞菌的鉴别要点见附录 C 表 C.2。

8 结果与报告

8.1 结果判定

嗜水气单胞菌的检出,可根据全自动或半自动生化鉴定系统的结论判定,也可依据生化特征判定。

8.2 结果报告

8.2.1 报告阳性结果:“检出嗜水气单胞菌”。

8.2.2 报告阴性结果:“未检出嗜水气单胞菌”。

附 录 A
（规范性附录）
培养基和试剂

A.1 碱性蛋白胨水(APW)

氯化钠 10.0 g
多价蛋白胨 10.0 g
蒸馏水 1 000 mL

将各成分在蒸馏水中加热溶解后，调节 pH8.6。将配制好的培养基分别装入三角瓶后，121 ℃高压灭菌 15 min。

A.2 氨苄青霉素麦康凯琼脂

蛋白胨 17.0 g
际胨 3.0 g
猪胆盐(或牛、羊胆盐) 5.0 g
氯化钠 5.0 g
琼脂 17.0 g
蒸馏水 1 000 mL
乳糖 10.0 g
0.01%结晶紫水溶液 10 mL
0.5%中性红水溶液 5 mL

将蛋白胨、际胨、胆盐、氯化钠和琼脂溶解于 1 000 mL 蒸馏水中，校正 pH7.2，115 ℃高压灭菌 15 min备用。冷至 50 ℃～55 ℃时，加入结晶紫和中性红水溶液，并加入氨苄青霉素至终浓度为 20 μg/mL。

A.3 革兰氏染色液

A.3.1 草酸胺结晶紫染液

甲液：
结晶紫 1.0 g
溶于 95%乙醇 20 mL
乙液：
草酸胺 0.8 g
溶于蒸馏水 80 mL。
使用前将甲液和乙液混合。

A.3.2 革兰氏碘液

碘 1.0 g

碘化钾	2.0 g
蒸馏水	300 mL

将碘和碘化钾先进行混合,加入蒸馏水少许,充分振摇,待完全溶解后,再加蒸馏水至300 mL。

A.3.3 复红酒精染液

碱性复红	0.4 g
95%酒精	100 mL

A.4 氧化酶试验试剂

1%盐酸二甲基对苯二胺溶液:少量新鲜配制,于冰箱内避光保存。

1%α-苯酚-乙醇溶液。

取白色洁净滤纸沾取菌落,加盐酸二甲基对苯二胺溶液一滴,阳性者呈现粉红色,并逐渐加深;再加α-苯酚-乙醇溶液一滴,阳性者于30 s内呈现鲜蓝色,阴性于2 min内不变色。

A.5 粘丝试验试剂

在玻片或平皿上,滴一大滴0.5%去氧胆酸钠水溶液,取一接种环被检菌的新鲜琼脂培养物放在试剂旁研磨混匀,制成浓厚悬液。阳性者很快(1 min内)由混变清并变得粘稠,用接种环挑取时,可以拉出细丝来。阴性者呈均匀悬液状态,与蒸馏水对照相同。

A.6 嗜盐性试验培养基

多价蛋白胨	2.0 g
氯化钠	按不同量分别加入
蒸馏水	100 mL

配制2%的蛋白胨水,校正pH7.7,共配制三瓶,每瓶100 mL。每瓶分别加入不同量的氯化钠:(1) 不加;(2) 3 g;(3) 6.5 g。待溶解后分装试管121 ℃灭菌15 min。

A.7 AHM鉴别培养基

蛋白胨	5.0 g
酵母提取物	3.0 g
胰蛋白胨	10.0 g
L-盐酸鸟氨酸	5.0 g
甘露醇	1.0 g
肌醇	10.0 g
硫代硫酸钠($Na_2S_2O_3 \cdot 5H_2O$)	0.4 g
柠檬酸铁胺	0.5 g
溴甲酚紫	0.02 g
琼脂	3.0 g
蒸馏水	1 000 mL

混匀,加热溶解,pH调至6.7,分装,115 ℃高压灭菌15 min。

A.8 Kovacs 试剂

对二甲基氨基苯甲醛	5.0 g
戊醇	75.0 g
浓盐酸	25 mL

将上述成分溶于浓盐酸中。

A.9 GCF

牛肉粉	3 g
胰蛋白胨	10 g
L-半胱氨酸盐酸盐	0.1 g
硫代硫酸钠	0.1 g
柠檬酸铁胺	0.4 g
琼脂	12 g～15 g
蒸馏水	1 000 mL

所有成分溶于 1 000 mL 蒸馏水中，pH 调至 7.4。分装于 3 mL 试管内，115 ℃高压灭菌 10 min，冷却备用。在半固体琼脂培养试管内穿刺接种，放在 36 ℃±1 ℃培养，经 72 h 孵化沿穿刺线弥漫状发出黑色介质则显示阳性反应。

A.10 赖氨酸脱羧酶肉汤(Moeller)

蛋白胨	5.0 g
牛肉粉	5.0 g
葡萄糖	0.5 g
溴甲酚紫	0.01 g
甲酚红	0.005 g
吡哆醛	0.005 g
蒸馏水	1 000 mL

将各成分加入蒸馏水中，轻轻搅拌加热至溶解。溶解 L-赖氨酸 10.0 g。分装 3 mL 于 13 mm×100 mm 试管中，另以不加氨基酸的基础液作试验对照。121 ℃灭菌 10 min。接种后覆盖约 1 mL 矿物油。最终 pH 为 6.0±0.2。

A.11 鸟氨酸脱羧酶培养基

蛋白胨	5.0 g
牛肉粉	5.0 g
葡萄糖	0.5 g
溴甲酚紫	0.01 g
甲酚红	0.005 g
吡哆醛	0.005 g
蒸馏水	1 000 mL

将各成分加入蒸馏水中，轻轻搅拌加热至溶解。溶解 L-鸟氨酸 10.0 g。分装 3 mL 于 13 mm×100 mm 试管中，另以不加氨基酸的基础液作试验对照，121 ℃灭菌 10 min。接种后各加灭菌液体石蜡 0.5 mL，36 ℃±1 ℃培养 18 h～24 h。最终 pH 为 6.0±0.2。培养基呈碱性变紫色为阳性，呈黄色为阴性。不含氨基酸的空白对照培养基为黄色。

A.12 明胶培养基

蛋白胨	5.0 g
牛肉粉	3.0 g
明胶	120.0 g
蒸馏水	1 000 mL

加热溶解，分装小管，121 ℃高压灭菌 10 min，取出后迅速冷却，使其凝固。复查最终 pH 应为 6.8～7.0。用琼脂培养物穿刺接种，22 ℃～25 ℃培养，每天观察结果，记录液化时间；或 36 ℃±1 ℃培养，放冰箱内 30 min 后再观察结果。

A.13 糖发酵试验管

牛肉粉	5.0 g
蛋白胨	10.0 g
氯化钠	3.0 g
磷酸氢二钠	2.0 g
0.2%溴麝香草酚蓝溶液	12 mL
蒸馏水	1 000 mL

各种发酵管按上述成分配好后，分装每瓶 100 mL，115 ℃灭菌 15 min。另将各种糖类分别配好 10%溶液，同时高压灭菌。将 5 mL 糖溶液加入于 100 mL 培养基中，以无菌操作分装小试管。

附 录 B
（规范性附录）
进出口食品中嗜水气单胞菌检测程序

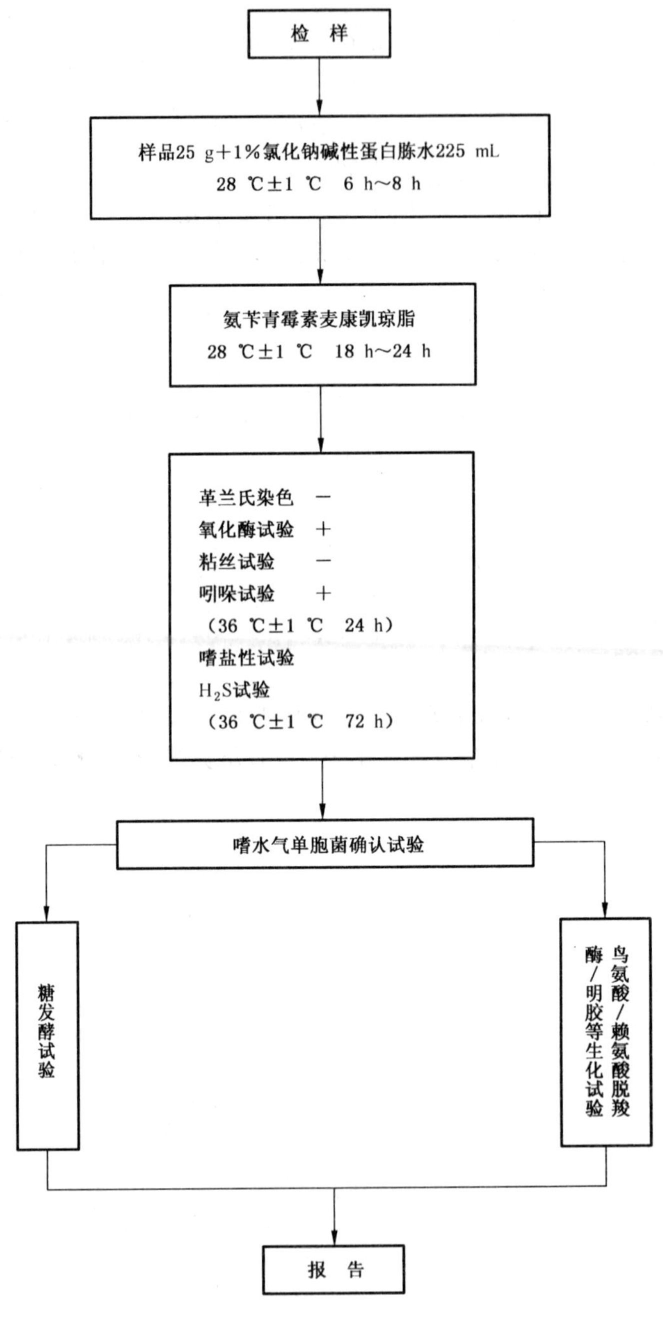

图 B.1 进出口食品中嗜水气单胞菌检测程序

附 录 C
(规范性附录)
鉴别特征

C.1 弧菌科三个属主要鉴别特征

见表C.1和表C.2。

表C.1 弧菌科三个属主要鉴别特征

项　目	嗜水气单胞菌属 (*Aeromonas*)	邻单胞菌属 (*Plesiomonas*)	弧菌属 (*Vibrio*)
0/129(150 μg)敏感性	R	S	S
粘丝试验	−	−	+
在6.5%氯化钠生长	−	−	(+)
鸟氨酸脱羧酶	(−)	+	+
肌醇发酵	−	+	(−)
甘露醇发酵	(+)	−	+
蔗糖发酵	(+)	−	(+)
明胶降解	+	−	+
在TCBS琼脂上生长	(−),部分黄色菌落	−	(+)
注:R:不敏感;S:易感; +:菌属中绝大多数为阳性; −:菌属中绝大多数为阴性; (+):大多数为阳性,部分为阴性; (−):大多数为阴性,部分为阳性。			

C.2 气单胞菌鉴别要点

见表C.2。

表C.2 14种气单胞菌鉴别要点

项　目	*A.hydrophila*	*A.allosaccharophila*	*A.bestinarum*	*A.caviae*	*A.encheleia*	*A.eucrenophila*	*A.Jandaei*	*A.media*	*A.popoffii*	*A.schuberlii*	*A.sobria*	*A.trota*	*A.veronii biovar veronii*	*A.veronii biovar sobria*
	HG1	HG15	HG2	HG4	HG16	HG6	HG9	HG5	HG17	HG12	HG7	HG14	HG10	HG8
水解七叶苷	+	d	+	+	+	+	−	+	−	−	−	−	+	−

表 C.2（续）

项目		*A.hydrophila*	*A.allosaccharophila*	*A.bestinarum*	*A.caviae*	*A.encheleia*	*A.eucrenophila*	*A.jandaei*	*A.media*	*A.popoffii*	*A.schuberlii*	*A.sobria*	*A.trota*	*A.veronii biovar veronii*	*A.veronii biovar sobria*
		HG1	HG15	HG2	HG4	HG16	HG6	HG9	HG5	HG17	HG12	HG7	HG14	HG10	HG8
由葡萄糖产气		+	+	+	−	+	+	+	−	+	−	+	+	+	+
V.P.反应		+	−	+	−	−	−	+	−	+	d	Weak+	−	+	+
产生吲哚		+	+	+	+	+	+	+	d	d	−	+	+	+	+
吡嗪酰胺		+	nd	−	+	nd	+	−	d	nd	−	nd	−	−	−
产酸	L-树胶醛糖	d	d	+	+	−	+	−	+	nd	−	−	−	−	−
	D-甘露醇	+	+	+	+	+	+	+	+	+	−	+	+	+	+
蔗糖		+	+	+	+	+	d	−	+	−	−	+	−	+	+
赖氨酸脱羧酶		+	+	−	−	−	−	+	−	−	+	Weak+	+	+	+
鸟氨酸脱羧酶		−	d	−	−	−	−	−	−	−	−	−	−	+	−
从 GCF 中产生 H_2S		+	nd	+	−	nd	+	+	−	nd	−	nd	+	+	+
易感性	氨苄青霉素	R	R	R	R	R	S	R	S	R	R	R	S	R	R
	羧苄青霉素	R	Nd	R	R	R	nd	R	nd	nd	R	S	S	R	R
	头孢菌素	R	Nd	R	R	nd	S	S	d	nd	S	S	R	d	S
	粘菌素	d	nd	d	S	nd	S	R	S	nd	S	nd	S	S	S

注：+：≥75％或更多的菌株阳性；
−：≤25％或更少的菌株阴性；
d：26％～74％的菌株阳性；
nd：未鉴定；
R：不敏感；
S：敏感。

前　　言

本标准是根据GB/T 1.1—1993《标准化工作导则　第1单元:标准的起草与表述规则　第1部分:标准编写的基本规定》对原专业标准ZB X09 005—1986《出口食品肉毒梭菌及其毒素检验方法》进行修订的。

本标准从实施之日起,同时代替ZB X09 005—1986。

本标准的附录A是标准的附录。

本标准由中华人民共和国出入境检验检疫局提出并归口。

本标准起草单位:中华人民共和国湖南出入境检验检疫局。

本标准主要起草人:朱金国、欧阳健、杨建功。

中华人民共和国出入境检验检疫行业标准

进出口食品中肉毒梭菌及其肉毒毒素的检验方法

SN/T 0865—2000

代替 ZB X09 005—1986

Method for the determination of *Clostridium botulinum* and botulinum toxin in foods for import and export

1 范围

本标准规定了进出口食品中肉毒梭菌及其肉毒毒素的检验方法。

本标准适合于各种进出口食品及其原料中的肉毒梭菌和肉毒毒素的检验，有专门规定的检验方法除外。

2 引用标准

下列标准所包含的条文，通过在本标准中引用而构成为本标准的条文。本标准出版时，所示版本均为有效。所有标准都会被修订，使用本标准的各方应探讨使用下列标准最新版本的可能性。

GB 4789.26—1994 食品卫生微生物学检验 罐头食品商业无菌的检验

SN 0330—1994 出口食品中微生物学检验通则

公职分析化学家协会(AOAC)官方分析方法(1995) 食品中的肉毒梭菌及其毒素(微生物学方法)[AOAC Official Methods of Analysis(1995) 977.26;Clostridium Botulinum and Its Toxins in Foods (Microbiological Method)]

3 定义

本标准采用下列定义。

3.1 肉毒梭菌 clostridium botulinum

一种专性厌氧生长并产生芽胞的革兰氏阳性杆菌，属厌氧性梭状芽胞杆菌属，在适宜的培养基及特定的环境条件下产生肉毒毒素。

3.2 肉毒毒素 botulinum toxin

由肉毒梭菌产生的多类型的高分子不耐热蛋白质，为一类对人类、高等哺乳动物和鱼类都具有很强毒性的神经麻痹毒素。

4 样品准备和制备

4.1 初步检查

除未打开的罐装食品外，样品要冷藏直到检验。对未打开的罐装食品，有严重膨胀和有爆裂危险的必须冷藏。检验前应记录产品名称、生产厂名、样品来源、产品的生产批号和代号以及容器的情况。对容器进行清洁并作上供鉴别的标志。

4.2 固体食品

中华人民共和国国家出入境检验检疫局 2000-06-22 批准　　2000-11-01 实施

用无菌操作方法将固体食品样品移入灭菌研钵中，加入等量的明胶磷酸盐缓冲液，并用灭菌研杵研磨，以备接种。亦可用灭菌镊子取小块的食品直接放入增菌肉汤。

4.3 液体食品

用灭菌吸管直接将液体食品接种到培养基中。

4.4 罐装食品

剥去罐头上的标签，检查外部缺陷，并作记录描述。用肥皂粉（或去污消毒液）和水清洗罐头，并用消毒液（有效氯浓度为 100 mg/L 的次氯酸钠溶液）擦工作台面。将洗净并擦干的罐头放在工作台上，同时进行编号标示。

用碘酒或其他有效的消毒剂先在罐头无代号的一端进行消毒，几分钟后再除去消毒剂。然后将罐头的这一端放在火焰上加热，直至上面的凝结水完全蒸发掉。若罐头已经膨胀和变形，打开前应进行适当冷却。操作时使其垂直侧壁焊缝背向操作人员，用火焰烧时应特别小心，以避免罐头爆裂。用 70%酒精浸湿的棉球擦拭开罐器手柄和刀刃，并用火焰充分烧灼金属部分。用开罐器在罐头经消毒加热处理的部位开一个大小适宜的孔（不得损伤罐盖卷边）。打开胖罐时，可在开罐处加盖清洁灭菌的纱布，以防内容物外溅。不移动罐头，立即用无菌操作取出食品放入培养基中。

4.5 样品的外观和气味检查

检查是否有任何腐败现象，但不得品尝样品。记录检查结果。

4.6 保存样品

接种样品后，以无菌操作取至少 25 g 样品放入灭菌样品瓶，置于－18℃下冷冻保存，以备后用。

5 检验方法

5.1 原理

当肉毒毒素与相应的抗毒素混合后，发生特异性结合，致使毒素的毒性全被抗毒素中和而失去毒力。以含有大于 1 个小白鼠最小致死量（MLD）的肉毒毒素的食品或培养物的提取液，注射于小白鼠腹腔内，在出现肉毒中毒症状之后，于 96 h 内死亡。相应的抗毒素能中和肉毒毒素并能保护小白鼠免于出现症状，而其他抗毒素则不能。食品中存活的芽胞能在厌氧的环境和适宜的培养条件下生长并产生毒素，得以检出和定型。

5.2 培养基和试剂

除特殊规定外，所有化学试剂均为分析纯，水为蒸馏水。

5.2.1 碘酒（碘 4%，溶于 70%乙醇中）。

5.2.2 庖肉培养基。

5.2.3 含有胰蛋白酶的胰酪蛋白胨葡萄糖酵母浸膏肉汤（TPGYT）。

5.2.4 厌氧卵黄琼脂。

5.2.5 明胶磷酸盐缓冲液，pH6.2。

5.2.6 无水乙醇。

5.2.7 革兰氏染色液。

5.2.8 结晶紫染色液。

5.2.9 美蓝染色液。

5.2.10 生理盐水。

5.2.11 多价肉毒毒素抗毒素（抗 A、B、C、D、E、F），可由卫生部兰州生物制品研究所和美国亚特兰大疾病控制中心获得。

5.2.12 胰蛋白酶溶液。

5.2.13 1 mol/L 氢氧化钠溶液。

5.2.14 1 mol/L 盐酸。

5.3 设备和材料

5.3.1 细菌学开罐器。

5.3.2 研钵和研杵。

5.3.3 吸管:1.0,5.0,10.0 和 25.0 mL。

5.3.4 培养试管(应有一些是带螺旋帽的)。

5.3.5 厌氧培养装置。

5.3.6 恒温培养箱,(26±1)℃及(35±1)℃。

5.3.7 显微镜(相差或明视野)。

5.3.8 平皿,皿底直径为 90 mm 或 100 mm。

5.3.9 高速冷冻离心机。

5.3.10 用于接种小白鼠的注射器,1.0 mL 或 3.0 mL,带有 5 号针头。

5.3.11 小白鼠,体重约 15~20 g(每一试验批应使用同一品系和同一性别的小白鼠)。

5.4 检验步骤

5.4.1 肉毒梭菌的检出

5.4.1.1 增菌培养

接种前,先将增菌培养基煮沸 10 min~15 min,以排除溶解于培养基中的氧,并迅速冷却,切勿摇动。每 15 mL 增菌肉汤中接种 1~2 g 固体食品或 1~2 mL 液体食品,接种时将接种物慢慢接入肉汤液面之下,每份样品接种两管庖肉培养基,置(35±1)℃培养,再按同样方法接种两管 TPGYT 肉汤,置(26±1)℃培养。

5.4.1.2 培养物的检查

培养 5 天后,检查培养物的浊度、产气、肉粒的消化并注意产生的气味。用显微镜检查经革兰氏、结晶紫或美蓝染色的培养物涂片,或取培养物以湿片在高倍相差显微镜下,观察菌体形态,并注意是否有典型的梭状菌、是否形成芽胞和芽胞形成的程度以及芽胞在菌体内的部位。同时对每一培养物作毒素检测。通常培养 5 天后是肉毒梭菌的活跃生长期,毒素的浓度最高,芽胞形成也达到高峰。为了分离纯培养物,应保留芽胞形成高峰期的增菌培养物并冷藏。如果培养 5 天的增菌液中没有细菌生长,应再培养 10 天以检出可能迟缓出芽的肉毒梭菌芽胞。

5.4.2 分离纯培养物

5.4.2.1 前处理

取(1~2) mL 培养液或原样品置于灭菌螺旋帽试管中,加入等量过滤除菌的无水乙醇。混匀,在室温下放置 1 h。也可取(1~2) mL 增菌培养物或原样品加热(80℃10 min~15 min)以破坏其繁殖体。但对非蛋白分解型肉毒梭菌不能加热处理。

5.4.2.2 涂平板

用接种环取 1~2 环经乙醇或加热处理的培养物或原样品在厌氧卵黄琼脂上划线接种,置厌氧条件下(35±1)℃培养 48 h。为了得到要挑取的单个菌落,必要时可将培养物稀释,为防止菌落蔓延成片,将琼脂平板表面干燥。

5.4.2.3 典型肉毒梭菌菌落的挑选

在每个平皿上挑取约 10 个单个的典型菌落。肉毒梭菌的菌落为隆起或扁平,光滑或粗糙。一般来说,它们容易蔓延生长并有不规则边缘。在卵黄培养基上用斜射光检查时,菌落表面通常呈虹彩样。亦称为珠色层。彩带通常向外延伸,继而,菌落产生不规则外形。除了珠色层外,在 C、D 和 E 型肉毒梭菌菌落周围通常有一个宽度为 2 mm~4 mm 的黄色沉淀晕。A 和 B 型菌菌落的沉淀晕一般较窄。由于梭状芽胞杆菌属的一些其他细菌虽不产生毒素,但能形成与肉毒梭菌的形态特征相似的菌落,挑选产毒菌落比较困难。

5.4.2.4 菌落接种

用灭菌接种环将挑选的每个菌落分别接种 TPGYT 肉汤和庖肉培养基各一管。按 5.4.1.1、5.4.1.2 所述的方法，将已接种的试管进行培养并作检查，然后按 5.4.3 中所述程序测试肉毒毒素。

5.4.2.5 确证试验

取 5.4.2.4 的培养物划线涂布于两个卵黄琼脂培养基，一个平板在(35±1)℃作厌氧培养，另一个平板则作(35±1)℃需氧培养。如果仅在厌氧培养的平板上有典型的肉毒梭菌菌落生长，而在有氧培养的平板上没有菌落生长，则培养物可能是纯的。在挑选的菌落中如果分离不出肉毒梭菌，意味着在增菌培养基里的混合菌相中，肉毒梭菌的数量相当少。再通过增菌，反复转种，肉毒梭菌的数量可能会增加到足以使该菌分离出来。纯培养物应以芽胞状态用无菌、干燥的石英海砂或玻璃珠吸附后冷藏、冷冻或冻干。

5.4.3 肉毒毒素的测定

5.4.3.1 样品制备

含有悬浮物的液态样品应当冷冻离心，取其上清液作毒素测定。固体食品要加等体积 pH6.2 明胶磷酸盐缓冲液，用预冷的研钵和研杵研磨，3 000 r/min，10 min～20 min 冷冻离心研磨的样品，用其上清液作毒素测定。

5.4.3.2 胰酶处理

测毒素前，用胰蛋白酶处理一部分食物上清液、液体食品或庖肉培养物。用 1 mol/L 氧氢化钠或 1 mol/L盐酸调节 pH 到 6.2。取每种待检上清液 1.8 mL 加 0.2 mL 饱和胰酶水溶液，于 37℃下孵育 1 h，间或轻轻摇动(饱和胰酶液制备：取 1 g 1∶250 胰酶放入到一个洁净的试管中，加 10 mL 蒸馏水，不时摇动，直到尽可能多的胰酶被溶解为止)。

对 TPGYT 培养物则不用胰蛋白酶处理，因为这种培养基已含有胰酶，进一步处理会降解培养物中已经充分活化的毒素。

5.4.3.3 测定

把一部分未处理的样品液或培养物分别用明胶磷酸盐缓冲液作 1∶2、1∶10 和 1∶100 稀释。把每份经胰酶处理的样品液或培养物也作同样的稀释。用 1.0 mL 或 3.0 mL 带有 5 号针头的注射器，取上述未稀释的液体和已稀释的不同浓度的液体各 0.5 mL 分别给两只小白鼠作腹腔内注射。取 1.5 mL 未经处埋的样品上清液或培养物在 100℃加热 10 min。冷却后，取 0.5 mL 这种液体注射两只小白鼠。这两只小白鼠不应死亡，因为即便注射液中有肉毒毒素，经过加热处理已被灭活。

定时观察所有小白鼠 96 h，检查是否有肉毒中毒症状，记录症状和死亡情况。小白鼠肉毒中毒的典型症状通常在 24 h 内出现，典型症状是：毛发竖立、呼吸困难、四肢瘫痪；继而呼吸呈风箱式、腰部凹陷，宛若蜂腰；最终死于呼吸麻痹。小白鼠如没有肉毒中毒的临床症状而死亡，不能足以证明接种材料中含有肉毒毒素，有时，死亡是由于接种液中存在其他化学物质或由于外伤所致。如出现小白鼠猝死，以致症状不明显，或经 96 h 的观察后，如果除那些注射了热处理的材料外的所有小白鼠均死亡，那么就要用更高稀释度的上清液或培养物重复试验。

5.4.3.4 确证试验

采用小白鼠体内中和保护试验法进行可疑毒素样品确证实验。

不论是样品液或培养物，凡能致小白鼠发病、死亡者，取样进行适当稀释(检样的稀释应参考所用多价肉毒抗毒素的效价)。如果是测定经胰酶处理的样品，则需制备新鲜的经胰酶处理的被试液，因胰酶的持续作用可能破坏毒素。

在给小白鼠注射可疑毒素稀释液以前 30 min～60 min，分别取多价肉毒抗毒素 0.5 mL 给每只小白鼠作腹腔注射。

将各稀释度的可疑毒素样品液给注射了多价肉毒抗毒素的小白鼠作腹腔注射，每只小白鼠注射 0.5 mL，每个稀释度注射两只小白鼠。同时用每一稀释度的样品液注射两只未注射抗毒素的小白鼠作对照。

观察小白鼠96 h,注意注射肉毒抗毒素小白鼠和对照小白鼠的中毒症状,并记录死亡情况。

注:如需对肉毒毒素作进一步的分型测定,可参照其它相关的标准方法进行测定。

5.5 结果解释

实验室检验旨在鉴定食品中的肉毒毒素和(或)菌体。

对肉毒梭菌的检出和鉴定必须以产毒试验的结果为依据。只有用肉毒毒素抗毒素保护的小白鼠免于肉毒中毒死亡,方能证实样品中有肉毒毒素存在。

如果多价肉毒抗毒素不能保护小白鼠,小白鼠可能是死于别的原因。如果经热处理和未经热处理的被试液都能使小白鼠死亡,可能是被试液中存在其他耐热毒素物质。但要特别注意耐热毒素物质掩盖肉毒毒素存在的可能性。

附 录 A
（标准的附录）
培养基和试剂的配制

A1 庖肉培养基

新鲜牛肉	500.0 g；
蛋白胨	30.0 g；
酵母浸膏	5.0 g；
磷酸二氢钠（$NaH_2PO_4 \cdot H_2O$）	5.0 g；
葡萄糖	3.0 g；
可溶性淀粉	2.0 g；
蒸馏水	1 000.0 mL。

将新鲜除脂肪和筋膜的牛肉 500 g 切碎，加入蒸馏水。加热至沸点，再以文火煮 1 h。充分冷却，经纱布过滤，挤出余液。加入其他成分，用蒸馏水将液体体积补足至 1 000 mL。调节 pH 至 7.4，经粗滤纸过滤。可将肉汤和碎肉渣分别贮藏于冰箱内备用。在 15 mm×150 mm 试管中先加入碎肉渣至约 3 cm 高，然后加入肉汤，超过肉渣表面约 4 cm，上面覆盖一层液体石蜡，厚度为 0.3 cm～0.4 cm。在 121℃高压灭菌 20 min。

A2 含有胰蛋白酶的胰蛋白胨葡萄糖酵母浸膏肉汤（TPGYT）

A2.1 基础液

胰酪胨（trypticase）	50.0 g；
蛋白胨	5.0 g；
酵母浸膏	20.0 g；
葡萄糖	4.0 g；
硫乙醇酸钠	1.0 g；
蒸馏水	1 000.0 mL。

将固体成分溶于 1 000 mL 蒸馏水中，再分装 15 mm×150 mm 试管，每管 15 mL。上面覆盖一层液体石蜡，厚度为 0.3 cm～0.4 cm。在 121℃下高压灭菌 10 min。最终 pH 为 7.2±0.1。放冰箱内保存，若两周内不用则弃掉。临用前，将基础液用蒸气或煮沸加热 10 min～15 min，以排除游离氧，迅速冷却，以无菌操作每 15 mL 肉汤加入 1.0 mL 胰酶液。

A2.2 胰酶液

胰酶（1：250）	1.5 g；
蒸馏水	100.0 mL。

将胰酶溶解于蒸馏水中，用 0.45 μm 微孔滤膜滤器过滤除菌。

A3 厌氧卵黄琼脂

A3.1 琼脂基础

酵母浸膏	5.0 g；
胰胨	5.0 g；
脲胨	20.0 g；
氯化钠	5.0 g；

琼脂　　20.0 g；

蒸馏水　　1 000.0 mL。

在 121℃下高压灭菌 15 min。最终 pH 为 7.0±0.2。

A3.2 卵黄乳状液

用硬刷洗刷 2～3 个鸡蛋，沥干。将鸡蛋放在 0.1%氯化汞溶液里浸泡 1 h，取出沥干，再用 70%酒精浸泡 30 min。取出鸡蛋，以无菌操作打开，弃去蛋白。用注射器取出蛋黄，放入灭菌容器，加等量灭菌生理盐水，充分混合，存于 4℃备用。

A3.3 培养基制备

每 500 mL 琼脂基础液(48℃～50℃)加 80 mL 卵黄乳状液，充分混合，制成平板。在室温下放置 2 天，或 35℃下放置 24 h。剔除污染的平板，将无菌平板存于冰箱。

A4 革兰氏染色液

A4.1 Hucker 氏草酸铵结晶紫液

a) 甲液：

结晶紫(染料含量 90%)　　2.0 g；

95%乙醇　　20.0 mL。

b) 乙液：

草酸铵　　0.8 g；

蒸馏水　　80.0 mL。

将甲液、乙液混合。放置 24 h，经粗滤纸过滤。

c) 革兰氏碘液：

碘　　1.0 g；

碘化钾　　2.0 g；

蒸馏水　　300.0 mL。

将碘化钾置研钵中，加入碘，用研杵研磨 5 s～10 s；加 1 mL 蒸馏水研磨；加 5 mL 蒸馏水研磨，然后加 10 mL 蒸馏水再研磨。将此溶液装入试剂瓶。用蒸馏水淋洗研钵和研杵，并收集洗液，使溶液的总体积成为 300 mL。

A4.2 Hucker 氏对比染色液(母液)

沙黄　　2.5 g；

95%乙醇　　100.0 mL。

将 10 mL 母液加于 90 mL 蒸馏水中即成。

A5 结晶紫染色液

A5.1 结晶紫稀乙醇液

结晶紫(染料含量 90%)　　2.0 g；

95%乙醇　　20.0 mL；

蒸馏水　　80.0 mL。

A5.2 草酸铵结晶紫(Hucker 氏)液(见 A4.1)

以上两者都被认为是稳定的作形态学检查的染色液。

A6 美蓝染色液(Loeffler 氏)

a) 甲液：

美蓝(染料含量 90%)　　0.3 g；

95％乙醇　　30.0 mL。

b）乙液：

稀释的氢氧化钾(0.01％)　　100.0 mL；

将甲液、乙液混合即成。

A7 消毒剂

A7.1 碘酊

碘化钾　　10.0 g；

碘　　10.0 g；

70％乙醇　　500.0 mL。

A7.2 次氯酸钠溶液

次氯酸钠　　5.0 g～5.25 g；

蒸馏水　　100.0 mL。

A8 明胶磷酸盐缓冲液

明胶　　2.0 g；

磷酸氢二钠(Na_2HPO_4)　　4.0 g；

蒸馏水　　1 000.0 mL。

将明胶和磷酸盐加于蒸馏水中，稍加热使溶解。121℃高压灭菌 20 min。最终 pH 为 6.2。

A9 生理盐水

氯化钠　　8.5 g；

蒸馏水　　1 000.0 mL。

将氯化钠溶解于蒸馏水中。在 121℃高压灭菌 15 min，冷却至室温。

A10 1 mol/L 氢氧化钠溶液

氢氧化钠　　40.0 g；

溶解于蒸馏水，并加至 1 000 mL。用于调节培养基的 pH。

A11 1 mol/L 盐酸

盐酸(浓)　　89.0 mL；

加蒸馏水至 1 000 mL。

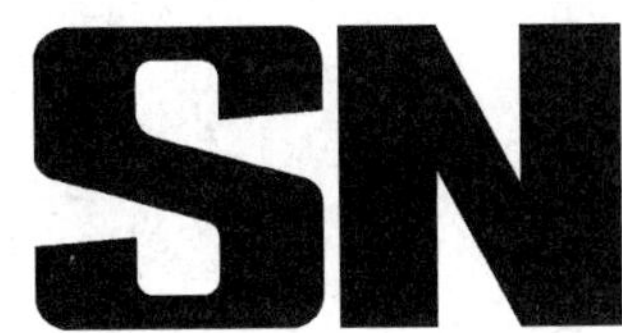

中华人民共和国出入境检验检疫行业标准

SN/T 0973—2010
代替 SN/T 0973—2000

进出口肉、肉制品及其他食品中肠出血性大肠杆菌O157:H7检测方法

Determination of entero-hemorrhagic *E. coli* O157:H7 in meats/meat product and other food for import and export

2010-11-01 发布　　2011-05-01 实施

中华人民共和国国家质量监督检验检疫总局 发布

前 言

本标准按照 GB/T 1.1—2009 给出的规则起草。

本标准代替 SN/T 0973—2000《进出口肉及肉制品中肠出血性大肠杆菌 O157:H7 检测方法》。

本标准与 SN/T 0973—2000 相比，主要技术变化如下：

——补充了 ELISA 方法快速检测肠出血性大肠杆菌 O157:H7 的内容；

——补充了微生物遗传分子特征性鉴定技术(基因分型)内容，便于对该危害性致病菌的溯源性调查和变异性研究。

本标准由国家认证认可监督管理委员会提出并归口。

本标准起草单位：中华人民共和国上海出入境检验检疫局、中华人民共和国深圳出入境检验检疫局、3M 中国有限公司、生物梅里埃(中国)公司。

本标准主要起草人：张树宏、顾鸣、韩伟、杨捷琳、范放、吕敬章、万志刚、吕雷、朱贻华、刘毅。

本标准所代替标准的历次版本发布情况为：

——SN/T 0973—2000。

进出口肉、肉制品及其他食品中肠出血性大肠杆菌O157:H7检测方法

1 范围

本标准规定了进出口肉及肉制品中肠出血性大肠杆菌O157:H7的检测方法。

本标准适用于进出口肉、肉制品及其他食品中的肠出血性大肠杆菌O157:H7的定性检验。

2 定义和术语

下列术语和定义适用于本文件。

2.1

肠出血性大肠杆菌O157:H7 entero-hemorrhagic *E. Coli* O157:H7

本细菌为需氧或兼性厌氧、革兰氏阴性,有周鞭毛,并有菌毛,不产生芽孢,发酵乳糖,不发酵或迟缓发酵山梨醇,氧化酶阴性,β-葡萄糖苷酶阴性的杆菌。

3 方法原理

采用Tecra微孔板法大肠杆菌O157:H7快速检测试剂盒方法[1)]。样品增菌液煮沸裂解,裂解液与特异性抗体(一抗)包被的微孔板杂交后,用酶标抗体(二抗)再杂交,然后与特定底物反应生成有色化合物,利用肉眼或酶标仪进行检测。

4 设备和材料

4.1 恒温培养箱:(10 ℃~50 ℃)±1 ℃。

4.2 均质器:小于12 000 r/min。

4.3 高压灭菌锅。

4.4 科玛嘉大肠杆菌O157:H7显色琼脂平板[2)]。

4.5 VIDAS自动酶联免疫检测仪,法国梅利埃公司产品或其他等效产品[3)]。

4.6 VITEK自动微生物生化鉴定仪或其他等效产品[3)]。

4.7 微生物实验室通用玻璃器皿、移液管、玻皿等。

4.8 铂铱或镍铬丝接种环,直径约3 mm;玻璃L棒。

---

1)、2) 分别为由美国3M公司和法国科玛嘉公司提供的产品的商品名。给出这一信息是为了方便本标准的使用者,并不表示对该产品的认可。如果其他等效产品具有相同的效果,则可使用这些等效的产品。

3) 由法国生物梅里埃公司提供的产品的商品名。给出这一信息是为了方便本标准的使用者,并不表示对该产品的认可。如果其他等效产品具有相同的效果,则可使用这些等效的产品。

4.9 电子天平：精确值 0.001 g。

4.10 移液枪及枪头：1 mL、0.2 mL。

4.11 洗板机。

4.12 酶标仪(波长 450 nm)。

5 培养基和试剂

除另有说明外，所用试剂均为分析纯，水为蒸馏水(Tecra 法试剂的配制使用重蒸水)。

5.1 改良 E.C 新生霉素增菌肉汤[m(EC)n]：见附录 A 中 A.1。

5.2 山梨醇麦康凯琼脂(SMAC)：见附录 A 中 A.2。

5.3 月桂基磷酸盐胰蛋白胨 MUG 肉汤(LST-MUG)：见附录 A 中 A.3。

5.4 Tecra™ 微孔板法大肠杆菌 O157 快速检测试剂盒、VIDAS 或 VIDASUP O157：H7 测试条或其他等效产品。

5.5 含新生霉素的缓冲胰蛋白胨大豆肉汤(BTSB+N)：见附录 A 中 A.4。

5.6 Imbentin 补充液：见附录 A 中 A.5。

6 试样制备与保存

6.1 制备

从混合样品中取出代表性样品，将可食用部分(去掉可见脂肪)充分均质。用四分法所分出不少于 500 g 作为试样，装入灭菌容器内，加封后标明标记。

6.2 保存

试样于−18 ℃以下冷冻保存。

7 检测流程

检测流程见图 1。

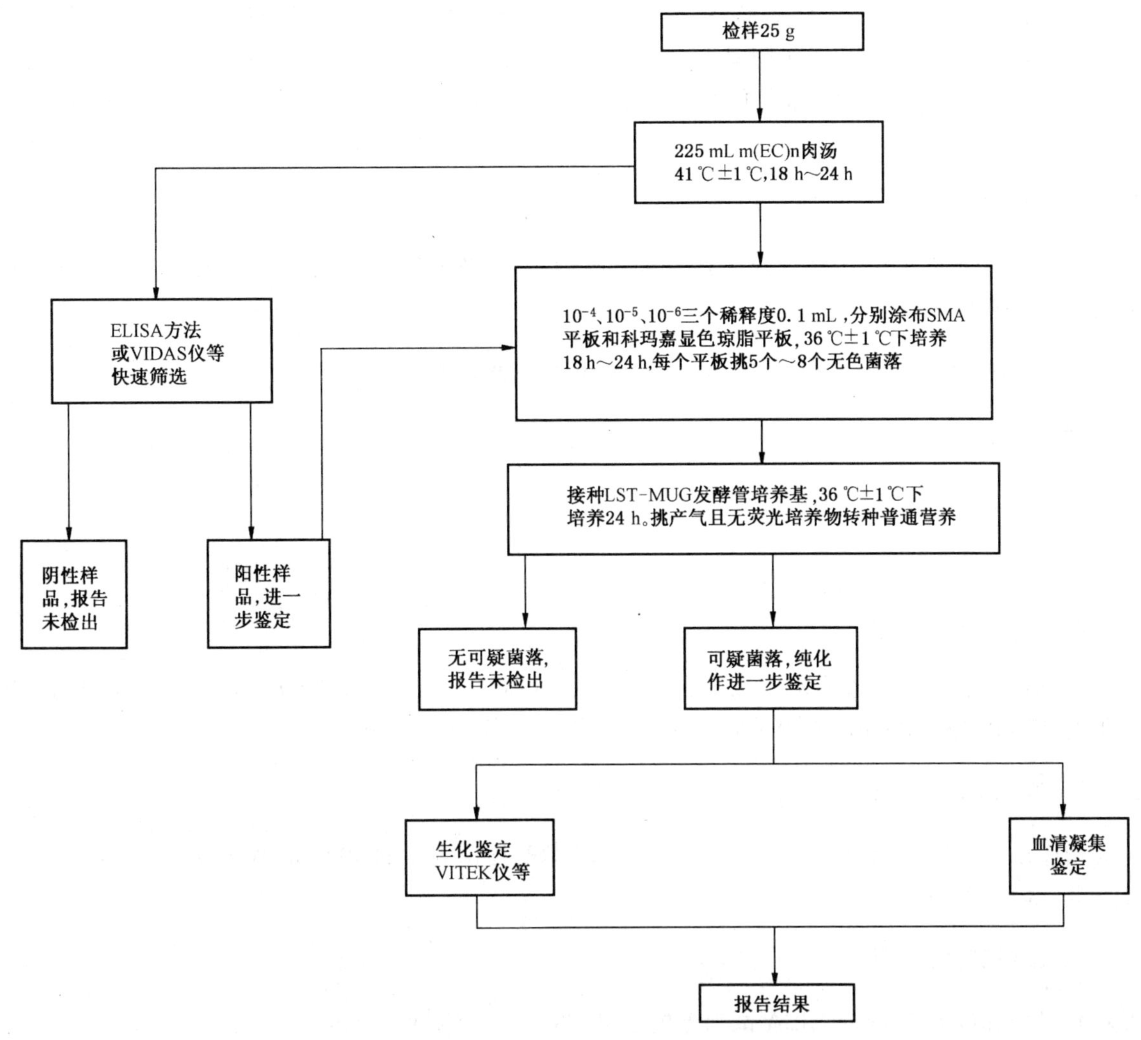

图 1 大肠杆菌 O157:H7 的检测流程

8 检测步骤

8.1 常规方法

8.1.1 增菌

无菌操作称取 6.1 的试样 25 g 放入含 225 mL m(EC)n 增菌肉汤的均质容器中,置 41 ℃±1 ℃培养 18 h~24 h。

8.1.2 分离

对 8.1.1 增菌肉汤进行 10 倍递增稀释,从 10^{-4}、10^{-5}、10^{-6} 稀释液中各取 0.1 mL 滴加于 SMAC 平板或(和)科玛嘉大肠杆菌显色琼脂平板上,以灭菌 L 棒进行涂布并置于 36 ℃±1 ℃培养 18 h~24 h。在 SMAC 平板上可疑 EHEC 菌落呈淡褐色中心,扁平透明,边缘光滑,直径约 2 mm。在科玛嘉大肠杆菌显色琼脂平板上可疑 EHEC 菌落呈紫红色。

8.1.3 生化试验和血清学鉴定

每个 SMAC 平板或科玛嘉大肠杆菌显色琼脂平板上要求挑选不少于 5 个~8 个可疑菌落,然后将挑出的每个菌落接种到LST-MUG肉汤中，36 ℃±1 ℃培养24 h，出现产气，并且无荧光者，于普通营养琼脂进行纯化，并对单菌落参见附录B进行生化鉴定，或采用VITEK或等效的自动微生物生化鉴定仪进行鉴定，然后用O157：H7标准血清做凝集试验。最后，也可见附录C采用遗传分子特征性鉴定试验进行鉴定。

8.1.4 结果报告

根据选择性分离平板、生化试验和血清学鉴定结果，分别报告25 g样品中检出或未检出肠出血性大肠杆菌O157：H7。

8.2 Tecra™微孔板法大肠杆菌O157：H7快速检测试剂盒方法

8.2.1 增菌

8.2.1.1 熟肉制品

同8.1.1

8.2.1.2 生肉制品

无菌操作称取6.1的试样25 g放入含225 mL m(EC)n增菌肉汤的500 mL灭菌光口瓶中，然后再添加2.25 mL的Imbentin补充液，置41 ℃±1 ℃培养18 h～24 h。

8.2.1.3 其他食品

无菌操作称取6.1的试样25 g放入含225 mL BTSB增菌肉汤的500 mL灭菌光口瓶中，置41 ℃±1 ℃培养18 h～24 h。

8.2.2 Tecra试剂盒检测

8.2.2.1 检测前，将Tecra ELISA试剂盒置室温(20 ℃～25 ℃)10 min。

8.2.2.2 将前述增菌液样品热处理，添加50 μL的样品添加物到合适的试管中，然后再加入1 mL增菌到同一试管内，充分混合。

8.2.2.3 进行热处理，在沸水浴中将试管加热15 min后，将试管冷却到室温。

8.2.2.4 每个微孔加入200 μL的阳性/阴性对照液或200 μL热处理过的样品，于36 ℃±1 ℃反应30 min。吸取每个样品时需换用新的移液器吸头。

8.2.2.5 倾除检测板微孔中的溶液，用洗液充满每个微孔，注意不要将气泡滞留于孔板底部、洗涤检板3次。

8.2.2.6 每个微孔加入200 μL的标记结合物，用塑料薄膜封住微孔后，于36 ℃±1 ℃反应30 min。

8.2.2.7 按8.2.2.5冲洗检测板微孔4次。

8.2.2.8 每个微孔加入200 μL的底物，置于室温20 ℃～25 ℃，放置15 min。

8.2.2.9 每个微孔添加20 μL终止液。轻敲孔板边缘以混合内容物，然后在30 min内判读结果。

8.2.2.10 结果可依据试剂盒说明用肉眼判读或用酶标仪判读。酶标仪判读时，阴性对照孔OD值应＜0.2，阳性对照孔OD值应＞1.0。如果阳性对照OD值＜1.0时，需要延长显色时间；30 min后，如果阳性对照孔OD值仍然＜1.0，即本次检测结果无效。样品孔OD值＜0.2时判为阴性，≥0.2时判为阳性。

8.2.3 阳性结果的鉴定

出现阳性结果时，在SMAC平板和科玛嘉大肠杆菌显色琼脂平板上对原增菌肉汤进行培养分离，若有可疑菌落生长，依据 8.1.3 进行鉴定。

8.2.4 结果报告

8.2.4.1 若试剂盒检测结果为阴性，报告 25 g 样品中未检出肠出血性大肠杆菌 O157:H7。
8.2.4.2 若试剂盒检测结果为阳性，则根据分离纯化及生化试验和血清学鉴定结果，分别报告 25 g 样品中检出或未检出肠出血性大肠杆菌 O157:H7。

8.3 VIDAS 仪器法大肠杆菌 O157:H7 的快速筛选检测方法

8.3.1 增菌

同 8.1.1

8.3.2 自动酶联免疫检测

8.3.2.1 取 1 mL 增菌液到灭菌小试管中，于沸水中加热 15 min。剩余的菌液于 40 ℃保存，以便用于阳性确认。
8.3.2.2 取肠出血性大肠埃希氏菌 O157:H7 的荧光免疫试剂盒，室温放置至少 30 min，使试剂温度平衡至环境温度。
8.3.2.3 取适量加热处理并冷却后的增菌液到试剂盒测试孔中，通过自动或手动操作免疫反应过程后，检测反应强度(荧光强度或吸光度)，与参照值比较，得出检验结果。详细操作需根据所用仪器及试剂盒的说明进行。

8.3.3 阳性结果的鉴定

出现阳性结果时，在 SMAC 平板和科玛嘉大肠杆菌显色琼脂平板上对原增菌肉汤进行分离培养，若有可疑菌落生长，依据 8.1.3 进行鉴定。

8.3.4 结果报告

8.3.4.1 若 VIDAS 检测结果为阴性，报告 25 g 样品中未检出肠出血性大肠杆菌 O157:H7。
8.3.4.2 若 VIDAS 检测结果为阳性，则根据分离纯化及生化试验和血清学鉴定结果，分别报告 25 g 样品中检出或未检出肠出血性大肠杆菌 O157:H7。

附　录　A
（规范性附录）
培养基和试剂

A.1　改良E.C新生霉素增菌肉汤m(EC)n

胰蛋白胨	20.0 g
3号胆盐	1.12 g
乳糖	5.0 g
无水磷酸氢二钾	4.0 g
无水磷酸二氢钾	1.5 g
氯化钠	5.0 g
水	1 000.0 mL

将上述成分溶于水后校正pH至6.9±1，分装后置121 ℃高压灭菌15 min，取出滤灭菌的新生霉素溶液20 mg/L加入，使最终浓度为20 μg/L。

A.2　山梨醇麦康凯平板(SMAC)

蛋白胨	17.0 g
月示胨	3.0 g
猪胆盐(或牛、羊胆盐)	5.0 g
氯化钠	5.0 g
琼脂	17.0 g
水	1 000.0 mL
山梨醇	10.0 g
0.01%结晶紫水溶液	10.0 mL
0.5%中性红水溶液	5.0 mL
1%亚碲酸钾溶液(最终量为)	2.5 mL

将蛋白胨、月示胨、胆盐和氯化钠溶解于400 mL蒸馏水中，校正pH至7.2将琼脂加入于600 mL蒸馏水中加热溶解，将两液合并，分装于锥形瓶内高压灭菌(121 ℃、15 min备用)。临用前加热融化琼脂，趁热加入山梨醇，冷却至50 ℃～55 ℃时加入结晶紫和中性红溶液并加入过滤出8菌的亚碲酸钾溶液，使最终浓度为2.5 mg/L，并加入头孢克肟(Cefixime)，使最终浓度为0.05 mg/L。

A.3　月桂基磷酸盐胰蛋白胨(LST)MUG肉汤(LST-MUG)

胰蛋白胨或胰酪胨(Tryticase)	20.0 g
氯化钠	5.0 g
乳糖	5.0 g
磷酸氢二钾	2.75 g
磷酸二氢钾	2.75 g
月桂基磷酸钠	0.1 g

四甲基伞形酮 B 葡萄糖醛苷酸(MUG)	0.1 g
水	1 000.0 mL

将上述成分溶解于蒸馏水中,分装到有倒立发酵管的试管中,每管 10 mL,于 121 ℃高压灭菌 15 min,最终 pH6.8±0.2。

A.4 含新生霉素的缓冲胰蛋白胨大豆肉汤(BTSB+N)

胰蛋白胨	17 g
大豆蛋白胨	3 g
磷酸氢二钾	4 g
氯化钠	5 g
葡萄糖	2.5 g
蒸馏水	1 000 mL

或采用以下配方:

胰蛋白胨大豆肉汤(TSB)	30 g
磷酸氢二钾	1.5 g
蒸馏水	1 000 mL

检查 pH 为 7.2~7.6。如有必要,用 1 mol/L 盐酸或 1 mol/L 氢氧化钠调节 pH。然后高压灭菌 121 ℃,15 min。冷却到室温后,添加 5 mL 过滤灭菌好的新生霉素(4 mg/mL,水溶液)到 1 L 的培养基。新生霉素的终浓度为 20 mg/L。新生霉素应在培养基灭菌后添加。

A.5 Imbentin 补充液

试剂瓶中盛有 50 mL 的 Imbentin 补充液:在沸水浴中加热或 100 ℃蒸汽处理 15 min,过程中保持瓶口微微松开,试剂瓶直立。然后,取出试剂瓶,冷却至室温(20 ℃~25 ℃)。注意:Imbentin 在受蒸汽处理后会分两层,等回复到室温后,盖紧瓶盖,翻转数次以使溶液混合。标上灭菌日期后,于 10 ℃以上保存。使用时,按规定添加到增菌肉汤中。

附 录 B
（资料性附录）
EHECO157:H7 生化特性

B.1 三糖铁培养基:底及斜面呈黄色 H_2S 阴性。

B.2 山梨醇发酵:阴性或迟缓。

B.3 纤维二糖发酵:阴性。

B.4 胰蛋白胨肉汤:靛基质阳性。

B.5 MR-VP:MR 阳性 VP 阴性。

B.6 西蒙氏柠檬酸盐:阴性。

B.7 赖氨酸脱羧酶:阳性(紫色)。

B.8 乌氨酸脱羧酶:阳性(紫色)。

B.9 动力试验培养基:有动力或无动力。

B.10 棉籽糖发酵:阳性。

附 录 C
（规范性附录）
大肠杆菌 O157:H7 遗传分子特征鉴定（基因分型）方法

C.1 材料、试剂与设备

C.1.1 EHECO157:H7 标准质控菌种，菌号：ATCC43889。

C.1.2 *E. coli* O157:H7 标准血清或其他等效产品。

C.1.3 自动微生物遗传分子特征鉴定仪配套试剂。

C.1.4 RIBOPRITER 或 DAL 自动微生物遗传分子特征鉴定仪或其他等效产品。

C.2 方法原理

C.2.1 细菌核糖体基因分型

利用细菌核糖体 16S 和 23S RNA 高度保守区域的稳定性及不同菌种及亚种间可变区位置和数目的差异性，设计针对该区段的探针，杂交后用一定的限制性内切酶进行酶切，获得的图谱进一步采用数学模型进行分析比较，将相同的菌株进行归类，建立种及亚种的图谱数据库。利用库存标准图谱可快速确定污染源，可以对微生物环境进行管理，可以用不同的酶（EcoRI、PstI 或 PvuII 及除此以外的酶）来分型，区分致病菌和非致病菌，可将历史信息和地域信息和基因信息联系起来，8 h 内获得结果，获得数据以图谱形式输出。

C.2.2 Rep-PCR 重复序列聚合酶扩增技术

不同类型的大肠埃希氏菌（包括：肠出血性大肠杆菌 O157:H7 等）菌株或克降，在基因水平所得到的分型图谱都是特定的，基因指纹图谱的特殊性，显示不同微生物菌株的特殊性。该技术人工合成引物与许多分布在大肠埃希氏菌整个基因组上的、特异性的重复序列进行配对：经过 PCR 扩增形成多个不同长短的片段；这些扩增获得的片段根据其质量差异，经微流电泳 DNA LabChip 芯片精细分离扩增片段，可获得由多条电泳带组成的、强弱不一的、专一性 rep-PCR DNA 指纹图谱，即形成每个菌种特有的 DNA 指纹图谱。可通过独立的安全的互联网使用专业分析软件，实时地自动分析和处理数据，并得到相应报告，建立客户数据库等。技术特点：有些被选择的引物，在很多细菌中是保守的序列，因此，仅使用单一的引物对，即可对不同的大肠埃希氏菌进行指纹图谱分析。

C.2.3 检测程序

C.2.3.1 肠出血性大肠埃希氏菌 O157:H7 核糖体分型步骤：

a) 选择配套的专用鉴定试剂盒，置室温平衡 30 min；
b) 开启鉴定仪器，打开控制软件，输入相关信息、指令等；
c) 按仪器操作说明，放置试剂盒内容和相关器具；
d) 培养皿上选择单个（疑似）纯菌落，接种入样品架内；
e) 启动仪器运行检测程序；
f) 仪器自动完成测定、鉴定、报告和建议等内容。

C.2.3.2 肠出血性大肠埃希氏菌 O157:H7 基因 rep-PCR 鉴定步骤：

a) 选择配套的专用鉴定试剂盒，置室温平衡 30 min。按仪器操作说明，开启鉴定仪器和控制软件，输入相关信息、指令等；
b) 选择单个（疑似）纯菌落或增菌液 1 μL～10 μL 使用 UltraClean 试剂盒提纯细菌 DNA；
c) 将纯化的 DNA，采用特定的 DNA 指纹图谱试剂盒，在 PCR 仪器上进行 rep-PCR 扩增反应；
d) 使用 Agilent2100 Bioanalyzer 或等同仪器经微流电泳 DNA LabChip 芯片，进行扩增片段的分离；
e) 使用 DiversiLab 软件或同效分析软件比较指纹图谱，获得鉴定结果和建立数据库等。

C.2.4 质控要求

C.2.4.1 选用新批号试剂盒时，应验证试剂盒的质量指标；使用时应严格按照试剂盒的要求设立实验对照。

C.2.4.2 选用试剂盒检验不同目标菌的期间，应不定期选用相应的可溯源标准菌株进行过程控制。

C.2.4.3 所涉及检验结果准确性的仪器设备按有关要求需要定期进行计量检定/校正和期间核查。

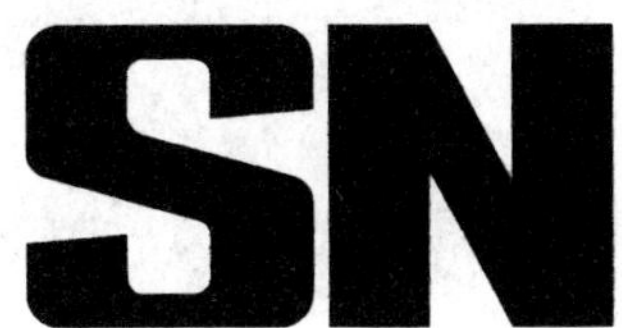

中华人民共和国出入境检验检疫行业标准

SN/T 1022—2010
代替 SN/T 1022—2001

进出口食品中霍乱弧菌检验方法

Detection of *Vibrio cholerae* in food for import and export

2010-01-10 发布　　　　2010-07-16 实施

中华人民共和国
国家质量监督检验检疫总局 发布

前　言

本标准代替 SN/T 1022—2001《出口食品中霍乱弧菌检验方法》。

本标准参照 ISO/TS 21872-1:2007《食品和饲料的微生物学检验方法　致病性弧菌属的水平检验方法　第一部分:副溶血性弧菌和霍乱弧菌的检验(Microbiology of food and animal feeding stuffs-Horizontal method for the detection of potentially enteropathogenic *Vibrio* spp. —Part 1:Detection of *Vibrio parahaemolyticus* and *Vibrio cholerae*)》、NMKL-method No. 156,2^{nd} ed. 1997《致病性弧菌属-食品中的检测与计数(Pathogenic Vibrio species. Detection and enumeration in foods)》,对原标准文本格式、文字表述和文本内容进行修订。

本标准与 SN/T 1022—2001 相比,主要变化如下:

——将原标准名称修订为《进出口食品中霍乱弧菌检验方法》;

——将原标准的范围进行了修订;

——将抽样修订为样品保存与制备。在 3.2 试样制备中增加了不同类型样品的制备方法。在 3.3 试样保存中增加了样品的保存方法;

——增加了方法提要;

——培养基、试剂的配方参照 ISO/TS 21872-1 方法进行了部分修订;

——对原标准的检测步骤进行了修订,由同一增菌液中两次增菌的方法修订为两次选择性增菌方法。并针对加工产品,如加热、冷冻、烘干或者盐渍样品,选择 37 ℃进行第一次增菌培养,新鲜样品 41.5 ℃进行第一次增菌培养;

——增加了显色培养基进行筛选检测。

本标准的附录 A 为规范性附录,附录 B 为资料性附录。

本标准由国家认证认可监督管理委员会提出并归口。

本标准起草单位:中华人民共和国辽宁出入境检验检疫局、中华人民共和国山东出入境检验检疫局、中华人民共和国江西出入境检验检疫局。

本标准主要起草人:徐君怡、曹际娟、王刚、雷质文、郑秋月、杨春华、徐杨、赵昕、齐震玉、刘淑艳。

本标准所代替标准的历次版本发布情况为:

——SN/T 1022—2001。

进出口食品中霍乱弧菌检验方法

1 范围

本标准规定了进出口食品中霍乱弧菌的检验方法。

本标准适用于食品中霍乱弧菌的检验,动物饲料和其他食品生产和加工区域环境样品中的霍乱弧菌检验可参照使用。

2 规范性引用文件

下列文件中的条款通过本标准的引用而成为本标准的条款。凡是注日期的引用文件,其随后所有的修改单(不包括勘误的内容)或修订版均不适用于本标准,然而,鼓励根据本标准达成协议的各方研究是否可使用这些文件的最新版本。凡是不注日期的引用文件,其最新版本适用于本标准。

SN 0330 出口食品中微生物学检验通则

SN/T 1538.1 培养基制备指南 第1部分:实验室培养基制备质量保证通则

SN/T 1538.2 培养基制备指南 第2部分:培养基性能测试实用指南

3 样品保存与制备

3.1 取样

取样数量及取样方法按SN 0330进行。

3.2 试样制备

3.2.1 普通样品

从混合样品中取出代表性样品,将可食部分(带壳贝类按3.2.2方法去除贝壳)充分混匀。用四分法缩分出不小于500 g作为试样,装入灭菌容器内,加封标识。

3.2.2 带壳贝类

应先在清洁的流水中洗净外壳,用70%的乙醇消毒,然后以无菌操作切断闭壳肌,打开贝壳。取出含内脏的全部贝肉和贝液。每个检测样品至少应包括6个贝类个体。

3.3 试样保存

样品采集后应立即在7 ℃~10 ℃保存,24 h内检验。如果样品需要冷冻,于−18 ℃保存,24 h内检验。为了最大限度地保证弧菌的存活率,应避免样品与冰直接接触。

4 设备和材料

4.1 均质器:8 000 r/min~10 000 r/min。

4.2 恒温培养箱:37 ℃±1 ℃。

4.3 恒温培养箱或恒温水浴锅:41.5 ℃±1 ℃。

4.4 恒温水浴锅:37 ℃±1 ℃。

4.5 显微镜。

5 培养基和试剂

5.1 碱性蛋白胨水(APW),见附录A第A.1章。

5.2 TCBS琼脂,见附录A第A.2章。

5.3 CHROM ID VIBRIO弧菌显色培养基,见附录A第A.3章。

5.4 氯化钠营养琼脂,见附录 A 第 A.4 章。

5.5 氯化钠三糖铁琼脂,见附录 A 第 A.5 章。

5.6 氧化酶试剂,见附录 A 第 A.6 章。

5.7 鸟氨酸脱羧酶氯化钠肉汤(ODC),见附录 A 第 A.7 章。

5.8 赖氨酸脱羧酶氯化钠肉汤(LDC),见附录 A 第 A.8 章。

5.9 精氨酸双水解酶氯化钠肉汤(ADH),见附录 A 第 A.9 章。

5.10 β-半乳糖苷酶试剂,见附录 A 第 A.10 章。

5.11 靛基质氯化钠肉汤,见附录 A 第 A.11 章。

5.12 氯化钠蛋白胨水,见附录 A 第 A.12 章。

5.13 1%氯化钠溶液,见附录 A 第 A.13 章。

5.14 5%红细胞生理盐水。

5.15 多粘菌素 B 纸片:50 单位。

5.16 O/129 纸片:10 μg 和 150 μg。

5.17 霍乱弧菌诊断血清(O1 群及 O139 群)。

6 方法提要与流程

6.1 通则

霍乱弧菌通常在样品中数量很少,并可能伴有大量的其他弧菌属的细菌或者其他种属的微生物。为保证检出目标菌,应进行两次连续的选择性增菌。

6.2 液体选择性培养基中第一次增菌

室温下,用待检样品接种碱性蛋白胨水增菌培养基。对于深冻样品、干品和盐渍样品,在 37 ℃±1 ℃ 培养 6 h±1 h。对于新鲜样品,在 41.5 ℃±1 ℃培养 6 h±1 h。

6.3 液体选择性培养基中第二次增菌

用 6.2 中的培养物接种碱性蛋白胨水增菌培养基。在 41.5 ℃±1 ℃培养 18 h±1 h。

6.4 分离和鉴定

将 6.2 和 6.3 的培养物接种 TCBS 琼脂和 CHROM ID VIBRIO 弧菌显色培养基平板以获得分离纯化的菌落,进而进行生化鉴定。

6.5 检测流程

食品中霍乱弧菌检测流程参见附录 B。

7 检测步骤

7.1 第一次选择性增菌

以无菌操作称取 25 g 样品,放入装有 225 mL 灭菌 APW 增菌液的均质杯内,于 8 000 r/min～10 000 r/min均质 1 min～2 min,或以剪刀充分剪碎,制成 1∶10 样品匀液。深冻样品、干品、盐渍产品的初始增菌液放置在 37 ℃±1 ℃培养 6 h±1 h,新鲜样品的初始增菌液放置在 41.5 ℃±1 ℃培养 6 h±1 h。

如果样品不够 25 g,则取全部样品,加入 $9x$ mL 增菌液以获得 10^{-1}浓度的样品匀液。

如果上述制备的待检样品不能够在当日进行培养,应放置在 2 ℃～8 ℃保存至次日。

注:加入样品前,APW 应预先保温至 37 ℃±1 ℃。

7.2 第二次选择性增菌

从 7.1 取 1 mL 培养物接种到 10 mL 的 APW 中,置于 41.5 ℃±1 ℃培养 18 h±1 h。

7.3 分离

7.3.1 分别用直径为 3 mm 的接种环从 7.1 和 7.2 的 APW 增菌液中蘸取一接种环,划线接种 TCBS

琼脂和 CHROM ID VIBRIO 弧菌显色培养基平板以分离菌落。

7.3.2 在 37 ℃±1 ℃培养箱中，将平板倒置培养。

7.3.3 经过 24 h±3 h 培养后，检查平板有无可疑菌落。在平板的背面标记可疑菌落。霍乱弧菌在 TCBS 上的可疑菌落形态为：表面光滑，黄色，直径约为 2 mm～3 mm。霍乱弧菌在 CHROM ID VIBRIO 弧菌显色培养基上的可疑菌落形态为：蓝色，蓝绿色到绿色菌落（某些弧菌如创伤弧菌及梅氏弧菌可能会产生与霍乱弧菌相似的蓝色到蓝绿色菌落）。

7.4 鉴定

7.4.1 选择可疑菌落并纯化菌落

至少应挑取 5 个可疑菌落，进行传代培养。如果平板上的可疑菌落少于 5 个，则应该全部挑取传代培养。

注：食品，特别是海产品，可能含有大量的细菌，包括其他弧菌，这些菌可在选择性培养阶段生长。若在传代培养阶段选择的菌落太少，则可造成目标致病菌的漏检。

在氯化钠营养琼脂平板或试管斜面接种单个可疑菌落进行传代培养以获得纯培养物。在 37 ℃±1 ℃培养箱中培养 24 h±3 h。

对氯化钠营养琼脂上的纯培养物进行鉴定。

7.4.2 初步鉴定

7.4.2.1 显微镜下检验

a) 革兰氏染色试验：霍乱弧菌为革兰氏染色阴性，无芽孢，弧形或弯曲状；

b) 动力试验：将可疑菌落接种一管 APW，在 37 ℃±1 ℃培养 1 h～6 h。滴一滴菌悬液于一干净的载玻片上，盖上盖玻片，镜下检查细菌运动性。霍乱弧菌培养物应为运动性阳性。

7.4.2.2 氧化酶试验

以无菌白色滤纸蘸取营养琼脂表面纯培养物，滴加氧化酶试剂进行氧化酶试验。如果滤纸颜色在 10 s 内变为紫色或者深紫色，则为阳性反应。

7.4.2.3 氯化钠三糖铁试验

接种氯化钠三糖铁斜面，穿刺底层并划线斜面。37 ℃±1 ℃培养箱中培养 24 h±3 h。

反应结果解释如下：

a) 琼脂底层
   1) 黄色：葡萄糖发酵反应阳性（发酵葡萄糖）；
   2) 红色或者未变色：葡萄糖发酵反应阴性（不发酵葡萄糖）；
   3) 黑色：产生硫化氢；
   4) 产生气泡或者培养基爆裂：葡萄糖发酵产气。

b) 琼脂斜面
   1) 黄色：乳糖或蔗糖阳性（利用乳糖或蔗糖）；
   2) 红色或未变色：乳糖或蔗糖阴性（不利用乳糖或蔗糖）；
   3) 可疑的霍乱弧菌在氯化钠三糖铁斜面上的反应为底层黄色，斜面黄色，不产生硫化氢，不产气。培养应不超过 24 h（斜面的黄色可能在 24 h 后变为红色）。

7.4.2.4 生化测试菌株选择

选择革兰氏染色阴性，运动性阳性，氧化酶阳性，氯化钠三糖铁试验符合霍乱弧菌特性的菌落在氯化钠营养琼脂平板或试管斜面纯化后，按 7.4.3 进行生化确认，或采用法国梅里埃公司的 ID32E 鉴定试剂条进行生化鉴定（按该试剂盒的操作说明进行）。

7.4.3 生化确认

7.4.3.1 鸟氨酸脱羧酶试验

接种鸟氨酸脱羧酶氯化钠肉汤(5.7)，在肉汤上面覆盖 1 mL 灭菌矿物油。37 ℃±1 ℃培养 24 h±3 h。

培养后液体混浊变紫为阳性反应（细菌生长，鸟氨酸脱羧）。液体黄色为阴性反应。

7.4.3.2　**赖氨酸脱羧酶试验**

接种赖氨酸脱羧酶氯化钠肉汤(5.8),在肉汤上面覆盖1 mL灭菌矿物油。37 ℃±1 ℃培养24 h±3 h。

培养后液体混浊变紫为阳性反应(细菌生长,赖氨酸脱羧)。液体黄色为阴性反应。

7.4.3.3　**精氨酸双水解酶试验**

接种精氨酸双水解酶氯化钠肉汤(5.9),在肉汤上面覆盖1 mL灭菌矿物油。37 ℃±1 ℃培养24 h±3 h。

培养后液体混浊变紫为阳性反应(细菌生长,精氨酸双水解)。液体黄色为阴性反应。

7.4.3.4　**β-半乳糖苷酶试验**

挑取可疑菌落,在装有0.25 mL氯化钠溶液(5.13)的试管中制成菌悬液,加入一滴甲苯,振摇试管。将试管放入37 ℃±1 ℃水浴锅中,静置5 min。再加入0.25 mL β-半乳糖苷酶试剂(5.10),混匀。将试管放入37 ℃±1 ℃水浴锅中,放置24 h±3 h,随时观察。

培养后液体变黄为阳性反应(存在β-半乳糖苷酶)。反应结果通常20 min后可见。24 h后无颜色变化为阴性反应。

7.4.3.5　**靛基质试验**

将可疑菌落接种于装有5 mL胰蛋白胨-色氨酸氯化钠肉汤(5.11)中。37 ℃±1 ℃培养24 h±3 h。培养后加入1 mL Kovacs'试剂。形成红色环为阳性反应(形成吲哚),黄色环为阴性反应。

7.4.3.6　**氯化钠耐受试验**

准备一系列浓度的氯化钠蛋白胨水(5.12),氯化钠浓度依次为:0%、2%、4%、6%、8%和10%。用待鉴定菌落的菌悬液接种每个试管。37 ℃±1 ℃培养24 h±3 h。观察试管中液体变混浊可知细菌能在相应的氯化钠浓度下生长。

7.4.3.7　**O/129敏感试验**

将O/129(2,4二氨基-6,7-二异丙基喋啶)为10 μg及150 μg的药敏纸片贴在接种有待测菌的氯化钠营养琼脂平板,37 ℃±1 ℃ 18 h～24 h孵育后,纸片周围任何大小的抑菌环均表现为敏感。

霍乱弧菌的生化性状见表1。

表1　霍乱弧菌的生化性状

生化项目	生化性状	生化项目	生化性状
氧化酶	+	靛基质	+
产气(葡萄糖)	—	蛋白胨水中生长	
乳糖	—	0%氯化钠	+
蔗糖	+	2%氯化钠	+
鸟氨酸脱羧酶(ODC)	+	6%氯化钠	—
赖氨酸脱羧酶(LDC)	+	8%氯化钠	—
精氨酸双水解酶(ADH)	—	10%氯化钠	—
D-纤维二糖	—	抑菌实验	
D-甘露糖	+	10 μg O/129	S
阿拉伯糖	—	150 μg O/129	S
ONPG水解	+	明胶酶	+
42 ℃生长	+	尿素酶	—

注1:+表示76%～89%或更多的菌株阳性;S表示敏感。

注2:培养基中含有1%氯化钠。

注3:所有实验均不产硫化氢和气体。

注4:有的非O1群霍乱弧菌0%氯化钠不生长。

7.5 血清学凝集试验

7.5.1 血清分群试验

自分离培养基上挑取可疑菌落与O1群及O139群霍乱弧菌诊断血清做玻片凝集试验。如可疑菌落在诊断血清中很快(一般在10 s内)出现肉眼可见的明显凝集,在生理盐水中不凝集者判为O1群或O139群阳性。

与O1或O139群霍乱弧菌诊断血清及生理盐水均不凝集,且生化反应符合霍乱弧菌特性的为非O1群霍乱弧菌。

与O1群霍乱弧菌多价血清或O139群霍乱弧菌诊断血清及生理盐水均凝集的,可用胰胨水大豆琼脂或脑心浸液琼脂传代,再进行凝集试验。

7.5.2 血清分型试验

与O1群多价血清阳性的霍乱弧菌可进一步用小川型、稻叶型的单价抗血清分型:

a) 与小川型单价血清凝集,但与稻叶型单价血清不凝集者为小川型;

b) 与小川型单价血清不凝集,但与稻叶型单价血清凝集者为稻叶型;

c) 与小川型、稻叶型单价血清均呈明显凝集者为彦岛型。

7.5.3 试管凝集试验

对玻片凝集反应不典型的菌株应做试管凝集试验。用生理盐水自1∶20开始对倍连续稀释O1群霍乱弧菌多价血清,每管含稀释血清0.5 mL。将被检菌在营养琼脂的16 h~18 h培养物用0.2%甲醛生理盐水制成每毫升约含1.8×10^9CFU(相当于细菌标准比浊管浓度)的悬液,每稀释血清管加入0.5 mL;另将菌悬液0.5 mL加入0.5 mL生理盐水中作为对照。摇匀,置37 ℃±1 ℃培养3 h观察初步结果。再放4 ℃或室温过夜,观察最后结果。生理盐水对照不出现自然凝集,能使菌凝于管底成伞状,上清半透明者判为++;能使试验菌出现++凝集的血清最高稀释倍数为凝集滴度。凝集滴度达到或超过血清原效价一半即确定为O1群霍乱弧菌。

7.6 O1群霍乱弧菌生物分型试验

7.6.1 多粘菌素B敏感试验

在胰酪胨大豆胨琼脂平板背面用玻璃笔划出若干方格。将37 ℃±1 ℃ 4 h的被检菌肉汤培养物划线平板表面,待干后镊取50单位多粘菌素B纸片(直径6 mm)置于接种区中央,倒置平板,37 ℃±1 ℃培养过夜。

古典型菌株在纸片周围呈现抑制带(10 mm~15 mm直径),而埃尔托型菌株不受抑制或轻微抑制(6 mm~7 mm直径)。

7.6.2 溶血试验

将24 h肉汤培养物和5%红细胞盐水悬液等量混合(0.5 mL或1 mL)。取部分混合液在56 ℃加热30 min做对照。另将混合物在37 ℃±1 ℃水浴中培养2 h,再在4 ℃~5 ℃下冷藏过夜。

检查溶血现象。必要时可低速离心后再检查有无溶血现象。多数埃尔托型菌株会造成红血球溶解。古典型及某些埃尔托型菌株不溶解红血球。因溶血素不耐热,加过热的培养物不会产生溶血。

7.6.3 V-P试验

接种MR-VP肉汤,22 ℃培养18 h~24 h。古典型菌株为阴性。多数埃尔托型菌株为阳性或有少数阴性。

8 报告结果

根据上述试验结果,表明在xg或者xmL样品中检出或未检出霍乱弧菌。

最终结果可进一步报告血清群别、血清型别和生物型别。

检出O1,O139及非O1群霍乱弧菌的,要在24 h内呈报到上一级实验室做进一步鉴定或复查,并报告相关部门。

附 录 A
（规范性附录）
培养基和试剂[1)]

A.1 碱性蛋白胨水

A.1.1 组成

蛋白胨	20.0 g
氯化钠	20.0 g
蒸馏水	1 000 mL

A.1.2 制法

混匀后，调节 pH 至 8.6±0.2(25 ℃)，根据试验需要分装于广口瓶或者试管中，121 ℃灭菌 15 min。

A.2 TCBS 琼脂

A.2.1 组成

蛋白胨	10.0 g
酵母浸膏	5.0 g
柠檬酸钠	10.0 g
硫代硫酸钠	10.0 g
柠檬酸铁	1.0 g
氯化钠	10.0 g
牛胆盐	8.0 g
蔗糖	20.0 g
麝香草酚蓝	0.04 g
溴麝香草酚蓝	0.04 g
琼脂	18.0 g
水	1 000 mL

A.2.2 制法

将各成分加热煮沸，调节 pH 至 8.6±0.2(25 ℃)。不要高压灭菌。分装 15 mL～20 mL 于培养皿内制成平板。

A.3 CHROM ID VIBRIO 弧菌显色培养基[2)]

A.3.1 组成

蛋白胨(牛)	16.5 g
肉浸膏(牛或猪)	0.5 g
大豆蛋白胨	5 g
氯化钠	6 g

1) 为保证培养基的质量，应按 SN/T 1538.1、SN/T 1538.2 进行培养基的制备与性能测试。若使用商售的脱水合成培养基，应选用国内外通过 ISO 9000 质量管理体系认证生产厂商的产品并按其说明制备和使用。

2) 该培养基为法国梅里埃公司的产品。

碳酸钠	0.85 g
中性红	0.01 g
碳水化合物混合物	16.6 g
胆盐(牛或绵羊)	0.6 g
显色剂混合物	0.125 g
选择性混合物	0.033 g
琼脂	11 g
纯水	1 000 mL

A.3.2 制法

将各成分加热煮沸,调节 pH 至 8.6±0.2(25 ℃)。不要高压灭菌。分装 15 mL～20 mL 于培养皿内制成平板。

A.4 氯化钠营养琼脂

A.4.1 组成

牛肉浸膏	5.0 g
蛋白胨	3.0 g
氯化钠	10.0 g
琼脂	18.0 g
水	1 000 mL

A.4.2 制法

混匀后,调节 pH 至灭菌后为 7.2±0.2(25 ℃),121 ℃灭菌 15 min。分装 15 mL～20 mL 于培养皿内制成平板。或者分装 10 mL 于灭菌试管中,倾斜放置,制成斜面。

A.5 氯化钠三糖铁琼脂

A.5.1 组成

蛋白胨	20.0 g
牛肉浸膏	3.0 g
酵母浸膏	3.0 g
氯化钠	10.0 g
乳糖	10.0 g
蔗糖	10.0 g
柠檬酸铁	0.3 g
酚红	0.024 g
琼脂	18 g
水	1 000 mL

A.5.2 制法

混匀后,调节 pH 至灭菌后为 7.4±0.2(25 ℃)。分装 10 mL 于试管中,121 ℃灭菌 15 min。倾斜放置,制成斜面。

A.6 氧化酶试剂

A.6.1 组成

四甲基间苯二胺	1.0 g
水	100 mL

A.6.2 制法

使用前在冷水中溶解。

A.7 鸟氨酸脱羧酶氯化钠肉汤(ODC)

A.7.1 组成

L-鸟氨酸	5.0 g
酵母浸膏	3.0 g
葡萄糖	1.0 g
溴甲酚紫	0.015 g
氯化钠	10.0 g
水	1 000 mL

A.7.2 制法

混匀后,调节 pH 至 6.8±0.2(25 ℃)。分装 2 mL~5 mL 于小试管中,121 ℃灭菌 15 min。

A.8 赖氨酸脱羧酶氯化钠肉汤(LDC)

A.8.1 组成

L-赖氨酸	5.0 g
酵母浸膏	3.0 g
葡萄糖	1.0 g
溴甲酚紫	0.015 g
氯化钠	10.0 g
水	1 000 mL

A.8.2 制法

混匀后,调节 pH 至 6.8±0.2(25 ℃)。分装 2 mL~5 mL 于小试管中,121 ℃灭菌 15 min。

A.9 精氨酸双水解酶氯化钠肉汤(ADH)

A.9.1 组成

精氨酸	5.0 g
酵母浸膏	3.0 g
葡萄糖	1.0 g
溴甲酚紫	0.015 g
氯化钠	10.0 g
水	1 000 mL

A.9.2 制法

混匀后,调节 pH 至 6.8±0.2(25 ℃)。分装 2 mL~5 mL 于小试管中,121 ℃灭菌 15 min。

A.10 β-半乳糖苷酶试剂

A.10.1 ONPG 溶液

A.10.1.1 组成

磷硝基酚-β-半乳糖苷	0.08 g
水	15 mL

A.10.1.2 制法

将 ONPG 溶于 50 ℃水中。将溶液冷却。

A.10.2 缓冲液

A.10.2.1 组成

磷酸二氢钠(NaH_2PO_4)	6.9 g
氢氧化钠(NaOH)(0.1 mol/L)	3 mL
水,补足至	50 mL

A.10.2.2 制法

50 mL 容量瓶中将磷酸二氢钠(NaH_2PO_4)溶于约 45 mL 水中,用 0.1 mol/L 的氢氧化钠溶液调节 pH 至 7.0±0.2(25 ℃),用水补足体积至 50 mL。

A.10.3 试验用混合试剂

A.10.3.1 组成

缓冲液(A.10.2)	5 mL
ONPG 溶液(A.10.1)	15 mL

A.10.3.2 制法

将缓冲液加入 ONPG 溶液中。在 0 ℃～5 ℃保存。

A.11 靛基质氯化钠肉汤

A.11.1 色氨酸氯化钠肉汤

A.11.1.1 组成

酪蛋白胨(酶消化)	10.0 g
DL-色氨酸	1.0 g
氯化钠	10.0 g
水	1 000 mL

A.11.1.2 制法

混匀,过滤。调节 pH 至灭菌后为 7.0±0.2(25 ℃)。分装 5 mL 于试管中,121 ℃灭菌 15 min。

A.11.2 Kovacs'试剂

A.11.2.1 组成

对二甲胺基苯甲醛	5 g
盐酸(ρ=1.18 g/mL～1.19 g/mL)	25 mL
2-甲基-2-丁醇	75 mL

A.11.2.2 制法

将 3 种物质混匀。

A.12 氯化钠蛋白胨水

A.12.1 组成

蛋白胨	10 g
氯化钠	0,20,60,80 或 100 g
水	1 000 mL

A.12.2 制法

混匀后,调节 pH 至灭菌后为 7.5±0.2(25 ℃)。分装 10 mL 于试管中,121 ℃灭菌 15 min。

A.13 1%氯化钠溶液

A.13.1 组成

氯化钠	10.0 g
水	1 000 mL

A.13.2 制法

混匀后，调节 pH 至灭菌后为 7.5±0.2(25 ℃)。分装 10 mL 于试管中，121 ℃灭菌 15 min。

附 录 B
（资料性附录）
进出口食品中霍乱弧菌检测流程图

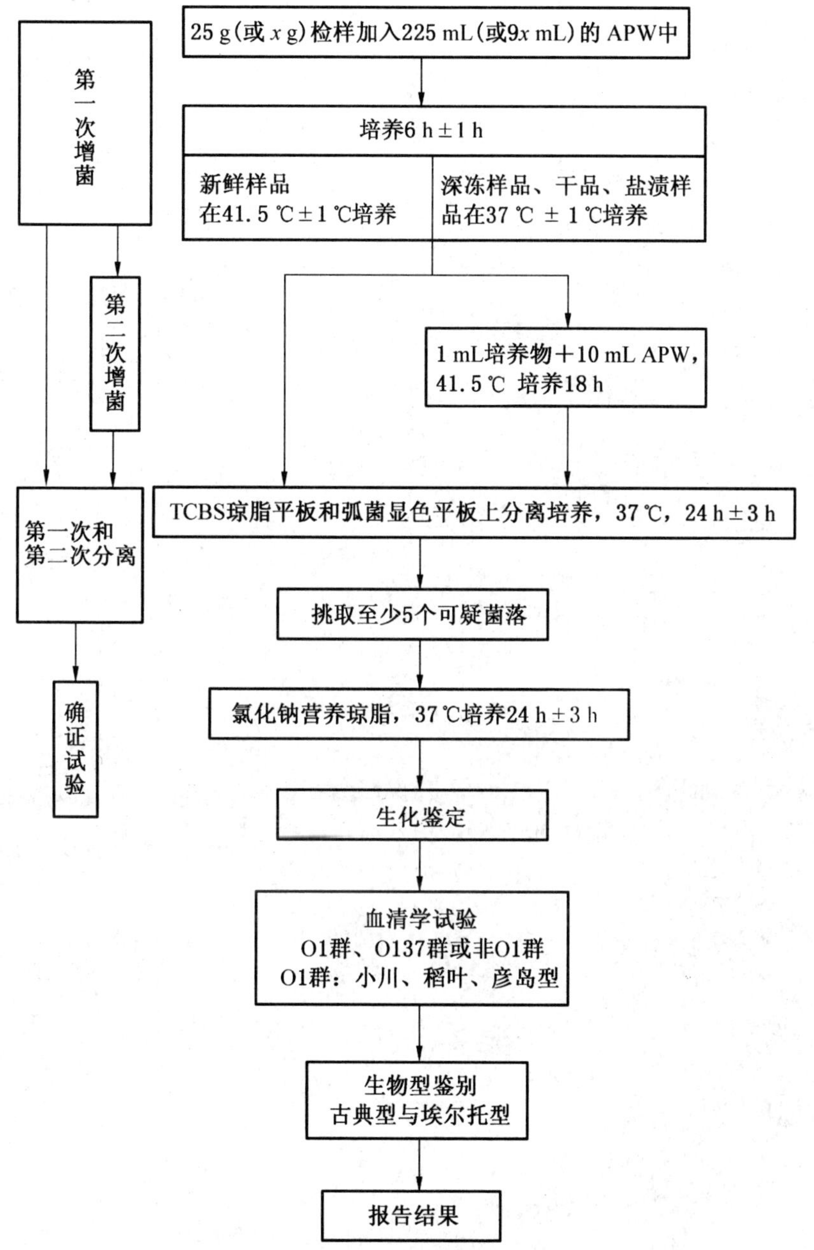

图 B.1 进出口食品中霍乱弧菌检测流程图

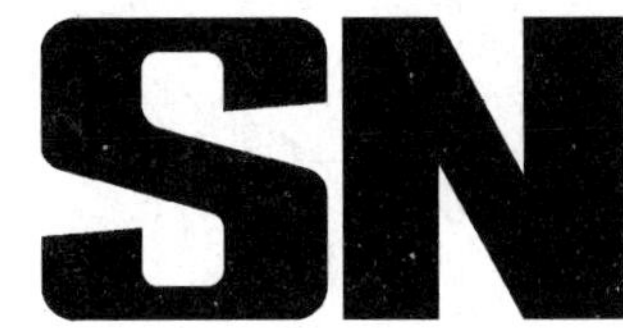

中华人民共和国出入境检验检疫行业标准

SN/T 1035—2011
代替 SN/T 1035—2002

进出口食品中产毒青霉属、曲霉属及其毒素的检测方法

Determination of *Penicillium chrysogenum*, *Aspergillus* and related toxin in foodstuff for import and export

2011-02-25 发布

2011-07-01 实施

中华人民共和国
国家质量监督检验检疫总局 发布

前　言

本标准按照 GB/T 1.1—2009 给出的规则起草。

本标准代替 SN/T 1035—2002《进出口食品中产毒青霉属、曲霉属及其毒素的检测方法》。

本标准与 SN/T 1035—2002 相比，主要技术变化如下：

——将中文名称改为《进出口食品中产毒青霉属、曲霉属及其毒素的检测方法》。

——增加了附录 B 培养基与试剂。

本标准由国家认证认可监督管理委员会提出并归口。

本标准起草单位：中华人民共和国天津出入境检验检疫局、中华人民共和国齐齐哈尔出入境检验检疫局。

本标准主要起草人：刘伟、张宏伟、马旭、侯丽萍、张海英、蔡国瑞、贺艳、庞春贤、曲鹏。

本标准所代替标准的历次版本发布情况为：

——SN/T 1035—2002。

进出口食品中产毒青霉属、曲霉属及其毒素的检测方法

1 范围

本标准规定了食品中产毒青霉属、曲霉属及其毒素的检验方法。

本标准适用于食品中产毒青霉属、曲霉属及其毒素的检验。

2 规范性引用文件

下列文件对于本文件的应用是必不可少的。凡是注日期的引用文件，仅注日期的版本适用于本文件。凡是不注日期的引用文件，其最新版本(包括所有的修改单)适用于本文件。

GB/T 4789.16 食品卫生微生物学检验 常见产毒霉菌的鉴定

SN/T 1538(所有部分) 培养基制备指南

3 试样的制备和保存

3.1 试样制备

从原始样品中取出部分有代表性的样品，将可食部分用绞碎机绞碎，充分混匀。用四分法缩分出不少于500 g，作为试样。装入清洁容器内，加封并表明标记。

3.2 试样保存

将试样于－18 ℃以下冷冻保存。

在抽样及制样的操作过程中，应防止样品受到污染或发生残留物含量的变化。

4 测定方法

4.1 方法提要

以无菌操作称取有代表性的样品，然后进行微生物培养，按照GB/T 4789.16中检索表进行镜检、鉴定，对可疑的真菌进行产毒培养，用标准菌株检测培养液是否存在毒素，从而得到定性的结果。检验流程参见附录A。

4.2 材料和设备

4.2.1 试管：直径17 mm，长170 mm。

4.2.2 吸管：1.0 mL和10 mL。

4.2.3 离心机：3 000g。

4.2.4 振荡器。

4.2.5 培养皿：内径90 mm。

4.2.6 载玻片和盖玻片。

4.2.7 U形玻璃棒。

4.2.8 定性滤纸。

4.2.9 牛津杯:外径 8.0 mm±0.1 mm,内径 6.0 mm±0.1 mm,高 10.0 mm±0.1 mm。

4.2.10 毛细管。

4.2.11 游标卡尺。

4.2.12 显微镜。

4.2.13 标准菌株:巨大芽孢杆菌(*Bacillus megatherium*)。

4.2.14 标准产毒真菌菌株:纯绿青霉(*Penicillium viridicatum*)、桔青霉(*Penicillium citrinum*)、寄生曲霉(*Asperigillus Parasiticus*)、杂色曲霉(*Asperigillus versicolor*)。

4.3 培养基和试剂

除另有规定外,试剂均为分析纯,水为蒸馏水。

4.3.1 肉汤培养基:参见 B.2。

4.3.2 孟加拉红培养基:参见 B.3。

4.3.3 察氏培养基:参见 B.4。

4.3.4 产毒培养基:参见 B.5。

4.3.5 营养琼脂培养基:参见 B.6。

4.3.6 20%甘油水溶液。

4.4 细菌菌种培养和芽孢悬浮液的制备

4.4.1 菌种培养

将装有菌种的安瓶上部消毒后敲碎,加入少量肉汤培养基,使其溶解并移至肉汤管中混匀,置于37 ℃±1 ℃培养 6 h,再转接至另一肉汤管中 37 ℃±1 ℃培养 18 h。将培养物接种于营养琼脂斜面,37 ℃±1 ℃培养 1 周,镜检,芽孢数达 85%以上时便可制备芽孢混悬液。

4.4.2 芽孢混悬液的制备

用适量灭菌生理盐水冲洗菌苔,然后将该菌液移至离心管中,充分摇匀后于 3 000 *g* 离心 30 min,弃去上清液,再加入同样量的灭菌生理盐水,摇匀后 65 ℃水浴中加热 30 min,然后于 1 000 *g* 离心 5 min,取上清液并转入灭菌试管中,即为芽孢悬浮液,稀释并测定浓度,置于冰箱中 4 ℃保存。

4.5 检验步骤

4.5.1 接种培养

4.5.1.1 样品制备

精确称取 25 g(或吸取 25 mL)有代表性的样品,放入装有 225 mL 无菌水的三角瓶或广口瓶中,振荡 30 min,然后 10 倍递增稀释至所需要的浓度。

4.5.1.2 分离培养

用灭菌吸管吸取 1 mL 样品液放入平皿内,加入 15 mL~20 mL 溶化并冷却到 55 ℃±1 ℃的孟加拉红琼脂充分混匀,置 25 ℃~28 ℃培养箱中培养 3 d~5 d。

4.5.1.3 选择培养(点种法)

挑取孟加拉红培养基上生长的可疑菌落转接于察氏培养基上(从一个菌落挑取分别接种一点或三

点)，于 25 ℃～28 ℃培养 3 d～5 d，观察菌落的大小、形态、特征或孢子的形态特征、颜色、气味、溢水等。

4.5.1.4 小室培养法(载片培养法)

对产生极小而易碎的分生孢子梗的真菌，可用小室培养法对菌丝和子实体着生状态进行观察。取直径约为 90 mm 的圆形滤纸一张，铺于直径 90 mm 的培养皿底部，放一 U 形玻璃棒于滤纸上，其上平放一个洁净的载玻片，盖好培养皿后灭菌。吸取 10 mL 加热熔化的察氏培养基，注入另一灭菌培养皿中，使其凝成薄层，用解剖刀无菌地把琼脂切成 1 cm 的正方形，并将此正方形琼脂片移置已备好的载玻片中央，用接种针从孟加拉红琼脂平板上转将可疑菌接种在琼脂边缘，然后将盖玻片覆盖在琼脂上。为了防止在培养过程中琼脂干燥，可于滤纸上加注 2 mL～3 mL 灭菌的 20%甘油液，置于 25 ℃～28 ℃温箱中，即成为小室保温培养。培养 3 d～5 d，直接在低倍显微镜下观察菌株生长的细微结构、特征，进行描绘并做好详细记录。

4.5.2 鉴定

根据菌落形态，特征及孢子或子实体的细微结构，按照 GB/T 4789.16 中检索表，初步鉴定出真菌的属名或种名。

4.5.3 产毒判定

4.5.3.1 产毒培养

将长有符合形态菌及长有标准菌株的孟加拉红琼脂无菌操作切成 2 cm，小块，分别接种于两瓶装有 500 mL 产毒培养液的 1 000 mL 三角瓶中，于 25 ℃～28 ℃培养 1 周后开始测毒。

4.5.3.2 过滤

取 5 mL 培养后的产毒培养液在无菌条件下用单层定性滤纸过滤，滤液置于 4℃冰箱待测，剩余的培养液盖好棉塞继续培养。

4.5.3.3 抑菌培养

将熔化并冷却至 50 ℃～55 ℃的察氏培养基中加入适量的芽孢悬液后(10^7 CFU/mL 的巨大芽孢杆菌悬液按 1%加入)充分混匀，然后每个灭菌培养皿中倾注 6 mL～8 mL，凝固后每皿中按对角线位置加放牛津杯 4 个，两个对角线位置分别加满标准产毒培养滤液及未接菌的产毒培养液，另两个对角线位置滴加待测样品的滤液，每个样品平行做两套平板，于 30 ℃培养 18 h。

5 判定结果

5.1 菌属鉴定结果

根据 4.5.2 中鉴定出真菌的属名或种名报告结果。

5.2 毒素检出结果

标准产毒菌株滤液产生清晰的抑菌圈，且直径平均值≥12 mm(未接菌的空白培养液无抑菌圈)时测量样品滤液，培养 1 周后开始测毒直至第 14 天。本方法的测定低限为 0.2 mg/kg。

测量直径平均值≥12 mm 报告产毒阳性。

无抑菌圈或其直径<12 mm 报告产毒阴性。

附 录 A
（规范性附录）
检验流程图

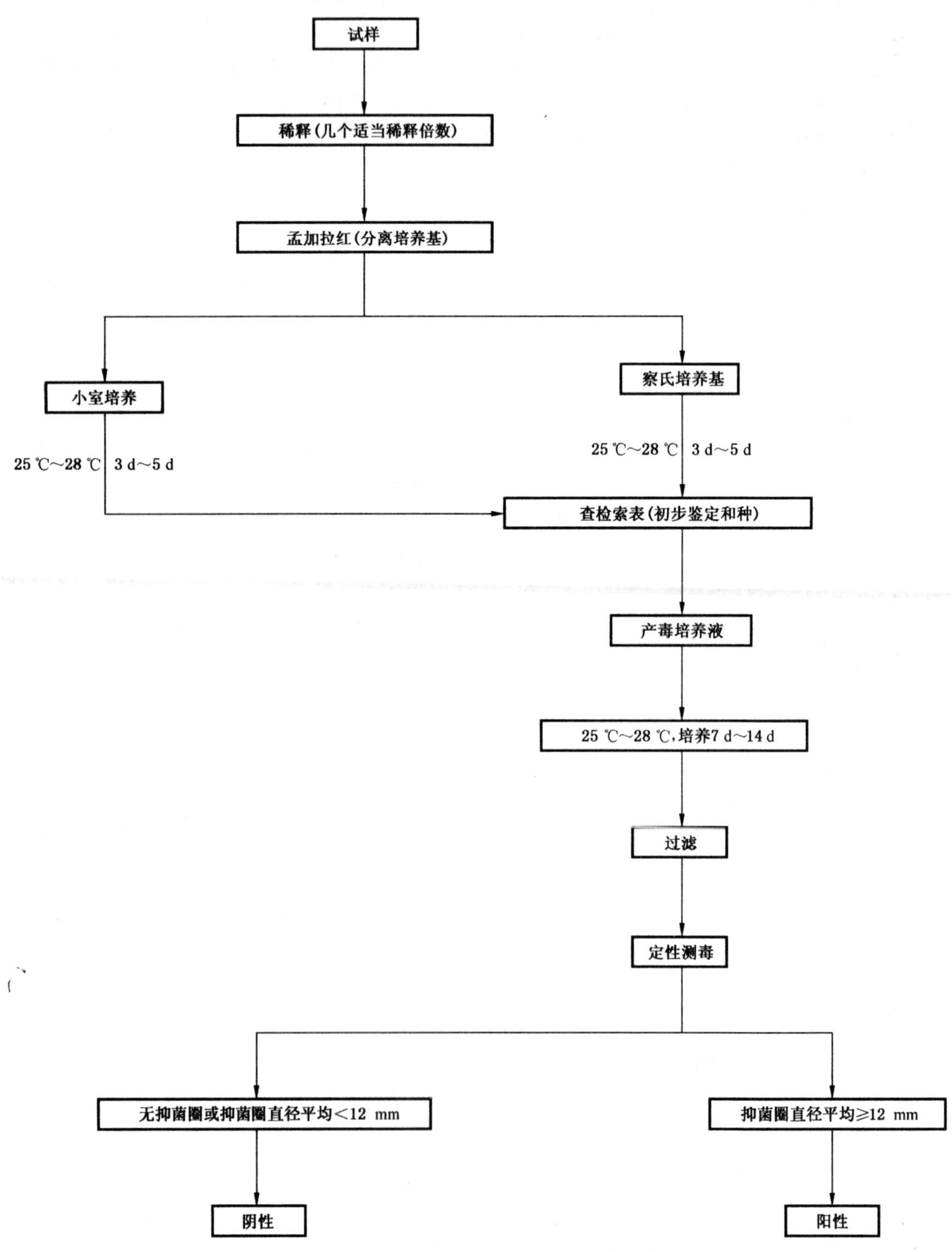

图 A.1 产毒青霉属、曲霉属及其毒素的检测流程图

附　录　B
（规范性附录）
培养基与试剂

B.1　制备要求

为保证培养基的质量，应按 SN/T 1538.1 和 SN/T 1538.2 进行培养基的制备与性能测试。若使用商售的脱水合成培养基，应选用国内外通过 ISO 9000 质量体系认证生产厂商的产品并按其说明制备和使用。

B.2　营养肉汤

B.2.1　成分

蛋白胨	10.0 g
牛肉膏	3.0 g
氯化钠	5.0 g
蒸馏水	1 000 mL

B.2.2　制备

将上述成分混合，溶解后调整 pH 7.4，121 ℃高压灭菌 15 min。

B.3　孟加拉红培养基

B.3.1　成分

蛋白胨	5.0 g
葡萄糖	10.0 g
磷酸二氢钾	1.0 g
硫酸镁	0.5 g
琼脂	20.0 g
1/3 000 孟加拉红溶液	100 mL
氯霉素	0.1 g
蒸馏水	1 000 mL

B.3.2　制备

将各成分加入蒸馏水中溶解后，再加孟加拉红溶液。另用少量乙醇溶解氯霉素加入培养基中，分装后，121 ℃高压灭菌 20 min。

B.4　察氏培养基

B.4.1　成分

硝酸钠	3.0 g

磷酸氢二钾	1.0 g
硫酸镁	0.5 g
氯化钾	0.5 g
硫酸亚铁	0.01 g
蔗糖	30.0 g
琼脂	20.0 g
蒸馏水	1 000 mL

B.4.2 制备

加热溶解，分装后 121 ℃高压灭菌 20 min。

B.5 产毒培养基

B.5.1 成分

胰消化酪蛋白	0.20 g
蛋白胨	2.0 g
氯化钠	5.0 g
磷酸氢二钾	1.0 g
磷酸二氢钾	1.0 g
氯化钙	0.1 g
硫酸镁	0.2 g
菸酸	0.01 g
蒸馏水	1 000 mL

B.5.2 制备

将各成分加入蒸馏水中，混匀，溶解后调整 pH 7.2～7.4，121 ℃高压灭菌 15 min。

B.6 营养琼脂

B.6.1 成分

蛋白胨	10.0 g
牛肉膏	3.0 g
氯化钠	5.0 g
琼脂	15.0 g～20.0 g
蒸馏水	1 000 mL

B.6.2 制备

将除琼脂以外的各成分混合溶解于蒸馏水中，溶解后调整 pH 7.2～7.4，加入琼脂，加热煮沸，使琼脂融化。121 ℃高压灭菌 15 min。

前　　言

本标准是按照GB/T 1.1—1993《标准化工作导则　第1单元:标准的起草与表述规则　第1部分:标准编写的基本规定》进行编写的。

本标准中沙门氏菌滤膜筛选法中的培养基、培养温度和滤膜法等内容是参考美国公职分析化学家协会(AOAC)《公定分析方法》(1995年第16版17.9.09)样品制备,采用SN 0170—1992《出口食品沙门氏菌属(包括亚利桑那菌)检验方法》,并在实验的基础上编写而成。

本标准的附录A是标准的附录。

本标准由国家认证认可监督管理委员会提出并归口。

本标准由中华人民共和国天津出入境检验检疫局负责起草。

本标准主要起草人:陈子红、侯丽萍、唐丹舟、张思传、孙俐。

本标准首次发布。

中华人民共和国出入境检验检疫行业标准

SN/T 1059.1—2002

进出口食品中沙门氏菌滤膜筛选法

Salmonella in food for import and export—Membrame filter screening method

1 范围

本标准规定了进出口食品中沙门氏菌滤膜筛选法。

本标准仅适用于进出口方便面、膨化食品、矿泉水、单晶糖、牛奶、饮料、禽肉、椒粒中沙门氏菌筛选。

2 引用标准

下列标准所包含的条文,通过在本标准中引用而构成为本标准的条文。本标准出版时,所示版本均为有效。所有标准都会被修订,使用本标准的各方应探讨使用下列标准最新版本的可能性。

SN 0170—1992 出口食品沙门氏菌属(包括亚利桑那菌)检验方法

SN 0330—1994 出口食品中微生物学检验通则

3 抽样

按 SN 0330 规定执行。

4 试验方法

4.1 方法原理

将滤膜放入滤器,过滤样品。由于滤膜的作用而使沙门氏菌保留在膜表面上。将滤膜放在 EF-18 培养基上培养,沙门氏菌形成绿色、蓝绿色、蓝色或黄色菌落。

4.2 设备和材料

4.2.1 滤器:一套,备有预滤器。

4.2.2 真空泵。

4.2.3 滤膜:有机或水相,孔径 0.45 μm。

4.2.4 培养箱:36℃±1℃,42℃±1℃。

4.2.5 水浴箱:45℃±1℃,37℃±1℃。

4.2.6 吸管:1 mL、10 mL,具刻度。

4.2.7 玻璃三角瓶和广口瓶:250 mL、500 mL。

4.2.8 试管:17 mm×170 mm,玻璃制。

4.2.9 玻璃珠:直径 5 mm。

4.2.10 平皿:直径 90 mm。

4.2.11 天平:感量 0.1 g。

4.2.12 均质器。

中华人民共和国国家质量监督检验检疫总局 2002-01-16 批准　　2002-06-01 实施

4.3 培养基和试剂

4.3.1 蛋白胨-吐温 80(PT)稀释液(见附录 A A1)。

4.3.2 四硫磺酸盐肉汤(加碘和煌绿)(见附录 A A2)。

4.3.3 EF-18 琼脂(见附录 A A3)。

4.4 样品制备及增菌培养

4.4.1 如为冷冻产品,应在 45℃以下不超过 15 min,或在 2℃～5℃不超过 18 h 解冻。若不能及时检验,应置于－15℃左右保存。非冷冻而易腐的食品,置于 4℃冰箱保存。

4.4.2 以无菌操作,称取 25 g(mL)样品,置于灭菌均质杯内,加入 25 mL PT 稀释液,以 8 000～10 000 r/min均质 1 min,放入装有 200 mL PT 稀释液的 500 mL 灭菌广口瓶,混合均匀,如 pH 低于 6.6,用灭菌 1 mol/L 氢氧化钠溶液,调 pH 至 6.8±0.2,放入 37℃水浴培养 4 h(以增菌液达到 37℃时算起),进行前增菌;其后,移取 10 mL 转种于盛有 100 mL 四硫磺酸盐肉汤(加碘和煌绿)的 250 mL 灭菌广口瓶内,摇匀,42℃±1℃培养 20 h±2 h,进行选择性增菌。

4.5 过滤和培养

将灭菌的过滤装置连接于真空抽滤瓶上,以无菌操作将无菌滤膜放在抽滤底座上,用不锈钢夹子固定。以无菌操作加 10 mL～20 mL 无菌蒸馏水于滤器中,用灭菌吸管取选择性增菌液 1 mL 放入滤器中,打开真空泵抽吸液体。再加入 10 mL～15 mL 无菌蒸馏水抽取液体,抽干后关闭真空泵,打开底座夹,以无菌镊子取出滤膜,将滤膜移至预先干燥好 EF-18 琼脂平板表面上,滤膜与琼脂表面之间应无气泡,在 42℃±1℃培养 18～24 h,无菌落生长则为阴性。

4.6 典型或可疑菌落的鉴定

典型沙门氏菌菌落既不是水滴样又不是粘液状,一般呈绿色、翡翠绿色或蓝绿色,有时呈蓝色(赖氨酸阳性菌和蔗糖阴性菌)和黄色(赖氨酸阴性菌和蔗糖阳性菌)。

从平板上挑选 3 个典型或可疑菌落,按照 SN 0170—1992 中第 4 章进行生化和血清学鉴定。

5 报告结果

5.1 报告阳性结果:“沙门氏菌检出/25 g”。

5.2 报告阴性结果:“沙门氏菌未检出/25 g”。

附 录 A
（标准的附录）
培养基和试剂

A1 蛋白胨-吐温80(PT)稀释液

a）蛋白胨 1.0 g
b）吐温80 10.0 g
c）蒸馏水 1 000 mL

将上述成分加热溶解，于121℃高压灭菌15 min。

A2 四硫磺酸盐肉汤(加碘和煌绿)

A2.1 基础肉汤制备

a）多价蛋白胨 5.0 g
b）胆盐 1.0 g
c）碳酸钙 10 g
d）硫代硫酸钠(5个分子水) 30 g
e）蒸馏水 1 000 mL

将上述成分混合加热煮沸(沉淀不会完全溶解)，冷却至45℃储存于冰箱(5℃～8℃)内备用。

A2.2 碘-碘化钾溶液制备

将5 g碘化钾溶解于5 mL灭菌蒸馏水中，加入6 g碘溶解后，用灭菌蒸馏水稀释至20 mL备用。

A2.3 煌绿溶液制备

称取煌绿染料0.1 g溶解于灭菌的蒸馏水中并稀释至100 mL，备用。

A2.4 使用

在使用的当天，将20 mL碘-碘化钾溶液，10 mL煌绿溶液加入1 000 mL基础肉汤中，缓慢震荡将沉淀悬浮起来。并以无菌操作以10 mL分装于17 mm×170 mm灭菌的试管内，不要加热，使用前保持温度在25℃～35℃。

A3 EF-18琼脂

a）脲蛋白胨 5.0 g
b）酵母浸膏 3.0 g
c）L-赖氨酸盐酸盐 10.0 g
d）D-葡萄糖 2.5 g
e）蔗糖 15 g
f）硫酸镁($MgSO_4 \cdot 7H_2O$) 1.5 g
g）胆盐 1.5 g
h）磺胺吡啶 0.3 g
i）溴麝香草酚蓝钠盐 0.03 g
j）琼脂 15.0 g
k）蒸馏水 1 000 mL

加热搅拌至煮沸，完全溶解。本培养基不需高压灭菌，冷却至45℃～50℃。配制新生霉素溶液，溶解0.15 g新生霉素于10 mL水中，用0.45 μm滤膜过滤除菌。于保温的1 000 mL EF-18琼脂基础中加入

1.0 mL 除菌的新生霉素溶液，混匀。将培养基倾注于陪替氏皿中，每皿 20 mL，凝固后培养基的最终 pH 应为 6.8±0.1。未使用的新生霉素于 4℃～6℃，贮存备用。

注意：正确调节 pH 是该培养基效能的关键。用平面探头测定固体培养基 pH。也可在倾注陪替氏平皿前，以无菌操作，用灭菌的 1 mol/L 盐酸或氢氧化钠调节 pH 至 6.6±0.1。

前　　言

本标准是按照GB/T 1.1—1993《标准化工作导则　第1单元:标准的起草与表述规则　第1部分:标准编写的基本规定》进行编写的。其中平板菌落计数　滤膜法中的培养基、培养温度和滤膜法等内容是参考美国公职分析化学家协会(AOAC)《公定分析方法》(1995年第16版17.2.05),结合SN 0168—1992《出口食品平板菌落计数》样品制备中内容,并在实验的基础上编写而成。

本标准的附录A是标准的附录。

本标准由国家认证认可监督管理委员会提出并归口。

本标准由中华人民共和国天津出入境检验检疫局负责起草。

本标准主要起草人:陈子红、侯丽萍、唐丹舟、张思传、孙俐。

本标准首次发布。

中华人民共和国出入境检验检疫行业标准

进出口食品平板菌落计数　滤膜法

SN/T 1059.3—2002

Plate count for bacterial colonies in food for import and export—Membrane filter method

1　范围

本标准规定了进出口食品中平板菌落计数　滤膜法。

本标准仅适用于进出口方便面、膨化食品、矿泉水、单晶糖、饮料、辣椒粒、牛奶(需用胰蛋白酶处理)中菌落计数的检验。

2　引用标准

下列标准所包含的条文,通过在本标准中引用而构成为本标准的条文。本标准出版时,所示版本均为有效。所有标准都会被修订,使用本标准的各方应探讨使用下列标准最新版本的可能性。

SN 0330—1994　出口食品中微生物学检验通则

3　抽样

按 SN 0330 规定执行。

4　检验方法

4.1　方法原理

将滤膜放入滤器,过滤样品,使细菌留在膜表面。将滤膜放在胰化大豆-坚牢绿琼脂(TSFA)培养基上培养,产生深、浅绿色菌落,进行计数。

4.2　设备和材料

4.2.1　滤器:一套,备有预滤器。

4.2.2　真空泵。

4.2.3　滤膜:有机或水相,孔径为 0.45 μm。

4.2.4　培养箱:36℃±1℃。

4.2.5　水浴箱:35℃±1℃。

4.2.6　吸管:1 mL、10 mL,具刻度。

4.2.7　玻璃三角瓶和广口瓶:200 mL,500 mL。

4.2.8　试管:17 mm×170 mm,玻璃制。

4.2.9　玻璃珠:直径 5 mm。

4.2.10　平皿:直径 90 mm。

4.2.11　天平:感量 0.1 g。

4.2.12　均质器。

4.3　培养基和试剂

4.3.1　蛋白胨-吐温 80(PT)稀释液(见附录 A A1)。

中华人民共和国国家质量监督检验检疫总局 2002-01-16 批准　　2002-06-01 实施

4.3.2 胰化大豆-坚牢绿琼脂(TSFA)(见附录A A2)。

4.3.3 三(羟甲基)胺甲烷Tris缓冲剂(见附录A A3)。

4.3.4 胰蛋白酶贮存液(见附录A A4)。

4.4 样品制备

4.4.1 以无菌操作取有代表性的样品盛于灭菌容器内。如有包装,则用75%乙醇在包装开口处擦拭后取样。

4.4.2 样品匀液制备

4.4.2.1 固体或半固体食品:以无菌操作取25 g样品,放入装有225 mL PT稀释液的灭菌均质杯内,于8 000 r/min,均质1 min~2 min,制成1∶10的样品匀液。如样品均质时间超过2 min,应在均质杯外加冰水冷却。

4.4.2.2 干燥或干粉食品:以无菌操作取25 g样品,放入装有225 mL PT稀释液的500 mL灭菌广口瓶中(瓶内预置适当数量的玻璃珠)。迅速振摇,将样品混匀,制成1∶10的样品匀液。振摇时,幅度30 cm,7 s内振摇25次,也可用机械振荡器振荡15 s代替手摇。

4.4.2.3 液体食品:用灭菌吸管吸取25 mL样品,放入装有225 mL PT稀释液的500 mL的灭菌广口瓶中,按4.4.2.2条中所述的方法,迅速振摇,制成1∶10的样品匀液。吸取样品时,吸管插入液面下不要超过2.5 cm。吸管内液体要在2 s~4 s内完全排入稀释液中。不要在稀释液中吹洗吸管。

4.4.3 稀释样品匀液

4.4.3.1 用10 mL灭菌吸管准确吸取1∶10的样品匀液10 mL放入装有90 mL PT稀释液的200 mL灭菌广口瓶中。按4.4.2.2中所述的方法,迅速振摇,制成1∶100的样品液。

4.4.3.2 分别用10 mL灭菌吸管按4.4.3.1条所述方法将样品匀液制成10倍递增PT稀释液的样品液如10^{-3}、10^{-4}、10^{-5}……

4.4.4 酶处理的食品

需要酶处理的食品取1∶10 PT样品匀液10 mL加酶原液1 mL,在灭菌试管中混合放入35℃±1℃水浴中处理20 min~30 min,取出过滤。

4.5 过滤

对每一份试样,选用适宜的三个连续稀释度的样液,每个稀释度的样液分别过滤两次。将灭菌的过滤装置连接于真空抽滤瓶上,以无菌操作将无菌滤膜放在抽滤底座上,用不锈钢夹子固定。以无菌操作加10 mL~20 mL无菌蒸馏水于滤器中,加入PT样品匀液10 mL,打开真空泵,抽吸过滤,再加入10 mL~15 mL无菌蒸馏水,抽吸过滤,关闭真空泵。用无菌镊子将滤膜取出。

4.6 培养

以无菌操作将滤膜取出放于预先干燥的TSFA琼脂平板表面上,滤膜和琼脂表面之间应无气泡。将TSFA琼脂平板,平放入36℃±1℃培养箱内培养48 h。

4.7 计数

4.7.1 培养后,对每个TSFA琼脂平板上产生的深、浅绿色菌落进行计数。25~250个菌落为合适范围。如果不能立即计数,应将平板存放于0℃~4℃,但不得超过24 h。

4.7.2 如只有一个稀释度的两个平板上的菌落在合适范围内,先计算两个平板的平均值,再将平均值乘以相应稀释倍数,作为每克(毫升)〔g(mL)〕样品中平板菌数。

4.7.3 如有两个稀释度在合适范围内,先计算每个稀释度两个平板的平均值。再计算两个稀释度的平均值,然后计算每克(毫升)〔g(mL)〕样品中平板菌落数。

4.7.4 当最低稀释度的两个平板上都少于25个菌落时,计数这一稀释度两个平板上的实际菌落数。计算两个平板上的平均菌落数,将平均菌落数乘以稀释倍数,得到估计的平板菌落数。给这个数注上星号(*),表明该数系从菌落数在25~250这一范围之外的平板估计所得。

4.7.5 当所有平板上的菌落都超过250时,则应将最高稀释度的两个平板的平均菌落数乘以稀释倍数。得到估计的平板菌落数。给这个数注上星号(＊)(同 4.7.4)。

4.7.6 如果所有稀释度的平板都没有菌落,则以小于 1 乘以最低稀释倍数报告平板菌落数。给这个数注上星号(＊)(同 4.7.4)。

4.7.7 同一稀释度的两个平板中,一个有 25～250 个菌落,另一个的菌落多于 250 个,两个平板都要计数。计算方法同 4.7.2。

4.7.8 两个连续稀释度中的每个稀释度都有一个平板的菌落数在 25～250 个范围内,而另一个的菌落数高于 250 或低于 25 四个平板都要计数。计算方法参照 4.7.2 和 4.7.3。

4.7.9 某稀释度的两个平板都有 25～250 个菌落;而另一稀释度的两个平板中只有一个平板的菌落数在 25～250 范围内。四个平板都要计数,计算方法参照 4.7.2 和 4.7.3。

5 结果报告

报告每克(毫升)〔g(mL)〕样品中平板菌落数或估计数的平板菌落数。

附 录 A
（标准的附录）
培养基和试剂

A1 蛋白胨-吐温 80(PT)稀释液

a）蛋白胨 1.0 g

b）吐温 80 10.0 g

c）蒸馏水 1 000 mL

将上述成分加热溶解分装 90 mL 于三角瓶中，121℃高压灭菌 15 min。

A2 胰化大豆-坚牢绿琼脂(TSFA)

a）蛋白胨 15.0 g

b）植物蛋白胨（或大豆胨） 5.0 g

c）氯化钠(NaCl) 5.0 g

d）坚牢绿 0.25 g

e）琼脂 15 g

f）蒸馏水 1 000 mL

将上述成分加热溶解分装，121℃高压灭菌 15 min，调整最终 pH 为 7.3。

A3 (Tris)缓冲剂(1.0 mol/L)。溶解 121.1 g 三(羟甲基)胺甲烷于 500 mL 水中，用浓盐酸调节溶液至所需 pH 值。用水稀释至 1 L。室温或 4℃～6℃保存。

A4 胰蛋白酶贮存液：用 Tris 缓冲剂稀释 10 g 胰蛋白酶(Doifco No. 0153 或等效品)至 100 mL，pH7.6。如需要加热至 35℃以助溶，通过 Whatman No. 1 滤纸(或等效品)过滤以除去不溶物质，再用 0.45 μm滤膜过滤除菌。于 4℃～6℃保存一周或－18℃保存 3 个月。

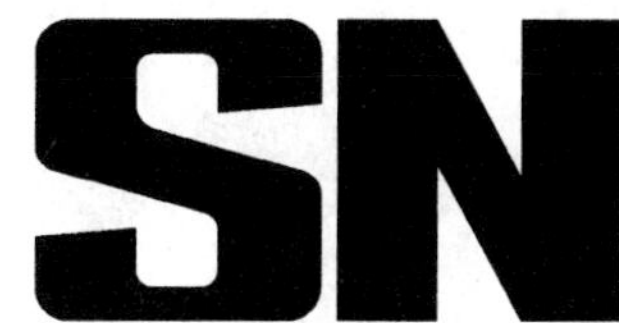

中华人民共和国出入境检验检疫行业标准

SN/T 1059.4—2005

进出口食品中大肠杆菌检验方法 谷氨酸脱羧酶法

Inspection of *Escherichia coli* in food for import and export—Glutamate decarboxylase assay

2005-02-17 发布　　2005-07-01 实施

中华人民共和国国家质量监督检验检疫总局 发布

前　言

本标准的附录A和附录C是规范性附录，附录B是资料性附录。

本标准由国家认证认可管理委员会提出并归口。

本标准起草单位：中华人民共和国山西出入境检验检疫局。

本标准主要起草人：李卫华、付英文、廉慧锋、张建军、巩红霞、宋洁。

本标准系首次发布的行业出入境检验检疫标准。

进出口食品中大肠杆菌检验方法
谷氨酸脱羧酶法

1 范围

本标准规定了进出口食品中大肠杆菌的抽样和检测方法。

本标准适用于进出口冻肉产品、奶及奶制品、速冻蔬菜、脱水蔬菜、水、食醋、非酒精饮料、核桃仁、保健茶等食品中大肠杆菌的检验。

2 规范性引用文件

下列文件中的条款通过本标准的引用而成为本标准的条款。凡是注日期的引用文件，其随后所有的修改单(不包括勘误的内容)或修订版均不适用于本标准，然而，鼓励根据本标准达成协议的各方研究是否可使用这些文件的最新版本。凡是不注日期的引用文件，其最新版本适用于本标准。

SN 0330 出口食品中微生物学检验通则

3 术语和定义

下列术语和定义适用于本标准。

3.1

大肠杆菌 *Escherichia coli*

又称大肠埃希氏菌，发酵乳糖产酸、产气。吲哚及甲基红(MR)试验阳性，V-P 试验阴性，柠檬酸盐利用试验阴性，谷氨酸脱羧酶(GAD)试验阳性。

3.2

谷氨酸脱羧酶 glutamate decarboxylase (GAD)

促进谷氨酸脱羧的酶。大肠杆菌能特异性产生这种酶，促进谷氨酸脱羧，产生 γ-氨基丁酸和 CO_2。

3.3

最近似值 most possible number(MPN)

一种统计学方法，表示 95%可信限下的推测值，可用于计量群体中的细菌数目。

4 抽样

按 SN 0330 规定执行。

5 测定方法

5.1 方法原理

大肠杆菌在酸性环境下产生谷氨酸脱羧酶，这种酶分解 GAD 反应液中的谷氨酸，产生 γ-氨基丁酸和二氧化碳(区别于肠杆菌科的其他细菌)，使反应液 pH 值发生变化，从而引起反应液中指示剂颜色变化。

5.2 试剂和材料

5.2.1 标准菌株

阳性菌株：大肠杆菌(*Escherichia coli*)；

阴性菌株：肺炎克雷伯氏菌(*Klebsiella pneumoniae*)。

5.2.2 **培养基和试剂**

培养基和试剂见附录 A。

5.3 **仪器设备**

5.3.1 培养箱:35℃±1℃。

5.3.2 高压灭菌锅:121℃±1℃。

5.3.3 离心机:500 g(转速计算方法参见附录 B)。

5.3.4 pH 计:精度±0.1。

5.3.5 均质器:8 000 r/min。

5.3.6 冰箱:0℃~4℃;-18℃以下。

5.3.7 移液管:1 mL、5 mL、10 mL。

5.3.8 试管:20 mm×200 mm、15 mm×150 mm。

5.3.9 螺帽离心试管:10 mL。

5.3.10 发酵管:根据不同样品选择不同型号。

5.4 **样品制备与保存**

5.4.1 **样品制备**

固体或半固体样品:无菌操作称取 25 g 样品,放入装有 225 mL 磷酸缓冲液(PBS)稀释液的灭菌均质杯内,8 000 r/min 均质 1 min~2 min(也可用灭菌研钵研磨代替),制成 1∶10 的样品匀液。

干粉样品:无菌操作称取 25.0 g 样品,放入装有 225 mL PBS 稀释液和适量玻璃珠的 500 mL 广口瓶(或三角瓶)中,以 30 cm 振幅,7 s 振荡 25 次(也可机械振荡 30 s),制成 1∶10 的样品匀液。

液体样品:用灭菌移液管吸取 25 mL 样品(吸取样品时,移液管插入液面下不超过 2.5 cm,排出液体时不要将移液管插入稀释液中),放入盛有 225 mL PBS 稀释液的 500 mL 广口瓶(或三角瓶)中,按上述方法充分振荡,制成 1∶10 的样品匀液。

用 1 mL 移液管准确吸取 1∶10 的样品匀液 1 mL,放入装有 9 mL 磷酸缓冲液的试管中,按上述方法充分振荡,制成 1∶100 的样品稀释液(操作时注意移液管不要与装有稀释液的容器接触)。

按照上述同样的方法依次制成 10 倍系列稀释液(估计样品的污染程度并决定样品的最高稀释度,应保证接种后最高稀释度所有试管为阴性),整个操作过程不应超过 15 min。

5.4.2 **样品保存**

若样品不能及时测定,冷冻样品应置于-18℃以下冰箱保存;非冷冻易腐食品置于 0℃~4℃冰箱保存。测定前,冷冻样品可于 0℃~4℃融化,时间不超过 18 h,也可在温度不超过 45℃的环境中融化,时间不超过 15 min。

5.5 **测定步骤**

每个样品至少选择三个适当的连续稀释度,每个稀释度接种三管 LST 肉汤,每管接种 1 mL(必要时用双料 LST 肉汤接种 10 mL 液体样品或 10 mL 固体样品匀液)。分别接种一管大肠杆菌、肺炎克雷伯氏菌和 PBS 稀释液作为阳性、阴性和空白对照。置于 35℃±1℃培养 20 h±2 h。取产气试管中的培养液 5 mL,转移到 10 mL 螺帽锥形离心管中,置于离心机中 500 g 离心 10 min,弃去上清液。用 5 mL 磷酸盐缓冲液将沉淀物重新悬浮(机械振荡 1 min~2 min 或手摇振荡至沉淀溶解),500 g 重复离心一次,弃去上清液。在沉淀物中加入 1.0 mL GAD 反应液,充分振荡混合后置于 35℃±1℃培养,4 h 内观察反应结果。

注:将上述 LST 试管的培养时间延长 24 h 可提高某些被测定样品(如经高温处理的样品)的灵敏度。

5.6 **结果判定和报告**

5.6.1 **结果判定**

GAD 反应液在 4 h 内变为蓝色为判定为阳性反应,其他颜色均判定为阴性反应。

5.6.2 **结果报告**

记录 4 h 内的阳性管数,并对照记录结果查 MPN 表(见附录 C),报告每克(或毫升)样品中大肠杆菌的 MPN 值。当 MPN 小于 0.3/g(mL)时,可报告为:"1 mL(或 1 g)样品中未检出大肠杆菌"。

附　录　A
（规范性附录）
培养基和试剂

A.1　月桂基硫酸盐蛋白胨(LST)肉汤

胰蛋白胨	20 g
氯化钠	5.0 g
乳糖	5.0 g
磷酸氢二钾(K_2HPO_4)	2.75 g
磷酸二氢钾(KH_2KO_4)	2.75 g
月桂基硫酸钠	0.1 g
蒸馏水	1 000 mL

将以上各成分溶解于蒸馏水中(必要时加热)，分装到加有倒立发酵管的 15 mm×150 mm 试管中，每管 10 mL。

双料 LST 肉汤的配制：

除蒸馏水以外的其他成分的量加倍，并分别溶解于蒸馏水中(必要时加热)，分装到加有倒立发酵管的 20 mm×200 mm 试管中，每管 10 mL。

分装好的试管放入高压锅，121℃高压灭菌 15 min。最终 pH 值为 6.8±0.2。

注：月桂基硫酸盐口服有害。使用时应避免吸入本品的粉尘，避免与眼睛及皮肤接触。大量使用应穿适当防护服。与眼睛接触后，应立即用大量水冲洗后请医生诊治。密闭保存于干燥处。

A.2　GAD 反应液

L-谷氨酸	1 g
溴甲酚绿	0.05 g
氯化钠	90 g
曲拉通 X-100	3 mL
无菌水	1 000 mL

上述成分充分溶解后过滤除菌，反应液最终 pH 为 3.4。保存于 4℃冰箱备用。

注：曲拉通 X-100 口服有害，对眼睛、呼吸系统、皮肤有刺激性。大量使用时应穿适当防护服。万一接触到眼睛，应立即用大量水冲洗后请医生诊治。于 0℃～4℃避光干燥保存。

A.3　磷酸盐缓冲液

储备液

磷酸二氢钾(KH_2PO_4)	34.0 g
蒸馏水	500 mL

将磷酸二氢钾(KH_2PO_4)溶于蒸馏水中，用 1 mol/L 氢氧化钠约 175 mL 调至 pH7.2。加蒸馏水至 1 L 贮存于冰箱。

稀释液

取贮存液 1.25 mL，加蒸馏水稀释至 1 000 mL，分装合适的容器后，121℃高压灭菌 15 min。

附 录 B
（资料性附录）
相对离心力的计算

B.1 相对离心力计算见式(B.1)：

$$RCF = 1.118 \times 10^{-5} N^2 r \quad \cdots\cdots (B.1)$$

式中：

N——转头转速，单位为转每分钟(r/min)；

r——转头半径，离心管中轴底部内壁到离心机转轴中心的距离，单位为厘米(cm)；

RCF——相对离心力，单位为重力加速度(g)。

B.2 转速的计算见式(B.2)：

$$N = \sqrt{RCF \times 10^5 / 1.118 r} \quad \cdots\cdots (B.2)$$

示例：转头半径 r=9.0 cm，相对离心力 RCF=500 g，通过式(B.2)求出转速：

$$N = \sqrt{500 \times 10^5 / 1.118 \times 9.0} = \sqrt{4\ 969\ 191} = 2\ 230 (r/min)$$

附　录　C
（规范性附录）
1 g(mL)样品中最近似值(MPN)表

使用三管法，接种量分别是 0.1 g(mL)、0.01 g(mL)、0.001 g(mL)。

阳性管数			MPN	阳性管数			MPN
0.1	0.01	0.001		0.1	0.01	0.001	
0	0	0	<3	2	0	0	9.1
0	0	1	3	2	0	1	14
0	0	2	6	2	0	2	20
0	0	3	9	2	0	3	26
0	1	0	3	2	1	0	15
0	1	1	6.1	2	1	1	20
0	1	2	9.2	2	1	2	27
0	1	3	12	2	1	3	34
0	2	0	6.2	2	2	0	21
0	2	1	9.3	2	2	1	28
0	2	2	12	2	2	2	35
0	2	3	16	2	2	3	42
0	3	0	9.4	2	3	0	29
0	3	1	13	2	3	1	36
0	3	2	16	2	3	2	44
0	3	3	19	2	3	3	53
1	0	0	3.6	3	0	0	23
1	0	1	7.2	3	0	1	39
1	0	2	11	3	0	2	64
1	0	3	15	3	0	3	95
1	1	0	7.3	3	1	0	43
1	1	1	11	3	1	1	75
1	1	2	15	3	1	2	120
1	1	3	19	3	1	3	160
1	2	0	11	3	2	0	93
1	2	1	15	3	2	1	150
1	2	2	20	3	2	2	210
1	2	3	24	3	2	3	290
1	3	0	16	3	3	0	240
1	3	1	20	3	3	1	460
1	3	2	24	3	3	2	1 100
1	3	3	29	3	3	3	>1 100

注：表内所列检样量如改用 1 g(mL)、0.1 g(mL)和 0.001 g(mL)时，表内数字应相应降低 10 倍；如改用 0.01 g(mL)、0.001 g(mL)和 0.000 1 g(mL)时，则表内的数字应相应增加 10 倍，其余类推。

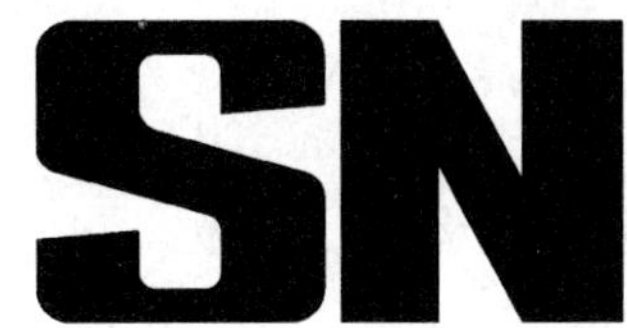

中华人民共和国出入境检验检疫行业标准

SN/T 1059.5—2006

食品和动物饲料大肠杆菌O157的检测方法 免疫磁珠法

Inspection method for the detection *Escherichia coli* O157 from food and animal feeding stuffs—Immunomagnetic separation

(ISO 16654:2001, Microbiology of food and animal feeding stuffs—Horizontal method for the detection of *Escherichia coli* O157, IDT)

2006-08-28 发布　　2007-03-01 实施

中华人民共和国国家质量监督检验检疫总局 发布

前　言

本部分为 SN/T 1059 的第 5 部分。

本部分等同采用 ISO 16654:2001(E)《食品和动物饲料微生物学——大肠杆菌 O157 的检测方法》(英文版)。

为便于使用,本部分做了下列编辑性修改:

a) ‘本国际标准’一词改为‘本部分’;

b) 用小数点‘.’代替作为小数点的逗号‘,’;

c) 删除国际标准的前言;

d) 为了更符合中文习惯,本部分的名称稍做修改。

本部分附录 A 为资料性附录。

本部分由国家认证认可监督委员会提出并归口。

本部分起草单位:中华人民共和国河南出入境检验检疫局。

本部分主要起草人:苗丽、李志培、张巨洲、李苛、江志毅、杨向莹、乔晴。

本部分系首次发布的出入境检验检疫行业标准。

食品和动物饲料大肠杆菌O157的检测方法 免疫磁珠法

警告：大肠杆菌O157是一种可以引起严重的危及生命的疾病，并且很低的剂量就可以引起感染的致病菌。曾经有实验室获得感染的报道。

整个方法只能由那些采用良好实验室规范(GLP)、具有丰富经验的人员去实施，并且最好在一个可控设施中进行，以保护实验室人员的安全。必须遵守有关的健康和安全的法规。

传染性材料的处理必须谨慎。

1 范围

SN/T 1059的本部分规定了检测大肠杆菌O157的免疫磁珠法。

本部分适用于人类消费的食品或用作动物饲料的产品。

2 规范性引用文件

下列文件中的条款通过SN/T 1059本部分的引用而成为本部分的条款。凡是注日期的引用文件，其随后所有的修改单(不包括勘误的内容)或修订版均不适用于本部分，然而，鼓励根据本部分达成协议的各方研究是否可使用这些文件的最新版本。凡是不注日期的引用文件，其最新版本适用于本部分。

ISO 6887-1 食品和动物饲料微生物学——实验样品制备、初始悬液和稀释液的微生物学检测——第1部分：制备初始悬液和稀释液的通用规则

ISO 7218 食品和动物饲料微生物学——微生物学检测通用规则

3 术语和定义

下列术语和定义适用于SN/T 1059的本部分。

3.1

人肠杆菌O157

E. coli O157

在本部分中使用的平板培养基表面上形成典型菌落，产生吲哚并且与O157抗血清发生特异性凝集反应的细菌。

注1：山梨醇阳性的*E. coli* O157菌株在CT-SMAC培养基中观察不到。

注2：已发现有一些吲哚阴性的变异株。

4 原理

大肠杆菌O157的检测应有以下4个连续步骤(参见附录A)：

a) 增菌：测试部分样品在41.5℃±1℃下，用含新生霉素的改良胰蛋白胨大豆肉汤(mTSB+N)的样品均质液孵育6 h，之后再培养12 h～18 h进行增菌。

b) 富集纯化：使用包被有*E. coli* O157抗体的免疫磁珠分离并富集细菌。

c) 分离：将粘附有细菌的免疫磁珠转移到亚碲酸钾山梨醇麦康凯琼脂(CT-SMAC)和其他*E. coli* O157选择性分离培养基上进行分离培养。

d) 确认：对于CT-SMAC上的山梨醇反应阴性菌落和其他类型分离平板上的典型*E. coli* O157菌落，通过是否产生吲哚以及是否与*E. coli* O157抗血清产生凝集反应进行确认。

注：对阳性分离株的病原性特征的进一步鉴定，可以送到有关参考实验室进行。

5 培养基、试剂和抗血清

5.1 增菌培养基[含新生霉素的改良胰蛋白胨大豆肉汤(mTSB+N)]

5.1.1 改良胰蛋白胨大豆肉汤(mTSB)

5.1.1.1 成分

胰酪蛋白胨	17.0 g
植物蛋白胨	3.0 g
D-葡萄糖	2.5 g
3号胆盐	1.5 g
氯化钠	5.0 g
磷酸氢二钾	4.0 g
蒸馏水	1 000 mL

5.1.1.2 制备

将各成分或合成脱水培养基溶解于水中,如果需要则进行加热,必要时用 pH 计调整 pH 值,使灭菌后 25℃时 pH 值为 7.4±0.2。

将培养基适量分装到合适容量的三角烧瓶或其他瓶子中。

用高压灭菌锅 121℃灭菌 15 min。

5.1.2 新生霉素溶液

5.1.2.1 成分

新生霉素	0.45 g
蒸馏水	100 mL

5.1.2.2 制备

将新生霉素溶解在水中并用滤膜过滤除菌。

使用当天制备。

5.1.3 完全培养基的制备

使用前加 1 mL 或 4 mL 新生霉素溶液到 225 mL 或 900 mL 已冷却的 mTSB 中。新生霉素的最终浓度为每升 mTSB 中含新生霉素 20 mg。

5.2 第一种选择性分离培养基[亚碲酸钾山梨醇麦康凯琼脂(CT-SMAC)]

5.2.1 基础培养基

5.2.1.1 成分

胰酪蛋白胨	17.0 g
动物组织蛋白胨	3.0 g
山梨醇	10.0 g
3号胆盐	1.5 g
氯化钠	5.0 g
中性红	0.03 g
结晶紫	0.001 g
琼脂	9 g～18 g
蒸馏水	1 000 mL

注:琼脂量根据凝胶硬度酌情添加。

5.2.1.2 制备

将基础培养基的各成分或合成脱水基础培养基溶解到水中并煮沸使其充分溶解,必要时,调整 pH 值使灭菌后 25℃时 pH 值为 7.1±0.2。

高压灭菌锅中121℃灭菌15 min。

5.2.2 亚碲酸钾溶液

5.2.2.1 成分

细菌学用途的亚碲酸钾　　0.25 g

蒸馏水　　100 mL

5.2.2.2 制备

将亚碲酸钾溶解在水中并通过滤膜过滤除菌。

该溶液可以在室温下储存1个月，但如果有白色沉淀物形成时就丢弃不用。

5.2.3 头孢克肟溶液

5.2.3.1 成分

头孢克肟　　5.0 mg

蒸馏水　　100.0 mL

5.2.3.2 制备

将头孢克肟溶解到水中并通过滤膜过滤除菌。

注：头孢克肟可能需要在乙醇中溶解。

该溶液可以在3℃±2℃环境中贮存1周。

5.2.4 完全培养基

5.2.4.1 成分

基础培养基(5.2.1)　　1 000 mL

亚碲酸钾溶液(5.2.2)　　1.0 mL

头孢克肟溶液(5.2.3)　　1.0 mL

5.2.4.2 制备

将灭菌好的基础培养基(5.2.1)冷却至44℃～47℃(6.5)或将以前灭过菌但已经凝固了的基础培养基通过热蒸汽使其融化后再冷却至44℃～47℃。

每1 000 mL基础培养基中加1 mL亚碲酸钾溶液和1 mL头孢克肟溶液，混合均匀，每个灭菌平皿(6.15)中倾注约15 mL，使其凝固。

最终亚碲酸钾浓度为2.5 mg/L，头孢克肟浓度为0.05 mg/L。

使用前干燥琼脂平板，最好是移开盖子，让琼脂面朝下，置于温度在25℃～50℃的烘箱(6.2)中，直到培养基表面的水滴消失，此时就不需再继续干燥。琼脂平板也可以半开盖子放在层流安全柜中30 min，或盖上盖子过夜使其干燥。

如果预先已制备，未干燥的琼脂平板可以放在黑塑料袋中或其他能保持湿度的容器中，在3℃±2℃冰箱中可以贮存2周。

5.3 其他类型选择性分离培养基

实验室选用的任何其他的固体选择性培养基，都要与CT-SMAC琼脂互补并且适合于分离*E. coli* O157。

使用前立即干燥琼脂平板，最好是移开盖子，让琼脂面朝下，置于温度在25℃～50℃的烘箱(6.2)中，直到培养基表面的水滴消失，此时就不需再继续干燥，琼脂平板也可以半开盖子放在层流安全柜中30 min，或盖上盖子过夜使其干燥。

5.4 营养琼脂

5.4.1 成分

牛肉浸膏　　3.0 g

蛋白胨　　5.0 g

琼脂　　9 g～18 g

蒸馏水　　　　　　1 000 mL

注：琼脂量根据凝胶硬度酌情添加。

5.4.2　制备

将各成分或脱水合成培养基溶解到水中，如果需要的话进行加热，必要时调整 pH 值，使其灭菌后 25℃时 pH 值为 7.0±0.2。

将培养基适量分装到合适容量的三角烧瓶或其他瓶子(6.7)中。

高压灭菌锅中 121℃灭菌 15 min。

5.4.3　制备营养琼脂平板

每个平皿中倾注约 15 mL 熔化后又冷却至 44℃～47℃的培养基，并使其凝固。

使用前干燥琼脂平板，最好是移开盖子，让琼脂表面朝下，置于温度在 25℃～50℃的烘箱(6.2)中，直到培养基表面的水滴消失，此时就不需再继续干燥，琼脂平板也可以半开盖子放在层流安全柜中 30 min，或盖上盖子过夜使其干燥。

5.5　胰蛋白胨/色氨酸培养基

5.5.1　成分

胰蛋白胨	10.0 g
氯化钠	5.0 g
DL-色氨酸	1.0 g
蒸馏水	1 000 mL

5.5.2　制备

将各成分溶解到水中，必要时进行加热煮沸，调整 pH 值使灭菌后 25℃时 pH 值为 7.5±0.2。

分装到合适容量的试管或瓶子中，每管 5 mL。

高压灭菌锅(6.1)中 121℃灭菌 15 min。

5.6　Kovac's 吲哚试剂

5.6.1　成分

对-二甲氨基苯甲醛	5.0 g
戊醇	75.0 mL
盐酸(ρ_{20}为 1.18 g/mL～1.19 g/mL)	25.0 mL

5.6.2　制备

将对-二甲氨基苯甲醛溶解到戊醇中，必要时水浴加热，水浴温度保持在 44℃～47℃，冷却至室温后加入盐酸，用棕色的玻璃瓶避光保存于 3℃±2℃的温度环境中，试剂将变为黄色或浅棕色，并且无沉淀物析出。

5.7　抗大肠杆菌 O157 免疫磁珠

这些免疫磁珠表面涂布有抗 *E. coli* O157 的特异性抗体，可以富集并分离这些微生物。

注：这些磁珠可以通过商业途径获得。应当准确地按照生产商的说明书进行磁珠使用前的制备。

5.8　缓冲洗涤液(改良磷酸盐缓冲液 0.01 mol/L，pH7.2)

5.8.1　成分

氯化钠	8.0 g
氯化钾	0.2 g
无水磷酸氢二钠	1.44 g
无水磷酸二氢钾	0.24 g
吐温-20	0.2 mL
蒸馏水	1 000 mL

5.8.2　制备

将各成分溶于水中，必要时调整 pH 值，使其在 25℃为 7.2±0.2。

分装到合适容量的瓶子或三角烧瓶(6.7)中备用。

高压灭菌锅中121℃灭菌15 min,溶液可能会出现混浊,但静置后会变得清澈。

通过商业途径获得的具有同等成分和同样性能的磷酸盐缓冲液可以使用。

5.9 标准盐水溶液

5.9.1 成分

氯化钠	8.5 g
蒸馏水	1 000 mL

5.9.2 制备

将氯化钠溶解到水中,分装到合适容量的瓶子或三角烧瓶(6.7)中备用。

高压灭菌锅中121℃灭菌15 min。

5.10 *E. coli* O157 抗血清

既可以通过专业实验室获得,也可以通过商业途径获得以用于分离菌体"O157"抗原用。

抗血清在使用于未知的分离物前应先用阳性和阴性菌株进行质控测试。

6 仪器和玻璃器皿

常规的微生物设备(见ISO 7218)和下列专用设备。

6.1 干热灭菌设备(干烤箱)和(或)湿热灭菌设备(高压锅):见ISO 7218。

6.2 干燥箱或培养箱:温度能保持在25℃～50℃。

6.3 培养箱:温度能保持在37℃±1℃。

6.4 培养箱:温度能保持在41.5℃±1℃。

6.5 水浴锅:温度能保持在44℃～47℃。

6.6 pH计:25℃时,刻度要精确到0.01,测量结果能精确到0.1。

6.7 合适容量的灭菌测试试管、三角烧瓶或其他容器:贮存培养基和孵育液体培养基用。

6.8 合适容量的量筒:制备稀释液和完全培养基用。

6.9 刻度移液管:容量1 mL和10 mL,刻度0.1 mL和0.5 mL。

6.10 接种环和接种线:由白金/铱或镍/铬制成。或经巴氏消毒过的吸管或一次性接种环。

6.11 移液器:灭菌,操作范围从20 μL～200 μL,刻度10 μL或相当。

6.12 带有磁架的磁性分离器:聚集免疫磁珠,配合Eppendorf管使用。

6.13 Eppendorf管:带帽,灭菌,一次性,可离心,容量1.5 mL。适合磁架上使用,打开盖的时候要防止产生气溶胶。

6.14 旋转混合器(风车型,血样混合器):转速为15 r/min～20 r/min。

6.15 培养皿:直径90 mm和140 mm。

6.16 旋涡混合器。

7 取样

确保实验室收到的样品真实、有代表性,并且在运输和贮存的过程中不得损害或改变,这一点非常重要。

建议:贮存前迅速冷却样品。

8 测试样品的制备

按照适合于相关产品的特定的国际标准制备实验样品,如果没有专门的国际标准,建议有关各方在制备样品问题上达成一致意见。

9 程序

9.1 测试部分样品和初悬液

见 ISO 6887-1 和其他适合于相关产品的特定的国际标准。

一般来说，制备初始悬液，要将(×)g 或(×)mL 的测试部分样品加到(9×)mL 或(9×)g 含新生霉素的改良胰蛋白胨大豆肉汤(mTSB+N)(5.1)中，mTSB+N 要先在温箱(6.4)中预热到 41.5℃，测试部分样品和 mTSB+N 的比例(质量体积比或体积体积比)为 1∶10。建议使用带网丝的均质袋以减少食物微粒对免疫捕获的干扰。

9.2 增菌

按照 9.1 制备好的初悬液在 41.5℃培养箱(6.4)中培养 6 h，随后再继续培养 12 h～18 h(也就是说，总消耗时间为 18 h～24 h)。

样品增菌培养 6 h 后进行免疫磁珠分离，并转种到选择性琼脂平板上可以获得可疑的阳性结果，如果继续培养 18 h 后再转种，该结果可能会变成阴性。

9.3 免疫磁珠分离(IMS)

9.3.1 通则

免疫磁珠分离应该在培养 6 h 后进行。必要时，也可以继续培养 12 h～18 h 后再分离一次。

下面的介绍为一般性的指导，可能不会在所有的细节上都描述得完整。因此，应当按照有关免疫捕获仪器和装置的程序及方法的说明进行操作。

9.3.2 免疫捕获

警告：使用无菌技术以防止任何外部的污染和产生气溶胶。必要时，戴上手套，在生物安全柜里进行操作。

用磁性分离器(6.12)和包被抗体的免疫磁珠(5.7)，完成以下捕获/分离步骤。

混合增菌培养液(9.2)，沉淀所有的粗糙食物残渣。室温下，在一个 Eppendorf 管里，加 20 μL 准备好的免疫磁珠(5.7)，从增菌培养液中移取 1 mL 上层液体加入 Eppendorf 管中，要尽可能避免移取到食物颗粒和脂肪颗粒。

在旋转混合器(6.14)上混合该悬液，以 12 r/min～20 r/min 的速度混合 10 min。

9.3.3 分离

将每一个 Eppendorf 管都放到磁架(6.12)上，轻轻地 180°摆动磁架，使免疫磁珠聚集到磁极。小心地打开管盖，不要影响管壁上的磁珠，管子不离磁架，每一个样品使用一个新的巴氏灭菌吸管(6.10)，从管底慢慢地吸取液体移走。加 1 mL 灭菌的洗液(5.8)，并重新盖好盖子，将磁极从支架上移走，轻轻地将支架旋转 180°，使管内各成分混合，然后重新将磁极放回到支架上。

当加入新鲜洗液时要注意避免交叉污染。

继续以上操作，每个样品用一个新的无菌吸管移取洗液，重复该清洗步骤几次。

将离心管从磁性分离器上移开，并加 100 μL 灭菌的洗液(5.8)到管中，重悬磁珠。

注：如果检测脂肪类产品和新鲜奶酪时，该程序操作起来会有一定难度。

9.4 接种选择性培养基并鉴定 *E. coli* O157 菌落

9.4.1 接种

用一个移液器(6.11)，吸取 50 μL 洗过并重悬的免疫磁珠加到一个预先干燥好的 CT-SMAC(5.2)平板上，另取 50 μL 加到另一种预先干燥好的选择性培养基(5.3)上。

用一个无菌接种环(6.10)将磁珠液进行划线，以便在琼脂平板上得到大量分离很好的菌落。

将 CT-SMAC(5.2)平板在 37℃培养箱(6.3)中培养 18 h～24 h，另一种选择性培养基也要在其推荐的温度和指定的时间内进行培养。

由于食物样品种类和它的微生物菌丛不同，营养肉汤增菌液培养 20 h～24 h，会使杂菌在选择性琼脂平板上过度增长而使得 *E. coli* O157 菌落很难辨认，用制备好的 IMS 稀释液接种选择性琼脂平板或每个平板接种量不超过 50 μL，可以增加获得 *E. coli* O157 分离菌落的机会。但要注意，这也相应地提高了检测限。

9.4.2 辨认典型的 *E. coli* O157 菌落

在 CT-SMAC 琼脂板上，典型菌落呈透明状，很浅的似黄似褐的颜色，几乎无色，直径大约 1 mm。

按照产品说明书，检查接种的第二种选择性分离平板上的典型的 *E. coli* O157 菌落。

9.5 确认

注：在用已知阳性和阴性菌种开展适当实验进行确认的情况下，可以使用商品化的微型生化鉴定试剂盒和 *E. coli* O157 乳胶试剂盒，它们都可以用来鉴定山梨醇阴性和吲哚阳性的大肠杆菌。

9.5.1 挑选菌落

每个平板上挑选 5 个 9.4 中的典型菌落，如果一个平板上不足 5 个典型菌落，那么所有的典型菌落都应该鉴定。

将挑选的每一个菌落分别划线接种到一个营养琼脂平板上(5.4)，以便使分离的菌落很好地生长。

将平板置于 37℃温箱(6.3)中培养 18 h～24 h。

只能用从营养琼脂平板上获得的纯培养物做以下 9.5.2 和 9.5.3 描述的试验。

9.5.2 生化鉴定：吲哚形成

从营养琼脂(9.5.1)上的纯培养物中挑选一个菌落接种到一管蛋白胨/色氨酸培养基(5.5)中，置于 37℃培养箱(6.3)中培养 24 h。

加入 1 mL Kovac 氏试剂(5.6)，并在室温下放置 10 min。

出现红色代表阳性反应，黄/褐色代表阴性反应。

9.5.3 血清学鉴定

9.5.3.1 通则

仅对吲哚阳性的菌落进行 *E. coli* O157 抗血清的血清学鉴定。

9.5.3.2 排除自身凝集反应

在一块洁净的玻璃板上加一滴盐水(5.9)。

用一个接种环(6.10)从营养琼脂平板上挑取一个菌落，同盐水搅拌，使成为均一性的混浊悬液。

轻轻地振动玻璃板 30 s～60 s，在黑色背景下观察结果，必要时，可以用放大镜观察。

如果悬液形成明显可见的凝集块时，则认为该菌有自凝现象，试验不需再往后进行，因为该菌与专门的抗血清的反应是不被认可的。

9.5.3.3 与 *E. coli* O157 抗血清的反应

从营养琼脂上(9.5.1)挑选一个纯菌落，如 9.5.3.2 那样在一滴新鲜盐水中制成悬液，然后加一小滴 *E. coli* O157 抗血清(5.10)。

如果 1 min 内出现凝集，则该反应为阳性。

9.5.3.4 阳性鉴定

那些吲哚阳性、能与 O157 或 O157：H7 抗血清发生反应的分离物，可以作为阳性分离物。

9.6 进一步鉴定

为了进一步鉴定阳性菌落的鞭毛抗原和致病性，应将培养物送往参考实验室。

10 质量保证

10.1 用作质量保证目的的实验菌株

不携带有致病性毒力因子的 *E. coli* O157 菌株可通过国家或国际的菌种收藏机构获得。建议这些菌种作为检查培养基和抗血清的质量保证。

10.2 培养方法

使用本标准描述的方法验证实验室和培养基检测食品检样中含少量大肠杆菌 O157 的能力时，要接种少量无致病性的 *E. coli* O157 的参考样品和大量其他 *E. coli* 的参考样品做平行试验。

11 结果表示

根据结果的解释，报告检测样品中检出或未检出 *E. coli* O157，要用质量克数或容积毫升数为单位来确切说明测试样品的数量。

12 试验报告

试验报告应明确表述以下内容：

a) 完成样品鉴定的所有信息；

b) 使用的取样方法（如果知道）；

c) 使用的试验方法；

d) 培养的温度；

e) 本部分中未作规定的所有操作细节，或认为是可选择的细节，连同任何可能会影响结果的细节；

f) 测试结果，如果进一步的试验是由参考实验室完成的，这个实验结果也应在报告中说明。

附 录 A
（资料性附录）
程 序 图 解

测试部分样品［（×）g或（×）mL］
（9×）mL mTSB（5.1）（预温到41.5 ℃）
均质后培养6 h，然后再进一步培养12 h～18 h（41.5 ℃）
通过免疫磁珠的捕获富集E.coli O157，然后再用灭菌缓冲液洗涤
用0.1 mL的灭菌缓冲液中重新制成悬液
吸取50 μL已经洗涤过并重新制成悬液的免疫磁珠接种到选择性培养基上以获得分离菌落
CT-SMAC培养基（5.2）
另一种选择性培养基（5.3）
37 ℃ 孵育18 h～24 h
在其推荐的温度和特定的时间内培养
挑选5个典型的山梨醇阴性菌落
挑选5个典型菌落
通过吲哚的形成（9.5.2），使用商品化的生化鉴定试剂盒（9.5）并结合E.coli O157抗血清的血清学鉴定（9.5.3）来确认纯菌落（9.5.1）
进行更进一步的确认，培养物应送往相关的参考实验室进行

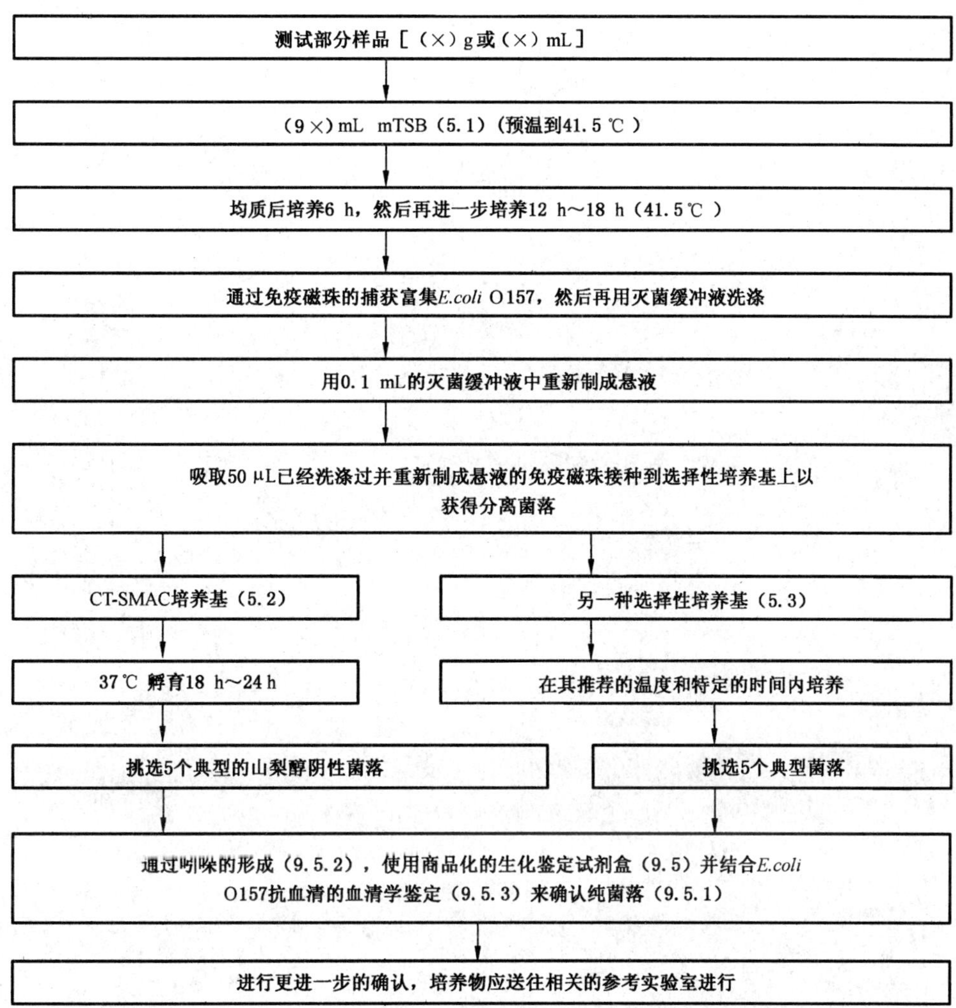

图 A.1 程序图

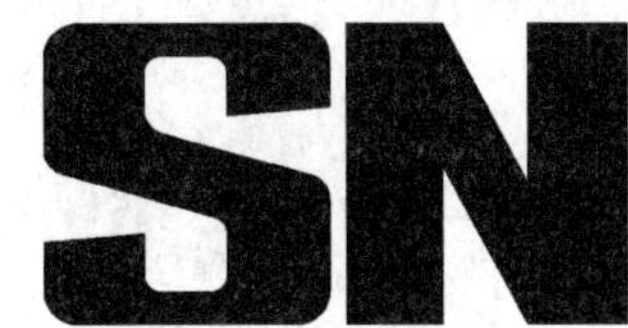

中华人民共和国出入境检验检疫行业标准

SN/T 1059.6—2008

进出口食品中沙门氏菌属检测方法 垂直膜过滤法

Determination of *Salmonellae* in food for import and export— Vertical membrane filting method

2008-07-17 发布

2009-02-01 实施

中华人民共和国国家质量监督检验检疫总局 发布

前　言

本标准的附录 A 为规范性附录。

本标准由国家认证认可监督管理委员会提出并归口。

本标准起草单位:中华人民共和国辽宁出入境检验检疫局。

本标准主要起草人:吴斌、李叶、贾赟、王刚、孙杰。

本标准系首次发布的出入境检验检疫行业标准。

进出口食品中沙门氏菌属检测方法 垂直膜过滤法

1 范围

本标准规定了进出口食品中沙门氏菌属-垂直膜过滤检测方法。

本标准适合于所有进出口食品中沙门氏菌属的检测。

2 规范性引用文件

下列文件中的条款通过本标准的引用而成为本标准的条款。凡是注日期的引用文件，其随后所有的修改单(不包括勘误的内容)或修订版均不适用于本标准，然而，鼓励根据本标准达成协议的各方研究是否可使用这些文件的最新版本。凡是不注日期的引用文件，其最新版本适用于本标准。

SN 0330 出口食品中微生物学检验通则

3 方法原理

本方法是基于垂直过滤的方式使测试样品通过包被有特别沙门氏菌抗体的膜，样品中的沙门氏菌抗原与膜上抗体结合，通过酶偶合物将抗原抗体结合物显色。若是阳性样品，试剂中央就会出现蓝色的圆点，反之为无色或淡蓝色的圆点。

4 设备和材料

4.1 滤器：一套，备有预滤器。

4.2 滤膜：有机相或水相，孔径 0.45 μm。

4.3 培养箱：36 ℃±1 ℃，42 ℃±1 ℃。

4.4 水浴箱：45 ℃±1 ℃，36 ℃±1 ℃。

4.5 吸管：1 mL、10 mL，含有刻度。

4.6 玻璃三角瓶和广口瓶：250 mL、500 mL。

4.7 玻璃试管：17 mm×170 mm。

4.8 玻璃珠：5 mm。

4.9 平皿：直径 90 mm。

4.10 天平：感量 0.1 g。

4.11 均质器和均质杯。

5 培养基和试剂

5.1 缓冲蛋白胨增菌液：见第 A.1 章。

5.2 RVS 肉汤：见第 A.2 章。

5.3 XLD 琼脂平板：见第 A.3 章。

5.4 HE 琼脂平板：见第 A.4 章。

5.5 沙门氏菌检测试剂盒。

注：第 9 章中使用的试剂盒为美国 BLUSPOT 公司产品，其他公司等效试剂盒的操作步骤可能略有不同，应经试验评估验证后使用。

6 抽样

按 SN 0330 规定执行。

7 样品制备和增菌培养

7.1 无菌操作取有代表性的样品盛于灭菌容器内。如有包装，则用 75% 乙醇在包装开口处擦拭后取样。

7.2 固体、半固体食品：无菌操作取 25 g 样品，放入装有 225 mL 灭菌缓冲蛋白胨水增菌液的均质杯内，8 000 r/min～10 000 r/min 均质 1 min，于 37 ℃水浴培养 18 h±2 h，进行前增菌；其后，移取 0.1 mL 的前增菌液转种于盛有 10 mL RVS 肉汤的玻璃试管中，混合均匀，在 41.5 ℃±1 ℃培养 24 h±3 h，进行选择性增菌。

7.3 干燥或干粉食品：无菌操作取 25 g 样品，放入含适量玻璃珠的 225 mL 灭菌缓冲蛋白胨水增菌液的玻璃三角瓶内，迅速振摇，幅度为 30 cm，7 s 内振摇 25 次，也可用机械振荡器振荡 15 s 代替手摇，混匀样品后，37 ℃水浴培养 18 h±2 h，进行前增菌；其后，移取 0.1 mL 的前增菌液转种于盛有 10 mL RVS 肉汤的玻璃试管中，混合均匀，在 41.5 ℃±1 ℃培养 24 h±3 h，进行选择性增菌。

7.4 液体食品：用灭菌吸管吸取 25 mL 样品，放入装有 225 mL 灭菌缓冲蛋白胨水增菌液的玻璃三角瓶内，迅速振摇，幅度为 30 cm，7 s 内振摇 25 次，也可用机械振荡器振荡 15 s 代替手摇，混匀样品后，37 ℃水浴培养 18 h±2 h，进行前增菌；其后，移取 0.1 mL 的前增菌液转种于盛有 10 mL RVS 肉汤的玻璃试管中，混合均匀，在 41.5 ℃±1 ℃培养 24 h±3 h，进行选择性增菌。

8 分离培养

8.1 将增菌培养液摇匀，以无菌操作，用直径 3 mm 接种环挑取一环划线于 XLD 和 HE 琼脂平板，并于 36 ℃±1 ℃，培养 24 h±3 h。

8.2 观察有无典型菌落或者可疑沙门氏菌菌落，如无典型或者可疑菌落，应再继续培养 24±2 h，然后再观察是否有可疑菌落。

9 鉴定步骤

9.1 吸取 250 μL 萃取剂至玻璃试管中。

9.2 从选择性平板上挑取 5 个典型菌落，移至试管中，混合均匀，25 ℃培养 10 min。

9.3 加 800 μL 中和剂，并均匀混合。

9.4 加 200 μL 阴性质控液及样品萃取液到膜上。

9.5 加 250 μL 偶合物。

9.6 加 250 μL TMB 底物溶液。

9.7 加 100 μL 的终止液。

9.8 着色后稳定几秒钟后判读结果：必须在 5 min 内读取结果，否则无效。

9.9 阳性质控按照 9.1 至 9.8 步骤操作。

10 结果判定

阳性质控结果应是蓝色，而且色度应明显比阴性质控的蓝色深；样品和阴阳性质控的颜色应是均匀的，没有斑点，可以看到整个测试区域表面；阴性质控结果应是无色或者是非常淡的蓝色。

附 录 A
（规范性附录）
培 养 基

A.1 缓冲蛋白胨增菌液

蛋白胨	10.0 g
氯化钠	5.0 g
磷酸氢二钠（含 $12H_2O$）	9.0 g
磷酸二氢钾	1.5 g
蒸馏水	1 000 mL

将各成分加入蒸馏水中，搅拌均匀，静置约 10 min，加热煮沸至完全溶解，调至 pH7.2±0.1，121 ℃高压灭菌 15 min。临用时，无菌操作分装至灭菌玻璃瓶，每瓶 225 mL。

A.2 RVS 肉汤

大豆蛋白胨	4.50 g
氯化钠	7.20 g
磷酸二氢钾	1.26 g
磷酸氢二钾	0.18 g
无水氯化镁	28.6 g
孔雀石氯	36 mg
蒸馏水	1 000 mL

将各成分加入蒸馏水中，搅拌均匀，静置约 10 min，加热煮沸至完全溶解，调至 pH7.2±0.1，121 ℃高压灭菌 15 min。临用时，无菌操作分装至灭菌玻璃瓶，每瓶 225 mL。

A.3 XLD 琼脂

酵母提取汁	3 g
L-赖氨酸盐	5 g
蔗糖	7.5 g
乳糖	7.5 g
木糖	3.5 g
脱氧胆酸钠	2.5 g
氯化钠	5 g
磷酸钠	6.8 g
柠檬酸胺铁	800 mg
苯酚红	80 mg
琼脂	13.5 g
蒸馏水	1 000 mL

将各成分加入蒸馏水中，搅拌均匀，静置约 10 min，加热煮沸至完全溶解，调至 pH7.2±0.1，121 ℃高压灭菌 15 min。临用时，无菌操作分装至灭菌玻璃瓶，每瓶 200 mL。

A.4 HE 琼脂

成分	
胰胨	12 g
牛肉膏	3 g
乳糖	12 g
蔗糖	12 g
水杨素	2 g
胆盐	20 g
氯化钠	5 g
琼脂	18 g～20 g
蒸馏水	1 000 mL
0.4%溴麝香草酚蓝溶液	16 mL
Andrade 指示剂	20 mL
甲液	20 mL
乙液	20 mL

将前面七种成分溶解于 400 mL 蒸馏水内作为基础液；将琼脂加入于 600 mL 蒸馏水内，加热溶解。加入甲液和乙液于基础液内，校正 pH。再加入指示剂，并与琼脂液合并，待冷至 50 ℃～55 ℃，倾注平板。

A.4.1 甲液的配制

硫代硫酸钠	34 g
柠檬酸铁铵	4 g
蒸馏水	100 mL

A.4.2 乙液的配制

去氧胆酸钠	10 g
蒸馏水	100 mL

A.4.3 Andrade 指示剂

酸性复红	0.5 g
1 mol/L 氢氧化钠溶液	16 mL
蒸馏水	100 mL

将复红溶解于蒸馏水中，加入氢氧化钠溶液。数小时后如复红褪色不全，再加氢氧化钠溶液 1 mL～2 mL。

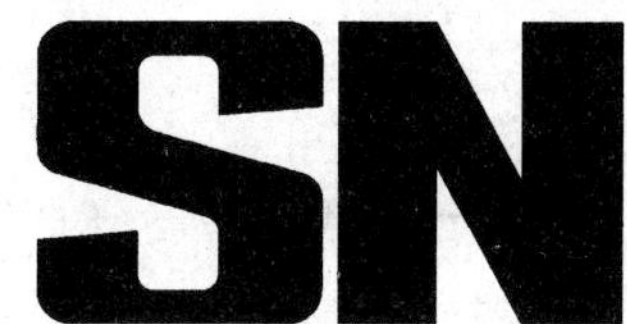

中华人民共和国出入境检验检疫行业标准

SN/T 1059.7—2010

进出口食品中沙门氏菌检测方法 实时荧光PCR法

Detection of *Salmonella* in food for import and export—Real-time PCR method

2010-01-10 发布 2010-07-16 实施

中华人民共和国国家质量监督检验检疫总局 发布

前　　言

SN/T 1059 系列标准共分为 7 部分：

——进出口食品中沙门氏菌　滤膜筛选法；

——进出口食品中大肠菌群、大肠杆菌计数　滤膜/MUG 法；

——进出口食品平板菌落计数　滤膜法；

——进出口食品中大肠杆菌检验方法　谷氨酸脱羧酶法；

——食品和动物饲料大肠杆菌 O157 的检测方法　免疫磁珠法；

——进出口食品中沙门氏菌属检测方法　垂直膜过滤法；

——进出口食品中沙门氏菌检测方法　实时荧光 PCR 法。

本部分为 SN/T 1059 的第 7 部分。

本部分由国家认证认可监督管理委员会提出并归口。

本部分起草单位：中华人民共和国广西出入境检验检疫局。

本部分主要起草人：盘宝进、韦梅良、汪文龙、罗兆飞、刘军义、陈立标。

本部分是首次发布的出入境检验检疫行业标准。

进出口食品中沙门氏菌检测方法 实时荧光 PCR 法

1 范围

SN/T 1059 的本部分规定了食品中沙门氏菌实时荧光 PCR 检测操作规程。

本部分适用于食品中沙门氏菌的检测。

2 规范性引用文件

下列文件中的条款通过 SN/T 1059 本部分的引用而成为本部分的条款。凡是注日期的引用文件，其随后所有的修改单(不包括勘误的内容)或修订版均不适用于本部分，然而，鼓励根据本部分达成协议的各方研究是否可使用这些文件的最新版本。凡是不注日期的引用文件，其最新版本适用于本部分。

SN 0170 出口食品沙门氏菌属(包括亚利桑那菌)检验方法

SN/T 1193 基因分析检测实验室技术要求

3 缩略语

下列缩略语适用于 SN/T 1059 的本部分。

3.1

PCR polymerase chain reaction

聚合酶链反应。

3.2

DNA deoxyribonucleic acid

脱氧核糖核酸。

3.3

dNTP deoxyribonucleoside triphosphate acid

脱氧核苷三磷酸。

3.4

dATP deoxyadenosine triphosphoric acid

脱氧腺苷三磷酸。

3.5

dGTP deoxyguanosine triphosphoric acid

脱氧鸟苷三磷酸。

3.6

dCTP deoxycytidine triphosphate acid

脱氧胞苷三磷酸。

3.7

dUTP deoxyuridine triphosphate acid

脱氧尿苷三磷酸。

3.8

UNG uracil N-glycosylase

尿嘧啶 N-糖基化酶。

3.9

Tris Tris(hydroxymethylamino)methane acetate

三羟甲基氨基甲烷。

3.10

Ct 值

每个反应管内的荧光信号达到设定的阈值时所经历的循环数。

4 试验材料

4.1 试剂、溶液

除特别说明外,所有实验试剂均为分析纯级别试剂,实验用水为二次蒸馏水或去离子水。

4.1.1 缓冲胨水增菌液,配方见 SN 0170。

4.1.2 亚硒酸胱氨酸增菌液,配方见 SN 0170。

4.1.3 四硫磺酸钠孔雀绿增菌液,配方见 SN 0170。

4.1.4 10×PCR 缓冲液。

4.1.5 dNTPs(含 dATP,dUTP,dCTP,dGTP),各 10 mmol/L。

4.1.6 *Taq* DNA 聚合酶,5 U/μL。

4.1.7 美国 Promega 公司生产的 DNA 抽提试剂盒,或其他等效产品。

4.1.8 引物:引物序列为 P1:5'-CTC ACC AGG AGA TTA CAA CAT GG-3',P2:5'-AGC TCA GAC CAA AAG TGA CCA TC-3'。用灭菌去离子水分别配制,浓度为 25 mmol/L。

4.1.9 探针:探针序列为 FAM-CAC CGA CGG CGA GAC CGA CTT T-TAMARA,用灭菌去离子水配制,浓度为 10 mmol/L。

4.1.10 沙门氏菌阳性菌株,来源于国家认可的菌种保藏机构。

4.2 仪器和耗材

4.2.1 ABI7300 型荧光定量 PCR 仪或功能相当的其他型荧光定量 PCR 仪。

4.2.2 冷冻高速离心机:离心速度 12 000 r/min 以上。

4.2.3 匀浆器。

4.2.4 恒温水浴锅。

4.2.5 微量可调加样器:10 μL、100 μL、1 000 μL。

4.2.6 微量加样器吸头。

4.2.7 天平:感量 0.01 g。

4.2.8 高压灭菌锅。

4.2.9 冰箱:2 ℃~8 ℃和−20 ℃两种。

4.2.10 PCR 反应管。

4.2.11 离心管:1.5 mL、5 mL、10 mL。

5 操作方法

5.1 取样和增菌

实验室设施应达到 SN/T 1193 实验室技术要求。

无菌称取食品样品 25 g,加入 25 mL 缓冲胨水增菌液,8 000 r/min~10 000 r/min 均质 1 min,加入 200 mL 缓冲胨水增菌液,混合均匀,37 ℃培养 4 h。移取 10 mL 缓冲胨水增菌液加入 100 mL 亚硒酸胱氨酸增菌液中,37 ℃培养 24 h;或移取 10 mL 缓冲胨水增菌液加入 100 mL 四硫磺酸钠孔雀绿增菌液中,42 ℃培养 24 h,增菌液备用。

5.2 模板 DNA 的制备

以下两种提取方法均能达到预期的效果，方法一提取速度比方法二更快速。

5.2.1 热裂解法提取(方法一)：取增菌液 1 mL，置于离心管中，5 000 r/min 离心 5 min，灭菌生理盐水洗涤 2 次，最后用 1 mL 灭菌去离子水悬浮，隔水煮沸 15 min，10 000 r/min 离心 5 min，取上清液作为 DNA 模板溶液。

5.2.2 试剂盒法(方法二)：参照美国 Promega 公司生产的 DNA 抽提试剂盒，或其他等效产品操作程序进行。

5.3 荧光 PCR 检验

反应总体积为 25 μL，其中含：10×PCR 缓冲液 2.5 μL，dNTPs 1 μL，正向和反向引物各 1 μL，探针 1 μL，模板溶液 2 μL，*Taq* DNA 聚合酶 0.5 μL，双蒸水 16 μL。反应步骤一：95 ℃ 10 min。反应步骤二：95 ℃变性 15 s，65 ℃ 30 s，同时收集 FAM 荧光，共进行 40 个循环。检验过程分别设阳性对照(添加阳性菌株的基因组 DNA)、阴性对照(添加非阳性菌株的基因组 DNA)和空白对照(添加无菌水)。

6 结果及判断

检验样本 Ct 值小于或等于 35 时，报告沙门氏菌筛选阳性；检验样本 Ct 值大于 35 且小于 40 时，重复一次，如果 Ct 值仍然小于 40，并且曲线有明显的对数增长期，报告沙门氏菌筛选阳性，否则报告未检出沙门氏菌；样本 Ct 值为零或大于等于 40 时，报告未检出沙门氏菌；筛选阳性的样本按 SN 0170 的规定进行确证，确证为阳性时，报告检出沙门氏菌，确证为阴性时，报告未检出沙门氏菌。

7 检测低限

在上述条件下，本方法对沙门氏菌增菌液的检测低限为 240 CFU/mL。

8 废弃物的处理和防止污染措施

检验过程中产生的废弃物，收集后在焚烧炉中焚烧处理。

检验过程中防止交叉污染的措施按照 SN/T 1193 的规定执行。

前　　言

本标准是按照GB/T 1.1—1993《标准化工作导则　第1单元:标准的起草与表述规则　第1部分:标准编写的基本规定》中的要求进行编写的。其中技术路线参考了国内外有关资料,经研究、改进和验证后,在普遍采用的平板计数法的基础上,增加采用最近似值法来计数厌氧亚硫酸盐还原梭状芽胞杆菌。

本标准的附录A、附录B是标准的附录。

本标准由国家认证认可监督管理委员会提出并归口。

本标准起草单位:中华人民共和国辽宁出入境检验检疫局、中华人民共和国山东出入境检验检疫局。

本标准主要起草人:曹际娟、寇运同、马惠蕊、唐守亭。

本标准首次发布。

中华人民共和国出入境检验检疫行业标准

进出口食品中厌氧亚硫酸盐还原梭状芽胞杆菌检验方法

SN/T 1071—2002

Method for the determination of anaerobic sulfite-reducing clostridia in food for import and export

1 范围

本标准规定了进出口食品中厌氧亚硫酸盐还原梭状芽胞杆菌的检验方法。

本标准适用于进出口食品中厌氧亚硫酸盐还原梭状芽胞杆菌的检验。

2 定义

本标准采用下列定义:

厌氧亚硫酸盐还原梭状芽胞杆菌

一群厌氧、过氧化氢酶阴性、能将亚硫酸盐还原为硫化物的革兰氏阳性梭状芽胞杆菌。是食品、水、食品加工设备、食品生产环境等卫生状况的评估指标菌之一。

3 设备和材料

3.1 均质器。

3.2 恒温水浴箱。

3.3 恒温培养箱:36℃±1℃或46℃±1℃。

3.4 厌氧培养装置。

3.5 菌落计数器。

3.6 吸管:1.0 mL 和 10.0 mL,分别具有 0.1 mL 和 1.0 mL 刻度。

3.7 培养皿:90 mm 或 100 mm。

3.8 低温冰箱。

3.9 显微镜。

4 培养基和试剂

4.1 氯化钠胰蛋白胨稀释液:见附录 A 中 A1。

4.2 亚硫酸铁琼脂:见附录 A 中 A2。

4.3 庖肉培养基:见附录 A 中 A3。

4.4 3%过氧化氢溶液:使用前配制。

4.5 缓冲甘油-氯化钠溶液:见附录 A 中 A4。

5 样品制备

5.1 样品的贮存和运送

中华人民共和国国家质量监督检验检疫总局 2002-01-16 批准　　2002-06-01 实施

冷冻样品如不能立即进行检验，应置于－18℃保存；非冷冻而易腐的食品，应加等量缓冲甘油-氯化钠溶液（液体食品应加双料），置于4℃冰箱保存。运送样品时，应采取措施，防止样品中微生物数量和性质发生变化。

5.2 制样

将样品解冻，取25 g移入灭菌均质杯，加225 mL氯化钠胰蛋白胨稀释液，以8 000 r/min～10 000 r/min均质2 min。如为液体样品，则取样25 mL，加入盛有225 mL氯化钠胰蛋白胨稀释液的500 mL稀释瓶中，摇匀。吸取此1∶10样品匀液10 mL，加入90 mL氯化钠胰蛋白胨稀释液中，充分混匀后根据样品污染情况做进一步的系列十倍递增稀释。

若检测厌氧亚硫酸盐还原梭状芽胞杆菌的芽胞，可对1∶10样品匀液进行75℃ 20 min或煮沸保持10 min热处理，之后以流水迅速冷却至室温后再做进一步的系列十倍递增稀释。

6 检验步骤与计数

6.1 平板计数法

适用于检验未经加工处理的生鲜食品及厌氧亚硫酸盐还原梭状芽胞杆菌＞10/g(mL)的食品。

6.1.1 接种和培养

6.1.1.1 对每一份试样，选用适宜的三个连续稀释度的样液，分别用灭菌吸管吸取1 mL，一式双份接种于每个灭菌的培养皿中。

6.1.1.2 倾注约15 mL制备好的并于水浴箱保温至50℃的亚硫酸铁琼脂。从制备最初稀释液结束到倾注培养基于最后一个平皿所用的时间不应超过15 min。仔细将接种物和培养基充分混匀，水平放置，使其凝固。

6.1.1.3 待混合物凝固后，再倾注10 mL 2%无菌琼脂于已凝固的培养基上作为隔层。

6.1.1.4 待该隔层凝固后反转制备好的平板于36℃±1℃厌氧培养24 h～48 h。若对培养温度有特殊要求（如46℃），可根据情况进行培养。

6.1.2 计数

6.1.2.1 厌氧亚硫酸盐还原梭状芽胞杆菌在亚硫酸铁琼脂上呈黑色菌落。36℃±1℃厌氧培养24 h后，计数典型的菌落；若平板上无特征性菌落或菌落较小（＜0.5 mm），则需继续培养24 h再计数；若48 h后的菌落增大以至相连，则以24 h的计数为准，反之则以48 h为准。

那些仅产生氢〔而不是硫化氢(H_2S)〕的厌氧菌生长时也可还原亚硫酸盐而导致培养基出现弥散的、非典型的普遍变黑，这种现象不应计数。

6.1.2.2 从可计数的平板（具20～200个菌落）中任取10个典型菌落，分别取培养物按7.1和7.2进行证实试验。对阳性结果进行计数。

6.1.2.3 平板典型菌落数乘以证实为厌氧亚硫酸盐还原梭状芽胞杆菌菌落所占比例，再乘以样品稀释倍数即为样品中厌氧亚硫酸盐还原梭状芽胞杆菌的计数，报告为厌氧亚硫酸盐还原梭状芽胞杆菌/g(mL)。

6.2 最近似值(MPN)法

适用于检验含有受损伤的厌氧亚硫酸盐还原梭状芽胞杆菌的加工食品及厌氧亚硫酸盐还原梭状芽胞杆菌≤10/g(mL)的食品。

6.2.1 接种和培养

6.2.1.1 增菌

选用适宜的三个连续稀释的样液，从每个样液中分别吸取1 mL，一式三份接种于3管装有庖肉培养基的试管中，36℃±1℃厌氧培养24 h～72 h。待出现生长特征（培养液混浊、产气、出现异味）后，进行分离培养。反之，则按阴性计数。

6.2.1.2 分离培养

各取6.2.1.1出现生长特性的增菌培养物1 mL分别置于灭菌的培养皿中，倾注约15 mL 50℃的亚硫酸铁琼脂。仔细将接种物和培养基充分混匀，待其凝固后，再倾注10 mL同样的培养基作为隔层，于36℃±1℃厌氧培养24 h～48 h。若生成黑色菌落，则取各培养皿中的典型菌落按7.1和7.2加以证实；若无黑色菌落生成，则按阴性结果计数。

6.2.2 最近似值(MPN)的估算

6.2.2.1 计数每个稀释度得到的阳性反应管数。

6.2.2.2 根据反应阳性管数查阅MPN检索表，得出样品中厌氧亚硫酸盐还原梭状芽胞杆菌最近似值，报告为厌氧亚硫酸盐还原梭状芽胞杆菌数/g(mL)。

7 证实试验

7.1 形态观察

取可疑菌落涂片，做革兰氏染色，镜检，检查培养物细菌形态。厌氧亚硫酸盐还原梭状芽胞杆菌为革兰氏阳性的梭状芽胞杆菌。产芽胞时，芽胞呈卵圆形或球形，位于中央、次终端或终端。

7.2 过氧化氢酶试验

在洁净载玻片上滴1滴培养物，再滴加1～2滴3%的过氧化氢溶液，于半分钟内观察出现小气泡说明有过氧化氢酶活性。

厌氧亚硫酸盐还原梭状芽胞杆菌不形成过氧化氢酶。

附　录　A
（标准的附录）
培养基和试剂

A1　氯化钠胰蛋白胨稀释液

将 8.5 g 氯化钠和 1.0 g 胰蛋白胨溶解于 1 000 mL 蒸馏水中。调节 pH 至 7.2±0.1。分装 225 mL 于 250 mL 广口瓶中，121℃高压灭菌 15 min。

A2　亚硫酸铁琼脂

胰蛋白胨	15.0 g
大豆蛋白胨	5.0 g
酵母浸膏	5.0 g
偏重亚硫酸钠	1.0 g
柠檬酸铁铵	1.0 g
琼脂	20.0 g
蒸馏水	1 000 g

将各成分混匀，加热溶解，调节 pH 至 7.6±0.1，分装于 500 mL 锥形瓶中各 250 mL，121℃高压灭菌 15 min。一周内用完。

A3　庖肉培养基

牛肉浸液	1 000 mL
蛋白胨	30.0 g
酵母浸膏	5.0 g
磷酸二氢钠	5.0 g
葡萄糖	3.0 g
可溶性淀粉	2.0 g
碎肉渣	适量

取碎肉渣分装 15 mm×150 mm 试管约 2 cm～3 cm 高，将上述液体培养基分装至每管内超过肉渣表面约 1 cm。上面覆盖熔化的凡士林或液体石蜡 0.3 cm～0.4 cm。121℃高压灭菌 15 min。

A4　缓冲甘油-氯化钠溶液

在 900 mL 蒸馏水中溶解氯化钠 4.2 g，加无水磷酸氢二钾 12.4 g，无水磷酸二氢钾 4.0 g 和甘油 100 mL。混合，充分溶解。

调至 pH7.2，121℃高压灭菌 15 min。

配制双料缓冲甘油溶液（20%）时，用甘油 200 mL 和蒸馏水 800 mL。

附　录　B
（标准的附录）
1 g 检样中最近似值（MPN）表

使用三管法，接种量分别为 0.1，0.01，0.001 g（见表 B1）。

表 B1

阳性管数			MPN	阳性管数			MPN
0.1	0.01	0.001		0.1	0.01	0.001	
0	0	0	<3	2	0	0	9.1
0	0	1	3	2	0	1	14
0	0	2	6	2	0	2	20
0	0	3	9	2	0	3	26
0	1	0	3	2	1	0	15
0	1	1	6.1	2	1	1	20
0	1	2	9.2	2	1	2	27
0	1	3	12	2	1	3	34
0	2	0	6.2	2	2	0	21
0	2	1	9.3	2	2	1	28
0	2	2	12	2	2	2	35
0	2	3	16	2	2	3	42
0	3	0	9.4	2	3	0	29
0	3	1	13	2	3	1	36
0	3	2	16	2	3	2	44
0	3	3	19	2	3	3	53
1	0	0	3.6	3	0	0	23
1	0	1	7.2	3	0	1	39
1	0	2	11	3	0	2	64
1	0	3	15	3	0	3	95
1	1	0	7.3	3	1	0	43
1	1	1	11	3	1	1	75
1	1	2	15	3	1	2	120
1	1	3	19	3	1	3	160
1	2	0	11	3	2	0	93
1	2	1	15	3	2	1	150
1	2	2	20	3	2	2	210
1	2	3	24	3	2	3	290
1	3	0	16	3	3	0	240
1	3	1	20	3	3	1	460
1	3	2	24	3	3	2	1 100
1	3	3	29	3	3	3	1 100

注

1　本表采用 3 个稀释度[0.1 g(mL)、0.01 g(mL)和 0.001 g(mL)]，每个稀释度接种 3 管。

2　表内所列检样量如改用 1 g(mL)、0.1 g(mL)和 0.01 g(mL)时，表内数字应相应降低 10 倍；如改用 0.01 g(mL)、0.001 g(mL)和 0.000 1 g(mL)时，则表内数字应相应增加 10 倍，其余类推。

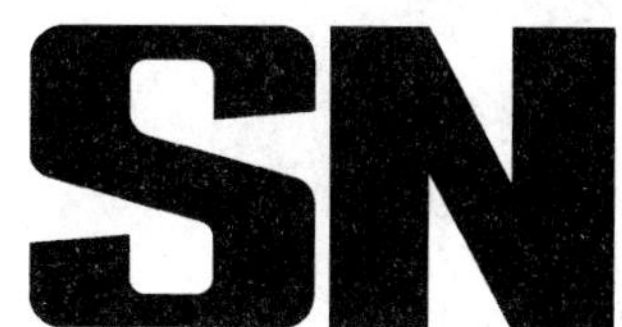

中华人民共和国出入境检验检疫行业标准

SN/T 1476—2004

鲑鱼肾杆菌聚合酶链式反应操作规程

Protocol of polymerase chain reaction (PCR) for *Renibacterium salmoninarum*

2004-11-17 发布　　2005-04-01 实施

中华人民共和国国家质量监督检验检疫总局　发布

前　言

本标准的附录 A 为规范性附录。

本标准由国家认证认可监督管理委员会提出并归口。

本标准起草单位：中华人民共和国深圳出入境检验检疫局。

本标准主要起草人：史秀杰、刘荭、高隆英、江育林。

本标准为首次发布的出入境检验检疫行业标准。

鲑鱼肾杆菌聚合酶链式反应操作规程

1 范围

本标准规定了用聚合酶链式反应技术检测鲑鱼肾杆菌的方法。

本标准适用于鲑鱼肾杆菌的检测。

2 规范性引用文件

下列文件中的条款通过本标准的引用而成为本标准的条款。凡是注日期的引用文件，其随后所有的修改单(不包括勘误的内容)或修订版均不适用于本标准，然而，鼓励根据本标准达成协议的各方研究是否可使用这些文件的最新版本。凡是不注日期的引用文件，其最新版本适用于本标准。

GB/T 6682 分析实验室用水规格和试验方法

3 试剂和材料

3.1 *Taq* 酶

—20℃保存，不要反复冻融或温度剧烈变化。

3.2 dNTP

含 dCTP、dGTP、dATP、dTTP 各 10 mmol/L。

3.3 引物

一对引物，浓度为 40 μmol/L，序列为：

5'-CAA GGT GAA GGG AAT TCT TCC ACT-3'

5'-GAC GGC AAT GTC CGT TCC CGG TTT-3'

扩增鲑鱼肾杆菌中 p 57 蛋白的 501 个碱基的 DNA 片断。

3.4 无水乙醇

分析纯，使用前预冷到—20℃。

3.5 矿物油

要求无 DNA 酶和 RNA 酶。

3.6 水

实验用水见 GB/T 6682，其中用于 PCR(包括核酸抽提)的水要用 DEPC 处理，以除去 DNA 酶和 RNA 酶。

4 器材和设备

PCR 扩增仪、电泳仪、微量移液器及吸头、紫外观察灯、恒温培养箱、普通冰箱、低温冰箱、电动匀浆器、离心机、离心管、剪刀、镊子。

5 取样和制样

5.1 取样

取出现坏死病变的肾脏或其他内脏器官。

如果无组织病变，则肾脏为优先采集对象，其次是成熟雌鱼的体腔液或血细胞。鱼卵取卵黄囊膜，体长小于 4 cm 的幼鱼取整条鱼，体长在 4 cm～6 cm 的鱼取包括肾脏在内的所有内脏。

5.2 制样

在1.5 mL的Eppendorf离心管中加入25 mg～100 mg组织或200 μL体腔液，先加入150 μL CTAB溶液(见附录第A.1章)，剪碎、研磨，再用搅拌器将样品匀浆成糊状。加CTAB到900 μL。摇匀后，25℃作用2.5 h。

6 鲑鱼肾杆菌核酸的鉴定

6.1 DNA抽提

加600 μL酚-三氯甲烷-异戊醇(见第A.3章)，充分混合30 s；12 000 r/min离心5 min，取上层水相；加700 μL三氯甲烷-异戊醇(见第A.2章)，用力混合30 s；12 000 r/min离心5 min，取上层水相；加1.5倍体积－20℃预冷的无水乙醇，混匀后－20℃过夜以沉淀核酸(在不能及时进行PCR检测的情况下，可置于1.5倍体积无水乙醇中，长期保存)；15 000 r/min离心30 min，小心弃上清，立即用滤纸吸干(应尽量充分吸干)，37℃干燥约20 min；加10 μL水溶解后，作为PCR模板。

6.2 PCR扩增

PCR反应混合物总体积100 μL。含10 μL *Taq*酶用10倍缓冲液(见第A.7章)、10 μL 25mmol/L氯化镁($MgCl_2$)(见第A.6章)、2 μL dNTP(各200 μmol/L)、引物各2.5 μL(100 pmol/L)、1 μL *Taq*酶(5 IU/μL)和62 μL水，然后加入10 μL待测样品DNA作为模板。最后在反应混合物上覆加50 μL矿物油。

混匀后稍离心，让矿物油在上层。再将反应管置于PCR扩增仪。先94℃热变性4 min，然后94℃ 1 min→48℃ 1 min→72℃ 2 min 30次循环，再72℃ 10 min，最后4℃保温。

6.3 设立对照

在6.2中设立阳性对照、阴性对照、空白对照。

取已知的标准 *Renibacterium salmoninarum* 菌株(由国家质量监督检验检疫总局指定单位提供)菌悬液和与鲑鱼肾杆菌相近的其他非鲑鱼肾杆菌菌悬液，用6.1中的方法制备PCR模板，分别设立阳性对照和阴性对照；用10 μL水作为PCR模板，设立空白对照。

6.4 琼脂糖电泳

用TBE缓冲液(见第A.4章)配制1.5%～2%的琼脂糖板(含0.5 μg/mL EB，见第A.5章)，约0.5 cm厚。将平板放入水平电泳槽，使电泳缓冲液刚好淹没胶面。将6 μL PCR扩增产物和2 μL电泳样品缓冲液(见第A.8章)，混匀后加入样品孔。30 mA电泳约0.5 h，当溴酚蓝到达底部时停止。

在紫外灯下观察核酸带。

7 结果判定

阳性对照会出现一条501 bp的DNA片段。阴性对照和空白对照没有该核酸带。

待测样品PCR扩增后经电泳能出现501 bp带的为阳性，无带或带的位置不对的为阴性。在电泳时设立DNA标准分子量Marker作对照。

附　录　A
（规范性附录）
试剂配制

A.1　CTAB 溶液

按 2%CTAB，1.4 mol/L 氯化钠，20.0 mmol/L EDTA，20.0 mmol/L Tris-HCl pH＝7.5 配制。用前加巯基乙醇到终浓度为 0.25%。

A.2　三氯甲烷-异戊醇

将三氯甲烷：异戊醇按 24：1 的比例混合，密闭避光保存。

A.3　酚-三氯甲烷-异戊醇

用 1.0 mol/L pH 7.9±0.2 Tris 饱和过的重蒸酚：三氯甲烷：异戊醇按 25：24：1 的比例混合，密闭避光保存。

A.4　TBE 电泳缓冲液(5 倍浓缩液)

Tris	54.0 g
硼酸	27.5 g
EDTA	2.9 g
水	1 000.0 mL

用 5.0 mol/L 的盐酸调 pH 到 8.0。

A.5　EB

用水配制成 10.0 mg/mL 的浓缩液。

A.6　氯化镁

25.0 mmol/L。

A.7　*Taq* 酶用 10 倍浓缩缓冲液(10×buffer)

Tris-HCl	500.0 mmol/L pH8.8
氯化钾(KCl)	500.0 mmol/L
Triton X-100	1%

A.8　样品缓冲液

溴酚蓝 0.25 g，蔗糖 40.00 g，最后加水至 100.00 mL。

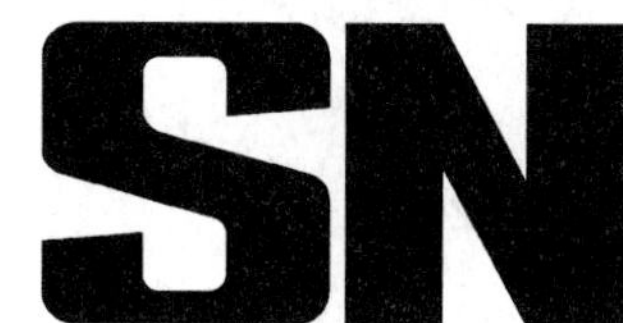

中华人民共和国出入境检验检疫行业标准

SN/T 1543—2005

食源性致病菌基因芯片鉴定方法

GeneChip methods for identification of foodborne pathogens

2005-02-17 发布　　2005-07-01 实施

中华人民共和国国家质量监督检验检疫总局　发布

前　言

本标准的附录A和附录B为规范性附录。

本标准由国家认证认可监督管理委员会提出并归口。

本标准起草单位：中华人民共和国上海出入境检验检疫局、中华人民共和国辽宁出入境检验检疫局。

本标准主要起草人：顾鸣、曹际娟、黄新华、韩伟。

本标准系首次发布的出入境检验检疫行业标准。

食源性致病菌基因芯片鉴定方法

1 范围

本标准规定了食源性致病菌基因芯片检测方法。

本标准适用于食源性致病菌的定性检测和鉴定。

2 规范性引用文件

下列文件中的条款通过本标准的引用而成为本标准的条款。凡是注日期的引用文件，其随后所有的修改单(不包括勘误的内容)或修订版均不适用于本标准，然而，鼓励根据本标准达成协议的各方研究是否可使用这些文件的最新版本。凡是不注日期的引用文件，其最新版本适用于本标准。

GB/T 6682 分析实验室用水规格和试验方法

SN/T 1193 基因检测实验室技术要求

3 术语、定义和缩略语

3.1 术语和定义

下列术语和定义适用于本标准。

3.1.1

食源性致病菌 foodborne pathogens

来源于食品和农畜产品、可造成人体健康危害的一类细菌。

3.1.2

聚合酶链反应 polymerase chain reaction

聚合酶链反应，简称 PCR。其原理是使用二条短寡核苷酸作为反应的引物，二条引物的序列与待测核苷酸(为模板)中某特定位点具有互补作用，而本身之间不发生互补作用。在镁离子、四种单核苷酸(dNTP)、模板 DNA 及引物的条件下，PCR 反应在 DNA 聚合酶催化下，通过温度的瞬间变化使 DNA 发生变性、退火及延伸反应，从而合成两个互补位点之间的 DNA 片段。这样的反应反复进行，使第一个循环产生的 DNA 片段得以扩增。经 25 个～30 个循环，扩增倍数达 10^6。

3.1.3

引物 pimer

应用化学方法合成一对与已知待扩增基因片段二侧 DNA 序列互补的寡核苷酸，作为 PCR 扩增的起始物。

3.1.4

基因探针 gene probe

在基因芯片检测或其他基因杂交检测中，应用化学方法合成已知特异性 DNA 序列的寡核苷酸片段，并且用标记物进行标记的一类寡核苷酸产品。

3.2 缩略语

下列缩略语适用于本标准。

PCR polymerase chain reaction 简称 PCR。

Genechip gene chip 基因芯片。

DNA deoxyribonucleic acid 脱氧核糖核酸。

dNTP　deoxyribonucleoside triphosphate　脱氧核苷酸三磷酸。

dATP　deoxyadenosine triphosphate　脱氧腺苷三磷酸。

dCTP　deoxycytidine triphosphate　脱氧胞苷三磷酸。

dGTP　deoxyguanosine triphosphate　脱氧鸟苷三磷酸。

dTTP　deoxythymidine triphosphate　脱氧胸苷三磷酸。

dUTP　deoxyuridine triphosphate　脱氧尿苷三磷酸。

bp　base pair　碱基对。

4　设备和材料

4.1　微生物实验室通用玻璃器皿、移液管、培养皿等。

4.2　恒温培养箱:30℃～60℃。

4.3　台式小型离心机。

4.4　移液枪:0.5 μL～1 000 μL。

4.5　水平式电泳仪。

4.6　PCR 扩增仪。

4.7　凝胶电泳紫外检测仪。

4.8　pH 计。

4.9　非荧光基因芯片扫描仪。

4.10　恒温水浴锅。

4.11　PCR 操作柜。

4.12　纯水器,双蒸水器。

4.13　杂交箱。

4.14　芯片点样仪。

5　试剂和材料

除另有规定外,试剂为分析纯,实验用水为灭菌去离子水和超纯水。

5.1　基因芯片检测所用引物序列

5.1.1　真细菌、霍乱弧菌、弯曲菌属、小肠结肠炎耶尔森氏菌检测用引物(对)序列为:

16-S:5'-BIOTIN-GGAGCATGTGGTTTAATTCG-3'

16-A:5'-BIOTIN-CGACACGAGCTGACGACA-3'

5.1.2　*E. coli* 0157:H7、副溶血性弧菌检测用引物(对)序列为:

23-S:5'-BIOTIN-GAAAGGCGAAAAGAACC-3'

23-A:5'-BIOTIN-ACAAAAGGTACGCAGTCAC-3'

5.1.3　福氏志贺氏菌、单增李斯特菌、金黄色葡萄球菌检测用引物(对)序列为:

16-A:5'-BIOTIN-GCTGCCTCCCGTAG-3'

SHI-F:5'-BIOTIN-TAATACATGCAAGTCGA-3'

5.1.4　沙门氏菌属、肠炎沙门氏菌检测用引物(对)序列为:

S11:5'-BIOTIN-GCCAACCATTGCTAAATTGGCGCA-3'

S15:5'-BIOTIN-GGTAGAAATTCCCAGCGGGTACTGG-3'

SE16:5'-BIOTIN-AGGTTCAGGCAGCGGTTACT-3'

SE18:5'-BIOTIN-GGGACATTTAGCGTTTCTTG-3'

5.1.5　基因芯片检测所用引物扩增的产物长度

基因芯片检测 PCR 扩增产物长度见表 1。

表 1 PCR 扩增产物长度

名称	扩增产物长度
阳性参照(细菌共同探针)	约 128(954～1 081)
阴性对照(军团菌探针)	无扩增产物
空白对照 1(水)	无扩增产物
空白对照 2(不点样)	无扩增产物
金黄色葡萄球菌	314(24～337)
单增李斯特菌	314(1～314)
霍乱弧菌	128(937～1 064)
副溶血性弧菌	103(458～560)
沙门氏菌属	384(测序得到)
肠炎沙门氏菌	298(测序得到)
弯曲菌属	131(900～1 030)
E. coli O157:H7	103(469～571)
小肠结肠炎耶尔森氏菌	138(917～1 044)
福氏志贺氏菌	306(49～65)

5.2 基因芯片检测所用探针序列

霍乱弧菌:5'-NH2-(T)12-CTCCAGCGTCTCCGCTAGATTC-3'

弯曲菌属:5'-NH2-(T)12-TCTAGCAAGCTAGCACCCTCATATC-3'

耶尔森氏菌:5'-NH2-(T)12-CTAAAGCATCTCTGCTAAATTCCGTGG-3'

E. coli O157:H7:5'-NH2-(T)12-GCAGTCACCCCATAAAAGAGGCT-3'

副溶血性弧菌:5'-NH2-(T)12-GGTACGCAGTCACAGGACAAAGCC-3'

福氏志贺氏菌:5'-NH2-(T)12-GCGAAACAGCAAGCTGCTTCC-3'

单增李斯特菌:5'-NH2-(T)12-CGATAGCCGAAACAATATTACAAAAGCGTGG-3'

金黄色葡萄球菌:5'-NH2-(T)12-CGACAAGAGCGTATTACACTTTTGAACCATCCGG-3'

沙门氏菌属:5'-NH2-(T)12-GCTTCTCATCGACAACCTAACTTCTGCGCC-3'

肠炎沙门氏菌:5'-NH2-(T)12-TTTTCCGTGGGCGTATTCA-3'

真细菌:5'-NH2-(T)12-GGATGTCAAGAGTAGGTAAGGTTCTTCGCG-3'

阴性对照(军团菌)5'-NH2-(T)12-ATAGCATTGGTGCCGATTTGGGGAAGA-3'

5.3 主要试剂

除另有规定外,所有试剂均为分析纯或生化试剂。

5.3.1 基因组 DNA 提取试剂盒。

5.3.2 溶菌素、溶葡萄球菌素。

5.3.3 PCR 扩增试剂盒。

5.3.4 基因芯片杂交试剂盒和基因芯片显色试剂盒。

5.3.5 琼脂糖:电泳纯。

5.3.6 溴化乙锭。

5.3.7 DNA 分子量标记:50 bp～300 bp。

5.3.8 TAE 电泳缓冲液[储备液(×50)]:

称取 60.5 g Tris-碱、14.725 mL 冰乙酸、25 mL 0.5 mol/L EDTA(pH 8.0),用蒸馏水定容 250 mL,混匀,室温保存,使用时,用蒸馏水做 50 倍稀释即刻。

5.3.9 加样缓冲液:0.25%溴酚蓝,40%蔗糖。

5.4 食源性致病菌基因芯片

5.4.1 基片的质量控制(见附录A)

5.4.2 点样

根据芯片设计阵列,采用机械芯片点样仪或手工点样装置,将各个核苷酸探针分布在其特定位置区域。

5.4.3 阳性对照、阴性对照、空白对照的设置

阳性对照:为细菌共有的基因片断,主要从细菌16S和23S RNA中获得。

阴性对照:以结核杆菌DNA为模板。

空白对照:设两个,一是点样时以水做空白对照点到基片上;二是不做点样的空白对照。

5.4.4 基因芯片检测位点探针的设置

探针点样位点见表2。随着检测细菌种类的增加,点样图可以相应的更改,点样位置安排作为点样图设计的参考指导,根据实际的需要,点样位置可以做适当调整。

表2 探针点样示意图

	探针检测列	定位标志列
阳性参照	●●●●●	●
阴性对照	●●●●●	●
空白对照	●●●●●	●
金黄色葡萄球菌	●●●●●	●
单增李斯特菌	●●●●●	●
霍乱弧菌	●●●●●	●
副溶血弧菌	●●●●●	●
沙门氏菌属	●●●●●	●
肠炎沙门氏菌	●●●●●	●
弯曲菌属	●●●●●	●
结肠弯曲菌	●●●●●	●
大肠杆菌0157	●●●●●	●
耶尔森氏菌	●●●●●	●
福氏志贺氏菌	●●●●●	●

5.4.5 基因芯片的质量控制

无漏点,位点规则,大小均匀一致,点与点的距离为300 μm～500 μm,无其他基因探针的污染,各位点标准品质控试验杂交的信号为背景信号的30以上。

注:信号值为256级灰度值。

设置定位标志点列,每定位标志点旁,平行位置设置探针检测行,定位标志点与最近的探针检测点距离是2倍点间距,每行探针重复点样6次,点间距300 μm～500 μm。设置阳性对照、阴性对照、空白对照。

6 检测方法

6.1 方法提要

本方法是在常规食源性致病菌标准检测方法基础上,在细菌基因水平上,对一些食源性致病菌进行鉴定和进一步确认的技术方法。首先，在常规培养法检测发现的可疑性菌落进行生化鉴定的同时，取同样的菌落提取DNA模板进行PCR扩增，琼脂糖凝胶电泳观察PCR扩增产物；应用固定有食源性常见致病菌特异探针的基因芯片再对PCR扩增产物进行杂交反应，进行鉴定和确证，对食源性致病菌常规检测结果判断作进一步佐证，起到平行鉴定的作用。

6.2 检验步骤

基因芯片检测食源性致病菌的步骤见图1。

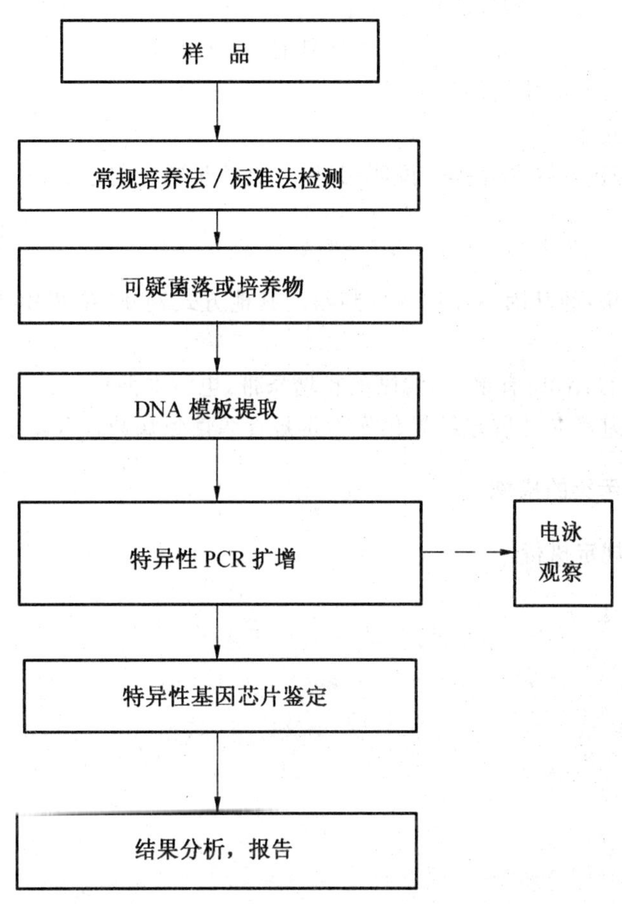

图1 食源性致病菌基因芯片检测步骤

6.2.1 细菌DNA的提取(可参照相关试剂盒操作说明)

在200 μL缓冲液中加入纯培养24 h的菌落或肉汤1.5 mL，混匀后，加50 μL溶菌酶(10 mg/mL)和(或)50 μL溶葡萄球菌素(10 mg/mL)，37℃作用2 h后；加400 μL消化缓冲液混匀，再加3 μL蛋白酶K，置58℃保温30 min；再加入260 μL无水乙醇混匀，将样品移至DNA提取用微型柱中，8 000 r/min离心1 min，丢弃废液；加500 μL洗涤液，室温下10 000 r/min离心30 s；重复上述步骤。去除残留洗涤液后，将微型柱置放洁净的1.5 mL离心管中，在柱体中央加入50 μL解离液(60℃预热)，室温作用2 min后，在室温、10 000 r/min离心1 min，获得DNA样品可置4℃或−20℃保存。

6.2.2 PCR扩增(可参照相关试剂盒操作说明)

打开PCR仪电源，预热20 min，按照以下要求配制50 μL PCR反应体系：10×buffer，5 μL、dNTPs(5 μmol/μL)5 μL、$MgCl_2$ 5 μL、引物对(10 pmol/μL)各2 μL、*Taq* DNA聚合酶(5U/μL)0.5 μL、模板DNA(0.1 μg～1.0 μg)10 μL、双蒸水22.5 μL。PCR反应条件：94℃预变性2 min。进入循环，94℃变

性 20 s;56℃退火 20 s;72℃延伸 20 s,共 35 个循环。72℃延伸 5 min。4℃保存。设两管空白对照,一为提取 DNA 时设置一个提取空白对照(以水代替样品),二是 PCR 反应时的空白对照(以水代替 DNA 模板)。

6.2.3 PCR 扩增产物电泳检测

称取 0.75 g 琼脂糖(生化级)溶于 50 mL 1×TAE 电泳液中,配制浓度为 1.5%琼脂糖凝胶;其中加入溴已锭的比例为:琼脂糖与溴已锭体积比为 100 mL∶5 μL 配制。将制成的琼脂糖凝胶板放入电泳槽内,加入 1×TAE 电泳液使液面刚刚没过凝胶。取 10 μL PCR 扩增产物与 6X Loading Buffer 加样缓冲液 3 μL 混合均匀,点样到琼脂糖凝胶上,进行电泳分析,每个 PCR 扩增产物设一个空白对照,并用 ladder DNA Marker 做分子量标记,以估计特征条带出现的位置。电泳条件:电压 110 V;时间 40 min。紫外检测仪下观察电泳结果并记录。

6.2.4 特异性基因芯片鉴定

按相关食源性致病菌基因芯片操作说明书进行,具体步骤见附录 A。

7 结果计算与判断(见附录 B)

7.1 基因芯片鉴定结果:经基因芯片扫描仪判断或其他方式判断,在芯片特异性区域出现明显的杂交显色反应。

7.2 PCR 扩增产物电泳结果:有单一、清晰的扩增条带,电泳对照成立。

7.3 结果判断:目前,基因芯片鉴定结果仅作为常规食源性致病菌检验鉴定结果的佐证。

8 废弃物处理和防止污染的措施

按 SN/T 1193 的规定执行。

附 录 A
（规范性附录）
基因芯片生产用基片质控方法

A.1 材料

a) 待测基片：每批抽检三片；
b) 检测用探针：5'biotin-ATGCATGCATGCATGCATGC-$NH_2$3'探针，5OD；
c) 点样仪：GSM417；
d) 生物芯片识读仪；
e) 显色试剂盒(含：洗液2、洗液3、抗体液、显色液)；
f) 2×点样缓冲液。

A.2 检验方法

A.2.1 点片

取100 pmol/μL的检测用探针2 μL，加28 μL水，30 μL点样缓冲液，混匀。用点样仪以"线性模式，两排，每排6点"点样。点样后室温放置12 h。贴杂交舱备用。

A.2.2 显色

在杂交舱中加入200 μL洗液2，室温放置2 min；吸除洗液2，向杂交舱中加入200 μL抗体液，室温放置20 min，吸除抗体液；向舱中加入200 μL洗液2，室温静置5 min，重复一次；向杂交舱中加入200 μL洗液3。打开显色盒，将100 μL显色液均匀覆盖在显色载玻片的白色显色区内。吸除基因芯片杂交舱中的洗液3，在杂交舱中加入200 μL显色液，42℃恒温避光放置15 min。

A.2.3 检测

揭去杂交舱，将基片显色区小心用水冲洗一下，置42℃烘干，然后将基片面朝下扣在BaiO BE2.0生物芯片识读仪的片槽上检测，具体操作见仪器使用说明，检测图像经Array Doctor2.0软件分析可自动输出检测结果。

A.2.4 判定

每张基片的12个点的平均信号强度不得低于50，否则不合格。

三张基片都合格，则批合格。

三张基片中有一张基片不合格，但信号强度不小于30，则批合格；否则，批不合格。

附 录 B
（规范性附录）
食源性致病菌基因芯片检测程序

B.1 试剂和仪器

B.1.1 PCR 基因扩增仪。

B.1.2 特制食源性致病菌基因芯片或类似产品。

B.1.3 Bai0 芯片杂交试剂盒或类似产品。

B.1.4 Bai0 芯片显色试剂盒或类似产品。

B.1.5 非荧光基因芯片扫描仪或类似产品。

B.2 操作步骤

B.2.1 杂交过程

a) 将 PCR 扩增产物放置在 PCR 扩增仪上，加热至 98℃，变性 5 min 后；迅速放于 0℃的冰块中，保持 5 min。

b) 吸取 10 μL PCR 扩增产物与 200 μL 杂交缓冲液混匀。

c) 在基因芯片反应区中加入 200 μL 预杂交液，在 44℃条件下静置 5 min，然后吸除预杂交液。

d) 将 b)混合液全部加入到基因芯片反应区内。

e) 把基因芯片放入预热至杂交温度的杂交箱或恒温箱内，进行 20 min 杂交反应。

f) 反应后，去除基因芯片反应区中的溶液。

g) 在基因芯片反应区中加入 200 μL 预热至杂交温度的洗液 1，在杂交温度下保温 5 min。

h) 去除基因芯片反应区中的溶液，重复 g)步骤两次。

i) 在基因芯片反应区中加入 200 μL 洗液 2，室温放置 2 min。

j) 吸除基因芯片反应区中液体。

k) 向基因芯片反应区中加入抗体液，室温下放置 20 min。

l) 去除基因芯片反应区中溶液。

m) 向基因芯片反应区中加入 200 μL 洗液 2，室温放置 5 min，重复洗一次。

n) 去除基因芯片反应区中溶液；向反应舱中加入 200 μL 洗液 3，室温下放置 2 min。

o) 去除反应区中溶液，加入 200 μL 显色液，室温下放置 40 min。

p) 去除反应区中溶液，用纯净水冲洗芯片显色区。

q) 将基因芯片烘干，放于检测仪上检测，电脑收集数据。

B.2.2 杂交结果的检测

B.2.2.1 将杂交后的芯片放于基因芯片扫描仪或类似产品上，打开分析软件，点击扫描图像，按照软件界面向导，点击预览，确定探针的位置，然后点击扫描，即可得扫描后的杂交结果。得到扫描图像后，再进行扫描结果分析，首先确定扫描点的大小，然后输入扫描图像的行、列，重复点的数量，调整好每个扫描点的位置，是每个点在其对应框的中心，再确定好寻点框位置后，点击分析按钮，就可以得到分析后的完整扫描结果。

B.2.2.2 一个有效的杂交结果要符合两点要求：

a) 空白点的信号平均值，即背景平均值要小于 10。

b) 质控点信号的平均值要高于背景平均值 10 倍以上。只有这样，才被认为结果有效。

B.2.2.3 特异性杂交的信号除了符合上面的两点之外，还要符合两点：

a) 阳性点的信号平均值要高于背景平均值10倍以上。

b) 阳性点与质控点的平均值比值要在0.4以上；满足了以上四点条件的结果才被认为是阳性的杂交信号。

B.2.2.4 相反非特异性的信号的判定标准为：

a) 阳性点与质控点的平均值比值要小于0.35。

b) 非特异性点的信号平均值要小于8倍的背景平均信号值。这样的信号的则被认为是非特异性的杂交产生的信号。

B.3 结果判定与表述

B.3.1 基因芯片系统监控

B.3.1.1 阳性对照点的信号值应大于15倍阴性对照点的平均信号值。

B.3.1.2 阴性对照点的信号值应低于1/15阳性对照点的平均信号值，信号值最高不高于60。

B.3.1.3 空白点的信号值应低于1/15阳性对照点的平均信号值，最高不高于30。

B.3.2 判断方法

B.3.2.1 无菌培养液成分不应产生任何干扰信号。阳性对照、阴性对照及空白对照点的信号值符合上述要求。

B.3.2.2 阳性培养结果：整个检测体系正常时，探针检测点的信号值应大于15倍阴性对照的平均信号值，非特异杂交点的信号值应小于三分之一阳性对照点的平均信号值。

B.3.2.3 混合污染的培养菌落：整个检测体系正常时，2行以上的探针检测点的信号值均应大于15倍阴性对照的平均信号值。

B.3.3 结果计算

基因芯片定性判断结果计算以式(B.1)表示：

$$R=\frac{A}{B} \quad \cdots\cdots\cdots\cdots (1)$$

式中：

R——检测信号比值比。

A——待检菌的信号比值，即待检菌位置的信号的平均值/阳性对照位置的信号的平均值。

B——阴性对照的信号比值，即阴性对照位置的信号的平均值/阳性对照位置的信号的平均值。

R值小于3为阴性，3～4为可疑，大于4为阳性。

B.3.4 结果表述

基因芯片鉴定结果必须结合相关标准方法的检测结果，一并考虑，当R值小于3时，结果为未检出。当R值大于4时，结果为检出；当R值在3～4范围时，结果为可疑，以相关标准方法的检测结果为准。

注：PCR检测下限为20 cfu/mL。基因芯片检测下限为620 cfu/mL。

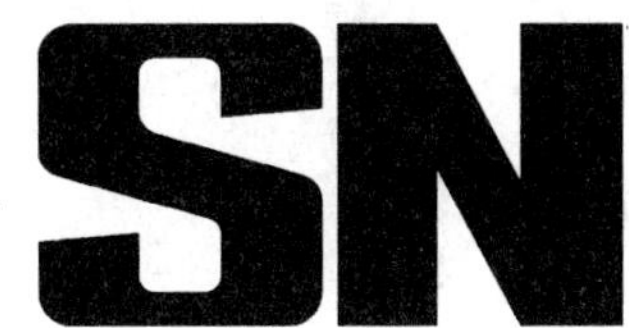

中华人民共和国出入境检验检疫行业标准

SN/T 1607—2005

进出口饮料中菌落总数、大肠菌群、粪大肠菌群、大肠杆菌计数方法 疏水栅格滤膜法

Total bacterial count, coliform, fecal coliform and *Escherichia coli* counts in drink for import and export—Hydrophobic grid membrane filtration method

2005-08-18 发布　　　　2006-02-01 实施

中华人民共和国国家质量监督检验检疫总局 发布

前　言

本标准的附录 A 是规范性附录。

本标准由国家认证认可监督管理委员会提出并归口。

本标准主要起草单位：中华人民共和国上海出入境检验检疫局。

本标准主要起草人：关嵘。

本标准系首次发布的出入境检验检疫行业标准。

进出口饮料中菌落总数、大肠菌群、粪大肠菌群、大肠杆菌计数方法 疏水栅格滤膜法

1 范围

本标准规定了进出口饮料中菌落总数、大肠菌群、粪大肠菌群和大肠杆菌的计数方法疏水栅格滤膜法。

本标准适用于进出口饮用天然矿泉水、瓶(桶)装饮用纯净水、茶饮料和碳酸饮料的测定。

2 方法提要

一定数量的样液通过滤膜时,细菌被截留在滤膜的方格内,将滤膜置于培养基上培养后,计数细菌生长的方格数就可测得菌落总数;若将滤膜置于选择性培养基上培养后,阳性菌落呈现特定颜色,计数这些特定颜色的阳性菌落方格数,则可测得样品中阳性菌落的数目。

3 培养基和试剂

3.1 胰化大豆坚固绿琼脂见附录 A。

3.2 MFC 琼脂见附录 A。

3.3 胰化大豆硫酸镁琼脂见附录 A。

3.4 胰蛋白胨胆汁琼脂见附录 A。

3.5 吲哚试剂见附录 A。

3.6 无菌生理盐水。

4 设备和材料

4.1 疏水栅格滤膜:孔径为 0.45 μm。

4.2 滤器。

4.3 培养箱:36℃±1℃,44.5℃±0.5℃。

4.4 真空泵。

4.5 抽滤瓶。

4.6 无菌镊子。

4.7 吸管:以 0.1 mL 为刻度的 1 mL 吸管,以 1 mL 为刻度的 10 mL 吸管。

4.8 高压灭菌器。

4.9 培养皿:直径 90 mm。

4.10 滤纸。

5 试样制备

5.1 细菌含量低的样品可用无菌吸管吸取 50 mL 直接过滤。

5.2 根据对样品污染情况的估计,用无菌生理盐水将样品制成一系列 10 倍递增的样品稀释液。制备样品全过程不得超过 15 min,然后用 50 mL 样品稀释液过滤。

6 测定步骤

6.1 过滤

将灭过菌的过滤装置连接到抽滤瓶上，用无菌镊子夹取滤膜，然后将滤膜放至滤器底部，并用夹子固定。无菌吸取 50 mL 样液至滤器内，打开真空泵电源进行抽滤，当全部样液滤过后，再另加 15 mL 无菌生理盐水至滤器，进行同样的抽滤，当全部液体通过滤膜后，关闭真空泵电源，移去夹子，打开滤器，用无菌镊子移取滤膜。同一样品做两次测定。

6.2 菌落总数测定

6.2.1 培养

将 6.1 的滤膜紧贴至胰化大豆坚固绿琼脂平板上，滤膜与琼脂之间应无气泡。36℃±1℃培养 48 h。

6.2.2 计数

计数所有细菌生长的方格数，取两次计数的平均值，按式(1)求得每毫升样品中的菌落总数。

$$X = DM/50 \qquad \cdots\cdots(1)$$

式中：

X——为每毫升菌落数；

M——为阳性菌落方格数，单位为个；

D——为稀释度。

6.3 大肠菌群测定

6.3.1 培养

将 6.1 的滤膜紧贴至 MFC 琼脂平板上，滤膜与琼脂之间应无气泡。36℃±1℃培养 24 h±2 h。

6.3.2 计数

计数所有蓝色的阳性菌落方格数，取两次计数的平均值，按式(1)求得每毫升样品中的大肠菌群数。

6.4 粪大肠菌群测定

6.4.1 培养

将 6.1 的滤膜紧贴至胰化大豆硫酸镁琼脂平板上，滤膜与琼脂之间应无气泡。36℃±1℃培养 4 h～5 h，然后将滤膜移至 MFC 琼脂平板上，除去气泡，44.5℃±0.5℃培养 24 h±2 h。

6.4.2 计数

计数所有蓝色的阳性菌落方格数，取两次计数的平均值，按式(1)求得每毫升样品中的粪大肠菌群数。

6.5 大肠杆菌测定

6.5.1 培养

将 6.1 的滤膜紧贴至胰化大豆硫酸镁琼脂平板上，滤膜与琼脂之间应无气泡。36℃±1℃培养 4 h～5 h，然后将滤膜移至胰蛋白胨胆汁琼脂平板上，除去气泡，44.5℃±0.5℃培养 24 h±2 h。

6.5.2 吲哚试验

将 9 cm 的圆形滤纸放在玻璃平皿盖中，注入 1 mL～2 mL 吲哚试剂，将经 6.5.1 培养的滤膜紧贴在滤纸上，除去气泡，室温下保存 10 min～15 min，再将滤膜放回到胰蛋白胨胆汁琼脂平板上。

6.5.3 计数

计数所有粉红色或深红色的阳性菌落方格数，取两次计数的平均值，按式(1)求得每毫升样品中的大肠杆菌数。

附 录 A
（规范性附录）
培养基和试剂

A.1 胰化大豆坚固绿琼脂(TSAF)

胰蛋白胨	15.0 g
大豆胨	5.0 g
氯化钠	5.0 g
坚固绿	0.25 g
琼脂	15.0 g
蒸馏水	1 000 mL

将以上各成分溶于1 000 mL蒸馏水中，加热煮沸至完全溶解，分装后置于121℃高压灭菌15 min，最终pH 7.3±0.2。待冷却至50℃～55℃，分装至培养皿18 mL，待凝固。4℃～6℃可保存4周。使用前先从冰箱中取出，待恢复室温琼脂表面干燥后使用。

A.2 MFC琼脂

胰蛋白胨	10.0 g
三号蛋白胨	5.0 g
酵母浸膏	3.0 g
氯化钠	5.0 g
乳糖	12.5 g
三号胆盐	1.5 g
苯胺蓝	0.1 g
琼脂	15.0 g
蒸馏水	1 000 mL

将各成分溶于1 000 mL蒸馏水中，加热煮沸至完全溶解，不需要灭菌，待冷却至50℃～55℃，调节pH 7.4±0.2，分装至培养皿18 mL，待凝固。4℃～6℃可保存4周。使用前先从冰箱中取出，待恢复室温琼脂表面干燥后使用。

A.3 胰化大豆硫酸镁琼脂(TSAM)

胰蛋白胨	15.0 g
大豆胨	5.0 g
氯化钠	5.0 g
硫酸镁	1.5 g
琼脂	15.0 g
蒸馏水	1 000 mL

将以上各成分溶于1 000 mL蒸馏水中，加热煮沸至完全溶解，分装后置于121℃高压灭菌15 min，最终pH 7.3±0.2，分装至培养皿18 mL，待凝固。4℃～6℃可保存4周。使用前先从冰箱中取出，待恢复室温琼脂表面干燥后使用。

A.4 胰蛋白胨胆汁琼脂(TBA)

胰蛋白胨	20.0 g
三号胆盐	1.5 g
琼脂	15.0 g
蒸馏水	1 000 mL

将以上各成分溶于1 000 mL蒸馏水中,加热煮沸至完全溶解,分装后置于121℃高压灭菌15 min,最终pH 7.2±0.2,分装至培养皿18 mL,待凝固。4℃～6℃可保存4周。使用前先从冰箱中取出,待恢复室温琼脂表面干燥后使用。

A.5 吲哚试剂

A液

乙醇95%	90 mL
浓盐酸	10 mL
二甲氨基苯甲醛	2.5 g

完全溶解储存在棕色瓶中,4℃～6℃保存。

B液

过硫酸钾	1.0 g
蒸馏水或过滤水	100 mL

完全溶解储存在棕色瓶中,4℃～6℃保存。A液和B液可长期保存,但它们的混合液很不稳定,临用时再等体积混合。

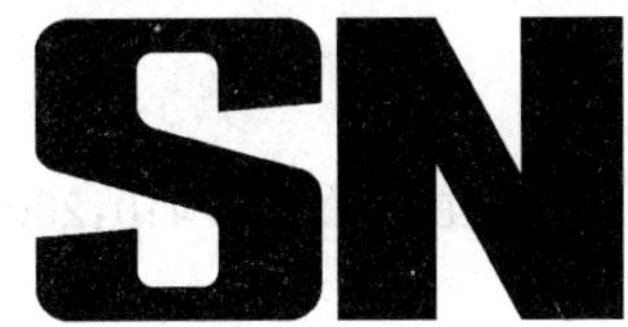

中华人民共和国出入境检验检疫行业标准

SN/T 1615—2005/ISO 17410:2001

食品和动物饲料中嗜冷微生物计数方法

Microbiology of food and animal feeding stuffs—
Horizontal method for the enumeration of psychrotrophic microorganisms

(ISO 17410:2001,IDT)

2005-08-18 发布　　　　2006-02-01 实施

中华人民共和国国家质量监督检验检疫总局　发布

前　　言

本标准等同采用 ISO 17410:2001《食品和动物饲料微生物学——嗜冷微生物计数方法》(英文)。

为便于使用，本标准做了下列编辑性修改：

a) ‘本国际标准’一词改为‘本标准’。

b) 用小数点‘.’代替作为小数点的逗号‘,’。

c) 删除国际标准的前言。

本标准由国家认证认可监督管理委员会提出并归口。

本标准起草单位：中华人民共和国河南出入境检验检疫局。

本标准主要起草人：江志毅、杨相莹、李志培、张巨洲、苗丽。

本标准是首次发布的出入境检验检疫行业标准。

食品和动物饲料中嗜冷微生物计数方法

1 范围

本标准规定了嗜冷微生物6.5℃菌落计数方法。

本标准适用于食品和动物饲料中嗜冷微生物的计数。

2 规范性引用文件

下列引用标准中的条款通过本文的引用而成为本标准的条款。对于注明日期的引用标准,其后的任何更改或修订版均不适用;然而,鼓励基于本标准的协议各方探讨使用下述引用标准最新版本的可能性。对于未注明日期的引用标准,其最新版本是适用的。

ISO 6887-1 食品和动物饲料微生物学——微生物学检测样品的准备包括初始悬液和十倍稀释液——第一部分:样品初始悬液和十倍稀释液的制备通则

ISO 7218 食品和动物饲料微生物学——微生物学检验通则

ISO 8261 牛奶和牛奶制品——微生物学检验样品的制备和稀释

3 术语和定义

下列术语和定义适用于本标准。

3.1

嗜冷微生物 psychrotrophic microorganisms

在本标准特定条件下形成可计数菌落的细菌、霉菌和酵母菌。

4 原理

4.1 用非选择性固体培养基制做两个琼脂平板,如果原产品是液体,用规定量的试验样品原液,其他产品用规定量的试验样品初始悬液,为避免受热力影响,采用表面接种。在相同条件下,每一稀释度试验样品分别接种两个琼脂平板。

4.2 将平皿放入6.5℃培养箱中有氧培养10 d。

4.3 以从琼脂平板上获得的菌落数来计算每毫升或每克样品中的微生物数量。

5 培养基和稀释液

现行的实验室操作,可按ISO 7218进行。

除另有规定外,所有试剂均为分析纯级,水为蒸馏水,去离子水或纯净水。如果已准备好的培养基和试剂不能立刻使用,除另有说明外,可储藏在3℃±2℃的暗环境中,在培养基成分不发生任何改变的前提下储藏期不超过一个月。

5.1 稀释液

见ISO 6887-1。

5.2 平板计数琼脂(PCA)

5.2.1 成分

蛋白胨 5.0 g

酵母浸膏	2.5 g
葡萄糖	1.0 g
琼脂	9 g～18 g[1)]
水	1 000 mL

做奶制品检测时，建议每升培养基中加入1.0 g脱脂奶粉，此奶粉中不应含有抑菌物质。

5.2.2 **制备**

用水溶解各成分或脱水合成培养基，必要时可加热。彻底搅拌均匀后静置数分钟。必要时调整pH值(6.9)，使灭菌后的培养基在25℃时pH值为7.0±0.2。

将适量的培养基装入三角烧瓶或瓶子中(6.10)，放入高压灭菌器中(6.1)121℃灭菌15 min。

如果培养基需要立即使用，用之前可将其放入44℃～47℃水浴箱中(6.7)冷却。否则，允许将培养基凝固在三角烧瓶或瓶子中。使用之前将其放在沸水中使培养基完全融化，再放入44℃～47℃水浴箱(6.7)冷却。

每一个培养皿中(6.5)加入大约15 mL已制备好的培养基，凝固后使用。

在使用刚制备好的琼脂平板之前，先仔细将其表面干燥(合适的做法是打开平皿盖，琼脂表面朝下)，放入37℃～55℃的培养箱内(6.3)直到琼脂表面干燥，也可将培养皿半开盖放置在层流安全柜中30 min或加盖过夜。

6 仪器和玻璃器皿

通用要求见ISO 7218。

玻璃器皿可选择相似规格，微生物实验室设备要求如下。

6.1 高压灭菌器：可操作温度为121℃。

6.2 干热灭菌器：可操作温度在170℃～175℃，时间为1 h。

6.3 培养箱：可操作温度为37℃～55℃。

6.4 培养箱：可操作温度为6.5℃±1℃。

6.5 培养皿：玻璃或塑料制品均可使用，直径约为90 mm～100 mm。

6.6 吸管：经过校准的有微量刻度的吸管，0.1 mL、1 mL和10 mL。

6.7 水浴箱：或类似装置，其中一个可操作温度为44℃～47℃，另一个可以把水煮沸。

6.8 菌落计数仪：由一个发光基座和一个机械或电子数字计数器组成。

6.9 pH计：在25℃时pH计的读数值应最接近0.01 pH单位，使测量结果能精确到±0.1 pH单位。

6.10 瓶子或三角烧瓶：选取合适的容量，用于制备、灭菌和贮存(必要时)培养基。

6.11 玻璃或塑料涂抹棒：经灭菌后，用于涂抹培养基表面的接种物。

7 采样

实验室所接受样品应具有产品的真实代表性并且在运输和储藏期间不得损坏或改变，这一点很重要。

采样不是本标准规定方法的组成部分，相关产品的处理参见具体的国际标准。如果没有具体的国际标准，推荐使用相关团体根据本标准所达成的协议。

8 试验样品的制备

试验样品的制备按照ISO 6887-1或ISO 8261(奶制品)的要求进行。

1) 根据琼脂凝胶的强度而定。

9 程序

9.1 初始悬液和稀释

初始悬液(初次稀释)和进一步的稀释按照 ISO 6887-1 或 ISO 8261(奶制品)进行。

9.2 接种和培养

9.2.1 试验样品(如果是液体)或其他产品的初始悬液及其每一个稀释度悬液需各接种两个平板计数琼脂,用灭菌吸管(6.6)吸取 0.1 mL 液体加到相应每一个做有标记的平板计数琼脂(PCA)平皿中央。

9.2.2 用已灭菌的涂抹棒(6.11)小心地将琼脂平板表面的接种物尽可能快地涂抹均匀,注意不要接触到平皿边缘,直到琼脂表面不再有可见的液体为止,一个涂抹棒只涂一个平皿,不得重复使用。应设一个不含接种物的琼脂平板做为对照,以检查灭菌情况。

为了使稀释悬液含有最大数量的试验材料,一个样品的所有稀释液从最高稀释度到最低稀释度可以使用同一个涂抹棒操作。

9.2.3 将接种好的琼脂平板(9.2.2)倒置放入 6.5℃培养箱中(6.4),培养 10 d。

9.3 计数

琼脂平板经 6.5℃培养 10 d 后(9.2.3),用菌落计数仪计数每一个琼脂平板上的菌落数,菌落数在 15 个～150 个为合适的计数范围。重要的是针尖样的菌落应计数在内,但应注意与平板内未溶解微粒或沉淀物质的区别,避免误判。

蔓延生长的菌落应视为单个菌落,如果蔓延生长菌落的面积小于整个培养皿的四分之一,计数其余未受影响部分的菌落数,以此代表整个培养皿的菌落数。如果培养皿有四分之一以上的面积被蔓延生长菌落覆盖,放弃对该琼脂平板的计数。

10 结果计算与表述

10.1 计算

一般情况下一个琼脂平板上的菌落数至少不少于 15 个。

计算每克或每毫升样品中嗜冷微生物菌落数(CFU)N,使用式(1)计算:

$$N = \frac{\sum C}{V(n_1 + 0.1n_2)d} \qquad \cdots\cdots(1)$$

式中:

$\sum C$——两个连续稀释度的所有琼脂平板上菌落数的和,每一个琼脂平板上的菌落数不少于15个;

V——每一个琼脂平板上的样品悬液的实际接种量,单位为毫升(mL);

n_1——第一稀释度琼脂平板的数量;

n_2——第二稀释度琼脂平板的数量;

d——第一稀释悬液的稀释倍数。

注:最低稀释度悬液是含试验样品最多的悬液。

10.2 结果表述

10.2.1 一般情况

琼脂平板上的菌落数在 15 个至 150 个之间。

结果保留两位有效数字,第三位数字以四舍五入方法计算。例如:28 500 修约为 29 000,11 500 修约为 12 000。

每毫升(液体产品)或每克(其他产品)样品中嗜冷微生物菌落数(CFU)最好用数字 1.0～9.9 乘以 10 的幂来表示。

10.2.2 低数值的估算

如果试验样品(液体产品)或初始悬液(其他产品)的两个琼脂平板上的菌落数均小于 15 个,计算两个琼脂平板上菌落数的算术平均数。

结果表示如下:

——每毫升(液体产品)或每克(其他产品)试验样品中嗜冷微生物菌落数的估算值为 N_E。

N_E 的采用式(2)计算:

$$N_E = \frac{\sum C}{(V \times n \times d)} \qquad \cdots\cdots (2)$$

式中:

$\sum C$——两个琼脂平板上菌落数的和;

V——每一个琼脂平板上样品悬液的实际接种量,单位为毫升(mL);

n——琼脂平板的数量(本例 $n=2$);

d——样品初始悬液或实际接种悬液的稀释倍数。

10.2.3 无菌落出现

如果与试验样品一致的两个琼脂平板均无菌落出现,报告结果如下:

——每毫升(液体产品)或每克(其他产品)中嗜冷微生物数量小于 $1/(V \cdot d)$;

10.2.4 大数值的估算

如果只有琼脂平板上菌落数大于 150 的这种情况,计数最接近 150 个菌落数的琼脂平板上的菌落并计算出算术平均数。

结果用式(3)计算:

$$N' = \frac{\sum C}{(V \times n \times d)} \qquad \cdots\cdots (3)$$

式中:

N'——每毫升或每克样品中嗜冷微生物菌落数的估计值;

$\sum C$——两个琼脂平板上菌落数之和;

V——每一个琼脂平板上样品悬液的实际接种量,单位为毫升(mL);

n——琼脂平板的数量(本例 $n-2$);

d——与样品悬液相一致的稀释倍数。

10.3 计算举例

试验样品接种量 0.1 mL,嗜冷微生物计数结果如下:

——接种 10^{-2} 稀释度悬液,两个琼脂平板上的菌落数分别是 138 和 125;

——接种 10^{-3} 稀释度悬液,两个琼脂平板上的菌落数分别是 20 和 18;

$$N = \frac{\sum C}{V(n_1 + 0.1 n_2)d} = \frac{138 + 125 + 20 + 18}{0.1[2 + (0.1 \times 2)] \times 10^{-2}} = \frac{301}{0.002\,2} = 136\,818$$

按照规定,结果修约为:每克(每毫升)产品中 140 000 或 1.4×10^5 个嗜冷微生物(CFU)。

11 精密度

按照所计数的菌落数给出一个培养基上微生物的泊松分布,本方法的置信限变化范围大约在 16%~52%(见参考文献[1])。在实际运用中可能变化范围更大。

关于小数量微生物的估算置信限的更多信息见 ISO 7218。

12 试验报告

试验报告应注明：

——样品完整标识的必要的全部信息；

——采用的取样方法，如果有的话；

——采用的试验方法（平板计数琼脂中是否加有脱脂奶粉）；

——本标准中没有规定的所有操作细节以及可能已经影响试验结果的一些因素；

——获得的结果，指明所采用的表示方法；

——如果做了重复性核查，最终引用的所得结果。

参 考 文 献

[1] Cowell and Morisetti, *J. Sc. Fd. Agri*, 20, 1969, P. 573.

[2] IDF Standard 132A: 1991, Milk——Estimation of numbers of psychrotrophic microorganisms, rapid colony count technique, 25 hours at 21℃.

[3] ISO 6887-2: Microbiology of food and animal feeding stuffs-preparation of test samples, initial suspension and decimal dilutions for microbiological examination-Part 2: Specific rules for the preparation of the initial suspension and decimal dilutions of meat products.

[4] ISO 6887-3 Microbiology of food and animal feeding stuffs-preparation of test samples, initial suspension and decimal dilutions for microbiological examination—Part 3: Specific rules for the preparation of test samples and initial suspension of milk products.

[5] ISO 6887-4 Microbiology of food and animal feeding stuffs-preparation of test samples, initial suspension and decimal dilutions for microbiological examination—Part 4: Specific rules for the preparation of the initial suspension and decimal dilutions of fish products.

[6] ISO 6887-5 Microbiology of food and animal feeding stuffs-preparation of test samples, initial suspension and decimal dilutions for microbiological examination—Part 5: Specific rules for the preparation of the initial suspension and decimal dilutions of products other than milk and milk products, meat and meat products, or fish products.

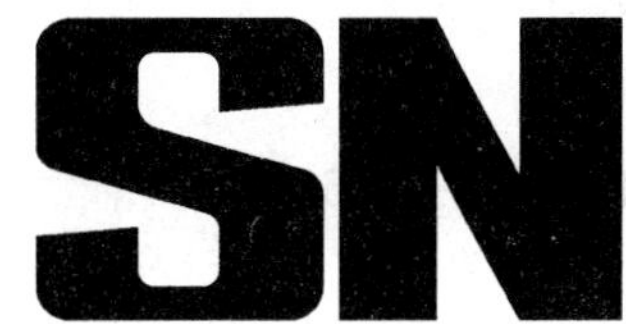

中华人民共和国出入境检验检疫行业标准

SN/T 1632.1—2005

奶粉中阪崎肠杆菌检验方法
第1部分:分离与计数方法

**Detection of *Enterobacter sakazakii* from dehydrated powdered milk—
Part 1: Isolation and enumeration**

2005-08-18 发布　　　　2006-02-01 实施

中华人民共和国
国家质量监督检验检疫总局　发布

前　　言

SN/T 1632《奶粉中阪崎肠杆菌检验方法》分为三个部分：

——第1部分：分离与计数方法；

——第2部分：PCR检验方法；

——第3部分：荧光PCR检验方法。

本部分为SN/T 1632的第1部分，是参考美国FDA BAM“婴儿配方奶粉中阪崎肠杆菌的分离计数方法”(Isolation and Enumeration of *Enterobacter sakazakii* from Dehydrated Powdered Infant Formula)方法形成。

本部分的附录A和附录B为规范性附录。

本部分由国家认证认可监督管理委员会提出并归口。

本部分起草单位：中国检验检疫科学研究院、中华人民共和国天津出入境检验检疫局、中华人民共和国上海出入境检验检疫局。

本部分主要起草人：罗茂凰、高旗利、张海英、张海滨、张霞、赵贵明、姚霞、顾鸣。

奶粉中阪崎肠杆菌检验方法
第1部分:分离与计数方法

1 范围

SN/T 1632的本部分规定了奶粉中阪崎肠杆菌的分离与计数方法。

本部分适用于奶粉中阪崎肠杆菌的分离与计数,其他食品可参照执行。

2 设备和材料

2.1 水浴箱:保持水温45.5℃±0.2℃。

2.2 温度计:量程1℃～55℃,分刻度0.1℃。

2.3 培养箱:35℃～37℃和24℃～26℃。

2.4 吸管:1 mL、5 mL和10 mL,分刻度0.1 mL。

2.5 "L"型玻璃涂布棒:直径3 mm～4 mm,可涂布45 mm～55 mm的区域。

2.6 接种环:3 mm直径。

2.7 天平:量程2 kg,感量0.1 g。

2.8 灭菌样品处理器具:取样勺、剪刀、开罐器。

2.9 样品稀释瓶:100 mL、125 mL、160 mL、250 mL和2 L样品稀释瓶。

2.10 15 mm×150 mm灭菌平皿。

2.11 阪崎肠杆菌质控菌株:ATCC 29544。

2.12 API 20E生化鉴定试剂盒或类似产品。

2.13 VITEK生化鉴定系统或类似设备。

3 培养基和试剂

3.1 胰化大豆蛋白琼脂(TSA)(见第A.1章)。

3.2 结晶紫中性红胆盐葡萄糖琼脂(VRBGA)(见第A.2章)。

3.3 肠杆菌增菌肉汤(EE肉汤)(见第A.3章)。

3.4 显色培养基琼脂(Xα-GIcA)(见第A.4章)。

3.5 氧化酶试验试剂(见附录第A.5章)。

4 阪崎肠杆菌检验方法

4.1 方法提要

奶粉中阪崎肠杆菌的分离与计数方法是应用微生物检验的增菌培养、分离、生化鉴定等方法对奶粉中可能存在的阪崎肠杆菌进行定性和定量的检验。

4.2 检验程序

阪崎肠杆菌的检验程序见图1。

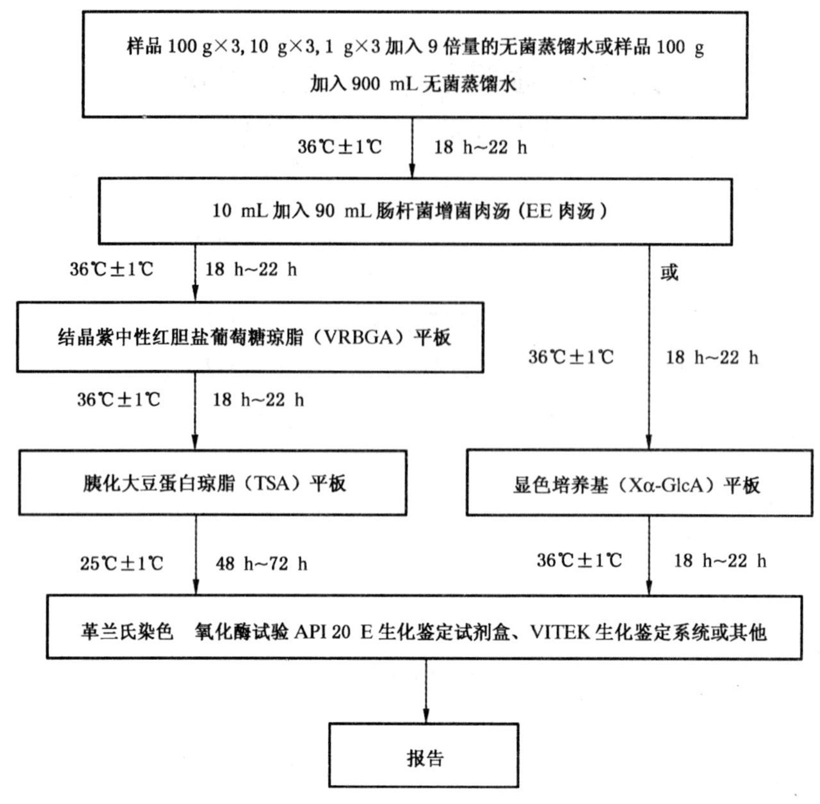

图 1 阪崎肠杆菌的检验程序

4.3 阪崎肠杆菌定量检验(MPN 法)

4.3.1 定量检验是应用"三管"增菌法,检验和定量样品中极少量的阪崎肠杆菌。检验需要 333 g 样品。

4.3.2 取样前消毒样品包装的开启处和取样勺。无菌称取样品 100 g、10 g 和 1 g 各三份分别加入 2 L、250 mL 和 125 mL 的样品稀释瓶中,加入 9 倍预热到 45℃的灭菌蒸馏水(1∶10 稀释),或者将样品直接称量到装有 9 倍预热到 45℃的灭菌蒸馏水的样品稀释瓶中,振摇使样品充分混匀,36℃±1℃培养 18 h～22 h。

4.3.3 分别移取培养 18 h～22 h 的悬液各 10 mL 加入 90 mLEE 肉汤中,36℃±1℃培养 18 h～22 h。

4.3.4 轻轻混匀增菌液,用下列方法进行平板接种:

直接涂布法:每份增菌液取 0.2 mL 加到 2 个 VRBGA 平板或 2 个 Xα-GIcA 平板,每个平板 0.1 mL,用无菌玻璃涂布棒涂布(如果预计奶粉中含有大量的细菌,应使用灭菌的 EE 肉汤将增菌液稀释 10^{-4} 到 10^{-6} 后涂布)。

直接划线法:每份增菌液用 3 mm 接种环(10 μL)分别接种 2 个 VRBGA 平板或 2 个 Xα-GIcA 平板,三区法或四区法划线,以得到单个菌落。将平板置 36℃±1℃培养 18 h～22 h。

4.3.5 观察平板上阪崎肠杆菌的典型形态:

在 VRBGA 平板上:紫色菌落周围有一圈紫色的胆汁酸沉淀环,圆形,凸起,直径 2 mm～3 mm。

在 Xα-GIcA 平板上:蓝绿色菌落,圆形,直径 1 mm～2 mm。

4.3.6 从 VRBGA 平板上挑取 5 个可疑菌落分别接种到 5 个 TSA 平板,25℃±1℃培养 48 h～72 h。

4.3.7 从 Xα-GIcA 平板上挑取 5 个可疑菌落,革兰氏染色,做氧化酶试验。革兰氏染色阴性,氧化酶试验阴性,应用 API 20 E 生化鉴定试剂盒或 VITEK 生化鉴定系统进行生化鉴定。

4.3.8 从 TSA 平板上挑取黄色菌落,革兰氏染色,做氧化酶试验。革兰氏染色阴性,氧化酶试验阴性,应用 API 20E 生化鉴定试剂盒、VITEK 生化鉴定系统或其他细菌鉴定系统进行鉴定。

4.3.9 肠杆菌属细菌生化特性见表1。

表1 肠杆菌属细菌生化特性

试验		生化特性[a]				
		阪崎肠杆菌 *E. sakazakii*	阴沟肠杆菌 *E. cloacae*	产气肠杆菌 *E. aerogenes*	聚团肠杆菌 *E. agglomerans*	葛高菲肠杆菌 *E. gergoviae*
赖氨酸脱羧酶		—	—	+	—	+
精氨酸双水解酶		+	+	—	—	—
鸟氨酸脱羧酶		+	+	+	—	+
KCN生长		+	+	+	v	—
发酵	蔗糖	+	+	+	(+)	+
	卫矛醇	—	(—)	—	(—)	—
	核糖醇	—	(—)	+	—	—
	棉子糖	+	+	+	v	+
	D-山梨醇	—	+	+	v	—
	x-甲基-D-葡萄糖苷	+	(+)	—	—	—
	D-阿拉伯糖	—	(—)	+	—	+
黄色素		+	—	—	(+)	—

[a] +:90%~100%阳性;(+):75%~89%阳性;v:25%~74%阳性;(—):10%~24%阳性;—:0%~9%阳性。

4.3.10 计算MPN值,根据每一稀释度检出的阪崎肠杆菌的结果查MPN表(见附录B),计算并报告每100 g样品中的阪崎肠杆菌的最近似值。

4.4 **阪崎肠杆菌定性检验**

检验样品中是否有阪崎肠杆菌,检验需要100 g样品。

4.4.1 取样前消毒样品包装的开启处和取样勺。无菌称取样品100 g至2 L的样品稀释瓶中,加入900 mL预热到45℃的灭菌蒸馏水,或者将样品直接称量到装有9倍预热到45℃的灭菌蒸馏水的样品稀释瓶中,振摇使样品充分混匀,36℃±1℃培养18 h~22 h。

4.4.2 移取培养18 h~22 h的悬液10 mL加入90 mL EE肉汤中,36℃±1℃培养18 h~22 h。

4.4.3 操作同5.3.3~5.3.8。

4.4.4 根据检验结果,报告每100 g样品中是否检出阪崎肠杆菌。

附 录 A
（规范性附录）
培养基和试剂

A.1 胰化大豆蛋白琼脂(TSA)

A.1.1 成分

胰蛋白胨	15 g
植物蛋白	5.0 g
氯化钠	5.0 g
琼脂	15.0 g
蒸馏水	1 000.0 mL

A.1.2 制法

将各成分加入蒸馏水中，加热并不断搅拌，煮沸 1 min，使琼脂溶解，分装适当的容器，121℃高压灭菌 15 min，最终 pH 7.3±0.2。

A.2 结晶紫中性红胆盐葡萄糖琼脂(VRBGA)

A.2.1 成分

酵母抽取物	3.0 g
蛋白胨	7.0 g
氯化钠	5.0 g
3 号胆盐	1.5 g
乳糖	10.0 g
中性红	0.03 g
结晶紫	0.002 g
蒸馏水	1 000.0 mL

A.2.2 制法

将各成分加入蒸馏水中(染料配成 1%的水溶液过滤后加入)，加热煮沸，使各成分完全溶解，调节 pH 至 7.4±0.1。冷却至 45℃倾注直径 150 mm 灭菌平皿，可放置 2℃～8℃冷藏柜保存，4 周内使用。

A.3 肠杆菌增菌肉汤(EE 肉汤)

A.3.1 成分

蛋白胨	10.0 g
葡萄糖	5.0 g
磷酸氢二钠	8.0 g
磷酸二氢钾	2.0 g
牛胆盐	20.0 g
煌绿	0.015 g
蒸馏水	1 000.0 mL

A.3.2 制法

必须使用纯净的牛胆盐和煌绿，减少对受损伤且数量极少的肠杆菌的生长抑制。将各成分加入蒸馏水中，加热煮沸，分装每瓶 90 mL。制成的培养基为绿色，可放置 2℃～8℃冷藏柜保存，4 周内使用。

A.4 显色培养基琼脂(Xα-GIcA)

A.4.1 成分

蛋白胨	20.0 g
牛肉膏	5.0 g
氯化钠	5.0 g
琼脂	20.0 g
月桂基硫酸钠	0.25 g
5-溴 4-氯 3 吲哚 α-D 葡萄糖苷	0.08 g
蒸馏水	1 000.0 mL

A.4.2 制法

将各成分加入蒸馏水中,加热溶解,调节 pH 至 7.3±0.1,分装适当容器,121℃高压灭菌 3 min。

A.5 氧化酶试验试剂

A.5.1 成分

四甲基对苯二胺	1.0 g
蒸馏水	100.0 mL

A.5.2 制法

将四甲基对苯二胺溶于蒸馏水即可。使用新鲜配制的试剂,如放置于冷藏柜,可在配制后 7 d 内使用。

附 录 B
(规范性附录)
阪崎肠杆菌最可能数(MPN)检索表

表 B.1 接种量分别为 10.0 g,1.0 g 和 0.1 g 时三管法的 MPN 表及 95%可信区间

阳性管数			MPN/100 g	可信限		阳性管数			MPN/100 g	可信限	
10.0	1.0	0.1		低	高	10.0	1.0	0.1		低	高
0	0	0	<3.0	—	9.5	2	2	0	21	4.5	42
0	0	1	3.0	0.15	9.6	2	2	1	28	8.7	94
0	1	0	3.0	0.15	11	2	2	2	35	8.7	94
0	1	1	6.1	1.2	18	2	3	0	29	8.7	94
0	2	0	6.2	1.2	18	2	3	1	36	8.7	94
0	3	0	9.4	3.6	38	3	0	0	23	4.6	94
1	0	0	3.6	0.17	18	3	0	1	38	8.7	110
1	0	1	7.2	1.3	18	3	0	2	64	17	180
1	0	2	11	3.6	38	3	1	0	43	9	180
1	1	0	7.4	1.3	20	3	1	1	75	17	200
1	1	1	11	3.6	38	3	1	2	120	37	420
1	2	0	11	3.6	42	3	1	3	160	40	420
1	2	1	15	4.5	42	3	2	0	93	18	420
1	3	0	16	4.5	42	3	2	1	150	37	420
2	0	0	9.2	1.4	38	3	2	2	210	40	430
2	0	1	14	3.6	42	3	2	3	290	90	1 000
2	0	2	20	4.5	42	3	3	0	240	42	1 000
2	1	0	15	3.7	42	3	3	1	460	90	2 000
2	1	1	20	4.5	42	3	3	2	1 100	180	4 100
2	1	2	27	8.7	94	3	3	3	>1 100	420	—

注:如果接种量扩大十倍,分别为 100.0 g、10.0 g 和 1.0 g 时,表中的数字相应缩小十倍。
如果接种量缩小十倍,分别为 1.0 g、0.1 g 和 0.01 g 时,表中的数字相应扩大十倍。

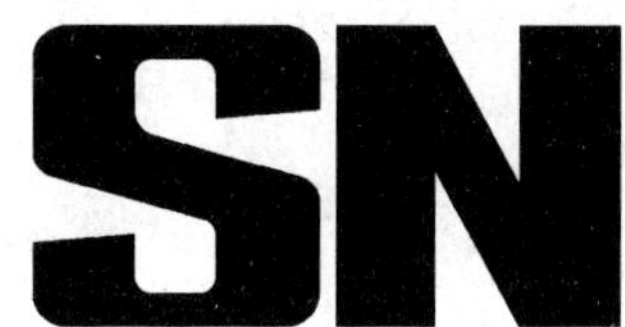

中华人民共和国出入境检验检疫行业标准

SN/T 1632.2—2005

奶粉中阪崎肠杆菌检验方法 第2部分:PCR方法

Detection of Enterobacter sakazakii from dehydrated powdered milk—Part 2:PCR method

2005-08-18发布 2006-02-01实施

中华人民共和国国家质量监督检验检疫总局 发布

前　言

SN/T 1632《奶粉中阪崎肠杆菌检验方法》分为三个部分：

——第1部分：分离与计数方法；

——第2部分：PCR方法；

——第3部分：荧光PCR方法。

本部分为SN/T 1632的第2部分。

本部分的附录A为规范性附录，附录B为资料性附录。

本部分由国家认证认可监督管理委员会提出并归口。

本部分起草单位：中国检验检疫科学研究院、中华人民共和国天津出入境检验检疫局。

本部分主要起草人：高旗利、张霞、罗茂凰、张海滨、张海英、赵贵明、姚霞。

本部分系首次发布的出入境检验检疫行业标准。

奶粉中阪崎肠杆菌检验方法
第2部分:PCR方法

1 范围

SN/T 1632的本部分规定了奶粉中阪崎肠杆菌的PCR检验方法。

本部分适用于奶粉中阪崎肠杆菌的快速检验,其他食品可参照执行。

2 规范性引用文件

下列文件中的条款通过SN/T 1632本部分的引用而成为本部分的条款。凡是注日期的引用文件,其随后所有的修改单(不包括勘误的内容)或修订版均不适用于本部分,然而,鼓励根据本部分达成协议的各方研究是否可使用这些文件的最新版本。凡是不注日期的引用文件,其最新版本适用于本部分。

SN/T 1632.1 奶粉中阪崎肠杆菌检验方法 第1部分:分离与计数方法

3 定义、术语和缩略语

下列术语、定义和缩略语适用于SN/T 1632的本部分。

3.1

阪崎肠杆菌 Enterobacter sakazakii

阪崎肠杆菌为肠杆菌科肠杆菌属革兰氏阴性无芽孢杆菌,周身鞭毛有动力,大多数产黄色素,具有α-葡萄糖苷酶活性。

3.2

聚合酶链式反应 polymerase chain reaction

聚合酶链式反应,简称PCR。使用两段(通常长度为15个~25个核苷酸)寡脱氧核苷酸作为反应的引物,这两段寡脱氧核苷酸引物的序列应不发生互补作用,但它们可以和称为模板的待测DNA两条链上的特定位点分别发生互补。反应液包括含有镁离子的反应缓冲液、4种脱氧核苷三磷酸(dNTP)、模板DNA、引物及热稳定DNA聚合酶组成。在DNA聚合酶催化下,通过温度数十个循环的反复变化(DNA变性、退火及延伸)而获得两个互补位点之间DNA片段的大量拷贝。

3.3 缩路语

3.3.1 PCR:polymerase chain reaction,简称PCR。

3.3.2 DNA:deoxyribonucleic acid,脱氧核糖核酸。

3.3.3 dNTP:deoxyribonucleoside triphosphate,脱氧核苷三磷酸。

3.3.4 dATP:deoxyadenosine triphosphate,脱氧腺苷二磷酸。

3.3.5 dCTP:deoxycytidine triphosphate,脱氧胞苷三磷酸。

3.3.6 dGTP:deoxyguanosine triphosphate,脱氧鸟苷三磷酸。

3.3.7 dTTP:deoxythymidine triphosphate,脱氧胸苷三磷酸。

3.3.8 dUTP:deoxyuridine triphosphate,脱氧尿苷三磷酸。

3.3.9 UDG:uracil DNA glycosylase,尿嘧啶DNA-糖基酶。

3.3.10 bp:base pair,碱基对。

3.3.11 *Taq*:Thermus aquaticu,水生栖热菌。

3.3.12 Tris:tris(hydroxymethyl) aminomethane,三(羟甲基)氨基甲烷。

3.3.13 TE:Tris-HCl、EDTA 缓冲液。

4 检验方法

4.1 方法提要

奶粉经增菌后,采用细菌基因组 DNA 提取试剂盒提取 DNA,以提取的 DNA 为模板进行 PCR 扩增,琼脂糖凝胶电泳检验 PCR 产物是否有特征条带,从而对奶粉中是否污染阪崎肠杆菌进行快速检验。

4.2 试剂和材料

除另有规定外,试剂为分析纯或生化试剂,水为灭菌双蒸水。

4.2.1 改良月桂基硫酸盐胰蛋白胨肉汤(MLST)(见附录 A.1)。

4.2.2 脑心浸液(BHI)(见附录第 A.2 章)。

4.2.3 营养肉汤(NB)(见附录第 A.3 章)。

4.2.4 引物:

5'-GGGTTGTCTGCGAAAGCGAA-3'

5'-GTCTTCGTGCTGCGAGTTTG-3'

4.2.5 Taq DNA 聚合酶。

4.2.6 dNTP:dATP、dTTP、dCTP、dGTP。

4.2.7 阪崎肠杆菌质控菌株:ATCC 29544。

4.2.8 琼脂糖:分析纯。

4.2.9 溴化乙锭。

4.2.10 分子量标记:100 bp DNA ladder。

4.2.11 DNA 提取试剂:细菌基因组 DNA 提取试剂盒。

4.2.12 TE 缓冲液:10 mmol/L Tris-HCl(pH 8.0)、1 mmol/L EDTA(pH 8.0)。

4.2.13 10×PCR 缓冲液:200 mmol/L Tris-HCl(pH 8.4)、200 mmol/L 氯化钾、15 mmol/L 氯化镁。

4.2.14 5×TBE 电泳缓冲液:Tris 54 g、硼酸 27.5 g、0.5 mol/L EDTA(pH 8.0)20 mL,加蒸馏水至 1 000 mL,使用时稀释为 0.5×TBE 电泳缓冲液。

4.2.15 6×加样缓冲液:30 mmol/L EDTA、36%(体积分数)甘油、0.05%(质量浓度)二甲苯腈蓝 FF、0.05%(质量浓度)溴酚蓝。

4.2.16 结晶紫中性红胆盐葡萄糖琼脂(VRBGA)(见附录第 A.4 章)。

4.2.17 显色培养基琼脂(Xα-GIcA)(见附录第 A.5 章)。

4.3 仪器和设备

4.3.1 天平:量程 2 kg,感量 0.1 g。

4.3.2 PCR 仪。

4.3.3 离心机。

4.3.4 紫外凝胶成像仪。

4.3.5 电泳仪。

4.2.6 pH 计。

4.3.7 移液器:2 μL~10 μL、10 μL~100 μL、20 μL~200 μL、100 μL~1 000 μL。

4.3.8 恒温培养箱。

4.3.9 恒温水浴锅。

4.4 检验程序

阪崎肠杆菌 PCR 检验程序见图 1。

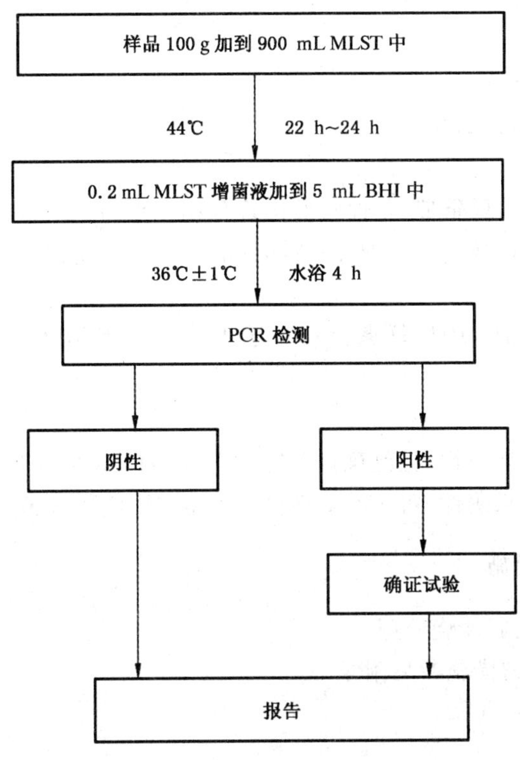

图 1 阪崎肠杆菌 PCR 检验程序

4.5 步骤

4.5.1 增菌

无菌称取奶粉试样 100 g,加到已预热的(44℃)装有 900 mL MLST 的 2 L 三角瓶中,振摇使样品充分混匀后,44℃恒温培养 22 h～24 h。在液面 1 cm 以下取 MLST 增菌液 0.2 mL 加到装有 5 mLBHI 的小试管中,混匀,36℃±1℃恒温水浴 4 h,水面要高于试管中培养基高度。

4.5.2 模板 DNA 提取

取 BHI 增菌液 1.5 mL,10 000 r/min 离心 2 min,尽量倒尽上清液。按细菌基因组 DNA 提取试剂盒操作说明书提取模板 DNA,所提取的模板 DNA 溶于 50 μL TE 中。剩余 BHI 增菌液 36℃±1℃恒温过夜培养,以备确证试验使用。

4.5.3 PCR 扩增

反应体系体积为 50 μL:10×PCR 缓冲液 5 μL、引物对(10 μmol/L)各 2 μL,dNTP(10 mmol/L) 1 μL,*Taq*DNA 聚合酶(5U/μL)0.5 μL、水 38.5 μL 模板 DNA 1 μL。反应条件:94℃预变性 5 min,94℃变性 30 s,57℃退火 30 s,72℃延伸 30 s,进行 35 个循环,72℃延伸 5 min,4℃下保存。

4.5.4 质控

检验过程中要设阳性对照、阴性对照和空白对照。分别接种阪崎肠杆菌和金黄色葡萄球菌到 10 mL NB中,36℃±1℃过夜培养,各取 1.5 mL 增菌液,离心,提取 DNA 模板。阪崎肠杆菌 DNA 模板作阳性对照,金黄色葡萄球菌 DNA 模板作阴性对照,空白对照加水 1 μL。

4.5.5 PCR 扩增产物电泳检验

用 0.5×TBE 电泳缓冲液配制 1.5%琼脂糖电泳凝胶并趁凝胶未凝固时加入溴化乙锭使其最终浓度达到 1 μg/mL,制胶。在电泳槽中加入电泳缓冲液,使液面没过胶面。将 7.5 μLPCR 扩增产物分别和 1.5 μL 6×加样缓冲液混合,点样,其中一孔加入 100 bpDNA ladder。9 V/cm 恒压,电泳 20 min～30 min。紫外凝胶成像仪下观察电泳结果,拍照并记录结果。

5 结果及判断

5.1 PCR扩增产物电泳检验结果

阪崎肠杆菌PCR扩增产物为282 bp。

5.2 结果判断

阴性对照和空白对照均未出现条带；阳性对照出现预期大小的扩增条带；待测样品出现预期大小的扩增条带，怀疑存在阪崎肠杆菌，需进一步确证；待测样品未出现预期大小的扩增条带，为阴性结果。

5.3 确证试验

取36℃±1℃恒温培养的相应BHI增菌液接种于VRBGA及Xα-GIcA中，按照SN/T 1632.1规定，挑取可疑菌落并进行鉴定。

5.4 结果表述

PCR扩增产物电泳检验结果阳性，且经确证为非假阳性，每100 g奶粉中检出阪崎肠杆菌。

PCR扩增产物电泳检验结果阴性，每100 g奶粉中未检出阪崎肠杆菌。

6 废弃物处理和防止污染的措施

检验过程中的废弃物，收集后焚烧处理。

检验过程中防止交叉污染的措施参见附录B。

附　录　A
（规范性附录）
培养基制作

A.1　改良月桂基硫酸盐胰蛋白胨肉汤（MLST）

A.1.1　成分

胰酪胨	20.0 g
氯化钠	34.22 g
乳糖	5.0 g
磷酸氢二钾	2.75 g
磷酸二氢钾	2.75 g
月桂基硫酸钠	0.1 g
万古霉素	0.01 g
蒸馏水	1 000.0 mL

A.1.2　制法

除万古霉素外将各成分加入蒸馏水中，加热溶解，调节 pH 至 6.8±0.2。121℃高压灭菌 15 min。万古霉素配成 10 mg/mL 的溶液，用 0.2 μm 的滤膜过滤除菌。临用时，取 1mL 万古霉素溶液加到 1 000 mL MLST 中。

A.2　脑心浸液（BHI）

A.2.1　成分

犊牛脑	200.0 g
牛心	250.0 g
多价蛋白胨	10.0 g
葡萄糖	2.0 g
氯化钠	5.0 g
磷酸氢二钠	2.5 g
蒸馏水	1 000.0 mL

A.2.2　制法

将除去结缔组织并绞碎的犊牛脑和牛心肌分别加水各 500 mL，搅拌，放入 4℃左右冰箱过夜，次日取出，分别加热至 60℃～70℃约 30 min，再煮沸约 1 h，搅拌并补充蒸发水分，防止沉渣烧焦。以纱布过滤。再将两液混合于同一容器，并补充水分至 1 000 mL，加入其它成分，适当加热使完全溶解，调节 pH 至 7.4±0.2。再适当加热后过滤，分装，121℃灭菌 15 min。

A.3　营养肉汤（HB）

A.3.1　成分

蛋白胨	10.0 g
牛肉粉	3.0 g
氯化钠	5.0 g
葡萄糖	1.0 g
蒸馏水	1 000.0 mL

A.3.2 制法

将各成分加入蒸馏水中，加热溶解，调节 pH 至 7.4±0.1。分装，121℃高压灭菌 15 min。

A.4 结晶紫中性红胆盐葡萄糖琼脂(VRBGA)

A.4.1 成分

酵母抽取物	3.0 g
蛋白胨	7.0 g
氯化钠	5.0 g
3 号胆盐	1.5 g
乳糖	10.0 g
中性红	0.03 g
结晶紫	0.002 g
蒸馏水	1 000.0 mL

A.4.2 制法

将各成分加入蒸馏水中(染料配成 1%的水溶液过滤后加入)，加热并不断搅拌至沸腾，使各成分完全溶解，调节 pH 至 7.4±0.1。冷却至 45℃倾注直径 15 cm 平板，可放置 2℃～8℃冷藏柜保存，4 周内使用。

A.5 显色培养基琼脂(Xα-GIcA)：

A.5.1 成分

蛋白胨	20.0 g
牛肉膏	5.0 g
氯化钠	5.0 g
琼脂	20.0 g
月桂基硫酸钠	0.25 g
5-溴 4-氯 3 吲哚 α-D 葡萄糖苷	0.08 g
蒸馏水	1 000.0 mL

A.5.2 制法

将各成分加入蒸馏水中，加热溶解，调节 pH 至 7.3±0.1，分装适当容器，121℃高压灭菌 3 min。

附　录　B
（资料性附录）
检验过程中防止交叉污染的措施

B.1　抽样和制样过程

抽样和制样工具，必须清洗干净，121℃高压灭菌15 min～20 min，一套洁净工具限于一份样品使用。存放样品的容器应该经过清洗、高压灭菌，或为一次性无菌容器。

B.2　检验过程

B.2.1　PCR实验室应分为样品制备区、前PCR区、PCR区和后PCR区。将模板提取、PCR反应液配制、PCR循环扩增及PCR产物的鉴定等步骤分区或分室进行。实验室的运作应从“净区”到“脏区”单向进行。

B.2.2　实验过程中，必须穿戴实验服和手套，手套要经常更换。各区要有专用实验服，经常清洗。

B.2.3　各区所有的试剂、器材（尤其是移液器）、仪器都应专用，不得带出该区。

B.2.4　所有溶液、水、耗材和器具要121℃、15 min高压灭菌，避免核酸和（或）核酸酶污染。每种溶液必须使用分析纯试剂和新蒸馏的双蒸水。在20℃～25℃贮存的试剂中，可加入0.025%的叠氮化钠。所有试剂应该以大体积配制，然后分装成仅够一次使用的量进行贮存。

B.2.5　DNA模板或引物的离心管打开之前，要简短离心，离心管不能用力崩开，以免产生气溶胶。

B.2.6　前PCR区中，最好能在PCR操作箱中加入PCR反应各组分。

B.2.7　实验前后，实验室用紫外线消毒及通过反复清洗、擦拭去除各种器具和设备表面残留的DNA。

B.2.8　可使用UDG和dUTP系统控制污染。

B.2.9　应遵循PCR操作的其他要求。

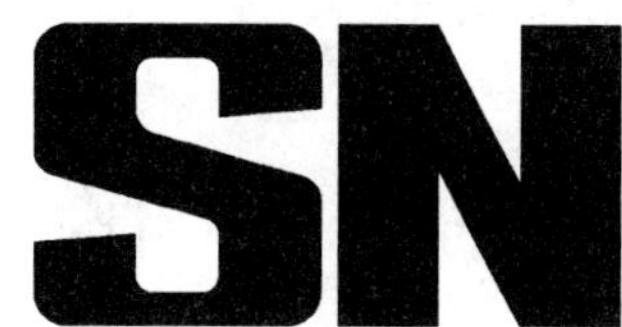

中华人民共和国出入境检验检疫行业标准

SN/T 1632.3—2005

奶粉中阪崎肠杆菌检验方法 第3部分:荧光PCR方法

Detection of *Enterobacter sakazakii* from dehydrated powdered milk—Part 3: Real-time PCR method

2005-08-18 发布　　　　2006-02-01 实施

中华人民共和国
国家质量监督检验检疫总局　发布

前　言

SN/T 1632《奶粉中阪崎肠杆菌检验方法》分为三个部分：

——第1部分：分离与计数方法；

——第2部分：PCR方法；

——第3部分：荧光PCR方法。

本部分为SN/T 1632的第3部分。

本部分的附录A、附录B为规范性附录。

本部分由国家认证认可监督管理委员会提出并归口。

本部分起草单位：中国检验检疫科学研究院、中华人民共和国深圳出入境检验检疫局、深圳太太基因工程有限公司。

本部分起草人：吕敬章、赵贵明、谢丽琪、郑卫平、林镜中、肖性龙。

本部分系首次发布的出入境检验检疫行业标准。

奶粉中阪崎肠杆菌检验方法
第3部分:荧光PCR方法

1 范围

SN/T 1632的本部分规定了奶粉中阪崎肠杆菌的荧光PCR检验方法。

本部分适用于奶粉中阪崎肠杆菌的快速检验,其他食品可参照执行。

2 规范性引用文件

下列文件中的条款通过SN/T 1632本部分的引用而成为本部分的条款。凡是注日期的引用文件,其随后所有的修改单(不包括勘误的内容)或修订版均不适用于本部分,然而,鼓励根据本部分达成协议的各方研究是否可使用这些文件的最新版本。凡是不注日期的引用文件,其最新版本适用于本部分。

SN/T 1632 奶粉中阪崎肠杆菌检验方法 第1部分:分离与计数方法

3 定义、术语和缩略语

下列术语、定义和缩略语适用于SN/T 1632的本部分。

3.1

阪崎肠杆菌 ***Enterobacter sakazakii***

肠杆菌科肠杆菌属革兰氏阴性无芽孢杆菌,周身鞭毛有动力,大多数产黄色素,具有α-葡萄糖苷酶活性。

3.2

聚合酶链式反应 polymerase chain reaction

聚合酶链式反应,简称PCR。使用两段(20个~24个核苷酸)寡核苷酸作为反应的引物,这两段寡核苷酸引物的序列应不发生互补作用。但它们可以和称为模板的待测DNA两条链上的位点分别发生互补。反应液由包括含有镁离子的反应缓冲液、4种单核苷酸(dNTP)、模板DNA及引物。在DNA聚合酶催化下,通过温度的变化(DNA变性、退火及延伸)而合成两个互补位点之间的DNA片断。这样的反应反复进行,使第一个循环产生的DNA片段得以扩增。经30左右个循环,扩增倍数达10^6。

3.3 缩略语

3.3.1 PCR:polymerase chain reaction,简称PCR。

3.3.2 DNA:deoxyribonuleic acid,脱氧核糖核酸。

3.3.3 dNTP:deoxyribonucleoside triphosphate,脱氧核苷酸三磷酸。

3.3.4 dATP:deoxyadenosine triphosphate,脱氧腺苷三磷酸。

3.3.5 dCTP:deoxycytidine triphosphate,脱氧胞苷三磷酸。

3.3.6 dGTP:deoxyguanosine triphosphate,脱氧鸟苷三磷酸。

3.3.7 dTTP:deoxythymidine triphosphate,脱氧胸苷三磷酸。

3.3.8 dUTP:deoxyuridine triphosphate,脱氧鸟苷三磷酸。

3.3.9 UNG:uracil N-glycosylase,尿嘧啶N-糖基化酶。

3.3.10 Tris:tris(hydroxymethyl) aminomethane,三(羟甲基)氨基甲烷。

3.3.11 Ct值:每个反应管内的荧光信号达到设定的阈值时所经历的循环数。

4 测定方法

4.1 方法提要

在普通PCR基础上，加入一条特异的寡核苷酸荧光探针。该探针5′端标记了FAM荧光素，3′端标记TAMRA荧光素，此时FAM的荧光被TAMRA淬灭，仪器检验不到其荧光信号；PCR延伸阶段，*Taq* DNA聚合酶发挥其5′→3′外切核酸酶功能，将探针切割，与此同时标记在探针上的FAM游离出来，其所发出的荧光不再为TAMRA所淬灭而被仪器检验到。PCR过程中，对目的片断进行一次有效的扩增，同时对探针进行了一次切割以及对FAM进行了一次检验。仪器检验到的FAM的增量，可以间接地反映目的片段的扩增量。

奶粉经增菌后，取增菌液1 mL加到1.5 mL无菌离心管中，8 000 r/min离心5 min，尽量吸弃上清液；加入50 μL DNA提取液（使用前室温解冻并充分混匀，快速吸取），混匀后沸水浴5 min，12 000 r/min离心5 min，取上清液作为模板进行荧光PCR扩增，观察荧光PCR仪的实时曲线，对奶粉中的阪崎肠杆菌进行快速检验。

4.2 试剂和材料

见SN/T 1632.1。除另有规定外，试剂为分析纯或生化试剂，水为灭菌双蒸水。

4.2.1 引物

5′-CCGTTCGACGTAGCACTGC-3′

5′-CATAGAATTCACGACGACGAACTTC-3′

4.2.2 探针

FAM-5′-TTCAAACGTTCCTGCGAGAAAGCGG-3′-TAMRA

4.2.3 *Taq* DNA聚合酶。

4.2.4 dNTP、dATP、dTTP、dCTP、dGTP。

4.2.5 DNA提取试剂：0.1% Chelex100水溶液。

4.2.6 10×PCR缓冲液：200 mmol/L Tris-HCl(pH8.4)，200 mmol/L氯化钾，15 mmol/L氯化镁。

4.3 仪器和设备

见SN/T 1632.1。

4.3.1 荧光PCR仪。

4.3.2 离心机：20 000 r/min。

4.3.3 移液器：10 μL、100 μL、200 μL、1 000 μL。

4.3.4 水浴锅。

4.4 步骤

4.4.1 阪崎肠杆菌定量检验（MPN法）

定量检验是基于“三管”增菌法，以定量检验样品中极少量的微生物。试验至少需要333 g样品。

4.4.2 取样和增菌

取样前消毒样品包装的开启处和取样工具。按照“三管”增菌法，无菌称取样品100 g、10 g和1 g各三份分别加入2 L、250 mL和125 mL的样品稀释瓶中，加入9倍预热到45℃的灭菌水（1∶10稀释），或者将样品直接称量到装有9倍预热到45℃的灭菌水的样品稀释瓶中，振摇使样品充分混匀，36℃±1℃培养18 h～22 h。

分别移取培养18 h～22 h的悬液各10 mL加入90 mL肠杆菌增菌肉汤（EE肉汤）中，36℃±1℃培养18 h～22 h。

4.4.3 模板DNA准备

每瓶培养的EE肉汤分别取1 mL加到1.5 mL无菌离心管中，8 000 r/min离心5 min，尽量吸弃上清液；加入50 μL DNA提取液（使用前室温解冻并充分混匀，快速吸取），混匀后沸水浴5 min，

12 000 r/min离心 5 min,取上清液以待检验(如不能及时检验,可将上清液于－20℃保存)。

4.4.4 荧光 PCR 检验

反应体系总体积为 25 μL,其中含:10×PCR 缓冲液 2.5 μL、引物对(10 μmol/L)各 1 μL、dNTP(10 mmol/L)1 μL、*Taq* DNA 聚合酶(5 U/μL)0.5 μL、水 17 μL、模板 DNA 2 μL。反应步骤一:37℃ 5 min,95℃预变性 3 min。反应步骤二:95℃变性 5 s,60℃退火延伸 40 s,同时收集 FAM 荧光,共进行 40 个循环。反应产物可在 4℃保存。

检验过程中分别设阳性对照、阴性对照。以含有扩增片断的质粒为阳性对照,以灭菌水作为阴性对照。

5 结果及判断

检验样本 C_t 值小于或等于 35.0 时,报告阪崎肠杆菌筛选阳性;检验样本 C_t 值大于 35.0 且小于 40.0 时,重复一次,如果 C_t 值仍小于 40.0,且曲线有明显的对数增长期,可报告阪崎肠杆菌筛选阳性,否则报告阪崎肠杆菌未检出;样本检验不到 C_t 值时,报告阪崎肠杆菌未检出。筛选阳性的样本,按 SN/T 1632.1—2005中 5.2 进行确证。

阪崎肠杆菌的计数按 SN/T 1632.1 的规定进行。

本部分的检验程序见附录 A。

6 废弃物处理和防止污染的措施

检验过程中的废弃物,收集后在焚烧炉中焚烧处理。

检验过程中防止交叉污染的措施见附录 B。

附 录 A
（规范性附录）
荧光 PCR 检验方法程序

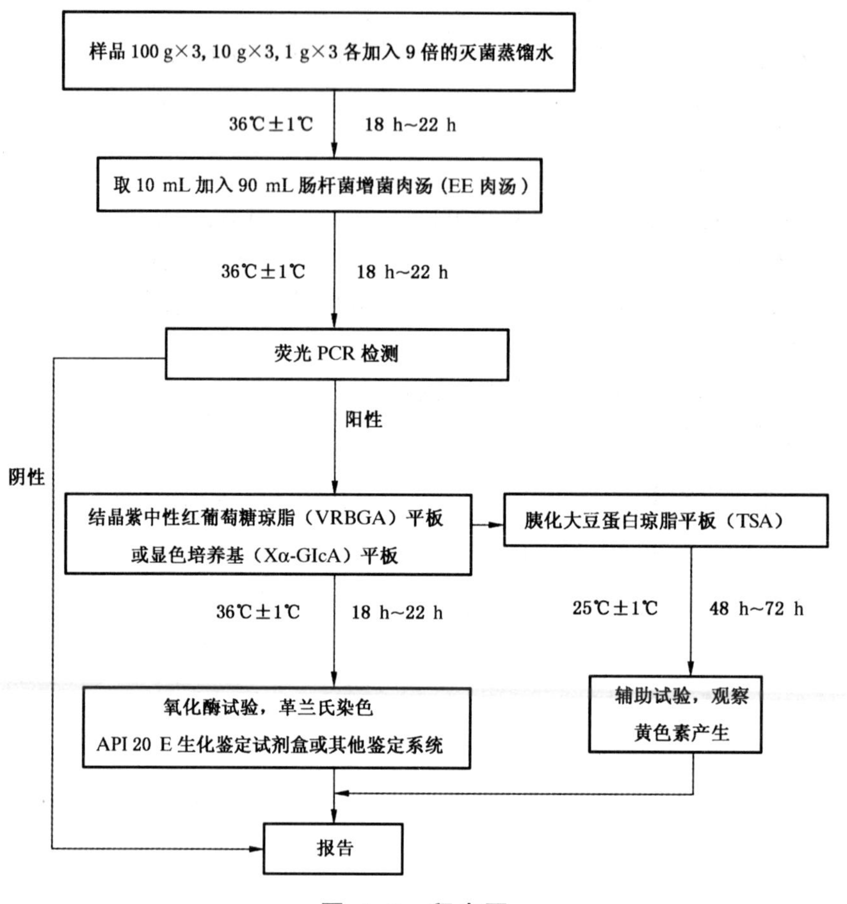

图 A.1 程序图

附　录　B
（规范性附录）
检验过程中防止交叉污染的措施

B.1　抽样和制样过程

抽样和制样工具，必须清洗干净，121℃高压灭菌 15 min～20 min，一套洁净工具限于一份样品使用。存放样品的容器应该经过清洗、高压，或为一次性灭菌容器。

B.2　检验过程

B.2.1　PCR 实验室应分为样品制备区、前 PCR 区、PCR 区和后 PCR 区。将模板提取、PCR 反应液配制、PCR 循环扩增及 PCR 产物的鉴定等步骤分区或分室进行。实验室的运作应从“净区”到“脏区”单向进行。

B.2.2　实验过程中，必须穿戴实验服和手套，手套要经常更换。各区要有专用实验服，经常清洗。

B.2.3　各区所有的试剂、器材（尤其是移液器）、仪器都应专用，不得带出该区。

B.2.4　所有溶液、水、耗材和器具要 121℃、15 min 高压，避免核酸和（或）核酸酶污染。每种溶液必须使用高质量的成分和新蒸馏的双蒸水。在 20℃～25℃贮存的试剂中，可加入 0.025%的叠氮化钠。所有试剂应该以大体积配制，然后分装成仅够一次使用的量进行贮存。

B.2.5　DNA 模板或引物的离心管打开之前，要简短离心，离心管不能用力崩开，以免产生气溶胶。

B.2.6　前 PCR 区中，最好能在 PCR 操作箱中加入 PCR 反应各组分。

B.2.7　实验前后，实验室用紫外线消毒以破坏残留的 DNA。

B.2.8　可使用 UNG 酶和 dUTP 系统控制污染。

B.2.9　应遵循 PCR 操作的其他要求。

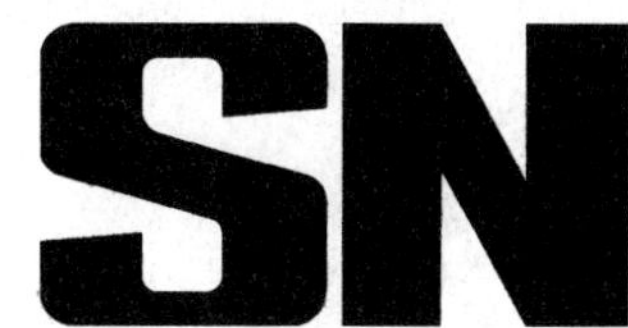

中华人民共和国出入境检验检疫行业标准

SN/T 1635—2005

贝类中诺沃克病毒检测方法 普通RT-PCR方法和实时荧光RT-PCR方法

Detection of norovirus in shellfish—Conventional RT-PCR and real-time RT-PCR

2005-08-18 发布 2006-02-01 实施

中华人民共和国 国家质量监督检验检疫总局 发布

前　言

本标准的附录A为规范性附录。

本标准由国家认证认可监督管理委员会提出并归口。

本标准起草单位：中华人民共和国广西出入境检验检疫局、中华人民共和国上海出入境检验检疫局。

本标准主要起草人：刘军义、潘良文、张舒亚、李晓虹、韦梅良、罗兆飞。

本标准系首次发布的出入境检验检疫行业标准。

贝类中诺沃克病毒检测方法 普通 RT-PCR 方法和实时荧光 RT-PCR 方法

1 范围

本标准规定了贝类中诺沃克病毒普通 RT-PCR 和实时荧光 RT-PCR 检测方法。

本标准适用于贝类中诺沃克病毒的检测。

2 规范性引用文件

下列文件中的条款通过本标准的引用而成为本标准的条款。凡是注日期的引用文件，其随后所有的修改单(不包括勘误的内容)或修订版均不适用于本标准，然而，鼓励根据本标准达成协议的各方研究是否可使用这些文件的最新版本。凡是不注日期的引用文件，其最新版本适用于本标准。

SN/T 1193 基因分析检测实验室技术要求

3 术语和定义

下列术语和定义适用于本标准。

3.1

实时荧光 RT-PCR real-time fluorescence RT-PCR

实时荧光 RT-PCR 方法是在常规 RT-PCR 的基础上，加入了一条特异性的荧光探针。该探针为一寡核苷酸，两端分别标记一个报告荧光基团和一个淬灭荧光基团。探针完整时，报告基团发射的荧光信号被淬灭基团吸收；PCR 扩增时，*Taq* 酶的 5’-3’外切酶活性将探针酶切降解，使报告荧光基团和淬灭荧光基团分离，从而荧光监测系统可接收到荧光信号，即每扩增一条 DNA 链，就有一个荧光分子形成，实现了荧光信号的累积与 PCR 产物形成完全同步。

3.2

C_t 值 cycle threshold

每个反应管内的荧光信号达到设定的域值时所经历的循环数。

4 方法提要

用 Tri-reagent 或其他等效裂解液提取病毒 RNA，并根据诺沃克病毒 RNA3’末端含有一个 Poly(A)的结构，用含有 Poly(dT)的磁珠吸附诺沃克病毒 RNA 进行进一步纯化。利用普通 RT-PCR 和实时荧光 RT-PCR 进行检测，对可疑的 PCR 产物进行测序分析确证。

5 试剂

所有实验用试剂均为分析纯；除特别说明外，实验用水为蒸馏水或去离子水。

5.1 诺沃克病毒阳性标本：由国家质量监督检验检疫总局指定单位提供。－80℃低温冰箱保存。

5.2 甘氨酸缓冲液：见附录 A.1.1。

5.3 PEG 8 000 溶液：见附录 A.1.2。

5.4 裂解液：Tri-reagent 或其他等效裂解液。

5.5 Poly(dT)磁珠：Dynabeads-oligo$(dT)_{25}$或等效品。

5.6 无 RNase 超纯水：见附录 A.2.3。

5.7 75%乙醇:见附录A.2.4。

5.8 异丙醇:未开封的新品。

5.9 1×RNA吸附缓冲液:见附录A.2.5。

5.10 2×RNA吸附缓冲液:见附录A.2.6。

5.11 洗液:见附录A.2.7。

5.12 RNase抑制剂。

5.13 逆转录酶AMV。

5.14 DNA聚合酶。

5.15 dNTPs:含dATP、dUTP、dCTP、dGTP各10 mmol/L。

5.16 引物和探针:根据表1和表2的序列进行合成引物和探针,加无RNase超纯水配制成50 μmol/L储存液。

5.17 DNA分子量标记:100 bp~2 000 bp。

5.18 50×TAE缓冲液:见附录A.1.3。

5.19 溴化乙锭溶液(10 μg/μL):见附录A.1.4。

5.20 含0.5 μg/mL溴化乙锭的1.5%琼脂糖凝胶:见附录A.1.5。

5.21 10×加样缓冲液:见附录A.1.6。

表1 普通RT-PCR检测的引物

检测的病毒类群	引 物	扩增片断大小/bp
GI和GII	正义引物JV12:5'-ATACCACTATGATGCAGATTA-3' 反义引物JV13:5'-TCATCATCACCATAGAAAGAG-3'	326

表2 实时荧光RT-PCR检测的引物和探针

检测的病毒类群	引物和探针序列	扩增片段大小/bp
GI	正义引物COG1F:5'-CGYTGGATGCGNTTYCATGA-3' 反义引物COG1R:5'-CTTAGACGCCATCATCATTYAC-3' 探针RING1(a)-TP:5'-FAM-AGATYGCGATCYCCTGTCCA-TAMRA-3' 探针RING1(b)-TP:5'-FAM-AGATCGCGGTCTCCTGTCCA-TAMRA-3'	107
GII	正义引物COG2F:5'-CARGARBCNATGTTYGRTGGATGAG-3' 反义引物COG2R:5'-TCGACGCCATCTTCATTCACA-3' 探针RING2-TP:5'-FAM-TGGGAGGGCGATCGCAATCT-TAMRA-3'	119

6 仪器与器材

6.1 实时荧光PCR仪。

6.2 PCR仪。

6.3 电泳仪。

6.4 凝胶分析成像系统。

6.5 冷冻离心机。

6.6 匀浆器。

6.7 水浴锅。

6.8 微量可调移液器。

6.9 高压灭菌锅。

6.10 -80℃低温冰箱。

6.11 50 mL 离心管。

6.12 无 RNase 玻璃容器:见附录 A.2.1。

6.13 无 RNase 离心管(1.5 mL,15 mL)、无 RNase 移液器吸嘴(20 μL、200 μL、1 000 μL、无 RNase 药匙、无 RNase PCR 薄壁管:见附录 A.2.2。

6.14 1.5 mL 磁性抽提架。

7 检测方法

7.1 实验室要求

实验室设施应达到 SN/T 1193 实验室技术要求。

7.2 检测步骤

7.2.1 病毒的富集

7.2.1.1 解剖取下贝类的中肠腺组织。

7.2.1.2 取 5 g 中肠腺组织加入 35 mL 甘氨酸缓冲液(pH 9.5)。

7.2.1.3 匀浆器高速匀浆 3 min,将匀浆液装入 50 mL 离心管,37℃温育 30 min 或室温下振荡30 min,4℃,10 000 g 离心 30 min。

7.2.1.4 移取上清至一 50 mL 新管,加入等体积的 PEG 8 000 溶液,颠倒 5 次混匀。冰上放置至少 1 h,4℃,10 000 g 离心 5 min,弃去上清,保留沉淀。

7.2.2 病毒 RNA 的提取和纯化

7.2.2.1 为防止 RNA 降解,所用实验用具及溶液应无 RNA 酶,操作过程中应自始至终佩戴抛弃式橡胶或乳胶手套,并经常更换,以避免将皮肤表面的 RNA 酶污染用具或带入溶液。

7.2.2.2 在 7.2.1.4 的沉淀中加入 5 mL Tri-reagent 或其他等效裂解液,剧烈震荡 30 s,室温放置 5 min。

7.2.2.3 转移溶液入一 15 mL 无 RNA 酶离心管,加入 1.2 mL 三氯甲烷,剧烈震荡 30 s,室温放置 5 min,4℃,12 000 g 离心 5 min,吸取上清至另一 15 mL 无 RNA 酶离心管。

7.2.2.4 在上清液中加入 0.5 倍体积(约 2.5 mL)的异丙醇,室温放置 5 min,4℃,5 000 g 离心 5 min。

7.2.2.5 弃去上清,用 5 mL,4℃预冷的 75%乙醇洗涤沉淀。

7.2.2.6 沉淀重悬于 300 μL 无 RNase 的水中,将悬液转移至一 1.5 mL 无 RNase 的离心管中。

7.2.2.7 加入 400 μL 1× RNA 吸附缓冲液,震荡 30 s,60℃放置 3 min。

7.2.2.8 加入 100 μL Dynabeads-oligo$(dT)_{25}$,轻柔混合,磁性抽提架上放置 1 min。

7.2.2.9 弃去上清,加入 500 μL 2×RNA 吸附缓冲液,室温下晃动 5 min 洗涤。

7.2.2.10 离心管在磁性抽提架上放置 1 min,弃去上清。加入 500 μL 洗液,颠倒 5 次混匀,离心管在磁性抽提架上放置 1 min,弃去洗液。重复洗涤 3 次。

7.2.2.11 沉淀用 100 μL 无 RNase 水悬浮,90℃放置 2 min 释放 RNA。磁性抽提架上放置 1 min,取上清液。将上清移至另一 1.5 mL 无 RNase 的离心管中,加入 20 U RNase 抑制剂,即时进行 RT-PCR 检测。

7.2.3 普通 RT-PCR 检测

7.2.3.1 普通 RT-PCR 反应体系

检测贝类中诺沃克病毒的一步法普通 RT-PCR 反应体系见表 3。每个反应体系设置两个平行反应。反应体系中各试剂的量可根据具体情况或不同的反应总体积进行适当调整。也可采用 RT-PCR 两步法试剂盒。

以诺沃克病毒 RNA 作为阳性对照,以不含有诺沃克病毒的贝类 RNA 作为阴性对照,以水代替模板作为空白对照。

表 3　普通 RT-PCR 反应体系

名　称	贮液浓度	终浓度	加样量/μL
RT-PCR 缓冲液	5×	1×	10
$MgSO_4$	25 mmol/L	1 mmol/L	2
dNTPs	10 mmol/L	0.2 mmol/L	1
正义引物	50 μmol/L	1 μmol/L	1
反义引物	50 μmol/L	1 μmol/L	1
逆转录酶	5 U/μL	0.1 U/μL	1
DNA 聚合酶	5 U/μL	0.1 U/μL	1
模板	—	—	10
水(无 RNase)	—	—	23
总体积	—	—	50

7.2.3.2　普通 RT-PCR 反应参数

普通 RT-PCR 的反应参数：42℃，60 min；94℃，10 min；94℃，1 min，37℃，90 s，74℃，1 min，40 个循环；74℃，7 min。

7.2.3.3　PCR 产物的琼脂糖凝胶电泳检测

将适量 50×TAE 稀释成 1×TAE 溶液，配制溴化乙锭含量为 0.5 μg/mL 的 1.5%琼脂糖凝胶。

取 15 μL PCR 产物，加 1.5 μL 上样缓冲液点样进行电泳，并加 DNA 分子量标记点样以判断 PCR 产物的片段大小。电压大小根据电泳槽长度来确定，一般控制在 3 V/cm～5 V/cm 长度，当溴酚蓝移动到凝胶边缘时关闭电源，电泳检测结果用凝胶分析成像系统记录。

若样品检测出现预期带型，则使用 DNA 分析系统对 PCR 产物进行测序，并与 GeneBank 数据库中的序列进行比对。

7.2.4　实时荧光 RT-PCR

7.2.4.1　实时荧光 RT-PCR 反应体系

检测贝类中诺沃克病毒的一步法实时荧光 RT-PCR 反应体系见表 4。每个反应体系设置两个平行反应。反应体系中各试剂的量可根据具体情况或不同的反应总体积进行适当调整。可采用商业 RT-PCR 一步法或两步法试剂盒。

以诺沃克病毒 RNA 作为阳性对照，以不含有诺沃克病毒的贝类 RNA 作为阴性对照，以水代替模板作为空白对照。

表 4　实时荧光 RT-PCR 反应体系

名　称	贮液浓度	终浓度	加样量/μL	
			GI 型病毒	GII 病毒
RT-PCR 缓冲液	5×	1×	10	10
$MgSO_4$	25 mmol/L	1 mmol/L	2	2
dNTPs	10 mmol/L	0.2 mmol/L	1	1
正义引物	50 μmol/L	1 μmol/L	1	1
反义引物	50 μmol/L	1 μmol/L	1	1
逆转录酶	5 U/μL	0.1 U/μL	1	1
DNA 聚合酶	5 U/μL	0.1 U/μL	1	1

表 4（续）

名　称	贮液浓度	终浓度	加样量/μL	
			GI 型病毒	GII 病毒
探针	5 μmol/L	0.1 μmol/L	探针 a:3 探针 b:1	1
模板	—	—	10	10
水(无 RNase)	—	—	19	22
总体积	—	—	50	50

7.2.4.2 实时荧光 RT-PCR 反应参数

实时荧光 RT-PCR 的反应参数为：48℃，45 min；50℃，2 min；95℃，10 min；95℃，15 s，56℃，1 min，45 个循环。

注：不同仪器根可根据仪器要求将反应参数作适当调整。

8 结果判定及表述

8.1 结果判定

8.1.1 普通 RT-PCR

对样品进行 RT-PCR 检测，如果阴性对照和空白对照未出现条带，阳性对照出现预期大小的扩增条带，而样品未出现预期大小的扩增条带，则可判定样品诺沃克病毒阴性。

如果阴性对照和空白对照未出现条带，阳性对照和样品出现预期大小的扩增条带，并且对 PCR 产物序列分析证实待测样品的序列与诺沃克病毒的 cDNA 序列一致，则可判定样品诺沃克病毒阳性；若两者序列不一致，则可判断样品诺沃克病毒阴性。

8.1.2 实时荧光 RT-PCR

检测样品的 C_t 值大于或等于 45 时，则判定诺沃克病毒阴性。

检测样品的 C_t 值小于或等于 30 时，则判定诺沃克病毒阳性。

检测样品的 C_t 值小于 45 而大于 30 时，应重新进行测试，如果重新测试的 C_t 值为大于或等于 45 时，则判定诺沃克病毒阴性；如果重新测试的 C_t 值小于 45，则判定诺沃克病毒阳性。

8.2 结果表述

诺沃克病毒阳性。

诺沃克病毒阴性。

附 录 A
（规范性附录）
溶液的配制

A.1 普通溶液的配制

A.1.1 甘氨酸缓冲液：含 0.1 mol/L 甘氨酸，0.3 mol/L NaCl，pH 9.5

甘氨酸	7.5 g
氯化钠（NaCl）	17.5 g
双蒸水	800 mL
5 mol/L 氢氧化钠溶液	调 pH 至 9.5

加双蒸水至 1 000 mL，121℃，15 min 灭菌备用。

A.1.2 PEG 8 000 溶液：含 16%（w/v）PEG 8 000，0.525 mol/L NaCl

PEG 8 000	16 g
氯化钠（NaCl）	3.07 g

加双蒸水至 100 mL，121℃，15 min 灭菌备用。

A.1.3 50×TAE 缓冲液

A.1.3.1 0.5 mol/L EDTA-Na_2（二水乙二铵四乙酸二钠）溶液，pH8.0

EDTA-$Na_2 \cdot 2H_2O$	186.1 g
灭菌双蒸水	800 mL
5 mol/L 氢氧化钠溶液	调 pH 至 8.0

灭菌双蒸水加至 1 000 mL，121℃，15 min 灭菌备用。

A.1.3.2 TAE 电泳缓冲液（50×）配制

羟基甲基氨基甲烷（Tris）	242 g
冰乙酸	57.1 mL
0.5 mol/L EDTA 溶液，pH8.0	100 mL

灭菌双蒸水加至 1 000 mL，121℃，15 min 灭菌备用。

用时用灭菌双蒸水稀释至 1× 使用。

A.1.4 溴化乙锭（EB）溶液（10 μg/μL）

溴化乙锭	20 mg
灭菌双蒸水	20 mL

A.1.5 含 0.5 μg/mL 溴化乙锭的 1.5% 琼脂糖凝胶的配制

琼脂糖	1.5 g
1×TAE 电泳缓冲液	加至 100 mL

混合后加热至完全融化，待冷至 50℃～55℃时，加溴化乙锭（EB）溶液 5 μL，轻轻晃动摇匀，避免产生气泡，将梳子置入电泳槽中，然后将琼脂糖溶液倒入电泳板上，待凝固后（需约 40 min），取下梳子，备用。

A.1.6 10× 加样缓冲液

聚蔗糖	25 g
灭菌双蒸水	100 mL
溴酚蓝	0.1 g
二甲苯青	0.1 g

A.2 RNase 的去除和无 RNase 溶液的配制

配制溶液用的酒精、异丙醇、Tris、EDTA、LiCl、浓 HCl、NaOH 等应采用未开封的新品。配制溶液所用的超纯水、玻璃容器、移液器吸嘴、药勺等塑料用具应无 RNase。操作过程中应自始至终佩戴抛弃式橡胶或乳胶手套，并经常更换，以避免将皮肤上的细菌和真菌以及人体自身分泌的 RNA 酶污染用具或带入溶液。

A.2.1 玻璃容器应在 240℃烘烤 4 h 以去除 RNase。

A.2.2 离心管、移液器吸嘴、药勺等塑料用具应用 0.01%的 DEPC(焦碳酸二乙酯)水室温浸泡过夜，然后灭菌，烘干；或直接购买无 RNAase 的相应规格离心管、移液器吸嘴。

A.2.3 无 RNase 超纯水

超纯水	100 mL
焦碳酸二乙酯(DEPC)	50 μL

室温过夜，121℃，15 min 灭菌，或直接购买无 RNase 超纯水。

A.2.4 75%乙醇

无水乙醇	7.5 mL
无 RNase 超纯水	2.5 mL

现配现用。

A.2.5 1×RNA 吸附缓冲液

A.2.5.1 1 mol/L Tris-HCl pH7.5

Tris	1.21 g
无 RNase 超纯水	6 mL
36.5%盐酸	0.75 mL
1 mol/L 盐酸	调 pH 至 7.5

加无 RNase 超纯水至 10 mL，分装到 1.5 mL 无 RNase 离心管中，−20℃保存。

A.2.5.2 0.5 mol/L EDTA-Na_2(乙二胺四乙酸二钠)，pH7.5

EDTA-Na_2 · $2H_2O$	1.86 g
无 RNase 超纯水	6 mL
10 mol/L 氢氧化钠	调 pH 至 7.5

加无 RNase 超纯水至 10 mL，分装到 1.5 mL 无 RNase 离心管中，−20℃保存。

A.2.5.3 5 mol/L LiCl

LiCl	2.12 g
无 RNase 超纯水	8 mL

加无 RNase 超纯水至 10 mL，分装到 1.5 mL 无 RNase 离心管中，−20℃保存。

A.2.5.4 1×RNA 吸附缓冲液：含 20 mmol/L Tris-HCl(pH7.5)，1.0 mol/L LiCl，2 mmol/L EDTA-Na_2，pH7.5

1 mol/L Tris-HCl (pH7.5)	200 μL
5 mol/L LiCl	2 000 μL
0.5 mol/L EDTA-Na_2(pH7.5)	40 μL
无 RNase 超纯水	7 760 μL
总体积	10 mL

现配现用。

A.2.6 2×RNA 吸附缓冲液：含 40 mmol/L Tris-HCl(pH7.5)，2.0 mol/L LiCl，4 mmol/L EDTA-Na_2，pH7.5

1 mol/L Tris-HCl (pH7.5)	400 μL
5 mol/L LiCl	4 000 μL
0.5 mol/L EDTA-Na_2(pH7.5)	80 μL
无 RNase 超纯水	5 520 μL
总体积	10 mL

现配现用。

A.2.7 洗液:含 10 mmol/L Tris-HCl(pH7.5),0.15 mol/L LiCl,1 mmol/L EDTA-Na_2,pH7.5

1 mol/L Tris-HCl (pH7.5)	100 μL
5 mol/L LiCl	300 μL
0.5 mol/L EDTA-Na_2(pH7.5)	20 μL
无 RNase 超纯水	9 580 μL
总体积	10 mL

现配现用。

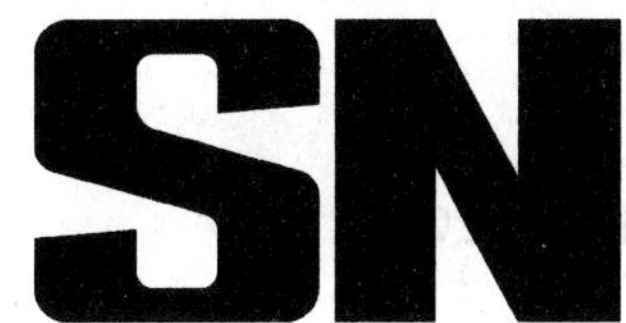

中华人民共和国出入境检验检疫行业标准

SN/T 1749—2006

鲜乳中菌落总数快速测定　阻抗法

Rapid detection of aerobic bacterial count in raw milk—Impedance method

2006-01-26 发布　　　　2006-08-16 实施

中华人民共和国
国家质量监督检验检疫总局 发布

前　　言

本标准由国家认证认可监督管理委员会提出并归口。

本标准起草单位：中华人民共和国广东出入境检验检疫局。

本标准主要起草人：高东微、李志勇、易敏英。

本标准系首次发布的出入境检验检疫行业标准。

鲜乳中菌落总数快速测定　阻抗法

1　范围

本标准规定了鲜乳中菌落总数的阻抗快速测定方法。

本标准适用于各类鲜乳菌落总数的测定。

2　规范性引用文件

下列文件中的条款通过本标准的引用而成为本标准的条款。凡是注日期的引用文件，其随后所有的修改单(不包括勘误的内容)或修订版均不适用于本标准，然而，鼓励根据本标准达成协议的各方研究是否可使用这些文件的最新版本。凡是不注日期的引用文件，其最新版本适用于本标准。

GB/T 4789.2—2003　食品卫生微生物学检验　菌落总数测定

GB/T 4789.18—2003　食品卫生微生物学检验　乳与乳制品检验

3　术语和定义

下列术语和定义适用于本标准。

3.1

鲜乳　raw milk

从正常饲养的、无传染病和乳房炎的健康哺乳动物乳房内挤出的正常乳房分泌物，无添加物且未从其中提取任何成分。

3.2

菌落总数　aerobic bacterial count

按 GB/T 4789.2—2003 中 3.1 的规定。

3.3

阻抗测定时间　impedance detect time，DT

由于微生物活动引起培养基中阻抗变化至能被仪器检测记录的时间，简称 DT。

4　原理

微生物生长代谢将培养基中蛋白质和碳水化合物转变为氨基酸及乳酸等，引起培养基电阻抗微弱变化，可由阻抗检测仪器记录成 *DT* 值。*DT* 值与样品微生物污染程度在一定范围内存在相关关系。建立 *DT* 值与菌落总数之间的标准曲线及回归方程。利用该标准曲线和回归方程，并通过测定样品 *DT* 值，计算出样品菌落总数。

5　设备和材料

5.1　阻抗检测器：BACTOMETER® M64 或 M128，或具有同等检测功能的其他阻抗检测器。

5.2　反应池：用于制备反应板，配套阻抗检测器使用。

5.3　微量移液器：20 μL～200 μL。

5.4　Tip 头：配套微量移液器使用。

5.5　其他设备和材料：按 GB/T 4789.2—2003 中第 4 章和 GB/T 4789.18—2003 中第 3 章的规定。

6 培养基和试剂

6.1 改良营养琼脂培养基(MPCA)

6.1.1 成分

改良营养琼脂培养基(MPCA)	54 g
蒸馏水	1 000 mL

6.1.2 制法

将上述成分配好,加热煮沸溶解,分装后121℃高压灭菌15 min。

6.2 其他培养基和试剂

按GB/T 4789.2—2003中第5章的规定。

7 反应板

7.1 反应板的制备

无菌操作,在反应池中每孔加入1.0 mL经沸水浴加热融化的改良营养琼脂培养基或营养琼脂培养基,静置至冷凝固化。制好的反应板用塑料袋封好并贮冰箱冷藏格内,宜于15 d以内使用。反应板使用前从冰箱取出并先恢复至室温再做实验。

7.2 反应板的使用

利用反应板对检样进行培养和阻抗测定,按照8.3的操作步骤进行。反应板中的每个反应板孔为一次性使用。如果一次检测未能使用完一块反应板中全部的反应板孔,可在检测结束后将该反应板重新贮冰箱冷藏格内,尚未使用的反应板孔可在下次检测时使用。全部反应板孔均使用后,反应板121℃高压灭菌15 min后丢弃。

8 操作步骤

以BACTOMETER®为例。其他阻抗检测器按照仪器操作说明进行操作。

8.1 标准曲线的绘制和预测方程的建立

8.1.1 标准曲线的绘制

8.1.1.1 制备鲜乳标准品

8.1.1.1.1 取奶场未经任何加工处理的新鲜鲜乳作为污染程度高的标准品,取经过加热或冷却加工处理的新鲜鲜乳作为污染程度低的标准品。

8.1.1.1.2 按照不同比例,混合污染程度高的标准品和污染程度低的标准品,得到一系列污染程度从高到低不同的鲜乳标准品。

8.1.1.2 采集标准曲线的数据点

8.1.1.2.1 对系列污染程度不同的鲜乳标准品分别进行平板菌落计数,培养温度30℃±1℃,其余按GB/T 4789.2—2003。

8.1.1.2.2 同时对系列污染程度不同的鲜乳标准品分别按照8.3的操作步骤进行阻抗测定,培养温度30℃±1℃,记录各标准品*DT*值。

8.1.1.3 绘制标准曲线

以系列鲜乳标准品阻抗测定*DT*值(*h*)为横坐标,以相应平板菌落计数结果(cfu/ mL)的对数为纵坐标,利用阻抗检测器内置程序自动绘制标准曲线。标准曲线的数据点应不少于200个并在标准曲线上分布均匀。数据点对应的平板菌落计数结果应覆盖至少5个～6个数量级,并包含该类鲜乳菌落总数容许限量。

8.1.2 预测方程的建立

8.1.2.1 预测方程的推导:阻抗检测器根据标准曲线的数据点自动进行回归分析,推导出预测方程。

8.1.2.2 预测方程的使用：对检样测定时，必须选用利用同类鲜乳标准品制作的标准曲线和预测方程。否则，由于奶源不同、处理工艺不同和其他因素，可能导致测定结果的人为误差。

8.1.2.3 预测方程的校正：预测方程相关系数的绝对值应大于0.85，否则应根据标准曲线的实际状况适当增加数据点，优化相关系数。另外，预测方程还应定期通过增加标准曲线的数据点进行校正，数据点的更新应保证每3个月不少于20个点。

8.2 样品的采取和送检

按GB/T 4789.18—2003中5.1的规定。

8.3 检样的培养和测定

8.3.1 预热阻抗检测器至反应仓温度稳定在30℃±1℃。

8.3.2 运用阻抗检测器配套软件编写并保存运行程序，包括选用的检测类型代号、每个反应板孔对应样品编号和培养条件。

8.3.3 检样经充分振摇均匀后，无菌操作，用微量移液器吸取100 μL置于反应板孔内，每个检样加样2孔。注意运行程序中反应板孔样品编号与实际加样情况对应。

8.3.4 加样后立即把反应板插入阻抗检测器反应仓卡槽，关闭仓门，运行仪器。

8.3.5 仪器在运行中自动检测并记录检样 *DT* 值。

8.4 菌落总数的报告

8.4.1 菌落总数的计算

8.4.1.1 通过预先设置的检测类型，阻抗检测器自动将检样 *DT* 值代入相应预测方程，计算出检样中的菌落总数。

8.4.1.2 或者利用所绘制的标准曲线和相应预测方程，手工计算出检样 *DT* 值对应的菌落总数。

8.4.2 菌落总数的报告方式

按GB/T 4789.2—2003中7.3.3的规定。

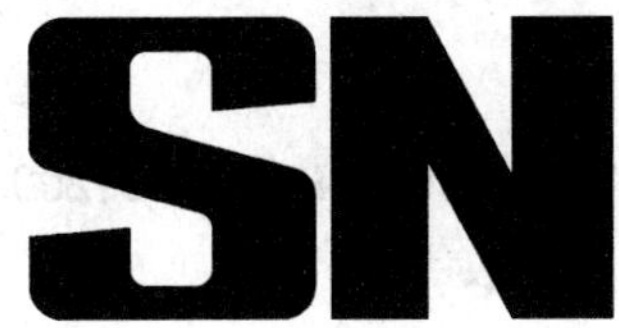

中华人民共和国出入境检验检疫行业标准

SN/T 1800—2006/ISO 4833:2003

食品和动物饲料微生物学 30℃菌落计数方法

Microbiology of food and animal feeding stuffs—Colony-count method at 30℃

(ISO 4833:2003 Microbiology of food and animal feeding stuffs—Horizontal method for the enumeration of microorganisms—Colony-count technique at 30℃,IDT)

2006-08-28 发布　　2007-03-01 实施

中华人民共和国国家质量监督检验检疫总局　发布

前　　言

本标准等同采用ISO 4833:2003《食品和动物饲料微生物学——微生物30℃菌落计数方法》(英文版)。

为便于使用,本标准做了下列编辑性修改:

a)　用"本标准"代替"本国际标准";

b)　用小数点符号"."代替小数点符号",";

c)　删除国际标准的前言。

本标准的附录A为资料性附录。

本标准由国家认证认可监督管理委员会提出并归口。

本标准起草单位:中华人民共和国河南出入境检验检疫局、中国实验室国家认可委员会。

本标准主要起草人:李志培、李宏、江志毅、乔晴、杨向莹、苗丽。

本标准系首次发布的出入境检验检疫行业标准。

食品和动物饲料微生物学 30℃菌落计数方法

1 范围

本标准规定了在30℃需氧培养的固体培养基上的菌落计数方法。

本标准适用于人类食品和动物饲料。本标准不适用于检测发酵的食品和动物饲料。

2 规范性引用文件

下列文件中的条款通过本标准的引用而成为本标准的条款。凡是注日期的引用文件，其随后所有的修改单(不包括勘误的内容)或修订版均不适用于本标准。然而，鼓励根据本标准达成协议的各方研究是否可使用这些文件的最新版本。凡是不注日期的引用文件，其最新版本适用于本标准。

SN/T 1538.1—2005 培养基制备指南 第1部分：实验室制备培养基制备质量保证通则(ISO/TS 11133-1:2000,MOD)

ISO 6887(所有部分) 食品和动物饲料微生物学——微生物学检验样品的制备，初始悬液和十倍稀释液

ISO 7218:1996 食品和动物饲料微生物学——微生物学检验通用规则

ISO 8261 乳和乳制品——微生物学检验样品的制备，初始悬液和十倍稀释液的通用指南

3 术语和定义

下列术语和定义适用于本标准。

3.1

微生物 microorganism

在本标准规定的条件下形成可计数菌落的细菌、酵母菌和霉菌。

4 原理

4.1 如果产品是液体，用规定的培养基和规定量的样品制备两个倾注平板，如果是其他产品则用规定量的初始悬液制备。

在相同条件下，用十倍稀释的检验样品或初始悬液制备另一对倾注平板。

4.2 将平板置30℃需氧培养72 h。

4.3 计算所选择的平板上的菌落数，得出每毫升或每克样品中的微生物数量(见第10章)。

5 培养基和稀释

普通实验室的操作见ISO 7218和SN/T 1538.1—2005。

5.1 稀释

见ISO 6887的有关部分。

5.2 平板计数琼脂(PCA)

5.2.1 成分

酶解酪蛋白	5.0 g
酵母浸膏	2.5 g

无水葡萄糖($C_6H_{12}O_6$)　1.0 g
琼脂　9 g～18 g(根据琼脂的硬度)
水　1 000 mL

如果检验乳品,每升培养基中加 1.0 g 脱脂乳粉。脱脂乳粉不应含有抑菌物质。

5.2.2 制备

5.2.2.1 商售脱水培养基的制备

按照制造商的说明书制备,必要时增加脱脂乳粉(见 5.2.1)。

必要时调整 pH,使其灭菌后在 25℃时的 pH 为 7.0±0.2。

5.2.2.2 脱水成分制备

按照以下顺序加入和溶解:酵母浸膏、酶解酪蛋白、葡萄糖,必要时加脱脂乳粉。加热溶解。

加琼脂并加热至沸腾,直到琼脂完全溶解。

必要时调整 pH,使其灭菌后在 25℃时 pH 为 7.0±0.2。

5.2.2.3 分装、灭菌和贮存

将培养基分装到试管(6.8)中,每管 12 mL～15 mL,或者分装到容量不大于 500 mL 的瓶子(6.8)里。

于高压灭菌锅中 121℃灭菌 15 min。

如果培养基要直接使用,可于使用前在水浴(6.5)中冷却至 44℃～47℃。如果不使用,可贮存在 3℃±2℃的暗处,不超过 3 个月,在此条件下培养基的成分和特性不会有任何改变。

微生物检验开始前,为防止在倾注培养基时耽误时间,将培养基完全溶解,使用前在 44℃～47℃的水浴(6.5)中冷却。

为了检查培养基的温度,建议将一支温度计放进盛有琼脂浓度为 15 g/L 对照溶液的容器中,该容器与装培养基的容器相同。两者的加热和冷却操作的程序相同。

5.2.3 培养基质量保证的性能检验

检查培养基的性能,见 SN/T 1538.1—2005。

5.3 覆盖培养基(如果需要;见 9.2.7)

5.3.1 成分

琼脂　12 g～18 g
水　1 000 mL

5.3.2 制备

将琼脂加到水中,加热至沸或于蒸汽中 30 min,使琼脂完全溶解。

必要时调整 pH,使其灭菌后在 25℃时的 pH 为 7.0±0.2。

5.3.3 分装、灭菌和贮存

将培养基分装到试管中(6.8),每管 4 mL,或分装到适当容量的瓶子里。在高压灭菌锅中 121℃灭菌 15 min。

如果培养基要直接使用,可于使用前在水浴(6.5)中冷却至 44℃～47℃。如果不使用,可贮存在 3℃±2℃的暗处,不超过 3 个月,在此条件下培养基的成分和特性不会有任何改变。

微生物检验开始前,为防止在倾注培养基时耽误时间,将培养基完全溶解,使用前在 44℃～47℃的水浴(6.5)中冷却。

6 设备和玻璃器皿

如果规格合适,可以用一次性玻璃器皿替代重复使用的玻璃器皿。普通实验室的设备和器皿如下:

6.1 干燥灭菌箱或湿热灭菌锅。见 ISO 7218。

6.2 培养箱,温度 30℃±1℃。

6.3 平皿,玻璃或塑料制品,直径 90 mm～100 mm。

6.4 吸管,容量 1 mL。

6.5 水浴,温度 44℃～47℃。

6.6 菌落计数器,具有暗背景和底部照明,装有大约 1.5 倍的放大镜和机械或电子计数器。

6.7 pH 计,在 25℃时准确到 0.1pH 单位。

6.8 适当容量和不大于 500 mL 试管、瓶子。

7 取样

重要的是实验室接受的样品确定具有代表性并且在运输或贮存期间没有受到损害。

不在本标准中规定的取样方法,参见有关产品所涉及的专门的国际标准。如果没有专门的国际标准,建议有关各方在此问题上达成一致。

8 检验样品制备

检验样品的制备按照 ISO 6887 或 ISO 8261 的相应部分以及指定的有关产品的标准进行,如果没有指定的国际标准,建议有关各方在此问题上达成一致。

9 程序

9.1 检验部分(初始悬液和稀释液)

参见 ISO 6887 的相应部分和有关产品涉及的指定的标准。

9.2 接种和培养

9.2.1 取 2 个无菌平皿(6.3),用无菌吸管(6.4)各取 1 mL 液体样品放入每个平皿中,如果是其他产品则取 1 mL 初始悬液加入(10^{-1}稀释液)。

9.2.2 另取 2 个无菌平皿(6.3),用另一支无菌吸管(6.4)各取 1 mL 液体样品的 10^{-1}稀释液加入每个平皿,或各加入 1 mL 其他样品的 10^{-2}稀释液。

9.2.3 如需要,用一支新的无菌吸管吸取下一个十倍稀释液,重复该程序。

9.2.4 如果适当和可能,只选择临界的稀释液(至少选 2 个连续的十倍稀释液)接种到平皿中,使每个平板长出 15 个～300 个菌落。

9.2.5 往每个平皿中倾注 44℃～47℃的平板计数琼脂(5.2)12 mL～15 mL。从制备初始悬液(如果产品是液体则为 10^{-1}稀释液)结束到培养基倾注到平皿的时间不能超过 45 min。

9.2.6 转动平皿,小心混合接种物和培养基,将平皿放在凉的水平面上使其凝固。

9.2.7 完全凝固后,只有怀疑所检产品中的微生物的菌落在培养基表面蔓延生长时,才在接种培养基的表面倾倒大约 4 mL 的复养培养基(5.3)。如上述使其凝固。

9.2.8 将制备的平板反转并放置在培养箱中(6.2),30℃±1℃,72 h±3 h,平板叠放不要超过 6 个高度。每摞平板应互相离开并和培养箱的壁、顶保持距离。

9.3 菌落计数

9.3.1 规定的培养期后(9.2.8),计数平板(10.1)上的菌落,必要时使用菌落计数器(6.6)。在柔和的光下检查平板。需要强调的是,应当计数针尖状的菌落,操作者应认清在平板中没有溶解的或沉淀的干扰颗粒。仔细检查可疑物质,需要时用较高倍数的放大镜,以区别菌落和外来物质。

9.3.2 蔓延菌落应作为单个菌落计算。如果蔓延菌落的生长小于平板的四分之一,计数平板上没有受影响的部分的菌落,并推算整个平板上相应的菌落数。如果蔓延菌落的生长大于平板的四分之一,则放弃计数。

10 结果的表示

10.1 计算方法

见 ISO 7218:1996 标准的修正案 1。

10.2 精密度

10.2.1 概述

对大于 15 个和小于 300 个菌落的平板作精密度评价。精密度取决于菌落群体和样品基质。现有的数据来源于协同研究(参见参考文献[1]、[2]和[3])并且对生的和巴氏杀菌乳是认可的。它们被用于其他产品菌落计数的评估。

10.2.2 重复性

使用相同方法,在同一实验室检测同一种物质,由同一操作者使用同一设备在短时间内的两次独立的单次试验结果的绝对差值,不应大于重复性限,$r=0.25$,以 10 为底的每毫升中微生物计数的对数(相当于每毫升中微生物标准浓度刻度的 1.8)。

注:该重复性限来自生的和巴氏杀菌乳(参见参考文献[1]、[2]和[3])的协同研究,并且可用于此类产品。

10.2.3 复现性

用同一方法检测同一样品、在不同实验室由不同操作者使用不同设备所得到的两个单次实验结果之间的绝对差值,不大于复现性限,$R=0.45$,以 10 为底的每毫升中微生物计数的对数(相当于每毫升中微生物标准浓度刻度的 2.8)。

注:该复现性限来自生的和巴氏杀菌乳(参见参考文献[1]、[2]和[3])的协同研究,并且可用于此类产品。

10.3 检验结果的解释

在下面的例子里,均值精密度、95%的概率水平和一个样品的分析都做了研究。应注意到,在实际条件下,一些样品的均值会经常用到。每毫升样品中微生物的数量也已给出。

a) 重复性条件:

第一结果:$10^5=100\ 000$。

第一和第二结果之间的差值不应大于 0.25 log 10单位。

第二结果:$\log 10^{4.75}=56\ 000$ 或 $\log 10^{5.25}=178\ 000$。

如果第二结果不低于 56 000 或不高于 178 000,则第一结果和第二结果之间的差值是可以接受的。

b) 复现性的条件:

第一个实验室的结果(重复测定的均值):$10^5=100\ 000$。

第一个结果和来自第二个实验室的结果之间的差值应该不大于 0.45 log 10单位。

第二个结果:$\log 10^{4.55}=36\ 000$ 或 $\log 10^{5.45}=280\ 000$。

如果第二个实验室的结果不低于 36 000 和不高于 280 000,则第一个实验室的结果和第二个实验室的结果之间的差值是可以接受的。

解释结果的临界差值(*CD*)的计算和应用参见附录 A。

10.4 置信限

见 ISO 7218。

11 检测报告

检测报告应详细说明:

a) 所检测样品的全部必要的信息;

b) 所用的取样方法,如果了解;

c) 所用的检测方法,参考本标准;

d) 本标准未规定的所有操作细节,或作为可选择的细节,任何可影响结果的偶然事件的细节;

e) 得到的检测结果。

附　录　A
（资料性附录）
用临界差值（*CD*）来解释结果

在下列例子里，研究了一个样本的均值的精密度，概率水平为95%。应该注意到，在实际条件下，几个样本的均值是经常用到的。数字表示每毫升样品中微生物数量。

A.1　复现性条件

第一个实验室获得的结果（成对检测的平均值）：$10^5=100\ 000$。

第一个实验室所得结果与第二个实验室所得结果（n 个检测的平均值；在本例中 $n=2$）若不超过临界差值（CD）是可以接受的，以 log 10单位表示：

$$CD=\sqrt{R^2-r^2\left(1-\frac{1}{n}\right)}=\sqrt{R-\frac{r^2}{2}}=\sqrt{0.45-\frac{0.25^2}{2}}=0.41$$

式中：

r ——重复性限；

R——复现性限。

如果第二个实验室所得结果不小于 $10^{4.59}=39\ 000$ 或不大于 $10^{5.41}=257\ 000$，那么第一个实验室和第二个实验室所得结果的差值是可以接受的。

A.2　与限定值的比较（单侧实验）

限定值：$10^5=100\ 000$。

限定值和实验室结果（n 个检测的平均值，本例中 $n=2$）之间的差值与临界差值限（CDL）的比较：

$$CDL=0.84\sqrt{2}\times\sqrt{R^2-r^2\left(1-\frac{1}{n}\right)}=0.84\sqrt{2}\times\sqrt{R-\frac{r^2}{2}}=0.24$$

实验结果达到 $10^{5.24}=174\ 000$ 并不表示不服从该限定值。

参 考 文 献

[1] PITON, C. , GRAPPIN, R. Amodel for statistical evaluation of precision parameters of microbiological methods:Application to dry rehydratable film methods and IDG reference methods for enumeration of total aerobic mesophilic flora and coliforms in raw milk. *J*. AOAC,74,1991,pp. 92-103

[2] SCOTTER, S. ,ALDRIDGE, M. , BACK,J. , WOOD,R. Validation of European Community methods for microbiological and chemical analysis of raw and heat-treated milk. *J*. Assoc. *Publ. Analyst.* , 29,1993,pp. 1-32

[3] DAHMS,S. ,WEISS,H. Estimation of precision values for microbiological reference methods: Standardized pour plate technique, *Milchwiss.* ,53,1988,pp. 555-559

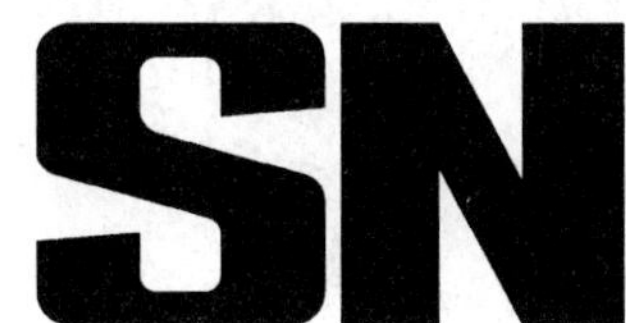

中华人民共和国出入境检验检疫行业标准

SN/T 1827—2006

进出口食品中产志贺毒素大肠杆菌检验方法

Determination of shiga toxin-producing *Escherichia coli* in foods for import and export

2006-11-10 发布 2007-05-16 实施

中华人民共和国国家质量监督检验检疫总局 发布

前　言

本标准的附录 A、附录 B 均为规范性附录。

本标准由国家认证认可监督管理委员会提出并归口。

本标准起草单位：中华人民共和国上海出入境检验检疫局。

本标准主要起草人：李晓虹、蒋琴娣、韩伟、杨捷琳。

本标准是首次发布的出入境检验检疫行业标准。

引　言

产志贺毒素大肠杆菌(Shiga Toxin-producing *Escherichia coli*,STEC)为食源性致病菌,STEC细菌为需氧或兼性厌氧,革兰氏阴性,有周鞭毛,并有菌毛,不产生芽孢的产志贺毒素的大肠杆菌。STEC是世界上人类食品中毒的重要的致病因子,也是引起大规模食源性食物中毒的主要病原菌之一。STEC中有100余个血清型的致病性大肠杆菌可以致病,其中O157:H7是主要的血清型。可引起非出血性腹泻、出血性结肠炎(haemorrhagic colitis,HC)、溶血性尿毒综合症(haemolytic uraemic syndrome,HUS)、血栓性血小板减少性紫癜(thrombotic throbocytopenic purpura,TTP)。而非O157的STEC,其主要血清型有O26、O111、O103和O145也严重威胁着人类的健康。

STEC致病的特征性毒力因子是1型志贺毒素(stx1)和2型志贺毒素(stx2),分别由*stx*1基因编码和*stx*2基因编码。其他毒力因子如eaeA基因编码的粘附因子和hlyA基因编码的溶血素因子也是重要的毒力因子。因此采用多重PCR技术对样品进行STEC的毒力基因鉴定,不仅可作特征性鉴定,而且还可对其潜在的致病性作出前瞻性判断,可快速检测出样品中STEC。

进出口食品中产志贺毒素大肠杆菌检验方法

1 范围

本标准规定了进出口食品中产志贺毒素大肠杆菌的检验方法。

本标准适用于食品中产志贺毒素大肠杆菌的检验。

2 规范性引用文件

下列文件中的条款通过本标准的引用而成为本标准的条款。凡是注日期的引用文件,其随后所有的修改单(不包括勘误的内容)或修订版均不适用于本标准,然而,鼓励根据本标准达成协议的各方研究是否可使用这些文件的最新版本。凡是不注日期的引用文件,其最新版本适用于本标准。

GB/T 4789.28 食品卫生微生物学检验 染色法、培养基和试剂

SN/T 0330 出口食品微生物学检验通则

SN/T 0973 进出口肉及肉制品中肠出血性大肠杆菌 O157:H7 检验方法

3 缩略语

下列缩略语适用于本标准。

3.1

m-n EC

改良新生霉素大肠杆菌增菌肉汤。

3.2

CT-SMAC

头孢克肟-亚碲酸钾山梨醇麦康凯琼脂。

3.3

TSB

胰化大豆胨蛋白胨肉汤。

3.4

STX

志贺样毒素或称为 VT 毒素。

3.5

IMS immunomagnetic separation

免疫磁珠分离。

3.6

PCR polymerase chain reaction

聚合酶链反应。

3.7

DNA deoxyribonuleic acid

脱氧核糖核酸。

3.8

dNTP deoxyribonucleoside triphosphate

脱氧核苷酸三磷酸。

3.9

dATP deoxyadenosine triphosphate

脱氧腺苷三磷酸。

3.10

dCTP deoxycytidine triphosphate

脱氧胞苷三磷酸。

3.11

dGTP deoxyguanosine triphosphate

脱氧鸟苷三磷酸。

3.12

dTTP deoxythymidine triphosphate

脱氧胸苷三磷酸。

3.13

dUTP deoxyuridine triphosphate

脱氧鸟苷三磷酸。

3.14

UDG uracil DNA glycosylase

尿嘧啶 DNA-糖基酶。

3.15

Taq Thermus aquaticu

水生栖热菌。

3.16

Tris tris(hydroxymethyl) aminomethane

三(羟甲基)氨基甲烷。

3.17

TE Tris. HCl. EDTA(ethylena diainetetraacetic acid)

盐酸三(羟甲基)氨基甲烷乙二胺四乙酸

4 设备和材料

4.1 培养箱:36℃±1℃,41℃±1℃。

4.2 吸管:1 mL、5 mL 和 10 mL,分刻度 0.1 mL。

4.3 涂布棒:直径 3 mm～4 mm,可涂布 45 mm～55 mm 的区域。

4.4 接种环:直径 3 mm。

4.5 天平:感量 0.1 g。

4.6 全自动细菌鉴定系统(VITEK 或同类仪器)。

4.7 灭菌平皿:皿底直径 9 mm。

4.8 显微镜。

4.9 PCR 扩增仪。

4.10 离心机。

4.11 恒温培养箱。

4.12 恒温水浴锅:36℃±1℃,41℃±1℃。

4.13 均质器。

4.14 酶标仪:450 nm。

4.15 磁极和混匀器。

5 培养基和试剂

除另有规定外,试剂为分析纯或生化试剂,水为灭菌双蒸水。

5.1 m-n EC:见附录 A 中的第 A.1 章。

5.2 CT-SMAC 琼脂平板:见附录 A 中的第 A.2 章。

5.3 三糖铁琼脂(TSI):见附录 A 中的第 A.3 章。

5.4 0.1‰ MUG 的 LST 肉汤:见附录 A 中的第 A.4 章。

5.5 CHROMagarO157 显色培养基或同类产品,见附录 A 中的第 A.5 章。

5.6 营养琼脂肉汤:见附录 A 中的第 A.6 章。

5.7 TSB:见附录 A 中的第 A.7 章。

5.8 DNA 抽提试剂盒。

5.9 志贺样毒素 ELISA 检测试剂盒或同类产品。

5.10 诊断分型血清:O157、O111、O26、O103、O145 混合多价和单因子血清(丹麦 SSI 公司)或同类产品。

5.11 API 20E 生化鉴定条或同类产品。

5.12 GNI^+ 卡或同类产品。

5.13 标记单抗磁珠:抗—O157/O111/O26/O103/O145 免疫磁珠试剂或同类产品。

6 检验程序

产志贺毒素大肠杆菌检验程序见图 1。

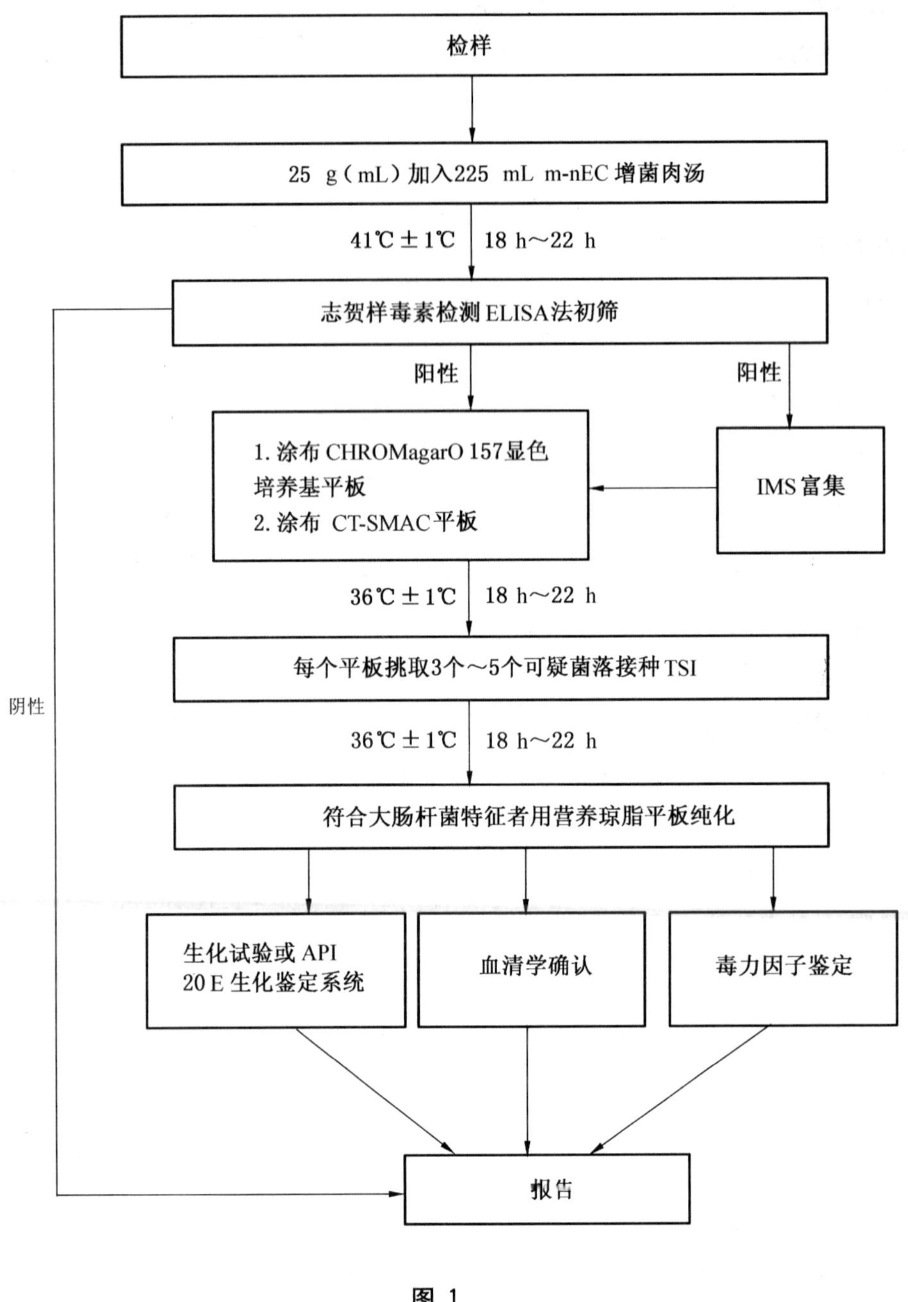

图 1

7 检验步骤

7.1 抽样

抽样数量及抽样方法按 SN/T 0330 进行。

7.2 样品处理

冷冻样品应在 45℃以下不超过 15 min 或在 2℃～5℃不超过 18 h 解冻。若不能及时检验，应放于 −15℃左右保存；非冷冻而易腐的样品应尽可能及时检验。若不能及时检验，应置于 0℃～4℃冰箱保存，在 24 h 内检验。

7.3 样品制备

将所取代表性样品充分混匀，无菌操作，用四分法取不少于 500 g 试样，放于灭菌容器内，加封标记后 0℃～4℃或 −15℃以下冷冻保存备用。

7.4 增菌

无菌操作取 25 g(mL)样品放入盛有 225 mL m-nEC 增菌肉汤的 500 mL 灭菌均质器或广口瓶内，均质 2 min，于 41℃±1℃培养 18 h～24 h。对于经过冷冻处理的样品，可以用 TSB 肉汤经 36℃±1℃培养 4 h～6 h 后，按照 1∶10 接种 m-nEC 肉汤 41℃±1℃培养 18 h～24 h 后备用。

7.5 初步筛选

取 1 mL 增菌液，按 ELISA 试剂盒的操作说明进行。筛选阴性结果按照 7.8 报告结果；阳性结果按下面的方法进行确证试验。

7.6 分离

吸取 ELISA 筛选为阳性的样品增菌液 1 mL，按免疫磁珠分离的操作，分别用抗 O157、抗 O111、抗 O26、抗 O103、抗 O145 磁珠进行富集后将磁珠涂布于 CHROMagar O157 显色培养基平板和 CT-SMAC 分离琼脂平板，同时将增菌液进行 10 倍梯度稀释，分别取 10^{-4}、10^{-5}、10^{-6} 稀释液各 100 μL 分别涂布于 CHROMagar O157 显色培养基平板和 CT-SMAC 分离琼脂平板，36℃±1℃培养 18 h～24 h。挑取可疑菌落。在 CT-SMAC 平板上可疑 O157 的菌落为不发酵山梨醇的圆形、光滑、中等大小的无色菌落，中心呈淡褐色；非 O157 的可疑菌落为红色菌落。在 CHROMagarO157 显色培养基平板上，可疑 O157 的菌落为圆形、较小的菌落，中心呈淡紫色到紫红色，边缘无色或淡灰色。非 O157 的可疑菌落为蓝色。

7.7 鉴定

7.7.1 生化鉴定

在 CHROMagar O157 显色培养基平板和 CT-SMAC 分离琼脂平板上分别挑取可疑的 O157 和非 O157 菌落 3 个～5 个，分别接种于 TSI 琼脂斜面，36℃±1℃培养 18 h～24 h。大肠杆菌在 TSI 琼脂平板上的典型结果为斜面和底层均呈黄色，产气或不产气，H_2S 阴性，革兰氏染色阴性。对符合上述情况的菌株，接种于普通营养琼脂平板进行分离纯化，36℃±1℃培养 18 h～24 h。必要时，可按表 1 做全套生化试验或用 API 20E 或全自动细菌鉴定系统(VITEK-GNI^{+} 或同类仪器)替代常规生化试验。

表 1 典型大肠杆菌主要生化特性

生化反应或染色	结果
革兰氏染色镜检	阴性，无芽孢
三糖铁培养基	底及斜面呈黄色，H_2S 阴性
山梨醇发酵	阳性、阴性或迟缓(O157)
氧化酶	阴性
胰蛋白胨肉汤	靛基质阳性
MR-VP	MR 阳性 VP 阴性
MUG	阳性、阴性(O157)
西蒙氏柠檬酸盐	阴性
赖氨酸脱羧酶	阳性(紫色)或阴性
鸟氨酸脱羧酶	阳性(紫色)或阴性
动力试验培养基	有动力或无动力
麦芽糖发酵	阳性
葡萄糖发酵	阳性
甘露醇发酵	阳性
蔗糖发酵	阳性
枸橼酸盐	阴性
苯丙氨酸脱氨酶	阴性
氰化钾	阴性

7.7.2 **血清学鉴定**

在营养琼脂平板上挑取分离纯化的菌落，分别用O157、O111、O26、O103、O145混合多价血清和单因子血清作玻片凝集试验。血清凝集试验应做生理盐水对照。

7.7.3 **毒力因子鉴定——聚合酶链式反应法**

包括对STEC特异性的产志贺毒素1(*stx*1)基因、产志贺毒素2(*stx*2)基因、溶血素基因(*hly*A)基因和粘附因子基因(*eae*A)的检测。

7.7.3.1 **试剂**

7.7.3.1.1 *Taq* DNA聚合酶。

7.7.3.1.2 DL 2000 DNA marker。

7.7.3.1.3 琼脂糖。

7.7.3.1.4 溴酚蓝。

7.7.3.1.5 溴化乙锭。

7.7.3.1.6 引物见表2。

表2 STEC四种毒力基因引物序列及扩增片段长度

毒力基因	引物名称	引物序列(5′～3′)	扩增片段大小/bp
*stx*1	Stx1-F[a]	ACACTGGATGATCTCAGTGG	
	Stx1-R[b]	CTGAATCCCCCTCCATTATG	614
*stx*2	Stx2-F	CCATGACAACGACAGCAGTT	
	Stx2-R	CCTGTCAACTGAGCACTTTG	779
*eae*A	eaeA-F	AAGCGACTGAGGTCACT	
	eaeA-R	ACGCTGCTCACTAGATGT	450
*hly*A	hlyA-F	CACACGGAGCTTATAATATTCTGTCA	
	hlyA-R	AATGTTATCCCATTGACATCATTTGACT	300

a Forward(正向)。

b Reverse(反向)。

7.7.3.2 **仪器**

7.7.3.2.1 PCR仪。

7.7.3.2.2 电泳仪。

7.7.3.2.3 微波炉。

7.7.3.2.4 紫外检测仪或凝胶成像系统。

7.7.3.2.5 微量移液器：10 μL，100 μL，200 μL，1 000 μL。

7.7.3.2.6 离心机。

7.7.3.2.7 恒温水浴锅：36℃±1℃，65℃±1℃。

7.7.3.3 **检测步骤**

7.7.3.3.1 **PCR模板的制备**

挑取7.7.1分离的可疑菌纯菌落，按细菌基因组DNA提取试剂盒操作说明书提取模板DNA，所提取的模板DNA溶于50 μL TE中。

7.7.3.3.2 **PCR反应体系和条件**

反应体系体积为50 μL：5 pmoL引物各2 μL；10×PCR buffer(含$MgCl_2$)5 μL；200 μmoLdNTP 1 μL；*Taq*酶(5 U/μL)1 μL；模板DNA 5 μL；ddH_2O补足50 μL。反应条件：预变性94℃ 7 min，之后变性94℃ 1 min，退火56℃ 1 min，延伸72℃ 1 min进行30个循环，最后72℃延伸5 min，4℃保存反应产物。

检测过程中分别设阳性对照、阴性对照和空白对照。阳性对照为STEC菌株，阴性对照为非STEC

菌株,空白对照加入 2 μL 无菌水作为对照。

7.7.3.3.3 **PCR 扩增产物电泳检测**

取 1.5 g 琼脂糖于 100 mL 电泳缓冲液中加热,充分融化,加入溴化乙锭,使其最终浓度达到 1.0 μg/mL,制胶。在电泳槽中加入电泳缓冲液,使液面刚刚没过胶面 1 mm。将 10.0 μLPCR 扩增产物分别和 2.0 μL 6×加样缓冲液混合,点样。9 V/cm 恒压,电泳 20 min~30 min。紫外凝胶成像仪下观察电泳结果,做好记录。

7.8 **结果及判定**

7.8.1 当 ELISA 试剂盒初步筛选阴性,报告未检出产志贺毒素大肠杆菌。

7.8.2 当检出的可疑菌落生化结果符合表 1 要求且和已知的 5 种血清中某一因子有特异性凝集时同时用 ELISA 复测 STX 或 VT 毒素为阳性者,报告检出产志贺毒素大肠杆菌相应血清型。

7.8.3 当检出的可疑菌落生化结果符合表 1 要求,与已知的 5 种血清因子不凝集但是 PCR 结果为 *stx*1 和(或)*stx*2 阳性者,报告检出产志贺毒素大肠杆菌。

7.8.4 当检出的可疑菌落生化结果符合表 1 要求,和已知的 5 种血清中任一血清有特异性凝集者且 PCR 结果为 *stx*1 和(或)*stx*2 阳性者,报告检出产志贺毒素大肠杆菌相应血清型。

8 废弃物处理和防止污染的措施

检测过程中的废弃物,收集后在焚烧炉中焚烧处理。

检测过程中防止交叉污染的措施见附录 B。

附 录 A
(规范性附录)
培养基和试剂

A.1 改良新生霉素大肠杆菌增菌肉汤(m-n EC)

A.1.1 成分

胰蛋白胨	20.0 g
3 号胆盐	1.12 g
乳糖	5.0 g
无水磷酸氢二钾	4.0 g
无水磷酸二氢钾	1.5 g
氯化钠	5.0 g
琼脂	15.0 g
蒸馏水	1 000.0 mL

A.1.2 制备

将各成分加入蒸馏水中,加热并不断搅拌,煮沸 1 min,使琼脂溶解,分装适当的容器,121℃高压灭菌 15 min,取出后冷却至室温,以过滤灭菌的新生霉素溶液 20 mg/L 加入,使最终浓度为 20 μg/mL,最终 pH6.8±0.2。

A.2 山梨醇麦康凯平板(CT-SMAC 平板)

A.2.1 成分

蛋白胨	17.0 g
朊胨	3.0 g
猪胆盐(或牛、羊胆盐)	5.0 g
氯化钠	5.0 g
琼脂	17.0 g
山梨醇	10.0 g
蒸馏水	1 000.0 mL

A.2.2 制备

a) 将蛋白胨、朊胨、胆盐和氯化钠溶解于 400 mL 蒸馏水中。校正 pH 至 7.2,将琼脂加入于 600 mL 蒸馏水中加热溶解,将二液合并,分装于锥形瓶内高压灭菌(121℃,15 min 备用)。

b) 临用时加热熔化琼脂,趁热加入山梨醇,冷却至 50℃～55℃时加入结晶紫和中性红水溶液并加入过滤除菌的亚碲酸钾溶液,使最终浓度为 2.5 mg/L;并加入头孢克肟(cefixime),使最终浓度为 0.05mg/L。

A.3 三糖铁琼脂(TSI)

A.3.1 成分

聚胨(polypeptone)	20.0 g
乳糖	10.0 g

蔗糖	10.0 g
葡萄糖	1.0 g
六水硫酸亚铁胺	0.2 g
硫代硫酸钠	0.2 g
酚红	0.025 g
琼脂	13.0 g
蒸馏水	1 000.0 mL

A.3.2 制备

将以上各成分加热煮沸至完全溶解，调节 pH 至 7.4±0.1，分装试管。115℃高压灭菌 15 min，制成高层斜面备用。

A.4 月桂基磷酸盐胰蛋白胨(LST)MUG 肉汤

A.4.1 成分

胰蛋白胨或胰酪胨(Tryticase)	20.0 g
氯化钠	5.0 g
乳糖	5.0 g
磷酸氢二钾	2.75 g
磷酸二氢钾	2.75 g
月桂基磷酸钠	0.1 g
四甲基伞形酮β葡萄糖醛苷酸(MUG)	0.1 g
蒸馏水	1 000.0 mL

A.4.2 制备

将上述成分溶解于蒸馏水中，分装到有倒立发酵管的试管中，每管 10 mL，于 121℃高压灭菌 15 min，最终 pH6.8±0.2。

A.5 CHROMagar O157 显色培养基琼脂

A.5.1 成分

由琼脂、蛋白胨、酵母酚、盐分、特殊酶底物混合物等组成。pH7.0。

A.5.2 制备

取干粉，每 2.9 g 溶于 100 mL 蒸馏水中，常压下加热至 100℃，并不断搅拌至琼脂完全溶解。可以使用微波炉加热。如果需要选择性更强的培养基，完全溶解的琼脂水浴冷却至 48℃，加入碲酸钾溶液，使其终浓度为 2.5 mg/L。此培养基在室温可保存 1 d，或在冰箱内贮存数天(避光，4℃)。

A.6 营养琼脂

A.6.1 成分

蛋白胨	10.0 g
牛肉膏	3.0 g
氯化钠	5.0 g
琼脂	15.0 g
蒸馏水	1 000.0 mL

A.6.2 制备

将各成分加入蒸馏水中,加热溶解,121℃高压灭菌 15 min,最终 pH6.8±0.2。

A.7 胰蛋白酶大豆肉汤(TSB)

A.7.1 成分

胰蛋白胨	17.0 g
大豆蛋白胨	3.0 g
氯化钠	20.0 g
磷酸氢二钾	2.5 g
葡萄糖	2.5 g
蒸馏水	1 000.0 mL

A.7.2 制备

将各成分加入水中,要不断搅拌,加热至煮沸 1 min。121℃高压灭菌 15 min,最终 pH 至7.3±0.2。

附 录 B
(规范性附录)
检测过程中防止交叉污染的措施

B.1 抽样和制样过程

抽样和制样工具,应清洗干净,121℃高压灭菌15 min~20 min,一套洁净工具限于一份样品使用。存放样品的容器应该经过清洗、高压灭菌,或为一次性灭菌容器。

B.2 检测过程

B.2.1 PCR实验室应分为样品制备区、前PCR区、PCR区和后PCR区。将模板提取、PCR反应液配制、PCR循环扩增及PCR产物的鉴定等步骤分区或分室进行。实验室的运作应从"净区"到"脏区"单向进行。

B.2.2 实验过程中,应穿戴实验服佩戴手套。各区要有专用实验服。

B.2.3 各区所有的试剂、器材(尤其是移液器)、仪器都应专用,不得带出该区。

B.2.4 所有溶液、水、耗材和器具要121℃,15 min高压,避免核酸和(或)核酸酶污染。每种溶液应使用高质量的成分和新蒸馏的双蒸水。在20℃~25℃贮存的试剂中,可加入0.025%的叠氮钠。所有试剂应该以大体积配制,然后分装成仅够一次使用的量进行贮存。

B.2.5 DNA模板或引物的离心管打开之前,要短暂离心,离心管不能用力崩开,以免产生气溶胶。

B.2.6 前PCR区中,最好能在PCR操作箱中加入PCR反应各组分。

B.2.7 实验前后,实验室用紫外线消毒以破坏残留的DNA。

B.2.8 可使用UDG和dUTP系统控制污染。

B.2.9 应遵循PCR操作的其他要求。

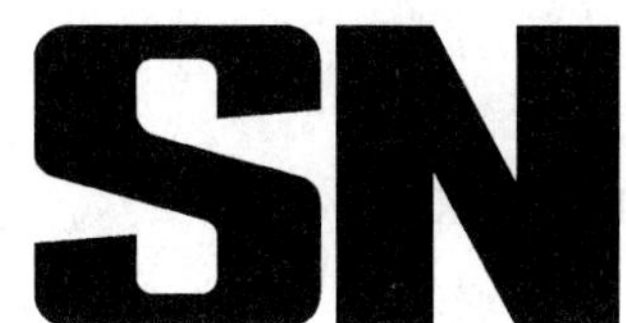

中华人民共和国出入境检验检疫行业标准

SN/T 1869—2007

食品中多种致病菌快速检测方法 PCR法

Rapid detection methods for pathogens in foods—PCR method

2007-04-06 发布　　2007-10-16 实施

中华人民共和国国家质量监督检验检疫总局 发布

前　言

本标准的附录A是规范性附录，附录B、附录C和附录D是资料性附录。

本标准由国家认证认可监督管理委员会提出并归口。

本标准起草单位：中华人民共和国辽宁出入境检验检疫局、中华人民共和国汕头出入境检验检疫局、中华人民共和国深圳出入境检验检疫局、中华人民共和国黑龙江出入境检验检疫局、中国合格评定国家认可委员会、大连产品质量检验所、中华人民共和国青岛出入境检验检疫局、中华人民共和国内蒙古出入境检验检疫局、中华人民共和国浙江出入境检验检疫局、深圳太太基因工程有限公司。

本标准起草人：卢行安、许业莉、曹际娟、李苏龙、谢昭聪、朱海、李宏、郑卫平、秦成、王刚、刘艳泓、雷质文、刘中学、施伟良、孙杰、刘冉、郑秋月、段莹、张经纬、肖性龙。

本标准系首次发布的检验检疫行业标准。

食品中多种致病菌快速检测方法 PCR 法

1 范围

本标准规定了用普通 PCR 技术快速检测食品中沙门氏菌、志贺氏菌、金黄色葡萄球菌、小肠结肠炎耶尔森氏菌、单核细胞增生李斯特氏菌、空肠弯曲菌、肠出血性大肠埃希氏菌 O157：H7、副溶血性弧菌、霍乱弧菌和创伤弧菌的方法；用 BAX®全自动致病菌 PCR 检测系统[1)]检测食品中沙门氏菌、单核细胞增生李斯特氏菌、空肠弯曲菌、肠出血性大肠埃希氏菌 O157：H7 和阪崎肠杆菌的方法。

本标准适用于食品中沙门氏菌、志贺氏菌、金黄色葡萄球菌、小肠结肠炎耶尔森氏菌、单核细胞增生李斯特氏菌、空肠弯曲菌、肠出血性大肠埃希氏菌 O157：H7、副溶血性弧菌、霍乱弧菌和创伤弧菌的检验。

2 规范性引用文件

下列文件中的条款通过本标准的引用而成为本标准的条款。凡是注日期的引用文件，其随后所有的修改单(不包括勘误的内容)或修订版均不适用于本标准，然而，鼓励根据本标准达成协议的各方研究是否可使用这些文件的最新版本。凡是不注日期的引用文件，其最新版本适用于本标准。

GB/T 4789.4　食品微生物学检验　沙门氏菌检验

GB/T 4789.5　食品微生物学检验　志贺氏菌检验

CB/T 4789.6　食品微生物学检验　致泻大肠埃希氏菌检验

GB/T 4789.7　食品微生物学检验　副溶血性弧菌检验

GB/T 4789.8　食品微生物学检验　小肠结肠炎耶尔森氏菌检验

GB/T 4789.9　食品微生物学检验　空肠弯曲菌检验

GB/T 4789.10　食品微生物学检验　金黄色葡萄球菌检验

GB/T 4789.30　食品微生物学检验　单核细胞增生李斯特氏菌检验

GB/T 6682　分析实验室用水规格和试验方法

GB 19489　实验室　生物安全通用要求

SN 0170　出口食品中沙门氏菌检验方法

SN 0172　出口食品中金黄色葡萄球菌检验方法

SN 0173　出口食品副溶血性弧菌检验方法

SN 0174　出口食品中小肠结肠炎耶尔森氏菌检验方法

SN 0175　出口食品中空肠弯曲菌检验方法

SN 0184　出口食品中单核细胞增生李斯特氏菌检验方法

SN/T 0973　进出口肉及肉制品中肠出血性大肠杆菌 O157：H7 检验方法

SN/T 1022　出口食品中霍乱弧菌检验方法

WS/T 230　临床诊断中聚合酶链反应(PCR)技术的应用

ISO 6579　微生物学——沙门氏菌检验方法指南

ISO 11290-1　食品和动物饲料微生物学——单核细胞增生李斯特氏菌定性和定量检测方法　第 1 部分：定性检测方法

---

1) 为美国杜邦公司(DuPont Qualicon)的产品。

ISO 16654　食品和动物饲料微生物学—大肠杆菌 O157 检测方法

NMKL No. 156　北欧食品协会　食品中致病性弧菌定性和定量检测方法

FDA/BAM Chapter 5　美国食品药品管理局　微生物学分析手册　第 2 章沙门氏菌

FDA/BAM Chapter 9　美国食品药品管理局　微生物学分析手册　第 9 章弧菌

FDA/BAM Chapter 10　美国食品药品管理局　微生物学分析手册　食品中单核细胞增生李斯特氏菌定性和定量检测方法

USDA/FSIS MLG4C. 01　美国农业部食品安全检验局　生肉、畜胴体擦拭样品、整鸡淋洗液、即食食品、禽肉制品和巴氏蛋制品中沙门氏菌 BAX-PCR 筛选方法

USDA/PSIS MLG 8A. 01　美国农业部食品安全检验局　单核细胞增生李斯特氏菌 BAX 筛选方法

3　缩略语

下列缩略语适合于本标准。

3.1

PCR　polymerase chain reaction

聚合酶链反应，简称 PCR。

3.2

dNTP　deoxyribonucleoside triphosphate

脱氧核苷三磷酸。

3.3

dATP　deoxyadenosine triphosphate

脱氧腺苷三磷酸。

3.4

dGTP　deoxyguanosine triphosphate

脱氧鸟苷三磷酸。

3.5

dCTP　deoxycytidine triphosphate

脱氧胞苷三磷酸。

3.6

dTTP　deoxythymidine triphosphate

脱氧胸苷三磷酸。

3.7

dUTP　deoxyuridine triphosphate

脱氧尿苷三磷酸。

3.8

SDS　sodium dodecyl sulfate

十二烷基硫酸钠。

3.9

Tris　tris(hydroxymethyl) aminomethane

三(羟甲基)氨基甲烷。

3.10

DEPC

焦碳酸乙二酯。

3.11

***Taq* 酶**

Taq DNA 聚合酶。

3.12

UNG 酶

uracil DNA glycosylase

尿嘧啶 DNA-糖基酶。

4 生物安全措施

为了保护实验室人员的安全，应由具备资格的工作人员检测沙门氏菌，所有培养物和废弃物应小心处置。并按 GB 19489 中的有关规定执行。

5 防污染措施

参照标准《临床诊断中聚合酶链反应(PCR)技术的应用》(WS/T 230)中第 6 章污染的预防和控制。

6 试剂和材料

除另有规定外，所有试剂均采用分析纯。

6.1 水：应符合 GB/T 6682 中一级水的规格。

6.2 DNA 提取液：主要成分是 SDS，Tris，EDTA。

6.3 10×PCR 缓冲液[其中氯化钾(KCl)：500 mmol/L；Tris-HCl(pH8.3)：100 mmol/L；明胶：0.1%]。

6.4 PCR 反应液：含氯化镁($MgCl_2$)的 PCR 缓冲液、dATP、dTTP、dCTP、dGTP、dUTP、*Taq* 酶、UNG 酶。

6.5 琼脂糖。

6.6 10×上样缓冲液：含 0.25%溴酚蓝，0.25%二甲苯青 FF，30%甘油水溶液。

6.7 50×TAE 缓冲液：称取 484 g Tris，量取 114.2 mL 冰醋酸，200 mL 0.5 mol/L EDTA (pH：8.0)，溶于水中，定容至 2 L。分装后高压灭菌备用。

6.8 DNA 分子量标记物(100 bp～1 000 bp)。

6.9 Eppendorf 管和 PCR 反应管。

6.10 mLST-Vm 肉汤：阪崎肠杆菌检测用，参见附录第 D.1 章。

6.11 BHI 肉汤：阪崎肠杆菌检测用，参见附录第 D.2 章。

6.12 常见致病菌(沙门氏菌、志贺氏菌、金黄色葡萄球菌、小肠结肠炎耶尔森氏菌、单核细胞增生李斯特氏菌、空肠弯曲菌、肠出血性大肠埃希氏菌 O157：H7、副溶血性弧菌、霍乱弧菌和创伤弧菌)普通 PCR 检测试剂盒[2](试剂盒组成、功能及使用注意事项参见附录 B)。

6.13 BAX® 沙门氏菌的 PCR 检测试剂盒(Qualicon ＃17710608，试剂盒组成参见附录 C)，5℃±3℃放置。

6.14 BAX® 单核细胞增生李斯特氏菌 PCR 检测试剂盒(Qualicon ＃17710609)，5℃±3℃放置。

6.15 BAX® 弯曲菌的 PCR 检测试剂盒(Qualicon ＃17720680)，5℃±3℃放置。

6.16 BAX® 系统肠出血性大肠杆菌 O157：H7 多重(MP)PCR 筛选试剂盒(Qualicon ＃17720673)。

6.17 BAX® 系统肠出血性大肠杆菌 O157：H7(MP)PCR 快速检测增菌培养基(Qualicon ＃17710678，17710679)。

---

2) 由指定单位提供，给出这一信息是为了方便本标准的使用者，并不表示对该产品的认可。如果其他等效产品具有相同的效果，则可使用这些等效的产品。

6.18 BAX®阪崎肠杆菌的 PCR 检测试剂盒(Qualicon ＃17720657),5℃±3℃放置。

7 仪器和设备

7.1 PCR 仪。

7.2 电泳装置。

7.3 凝胶分析成像系统。

7.4 PCR 超净工作台。

7.5 高速台式离心机(离心转速 12 000 r/min 以上),台式离心机(离心转速 2 000 r/min)。

7.6 微量可调移液器(2 μL、10 μL、100 μL、1 000 μL)。

7.7 BAX®全自动致病菌检测系统(启动包)。

第一法 普通 PCR 法

8 检测程序

普通 PCR 方法检测程序见图 1。

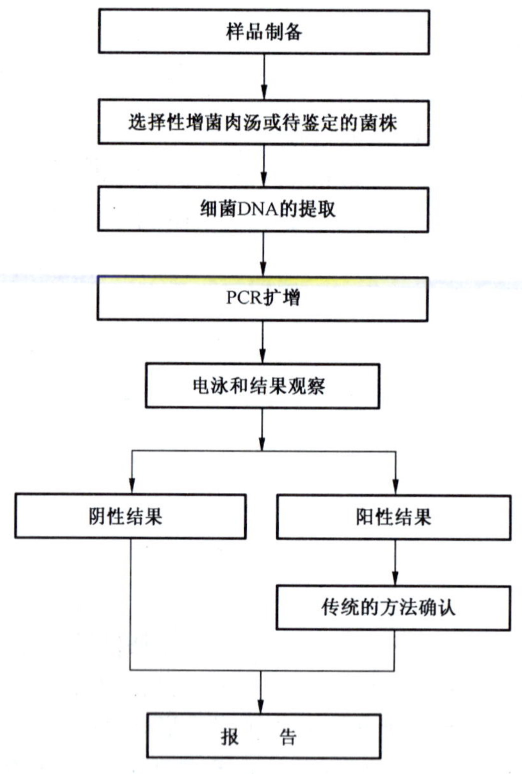

图 1 PCR 检测致病菌程序图

9 操作步骤

9.1 样品制备、增菌培养和分离

9.1.1 沙门氏菌按照 GB/T 4789.4 或 SN 0170 或 ISO 6579 或 FDA/BAM Chapter5 或 USDA/FSIS MLG4C.01 方法进行。

9.1.2 志贺氏菌按照 GB/T 4789.5 方法进行。

9.1.3 金黄色葡萄球菌可按照 GB/T 4789.10 或 SN 0172 方法进行。

9.1.4 小肠结肠炎耶尔森氏菌可按照 GB/T 4789.8 或 SN 0174 方法。

9.1.5 单核细胞增生李斯特氏菌可按照 GB/T 4789.30 或 SN 0184 或 ISO 11290 或 FDA/BAM Chapter 10 或 USDA/FSIS MLG8A.01 方法进行。

9.1.6 空肠弯曲菌按照 GB/T 4789.9 或 SN 0175 方法进行。

9.1.7 肠出血性大肠埃希氏菌 O157：H7 按照 GB/T 4789.6 或 SN/T 0973 或 ISO 16654 方法进行。

9.1.8 副溶血性弧菌按照 GB/T 4789.7 或 SN0173 或 FDA/BAM Chapter 9 或 NMKL No.156 方法进行。

9.1.9 霍乱弧菌按照 SN/T 1022 或 FDA/BAM Chapter 9 或 NMKL No.156 方法进行。

9.1.10 创伤弧菌按照 FDA/BAM Chapter 9 或 NMKL No.156 方法进行。

9.2 细菌模板 DNA 的提取

9.2.1 直接提取法

对于上述方法培养的增菌液，可直接取该增菌液 1 mL 加到 1.5 mL 无菌离心管中，8 000 r/min 离心 5 min，尽量吸弃上清；加入 50 μL DNA 提取液(参见附录 B)，混匀后沸水浴 5 min，12 000 r/min 离心 5 min，取上清保存于−20℃备用以待检测。−70℃可长期保存。对于 9.1 方法分离到的可疑菌落，可直接挑取可疑菌落，加入 50 μL DNA 提取液，再按照上述步骤制备模板 DNA 以待检测。

9.2.2 有机溶剂提纯法

取待测样本(增菌培养液或分离菌落菌悬液)1 mL，加到 1.5mL 离心管中，8 000 r/min 离心 4 min，尽量吸弃上清；加入 750 μL DNA 提取液，沸水浴 5 min，加酚：三氯甲烷(1：1，体积比)700 μL，振荡混匀，13 000 r/min 离心 5 min，去上清液，70%乙醇冲洗一次，13 000 r/min 离心 5 min，沉淀溶于 20 μL 核酸溶解液中。保存在−20℃备用。−70℃可长期保存。

也可使用等效的商业化的 DNA 提取试剂盒并按其说明提取制备模板 DNA。

9.3 PCR 扩增

9.3.1 引物的序列

引物的序列见附录 A。

9.3.2 空白对照、阴性对照和阳性对照设置

空白对照设为以水代替 DNA 模板；

阴性对照采用非目标菌的 DNA 作为 PCR 反应的模板；

阳性对照采用含有检测序列的 DNA(或质粒)作为 PCR 反应的模板。

9.3.3 PCR 反应体系

普通 PCR 反应体系见表 1。

表 1 普通 PCR 反应体系

试剂	贮备液浓度	25 μL 反应体系中加样体积/μL
10×PCR 缓冲液	—	2.5
氯化镁($MgCl_2$)	25 mmol/L	3.0
$dNTP_s$(含 dUTP)	各 2.5 mmol/L	1.0
UNG 酶	1 U/μL	0.06
上游引物	20 pmol/μL	1.0
下游引物		1.0
Taq 酶	5 U/μL	0.5
DNA 模板	—	2.0
双蒸水	—	补至 25
注 1：反应体系中各试剂的量可根据具体情况或不同的反应总体积进行适当调整。 注 2：每个反应体系应设置两个平行反应。		

9.3.4 **PCR 反应参数**

PCR 反应参数见附录 A。

9.3.5 **PCR 扩增产物的电泳检测**

用电泳缓冲液(1×TAE)制备 1.8%～2%琼脂糖凝胶(55℃～60℃时加入溴化乙锭至终浓度为 0.5 μg/mL,也可在电泳后进行染色)。取 8 μL～15 μL PCR 扩增产物,分别和 2 μL 上样缓冲液混合,进行点样,用 DNA 分子量标记物做参照。3 V/cm～5 V/cm 恒压电泳,电泳 20 min～40 min,电泳检测结果用凝胶成像分析系统记录并保存。

10 结果判定和报告

在阴性对照未出现条带,阳性对照出现预期大小的扩增条带条件下,如待测样品未出现相应大小的扩增条带,则可报告该样品检验结果为阴性;如待测样品出现相应大小扩增条带则可判定该样品结果为假定阳性,则回到传统的检测步骤,进一步应按 9.1 中该致病菌对应的标准检测方法进行确认,最终结果以后者的检测结果为准。

如果阴性对照出现条带和/(或)阳性对照未出现预期大小的扩增条带,本次待测样品的结果无效,应重新做实验,并排除污染因素。

第二法　BAX®全自动致病菌 PCR 检测方法

11 适用范围

BAX®全自动致病菌 PCR 检测方法,包括食品中沙门氏菌、单核细胞增生李斯特氏菌、空肠弯曲菌、肠出血性大肠埃希氏菌 O157∶H7 和阪崎肠杆菌的检测方法。

12 原理

BAX 全自动致病菌检测系统是应用 PCR 技术检测食品中的致病菌的自动方法。

扩增反应开始,BAX®系统 PCR 片剂中的荧光染料就会与双链 DNA 结合,光照时发出荧光信号。扩增反应后,BAX®系统开始检测,接着自动化的 BAX®系统利用荧光检测来分析 PCR 产物,从而得到阳性或阴性结果。

13 检验程序

13.1 沙门氏菌、单核细胞增生李斯特氏菌、空肠弯曲菌、肠出血性大肠埃希氏菌 O157∶H7 检测程序参见图 1(没有电泳步骤)。

13.2 BAX 阪崎肠杆菌 PCR 方法检测程序见图 2。

14 操作步骤

14.1 样品增菌

14.1.1 沙门氏菌、单核细胞增生李斯特氏菌、空肠弯曲菌的样品制备、增菌培养和分离见 9.1。

14.1.2 肠出血性大肠埃希氏菌 O157∶H7 增菌方法按照 BAX®系统 O157∶H7 增菌培养基用户指导书进行。

14.1.3 阪崎肠杆菌增菌:以无菌操作称取 25 g 样品,放入装有 225 mL mLST-Vm 肉汤中,混匀,在 45℃±0.5℃培养箱内培养 20 h～22 h;取 10 μL 上述增菌液加入 500 μL 的 BHI 肉汤中,36℃±1℃培养 3 h。

14.2 细菌模板 DNA 的制备

沙门氏菌、单核细胞增生李斯特氏菌、空肠弯曲菌、肠出血性大肠杆菌 O157：H7 和阪崎肠杆菌增菌肉汤或菌落的细菌模板 DNA 的制备按各自 BAX® 系统筛选的 PCR 分析试剂盒说明书进行。

14.3 BAX® 系统致病菌的检测

按照 BAX® 用户指导书来准备试剂，进行检测和读取结果。

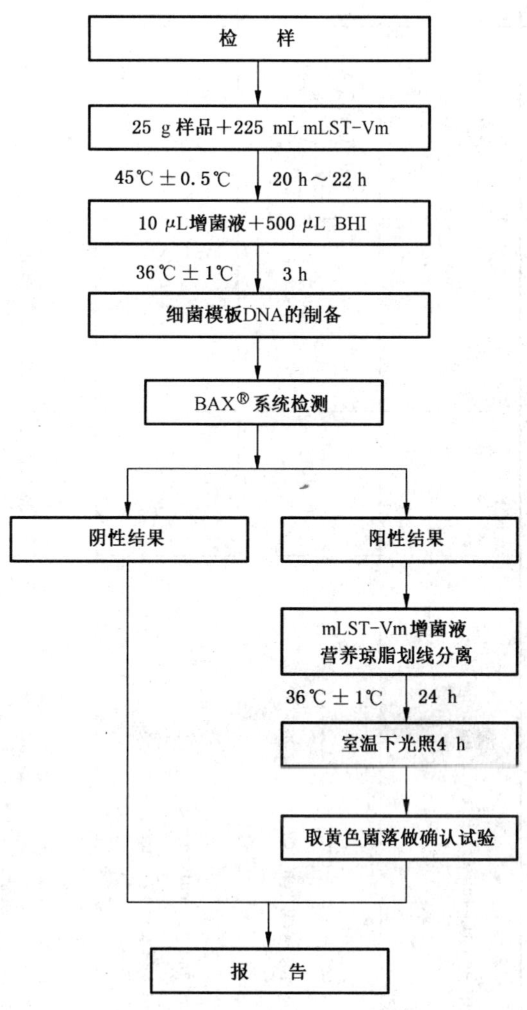

图 2 BAX 阪崎肠杆菌 PCR 方法检测程序

15 结果说明

15.1 BAX® 检测结果为阴性的样品可以出具阴性报告。

15.2 检测结果显示为阳性的样品需要继续按照传统的方法进行确认。

15.3 检测结果显示为不确定或错误时，用 BAX® 系统重新进行检测。

附　录　A
（规范性附录）
PCR 检测的靶基因、引物序列和反应参数

表 A.1　PCR 检测的靶基因、引物序列和反应参数表

致病菌	靶基因名称	引物序列	扩增片段长度	PCR 反应条件			
				预变性	扩增	循环数	后延伸
沙门氏菌	*invA*	5’-gtg aaa tta tcg cca cgt tcg ggc aa-3’ 5’-tca tcg cac cgt caa agg aac c-3’	284bp	95℃,5 min	95℃,30 s 64℃,30 s 72℃, 30 s	35	72℃, 5 min
志贺氏菌	*ipaH*	5’-gtt cct tga ccg cct ttc cga tac cgt c -3’ 5’-gcc ggt cag cca ccc tct gag agt ac -3’	629bp	95℃, 5 min	95℃,15 s 65℃,30 s 72℃,30 s	35	72℃,5 min
金黄色葡萄球菌	*femA*	5’-aaa aaa gca cat aac aag cg-3’ 5’-gat aaa gaa gaa acc agc ag -3’	132bp	94℃, 5 min	94℃,2 min 57℃,2 min 72℃,1 min	35	72℃,7 min
小肠结肠炎耶尔森氏菌	16 s	5’-aat acc gca taa cgt ctt cg -3’ 5’-ctt ctt ctg cga gta acg tc -3’	330bp	95℃, 5 min	95℃,30 s 52℃,1 min 72℃,1 min	35	72℃,5 min
单增李斯特氏菌	*prfA*	5’-gat aca gaa aca tcg gtt ggc -3’ 5’-gtg taa tct tga tgc cat cag -3’	274bp	95℃, 5 min	95℃,30 s 55℃,30 s 74℃,1 min	35	72℃,5 min
空肠弯曲杆菌	*VS1*	5’-gat atg tat gat ttt atc ttg c -3’ 5’-gaa tga aat ttt aga atg ggg -3’	358bp	95℃, 5 min	95℃,30 s 56℃,30 s 72℃,30 s	35	72℃,5 min

表 A.1（续）

致病菌	靶基因名称	引物序列	扩增片段长度	PCR 反应条件			
				预变性	扩增	循环数	后延伸
肠出血性大肠埃希氏菌 O157：H7	*rfbE*	5’-att gcg ctg aag cct ttg-3’ 5’-cga gta cat tgg cat cgt g-3’	499bp	95℃，5 min	95℃，15 s 55℃，30 s 72℃，1 min	35	72℃，5 min
副溶血性弧菌	*tlh*	5’-aaa gcg gat tat gca gaa gca ctg -3’ 5’-gct act ttc tag cat ttt ctc tgc -3’	450bp	95℃，5 min	95℃，1 min 60℃，1 min 72℃，2 min	35	72℃，5 min
霍乱弧菌	*ompW*	5’-cac caa gaa ggt gac ttt att gtg-3’ 5’-gaa ctt ata acc acc cgc g-3’	588bp	95℃，5 min	95℃，30 s 64℃，30 s 72℃，30 s	35	72℃，5 min
创伤弧菌	*vvhA*	5’-ccg cgg tac agg ttg gcg ca -3’ 5’-cgc cac cca ctt tcg ggc c -3’	519bp	95℃，5 min	95℃，1 min 62℃，1 min 72℃，1 min	35	72℃，5 min

注：PCR 反应参数可根据基因的扩增仪型号的不同进行适当的调整。

附 录 B
（资料性附录）
致病菌普通 PCR 检测试剂盒

B.1 试剂盒组成

每个试剂盒(每个反应体系体积为 25 μL) 成分见表 B.1。

表 B.1 试剂盒成分

组成成分	规 格
PCR 反应液	1 100 μL 1 管
Taq 酶	25 μL 1 管
UNG 酶	5 μL 1 管
阳性对照	1 mL 1 管
阴性对照	1 mL 1 管

B.2 说明

B.2.1 PCR 反应液中含有特异性引物及各种离子。

B.2.2 核酸溶解液是去离子水，用于溶解核酸。

B.3 使用注意事项

B.3.1 严格执行行业行政主管部门颁布的有关基因扩增检验实验室的管理规范。

B.3.2 本试剂盒仅用于体外检测，操作人员应经过专业培训，开始检测前要仔细阅读本说明书全文。

B.3.3 试剂盒内各试剂使用前，充分融化后要稍事离心。反应液分装时应尽量避免产生气泡，上机前注意检查各反应管是否盖紧，以免泄露污染仪器。

附 录 C
（资料性附录）
BAX® 全自动致病菌 PCR 检测试剂盒组成

以沙门氏菌为例(产品序列号 17710608;96 个测试)

C.1 PCR 片剂

2 袋,每个 PCR 管中一个片剂,12 个八联管。片剂包括检测反应和内置阳性对照反应所需的试剂(有了内置阳性对照不需另设质控反应)。片剂重 7.6 mg±0.1 mg。

C.2 PCR 管盖

1 袋,12 个八联管盖。

C.3 裂解缓冲液

2 瓶,12 mL/瓶;pH 8.35±0.05(25℃),用于制备工作裂解液。

C.4 蛋白酶溶液

1 瓶,400 μL/瓶。用于制备工作裂解液。

附　录　D
（资料性附录）
培养基

D.1　改良月桂基硫酸盐胰蛋白胨肉汤(mLST-Vm)

D.1.1　成分

成分	用量
胰酪胨	20.0 g
氯化钠	34.22 g
乳糖	5.0 g
磷酸氢二钾	2.75 g
磷酸二氢钾	2.75 g
月桂基硫酸钠	0.1 g
万古霉素	0.01 g
蒸馏水	1 000.0 mL

D.1.2　制法

除万古霉素外将各成分加入蒸馏水中，加热溶解，调节 pH 至 6.8±0.2。121℃高压灭菌 15 min。万古霉素配成 10 mg/mL 的溶液，用 0.2 μm 的滤膜过滤除菌。临用时，取 1 mL 万古霉素溶液加到 1 000 mL mLST 中。

D.2　BHI 肉汤

D.2.1　成分

成分	用量
犊牛脑	200.0 g
牛心	250.0 g
多价蛋白胨	10.0 g
葡萄糖	2.0 g
氯化钠	5.0 g
磷酸氢二钠	2.5 g
蒸馏水	1 000.0 mL

D.2.2　制法

将除去结缔组织并绞碎的犊牛脑和牛心肌分别加水各 500 mL，搅拌，放入 4℃左右冰箱过夜，次日取出，分别加热至 60℃～70℃约 30 min，再煮沸约 1 h，搅拌并补充蒸发水分，防止沉渣烧焦。用纱布过滤，再将两液混合于同一容器，并补充水分至 1 000 mL，加入其他成分，适当加热使完全溶解，调节 pH 至 7.4±0.2。再适当加热后过滤，分装，121℃灭菌 15 min。

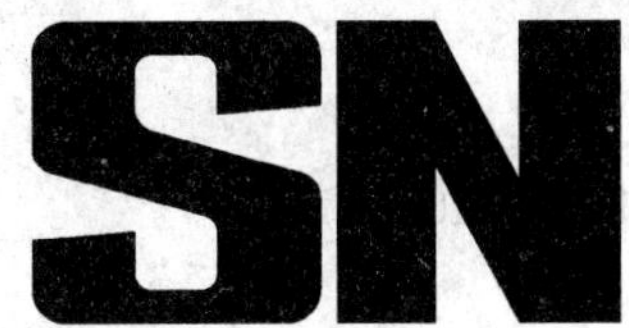

中华人民共和国出入境检验检疫行业标准

SN/T 1870—2007

食品中致病菌检测方法　实时PCR法

Detection of pathogens in food — Real-time PCR Method

2007-04-06 发布　　　　2007-10-16 实施

中华人民共和国国家质量监督检验检疫总局　发布

前 言

本标准的附录A、附录B均为规范性附录。

本标准由国家认证认可监督管理委员会提出并归口。

本标准主要起草单位:中华人民共和国辽宁出入境检验检疫局、深圳太太基因工程有限公司、中华人民共和国黑龙江出入境检验检疫局、中华人民共和国汕头出入境检验检疫局、中华人民共和国上海出入境检验检疫局、中华人民共和国深圳出入境检验检疫局。

本标准主要起草人:曹际娟、卢行安、肖性龙、李苏龙、孙杰、李丽、许业莉、顾鸣、谢昭聪、朱海、张经纬。

本标准系首次发布的出入境检验检疫行业标准。

食品中致病菌检测方法　实时 PCR 法

1　范围

本标准规定了食品中沙门氏菌、志贺氏菌、金黄色葡萄球菌、小肠结肠炎耶尔森氏菌、单核细胞增生李斯特氏菌、空肠弯曲菌、肠出血性大肠埃希氏菌 O157：H7、副溶血性弧菌、霍乱弧菌、创伤弧菌、溶藻弧菌的实时 PCR 检测方法。

本标准适用于食品中沙门氏菌、志贺氏菌、金黄色葡萄球菌、小肠结肠炎耶尔森氏菌、单核细胞增生李斯特氏菌、空肠弯曲菌、肠出血性大肠埃希氏菌 O157：H7、副溶血性弧菌、霍乱弧菌、创伤弧菌、溶藻弧菌的快速检测。

2　规范性引用文件

下列文件中的条款通过本标准的引用而成为本标准的条款。凡是注日期的引用文件，其随后所有的修改单(不包括勘误的内容)或修订版均不适用于本标准，然而，鼓励根据本标准达成协议的各方研究是否可使用这些文件的最新版本。凡是不注日期的引用文件，其最新版本适用于本标准。

GB/T 6682　分析实验室用水规格和试验方法

GB 19489　实验室　生物安全通用要求

SN 0170　出口食品中沙门氏菌检验方法

SN 0172　出口食品中金黄色葡萄球菌检验方法

SN 0173　出口食品中副溶血性弧菌检验方法

SN 0174　出口食品中小肠结肠炎耶尔森氏菌检验方法

SN 0175　出口食品中空肠弯曲菌检验方法

SN/T 0184.1　进出口食品中单核细胞增生李斯特氏菌检验方法

SN/T 0973　进出口肉及肉制品中肠出血性大肠杆菌 O157：H7 检验方法

SN/T 1022　出口食品中霍乱弧菌检验方法

NMKL No. 156　食品中致病性弧菌的检测和计数

3　定义、术语和缩略语

下列定义、术语和缩略语适用于本标准。

3.1　定义和术语

3.1.1

实时荧光 PCR　real-time fluorescent PCR

实时荧光聚合酶链式反应。

3.1.2

Ct 值　cycle threshold Ct

每个反应管内的荧光信号达到设定的阈值时所经历的循环数。

3.2　缩略语

3.2.1

PCR　polymerase chain reaction

聚合酶链反应，简称 PCR。

3.2.2

DNA deoxyribonuleic acid

脱氧核糖核酸。

3.2.3

dNTP deoxyribonucleoside triphosphate

脱氧核苷酸三磷酸。

3.2.4

dATP deoxyadenosine triphosphate

脱氧腺苷三磷酸。

3.2.5

dCTP deoxycytidine triphosphate

脱氧胞苷三磷酸。

3.2.6

dGTP deoxyguanosine triphosphate

脱氧鸟苷三磷酸。

3.2.7

dTTP deoxythymidine triphosphate

脱氧胸苷三磷酸。

3.2.8

dUTP deoxyuridine triphosphate

脱氧鸟苷三磷酸。

3.2.9

UNG uracil *N*-glycosylase

尿嘧啶 *N*-糖基化酶。

3.2.10

Taq Thermus aquaticu

水生栖热菌。

3.2.11

Trls trls (hydroxymethyl) aminomcthanc

三(羟甲基)氨基甲烷。

3.2.12

FAM 6-carboxyfluorescein

6-羧基荧光素。

3.2.13

TAMRA 6-carboxytetramethylrhodamine

6-羧基四甲基罗丹明。

4 测定方法

4.1 方法提要

在 PCR 基础上,加入一条与模板 DNA 匹配的、两端有荧光基团标记的寡核苷酸探针。PCR 每进行一次循环,合成的新链数与释放的荧光基团数呈对应关系,即 PCR 产物的量与荧光信号的强度呈对应关系。当荧光信号超过所设定的阈值(Threshold-value)时,荧光信号可被检测出来,仪器检测荧光基团的增加量可以间接地体现目的片段的扩增量。

样品的模板 DNA 进行实时 PCR 扩增，观察实时 PCR 的增幅曲线，从而对食品中的致病菌进行快速检测。

4.2 设备和材料

4.2.1 实时 PCR 仪。

4.2.2 离心机。

4.2.3 微量移液器和灭菌吸头：10 μL，100 μL，200 μL，1 000 μL。

4.2.4 恒温培养箱。

4.2.5 恒温水浴锅。

4.2.6 天平。

4.2.7 均质器或乳钵。

4.2.8 灭菌三角烧瓶：500 mL，250 mL。

4.2.9 灭菌吸管：10 mL。

4.2.10 灭菌平皿：90 mm×15 mm。

4.2.11 灭菌试管：内径 3 mm，长 5 cm。

4.2.12 接种棒、镍铬丝。

4.2.13 试管架、试管篓。

4.2.14 废液缸。

4.3 试剂

除另有规定外，试剂为分析纯或生化试剂，水为灭菌双蒸水。所有试剂均用无 DNA 酶污染的容器分装。

4.3.1 水：应符合 GB/T 6682 中一级水的规格。

4.3.2 *Taq* DNA 聚合酶。

4.3.3 dNTP：dATP、dTTP、dCTP、dGTP。

4.3.4 DNA 提取试剂：称取 0.1 g chelex 100 粉末，加入 100 mL 灭菌蒸馏水中，摇匀即可，也可使用商业化的 DNA 提取试剂盒。

4.3.5 10×PCR 缓冲液：200 mmol/L Tris-HCl (pH8.4)，200 mmol/L 氯化钾(KCl) 15 mmol/L 氯化镁($MgCl_2$)。

4.3.6 引物和探针：引物和探针序列见表 A.1，其中探针的 5'端标记 FAM，3'端标记 TAMRA。

4.4 检测步骤

4.4.1 样品制备、增菌培养和分离

沙门氏菌的样品制备、增菌培养和分离步骤参照 SN 0170 进行。

金黄色葡萄球菌的样品制备、增菌培养和分离步骤参照 SN 0172 进行。

小肠结肠炎耶尔森氏菌的样品制备、增菌培养和分离步骤参照 SN 0174 进行。

食品中单核细胞增生李斯特氏菌的样品制备、增菌培养和分离步骤参照 SN/T 0184.1 进行。

空肠弯曲菌的样品制备、增菌培养和分离步骤参照 SN 0175 进行。

肠出血性大肠杆菌 O157：H7 的样品制备、增菌培养和分离步骤参照 SN/T 0973 进行。

副溶血性弧菌的样品制备、增菌培养和分离步骤参照 SN 0173 进行。

霍乱弧菌的样品制备、增菌培养和分离步骤参照 SN/T 1022 进行。

创伤弧菌和溶藻弧菌的样品制备、增菌培养和分离步骤参照 NMKL No.156 进行。

4.4.2 模板 DNA 的制备

4.4.2.1 增菌液模板 DNA 的制备

取 4.4.1 中培养的相应致病菌增菌液(需二次培养的则取二次增菌液)1 mL，加到 1.5 mL 无菌离心管中，8 000 r/min 离心 5 min，吸弃上清；加入 50 μL DNA 提取液(使用前室温解冻并充分混匀，快速吸取)，混匀后沸水浴 5 min，12 000 r/min 离心 5 min，取上清保存于－20℃备用以待检测。

4.4.2.2 **可疑菌落模板DNA的制备**

挑取4.4.1中分离到的可疑菌落或菌体，加入50 μL DNA提取液，再按照4.4.2.1步骤制备模板DNA以待检测。

也可使用商业化的DNA提取试剂盒并按其说明制备模板DNA。

4.4.3 **实时PCR检测**

4.4.3.1 反应体系体积为25 μL：10×PCR缓冲液2.5 μL、引物对(10 μmol/L)各1 μL、dNTP(10 mmol/L) 1 μL、*Taq* DNA聚合酶(5 U/μL)0.5 μL、水17 μL、模板DNA 2 μL。

4.4.3.2 反应条件：37℃ 5 min，95℃预变性3 min，94℃变性5 s，60℃退火延伸40 s，同时收集FAM荧光，进行40个循环，4℃保存反应产物。

注：PCR反应参数可根据基因扩增仪型号的不同进行适当的调整。

4.4.3.3 检测过程中分别设阳性对照、空白对照。阳性对照为扩增片段的阳性克隆分子DNA或阳性菌株DNA，空白对照为无菌水。

5 结果及判断

5.1 质控标准

——阴性对照：无扩增曲线，C_t≥40；

——阳性对照：出现典型的扩增曲线，C_t 值应<30.0。

否则，实验视为无效。

5.2 结果判定和报告

——C_t 值≥40，可判定样品结果为阴性，可直接报告未检出相对应致病菌；

——C_t 值≤35.0，可判定该样品结果为阳性；

——C_t 值>35.0而<40，建议样本重做。重做结果 C_t 值≥40者为阴性，否则为阳性。

对于阳性结果，应参见规范性引用文件中的方法或相关的国际权威微生物经典检验方法做进一步的生化鉴定和报告。

6 测定低限

在上述条件下，本方法对于各致病菌的测定低限见表1。

表1 食品中11种致病菌的测定低限

致病菌名称	测定低限/(CFU/mL)	致病菌名称	测定低限/(CFU/mL)
沙门氏菌	5 000	肠出血性大肠埃希氏菌O157：H7	201
志贺氏菌	300	副溶血性弧菌	200
金黄色葡萄球菌	7 000	霍乱弧菌	84
小肠结肠炎耶尔森氏菌	500	创伤弧菌	500
单核细胞增生李斯特氏菌	2 500	溶藻弧菌	1 000
空肠弯曲菌	500		

7 废弃物处理和防止污染的措施

检测过程中的废弃物，收集后在焚烧炉中焚烧处理。检测过程中防止交叉污染的措施见附录B。

8 生物安全措施

为了保护实验室人员的安全，应由具备资格的工作人员检测致病菌，所有培养物应小心处置。并参见GB 19489中的有关规定执行。

附 录 A
（规范性附录）
食品中致病菌实时 PCR 检测所用引物和探针序列

表 A.1 食品中致病菌实时 PCR 检测所用引物和探针序列

致病菌名称	引物序列	探针序列
沙门氏菌	5’-GCGGCGTTGGAGAGTGATA-3’	5’-CATTTCTTAAACGGCGGTGTCTTTCCCT-3’
	5’-AGCAATGGAAAAAGCAGGATG-3’	
志贺氏菌	5’-CGCAATACCTCCGGATTCC-3’	5’-AACAGGTCGCTGCATGGCTGGAA-3’
	5’-TCCGCAGAGGCACTGAGTT-3’	
金黄色葡萄球菌	5’-TTCTTCACGACTAAATAAACGCTCA-3’	5’-CAGAACACAATGTTTCCGATGCAACGT-3’
	5’-GGTACTACTAAAGATTATCAAGACGGCT-3’	
小肠结肠炎耶尔森氏菌	5’-AAGAAGGCCTTCGGGTTGTAA-3’	5’-ATTAACCTTTATGCCTTCCTCCTCGCTG-3’
	5’-TTCTGCGAGTAACGTCAATCACA-3’	
单核细胞增生李斯特氏菌	5’-CTGAATCTCAAGCAAAACCTGGT-3’	5’-ATACGATAACATCCACGGCTCTGGCTGG-3’
	5’-CGCGACCGAAGCCAACTA-3’	
空肠弯曲菌	5’-TTGGTATGGCTATAGGAACTCTTATAGCT-3’	5’-ATGGCATATCCTAATTTA-3’(MGB)
	5’-CACACCTGAAGTATGAAGTGGTCTAAGT-3’	
肠出血性大肠埃希氏菌O157∶H7	5’-TCCTCAGCTATAGGGTGCTTTTG-3’	5’-TATTTTTCCGAGTACATTGGCATCGTGTGG-3’
	5’-ATCGAAACAAGGCCAGTTTTTTAC-3’	
副溶血性弧菌	5’-GCGACCTTTCTCTGAAATATTAATTGT-3’	5’-CGCACAAGGCTCGACGGCTGA-3’
	5’-CATTCGCGTGGCAAACATC-3’	
霍乱弧菌	5’-GCTTTATTGTTCGATGCGTTAAAC-3’	5’-TCTTGGGCAATCGCATCGGTTGA-3’
	5’-GATGCCAAAATTGTGCGTATCA-3’	
创伤弧菌	5’-TGTTTATGGTGAGAACGGTGACA-3’	5’-CCGTTAACCGAACCACCCGCAA-3’
	5’-TTCTTTATCTAGGCCCCAAACTTG-3’	
溶藻弧菌	5’-GAGCTTTCTGTTGAATGTAACGACAC-3’	5’-TCTCTGCAAACTCAGACGCAAGCGTAGG-3’
	5’-ACCCACACGCTCCATTGC-3’	

附 录 B
（规范性附录）
检测过程中防止交叉污染的措施

B.1 抽样和制样过程

抽样和制样工具必须清洗干净，经 121℃高压灭菌 15 min～20 min。一套洁净工具限于一份样品使用。存放样品的容器应该经过清洗、高压，或为一次性灭菌容器。

B.2 检测过程

B.2.1 实时 PCR 实验室应分为样品制备区、前 PCR 区（反应混合物配制区）、PCR 区（检测区）。将模板提取、PCR 反应液配制、PCR 循环扩增等步骤分区或分室进行。实验室的运作应从“净区”到“脏区”单向进行。

B.2.2 实验过程中，应穿戴实验服和手套，手套要经常更换。各区要有专用实验服，经常清洗。

B.2.3 各区所有的试剂、器材（尤其是移液器）、仪器都应专用，不得带出该区。

B.2.4 所有溶液、水、耗材和器具要 121℃、15 min 高压，避免核酸和（或）核酸酶污染。每种溶液应使用高质量的成分和新蒸馏的双蒸水。在 20℃～25℃贮存的试剂中，可加入 0.025%的叠氮钠。所有试剂应该以大体积配制，然后分装成仅够一次使用的量进行贮存。

B.2.5 DNA 模板或引物的离心管打开之前，要简短离心，离心管不能用力崩开，以免产生气溶胶。

B.2.6 前 PCR 区中，最好能在 PCR 操作箱中加入 PCR 反应各组分。

B.2.7 实验前后，实验室用紫外线消毒以破坏残留的 DNA。

B.2.8 可使用 UNG 酶和 dUTP 系统控制污染。

B.2.9 应遵循 PCR 操作的其他要求。

SN

中华人民共和国出入境检验检疫行业标准

SN/T 1895—2007

食品中金黄色葡萄球菌的快速计数法 Petrifilm™测试片法

Rapid enumeration of *Staphylococcus aureus* in foods—Petrifilm™ staph express count plate method

2007-05-23 发布 2007-12-01 实施

中华人民共和国国家质量监督检验检疫总局 发布

前　言

本标准第一法修改采用了美国分析化学协会(AOAC)官方方法 2003.07 特定预加工食品和加工食品(冷冻千层面、奶油冻、冷冻什锦蔬菜、冷冻洋芋饼和冷冻裹浆蘑菇)中金黄色葡萄球菌的计数 Petrifilm™金黄色葡萄球菌测试片法[AOAC® *Official Method*℠ 2003.07:Petrifilm™ Staph Express Count Plate Method for the Enumeration of *Staphylococcus aureus* in Selected Types of Processed and Prepared Foods (frozen lasagna,custard,frozen mixed vegetables,frozen hash browns,and frozen batter coated mushrooms)];AOAC 官方方法 2003.08 特定乳制品(冰淇淋、原奶、酸奶、奶酪和乳清粉)中金黄色葡萄球菌的计数 Petrifilm™金黄色葡萄球菌测试片法[AOAC® *Official Method*℠ 2003.08: Petrifilm™ Staph Express Count Plate Method for the Enumeration of *Staphylococcus aureus* in Selected Dairy Foods. (strawberry ice cream, raw milk, vanilla yogurt, whey powder, and mozzarella cheese)];AOAC 官方方法 2003.11 特定肉、家禽和海产品(熟制和切割的鸡肉、汉堡、三文鱼和香肠)中金黄色葡萄球菌的计数 Petrifilm™金黄色葡萄球菌测试片法[AOAC® *Official Method*℠ 2003.11: Petrifilm™ Staph Express Count Plate Method for the enumeration of *Staphylococcus aureus* in Selected Meat,Seafood and Poultry]。

本标准的附录 A 是规范性附录。

本标准由国家认证认可监督管理委员会提出并归口。

本标准起草单位:中华人民共和国辽宁出入境检验检疫局、中国合格评定国家认可委员会、中华人民共和国内蒙古出入境检验检疫局、中华人民共和国深圳出入境检验检疫局、大连市产品质量检验所、中华人民共和国黑龙江出入境检验检疫局、大连启元科技发展有限公司、3M 中国有限公司。

本标准主要起草人:卢行安、刘中学、曹际娟、李宏、孙杰、朱海、谢昭聪、陈兆君、刘颜泓、李苏龙、周振亚、陆苏飙。

本标准系首次发布的出入境检验检疫行业标准。

食品中金黄色葡萄球菌的快速计数法 Petrifilm™测试片法

1 范围

本标准规定了食品中金黄色葡萄球菌的测定(Petrifilm™[1]测试片法)。

本标准适用于食品和食物中毒样品中金黄色葡萄球菌的计数,既适用于金黄色葡萄球菌含量较高的食品也适用于金黄色葡萄球菌含量较低而杂菌含量较高的食品。

2 规范性引用文件

下列文件中的条款通过本标准的引用而成为本标准的条款。凡是注日期的引用文件,其随后所有的修改单(不包括勘误的内容)或修订版均不适用于本标准,然而,鼓励根据本标准达成协议的各方研究是否可使用这些文件的最新版本。凡是不注日期的引用文件,其最新版本适用于本标准。

SN 0172 出口食品中金黄色葡萄球菌检验方法

3 原理

Petrifilm™金黄色葡萄球菌测试片(Staph Express Count Plate,STX)是一种预先制备好的快速检验系统。它含有具有显色功能并经改良的 Baird-Parker 培养基,对金黄色葡萄球菌具有很强的选择性,并含有冷水可溶性凝胶。测试片上的紫红色菌落为金黄色葡萄球菌。当测试片上出现除紫红色以外的其他任何颜色(如黑色或蓝绿色),则必须使用确认反应片。此确认反应片含有显色剂和脱氧核糖核酸(DNA)。金黄色葡萄球菌产生的脱氧核糖核酸酶(DNase)会和反应片中的显色剂形成粉红色晕圈。

4 设备和材料

4.1 恒温培养箱:36℃±1℃。

4.2 均质器(旋刀式或拍击式)或等效的设备。

4.3 pH 计或精密 pH 试纸。

4.4 放大镜或(和)菌落计数器。

5 培养基和试剂

5.1 无菌生理盐水:称取 8.5 g 氯化钠溶于 1 000 mL 蒸馏水中,121℃高压灭菌 15 min。

5.2 1 mol/L 氢氧化钠(NaOH):称取 40 g 氢氧化钠(NaOH)溶于 1 000 mL 蒸馏水中。

5.3 1 mol/L 盐酸(HCl):移取浓盐酸 90 mL,用蒸馏水稀释至 1 000 mL。

5.4 Petrifilm™金黄色葡萄球菌测试片。

5.5 Petrifilm™金黄色葡萄球菌确认反应片。

---

1) 为美国 3M 公司产品的商品标志。

第一法　Petrifilm^{TM}测试片直接计数法

6　检验程序

检验程序见图 1。

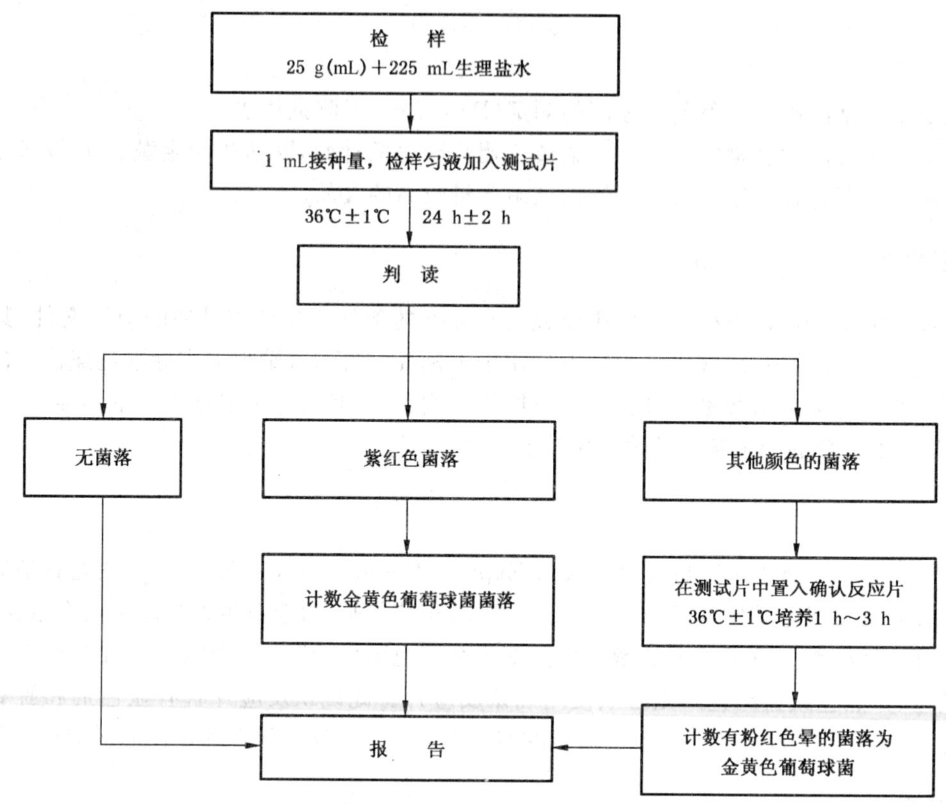

图 1　Petrifilm^{TM}测试片直接计数法检验程序

7　操作步骤

7.1　样品制备

按照 SN 0172 方法进行样品制备。制备的 1∶10 样品匀液后，无菌操作调节样品匀液的 pH 为 6.0～8.0，对酸性样液用 1 mol/L 氢氧化钠(NaOH)调节，碱性样液用 1 mol/L 盐酸(HCl)调节[2)]。

7.2　样品匀液的稀释、接种和培养

7.2.1　接种：做 10 倍递增稀释，选择适宜的 2 个～3 个连续稀释度的样品匀液(液体样品可包括原液)接种 Petrifilm^{TM}测试片，每个稀释度接种 2 片，每片 1 mL。将测试片置于平坦表面处，揭开上层膜，用吸管吸取某一稀释度的 1 mL 样液垂直滴加到一张测试片的中央处，然后将上层膜缓慢盖下，避免气泡产生，切勿使上层膜直接落下，再把 Petrifilm^{TM}金黄色葡萄球菌的压板放置在上层膜中央处，轻轻地压下，使样液均匀覆盖于圆形的培养面积上，拿起压板，静置至少 1 min 以使培养基凝固。

7.2.2　培养：将测试片的透明面朝上水平置于培养箱内，堆叠片数不超过 20 片，在 36℃±1℃条件下培养 24 h±2 h。

7.2.3　确认反应：如果上述测试片上没有菌落生长或菌落全部是紫红色(典型的金黄色葡萄球菌特征)，无需进行确认；如果测试片上出现黑色、蓝绿色菌落或紫红色菌落不明显，需使用 Petrifilm^{TM}确认

2) 根据产品标准规定的酸碱溶液来调节 pH 值。

反应片作进一步确认。

将上层膜掀起，将确认反应片置入测试片的培养范围内，再将上层膜放下覆盖在确认反应片上，用手指以滑动的方式轻轻将测试片与确认反应片压紧，包括确认反应片的边缘，此步骤可使测试片与Petrifilm™确认反应片紧密接触并除去气泡，最后把插入确认反应片的测试片放在36℃±1℃的培养箱内培养1 h～3 h。

8 结果计算与报告

8.1 判读：紫红色的菌落直接计数为金黄色葡萄球菌；需要使用确认反应片作确认时，计数有粉红色晕圈的菌落。没有粉红色晕圈的菌落不是金黄色葡萄球菌，不应被计数。如果整个培养面积呈粉红色而没有明显的晕圈，说明金黄色葡萄球菌大量存在，结果记录为“多不可计”。

8.2 菌落计数：培养结束后立即计数，可目视或用菌落计数器来计数，放大镜可辅助计数；选取金黄色葡萄球菌菌落数在15～150之间的测试片，计数菌落数，乘以相对应的稀释倍数报告之；如果所有稀释度测试片上的菌落数都小于15，则计数稀释度最低的测试片上的菌落数乘以稀释倍数报告之；如果所有稀释度的测试片上均无菌落生长，则以小于1乘以最低稀释倍数报告之；如果最高稀释度的菌落数大于150个时，计数最高稀释度的测试片上的菌落数乘以稀释倍数报告之。报告单位以CFU/g(mL)表示。

第二法 Petrifilm™测试片MPN法

9 检验程序

检验程序见图2。

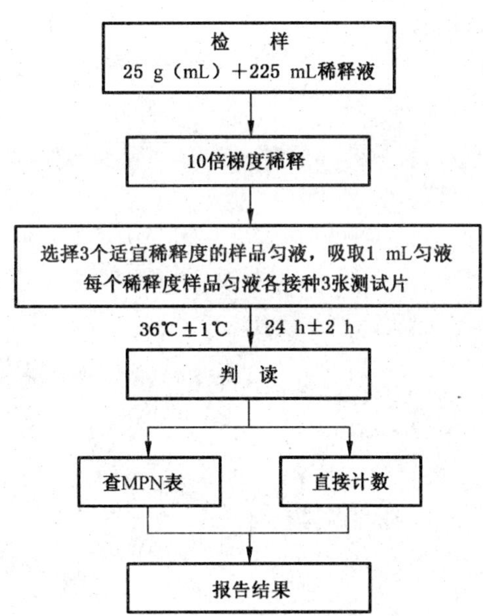

图2 金黄色葡萄球菌Petrifilm™测试片MPN法检验程序

10 操作步骤

10.1 样品制备

见7.1。

10.2 样品匀液的接种

分别在做10倍递增稀释的同时，选择适宜的3个连续稀释度的样品匀液（液体样品可包括原液），吸取样品匀液，以 1 mL 接种量加入到 3 张测试片。每个稀释度接种 3 张，接种方法见 7.2.1。

10.3 培养和确认

见 7.2.2 和 7.2.3。

10.4 判读

金黄色葡萄球菌菌落判读见 8.1，如果最低稀释度的 3 个纸片不都有确认的金黄色葡萄球菌菌落，可根据金黄色葡萄球菌菌落的存在与否，对所有 9 张测试片进行阳性或阴性的定性报告，而无须计数每张测试片上金黄色葡萄球菌菌落数目。

如果最低稀释度的 3 个测试片上均有确认的金黄色葡萄球菌菌落，可以按照上述的方法对每张测试片进行金黄色葡萄球菌定性报告，也可以采用平板直接计数的方法，计算测试片上的金黄色葡萄球菌菌落数目。

11 结果报告

根据金黄色葡萄球菌阳性纸片数，查 MPN 检索表（见附录 A），报告每 g(mL) 样品中金黄色葡萄球菌的 MPN 值。如果可以直接计数的结果报告，见 8.2。

附　录　A
（规范性附录）
1 g(mL)检样中最可能数(MPN)表

1 g(mL)检样中最可能数(MPN)表，见表 A.1。使用九张测试片法，接种量(相当于样品的量)分别为 0.1 g(mL)，0.01 g(mL)，0.001 g(mL)。

表 A.1　1 g(mL)检样中最可能数(MPN)表

阳性纸片数			MPN	95%置信区间		阳性纸片数			MPN	95%置信区间	
0.10	0.01	0.001		低	高	0.10	0.01	0.001		低	高
0	0	0	<3.0	—	9.5	2	2	0	21	4.5	42
0	0	1	3.0	0.15	9.6	2	2	1	28	8.7	94
0	1	0	3.0	0.15	11	2	2	2	35	8.7	94
0	1	1	6.1	1.2	18	2	3	0	29	8.7	94
0	2	0	6.2	1.2	18	2	3	1	36	8.7	94
0	3	0	9.4	3.6	38	3	0	0	23	4.6	94
1	0	0	3.6	0.17	18	3	0	1	38	8.7	110
1	0	1	7.2	1.3	18	3	0	2	64	17	180
1	0	2	11	3.6	38	3	1	0	43	9	180
1	1	0	7.4	1.3	20	3	1	1	75	17	200
1	1	1	11	3.6	38	3	1	2	120	37	420
1	2	0	11	3.6	42	3	1	3	160	40	420
1	2	1	15	4.5	42	3	2	0	93	18	420
1	3	0	16	4.5	42	3	2	1	150	37	420
2	0	0	9.2	1.4	38	3	2	2	210	40	430
2	0	1	14	3.6	42	3	2	3	290	90	1 000
2	0	2	20	4.5	42	3	3	0	240	42	1 000
2	1	0	15	3.7	42	3	3	1	460	90	2 000
2	1	1	20	4.5	42	3	3	2	1 100	180	4 100
2	1	2	27	8.7	94	3	3	3	>1 100	420	—

注：表内所列检样量如改用 0.01 g(mL)、0.001 g(mL)、0.000 1 g(mL)时，则表内数字应相应增加 10 倍，其余类推。

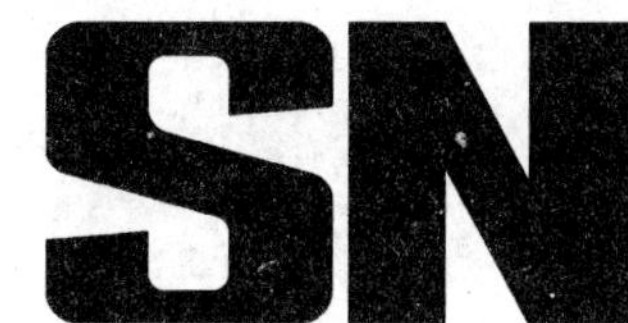

中华人民共和国出入境检验检疫行业标准

SN/T 1896—2007

食品中大肠菌群和大肠杆菌快速计数法 Petrifilm™测试片法

**Rapid enumeration of coliforms and *Escherichia coli* in foods—
Petrifilm™ coliform count plate and
Petrifilm™ *E. coli*/coliform count plate method**

2007-05-23 发布　　　　2007-12-01 实施

中华人民共和国国家质量监督检验检疫总局　发布

前　言

本标准第一法修改采用了美国分析化学协会(AOAC)991.14官方方法《食品中大肠菌群和大肠杆菌Petrifilm™测试片计数法》(AOAC® *Official Method*℠ 991.14:Dry Rehydratable film for enumeration of total coliforms and *Escherichia coli* in foods);AOAC官方方法998.08肉、禽和海产品中大肠菌群Petrifilm™测试片计数法(AOAC® *Official Method*℠ 998.08:Dry Rehydratable Film Method for Enumeration Confirmed *Escherichia coli* in Poultry,Meats and Seafood)。

本标准的附录A是规范性附录。

本标准由国家认证认可监督管理委员会提出并归口。

本标准起草单位:中华人民共和国辽宁出入境检验检疫局、中华人民共和国浙江出入境检验检疫局、中华人民共和国天津出入境检验检疫局、中华人民共和国内蒙古出入境检验检疫局、中华人民共和国山东出入境检验检疫局、大连启元科技发展有限公司、3M中国有限公司。

本标准主要起草人:卢行安、施伟良、赵宏、张宏伟、郑文杰、刘中学、王金玲、吴刚、雷质文、刘冉、周振亚、陆苏飙。

本标准系首次发布的出入境检验检疫行业标准。

食品中大肠菌群和大肠杆菌快速计数法 Petrifilm™测试片法

1 范围

本标准规定了食品中大肠菌群和大肠杆菌的测定(Petrifilm™[1)]测试片法)。

本标准适用于食品和原料中大肠菌群和大肠杆菌的计数,也适用于表面的卫生检测。

2 规范性引用文件

下列文件中的条款通过本标准的引用而成为本标准的条款。凡是注日期的引用文件,其随后所有的修改单(不包括勘误的内容)或修订版均不适用于本标准,然而,鼓励根据本标准达成协议的各方研究是否可使用这些文件的最新版本。凡是不注日期的引用文件,其最新版本适用于本标准。

SN 0169 出口食品中大肠菌群、粪大肠菌群和大肠杆菌检验方法

3 原理

3.1 Petrifilm™大肠菌群测试片(Petrifilm™ Coliform Count Plate)是一种预先制备好的培养基系统,含有VRB(Violet Red Bile)培养基,冷水可溶性凝胶和氯化三苯四氮唑(TTC)指示剂,可增强菌落计数效果。表面覆盖的胶膜,可截留发酵乳糖的大肠菌群产生的气体。培养结束后计数红点周围有气泡的菌落为大肠菌群数。

3.2 Petrifilm™大肠杆菌/大肠菌群测试片(Petrifilm™ *E. coli*/Coliform Count Plate)是一种预先制备好的培养基系统,含有VRB培养基,冷水可溶性凝胶和葡萄糖苷酶指示剂,可增强菌落计数效果。绝大多数*E. coli*(约占97%)能产生β-葡萄糖苷酸酶与培养基中的指示剂反应,产生蓝色沉淀环绕在大肠杆菌菌落周围。表面覆盖的胶膜,可截留发酵乳糖的大肠菌群产生的气体。培养结束后计数蓝点带气泡的菌落即为大肠杆菌数,红点带气泡和蓝点带气泡的菌落之和为大肠菌群数。

4 设备和材料

4.1 恒温培养箱:36℃±1℃。

4.2 均质器(旋刀式或拍击式)或等效的设备。

4.3 pH计或精密pH试纸。

4.4 Petrifilm™测试片压板。

4.5 放大镜或(和)菌落计数器或Petrifilm™自动判读仪。

5 培养基和试剂

5.1 无菌生理盐水:称取8.5 g氯化钠溶于1 000 mL蒸馏水中,121℃高压灭菌15 min。

5.2 1 mol/L氢氧化钠(NaOH):称取40 g氢氧化钠(NaOH)溶于1 000 mL蒸馏水中。

5.3 1 mol/L盐酸(HCl):移取浓盐酸90 mL,用蒸馏水稀释至1 000 mL。

5.4 Petrifilm™大肠菌群测试片。

5.5 Petrifilm™大肠杆菌/大肠菌群测试片。

---

1) 为美国3M公司产品的商品标志。

第一法　大肠菌群和大肠杆菌 PetrifilmTM 测试片直接计数法

6　检验程序

检验程序见图1。

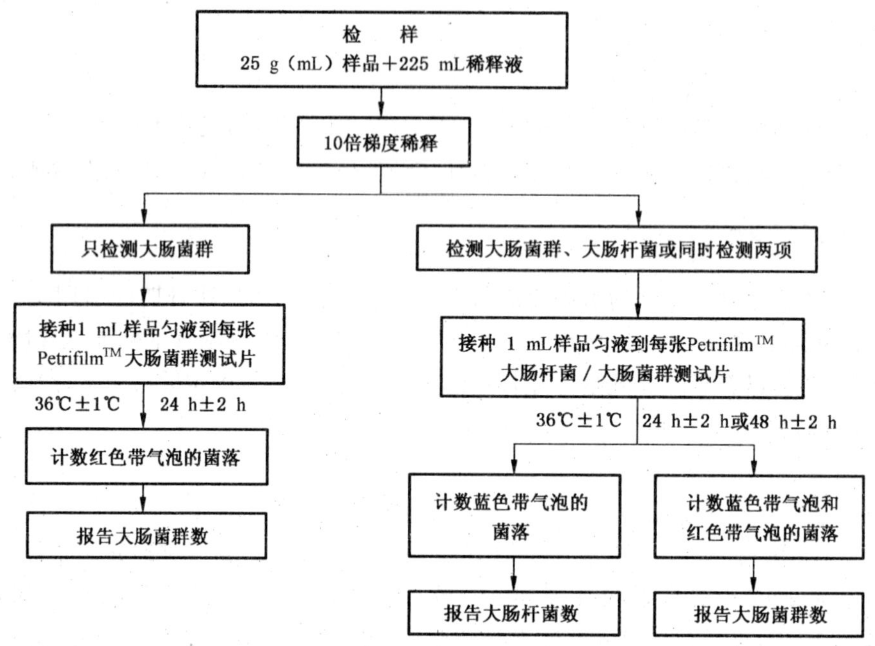

图1　PetrifilmTM 测试片直接计数法检测食品中大肠菌群和大肠杆菌数

7　食品检测的操作步骤

7.1　样品制备

按照SN 0169方法进行样品制备。制备的1∶10样品匀液，无菌操作调节样品匀液的pH为6.5～7.5，酸性样液用1 mol/L氢氧化钠（NaOH）调节，碱性样液用1 mol/L盐酸（HCl）调节[2)]。

7.2　样品匀液的接种和培养

7.2.1　稀释：对上述样品匀液做10倍系列梯度稀释，根据样品的污染程度，选取适宜的2个～3个连续稀释度，每个稀释度接种2张测试片。

7.2.2　接种：将PetrifilmTM大肠菌群测试片或PetrifilmTM大肠杆菌/大肠菌群测试片置于平坦实验台面，揭开上层膜，用吸管吸取1 mL样液垂直滴加在测试片的中央，将上层膜缓慢盖下，避免气泡产生和上层膜直接落下，把压板（平面底朝下）放置在上层膜中央，轻轻地压下，使样液均匀覆盖于圆形的培养面积上。拿起压板，静置至少1 min以使培养基凝固。

7.2.3　培养：将测试片的透明面朝上水平置于培养箱内，堆叠片数不超过20片，培养温度为36℃±1℃。大肠菌群检测时培养时间为24 h±2 h；大肠杆菌检测时，如果是肉、家禽和水产品培养时间为24 h±2 h，如果是其他产品，培养时间为48 h±2 h。

8　表面检测的操作步骤

8.1　培养基准备：用1 mL无菌稀释液水化PetrifilmTM大肠菌群测试片或PetrifilmTM大肠杆菌/大肠菌群测试片。静置至少1 h，使胶体（培养基）固化。

2）根据产品标准规定的酸碱溶液来调节pH值。

8.2 表面采样：提起上层膜，使培养基部分置于待测物表面。用手指摩擦按压，保证膜与表面充分接触，然后将上层膜掀起，使之与物体表面分离，最后将其与下层合上。

8.3 培养：将测试片的透明面朝上水平置于培养箱内，堆叠片数不超过 20 片，培养温度为 36℃±1℃。大肠菌群检测时培养时间为 24 h±2 h，大肠杆菌检测时培养时间为 48 h±2 h。

9 结果计算与报告

9.1 判读

9.1.1 目视、用菌落计数器、放大镜或 Petrifilm™ 自动判读仪来计数。

9.1.2 在 Petrifilm™ 大肠菌群测试片上，红色有气泡的菌落确认为大肠菌群数。培养圆形面积边缘上及边缘以外的菌落不作计数。当培养区域出现大量气泡，大量不明显小菌落或培养区呈暗红色三种情况，表明大肠菌群的浓度较高，进一步稀释样品可获得准确的读数。

9.1.3 在 Petrifilm™ 大肠杆菌/大肠菌群测试片上，蓝色有气泡的菌落确认为大肠杆菌。蓝色有气泡和红色有气泡的菌落数之和为大肠菌群数。培养圆形面积边缘上及边缘以外的菌落不做计数。出现大量气泡形成、不明显的小菌落，培养区呈蓝色或暗红时，进一步稀释样品可获得准确的读数。

9.2 菌落计数

选取目标菌落数在 15～150 之间的测试片，计数菌落数，乘以相对应的稀释倍数报告之。如果所有稀释度测试片上的菌落数都小于 15，则计数稀释度最低的测试片上的菌落数乘以稀释倍数报告之；如果所有稀释度的测试片上均无菌落生长，则以小于 1 乘以最低稀释倍数报告之；如果最高稀释度的菌落数大于 150 个时，计数最高稀释度的测试片上的菌落数乘以稀释倍数报告之；计数菌落数大于 150 个的测试片时，可计数一个或两个具有代表性的方格内的菌落数，换算成单个方格内的菌落数后乘以 20 即为测试片上估算的菌落数（圆形生长面积为 20 cm^2）。食品中最终菌落浓度的单位以 CFU/g(mL) 表示，表面上菌落数以 CFU/cm^2 表示。

第二法 大肠菌群和大肠杆菌 Petrifilm™ 测试片 MPN 法

10 MPN 法检验程序

检验程序见图 2。

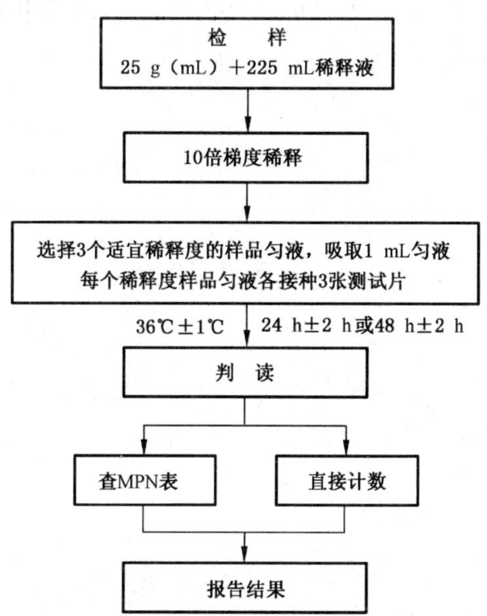

图 2 Petrifilm™ 测试片 MPN 法检验程序

11 操作步骤

11.1 样品制备

见 7.1。

11.2 样品匀液的接种

分别在做 10 倍递增稀释的同时，选择适宜的 3 个连续稀释度的样品匀液（液体样品可包括原液），吸取样品匀液，以 1 mL 接种量加入到 3 张测试片（根据检测的目的采用 Petrifilm™大肠菌群测试片或 Petrifilim™大肠杆菌/大肠菌群测试片）。每个稀释度接种 3 张，接种方法见 7.2.2。

11.3 培养

见 7.2.3。

11.4 判读

11.4.1 大肠菌群判读

Petrifilm™大肠菌群测试片上大肠菌群菌落的判读见 9.1.2，Petrifilm™大肠杆菌/大肠菌群测试片上大肠菌群菌落的判读见 9.1.3。如果最低稀释度的 3 张测试片不都有大肠菌群菌落，可根据大肠菌群菌落的存在与否，对所有 9 张测试片进行阳性或阴性的定性判定，而无须计数每张测试片上大肠菌群菌落数目。

如果最低稀释度的 3 张测试片上均有大肠菌群菌落，可以按照上述的方法对每张测试片进行大肠菌群菌落定性判定，也可以采用测试片直接计数的方法，计算测试片上的大肠菌群菌落数目。

11.4.2 大肠杆菌判读

Petrifilm™大肠杆菌/大肠菌群测试片上大肠杆菌菌落的判读见 9.1.3。如果最低稀释度的 3 张测试片不都有大肠杆菌菌落，可根据大肠杆菌菌落的存在与否，对所有 9 张测试片进行阳性或阴性的定性判定，而无须计数每张测试片上大肠杆菌菌落数目。

如果最低稀释度的 3 张测试片上均有大肠杆菌菌落，可以按照上述的方法对每张测试片进行大肠杆菌菌落定性报告，也可以采用测试片直接计数的方法，计算测试片上的大肠杆菌菌落数目。

12 结果报告

根据大肠菌群和（或）大肠杆菌菌落阳性测试片数，查 MPN 检索表（见附录 A），报告每 g(mL)样品中大肠菌群和（或）大肠杆菌的 MPN 值。如果可以直接计数的，结果报告见 9.2。

附 录 A
(规范性附录)
1 g(mL)检样中最可能数(MPN)表

1 g(mL)检样中最可能数(MPN)表，见表 A.1。使用九张测试片法，接种量(相当于样品的量)分别为 0.1 g(mL)，0.01 g(mL)，0.001 g(mL)。

表 A.1 1 g(mL)检样中最可能数(MPN)表

阳性测试片数			MPN	95%置信区间		阳性测试片数			MPN	95%置信区间	
0.10	0.01	0.001		低	高	0.10	0.01	0.001		低	高
0	0	0	<3.0	—	9.5	2	2	0	21	4.5	42
0	0	1	3.0	0.15	9.6	2	2	1	28	8.7	94
0	1	0	3.0	0.15	11	2	2	2	35	8.7	94
0	1	1	6.1	1.2	18	2	3	0	29	8.7	94
0	2	0	6.2	1.2	18	2	3	1	36	8.7	94
0	3	0	9.4	3.6	38	3	0	0	23	4.6	94
1	0	0	3.6	0.17	18	3	0	1	38	8.7	110
1	0	1	7.2	1.3	18	3	0	2	64	17	180
1	0	2	11	3.6	38	3	1	0	43	9	180
1	1	0	7.4	1.3	20	3	1	1	75	17	200
1	1	1	11	3.6	38	3	1	2	120	37	420
1	2	0	11	3.6	42	3	1	3	160	40	420
1	2	1	15	4.5	42	3	2	0	93	18	420
1	3	0	16	4.5	42	3	2	1	150	37	420
2	0	0	9.2	1.4	38	3	2	2	210	40	430
2	0	1	14	3.6	42	3	2	3	290	90	1 000
2	0	2	20	4.5	42	3	3	0	240	42	1 000
2	1	0	15	3.7	42	3	3	1	460	90	2 000
2	1	1	20	4.5	42	3	3	2	1 100	180	4 100
2	1	2	27	8.7	94	3	3	3	>1 100	420	—

参 考 文 献

[1] AOAC. Official Method 990. 14. Coliforms and *Escherichia coli* Counts in foods Dry Rehydratable Methods (Petrifilm *E. coli* Count Plate and Petrifilm Coliform Count Plate) Methods.

[2] AOAC Official Method 998. 08. Confirmed *Escherichia coli* Counts in Poultry, Meats and Seafood Dry Rehydratable Film Method Petrifilm *E. coli*/Coliform Count Plate Method.

[3] AOAC Official Method 989. 10. Bacterial and Coliform Counts in Dairy Products Dry Rehydratable Film Methods (Petrifilm Aerobic Count Plate® and Petrifilm Coliform Count Plate®) Methods.

[4] AOAC Official Method 986. 33. Bacterial and Coliform Counts in Milk Dry Rehydratable Film Methods (Petrifilm Aerobic Count Plate® and Petrifilm Coliform Count Plate®) Methods.

[5] AOAC Official Method 2000. 15. Rapid Enumeration of Coliform Counts in Foods Dry Rehydratable Film Methods Petrifilm Rapid Coliform Count Plate Method.

[6] AOAC Official Method 996. 02. Coliform Counts in Dairy Products High Sensitivity Dry Rehydratable Film Method.

[7] USDA/FSIS Microbiology Laboratory Guidebook 3rd edition 1998 Chapter 3 Examination of Fresh, Refrigerated and frozen prepared meat, poultry and pasteurized egg products.

[8] Health Products And Food Branch (Canada, MFHPB-35). 2001. Enumeration of coliform in food products and food ingredients using 3M™ Petrifilm™ Coliform Count Plates.

[9] Health Products And Food Branch (Canada, MFHPB-34). 2001. Enumeration of coliform and *E. coli* in food products and food ingredients using 3M™ Petrifilm™ *E. coli*/Coliform Count Plates.

[10] Association Francaise de Normalisation (AFNOR): Cetrificate No.: 3M 01/2-09/89. 3M™ Petrifilm™ Coliform Count Plate Enumeration of Total Coliforms Reading Gas Producing Coliform colonies.

[11] NordVal Validation Ref. No. 2005-30-5408-00045. Renewal of the NordVal certificate of 3M Petrifilm *E. coli*/Coliform Count Plate.

[12] Korea Code of Federal Regulatory, KFDA 2004: Dry Rehydratable Film Method—Petrifilm Coliform Count Plate Method (7. 8. 5. 4), Petrifilm *E. coli*/Coliform Count Plate Method (7. 8. 6. 3).

[13] 食品卫生检查指南　微生物卷　日本食品卫生协会　2004.

[14] American Public Health Association. 2001. Compendium of Methods for the Microbiological Examination of Foods, 4th ed. APHA, Washington, DC.

[15] Campden Food and Drink Research Association and Leatherhead Food Research Association study. EMMAS assessment 3M Petrifilm *E. coli*/Coliform Count Plate, 1998, UK

[16] New Zealand Food Safety Authority. MAF Standards D115 (Petrifilm Coliform Count Plate Method). MAF Standards D107. 1(Petrifilm *E. coli*/Colifrom Count Plate Method).

[17] Australia Victorian Dairy Industry Authority. Certificate Number 9504. Coliform Counts in Milk and Dairy Product using Petrifilm Coliform Count Plate.

[18] USDA FSIS. (Code of Federal Regulations) 9 CFR Part 310. 25. Beef, swine, sheep, goats, horses, mules and other equine carcass sampling: Petrifilm *E. coli*/Count Plate; 9 CFR Part 381. 94. Poultry, ducks, geese and guinea carcass sampling: Petrifilm *E. coli*/Count Plate.

SN

中华人民共和国出入境检验检疫行业标准

SN/T 1897—2007

食品中菌落总数的测定 Petrifilm™测试片法

Aerobic plate count in foods—Petrifilm™ aerobic count plate method

2007-05-23 发布

2007-12-01 实施

中华人民共和国国家质量监督检验检疫总局 发布

前　言

本标准主要参考了 AOAC 990.12《食品中菌落总数的测定——Petrifilm™[1)] 测试片法》。

本标准的附录 A 和附录 B 是资料性附录。

本标准由国家认证认可监督管理委员会提出并归口。

本标准起草单位:中华人民共和国辽宁出入境检验检疫局、中华人民共和国黑龙江出入境检验检疫局、中华人民共和国深圳出入境检验检疫局、大连启元科技发展有限公司、3M 中国有限公司。

本标准主要起草人:卢行安、曹际娟、李苏龙、吴刚、谢昭聪、秦成、郑秋月、齐震玉、王玉萍、邱驰、刘冉、王春梅、周振亚、陆苏飙。

本标准系首次发布的出入境检验检疫行业标准。

1) Petrifilm™是由 3M 公司提供产品的商品名。

食品中菌落总数的测定 Petrifilm^{TM}测试片法

1 范围

本标准规定了食品中菌落总数的测定(Petrifilm^{TM}测试片法)。

本标准适用于食品及原料中菌落总数的测定,也可以用于与食品接触的容器、操作台和其他设备表面的卫生检测。

2 规范性引用文件

下列文件中的条款通过本标准的引用而成为本标准的条款。凡是注日期的引用文件,其随后所有的修改单(不包括勘误的内容)或修订版均不适用于本标准,然而,鼓励根据本标准达成协议的各方研究是否可使用这些文件的最新版本。凡是不注日期的引用文件,其最新版本适用于本标准。

SN 0168 出口食品平板菌落计数

3 术语和定义

下列术语和定义适用于本标准。

3.1

菌落总数 aerobic plate count

样品经过处理,在一定条件下培养后,所得 1 mL(g)检样或单位面积样品中所含菌落的总数。

3.2

菌落形成单位 colony-forming units,cfu

一个细菌在平板计数琼脂培养基上生长形成肉眼可见的菌落。

4 原理

4.1 Petrifilm^{TM}细菌总数测试片(Aerobic count plates)是一种预先制备好的培养基系统,含有标准的培养基,冷水可溶性的凝胶剂和氯化三苯四氮唑(TTC)指示剂,菌落在测试片上呈红色或粉红色,这样可增强菌落计数效果。

4.2 3M^{TM}快速涂抹棒(Quick Swab)是一种预先制备好的环境涂抹系统,可以用于食品、饮料工业中的表面采样程序。3M 快速涂抹棒可以和所有 3M Petrifilm^{TM}测试片一起使用。它包括 0.127 m (5 in)长的人造纤维涂抹头和 1.4 mL 的 letheen 肉汤,letheen 肉汤可以中和残留于被测物表面的消毒剂,0.127 m (5 in)长的人造纤维涂抹头可涂抹弯曲管道。Quick Swab 涂抹棒的纤维涂抹头和 letheen 肉汤是分开的,适合于干、湿两种取样方式。

4.3 3M^{TM} e·Swab 涂抹棒是一种预先制备好的环境涂抹系统,可以用于食品、饮料工业中的表面采样程序。3Me·Swab 涂抹棒可以和大部分 3M Petrifilm^{TM}测试片一起使用。它包括人造纤维涂抹头和 10 mL 缓冲蛋白胨水溶液。3M e·Swab 涂抹棒的一侧标有刻度,根据刻度可以在测试片上滴加确定体积的溶液。

5 设备和材料

5.1 温箱:36℃±1℃,30℃±1℃。

5.2 冰箱：2℃～5℃。

5.3 pH 计或精密 pH 试纸。

5.4 放大镜或菌落计数器或 3M™ Petrifilm™自动判读仪。

6 培养基和试剂

6.1 1 mol/L 氢氧化钠(NaOH)：称取 40 g NaOH 溶于 1 000 mL 蒸馏水中。

6.2 1 mol/L 盐酸(HCl)：移取浓盐酸 90 mL，用蒸馏水稀释至 1 000 mL。

6.3 3M™ Petrifilm™细菌总数测试片和压板。

6.4 3M™ Quick Swab 快速涂抹棒或 3M™ e·Swab 涂抹棒。

7 检验程序

菌落总数的检验程序见图 1。

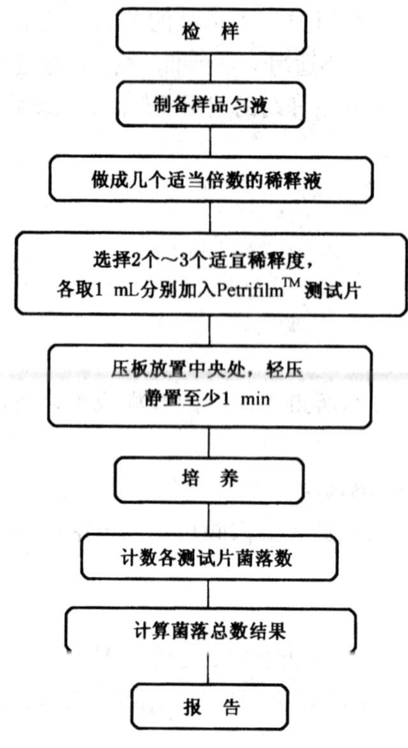

图 1 菌落总数的检验程序

8 操作步骤

8.1 检验样品的制备

按 SN 0168 方法进行样品制备。制备 1∶10 的样品匀液后，无菌操作调节该样品匀液的 pH 为 6.6～7.2，酸性样液用 1 mol/L 氢氧化钠(NaOH)调节，碱性样液用 1 mol/L 盐酸(HCl)调节，或根据产品标准规定的酸碱溶液来调节 pH 值。

8.2 检样稀释

按 SN 0168 的程序进行，培养基为 Petrifilm™菌落总数测试片。

8.3 接种

根据食品卫生标准要求或对标本污染情况的估计，选择 2 个～3 个适宜稀释度检验。将测试片置于平坦表面处，揭开上层膜，用吸管或微量移液器吸取某一稀释度的 1 mL 样液，垂直滴加在测试片的中央处，将上层膜盖下，允许上层膜直接落下，但不要滚动上层膜，将压板(凹面底朝下)放置在上层膜中央处，轻轻地压下，使样液均匀覆盖于圆形的培养面积上，拿起压板，静置至少 1 min 以使培养基凝固。每个稀释度接种两张测试片，每张 1 mL。

8.4 表面取样的样品

表面取样的样品(如拭子)参见附录 A。

8.5 空气取样的样品

空气取样的样品参见附录 B。

8.6 培养

将测试片的透明面朝上水平置于培养箱内，可堆叠至 20 片，36℃±1℃条件下培养 48 h±2 h(水产品 30℃±1℃培养 72 h±3 h)；如有产品标准等特殊要求，则按相应的标准或要求进行。

8.7 菌落计数和记录

8.7.1 到培养时间后应立即计数，如果不能立即进行计数，可以将测试片放在－15℃条件以下，不超过 7 d。

8.7.2 计数红色菌落，菌落计数和记录见 SN 0168。

8.8 菌落计数说明

8.8.1 不论菌落大小都应计数。

8.8.2 当细菌浓度很高时，整个测试片会变成红色或粉红色，将结果记录为“多不可计”(too numerous to count，TNTC)。

8.8.3 有时细菌浓度很高时测试片中央可能没有可见菌落，但圆形培养面积的边缘有许多小的菌落，其结果也记录为“多不可计”(TNTC)；可对样品进行进一步的稀释，以获得准确的计数。

8.8.4 一些微生物会液化凝胶，造成局部扩散或菌落模糊的现象。如果液化现象干扰计数，可以计数未液化的面积来估算菌落浓度。

8.9 计数和记录数据

计数和记录数据见 SN 0168。

9 结果的表述

菌落计算的规则同 SN 0168。

固体检样以 CFU/g 为单位报告，液体检样以 CFU/mL 为单位报告，表面涂抹则以 CFU/cm^2 报告。

附 录 A
(资料性附录)
表面取样方法

测定与食品接触的容器、操作台和其他设备表面上的微生物数,可以为生产过程中污染水平以及执行作为按照生产卫生部分的消毒效果提供一个评价[2)]。

表面取样方法包括表面擦拭法和直接平板接触法。

A.1 表面擦拭法

采样面积的大小可根据法规、内部标准和(或)监控地点的不同来设定,例如考虑到较低的细菌数,对成品线应采用较大的采样面积。

A.1.1 3M Quick Swab 快速涂抹棒法

A.1.1.1 弯曲红色塞管,折断后将肉汤培养基挤入管体内,干法取样的无需折断。

A.1.1.2 取出涂抹棉签后取样。

A.1.1.3 用棉签涂抹物体表面,重复 3 次。

A.1.1.4 放回涂抹棉签后摇晃 10 s。

A.1.1.5 将样品倒入 3M™ Petrifilm™菌落总数测试片。

A.1.2 3M e·Swab 抹棒法

A.1.2.1 在涂抹棒容器上标记样品信息。

A.1.2.2 打开旋盖,取出涂抹棒。

A.1.2.3 涂抹一定的待检面积。

A.1.2.4 将涂抹棒放回容器,扭紧旋盖,水平摇晃容器以释放涂抹头上的微生物;使用未稀释的溶液作下一步的检测。

A.1.2.5 打开容器顶端的翻盖。打开翻盖时,不要接触出液口,以避免污染,不要挤压容器壁,以避免溶液从出液口喷出。

A.1.2.6 翻转容器,按刻度挤压 1 mL 样品到 3M™ Petrifilm™菌落总数测试片。

A.2 直接平板接触法

将 Petrifilm™菌落总数纸片胶体部分扣压在被测试的表面。培养后,通过计数形成的菌落可以对被测表面得出一个相当可靠的细菌数。

A.2.1 用 1 mL 无菌稀释液水化 Petrifilm™菌落总数测试片。

A.2.2 静置至少 1 h,使胶体固化。

A.2.3 提起上层膜,使胶体部分置于待测物表面。

A.2.4 用手指摩擦上层膜外侧,保证膜与表面充分接触。

A.2.5 使上层膜与目的表面分离,然后将其与培养基合上。

A.2.6 将测试片置于培养箱内培养。

---

2) 稳定性是在环境监控过程中获得有用信息的关键点,所以在采样过程中应使用相同的步骤。理想情况下,应使用相同类型的取样设备,模板面积,技术员和采样技术。

附　录　B
（资料性附录）
空气取样方法（直接沉降法）

B.1　用 1 mL 无菌稀释液水化 3M™ Petrifilm™菌落总数测试片。

B.2　静置测试片至少 1 h，使胶体固化（水化好的测试片可以冷藏 7 d）。

B.3　在 3M 固定夹的两端粘上双面胶带。

B.4　提起上层膜并贴于胶带上固定，将测试片于空气中暴露 15 min。

B.5　合上上层膜后置于培养箱内按规定条件培养。

参 考 文 献

[1] AOAC. 2000. Official Method 990. 12. Aerobic Plate Count in Foods Rehydratable film (Petrifilm Aerobic Count Plate) method, Official Methods of analysis of AOAC International. 17th Ed. AOAC International, Gaithersburg, MD.

[2] AOAC 2000 Official Method 986. 33 Bacterial and Coliform Counts in Milk Dry Rehydratable Film Methods (Petrifilm Aerobic Count Plate® and Petrifilm Coliform Count Plate®) Methods.

[3] AOAC Official Method 989. 10 Bacterial and Coliform Counts in Dairy Products Dry Rehydratable Film Methods (Petrifilm Aerobic Count Plate® and Petrifilm Coliform Count Plate®) Methods.

[4] Aerobic Microorganisms. Enumeration at 30℃ in Foods by means of Petrifilm™ Plates NMKL NO. 146 1993.

[5] USDA/FSIS Microbiology Laboratory Guidebook 3rd edition 1998 Chapter 3 Examination of Fresh, Refrigerated and frozen prepared meat, poultry and pasteurized egg products.

[6] Health Products And Food Branch (Canada, MFHPB-33). 2001. Enumeration of total aerobic bacteria in food products and food ingredients using 3M™ Petrifilm™ Aerobic Count Plates.

[7] Association Francaise de Normalisation (AFNOR): Cetrificate No.: 3M 01/1-09/89. 3M Petrifilm Total Aerobic Count. Tour Europe, 92049 Paris La Defense Cedex.

[8] CCFRA Microbiological Methods Manual Standard Plate Count (Total Viable Count)-3M Petrifilm™ Aerobic Count Plate Method Method 2. 5: 1997.

[9] 食品卫生检查指南　微生物卷　日本食品卫生协会　2004.

[10] American Public Health Association. 1992. Standard Methods For the Examination of Dairy Products, 16th ed. APHA, Washington, DC. pp. 221-222,231-232.

[11] American Public Health Association. 1992. Compendium of Methods for the Microbiological Examination of Foods, 3rd ed. APHA, Washington, DC. pp. 61, 80-89.

[12] Betts, G. D., R. P. Betts and R. Taylor. 1994. Technical Memorandum N. 703: Evaluation of 3M Petrifilm for Aerobic Plate Count, Yeast and Mould Count and *Escherichia coli* Count. Campden Food & Drink Research Association, Chipping Campden Gloucestershire, UK.

[13] U. S. Department of Health and Human Services. 1999. Grade "A" Pasteurized milk Ordinance: Recommendations of the Public Health Service. Publication No. 229. 1999 Revision. U. S. Gov't. Print. Off. Washington, DC.

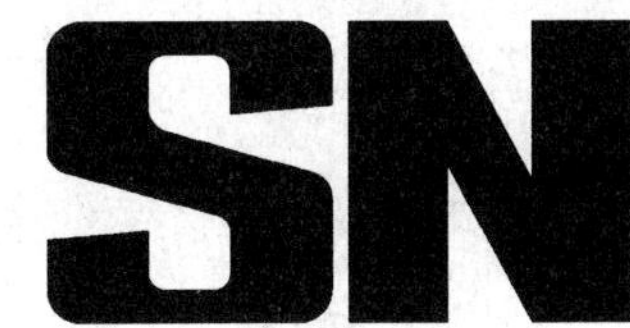

中华人民共和国出入境检验检疫行业标准

SN/T 1933.1—2007

食品和水中肠球菌检验方法 第1部分:平板计数法和最近似值测定法

Detection of *Enterococci* in food and water—
Part 1: Method for plate count and MPN

2007-05-23 发布　　　　2007-12-01 实施

中华人民共和国国家质量监督检验检疫总局　发布

前　言

SN/T 1933《食品和水中肠球菌检验方法》分为两个部分：

——第1部分：平板计数法和最近似值测定法；

——第2部分：滤膜法。

本部分为SN/T 1933的第1部分。

本部分的附录B为规范性附录，附录A是资料性附录。

本部分由国家认证认可监督管理委员会提出并归口。

本部分由中华人民共和国辽宁出入境检验检疫局负责起草。

本部分主要起草人：郑秋月、曹际娟、于灵、赵昕、王金玲、徐杨。

本部分系首次发布的出入境检验检疫行业标准。

食品和水中肠球菌检验方法 第1部分:平板计数法和最近似值测定法

1 范围

SN/T 1933 的本部分规定了食品和水中肠球菌平板计数、最近似值测定的检验方法。

本部分适用于生活用水、生产加工用水及食品中肠球菌的检验。

2 规范性引用文件

下列文件中的条款通过 SN/T 1933 的本部分的引用而成为本部分的条款。凡是注日期的引用文件,其随后所有的修改单(不包括勘误的内容)或修订版均不适用于本部分,然而,鼓励根据本部分达成协议的各方研究是否可使用这些文件的最新版本。凡是不注日期的引用文件,其最新版本适用于本部分。

GB/T 6682 分析实验室用水规格和实验方法

SN/T 0330 出口食品中微生物学检验通则

3 术语、定义和缩略语

3.1 术语和定义

下列术语、定义和缩略语适用于 SN/T 1933 的本部分。

肠球菌 *Enterococci*

一类革兰氏阳性球菌,兼性厌氧,无芽胞和荚膜,可分解胆汁七叶苷。是评估食品、水、食品加工设备、食品生产环境等卫生状况的指标菌之一。

3.2 略缩语

3.2.1 BEA

胆汁七叶苷琼脂。

3.2.2 BHIB

脑心浸液肉汤。

3.2.3 BHIA

脑心浸液琼脂。

4 设备和材料

4.1 电子天平:感量为 0.001 g。

4.2 恒温水浴箱:46℃±1℃。

4.3 恒温培养箱:35℃±0.5℃,36℃±1℃,45℃±0.5℃,35℃±2℃。

4.4 均质器。

4.5 振荡器。

4.6 移液管:容量 1 mL,10 mL。

4.7 培养皿。

5 培养基和试剂

实验用水符合 GB/T 6682 分析实验室用水规格和实验方法的要求。除另有规定外,试剂为分析纯。

5.1 叠氮化钠葡萄糖肉汤(见附录第 A.1 章)。

5.2 肠球菌肉汤(见附录第 A.2 章)。

5.3 KF链球菌琼脂(见附录第A.3章)。

5.4 肠球菌琼脂(胆汁七叶苷叠氮钠琼脂)(见附录第A.4章)。

5.5 胆汁七叶苷琼脂(BEA琼脂)(见附录第A.5章)。

5.6 脑心浸液肉汤(见附录第A.6章)。

5.7 含6.5%氯化钠(NaCl)脑心浸液肉汤(见附录第A.7章)。

5.8 脑心浸液琼脂(见附录第A.8章)。

5.9 缓冲蛋白胨水(见附录第.9章)。

6 样品制备

6.1 抽样数量及抽样方法

抽样数量及抽样方法按SN/T 0330进行。

6.2 样品的贮存和运送

采样后应尽快进行检验,冷冻样品如不能立即进行检验,应置于-18℃保存。应冷藏保存的待检样品在运送实验室过程中应于1℃~4℃保存。样品采集后8 h之内要完成检验。

6.3 制样

6.3.1 水及液体饮料:污染程度低的水及液体饮料可以直接进行检验;污染程度严重的水及液体饮料吸取25 mL样品,加入225 mL缓冲蛋白胨水中,充分混匀,制成1:10样品匀液。

6.3.2 固体或半固体食品:无菌操作取25 g样品放入装有225 mL缓冲蛋白胨水的均质杯内,以8 000 r/min均质1 min~2 min,制成1:10样品匀液。

6.3.3 以上样品制备可根据样品污染程度及检验需要,进一步制成10倍递增的样品稀释液。

7 检验程序

食品和水中肠球菌平板计数法检验程序见图1。

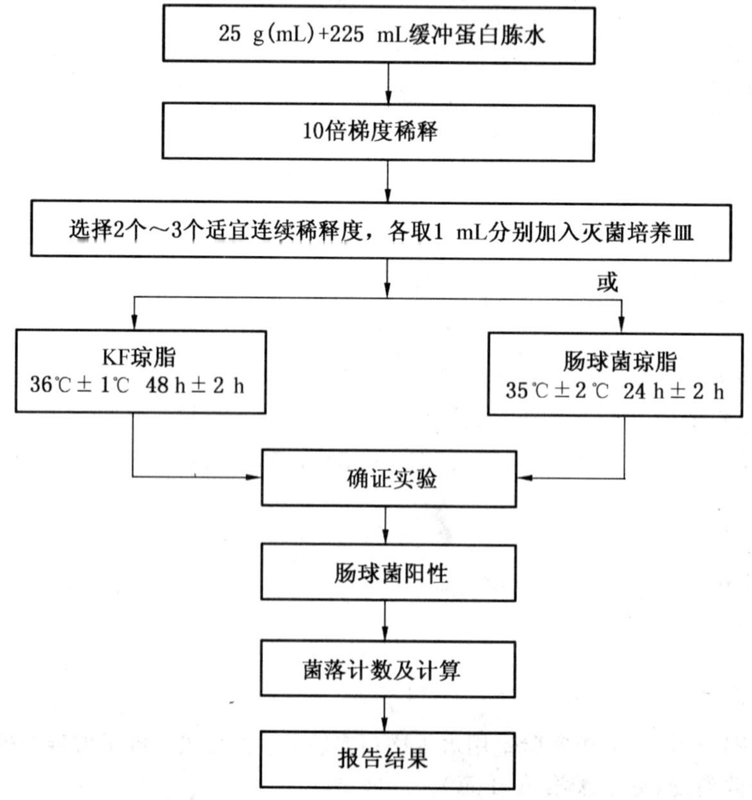

图1 食品和水中肠球菌平板计数法的检验程序示意图

食品和水中肠球菌最近似值(MPN)测定法检验程序见图 2。

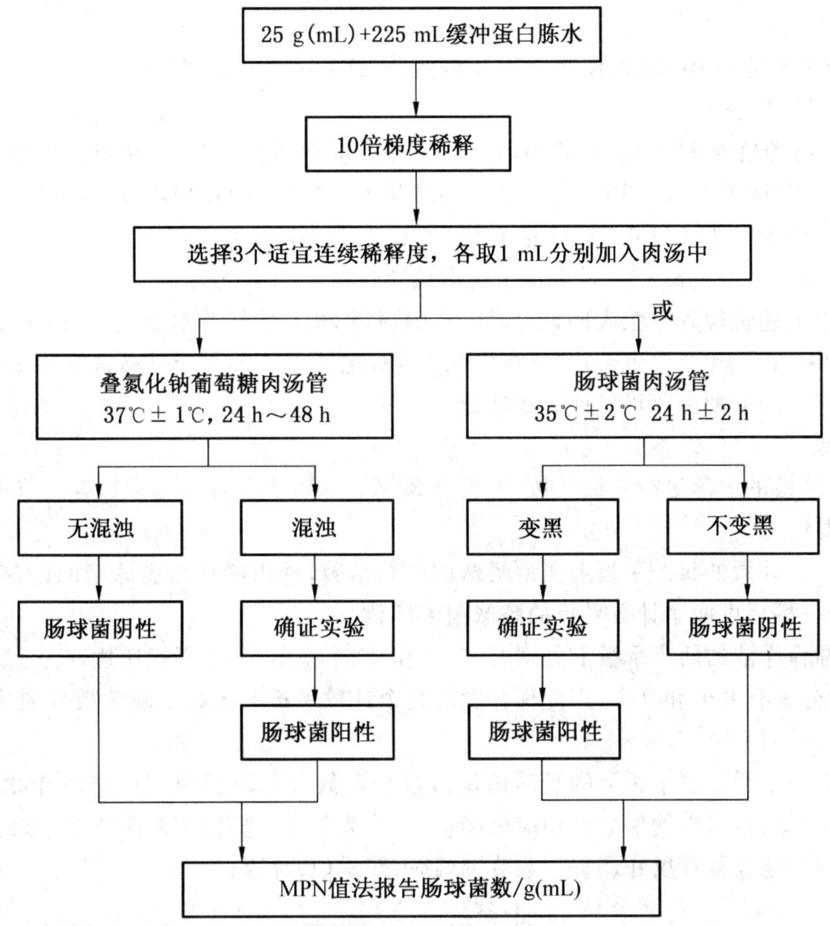

图 2 食品和水中肠球菌最近似值(MPN)法的检验程序示意图

8 检验步骤与计数

8.1 平板计数法

8.1.1 适用范围

此方法适用于检验未经加工处理的生鲜食品及肠球菌菌数大于 10 CFU/g(mL)的水和食品。

8.1.2 培养基制备

制备 KF 琼脂培养基或肠球菌琼脂(胆汁七叶苷叠氮钠琼脂)(参见第 A.3 章或第 A.4 章),倾注平板前将融化的培养基于 46℃±1℃水浴保温。

8.1.3 接种和培养

8.1.3.1 根据样品污染情况,选择 2 个～3 个适宜连续稀释度的样液,分别吸取 1 mL 稀释液,加入培养皿中,每个稀释度做两个平板。

8.1.3.2 稀释液加入培养皿后,把保持 46℃±1℃的 KF 琼脂或肠球菌琼脂 15 mL 倾入培养皿内,使样液与培养基充分混合。水平放置,使琼脂凝固。从制备最初稀释液结束到倾注培养基于最后一个培养皿所用时间不应超过 20 min。倒置平板进行培养,KF 平板置 36℃±1℃培养 48 h±2 h;肠球菌琼脂平板置 35℃±2℃培养 24 h±2 h。

8.1.4 菌落形态观察

肠球菌属细菌在 KF 平板上形成暗红至粉红色菌落,边缘整齐;在肠球菌琼脂平板上形成带棕色环的棕黑色菌落。用灭菌接种针从每个KF平板或肠球菌琼脂平板挑取10个典型菌落,进一步做确证实验。

8.1.5 **确证实验**

典型菌落分别接种到BHIB肉汤和BHIA斜面,BHIB肉汤置35℃±0.5℃培养24 h±2 h,BHIA斜面置35℃±0.5℃培养48 h±2 h。

8.1.5.1 BHIB肉汤培养24 h后,每管肉汤培养物分别接种到相应BEA平板、BHIB肉汤及含6.5%氯化钠(NaCl)的BHIB肉汤中。BEA平板及含6.5%氯化钠(NaCl)的BHIB肉汤置35℃±0.5℃培养48 h±2 h;BHIB肉汤置45℃±0.5℃培养48 h±2 h,观察细菌生长情况。

8.1.5.2 BHIA斜面培养48 h后,从斜面上挑取菌落作革兰氏染色。

8.1.5.3 革兰氏染色镜检为革兰氏阳性球菌;在BEA平板上生长并水解七叶苷(形成黑色或棕色沉淀);BHIB肉汤中45℃±0.5℃生长;并且在含6.5%氯化钠(NaCl)的BHIB肉汤中35℃±0.5℃生长良好;具有以上特性的典型菌落可确证为肠球菌。

8.1.6 **菌落计数**

对确证为肠球菌的菌落进行平板计数,生长有30个~300个肠球菌为计数合适范围。

8.1.7 **结果计算**

8.1.7.1 用所选择计数的每个平板上典型肠球菌的菌落数,乘以确认为肠球菌的菌落所占比例,以此求出所选取的同一稀释度两个计数平板的肠球菌菌落数。

示例:10^{-1}稀释样液的两个平板上分别有85个和90个菌落,每个平板所挑取的10个典型菌落中,确认为肠球菌的分别有8个和9个,则此稀释度的两个计数平板上肠球菌菌落数分别是85×(8/10)=68及90×(9/10)=81。

8.1.7.2 若只有一个稀释度平板上的肠球菌菌落数在计数合适范围30个~300个之间,则计算两个平板菌落数的平均值,再将平均值除以相应稀释倍数,作为每克(毫升)中菌落总数结果。

8.1.7.3 若有两个连续稀释度在适宜计数范围内时,按式(1)计算:

$$N = \frac{\sum C}{(n_1 + 0.1n_2)d} \qquad \cdots\cdots (1)$$

式中:

N——样品中肠球菌菌落数;

$\sum C$——两个连续稀释度平板(含适宜范围菌落数的平板)肠球菌菌落数之和;

n_1——适宜范围菌落数的第一稀释度(低)平板个数;

n_2——适宜范围菌落数的第二稀释度(高)平板个数;

d——第一稀释度的稀释倍数。

示例:

稀释度	1:10(第一稀释度)	1:100(第二稀释度)
菌落数	245,247	31,30

$$N = \frac{\sum C}{(n_1 + 0.1n_2)d} = \frac{(245+247+31+30)}{(2+0.1\times 2)\times 10^{-1}} = 2\ 514$$

上述数据经修约后,结果表述为2.5×10^3 CFU/g(mL)。

8.1.7.4 若所有稀释度(包括液体样品原液)平板均无特征性菌落生长,则以小于$1/d$(d—最低稀释倍数)计算。

8.1.7.5 低数值的估算:如果实验样品原液(水及液体饮料)或初始稀释悬液(其他食品)的两个琼脂平

板上的菌落数均小于30个，计算两个琼脂平板上菌落数的算术平均数。计算方法见式(2)：

$$NE=\frac{\sum C}{nd} \qquad \cdots\cdots(2)$$

式中：

NE——每毫升或每克样品中肠球菌数的估算值；

$\sum C$——两个琼脂平板上肠球菌菌落数的和；

n——琼脂平板的数量；

d——样品初始悬液或实际接种悬液的稀释倍数。

8.1.7.6 大数值的估算：若所有稀释度的平板上菌落数均大于300，计数最接近300个菌落数的琼脂平板上的菌落并计算出算术平均数。其他平板可记录为多不可计。

结果计算见式(3)：

$$NF=\frac{\sum C}{nd} \qquad \cdots\cdots(3)$$

式中：

NF——每毫升或每克样品中肠球菌菌落数的估计值；

$\sum C$——两个琼脂平板上肠球菌菌落数之和；

n——琼脂平板的数量；

d——与样品悬液相一致的稀释倍数。

8.1.8 结果表述方式

8.1.8.1 菌落数在100以内时，按有效数字修约规则修约，采用两位有效数字报告。

8.1.8.2 菌落数大于或等于100时，前第3位数字采用有效数字修约规则修约后，取前2位数字，后面用0代替位数来表示结果；也可用10的指数形式来表示，此时也按有效数字修约规则修约，采用两位有效数字。

8.1.9 结果报告

固体样品以CFU/g为单位报告，液体样品以CFU/mL为单位报告。

8.2 最近似值(MPN)测定法

8.2.1 适用范围

此方法适用于污染程度低的样品，检验含有受损伤的肠球菌的加工食品及肠球菌菌数小于等于10 CFU/g(mL)的水和食品。

8.2.2 接种

根据样品污染情况，选择3个适宜连续稀释度的样液，分别吸取1 mL稀释液，接种于叠氮化钠葡萄糖肉汤或肠球菌肉汤，每个稀释度加3管。接种量为1 mL时，使用10 mL单料管；对于低污染样品，将10 mL最低稀释度的样品液加到等体积的双料培养基中。

8.2.3 培养

接种后的肠球菌肉汤置35℃±2℃培养24 h±2 h，肉汤颜色变为黑色的试管，表明有肠球菌生长。一般有肠球菌生长时，肉汤颜色在2 h内即可变为黑色。

接种后的叠氮化钠葡萄糖肉汤置36℃±1℃培养24 h±2 h，检查各试管混浊情况。若无混浊，继续培养至48 h±2 h后记录结果。

8.2.4 确证试验

8.2.4.1 对所有呈现混浊的叠氮化钠葡萄糖肉汤管或颜色变为黑色的肠球菌肉汤管进行确证试验。用接种环将各管的培养物划线接种于KF平板或肠球菌琼脂平板。KF平板置36℃±1℃培养48 h±2 h；肠球菌琼脂平板置35℃±2℃培养24 h±2 h。

8.2.4.2 肠球菌属细菌在KF平板上形成暗红至粉红色菌落，边缘整齐；在肠球菌琼脂平板上形成带棕色环的棕黑色菌落。用灭菌接种针从KF平板或肠球菌琼脂平板挑取10个可疑菌落，按8.1.5所述进行确证试验。

8.2.5 最近似值MPN

8.2.5.1 如一管培养物中所挑取的典型菌落中，有一个菌落确认为肠球菌，则该管应视为阳性。

8.2.5.2 根据接种的样品量和确证为肠球菌的阳性反应管数，查MPN值表（参见附录B），得出样品中肠球菌最近似值。

8.2.6 结果报告

肠球菌MPN/g(mL)。

附 录 A
（资料性附录）
培 养 基

A.1 叠氮化钠葡萄糖肉汤

A.1.1 成分

牛肉浸膏	4.5 g
胰蛋白胨	15.0 g
葡萄糖	7.5 g
氯化钠	7.5 g
叠氮化钠	0.2 g
蒸馏水	1 000.0 mL

A.1.2 制法

将上述各成分混匀，不断搅拌加热溶解。每管分装 10 mL，121℃高压灭菌 15 min，调节 pH 至7.2。若制备双料浓度的叠氮化钠葡萄糖肉汤，可将上述配方蒸馏水改为 500 mL。

A.2 肠球菌肉汤

A.2.1 成分

胰蛋白胨	17.0 g
牛肉浸膏	3.0 g
酵母浸膏	5.0 g
牛胆粉	10.0 g
氯化钠	5.0 g
柠檬酸钠	1.0 g
七叶苷	1.0 g
柠檬酸铁铵	0.5 g
叠氮化钠	0.25 g
蒸馏水	1 000.0 mL

A.2.2 制法

将上述各成分加热煮沸溶解冷却后，调 pH 至 7.1±0.2，分装，121℃高压灭菌 15 min，备用。

A.3 KF 链球菌琼脂

A.3.1 成分

蛋白胨	10.0 g
酵母浸膏	10.0 g
氯化钠	5.0 g
甘油磷酸钠	10.0 g
麦芽糖	20.0 g
乳糖	1.0 g
叠氮化钠	0.4 g
琼脂	20.0 g

蒸馏水	1 000.0 mL

A.3.2 制法

将各成分加热溶解，用10%的碳酸钠调整pH值至7.2，121℃高压灭菌15 min，冷却至50℃～60℃时加入无菌1%氯化三苯四氮唑水溶液10 mL。

A.4 肠球菌琼脂(胆汁七叶苷叠氮钠琼脂)

A.4.1 成分

胰蛋白胨	17.0 g
牛肉浸膏	3.0 g
酵母浸膏	5.0 g
牛胆粉	10.0 g
氯化钠	5.0 g
柠檬酸钠	1.0 g
七叶苷	1.0 g
柠檬酸铁铵	0.5 g
叠氮化钠	0.25 g
琼脂	13.5 g
蒸馏水	1 000.0 mL

A.4.2 制法

121℃高压灭菌15 min，灭菌后调节pH至7.1，于45℃～50℃保温培养基，从保温开始至倾注平板的时间不要超过4 h。

A.5 胆汁七叶苷琼脂

A.5.1 成分

蛋白胨	8.0 g
胆盐	20.0 g
柠檬酸铁	0.5 g
七叶苷	1.0 g
琼脂	15.0 g
蒸馏水	1 000.0 mL

A.5.2 制法

将各成分加热溶解，121℃高压灭菌15 min，调节pH至7.1±0.2。冷至45℃～50℃倾注平板。

A.6 脑心浸液肉汤(BHIB)

A.6.1 成分

牛脑浸出粉	10.0 g
牛心浸出粉	9.0 g
胰蛋白胨	10.0 g
葡萄糖	2.0 g
氯化钠	5.0 g
磷酸氢二钠	2.5 g
蒸馏水	1 000.0 mL

A.6.2 制法

将各成分加入蒸馏水中，加热溶解，调节 pH 至 7.4±0.2，分装，121℃高压灭菌 15 min。

A.7 含 6.5%氯化钠(NaCl)脑心浸液肉汤

A.7.1 成分

除加入氯化钠(NaCl)，其余成分与 BHIB 相同。

A.7.2 制法

每升 BHIB 中加 60.0 g 氯化钠(NaCl)，其余制法与 BHIB 相同。

A.8 脑心浸液琼脂

A.8.1 成分

除每升 BHIB 加 15.0 g 琼脂，其余成分与 BHIB 相同。

A.8.2 制法

称取 52 g 无水 BHIA 溶于 1 000 mL 蒸馏水中，加热溶解，每管分装 10 mL，121℃高压灭菌 15 min，制备成斜面，调节 pH 至 7.4±0.2。

A.9 缓冲蛋白胨水

A.9.1 成分

蛋白胨	10.0 g
氯化钠	5.0 g
磷酸氢二钠	9.0 g
磷酸二氢钾	1.5 g
蒸馏水	1 000.0 mL

A.9.2 制法

按上述成分配好后，调节 pH 至 7.2，每瓶分装 225 mL，121℃高压灭菌 15 min。

附　录　B
（规范性附录）
1 g 样品中最近似值(MPN)表

表 B.1　1 g 样品中最近似值(MPN)表

阳性管数/g(mL)			MPN	阳性管数/g(mL)			MPN
0.1	0.01	0.001		0.1	0.01	0.001	
0	0	0	<3	2	0	0	9.1
0	0	1	3	2	0	1	14
0	0	2	6	2	0	2	20
0	0	3	9	2	0	3	26
0	1	0	3	2	1	0	15
0	1	1	6.1	2	1	1	20
0	1	2	9.2	2	1	2	27
0	1	3	12	2	1	3	34
0	2	0	6.2	2	2	0	21
0	2	1	9.3	2	2	1	28
0	2	2	12	2	2	2	35
0	2	3	16	2	2	3	42
0	3	0	9.4	2	3	0	29
0	3	1	13	2	3	1	36
0	3	2	16	2	3	2	44
0	3	3	19	2	3	3	53
1	0	0	3.6	3	0	0	23
1	0	1	7.2	3	0	1	39
1	0	2	11	3	0	2	64
1	0	3	15	3	0	3	95
1	1	0	7.3	3	1	0	43
1	1	1	11	3	1	1	75
1	1	2	15	3	1	2	120
1	1	3	19	3	1	3	160
1	2	0	11	3	2	0	93
1	2	1	15	3	2	1	150
1	2	2	20	3	2	2	210
1	2	3	24	3	2	3	290
1	3	0	16	3	3	0	240
1	3	1	20	3	3	1	460
1	3	2	24	3	3	2	1 100
1	3	3	29	3	3	3	>1 100

注：表内所列样品量如改为 1 g(mL)，0.1 g(mL)，0.01 g(mL)时，表内数字应相应降低 10 倍；如改为 0.01 g(mL)，0.001 g(mL)，0.000 1 g(mL)时，则表内数字相应增加 10 倍，其余可类推。

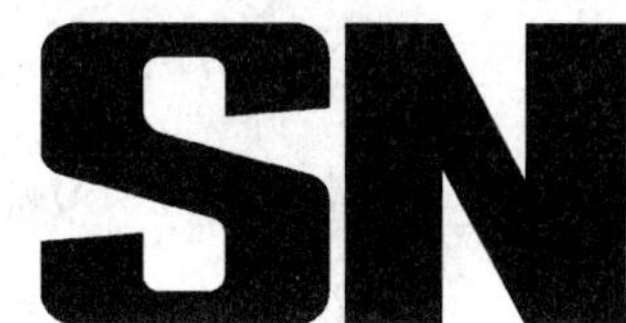

中华人民共和国出入境检验检疫行业标准

SN/T 1933.2—2007

食品和水中肠球菌检验方法 第2部分：滤膜法

Detection of *Enterococci* in food and water—Part 2: Method for membrane filtration

2007-05-23 发布 2007-12-01 实施

中华人民共和国国家质量监督检验检疫总局 发布

前　言

SN/T 1933《食品和水中肠球菌检验方法》分为两个部分：

——第 1 部分：平板计数法和最近似值测定法；

——第 2 部分：滤膜法。

本部分为 SN/T 1933 的第 2 部分。

本部分的附录 A 是资料性附录。

本部分由国家认证认可监督管理委员会提出并归口。

本部分由中华人民共和国辽宁出入境检验检疫局负责起草。

本部分主要起草人：郑秋月、曹际娟、王芳、赵昕、于灵、马慧蕊。

本部分系首次发布的出入境检验检疫行业标准。

食品和水中肠球菌检验方法
第2部分:滤膜法

1 范围

SN/T 1933的本部分规定了水和液体饮料中肠球菌检验滤膜法。

本部分适用于生活用水、生产加工用水、废水及茶饮料、碳酸饮料等液体饮料中肠球菌的检验。

2 规范性引用文件

下列文件中的条款通过SN/T 1933的本部分的引用而成为本部分的条款。凡是注日期的引用文件,其随后所有的修改单(不包括勘误的内容)或修订版均不适用于本部分,然而,鼓励根据本部分达成协议的各方研究是否可使用这些文件的最新版本。凡是不注日期的引用文件,其最新版本适用于本部分。

GB/T 6682 分析实验室用水规格和实验方法

SN/T 0330 出口食品中微生物学检验通则

3 方法提要

一定数量液体样品或样品稀释液通过滤膜时,细菌被截留在滤膜上。将滤膜置于选择性培养基上培养后,肠球菌菌落呈现特定颜色。经过肠球菌菌落确证实验后,计数并计算滤膜上阳性肠球菌菌落数,即可检验出样品中肠球菌数目。

4 术语、定义和缩略语

SN/T 1933.1确立的术语、定义和缩略语适用于SN/T 1933的本部分。

5 设备和材料

5.1 电子天平:感量为0.001 g。

5.2 恒温培养箱:41℃±0.5℃,35℃±0.5℃,45℃±0.5℃。

5.3 振荡器。

5.4 移液管:容量1 mL,10 mL。

5.5 培养皿:9×50 mm,直径90 mm。

5.6 玻璃、耐高温塑料、陶瓷或不锈钢过滤器。

5.7 抽滤瓶。

5.8 真空泵。

5.9 滤膜:直径47 mm,微孔径0.45 μm±0.02 μm。

6 培养基和试剂

实验用水符合GB/T 6682分析实验室用水规格和实验方法的要求。除另有规定外,试剂为分析纯。

6.1 mEI琼脂(见第A.1章)。

6.2 胆汁七叶苷琼脂(BEA琼脂)(见第A.2章)。

6.3 脑心浸液肉汤(见第 A.3 章)。

6.4 含 6.5%NaCl 脑心浸液肉汤(见第 A.4 章)。

6.5 脑心浸液琼脂(见第 A.5 章)。

6.6 缓冲蛋白胨水(见第 A.6 章)。

7 样品制备

7.1 抽样数量及抽样方法

抽样数量及抽样方法按 SN/T 0330 进行。

7.2 样品的贮存和运送

采样后应尽快进行检验,冷冻样品如不能立即进行检验,应置于－18℃保存。应冷藏保存的待检样品在运送实验室过程中应于 1℃～4℃保存。样品采集后 8 h 之内要完成检验。

7.3 制样

7.3.1 污染程度低的水及液体饮料可以直接进行检验。

7.3.2 污染严重的水及液体饮料可吸取 25 mL 样品,加入 225 mL 缓冲蛋白胨水中,充分混匀,制成 1∶10 样品匀液。

7.3.3 以上样品制备可根据样品污染程度及检验需要,进一步制成 10 倍递增的样品稀释液。

8 检验程序

水和液体饮料中肠球菌滤膜法检验程序见图 1。

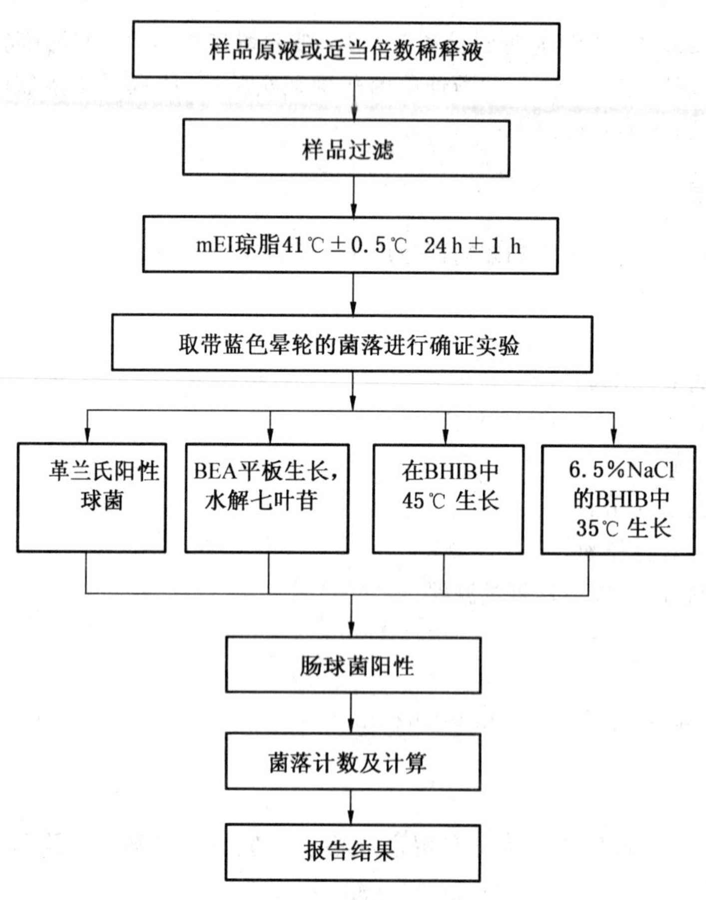

图 1　食品和水中肠球菌滤膜法的检验程序示意图

9 检验步骤与计数

9.1 培养基平板制备

制备 mEI 琼脂培养基(见第 A.1 章)。

9.2 样品量的选择

根据样品污染情况,选择适宜稀释度的样液。样品加样量在 1 mL～100 mL 之间按半对数间距选择(例如:加样 100 mL、30 mL、10 mL、3 mL),以能在滤膜上生长出 20 个～60 个菌落为宜。每个样品至少选择三个加样量进行过滤。

9.3 样品过滤

将灭过菌的过滤装置连接到抽滤瓶上,用无菌镊子夹取滤膜,将滤膜放至滤器底部。无菌吸取样液至滤器内,打开真空泵进行抽滤。当全部样液通过滤膜后,用 20 mL～30 mL 灭菌生理盐水轻洗滤器边缘至少两次。关闭真空泵,打开滤器,用无菌镊子移取滤膜。

9.4 接种与培养

将已滤过样液的滤膜紧贴在 mEI 琼脂表面上,防止滤膜与琼脂间产生气泡,如有气泡产生,重新放置滤膜。倒置平板于 41℃±0.5℃培养 24 h±1 h。

9.5 菌落形态观察

肠球菌在 mEI 琼脂平板的滤膜上形成带有蓝色晕轮的菌落。

9.6 确证试验

9.6.1 用灭菌接种针从滤膜上至少挑取 10 个带有蓝色晕轮的菌落(不必考虑菌落本身颜色,只要是带有蓝色晕轮的菌落即可)进行确证试验。菌落分别接种到 BHIB 肉汤和 BHIA 斜面,BHIB 肉汤置 35℃±0.5℃培养 24 h±1 h,BHIA 斜面置 35℃±0.5℃培养 48 h±1 h。

9.6.2 BHIB 肉汤培养 24 h±1 h 后,每管肉汤培养物分别接种到相应 BEA 平板、BHIB 肉汤及含 6.5%氯化钠的 BHIB 肉汤中。BEA 平板及含 6.5%氯化钠的 BHIB 肉汤置 35℃±0.5℃培养 48 h±1 h;BHIB 肉汤置 45℃±0.5℃培养 48 h±1 h,观察细菌生长情况。

9.6.3 BHIA 斜面培养 48 h±1 h 后,从斜面上挑取菌落作革兰氏染色。

9.6.4 革兰氏染色镜检为革兰氏阳性球菌;在 BEA 平板上生长并水解七叶苷(形成黑色或棕色沉淀);BHIB 肉汤中 45℃±0.5℃生长;并且在含 6.5%氯化钠的 BHIB 肉汤中 35℃±0.5℃生长良好;具有以上特性的典型菌落可确证为肠球菌。

9.7 肠球菌的计数

对确证为肠球菌菌落的滤膜进行计数,生长有 20 个～60 个肠球菌的滤膜为计数合适范围。

9.8 肠球菌菌数的计算

根据所使用的样品量,按照式(1),计算每 100 mL 样品中肠球菌菌落数。

$$\text{肠球菌}/100\ \text{mL} = \frac{\text{肠球菌菌落数} \times 100}{\text{样品过滤体积(mL)} \times \text{稀释倍数}} \qquad \cdots\cdots\cdots(1)$$

10 结果报告

肠球菌:CFU/100 mL。

附 录 A
（资料性附录）
培 养 基

A.1 mEI 琼脂

A.1.1 成分

蛋白胨	10.0 g
氯化钠	15.0 g
七叶苷	1.0 g
放线菌酮	0.05 g
叠氮化钠	0.15 g
酵母浸膏	30.0 g
β-D-吲哚葡糖苷	0.75 g
琼脂	15.0 g
蒸馏水	1 000.0 mL

A.1.2 制法

将以上各成分加热溶解，121℃高压灭菌 15 min，在 50℃水浴中冷却。在 5 mL 蒸馏水中加 0.24 g 萘啶酮酸，滴加几滴 0.1 mol/L 的氢氧化钠，配制萘啶酮酸溶液，将此溶液加入 mEI 琼脂中。再加入 0.02 g无菌氯化三苯四氮唑(TTC)，充分混匀。调节 pH 值至 7.1±0.2。

倾注约 4 mL～6 mL 的 mEI 琼脂至 9×50 mm 的平板，琼脂厚度约 4 mm～5 mm。平板冷藏备用。

A.2 胆汁七叶苷琼脂

A.2.1 成分

蛋白胨	8.0 g
胆汁盐	20.0 g
柠檬酸铁	0.5 g
七叶苷	1.0 g
琼脂	15.0 g
蒸馏水	1 000.0 mL

A.2.2 制法

将各成分加热溶解，121℃高压灭菌 15 min，调节 pH 值至 7.1±0.2。冷至 45℃～50℃倾注平板。

A.3 脑心浸液肉汤(BHIB)

A.3.1 成分

牛脑浸出粉	10.0 g
牛心浸出粉	9.0 g
胰蛋白胨	10.0 g
葡萄糖	2.0 g
氯化钠	5.0 g
磷酸氢二钠	2.5 g
蒸馏水	1 000.0 mL

A.3.2 制法

将各成分加入蒸馏水中，加热溶解，调节 pH 至 7.4±0.2，分装，121℃高压灭菌 15 min。

A.4 含 6.5%氯化钠(NaCl)脑心浸液肉汤

A.4.1 成分

除加入氯化钠(NaCl)，其余成分与 BHIB 肉汤相同。

A.4.2 制法

每升 BHIB 肉汤中加 60.0 g 氯化钠(NaCl)，其余制法与 BHIB 肉汤相同。

A.5 脑心浸液琼脂

A.5.1 成分

除每升 BHIB 肉汤加 15.0 g 琼脂，其余成分与 BHIB 肉汤相同。

A.5.2 制法

称取 52 g BHIA 溶于 1 000 mL 蒸馏水中，加热溶解，每管分装 10 mL，121℃高压灭菌 15 min，制备成斜面，调节 pH 至 7.4±0.2。

A.6 缓冲蛋白胨水

A.6.1 成分

蛋白胨	10.0 g
氯化钠	5.0 g
磷酸氢二钠	9.0 g
磷酸二氢钾	1.5 g
蒸馏水	1 000.0 mL

A.6.2 制法

按上述成分配好后，调节 pH 至 7.2，每瓶分装 225 mL，121℃高压灭菌 15 min。

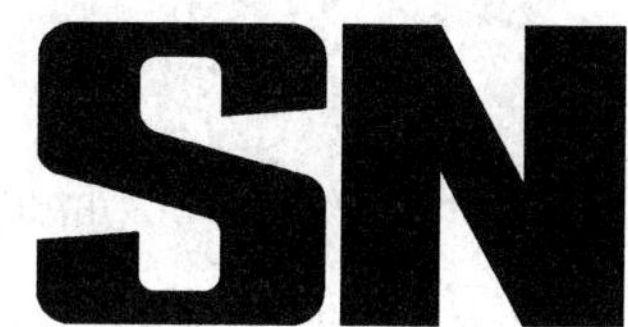

中华人民共和国出入境检验检疫行业标准

SN/T 1941.1—2007

进出口食品中乳酸菌检验方法 第1部分:分离与计数方法

Detection of lactic acid bacteria in food for import and export—Part 1:Isolation and enumeration method

2007-08-06 发布

2008-03-01 实施

中华人民共和国国家质量监督检验检疫总局 发布

前　　言

SN/T 1941《进出口食品中乳酸菌检验方法》分为三个部分：

——第1部分：分离与计数方法；

——第2部分：Petrifilm™测试片法；

——第3部分：乳酸杆菌的PCR法。

本部分为SN/T 1941的第1部分。

本部分的附录A为规范性附录。

本部分由国家认证认可监督管理委员会提出并归口。

本部分起草单位：中华人民共和国辽宁出入境检验检疫局。

本部分主要起草人：吴斌、秦成、李叶、郑秋月、王玫、齐震玉。

本部分系首次发布的出入境检验检疫行业标准。

进出口食品中乳酸菌检验方法
第1部分:分离与计数方法

1 范围

SN/T 1941 的本部分规定了乳酸菌的分离与计数方法。

本部分适用于天然或添加乳酸菌的食品及原料中乳酸菌的分离与计数。

2 设备和材料

2.1 显微镜:10×～100×。

2.2 温度计:量程1℃～55℃,分刻度0.1℃。

2.3 恒温培养箱:36℃±1℃。

2.4 吸管:1 mL、5 mL和10 mL,分刻度0.1 mL。

2.5 试管:16 mm×160 mm。

2.6 培养皿:直径90 mm。

2.7 接种环:3 mm直径。

2.8 天平:量程2 kg,感量0.1 g。

2.9 灭菌样品处理器具:取样勺、剪刀、镊子。

2.10 样品稀释瓶:250 mL和500 mL。

2.11 微需氧培养设备:最佳微需氧条件为5%氧气、10%二氧化碳和85%氮气。可用具双相压力计的微需氧培养箱、厌氧罐、蜡烛缸、气袋或其他可代用的装置。

3 培养基和试剂

除另有规定外,试剂为分析纯或生化试剂,水为蒸馏水。

3.1 MRS肉汤(见第A.1章)。

3.2 MRS琼脂(见第A.2章)。

3.3 改良TJA培养基(改良番茄汁琼脂培养基)(见第A.3章)。

3.4 改良MC培养基(Modified Chalmers培养基)(见第A.4章)。

3.5 0.1%美蓝牛乳培养基(见第A.5章)。

3.6 6.5%氯化钠肉汤(见第A.6章)。

3.7 pH9.6葡萄糖肉汤(见第A.7章)。

3.8 40%胆汁肉汤(见第A.8章)。

3.9 淀粉水解培养基(见第A.9章)。

3.10 精氨酸水解培养基(见第A.10章)。

3.11 七叶苷培养基(见第A.11章)。

3.12 革兰氏染色液。

3.13 3%过氧化氢溶液。

3.14 蛋白胨水、靛基质试剂。

3.15 明胶培养基。

3.16 硝酸盐培养基、硝酸盐试剂。

4 检验方法

4.1 方法提要

食品中乳酸菌的分离与计数方法是应用微生物检验的增菌培养、分离、生化鉴定等方法对食品中可能存在的乳酸菌进行定量的检验。

4.2 检验程序

乳酸菌的检验程序见图1。

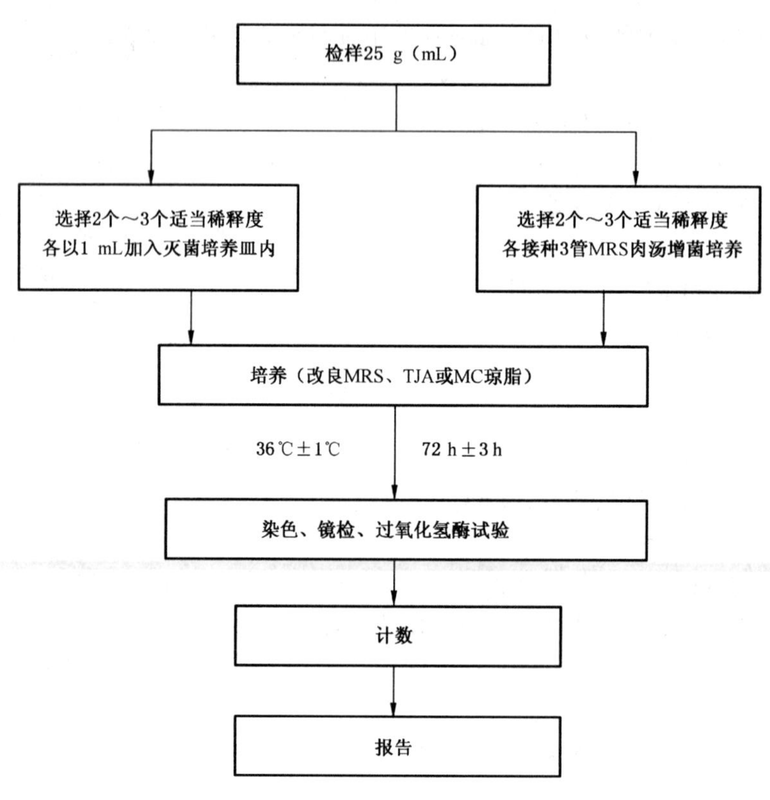

图1 乳酸菌的检验程序

4.3 乳酸菌计数方法

4.3.1 以无菌操作将经过充分摇匀的检样25 g(mL)放入含有225 mL灭菌生理盐水的灭菌广口瓶内作成1∶10的均匀稀释液。

4.3.2 用1 mL灭菌吸管吸取1∶10稀释液1 mL，沿管壁徐徐注入含有9 mL灭菌生理盐水的试管内，振摇试管，混合均匀，做成1∶100的稀释液。

4.3.3 另取1 mL灭菌吸管，按上述操作依次做10倍递增稀释。

4.3.4 选择2个～3个以上适宜稀释度，分别在做10倍递增稀释的同时，即以吸取该稀释度的吸管移1 mL稀释液于灭菌平皿内，每个稀释度做两个平皿。

4.3.5 稀释液移入平皿后，应及时将冷至50℃的乳酸菌计数培养基(MRS、改良TJA、或改良MC琼脂)注入平皿约15 mL，并转动平皿使混合均匀，同时做空白对照。

4.3.6 待琼脂凝固后，翻转平板，于厌氧条件下，置36℃±1℃温箱内培养72 h±3 h，观察乳酸菌菌落特征(见表1)，选取菌落数在25～250之间的平板进行计数。计算后，挑取5个以上可疑菌落进行革兰氏染色，镜检和过氧化氢酶试验。革兰氏阳性，过氧化氢酶阴性，无芽胞菌可定为乳酸菌。

表 1 乳酸菌在不同培养基上菌落特征

MRS	改良 MC	改良 TJA
菌落为白色，较大，直径 5 mm±1 mm	平皿底为粉红色，菌落较小，圆形，红色，边缘似星状，直径 2 mm±1 mm，有淡淡的晕	平皿底为黄色，菌落中等大小，微白色，湿润，边缘不整齐，直径 3 mm±1 mm，如棉絮团状菌落

4.3.7 根据证实为乳酸菌的菌落数比例，计算出该皿内实际乳酸菌数，然后乘其稀释倍数即得每克(毫升)样品中乳酸菌数。

4.3.8 菌型鉴定：常见乳酸菌属内种的生化特性，见表 2、表 3。

表 2 常见乳酸杆菌的生化特性

乳酸杆菌类型	葡萄糖	木糖	水杨苷	七叶苷	麦芽糖	甘露醇	蔗糖	触酶	吲哚	明胶
嗜酸乳杆菌 (*L. acidophilus*)	+	−	+	+	+	−	+	−	−	−
卷曲乳杆菌 (*L. cripatus*)	+	−	+	+	+	−	+	−	−	−
格氏乳杆菌 (*L. gasseri*)	+	−	+	+	d	−	+	−	−	−
詹氏乳杆菌 (*L. jensenii*)	+	−	+	+	d	D	+	−	−	−
乳酪乳杆菌 (*L. casei*)	+	−	+	+	$+^{w}$	+	+	−	−	−
植物乳杆菌 (*L. plantarum*)	+	d	+	+	$+^{w}$	+	+	−	−	−
发酵乳杆菌 (*L. fermentum*)	+	−	−	−	$+^{w}$	−	+	−	−	−
短乳杆菌 (*L. brevis*)	+	v	−	d	$+^{w}$	−	d	−	−	−
注：+：90%以上菌株阳性；−：90%以上菌株阴性；d 表示不同菌株反应不同；v：为 11%～89%以上菌株阳性；$+^{w}$：大部分菌株为弱阳性，少数为阳性。										

表 3 乳酸链球菌的生化特性

乳酸链球菌类型	生长试验								
	10℃	45℃	0.1%美蓝牛乳	6.5%氯化钠	40%胆汁	pH 9.6	加热 60℃ 30 min	淀粉水解	精氨酸水解
嗜热链球菌	−	+	−	−	−	−	+	+	−
乳链球菌	+	−	+	−	+	−	d	−	+
乳脂链球菌	+	−	d	−	−	−	d	−	−
注：d 有些菌株阳性，有些菌株阴性。									

附　录　A
（规范性附录）
培养基和试剂

A.1　MRS 肉汤

A.1.1　成分

蛋白胨	10.0 g
牛肉膏	10.0 g
酵母浸膏	5.0 g
葡萄糖	20.0 g
吐温-80	1.0 g
柠檬酸铵	2.0 g
乙酸钠	5.0 g
硫酸镁	0.1 g
硫酸锰	0.05 g
磷酸氢二钾	2.0 g
蒸馏水	1 000 mL

A.1.2　制法

将各成分加入蒸馏水中，加热并不断搅拌，煮沸 1 min，使各成分完全溶解，每管分装 10 mL，121℃高压灭菌 15 min，最终 pH 7.3±0.2。

A.2　MRS 琼脂

A.2.1　成分

蛋白胨	10.0 g
牛肉膏	10.0 g
酵母浸膏	5.0 g
葡萄糖	20.0 g
吐温-80	1.0 g
柠檬酸铵	2.0 g
乙酸钠	5.0 g
硫酸镁	0.1 g
硫酸锰	0.05 g
磷酸氢二钾	2.0 g
琼脂	15.0 g
蒸馏水	1 000 mL

A.2.2　制法

将各成分加入蒸馏水中，加热并不断搅拌，煮沸 1 min，使琼脂完全溶解，121℃高压灭菌 15 min，最终 pH 7.3±0.2。

A.3 改良番茄汁琼脂培养基(改良 TJA 培养基)

A.3.1 成分

成分	用量
番茄汁	50 mL
酵母抽提液	5.0 g
牛肉膏	10.0 g
乳糖	20.0 g
葡萄糖	2.0 g
磷酸氢二钾	2.0 g
吐温-80	1.0 g
乙酸钠	5.0 g
琼脂	15.0 g
蒸馏水	1 000 mL

A.3.2 制法

番茄汁的制作:将新鲜番茄洗净,切碎(切勿捣碎),放入锥形瓶,置 4℃冰箱 8 h~12 h,取出后用纱布过滤。将各成分加入蒸馏水中,加热并不断搅拌,煮沸 1 min,使琼脂溶解,分装适当的容器,121℃高压灭菌 15 min,最终 pH 7.3±0.2。

A.4 改良 MC 培养基

A.4.1 成分

成分	用量
大豆蛋白胨	5.0 g
牛肉浸膏	5.0 g
酵母浸膏	5.0 g
葡萄糖	20.0 g
乳糖	20.0 g
碳酸钙	10.0 g
琼脂	15.0 g
蒸馏水	1 000 mL
1%中性红溶液	5 mL
硫酸多粘菌素 B	100 000 IU

A.4.2 制法

将前面七种成分加入蒸馏水中,加热溶解,校正 pH 6.0,加入中性红溶液。分装烧瓶,高压灭菌 121℃ 15 min。用时加热熔化琼脂,冷至 50℃,酌情加或不加硫酸多粘菌素 B。

A.5 0.1%美蓝牛乳培养基

A.5.1 成分

成分	用量
新鲜脱脂牛乳	90 mL
1%美蓝水溶液	10 mL

A.5.2 制法

将各成分加入蒸馏水中,加热并不断搅拌,121℃高压灭菌 15 min,最终 pH 7.3±0.2。

A.6 6.5%氯化钠肉汤

A.6.1 成分

肉浸膏(pH 7.6)	100 mL
氯化钠	6.0 g

A.6.2 制法

将各成分加入蒸馏水中,加热并不断搅拌,121℃高压灭菌 15 min,最终 pH 7.3±0.2。

A.7 pH 9.6 葡萄糖肉汤

普通肉汤经校正 pH 9.6 后,加入 0.2%葡萄糖。将各成分加入蒸馏水中,加热并不断搅拌,121℃高压灭菌 15 min。

A.8 40%胆汁肉汤

A.8.1 成分

pH 7.6 肉浸液	60 mL
葡萄糖	0.12 g
牛胆汁	40 mL

A.8.2 制法

将各成分加入蒸馏水中,加热并不断搅拌,121℃高压灭菌 15 min,最终 pH 7.3±0.2。

A.9 淀粉水解培养基

A.9.1 成分

pH 7.6 肉浸液琼脂	90 mL
羊血清	5 mL
3%淀粉溶液	10 mL

A.9.2 制法

将肉浸液琼脂熔化待冷至 50℃左右,以无菌操作加入淀粉溶液及无菌羊血清混合后,倾注平板。

A.10 精氨酸水解培养基

A.10.1 成分

蛋白胨	0.1 g
氯化钠	0.5 g
磷酸氢二钾	0.6 g
L-精氨酸	1.0 g
1.6%溴甲酚紫乙醇溶液	1.4 mL
琼脂	0.3 g
蒸馏水	100 mL

A.10.2 制法

将各成分加入蒸馏水中,加热并不断搅拌,煮沸 1 min,使各成分完全溶解,调 pH 至 7.2±0.2,再加入 1.6%溴甲酚紫乙醇溶液,121℃高压灭菌 15 min。

A.11　七叶苷培养基

A.11.1　成分

蛋白胨	5.0 g
磷酸氢二钾	1.0 g
七叶苷	3.0 g
柠檬酸铁	0.5 g
1.6%溴甲酚紫乙醇溶液	1.4 mL
蒸馏水	1 000 mL

A.11.2　制法

将各成分加入蒸馏水中，加热并不断搅拌，煮沸 1 min，使各成分完全溶解，调 pH 至 7.3±0.2，再加入 1.6%溴甲酚紫乙醇溶液，121℃高压灭菌 15 min。

SN

中华人民共和国出入境检验检疫行业标准

SN/T 1941.2—2007

进出口食品中乳酸菌检验方法
第2部分：Petrifilm™测试片法

Detection of lactic acid bacteria in food for import and export—
Part 2: Petrifilm™ enumeration method

2007-08-06发布 2008-03-01实施

中华人民共和国
国家质量监督检验检疫总局 发布

前　　言

SN/T 1941《进出口食品中乳酸菌检验方法》分为三个部分：

——第 1 部分：分离与计数方法；

——第 2 部分：Petrifilm™测试片法；

——第 3 部分：乳酸杆菌的 PCR 法。

本部分为 SN/T 1941 的第 2 部分。

本部分的附录 A 为规范性附录。

本部分由国家认证认可监督管理委员会提出并归口。

本部分起草单位：中华人民共和国辽宁出入境检验检疫局、中华人民共和国黑龙江出入境检验检疫局。

本部分主要起草人：吴斌、秦成、王玫、李苏龙、王刚、齐震玉。

本部分系首次发布的出入境检验检疫行业标准。

进出口食品中乳酸菌检验方法 第2部分：Petrifilm™测试片法

1 范围

SN/T 1941 的本部分规定了乳酸菌的 Petrifilm™测定方法。

本部分适用于天然或添加乳酸菌的食品及原料中乳酸菌的测定。

2 术语和定义

下列术语和定义适用于 SN/T 1941 的本部分。

2.1

Petrifilm™细菌总数测试片（用于乳酸菌检测） aerobic count plates（used for lactic acid bateria testing

一种预先制备好的培养基系统，含有标准的培养基，冷水可溶性的凝胶剂和氯化三苯四氮唑（TTC）指示剂，可增强菌落计数效果。用 MRS 肉汤制备好样品后，在微需氧条件下培养后可以对乳酸菌进行计数。

3 设备和材料

3.1 培养箱：36℃±1℃和 25℃±1℃。

3.2 微量移液器 1 000 μL。

3.3 微需氧培养设备：最佳微需氧条件为 5%氧气、10%二氧化碳和 85%氮气。可用具双相压力计的微需氧培养箱、厌氧罐、蜡烛缸、气袋或其他可代用的装置。

3.4 天平：量程 2 kg，感量 0.1 g。

3.5 灭菌样品处理器具：吸管、取样勺、剪刀、开罐器。

3.6 样品稀释瓶：500 mL 样品稀释瓶。

3.7 压板。

4 培养基和试剂

除另有规定外，试剂均为分析纯或生化试剂，水为蒸馏水。

4.1 磷酸盐缓冲液（见第 A.1 章）。

4.2 MRS 肉汤（见第 A.2 章）。

4.3 Petrifilm™细菌总数测试片。

5 检验方法

5.1 方法提要

Petrifilm™是一种用于乳酸菌计数的可再生水合物的干膜，它由上下两层薄膜组成，下层的聚乙烯薄膜上印有网格并且覆盖有乳酸菌生长所需的培养基，上层是聚丙烯薄膜。使用时只需接种 1 mL 待测样品的稀释液在下层的培养基上，盖上上层的聚丙烯薄膜，此时聚乙烯层上的培养基由于水的作用生成水合物，适合乳酸菌生长。Petrifilm™测试片是采用 TTC（氯化三苯四氮唑）作为菌落指示剂，可对食品中存在的乳酸菌进行计数。

5.2 检验程序

乳酸菌的检验程序见图 1。

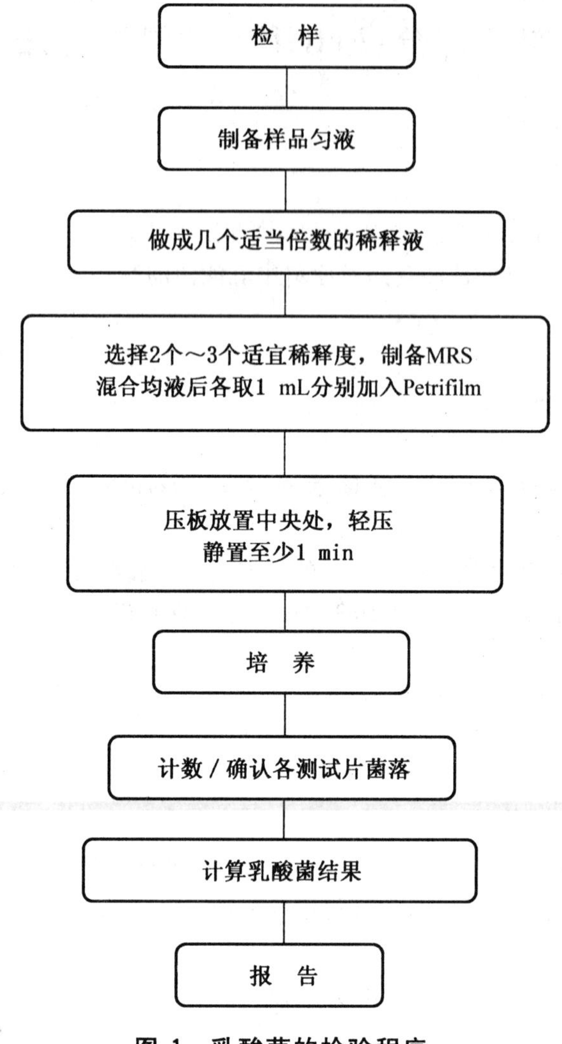

图 1 乳酸菌的检验程序

6 操作步骤

6.1 检测样品的制备

6.1.1 样品的全部制备过程均应遵循无菌操作程序。

6.1.2 冷冻样品应在 2℃～5℃条件下解冻，时间不超过 18 h，也可在温度不超过 45℃的条件解冻，时间不超过 15 min。

6.1.3 液体样品应先将其充分摇匀。

6.1.4 表面取样的样品(如拭子、胶带)等应立即进行检测。

6.2 样品匀液的制备

6.2.1 固体和半固体食品：以无菌操作称取 25 g 样品 放入装有 225 mL 磷酸盐缓冲稀释液或 0.85% 生理盐水的无菌均质杯内，于 8 000 r/min～10 000 r/min 均质 1 min～2 min，制成 1∶10 样品匀液；或放入 225 mL 稀释液的无菌均质袋中，用拍击式均质器拍打 1 min～2 min 制成 1∶10 的样品匀液。

6.2.2 液体样品：以无菌吸管吸取样品 25 mL 放入装有 225 mL 稀释液的无菌锥形瓶(瓶内预置适当数量的无菌玻璃珠)中，充分振摇，制成 1∶10 的样品匀液。

6.2.3 表面取样的样品按一定的比例制成 1∶1 样品匀液和(或)1∶10 样品匀液。

6.2.4 用 1 mL 无菌吸管或微量移液器吸取 1：10 样品匀液 1.0 mL，沿管壁缓慢注于装有 9 mL 稀释液的无菌试管中(注意吸管尖端不要触及稀释液)，振摇试管或换用一支无菌吸管反复吹打使其混合均匀，制成 1：100 的样品匀液。

6.2.5 另取 1 mL 无菌吸管或微量移液器吸头，按上述操作顺序，做 10 倍递增样品匀液，如此每递增稀释一次，即换用 1 次 1 mL 灭菌吸管或吸头。

6.3 **接种**

6.3.1 制备两倍浓度的 MRS 肉汤。根据食品卫生标准要求或对标本污染情况的估计，选择 2 个～3 个适宜稀释度检验。对每一个稀释度的试管，从中吸取 5 mL 溶液到一支无菌试管中，在吸取 5 mL 两倍浓度的 MRS 肉汤到该试管中，充分混匀后制成 MRS 和样品匀液，再从中吸取 1mL 液体进行接种；或者对每一个稀释度的试管，用微量移液器吸取 0.5 mL 样品稀释液，再吸取 0.5 mL 两倍浓度的 MRS 肉汤后进行接种。

6.3.2 将测试片置于平坦表面处，揭开上层膜，用吸管、微量移液器将上述制备好的 1 mL MRS 肉汤和样品匀液，垂直滴加在测试片的中央处。将上层膜盖下，允许上层膜直接落下，但不要滚动上层膜，将压板(凹面底朝下)放置在上层膜中央处，轻轻地压下，使样液均匀覆盖于圆形的培养面积上，切勿扭转压板，拿起压板，静置至少 1 min 以使培养基凝固。每个稀释度接种两张测试片，每张 1 mL。

6.4 **培养**

将测试片的透明面朝上置于厌氧培养设备内，可堆叠至 20 片，如果测试片超过 20 片，可以用坚硬的分隔物将测试片分开后培养，于厌氧条件下 30℃～35℃培养 48 h±3 h。

6.5 **计数**

用目视、用标准菌落计数器或放大镜来计数红色菌落。选取菌落数在 25～250 之间的测试片作为计数标准。当菌落数大于 250 时，可以选取 1 个～2 个具有代表性的方格来计数，计数表格边缘的菌落时遵循“数左不数右，数上不数下”的原则，最后以每个方格的平均菌落数乘以 20 来报告估算菌落数。

6.6 **计数说明**

6.6.1 不论菌落大小都应计数。

6.6.2 当乳酸菌浓度很高时，整个测试片会变成红色或粉红色，将结果记录为“多不可计”。

6.6.3 有时乳酸菌浓度很高时测试片中央可能没有可见菌落，但圆形培养面积的边缘有许多小的菌落，其结果也记录为“多不可计”；要求对样品进行进一步的稀释，也可获得准确的读数。

6.6.4 异型乳酸菌在测试片上表现为产气，但在距离圆形边缘 6.4 mm 的范围内，可能不产生可视的气泡，同型乳酸菌不产生气泡。红色菌落不管是否产气都计数为乳酸菌。

6.7 **计算方法**

6.7.1 若只有一个稀释度测试片上的菌落数在适宜计数范围内，计算两个测试片菌落数的平均值，再将平均值乘以相应稀释倍数，作为每克(毫升)中菌落总数结果。

6.7.2 若有两个连续稀释度在适宜计数范围内时，只计数在 25～250 菌落数的测试片，按式(1)计算：

$$N = \sum C \Big/ (n_1 + 0.1 n_2) d \qquad \cdots\cdots\cdots\cdots(1)$$

式中：

N——样品中菌落数；

$\sum C$——测试片(含适宜范围菌落数的测试片)菌落数之和；

n_1——适宜范围菌落数的第一稀释度(低)测试片个数；

n_2——适宜范围菌落数的第二稀释度(高)测试片个数；

d——稀释因子(第一稀释度)。

示例：

稀释度	1∶200(第一稀释度)	1∶2 000(第二稀释度)
菌落数	232,244	33,35

$$N = \sum C \Big/ (n_1 + 0.1 n_2) d = \frac{232 + 244 + 33 + 35}{[2 + (0.1 \times 2)] \times (0.5 \times 10^{-2})} = \frac{544}{0.011} = 49\ 455$$

上述数据经“四舍五入”后，表示为 49 000 或 4.9×10^4。

6.7.3 若所有稀释度的测试片上菌落数均大于 250，则对稀释度最高的测试片进行计数，其他测试片可记录为多不可计，结果按平均菌落数乘以最高稀释倍数计算。

6.7.4 若所有稀释度的测试片菌落数均小于 25，则应按稀释度最低的平均菌落数乘以稀释倍数计算。

6.7.5 若所有稀释度(包括液体样品原液)测试片均无菌落生长，则以小于 1 乘以最低稀释倍数计算。

6.7.6 若所有稀释度的测试片菌落数均不在 25～250 之间，其中一部分大于 250 或小于 25 时，则以最接近 25 或 250 的平均菌落数乘以稀释倍数计算。

7 报告结果

根据证实为乳酸菌的菌落计算出该测试片上的乳酸菌数，然后乘其稀释倍数即得每克(毫升)样品中乳酸菌数。

示例：

检验样 10^{-2} 的稀释液在测试片上生成的可疑菌落为 30 个，取 5 个鉴定，证实为乳酸菌的是 3 个，则 1 g(mL)检样中乳酸菌为：

$$30 \times 3/5 \times 10^2 = 1.8 \times 10^3\ \text{CFU/g(mL)}$$

附 录 A
（规范性附录）
培养基和试剂

A.1 磷酸盐缓冲稀释液

A.1.1 储存液

成分	用量
磷酸二氢钾	34.0 g
蒸馏水	500 mL

用大约 175 mL 的 1 mol/L 氢氧化钠溶液调节 pH 至 7.2，再用蒸馏水稀释至 1 000 mL 后储存于冰箱。

A.1.2 稀释液

用蒸馏水稀释 1.25 mL 储存液至 1 000 mL，分装适宜容器，121℃高压灭菌 15 min。

A.2 MRS 肉汤

A.2.1 成分

成分	用量
蛋白胨	10.0 g
牛肉膏	10.0 g
酵母浸出液	5.0 g
葡萄糖	20.0 g
吐温-80	1.0 g
柠檬酸铵	2.0 g
乙酸钠	5.0 g
硫酸镁	0.1 g
硫酸锰	0.05 g
磷酸氢二钾	2.0 g
蒸馏水	1 000 mL

A.2.2 制法

将各成分加入蒸馏水中，加热并不断搅拌，煮沸 1 min，使各成分完全溶解，121℃高压灭菌 15 min，最终 pH7.3±0.2。

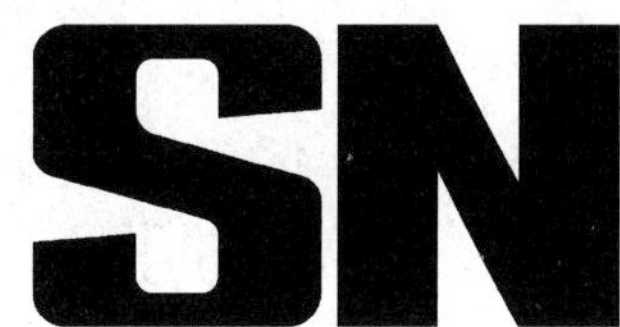

中华人民共和国出入境检验检疫行业标准

SN/T 1941.3—2007

进出口食品中乳酸菌检验方法 第3部分:乳酸杆菌的PCR法

Detection of lactic acid bacteria in food for import and export—Part 3:*Lactobacillus* PCR method

2007-08-06 发布　　2008-03-01 实施

中华人民共和国国家质量监督检验检疫总局 发布

前 言

SN/T 1941《进出口食品中乳酸菌检验方法》分为三个部分：

——第1部分：分离与计数方法；

——第2部分：Petrifilm™测试片法；

——第3部分：乳酸杆菌的PCR法。

本部分为SN/T 1941的第3部分。

本部分的附录A和附录B均为规范性附录。

本部分由国家认证认可监督管理委员会提出并归口。

本部分起草单位：中华人民共和国辽宁出入境检验检疫局。

本部分主要起草人：吴斌、郑秋月、李叶、胡传伟、李振荣。

本部分系首次发布的出入境检验检疫行业标准。

进出口食品中乳酸菌检验方法
第3部分:乳酸杆菌的PCR法

1 范围

SN/T 1941的本部分规定了乳酸杆菌的PCR检验方法。

本部分适用于天然或添加乳酸菌的食品及原料中乳酸菌的测定。

2 规范性引用文件

下列文件中的条款通过SN/T 1941的本部分的引用而成为本部分的条款。凡是注日期的引用文件,其随后所有的修改单(不包括勘误的内容)或修订版均不适用于本部分,然而,鼓励根据本部分达成协议的各方研究是否可使用这些文件的最新版本。凡是不注日期的引用文件,其最新版本适用于本部分。

GB 19489 实验室 生物安全通用要求

SN/T 1941.1 进出口食品中乳酸菌检验方法 第1部分:分离与计数方法

WS/T 230—2002 临床诊断中聚合酶反应技术的应用

3 生物安全措施

为了保护实验室人员的安全,应由具备资格的工作人员检测乳酸杆菌,所有培养物和废弃物应小心处置。并按照GB 19489中的有关规定进行。

4 防污染措施

参照WS/T 230—2002中第6章进行污染的预防和控制。

5 术语、定义和缩略语

5.1 术语和定义

下列术语和定义适用于SN/T 1941的本部分。

5.1.1

乳酸杆菌属 *Lactobacillus*

乳酸杆菌为一类革兰氏阳性无芽孢的细长杆菌,能分解葡萄糖或乳糖产生污染的乳酸,专性厌氧、兼性厌氧或厌氧,多数无动力,过氧化氢酶阴性。

5.1.2

聚合酶链反应 polymerase chain reaction,PCR

用两段(通常长度为15个~25个核苷酸)寡脱氧核苷酸作为反应的引物,与待测模板DNA链上的特定位点分别发生互补。在适宜反应液中DNA聚合酶的催化下,通过DNA变性、退火及延伸数十个循环而获得两个互补位点之间DNA片段的大量拷贝。反应液包括含有镁离子的反应缓冲液、4种脱氧核苷三磷酸(dNTP)、模板DNA、引物及热稳定DNA聚合酶组成。

5.1.3

引物 primer

应用化学方法合成一对与已知待扩增基因片段两侧DNA序列互补的寡核苷酸,作为PCR扩增的引物。

5.2 缩略语

下列缩略语适用于 SN/T 1941 的本部分。

5.2.1 PCR. polymerase chain reaction(PCR,聚合酶链反应)。

5.2.2 DNA:deoxyribonucleic acid,脱氧核糖核酸。

5.2.3 dNTP:deoxyribonucleoside triphosphate,脱氧核苷三磷酸。

5.2.4 dATP:deoxyadenosine triphosphate,脱氧腺苷三磷酸。

5.2.5 dCTP:deoxycytidine triphosphate,脱氧胞苷三磷酸。

5.2.6 dGTP:deoxyguanosine triphosphate,脱氧鸟苷三磷酸。

5.2.7 dTTP:deoxythymidine triphosphate,脱氧胸苷三磷酸。

5.2.8 dUTP:deoxyuridine triphosphate,脱氧尿苷三磷酸。

5.2.9 UDG:uracil DNA glycosylase,尿嘧啶 DNA-糖基酶。

5.2.10 bp:base pair,碱基对。

5.2.11 *Taq*:*Thermus aquaticu*,水生栖热菌。

5.2.12 Tris:tris(hydroxymethyl) aminomethane,三(羟甲基)氨基甲烷。

5.2.13 TE:Tris-HCl、EDTA 缓冲液。

6 培养基和试剂

除另有规定外,试剂均为分析纯或生化试剂,实验用水为灭菌双蒸水。

6.1 MRS 肉汤(见第 A.1 章)。

6.2 MRS 琼脂(见第 A.2 章)。

6.3 改良番茄汁琼脂培养基(改良 TJA 培养基)(见第 A.3 章)。

6.4 改良 MC 培养基(见第 A.4 章)。

6.5 乳酸杆菌属检测用引物:

5′-ctc aaa act aaa caa agt ttc-3′

5′-ctt gta cac acc gcc cgt ca-3′

预计扩增目的片段 250 bp。

6.6 *Taq* DNA 聚合酶。

6.7 dNTP:dATP、dTTP、dCTP、dGTP。

6.8 乳酸杆菌质控菌株:菌株目录号为干酪乳酸杆菌 1.243 5,嗜酸乳酸杆菌 1.187 8,发酵乳酸杆菌 1.188 0 均购自生物制品研究所(CMCC)。大肠杆菌质控菌株购自 ATCC25922。

6.9 琼脂糖。

6.10 溴化乙锭。

6.11 DNA 分子量标记:100 bp DNA ladder。

6.12 细菌基因组 DNA 提取试剂盒。

6.13 TE 缓冲液:10 mmol/L Tris-HCl(pH 8.0)、1 mmol/L EDTA(pH 8.0)。

6.14 10×PCR 缓冲液:200 mmol/L Tris-HCl(pH8.4)、200 mmol/L 氯化钾(KCl)、15 mmol/L 氯化镁($MgCl_2$)。

6.15 TAE 电泳缓冲液(储备液×50):Tris 碱 242 g、冰乙酸 57.1 mL、0.5 mol/L EDTA(pH8.0) 100 mL,用蒸馏水定容至 1 000 mL,混匀,室温保存。使用时取 20 mL 50×TAE 电泳缓冲液,稀释为 1 000 mL应用液即可。

6.16 10×加样缓冲液:1%SDS、50%(体积分数)甘油、0.05%(质量浓度)溴酚蓝。

7 仪器和设备

7.1 电子天平:感量为 0.001 g。
7.2 PCR 仪。
7.3 离心机。
7.4 紫外凝胶成像仪。
7.5 电泳仪。
7.6 微量移液器:2 μL、10 μL、20 μL、100 μL、200 μL、1 000 μL。
7.7 恒温培养箱。
7.8 恒温水浴锅。
7.9 厌氧培养设备:可用具双相压力计的厌氧培养箱、厌氧罐、蜡烛缸、气袋或其他可代用的装置。

8 检验方法

8.1 方法提要

食品经增菌后,采用细菌基因组 DNA 提取试剂盒提取 DNA,以提取的 DNA 为模板进行 PCR 扩增,琼脂糖凝胶电泳检验 PCR 产物是否有特征条带,从而对食品中乳酸杆菌进行快速检验。

8.2 检验程序

乳酸杆菌 PCR 检验程序见图 1。

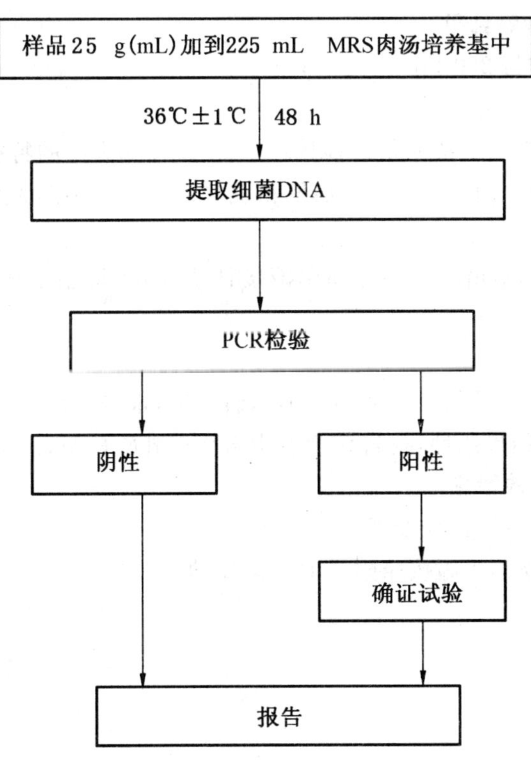

图 1 乳酸杆菌 PCR 检验程序

8.3 检测步骤

8.3.1 增菌

以无菌操作称取样品 25 mL(g),加到含有 225 mL 乳酸杆菌 MRS 增菌肉汤培养基的灭菌广口瓶内,振摇使样品充分混匀后,分别于有氧和厌氧条件下 36℃±1℃恒温培养 48 h±3 h。

8.3.2 模板 DNA 提取

取含有乳酸杆菌的肉汤培养基 1.5 mL,10 000 r/min 离心 2 min,尽量倒尽上清液。按细菌基因组

DNA 提取试剂盒操作说明书提取模板 DNA，所提取的模板 DNA 溶于 50 μL TE 中。剩余含乳酸杆菌的肉汤增菌液分别于有氧和厌氧条件下，36℃±1℃恒温过夜培养，以备确证试验使用。

8.3.3 PCR 扩增（可参照相关试剂盒操作说明）

反应体系体积 50 μL：10×PCR 缓冲液（Mg^{2+} Plus）5 μL、引物对（20 pmol/L）各 0.5 μL、dNTP（2.5 mmol/L）4 μL、*Taq* DNA 聚合酶（5 U/μL）0.25 μL、模板 DNA 1 μL、水补足至 50 μL。

反应条件：95℃预变性 5 min，95℃变性 30 s，55℃退火 30 s，72℃延伸 30 s，进行 30 个循环，72℃延伸 7 min，4℃保存。

8.3.4 质控

检验过程中要设阳性对照、阴性对照和空白对照。分别接种乳酸杆菌标准菌株目录号为 CMCC 1.2435、CMCC1.1878、CMCC1.1880 和大肠埃希氏菌标准菌株目录号为 ATCC25922 到营养肉汤中，36℃±1℃培养，各取 1.5 mL 增菌液，离心，提取 DNA。乳酸杆菌 DNA 模板作阳性对照，大肠埃希氏菌 DNA 模板作阴性对照，灭菌双蒸水作空白对照。

8.3.5 PCR 扩增产物电泳检验

用 50×TAE 电泳缓冲液（工作液为 1×TAE）配制 2% 琼脂糖电泳凝胶（溴化乙锭终浓度达到 1 μg/mL），制胶。在电泳槽中加入电泳缓冲液，使液面没过胶面。将 7.5 μL PCR 扩增产物分别和 1.5 μL 6×加样缓冲液混合，点样，同时加入 100 bp DNA ladder。9 V/cm 恒压，电泳 20 min～30 min。紫外凝胶成像仪下观察电泳结果，拍照并记录结果。

8.4 结果及判断

8.4.1 PCR 扩增产物电泳检验结果

乳酸杆菌 PCR 扩增产物为 250 bp。

8.4.2 结果判断

阴性对照和空白对照均未出现特征条带；阳性对照出现预期大小的特征条带；待测样品出现预期大小的特征条带，怀疑存在乳酸杆菌，需进一步确证；待测样品未出现预期大小的扩增条带，为阴性结果。

8.4.3 确证试验

取 8.3.2 中 36℃±1℃恒温培养的相应增菌液接种于 MRS 琼脂平板中，按照 SN/T 1941.1 挑取可疑菌落并进行鉴定。

8.4.4 结果表述

PCR 扩增产物电泳检验结果阳性，且经确证为非假阳性，报告该食品中检出乳酸杆菌。

PCR 扩增产物电泳检验结果阴性，报告该食品中未检出乳酸杆菌。

8.5 废弃物处理和防止污染的措施

检验过程中的废弃物，收集后焚烧处理。

检验过程中防止交叉污染的措施按照附录 B 的规定执行。

附 录 A
（规范性附录）
培养基和试剂

A.1 MRS 肉汤

A.1.1 成分

蛋白胨	10.0 g
牛肉膏	10.0 g
酵母浸膏	5.0 g
葡萄糖	20.0 g
吐温-80	1.0 g
柠檬酸铵	2.0 g
乙酸钠	5.0 g
硫酸镁	0.1 g
硫酸锰	0.05 g
磷酸氢二钾	2.0 g
蒸馏水	1 000 mL

A.1.2 制法

将各成分加入蒸馏水中，加热并不断搅拌，煮沸 1 min，使各成分完全溶解，121℃高压灭菌 15 min，最终 pH 7.3±0.2。

A.2 MRS 琼脂

A.2.1 成分

蛋白胨	10.0 g
牛肉膏	10.0 g
酵母浸膏	5.0 g
葡萄糖	20.0 g
吐温-80	1.0 g
柠檬酸铵	2.0 g
乙酸钠	5.0 g
硫酸镁	0.1 g
硫酸锰	0.05 g
磷酸氢二钾	2.0 g
琼脂	15.0 g
蒸馏水	1 000 mL

A.2.2 制法

将各成分加入蒸馏水中，加热并不断搅拌，煮沸 1 min，使琼脂完全溶解，121℃高压灭菌 15 min，最终 pH 7.3±0.2。

A.3 改良番茄汁琼脂培养基(改良 TJA 培养基)

A.3.1 成分

番茄汁	50 mL
酵母抽提液	5.0 g
牛肉膏	10.0 g
乳糖	20.0 g
葡萄糖	2.0 g
磷酸氢二钾(K_2HPO_3)	2.0 g
吐温-80	1.0 g
乙酸钠	5.0 g
琼脂	15.0 g
蒸馏水	1 000 mL

A.3.2 制法

番茄汁的制作:将新鲜番茄洗净,切碎(切勿捣碎),放入锥形瓶,置 4℃冰箱 8 h~12 h,取出后用灭菌纱布过滤。将各成分加入蒸馏水中,加热并不断搅拌,煮沸 1 min,使琼脂溶解,分装适当的容器,121℃高压灭菌 15 min,最终 pH7.3±0.2。

A.4 改良 MC 培养基

A.4.1 成分

大豆蛋白胨	5.0 g
牛肉浸膏	5.0 g
酵母浸膏	5.0 g
葡萄糖	20.0 g
乳糖	20.0 g
碳酸钙	10.0 g
琼脂	15.0 g
蒸馏水	1 000 mL
1%中性红溶液	5 mL
硫酸多粘菌素 B	100 000IU

A.4.2 制法

将前面七种成分加入蒸馏水中,加热溶解,校正 pH6.0,加入中性红溶液。分装于烧瓶中,高压灭菌 121℃ 15 min。用时加热熔化琼脂,冷至 50℃,酌情加或不加硫酸多粘菌素 B。

附 录 B
（规范性附录）
检验过程中防止交叉污染的措施

B.1 抽样和制样过程

抽样和制样工具，应清洗干净，121℃高压灭菌 15 min～20 min，一套洁净工具限于一份样品使用。存放样品的容器应该经过清洗、高压灭菌，或为一次性无菌容器。

B.2 检验过程

B.2.1 PCR 实验室应分为样品制备区、前 PCR 区、PCR 区和后 PCR 区。将模板提取、PCR 反应液配制、PCR 循环扩增及 PCR 产物的鉴定等步骤分区或分室进行。实验室的运作应从“洁净区”到“污染区”单向进行。

B.2.2 实验过程中，应穿实验服、戴手套，手套要经常更换。各区要有专用实验服，经常清洗。

B.2.3 各区所有的试剂、器材（尤其是移液器）、仪器都应专用，不得带出该区。

B.2.4 所有溶液、水、耗材和器具要 121℃ 15 min 高压灭菌，避免污染。每种溶液应使用分析纯试剂和新蒸馏的双蒸水。在 20℃～25℃贮存的试剂中，可加入 0.025％的叠氮化钠。

所有试剂配制后，应分装成仅够一次使用的量进行贮存。

B.2.5 DNA 模板或引物的离心管打开之前，要简短离心，离心管不能用力崩开，以免产生气溶胶。

B.2.6 前 PCR 区中，最好能在超净台或生物安全柜中加入 PCR 反应各组分。

B.2.7 实验前后，实验室用紫外线消毒及通过反复清洗、擦拭去除各种器具和设备表面残留的 DNA。

B.2.8 可使用 UDG 和 dUTP 系统控制污染。

B.2.9 应遵循 PCR 操作的其他要求。

SN

中华人民共和国出入境检验检疫行业标准

SN/T 1942.1—2007

进出口动物源性食品中布鲁氏菌属检验方法 第1部分:分离与计数方法

Detection of *Brucella* in food from animal for import and export—Part 1:Isolation and enumeration

2007-08-06 发布　　2008-03-01 实施

中华人民共和国国家质量监督检验检疫总局　发布

前 言

SN/T 1942《进出口动物源性食品中布鲁氏菌属检验方法》分为两部分：

——第1部分：分离与计数方法；

——第2部分：PCR检验方法。

本部分为SN/T 1942—2007的第1部分。

本部分的附录A和附录B均为规范性附录。

本部分由国家认证认可监督管理委员会提出并归口。

本部分起草单位：中华人民共和国辽宁出入境检验检疫局、辽宁省疾病预防控制中心。

本部分主要起草人：吴斌、郑秋月、姚文清、秦成、耿英芝、贾赟。

本标准为首次发布的出入境检验检疫行业标准。

进出口动物源性食品中布鲁氏菌属检验方法 第1部分:分离与计数方法

1 范围

SN/T 1942 的本部分规定了进出口动物源性食品中布鲁氏菌属的分离与计数方法。

本部分适用于动物源性食品中布鲁氏菌属的分离与计数。

2 规范性引用文件

下列文件中的条款通过 SN/T 1942 的本部分的引用而成为本部分的条款。凡是注日期的引用文件,其随后所有的修改单(不包括勘误的内容)或修订版均不适用于本部分,然而,鼓励根据本部分达成协议的各方研究是否可使用这些文件的最新版本。凡是不注日期的引用文件,其最新版本适用于本部分。

GB 19489 实验室 生物安全通用要求

3 生物安全措施

为了保护实验室人员的安全,应由具备资格的工作人员检测布鲁氏菌,所有培养物和废弃物应小心处置。并按照 GB 19489 中的有关规定进行。

4 设备和材料

4.1 显微镜:10×～100×。

4.2 温度计:量程 1℃～55℃,分刻度 0.1℃。

4.3 恒温培养箱:36℃±1℃。

4.4 吸管:1 mL、5 mL 和 10 mL,分刻度 0.1 mL。

4.5 试管:16 mm×160 mm。

4.6 培养皿:直径 90 mm。

4.7 “L”型玻璃涂布棒:直径 3 mm～4 mm,可涂布 45 mm～55 mm 的区域。

4.8 接种环:3 mm 直径。

4.9 天平:量程 2 kg,感量 0.1 g。

4.10 灭菌样品处理器具:取样勺、剪刀、镊子。

4.11 样品稀释瓶:250 mL 和 500 mL。

4.12 布鲁氏菌质控菌株:菌株目录号为羊布鲁氏菌 CMCC55202,牛布鲁氏菌 CMCC55008,猪布鲁氏菌 CMCC55006,绵羊布鲁氏菌 CMCC55305,犬布鲁氏菌 CMCC55307,森林鼠布鲁氏菌 CMCC55224。

4.13 微需氧培养设备:最佳微需氧条件为 5%氧气、10%二氧化碳和 85%氮气。可用具双相压力计的微需氧培养箱、厌氧罐、蜡烛缸、气袋或其他可代用的装置。

5 培养基和试剂

除另有规定外,试剂为分析纯或生化试剂,水为蒸馏水。

5.1 布氏肉汤(见第 A.1 章)。
5.2 布氏琼脂(见第 A.2 章)。
5.3 肝浸液培养基(见第 A.3 章)。
5.4 血琼脂(见第 A.4 章)。
5.5 革兰氏染色液。
5.6 胰蛋白胨琼脂(见第 A.5 章)。
5.7 精氨酸脱羧培养基(见第 A.6 章)。
5.8 革兰氏染色液。
5.9 3%过氧化氢溶液。
5.10 各类糖发酵培养基。
5.11 硝酸盐培养基、硝酸盐试剂。
5.12 0.85%灭菌生理盐水。

6 检验方法

6.1 方法提要

动物源性食品中布鲁氏菌属的分离与计数方法是应用微生物检验的增菌培养、分离、生化鉴定等方法对动物源性中可能存在的布鲁氏菌属进行定性和定量的检验。

6.2 检验程序

布鲁氏菌属的检验程序见图 1。

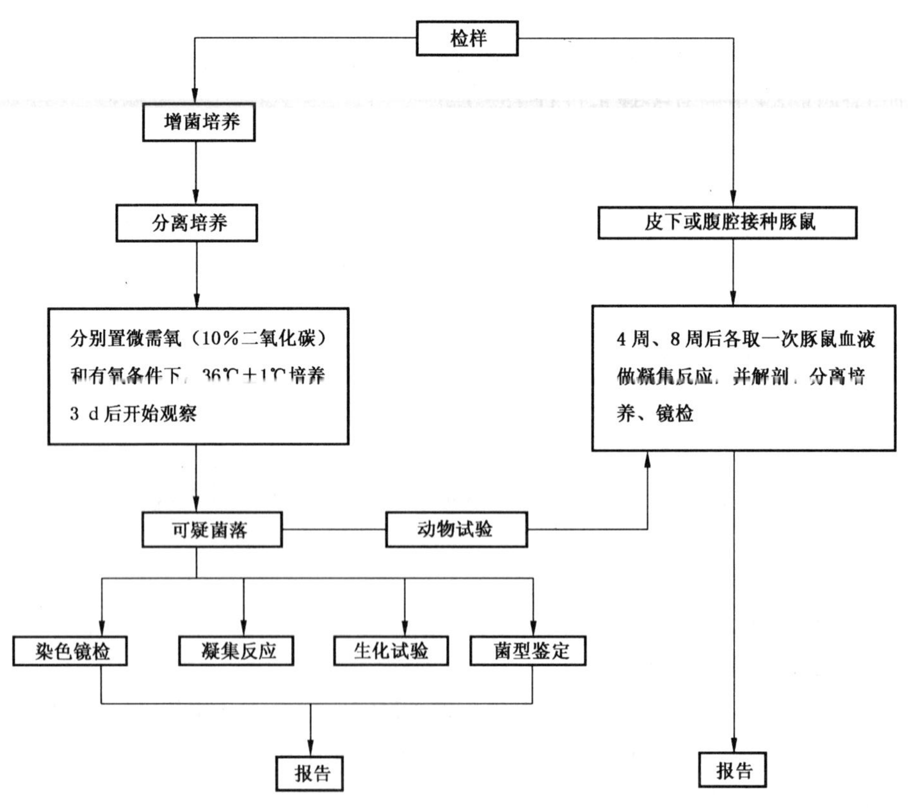

图 1 布鲁氏菌属的检验程序

6.3 布鲁氏菌属定量检验(MPN 法)

6.3.1 检样稀释

6.3.1.1 以无菌操作将检样 25 g(mL)放于含有 225 mL 灭菌生理盐水的灭菌广口瓶内，经充分振摇成1∶10的稀释液。固体检样用灭菌均质器，以8 000 r/min～10 000 r/min的速度处理1 min，做成1∶10的均匀稀释液。

6.3.1.2 用1 mL灭菌吸管吸取1∶10稀释液1 mL，注入含有9 mL灭菌生理盐水或其他稀释液的试管内，振摇试管混匀，做成1∶100的稀释液。

6.3.1.3 另取1 mL灭菌吸管，按上条操作依次做10倍递增稀释液，每递增稀释一次，换用1支1 mL灭菌吸管。

6.3.1.4 根据食品卫生标准要求或对检样污染情况的估计，选择三个稀释度。

6.3.2 增菌试验

将1 mL待检样品接种于布氏肉汤管内，每一稀释度接种三管，置36℃±1℃温箱内，培养24 h±2 h。

6.3.3 分离培养

将呈轻度浑浊有沉淀不形成菌膜的菌液直接涂于血琼脂、肝浸液琼脂或布氏琼脂平板上，分别于微需氧(10%二氧化碳)和有氧条件下，置36℃±1℃培养3 d，然后取出，按表1观察菌落形态，并做革兰氏染色和证实试验。

表1 布鲁氏菌属在不同培养基上菌落特征

血琼脂	肝浸液琼脂	布氏琼脂
形成微小、灰色不溶血菌落。	形成无色、半透明、圆形、表面光滑、边缘整齐、中央稍凸起、直径约2 mm～3 mm的菌落；有时可出现粘液样或干燥的硬皮样菌落。	形成无色、半透明、圆形、表面光滑、边缘整齐、中央稍凸起、直径约2 mm～3 mm的菌落。

6.3.4 染色及镜检

在上述平板上，挑取可疑菌落1个～2个进行革兰氏染色并镜检，布鲁氏菌属为革兰氏阴性球杆菌，无芽孢，无荚膜。

6.3.5 凝集试验(下述方法任选一种)

6.3.5.1 玻片凝集试验：取一个洁净的载玻片，一端滴1滴～2滴免疫血清，另一端滴等量生理盐水，用接种环挑取分离可疑菌落，分别与两者混合，调匀。若血清端出现片状或颗粒状凝集，生理盐水仍均匀浑浊，则试验为阳性，即可判定为可疑布鲁氏菌。将该菌接种于肝浸液或胰蛋白胨琼脂斜面，做纯培养，用于进一步鉴定。

6.3.5.2 试管凝集试验：本试验较玻片法准确，而且可排除交叉反应。取洁净的小凝集管8支，第一管加0.5%石炭酸生理盐水2.4 mL，第二管至第五管各加0.5 mL，第六、七管中不加入此生理盐水；用1 mL移液管吸取被检血清0.1 mL，加入第一管中，并反复吹吸三次，使血清和生理盐水充分混合均匀，然后吸出2.0 mL，移入第二管0.5 mL，剩余1.5 mL弃去，如前法混合均匀后，吸出0.5 mL移入第三管0.5 mL，依次类推到第四管，第四管混匀后吸出0.5 mL弃去，然后各管如表2加入所需物质。置36℃±1℃恒温箱中4 h～6 h，取出后放室温18 h～22 h(36℃±1℃ 24 h也可)，观察结果。“++++”为液体完全透明，菌体完全被凝集，呈伞状，沉于管底，振荡时沉淀物呈片状、块状或颗粒状，即100%凝集。“+++”为略浑浊，菌体大部分被凝集沉于管底，振荡所见如上，即75%凝集。“++”为液体不甚透明，管底有明显凝集物沉淀，振荡见絮状物，约50%凝集。“+”液体更不透明，有不很显著凝集物沉淀，或仅有沉淀痕迹，约25%凝集。“−”液体浑浊，似有部分沉淀物，振荡立即浑浊。具体操作见表2。

表 2　布鲁氏菌属试管凝集试验表

管号		1	2	3	4	5	6	7
血清稀释度		1∶25	1∶50	1∶100	1∶200	对照		
						抗原对照	阳性血清 1∶25	阴性血清 1∶25
试剂用量/mL	被检血清与0.5%石炭酸生理盐水混合液	0.5	0.5	0.5	0.5	0.5	0.5	0.5
	抗原(1∶20)	0.5	0.5	0.5	0.5	0.5	0.5	0.5

6.3.6　生化试验

分别接种各类生化培养基，置36℃±1℃培养24 h～48 h。具体内容见表3。

表 3　布鲁氏菌属的生化特性

菌种	触酶	氧化酶	糖分解			精氨酸脱羧	硝酸盐还原
			葡萄糖	半乳糖	阿拉伯糖		
羊布鲁菌	+	+	+		−	−	+
牛布鲁菌	+	+	+	+	+	−	+
猪布鲁菌	+	+	+	+	+	+	+
森林鼠布鲁菌	+	−	+	+	+	−	+
绵羊布鲁菌	+	−	−	−	−	−	−
犬布鲁菌	+	+	+	−	−	+	+
注：+：90%以上阳性；−：90%以上阴性。							

6.3.7　菌型鉴定

在菌型鉴定中，为了统一标准，可用标准菌株目录号(羊布鲁氏菌CMCC55202，牛布鲁氏菌CMCC55008，猪布鲁氏菌CMCC55006，绵羊布鲁氏菌CMCC55305，犬布鲁氏菌CMCC55307，森林鼠布鲁氏菌CMCC55224)做对照，分类鉴定方法见表4。

表 4　布鲁氏菌属种的生化特性

种型		CO_2需要	H_2S产生	在染料中生长					凝集反应		噬菌体分裂		最常见宿主
				硫堇			复红		AM	RPM	RPMTD10^4×RPMTD		
				1∶25000	1∶50000	1∶100000	1∶50000	1∶1000000					
羊种	1	−	−	−	+	+	+	+	−	+	−	−	山羊、绵羊
	2	−	−	−	+	+	+	+	+	−	−	−	山羊、绵羊
	3	−	−	−	+	+	+	+	+	+	−	−	山羊、绵羊
牛种	1	±	+	−	−	−	+	+	+	−	+	+	牛
	2	+	+	−	−	−	−	−	+	−	+	+	牛
	3	±	+	+	+	+	+	+	+	−	+	+	牛
	4	±	+	−	−	−	+	+	−	+	+	+	牛
	5	−	−	−	+	+	+	+	−	+	+	+	牛
	6	−	±	−	+	+	+	+	+	−	+	+	牛

表 4(续)

种型		CO_2 需要	H_2S 产生	在染料中生长					凝集反应		噬菌体分裂		最常见宿主
				硫堇			复红		AM	RPM	RPMTD10^4	×RPMTD	
				1∶25000	1∶50000	1∶100000	1∶50000	1∶1000000					
牛种	7	−	±	−	+	+	+	+	+	+	+	+	牛
	9	±	+	−	+	+	+	+	−	+	+	+	牛
猪种	1	−	+	+	+	+	−	−	+	−	−	+	猪
	2	−	−	−	+	+	−	−	+	−	−	+	猪、野兔
	3	−	−	+	+	+	+	+	+	−	−	+	猪
	4	−	−	+	+	+	+	+	+	+	−	+	鹿
	5	−	+	−	−	+	−	+	−	−	−	−	羊、牛
森林鼠种		−	+	−	−	+	+	−	+	−	−	+	沙漠森林野鼠
绵羊种		+	−	+	−	+	+	−	−	−	−	−	绵羊
犬种		−	−	+	−	+	−	+	−	−	−	−	犬

6.3.7.1 对二氧化碳的要求:本试验应在分离后立即进行,以免多次转种形成不需二氧化碳的变种。试验时将培养物转种两份,一份在普通大气条件下,另一份在含有 5%～10% 二氧化碳环境中,36℃±1℃培养 2 d～3 d 后,观察生长情况。

6.3.7.2 染料抑菌试验:常用含硫堇和碱性复红培养基进行试验,硫堇在培养基中最终浓度为 1∶25000、1∶50000 和 1∶100000,碱性复红在培养基中最终浓度为 1∶50000 和 1∶100000。在含这两种染料三种不同浓度的五种培养基上,各接种一环菌液,培养 3 d～4 d 后检查其生长情况。

6.3.7.3 H_2S 产生:将 10% 乙酸铅滤纸条悬于培养物试管内,以测定试管内有无游离 H_2S。H_2S 可使滤纸变黑,这一试验极易观察,应连续观察 4 d 判定结果。

6.3.7.4 尿素酶试验:其方法与一般细菌生化反应相似。

6.3.7.5 血清凝集试验:包括单项特异 A、M 血清和 RPM 血清凝集试验,一般采用玻片试验,也可用试管凝集试验方法。

6.3.7.6 噬菌体裂解试验:本试验也适用于常规分型试验。世界卫生组织推荐 Tb 噬菌体作为分类用参考噬菌体,于琼脂平板上测定。羊布鲁氏菌和所有 RPM 型菌株对 Tb 噬菌体均不敏感。

6.3.8 动物试验

取上述菌液 5 mL,注射于体重 250 g～300 g 豚鼠腹腔。每隔 4 周,采心血 2 mL～5 mL,分离血清进行凝集试验。凝集反应阳性,解剖检查动物,观察其肝、脾、腹腔、淋巴结等处是否有黄色类似结核样的小结节。有疑似病变组织,均取出作培养和涂片检查。如连续检查血液凝集反应均为阴性,于第 4 个月末,将豚鼠剖检,内脏仍见不到病变,则报告为阴性。

6.3.9 报告

计算 MPN 值,根据每一稀释度检出的布鲁氏菌的结果查 MPN 表(见附录 B),计算并报告每克(毫升)样品中布鲁氏菌属的最近似值。

6.4 布鲁氏菌属定性检验

6.4.1 取样前消毒样品包装的开启处和取样剪镊。以无菌操作将检样 25 g(mL)放于含有 225 mL 布氏肉汤的灭菌广口瓶内,经充分振摇成 1∶10 的稀释液。固体检样最好用灭菌均质器,以

8 000 r/min～10 000 r/min的速度处理1 min,做成1∶10的均匀稀释液。

6.4.2 移取10 mL 1∶10稀释液加入90 mL布氏肉汤中,振摇使样品充分混匀,36℃±1℃培养18 h～22 h。

6.4.3 操作同6.3.3～6.3.8。

6.4.4 根据检验结果,报告每25 g(mL)样品中是否检出布鲁氏菌。

附　录　A
（规范性附录）
培养基和试剂

A.1　布氏肉汤

A.1.1　成分

胰酪蛋白	10.0 g
牛肉浸膏	10.0 g
葡萄糖	1.0 g
酵母浸膏	2.0 g
氯化钙	5.0 g
重亚硫酸钠	0.1 g
蒸馏水	1 000 mL

A.1.2　制法

将各成分加入蒸馏水中，加热并不断搅拌，煮沸 1 min，使各成分完全溶解，121℃高压灭菌 15 min，最终 pH 7.3±0.2。

A.2　布氏琼脂

A.2.1　成分

胰酪蛋白	10.0 g
牛肉浸膏	10.0 g
葡萄糖	1.0 g
酵母浸膏	2.0 g
氯化钙	5.0 g
重亚硫酸钠	0.1 g
琼脂	15.0 g
蒸馏水	1 000 mL

A.2.2　制法

将各成分加入蒸馏水中，加热并不断搅拌，煮沸 1 min，使琼脂完全溶解，121℃高压灭菌 15 min，最终 pH 7.3±0.2。

A.3　肝浸液培养基

A.3.1　成分

肝浸液	1 000 mL
蛋白胨	10.0 g
氯化钠	5.0 g
琼脂	15.0 g

A.3.2　制法

将各成分加入蒸馏水中，加热并不断搅拌，煮沸 1 min，使琼脂完全溶解，121℃高压灭菌 20 min，最终 pH 6.9±0.2。

A.4 血琼脂

A.4.1 成分

豆粉琼脂	100 mL
脱纤维羊血(或兔血)	5 mL～10 mL

A.4.2 制法

加热溶化琼脂，冷到50℃，以灭菌方式加入脱纤维羊血，摇匀，倾注平板。亦可用其他营养丰富的基础培养基配制血琼脂。

A.5 胰蛋白胨琼脂培养基

A.5.1 成分

胰蛋白胨	20.0 g
氯化钠	5.0 g
蒸馏水	1 000 mL

A.5.2 制法

将各成分加入蒸馏水中，加热并不断搅拌，煮沸 1 min，使各成分完全溶解，121℃高压灭菌 15 min，最终 pH 7.2±0.2。

A.6 精氨酸水解培养基

A.6.1 成分

蛋白胨	0.1 g
氯化钠	0.5 g
磷酸氢二钾	0.6 g
L-精氨酸	1.0 g
1.6%溴甲酚紫乙醇溶液	1.4 mL
琼脂	0.3 g
蒸馏水	100 mL

A.6.2 制法

将各成分加入蒸馏水中，加热并不断搅拌，煮沸 1 min，使各成分完全溶解，121℃高压灭菌 15 min，最终 pH 7.2±0.2。

附 录 B
（规范性附录）
布鲁氏菌属最可能数(MPN)检索表

表 B.1 布鲁氏菌属最可能数(MPN)检索表

阳性管数			MPN/g(mL)	可信区域		阳性管数			MPN/g(mL)	可信区域	
0.1	0.01	0.001		低	高	0.1	0.01	0.001		低	高
0	0	0	<3.0	—	9.5	2	2	0	21	4.5	42
0	0	1	3.0	0.15	9.6	2	2	1	28	8.7	94
0	1	0	3.0	0.15	11	2	2	2	35	8.7	94
0	1	1	6.1	1.2	18	2	3	0	29	8.7	94
0	2	0	6.2	1.2	18	2	3	1	36	8.7	94
0	3	0	9.4	3.6	38	3	0	0	23	4.6	94
1	0	0	3.6	0.17	18	3	0	1	38	8.7	110
1	0	1	7.2	1.3	18	3	0	2	64	17	180
1	0	2	11	3.6	38	3	1	0	43	9	180
1	1	0	7.4	1.3	20	3	1	1	75	17	200
1	1	1	11	3.6	33	3	1	2	120	37	420
1	2	0	11	3.6	42	3	1	3	160	40	420
1	2	1	15	4.5	42	3	2	0	93	18	420
1	3	0	16	4.5	42	3	2	1	150	37	420
2	0	0	9.1	1.4	38	3	2	2	210	40	430
2	0	1	14	3.6	42	3	2	3	290	90	1 000
2	0	2	20	4.5	42	3	3	0	240	42	1 000
2	1	0	15	3.7	42	3	3	1	460	90	2 000
2	1	1	20	4.5	42	3	3	2	1 100	180	4 100
2	1	2	20	4.5	42	3	3	3	>1 100	420	—

注：如果接种量扩大十倍，分别为 1.0、0.1 和 0.01 时，表中的数字相应缩小十倍。如果接种量缩小十倍，分别为 0.01、0.001 和 0.000 1 时，表中的数字相应扩大十倍，其余类推。

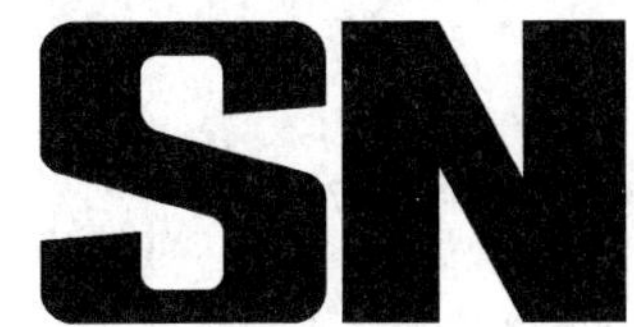

中华人民共和国出入境检验检疫行业标准

SN/T 1942.2—2007

进出口动物源性食品中布鲁氏菌属检验方法 第2部分:PCR检验方法

Detection of *Brucella* in food from animal for import and export—Part 2:PCR method

2007-08-06 发布　　2008-03-01 实施

中华人民共和国国家质量监督检验检疫总局 发布

前　言

SN/T 1942—2007《进出口动物源性食品中布鲁氏菌属检验方法》分为两部分：

——第1部分：分离与计数方法；

——第2部分：PCR检验方法。

本部分为SN/T 1942的第2部分。

本部分的附录A和附录B均为规范性附录。

本部分由国家认证认可监督管理委员会提出并归口。

本部分起草单位：中华人民共和国辽宁出入境检验检疫局、中华人民共和国黑龙江出入境检验检疫局。

本部分主要起草人：吴斌、郑秋月、贾赟、李苏龙、李振荣、胡传伟。

本标准系首次发布的出入境检验检疫行业标准。

进出口动物源性食品中布鲁氏菌属检验方法 第2部分:PCR检验方法

1 范围

SN/T 1942的本部分规定了进出口动物源性食品中布鲁氏菌属PCR检验方法。

本部分适用于进出口动物源性食品中布鲁氏菌属的快速检验。

2 规范性引用文件

下列文件中的条款通过SN/T 1942的本部分的引用而成为本部分的条款。凡是注日期的引用文件,其随后所有的修改单(不包括勘误的内容)或修订版均不适用于本部分,然而,鼓励根据本部分达成协议的各方研究是否可使用这些文件的最新版本。凡是不注日期的引用文件,其最新版本适用于本部分。

GB 19489 实验室 生物安全通用要求

SN/T 1942.1 进出口动物源性食品中布鲁氏菌属检验方法 第1部分:分离与计数方法

WS/T 230—2002 临床诊断中聚合酶反应技术的应用

3 生物安全措施

为了保护实验室人员的安全,应由具备资格的工作人员检测布鲁氏菌,所有培养物和废弃物应小心处置。并按照GB 19489中的有关规定进行。

4 防污染措施

参照WS/T 230—2002中第6章进行污染的预防和控制。

5 术语、定义和缩略语

5.1 术语和定义

下列术语和定义适用于SN/T 1942的本部分。

5.1.1

布鲁氏菌属 *Brucella*

布鲁氏菌属为一类革兰氏阴性短小球杆菌,可分解葡萄糖等糖类,产酸量少,无动力,无芽胞,过氧化氢酶阳性。

5.1.2

聚合酶链反应 polymerase chain reaction,PCR

使用两段(通常长度为15个～25个核苷酸)寡脱氧核苷酸作为反应的引物,这两段引物序列应不发生互补作用,可以和作为模板的待测DNA两条链上的特定位点分别发生互补。反应液包括含有镁离子的反应缓冲液、4种脱氧核苷三磷酸(dNTP)、模板DNA、引物及热稳定DNA聚合酶组成。在DNA聚合酶催化下,通过DNA变性、退火及延伸数十个循环的反复变化而获得两个互补位点之间DNA片段的大量拷贝。

5.1.3

引物 primer

应用化学方法合成一对与已知待扩增基因片段两侧DNA序列互补的寡核苷酸,作为PCR扩增的引物。

5.2 缩略语

下列缩略语适用于SN/T 1942的本部分。

5.2.1 PCR:polymerase chain reaction(PCR),聚合酶链反应。

5.2.2 DNA:deoxyribonucleic acid,脱氧核糖核酸。

5.2.3 dNTP:deoxyribonucleoside triphosphate,脱氧核苷三磷酸。

5.2.4 dATP:deoxyadenosine triphosphate,脱氧腺苷三磷酸。

5.2.5 dCTP:deoxycytidine triphosphate,脱氧胞苷三磷酸。

5.2.6 dGTP:deoxyguanosine triphosphate,脱氧鸟苷三磷酸。

5.2.7 dTTP:deoxythymidine triphosphate,脱氧胸苷三磷酸。

5.2.8 dUTP:deoxyuridine triphosphate,脱氧尿苷三磷酸。

5.2.9 UDG:uracil DNA glycosylase,尿嘧啶DNA-糖基酶。

5.2.10 bp:base pair,碱基对。

5.2.11 *Taq*:*Thermus aquaticu*,水生栖热菌。

5.2.12 Tris:tris(hydroxymethyl)aminomethane,三(羟甲基)氨基甲烷。

5.2.13 TE:Tris-HCl、EDTA缓冲液。

6 培养基和试剂

除另有规定外,试剂为分析纯或生化试剂,水为灭菌双蒸水。

6.1 布鲁氏菌肉汤培养基(见第A.1章)。

6.2 布氏琼脂(见第A.2章)。

6.3 肝浸液培养基(见第A.3章)。

6.4 胰蛋白胨培养基(见第A.4章)。

6.5 布鲁氏菌属检验用引物:

5′-TGGCTCGGTTGCCAATATTCAA-3′

5′-CGCGCTTGCCTTTCAGGTCTG-3′

预计扩增目的片段223bp。

6.6 *Taq* DNA聚合酶。

6.7 dNTP:dATP、dTTP、dCTP、dGTP。

6.8 布鲁氏菌属质控菌株(使用以下一种即可):菌株目录号为羊布鲁氏菌CMCC55202,牛布鲁氏菌CMCC55008,猪布鲁氏菌CMCC55006,绵羊布鲁氏菌CMCC55305,犬布鲁氏菌CMCC55307,森林鼠布鲁氏菌CMCC55224。大肠杆菌质控菌株:CMCC25922。

6.9 琼脂糖。

6.10 溴化乙锭。

6.11 DNA分子量标记:100 bp DNA ladder。

6.12 细菌基因组DNA提取试剂盒。

6.13 TE缓冲液:10 mmol/L Tris-HCl(pH8.0)、1 mmol/L EDTA(pH 8.0)。

6.14 10×PCR缓冲液:200 mmol/L Tris-HCl(pH 8.4)、200 mmol/L KCl、15 mmol/L $MgCl_2$。

6.15 TAE电泳缓冲液(储备液×50):Tris碱242 g、冰乙酸57.1 mL、0.5 mol/L EDTA(pH 8.0) 100 mL,用蒸馏水定容至1 000 mL,混匀,室温保存。使用时取20 mL 50×TAE电泳缓冲液,稀释为

1 000 mL应用液即可。

6.16 10×加样缓冲液:1%SDS、50%(体积比)甘油、0.05%(质量浓度)溴酚蓝。

7 仪器和设备

7.1 电子天平:感量为 0.001 g。

7.2 PCR 仪。

7.3 离心机。

7.4 紫外凝胶成像仪。

7.5 电泳仪。

7.6 微量移液器:0.5 μL、2 μL、10 μL、20 μL、100 μL、200 μL、1 000 μL。

7.7 恒温培养箱。

7.8 恒温水浴锅。

7.9 微需氧培养设备:最佳微需氧条件为 5%氧气、10%二氧化碳和 85%氮气。可用具双相压力计的厌氧罐、蜡烛缸、气袋或其他可代用的装置。

8 检验方法

8.1 方法提要

食品经增菌培养后,采用细菌基因组 DNA 提取试剂盒提取 DNA,以提取的 DNA 为模板进行 PCR 扩增,琼脂糖凝胶电泳检验 PCR 产物是否有特征条带,从而对食品中是否污染布鲁氏菌属进行快速检验。

8.2 检验程序

布鲁氏菌属 PCR 检验程序见图 1。

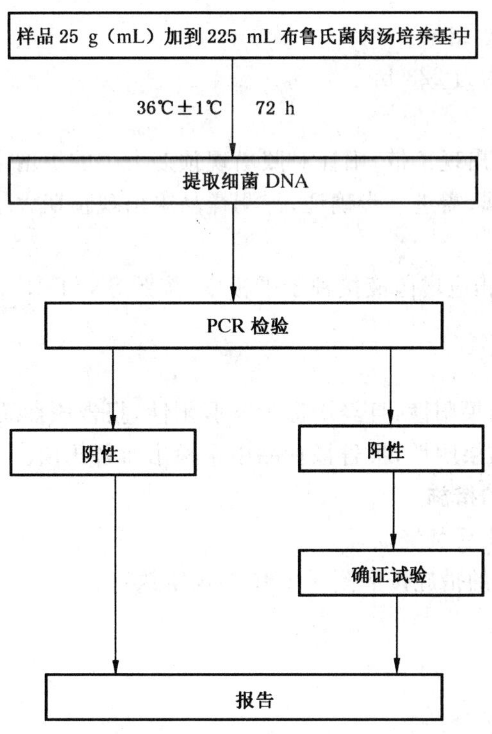

图 1 布鲁氏菌属 PCR 检验程序

8.3 步骤

8.3.1 增菌

以无菌操作称取食品试样 25 mL(g),加到含有 225 mL 布鲁氏菌肉汤培养基的灭菌广口瓶内,振摇使样品充分混匀后,分别于有氧和微需氧条件下,36℃±1℃恒温培养 72 h。

8.3.2 模板 DNA 提取

取布鲁氏菌肉汤培养基 1.5 mL,10 000 r/min 离心 2 min,尽量倒尽上清液。按细菌基因组 DNA 提取试剂盒操作说明书提取模板 DNA,所提取的模板 DNA 溶于 50 μL TE 中。剩余布鲁氏菌肉汤增菌液分别于有氧和微需氧条件下 36℃±1℃恒温过夜培养,以备确证试验使用。

8.3.3 PCR 扩增(可参照相关试剂盒操作说明)

反应体系体积 50 μL:10×PCR 缓冲液(Mg^{2+} Plus)5 μL、引物对(20 p mol/L)各 0.5μL、dNTP(2.5 mmol/L)4 μL、*Taq* DNA 聚合酶(5 U/μL)0.25 μL、模板 DNA 1 μL、水补足至 50 μL。

反应条件:93℃预变性 5 min,93℃变性 60 s,60℃退火 60 s,72℃延伸 60 s,进行 40 个循环,72℃延伸 10 min,4℃下保存。

8.3.4 质控

检验过程中要设阳性对照、阴性对照和空白对照。分别接种布鲁氏菌标准菌株和大肠埃希氏菌标准菌株到营养肉汤中,36℃+1℃培养,各取 1.5 mL 增菌液,离心,提取 DNA 模板。布鲁氏菌属 DNA 模板作阳性对照,大肠埃希氏菌 DNA 模板作阴性对照,空白对照加水 1 μL。

8.3.5 PCR 扩增产物电泳检验

用 50×TAE 电泳缓冲液应用液配制 2%琼脂糖电泳凝胶,并趁凝胶未凝固时加入溴化乙锭使其最终浓度达到 1 μg/mL,制胶。在电泳槽中加入电泳缓冲液,使液面没过胶面。将 7.5 μL PCR 扩增产物分别和 1.5 μL 6×加样缓冲液混合,点样,其中一孔加入 100 bp DNA ladder。9 V/cm 恒压,电泳 20 min～30 min。紫外凝胶成像仪下观察电泳结果,拍照并记录结果。

8.4 结果及判断

8.4.1 PCR 扩增产物电泳检验结果

布鲁氏菌属 PCR 扩增产物为 223 bp。

8.4.2 结果判断

阴性对照和空白对照均未出现条带;阳性对照出现预期大小的扩增条带;待测样品出现预期大小的扩增条带,怀疑存在布鲁氏菌属,需进一步确证;待测样品未出现预期大小的扩增条带,为阴性结果。

8.4.3 确证试验

取 36℃±1℃恒温培养的相应增菌液接种于平板中,按照 SN/T 1942.1 中 6.3.3 的分离方法,挑取可疑菌落并进行鉴定。

8.4.4 结果表述

PCR 扩增产物电泳检验结果阳性,且经确证为非假阳性,报告该食品中检出布鲁氏菌。

PCR 扩增产物电泳检验结果阴性,报告该食品中未检出布鲁氏菌。

8.5 废弃物处理和防止污染的措施

检验过程中的废弃物,收集后焚烧处理。

检验过程中防止交叉污染的措施按照附录 B 中的规定执行。

附 录 A
（规范性附录）
培养基和试剂

A.1 布氏肉汤

A.1.1 成分

胰酪蛋白	10.0 g
牛肉浸膏	10.0 g
葡萄糖	1.0 g
酵母浸膏	2.0 g
氯化钙	5.0 g
重亚硫酸钠	0.1 g
蒸馏水	1 L

A.1.2 制法

将各成分加入蒸馏水中，加热并不断搅拌，煮沸 1 min，使各成分完全溶解，121℃高压灭菌 15 min，最终 pH 7.3±0.2。

A.2 布氏琼脂

A.2.1 成分

胰酪蛋白	10.0 g
牛肉浸膏	10.0 g
葡萄糖	1.0 g
酵母浸膏	2.0 g
氯化钙	5.0 g
重亚硫酸钠	0.1 g
琼脂	15.0 g
蒸馏水	1 L

A.2.2 制法

将各成分加入蒸馏水中，加热并不断搅拌，煮沸 1 min，使琼脂完全溶解，121℃高压灭菌 15 min，最终 pH 7.3±0.2。

A.3 肝浸液培养基

A.3.1 成分

肝浸液	1 000 mL
蛋白胨	10.0 g
氯化钠	5.0 g
琼脂	15.0 g

A.3.2 制法

将各成分加入蒸馏水中，加热并不断搅拌，煮沸 1 min，使琼脂完全溶解，121℃高压灭菌 20 min，最终 pH 6.9±0.2。

A.4 胰蛋白胨培养基

A.4.1 成分

胰蛋白胨	20.0 g
氯化钠	5.0 g
蒸馏水	1 000 mL

A.4.2 制法

将各成分加入蒸馏水中，加热并不断搅拌，煮沸 1 min，使各成分完全溶解，121℃高压灭菌 15 min，最终 pH 7.2±0.2。

附 录 B
（规范性附录）
检验过程中防止交叉污染的措施

B.1 抽样和制样过程

抽样和制样工具，应清洗干净，121℃高压灭菌15 min～20 min，一套洁净工具限于一份样品使用。存放样品的容器应该经过清洗、高压灭菌，或为一次性无菌容器。

B.2 检验过程

B.2.1 PCR实验室应分为样品制备区、前PCR区、PCR区和后PCR区。将模板提取、PCR反应液配制、PCR循环扩增及PCR产物的鉴定等步骤分区或分室进行。实验室的运作应从“洁净区”到“污染区”单向进行。

B.2.2 实验过程中，应穿实验服、戴手套，手套要经常更换。各区要有专用实验服，经常清洗。

B.2.3 各区所有的试剂、器材（尤其是移液器）、仪器都应专用，不得带出该区。

B.2.4 所有溶液、水、耗材和器具要121℃高压灭菌15 min，避免污染。每种溶液应使用分析纯试剂和新蒸馏的双蒸水。在20℃～25℃贮存的试剂中，可加入0.025%的叠氮化钠。

所有试剂配制后，应分装成仅够一次使用的量进行贮存。

B.2.5 DNA模板或引物的离心管打开之前，要4 000 r/min离心10 s，离心管不能用力崩开，以免产生气溶胶。

B.2.6 前PCR区中，最好能在超净台或生物安全柜中加入PCR反应各组分。

B.2.7 实验前后，实验室用紫外线消毒及通过反复清洗、擦拭去除各种器具和设备表面残留的DNA。

B.2.8 可使用UDG和dUTP系统控制污染。

B.2.9 应遵循PCR操作的其他要求。

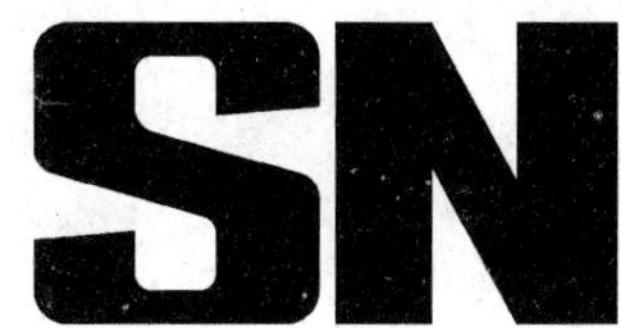

中华人民共和国出入境检验检疫行业标准

SN/T 1944—2007

动物及其制品中细菌耐药性的测定 纸片扩散法

Detection of antimicrobial resistance of the bacteria in animal and animal products—Disk diffusion testing

2007-08-06 发布 2008-03-01 实施

中华人民共和国国家质量监督检验检疫总局 发布

前　言

本标准的附录A、附录B、附录C为规范性附录，附录D和附录E为资料性附录。

本标准由国家认证认可监督管理委员会提出并归口。

本标准起草单位：中华人民共和国上海出入境检验检疫局。

本标准主要起草人：韩伟、顾鸣、肖云民、江蕙琪。

本标准系首次发布的出入境检验检疫行业标准。

动物及其制品中细菌耐药性的测定 纸片扩散法

1 范围

本标准规定了动物及其制品中细菌耐药性的纸片扩散检测方法。

本标准适用于动物及其制品中分离的大肠杆菌、沙门氏菌和金黄色葡萄球菌耐药性的检测，其他动物源性细菌的耐药性测定可参考使用本标准。

2 规范性引用文件

下列文件中的条款通过本标准的引用而成为本标准的条款。凡是注日期的引用文件，其随后所有的修改单(不包括勘误的内容)或修订版均不适用于本标准，然而，鼓励根据本标准达成协议的各方研究是否可使用这些文件的最新版本。凡是不注日期的引用文件，其最新版本适用于本标准。

GB/T 4789.1　食品卫生微生物学检验　总则

GB/T 4789.6　食品卫生微生物学检验　致泻大肠埃希氏菌检验

GB/T 4789.10　食品卫生微生物学检验　金黄色葡萄球菌检验

GB/T 4789.28　食品卫生微生物学检验　染色法、培养基和试剂

SN 0170　出口食品沙门氏菌属(包括亚利桑那菌)检验方法

3 术语和定义

下列术语和定义适用于本标准。

3.1

细菌耐药性　antimicrobial resistance

细菌与抗生素反复接触后，对药物的敏感性逐渐减弱，甚至能抵抗抗生素而不被抑制和杀灭，细菌的这种特性称为耐药性。通常通过药物敏感性试验(antimicrobial susceptibility testing，AST)进行测定，其结果用敏感(S)、中介(I)和耐药(R)来表示。

3.2

敏感　susceptible(S)

被测细菌的生长繁殖，用常规剂量的抗生素即可抑制。

3.3

中介　intermediate(I)

被测细菌对常规剂量的抗生素的反应率较敏感菌株低，其生长繁殖可被高于常规剂量的抗生素浓度抑制。

3.4

耐药　resistant(R)

被测细菌的生长繁殖不能被常规剂量的抗生素所抑制。

3.5

纸片扩散法　disk diffusion testing

也称 Kindy-Bauer(KB)法，是一种定性药物敏感性试验方法。将含一定量的抗菌药物的纸片贴在已接种一定量的待测细菌的琼脂平板上，经培养后，可在纸片周围出现抑菌环，以通过测量其大小来判

定该细菌对该药物的敏感性，是细菌耐药性检测与监测中最常用的方法。

4 样品的采集

按 GB/T 4789.1 规定执行。

5 测定方法

5.1 方法原理

将干燥的含有一定浓度抗菌药物的滤纸片贴在已接种一定量的待测细菌的琼脂平板上。经培养后，由于抗菌药物向培养基的扩散，抑制一定距离范围内细菌的生长，可在纸片周围出现无细菌生长区，称抑菌环。测量抑菌环的大小，即可判定该细菌对某种药物的敏感程度。

5.2 试剂和材料

5.2.1 培养基和试剂

耐药性测定用的培养基和试剂见附录 A。

缓冲蛋白胨水(BPW)按照 GB/T 4789.28 配制。

5.2.2 质控菌株

大肠杆菌(*Escherichia coli*)ATCC 25 922。

大肠杆菌(*Escherichia coli*)ATCC 35 218(仅用于 β-内酰胺/β-内酰胺酶抑制剂复合药物的质控)。

金黄色葡萄球菌(*Staphylococcus aureus*)ATCC 25 923。

5.2.3 灭菌棉拭子及纱布。

5.2.4 定性滤纸：直径 6.00 mm～6.35 mm；厚度 0.7 mm～0.8 mm；单片质量大于 6.0 mg。

5.2.5 各种抗生素标准品及相应溶剂：标准品的保存应符合其贮存条件，青霉素类抗生素应现配现用。

5.2.6 商品化抗生素药物纸片，药物含量与 CLSI 标准一致。

5.3 仪器和设备

5.3.1 培养箱：35℃±1℃。

5.3.2 恒温摇床：35℃±1℃。

5.3.3 烤箱：120℃。

5.3.4 高压灭菌锅：121℃±1℃。

5.3.5 pH 计：精度±0.1。

5.3.6 冰箱：0℃～4℃，－18℃以下。

5.3.7 打孔器：孔径 6.00 mm～6.35 mm。

5.3.8 微加样器：10 μL，20 μL。

5.3.9 微生物实验室通用玻璃器皿、移液管、培养皿等。

5.3.10 冷冻干燥机。

5.3.11 McFlarland 标准比浊管或比浊仪。

5.3.12 L 棒。

5.3.13 镊子，解剖刀。

5.3.14 药敏纸片分配器：6 孔或 8 孔。

5.3.15 游标卡尺：精度 0.1 mm。

5.3.16 半自动或自动抑菌环读取仪。

5.4 样品制备

5.4.1 动物胴体

将灭菌棉拭子或纱布用缓冲蛋白胨水(BPW)湿润，在动物胴体的适当部位进行擦拭采样，放入 100 mL缓冲蛋白胨水(BPW)中；或用灭菌解剖刀和镊子切取适当面积的约 2 mm 厚的组织或皮肤样本,放入 100 mL 缓冲蛋白胨水(BPW)中。

5.4.2 肉及制品

以无菌操作,称取剪碎后的样品 25 g,放入装有 225 mL 缓冲蛋白胨水(BPW)的灭菌均质杯内,8 000 r/min均质 1 min~2 min(也可用灭菌研钵研磨代替),制成 1∶10 的样品匀液。如为冷冻样品,可在 45℃以下不超过 15 min,或在 0℃~4℃不超过 18 h 缓化。若不能及时测定,应置−18℃以下冰箱保存;非冷冻而易腐的样品置于 0℃~4℃冰箱保存,时间不超过 48 h。

5.4.3 整禽

以无菌操作去除多余水分,将整禽放入无菌袋中,倒入 400 mL 缓冲蛋白胨水(BPW),封闭袋口,充分振摇混匀 1 min,确保禽体的内部和外部的所有接触面被充分冲洗,然后将冲洗液转移到一无菌容器中。取 30 mL 冲洗液,加入 30 mL 缓冲蛋白胨水(BPW),混匀。

5.5 细菌的增菌培养、分离和鉴定

金黄色葡萄球菌的增菌培养、分离和鉴定:按 GB/T 4789.10 进行。

沙门氏菌的增菌培养、分离和鉴定:按 SN 0170 进行。

大肠杆菌的增菌培养、分离和鉴定:按 GB/T 4789.6 进行。

经鉴定为金黄色葡萄球菌、沙门氏菌和大肠杆菌的菌株移种到胰酪胨大豆琼脂(TSA)平板上,35℃±2℃培养 18 h±2 h。若不能及时进行耐药性测定,应置 0℃~4℃冰箱保存,时间不超过 48 h。测定前传代。

5.6 标准抗生素纸片的制备

5.6.1 实验室自制抗生素纸片方法

选用吸水力强而且质地均匀的定性滤纸,用打孔器制成 6.00 mm~6.35 mm 直径的圆纸片,120℃干燥灭菌 2 h 或 121℃高压灭菌 30 min,60℃烘干备用。

按需要配制各种浓度的抗生素溶液。用微加样器在每个灭菌纸片上滴加 20 μL 稀释到适宜浓度的抗生素溶液,使纸片达到规定的含药量(见附录 B),37℃干燥 3 h~5 h 或冷冻干燥;或将 100 片灭菌纸片放在无菌平皿中(氨基糖甙类抗生素宜使用塑料平皿),用移液管加入 1 mL 稀释到适宜浓度的抗生素溶液,使每个纸片都能达到规定的含药物(见附录 B)含量且均匀地浸吸,4℃浸泡 1 h,37℃干燥 3 h~5 h 或冷冻干燥。干燥后的纸片分装小瓶中,标记,封口,0℃~4℃冰箱保存,β-内酰胺类抗生素纸片需放在−18℃以下冰箱保存。制成的药物纸片保存期为 4~6 个月。临用前 1 h~2 h 将纸片从冰箱中取出置室温平衡。

5.6.2 商品化的抗生素药物纸片

保存及使用方法参见其产品说明书。

5.6.3 质量控制

自制或商品化的抗生素药物纸片的质量控制见附录 C。

5.7 细菌耐药性的测定

5.7.1 制备菌液

以无菌操作挑取 3 个~4 个纯培养菌落接种 5 mL 胰酪胨大豆肉汤(TSB)中,35℃±2℃培养 6 h~8h 或 35℃±2℃振摇培养 1 h~2 h,用 McFarland 标准比浊管或比浊仪校正至 0.5 麦氏单位,相当于细菌浓度达到 1.5×10^{8} CFU/mL;或直接刮取 TSA 平板上 16 h~24 h 的新鲜纯培养菌落悬浮于 5 mL TSB 或生理盐水中,用 McFarland 标准比浊管或比浊仪校正至 0.5 麦氏单位,细菌浓度相当于 1.5×10^{8} CFU/mL,不宜过浓或过淡。

5.7.2 接种平板

制备好的菌液应在 15 min 内使用。以无菌拭子蘸取菌液,在管壁内轻轻旋转挤压,去掉多余菌液。用拭子反复涂抹 M-H 琼脂表面,最后涂抹琼脂的边缘,使菌液分布全面、均匀。也可在 M-H 琼脂表面滴加 300 μL 菌液,用无菌的 L 棒均匀涂布。室温放置 3 min~5 min,待平板上的水分被琼脂完全吸收。

5.7.3 贴药物纸片

用无菌镊子或药敏纸片分配器按需要逐片贴上标准抗生素纸片，轻压使其紧贴在琼脂表面，纸片一旦接触平板就不可再移动。各纸片中心相距应该大于 24 mm，纸片距离平板内缘应大于 15 mm。贴完纸片后的 15 min 内翻转琼脂平板，肠杆菌科细菌 35℃±2℃培养 18 h±2 h；葡萄球菌属细菌 33℃～35℃培养 18 h±2 h(其中苯唑西林、甲氧西林、萘夫西林和万古霉素敏感性测定需培养 24 h)。培养过程中平板应单独摆放，不超过 2 个叠在一起。推荐挑选的抗生素分组参见附录 D。

5.7.4 结果观察

取出平板，在透射光下用游标卡尺量取各纸片的抑菌环直径，抑菌环的边缘以肉眼见不到细菌明显生长为限，也可用半自动或自动抑菌环读取仪读取数据。

5.7.5 质量控制

每次测定均需用第一代经新鲜传代的标准质控菌株进行质量控制。肠杆菌科(大肠杆菌和沙门氏菌)和葡萄球菌属分别用大肠杆菌 ATCC 25922 和金黄色葡萄球菌 ATCC 25923 做为质控菌株，大肠杆菌 ATCC 35218 则用于针对 β-内酰胺/β-内酰胺酶抑制剂复合药物的质控。质量控制与细菌耐药性测定同步进行，操作同 5.7.1 至 5.7.4。测量质控菌株的抑菌环，其直径应在规定范围之内。标准质控菌株的抑菌环直径限度范围见附录 C。

6 结果及判断

将各抗生素药物纸片的抑菌环直径与 CLSI《抗生素敏感性试验纸片扩散法操作标准》中抑菌环直径解释标准(见附录 B)进行比对，报告被测细菌对该抗生素敏感(S)、中介(I)、耐药(R)。

产超广谱 β-内酰胺酶(ESBL)的肠杆菌科细菌和耐甲氧西林的金黄色葡萄球菌(MRSA)的判定参见附录 E。

附 录 A
(规范性附录)
培养基和试剂

A.1 Mueller-Hinton 琼脂(M-H 琼脂)

A.1.1 成分

牛肉浸膏粉	5.0 g
干酪素水解物	17.5 g
水溶性淀粉	1.5 g
琼脂	13.0 g～15.0 g
蒸馏水	1 L

A.1.2 制备

除琼脂外,将各成分加入蒸馏水中,搅混均匀,静置约 10 min,煮沸溶解冷却后,调 pH 至 7.3±0.2,再加入琼脂,121℃高压灭菌 15 min,倾注平板,一般直径 90 mm 的平皿倾注约 25 mL,厚度为 4 mm±1 mm,0℃～4℃冰箱保存 7 d。

A.2 胰酪胨大豆肉汤(TSB)

A.2.1 成分

胰酪蛋白胨(或胰蛋白胨)	17.0 g
植物蛋白胨	3.0 g
氯化钠	5.0 g
磷酸二氢钾	2.5 g
葡萄糖	2.5 g
蒸馏水	1 L

A.2.2 制备

将各成分加入蒸馏水中,煮沸溶解冷却后,调 pH 至 7.3±0.2,分装,121℃高压灭菌 15 min。

0℃～4℃冰箱保存 7 d 备用。

A.3 胰酪胨大豆琼脂(TSA)

A.3.1 成分

胰酪蛋白胨(或胰蛋白胨)	17.0 g
植物蛋白胨	5.0 g
氯化钠	5.0 g
琼脂	15 g
蒸馏水	1 L

A.3.2 制备

除琼脂外,将各成分加入蒸馏水中,煮沸溶解冷却后,调 pH 至 7.3±0.2,再加入琼脂,121℃高压灭菌 15 min,0℃～4℃冰箱保存 7 d 备用。

A.4 0.5麦氏单位硫酸钡标准比浊管

A.4.1 成分

0.048 mol/L 氯化钡	0.5 mL
0.18 mol/L 硫酸	99.5 mL

A.4.2 制备

在冰水浴中将氯化钡滴加到硫酸中，边滴边搅拌，混匀。波长 625 nm 处吸光度在 0.08～0.10。分装至与接种菌液同样直径的试管中，每管 4 mL～6 mL，密封，室温暗处，保存 1 个月。使用前需强烈摇匀，如有大颗粒出现应立即丢弃。

附 录 B
（规范性附录）
细菌的抑菌环直径解释标准

表 B.1 细菌的抑菌环直径解释标准

分类	抗生素	适用的细菌[a]	纸片含药量/(μg/片)	抑菌环(圈)直径/mm		
				耐药(R)	中介(I)	敏感(S)
青霉素类	氨苄西林 Ampicillin	1	10	≤13	14～16	≥17
		2	10	≤28	—	≥29
	羧苄西林 Carbenicillin	1	100	≤19	20～22	≥23
	甲氧西林 Methicillin	2	5	≤9	10～13	≥14
	美洛西林 Mezlocillin 或哌拉西林 Piperacillin	1	75	≤17	18～20	≥21
			100	≤17	18～20	≥21
	苯唑西林 Oxacillin	2	1	≤10	11～12	≥13
	替卡西林 Ticarcillin	1	75	≤14	15～19	≥20
	青霉素 G Penicillin G	2	10 IU	≤28	—	≥29
	萘夫西林 Nafcillin	2	1	≤10	11～12	≥13
β-内酰胺/β-内酰胺酶抑制剂复合物	阿莫西林/克拉维酸 Amoxicillin/Clavulanic Acid	1	20/10	≤13	14～17	≥18
		2	20/10	≤19	—	≥20
	氨苄西林/舒巴坦 Amplicillin/Sulbactam	1,2	10/10	≤11	12～14	≥15
	哌拉西林/他唑巴坦 Piperacillin/Tazobactam	1	100/10	≤17	18～20	≥21
		2	100/10	≤17	—	≥18
	替卡西林/克拉维酸 Ticarcillin/Clavulanic Acid	1	75/10	≤14	15～19	≥20
		2	75/10	≤22	—	≥23
头孢类	头孢唑啉 Cefazolin	1,2	30	≤14	15～17	≥18
	头孢克洛 Cefaclor	1,2	30	≤14	15～17	≥18
	头孢噻吩 Cephalothin	1,2	30	≤14	15～17	≥18
	头孢孟多 Cefamandole	1,2	30	≤14	15～17	≥18
	头孢尼西 Cefonicid	1,2	30	≤14	15～17	≥18
	头孢呋辛钠 Cefuroxime Sodium	1,2	30	≤14	15～17	≥18
	头孢吡肟 Cefepime	1,2	30	≤14	15～17	≥18
	头孢美唑 Cefmetazole	1,2	30	≤12	13～15	≥16
	头孢哌酮 Cefoperazole	1,2	75	≤15	16～20	≥21
	头孢替坦 Cefotetan	1,2	30	≤12	13～15	≥16
	头孢西丁 Cefoxitin	1	30	≤14	15～17	≥18
		2	30	≤19	—	≥20

表 B.1（续）

分类	抗生素	适用的细菌[a]	纸片含药量/(μg/片)	抑菌环(圈)直径/mm		
				耐药(R)	中介(I)	敏感(S)
头孢类	头孢噻肟 Cefotaxime	1,2	30	≤14	15～22	≥23
	头孢唑肟 Ceftizoxime	1,2	30	≤14	15～19	≥20
	头孢曲松 Ceftriaxone	1,2	30	≤13	14～20	≥21
	头孢他啶 Ceftazidime	1,2	30	≤14	15～17	≥18
	拉氧头孢 Moxalactam	1,2	30	≤14	15～22	≥23
	氯碳头孢 Loracarbef	1,2	30	≤14	15～17	≥18
	头孢克肟 Cefixime	1	5	≤15	16～18	≥19
	头孢地尼 Cefdinir	1,2	5	≤16	17～19	≥20
	头孢泊肟 Cefpodoxime	1,2	10	≤17	18～20	≥21
	头孢丙烯 Cefprozil	1,2	30	≤14	15～17	≥18
	头孢他美 Cefetamet	1	10	≤14	15～17	≥18
	头孢布烯 Ceftibuten	1	30	≤17	18～20	≥21
碳青霉烯类	亚胺培南 Imipenem	1,2	10	≤13	14～15	≥16
	美洛培南 Meropenem	1,2	10	≤13	14～15	≥16
单环内酰胺类	氨曲南 Aztreonam	1	30	≤15	16～21	≥22
氨基糖甙类	庆大霉素 Gentamicin	1,2	10	≤12	13～14	≥15
	阿米卡星 Amikacin	1,2	30	≤14	15～16	≥17
	卡那霉素 Kanamycin	1,2	30	≤13	14～17	≥18
	奈替米星 Netilmicin	1,2	30	≤12	13～14	≥15
	妥布霉素 Tobramycin	1,2	10	≤12	13～14	≥15
	链霉素 Streptomycin	1	10	≤11	12～14	≥15
大环内酯类	阿奇霉素 Azithromycin	2	15	≤13	14～17	≥18
	克拉霉素 Clarithromycin	2	15	≤13	14～17	≥18
	红霉素 Erythromycin	2	15	≤13	14～22	≥23
	地红霉素 Dirthromycin	2	15	≤15	16～18	≥19
四环素类	四环素 Tetracycline	1,2	30	≤14	15～18	≥19
	多四环素 Doxycycline	1,2	30	≤12	13～15	≥16
	米诺环素 Minocycline	1,2	30	≤14	15～18	≥19
喹诺酮类	环丙沙星 Ciprofloxacin	1,2	5	≤15	16～20	≥21
	左氧沙星 Levofloxacin	1	5	≤13	14～16	≥17
		2	5	≤15	16～18	≥19
	加替沙星 Gatifloxacin	1	5	≤14	15～17	≥18
		2	5	≤19	20～22	≥23

表 B.1(续)

分类	抗生素	适用的细菌[a]	纸片含药量/(μg/片)	抑菌环(圈)直径/mm		
				耐药(R)	中介(I)	敏感(S)
喹诺酮类	吉米沙星 Gemifloxacin	1	5	≤15	16~19	≥20
	洛美沙星 Lomefloxacin	1,2	10	≤18	19~21	≥22
	诺氟沙星 Norfloxacin	1,2	10	≤12	13~16	≥17
	氧氟沙星 Ofloxacin	1	5	≤12	13~15	≥16
		2	5	≤14	15~17	≥18
	依诺沙星 Enoxacin	1,2	10	≤14	15~17	≥18
	格帕沙星 Grepafloxacin	1,2	5	≤14	15~17	≥18
	氟洛沙星 Fleroxacin	1,2	5	≤15	16~18	≥19
	西诺沙星 Cinixacin	1	100	≤14	15~18	≥19
	萘啶酸 Nelidixic Acid	1	30	≤13	14~18	≥19
	司帕沙星 Sparfloxacin	2	5	≤15	16~18	≥19
其他类	莫西沙星 Moxfloxacin	2	5	≤20	21~23	≥24
	甲氧苄氨嘧啶/磺胺甲噁唑 Trimethoprim/Sulfamethorxazole	1,2	1.25/23.75	≤10	11~15	≥16
	磺胺 Sulfamethoxazole	1,2	300	≤12	13~16	≥17
	甲氧苄氨嘧啶 Trimethoprim	1,2	5	≤10	11~15	≥16
	氯霉素 Chloramphenicol	1,2	30	≤12	13~17	≥18
	呋喃妥因 Nitrofurantoin	1,2	300	≤14	15~16	≥17
	磷霉素 Fosfomycin	1	200	≤12	13~15	≥16
	利福平 Rifampin	2	5	≤16	17~19	≥20
	万古霉素 Vancomycin	2	30	—	—	≥15
	替拉考丁 Teicoplanin	2	30	≤10	11~13	≥14
	克林霉素 Clindamycin	2	2	≤14	15~20	≥21
	泰利霉素 Telithromycin	2	15	≤18	19~21	≥22
	利奈唑胺 Linezolid	2	30	—	—	≥21
	奎奴普汀/达福普汀 Quinupristin/dalfopristin	2	15	≤15	16~18	≥19

注1:青霉素类、头孢类、碳青霉烯类、单环内酰胺类和 β-内酰胺/β-内酰胺酶抑制剂复合物均归属于 β-内酰胺类。

注2:本表内容摘自美国临床和实验室标准研究所(CLSI)《抗生素敏感性试验纸片扩散法操作标准》。

[a] 1:肠杆菌科(大肠杆菌和沙门氏菌),2:金黄色葡萄球菌。

附 录 C
(规范性附录)
细菌耐药性检测的质量控制

C.1 药物纸片的质控

C.1.1 均匀性试验

以标准质控菌株接种 M-H 琼脂平板，每块平板上贴 6 张相同的纸片。35℃±2℃培养 18 h±2 h，测量记录 6 个抑菌环直径，最大和最小之差应小于等于 1 mm。

C.1.2 准确度判断

计算均匀性试验得出的直径的平均值，与标准质控菌株的直径限度范围(见表 C.1)对照，判断纸片的实际含药量与标准量是否一致。

C.2 标准质控菌株的抑菌环直径限度范围

抗生素标准质控菌株的抑菌环直径限度范围见表 C.1。

表 C.1 标准质控菌株的抑菌环直径限度范围

抗生素名称	抑菌环直径/mm			抗生素名称	抑菌环直径/mm		
	大肠杆菌 ATCC 25922	金黄色葡萄球菌 ATCC 25923	大肠杆菌 ATCC 35218		大肠杆菌 ATCC 25922	金黄色葡萄球菌 ATCC 25923	大肠杆菌 ATCC 35218
氨苄西林	16～22	27～35	—	头孢克洛	23～27	27～31	—
羧苄西林	23～29	—	—	头孢噻吩	15～21	29～37	—
甲氧西林	—	17～22	—	头孢呋辛钠	20～26	27～35	—
美洛西林	23～29	—	—	头孢吡肟	31～37	23～29	—
哌拉西林	24～30	—	—	头孢美唑	26～32	25～34	—
苯唑西林	—	18～24	—	头孢哌酮	28～34	24～33	—
替卡西林	24～30	—	—	头孢替坦	28～34	17～23	—
青霉素 G	—	26～37	—	头孢西丁	23～29	23～29	—
萘夫西林	—	16～22	—	头孢噻肟	29～35	25～31	—
阿莫西林/克拉维酸	18～24	28～36	17～22	头孢唑肟	30～36	27～35	—
				头孢尼西	25～29	22～28	—
氨苄西林/舒巴坦	19～24	29～37	13～19	头孢他啶	25～32	16～20	—
				拉氧头孢	28～35	18～24	—
哌拉西林/他唑巴坦	24～30	27～36	24～30	氯碳头孢	23～29	23～31	—
				头孢克肟	23～27	—	—
替卡西林/克拉维酸	25～29	29～37	21～25	头孢地尼	24～28	25～34	—
				头孢泊肟	23～28	19～25	—
头孢唑啉	21～27	29～35	—	头孢丙烯	21～27	27～33	—

表 C.1（续）

抗生素名称	抑菌环直径/mm			抗生素名称	抑菌环直径/mm		
	大肠杆菌 ATCC 25922	金黄色葡萄球菌 ATCC 25923	大肠杆菌 ATCC 35218		大肠杆菌 ATCC 25922	金黄色葡萄球菌 ATCC 25923	大肠杆菌 ATCC 35218
头孢孟多	26～32	26～34	—	吉米沙星	29～36	27～33	—
头孢他美	24～29	—	—	洛美沙星	27～33	23～29	—
头孢布烯	27～35	—	—	诺氟沙星	28～35	17～18	—
亚胺培南	26～32	—	—	氧氟沙星	29～33	24～28	—
美洛培南	28～34	29～37	—	依诺沙星	28～36	22～28	—
氨曲南	28～36	—	—	格帕沙星	28～36	26～31	—
庆大霉素	19～26	19～27	—	司帕沙星	30～38	27～33	—
阿米卡星	19～26	20～26	—	氟洛沙星	28～34	21～27	—
卡那霉素	17～25	19～26	—	萘啶酸	22～28	—	—
奈替米星	22～30	22～31	—	奎奴普汀/达福普汀	—	21～28	—
妥布霉素	18～26	19～29	—				
链霉素	12～20	14～22	—	甲氧苄氨嘧啶/磺胺甲噁唑	24～32	24～32	—
阿奇霉素	—	21～26	—				
克拉霉素	—	26～32	—	甲氧苄氨嘧啶	21～28	19～26	—
红霉素	—	22～30	—	氯霉素	21～27	19～26	—
地红霉素	—	18～26	—	呋喃妥因	20～25	18～22	—
四环素	18～25	24～30	—	磷霉素	22～30	25～33	—
多四环素	18～24	23～29	—	利福平	8～10	26～34	—
米诺环素	19～25	25～30	—	力古霉素	—	17～21	—
环丙沙星	30～40	22～30	—	替拉考丁	—	15～21	—
左氧沙星	29～37	25～30	—	克林霉素	—	24～30	—
加替沙星	30～37	27～33	—	泰利霉素	—	24～30	—
莫西沙星	28～35	28～35	—	利奈唑胺	—	25～32	—
西诺沙星	26～32	—	—				

注：本表内容摘自美国临床和实验室标准研究所(CLSI)《抗生素敏感性试验纸片扩散法操作标准》和美国临床和实验室标准研究所(CLSI)《抗生素敏感试验标准》。

附 录 D
（资料性附录）
细菌耐药性检测中推荐挑选的抗生素分组

表 D.1 细菌耐药性检测中推荐挑选的抗生素分组

<table>
<tr><th>分 组</th><th>肠杆菌科(除沙门氏菌外)</th><th>沙门氏菌属</th><th>葡萄球菌属</th></tr>
<tr><td rowspan="3">常规试验的药物</td><td>氨苄西林</td><td>氨苄西林</td><td>苯唑西林</td></tr>
<tr><td>头孢唑啉、头孢噻吩</td><td>喹诺酮类</td><td rowspan="2">青霉素 G</td></tr>
<tr><td>庆大霉素</td><td>甲氧苄氨嘧啶/磺胺甲噁唑</td></tr>
<tr><td rowspan="9">选择试验的药物</td><td>阿米卡星</td><td>氯霉素</td><td rowspan="2">阿奇霉素或克拉霉素或红霉素</td></tr>
<tr><td>阿莫西林/克拉维酸
氨苄西林/舒巴坦
哌拉西林/他唑巴坦
替卡西林/克拉维酸</td><td rowspan="8">头孢哌酮
头孢他啶
头孢噻肟
头孢唑肟
头孢曲松</td></tr>
<tr><td>头孢孟多、头孢尼西、头孢呋辛钠</td><td>克林霉素</td></tr>
<tr><td>头孢吡肟</td><td>利奈唑胺</td></tr>
<tr><td>头孢美唑、头孢哌酮、头孢替坦、头孢西丁</td><td rowspan="2">泰利霉素</td></tr>
<tr><td>头孢噻肟、头孢唑肟、头孢曲松</td></tr>
<tr><td>环丙沙星、左氧沙星</td><td>万古霉素</td></tr>
<tr><td>美洛西林、哌拉西林、替卡西林</td><td rowspan="2">甲氧苄氨嘧啶/磺胺甲噁唑</td></tr>
<tr><td>甲氧苄氨嘧啶/磺胺甲噁唑</td></tr>
<tr><td rowspan="13">补充试验的药物</td><td>氨曲南、头孢他啶</td><td rowspan="13"></td><td>氯霉素</td></tr>
<tr><td>氯霉素</td><td rowspan="4">环丙沙星、左氧沙星、氧氟沙星、加替沙星、莫西沙星</td></tr>
<tr><td>卡那霉素</td></tr>
<tr><td>奈替米星</td></tr>
<tr><td>四环素</td></tr>
<tr><td>妥布霉素</td><td>呋喃妥因</td></tr>
<tr><td>羧苄西林</td><td>洛美沙星、诺氟沙星</td></tr>
<tr><td>洛美沙星、诺氟沙星、氧氟沙星</td><td>磺胺异噁唑</td></tr>
<tr><td>加替沙星</td><td rowspan="5">奎奴普汀/达福普汀</td></tr>
<tr><td>氯碳头孢</td></tr>
<tr><td>呋喃妥因</td></tr>
<tr><td>磺胺异噁唑</td></tr>
<tr><td>甲氧苄氨嘧啶/磺胺甲噁唑</td></tr>
<tr><td colspan="4">注 1：同一小框内药物的解释结果和临床效力很相似，每个小框中只选择一种药物用做试验。
注 2：本表内容摘自美国临床和实验室标准研究所(CLSI)《抗生素敏感性试验纸片扩散法操作标准》和美国临床和实验室标准研究所(CLSI)《抗生素敏感试验标准》。</td></tr>
</table>

附 录 E
（资料性附录）
产超广谱β-内酰胺酶的大肠杆菌和耐甲氧西林德金黄色葡萄球菌的测定与判定

E.1 产超广谱β-内酰胺酶(ESBL)的大肠杆菌的测定

操作按纸片扩散法的规定进行。纸片含药量和抑菌环直径判定标准见表E.1。

表 E.1 大肠杆菌中 ESBLs 检测的筛选和确证试验

方法	抗生素	纸片含药量/(μg/片)	判定标准：抑菌环直径/mm	质量控制：抑菌环直径/mm		备注
				肺炎克雷伯氏菌 ATCC 700603	大肠杆菌 ATCC 25922	
筛选试验	头孢泊肟	10	≤17	9～16	23～28	选择使用1种以上药物纸片
	头孢他啶	30	≤22	10～18	25～32	
	氨曲南	30	≤27	9～17	28～36	
	头孢噻肟	30	≤27	17～25	29～35	
	头孢曲松	30	≤25	16～24	29～35	
确证试验	头孢他啶	30	头孢他啶/克拉维酸-头孢他啶≥5	头孢他啶/克拉维酸-头孢他啶≥5	头孢他啶/克拉维酸-头孢他啶≤2	同时使用4种药物纸片
	头孢他啶/克拉维酸	30/10				
	头孢噻肟	30	头孢噻肟/克拉维酸-头孢噻肟≥5	头孢噻肟/克拉维酸-头孢噻肟≥3	头孢噻肟/克拉维酸-头孢噻肟≤2	
	头孢噻肟/克拉维酸	30/10				
注：本表内容摘自美国临床和实验室标准研究所(CLSI)《抗生素敏感性试验纸片扩散法操作标准》和美国临床和实验室标准研究所(CLSI)《抗生素敏感试验标准》。						

E.2 耐甲氧西林的金黄色葡萄球菌(MRSA)的测定

操作按纸片扩散法的规定进行。纸片含药量和抑菌环直径判定标准见表E.2。

表 E.2 耐甲氧西林的金黄色葡萄球菌的检测试验

抗生素	纸片含药量/(μg/片)	判定标准：抑菌环直径/mm	质量控制：抑菌环直径/mm	备注
			金黄色葡萄球菌 ATCC	
苯唑西林	1	≤12	18～24	可选择任何一种纸片
头孢西丁	30	≤19	23～29	
注：本表内容摘自美国临床和实验室标准研究所(CLSI)《抗生素敏感性试验纸片扩散法操作标准》和美国临床和实验室标准研究所(CLSI)《抗生素敏感试验标准》。				

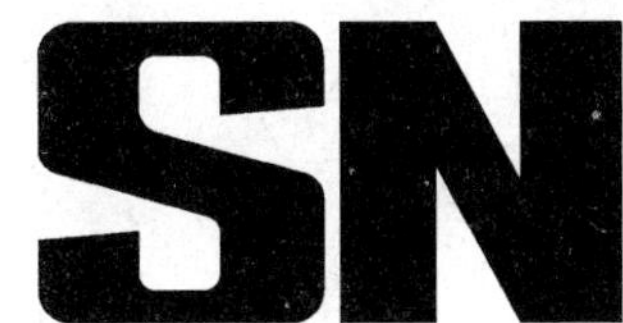

中华人民共和国出入境检验检疫行业标准

SN/T 1962—2007

食品中克雷伯氏菌检测方法

Detection of *Klebsiella* in food

2007-08-06 发布　　2008-03-01 实施

中华人民共和国国家质量监督检验检疫总局 发布

前　　言

本标准的附录A和附录B均为规范性附录。

本标准由国家认证认可监督管理委员会提出并归口。

本标准起草单位:中华人民共和国天津出入境检验检疫局。

本标准主要起草人:高旗利、张霞、张海滨、郑文杰、罗茂凰、张海英、黎经。

本标准系首次发布的出入境检验检疫行业标准。

食品中克雷伯氏菌检测方法

1 范围

本标准规定了食品中克雷伯氏菌(肺炎克雷伯氏菌、产酸克雷伯氏菌)的检测方法。

本标准适用于食品中克雷伯氏菌(肺炎克雷伯氏菌、产酸克雷伯氏菌)的检测。

2 分类及定义

2.1 分类

克雷伯氏菌(*Klebsiella*)为肠杆菌科的一个属。根据伯杰氏细菌分类法,将克雷伯氏菌属分成5个种:肺炎克雷伯氏菌(*K. pneumoniae*)、产酸克雷伯氏菌/催娩克雷伯氏菌(*K. oxytoca*)、植生克雷伯氏菌(*K. planticola*)、土生克雷伯氏菌(*K. terrigena*)和解鸟氨酸克雷伯氏菌(*K. ornithinolytica*)。其中肺炎克雷伯氏菌又分成3个亚种:肺炎克雷伯氏菌肺炎亚种(*K.* subsp. *pneumoniae*)、肺炎克雷伯氏菌臭鼻亚种(*K.* subsp. *azaenae*)和肺炎克雷伯氏菌鼻硬结亚种(*K.* subsp. *rhinoscleromatis*),为了方便,习惯上称谓肺炎克雷伯氏菌、臭鼻克雷伯氏菌和鼻硬结克雷伯氏菌。由于植生克雷伯氏菌、土生克雷伯氏菌和解鸟氨酸克雷伯氏菌不具卫生学意义,因此,本标准界定的克雷伯氏菌仅包括肺炎克雷伯氏菌肺炎亚种、肺炎克雷伯氏菌臭鼻亚种、肺炎克雷伯氏菌鼻硬结亚种和产酸克雷伯氏菌。

2.2 定义

符合肠杆菌科定义,具荚膜、无鞭毛的革兰氏阴性球杆菌,大小(0.5 μm～0.8 μm)×(1 μm～2 μm),单独、成双或短链状排列。发酵肌醇或阿东醇,不产生 H_2S 和鸟氨酸脱羧酶。

3 设备和材料

3.1 培养箱:35℃～37℃。

3.2 吸管:1 mL,分刻度 0.1 mL。

3.3 试管:17 mm×170 mm,15 mm×100 mm。

3.4 15 mm×150 mm 灭菌平皿。

3.5 接种环:3 mm 直径。

3.6 天平:量程 2 kg,感量 0.1 g。

3.7 灭菌的样品处理器具:取样勺,剪刀,开罐器。

3.8 克雷伯氏菌质控菌株:ATCC 13883。

3.9 胃式拍打器或均质器。

3.10 API 20 E 肠杆菌和其他革兰氏阴性杆菌鉴定试剂盒或类似产品。

3.11 VITEK 全自动微生物分析系统或类似设备。

4 培养基和试剂

除另有规定外,所用试剂均为分析纯,水为蒸馏水。

4.1 缓冲蛋百胨水(BPW):见附录第 A.1 章。

4.2 肠杆菌增菌肉汤(EE 肉汤):见附录第 A.2 章。

4.3 麦康凯肌醇阿东醇羧苄青霉素琼脂(MIAC):见附录第 A.3 章。

4.4 氧化酶试验试剂:见附录第 A.4 章。

4.5 营养琼脂(NA):见附录第 A.5 章。

4.6 动力试验培养基:见附录第 A.6 章。

4.7 吲哚试验培养基及试剂:见附录第 A.7 章。

4.8 吐温-80。

5 检测

5.1 方法提要

食品中克雷伯氏菌的定性检测方法是通过对 25 g(mL)样品进行预增菌、选择性增菌、分离及生化鉴定等方法对食品中可能存在的克雷伯氏菌进行定性检测。定量检测采用 9 管 MPN 法。

5.2 检测程序

克雷伯氏菌的检测程序见图 1。

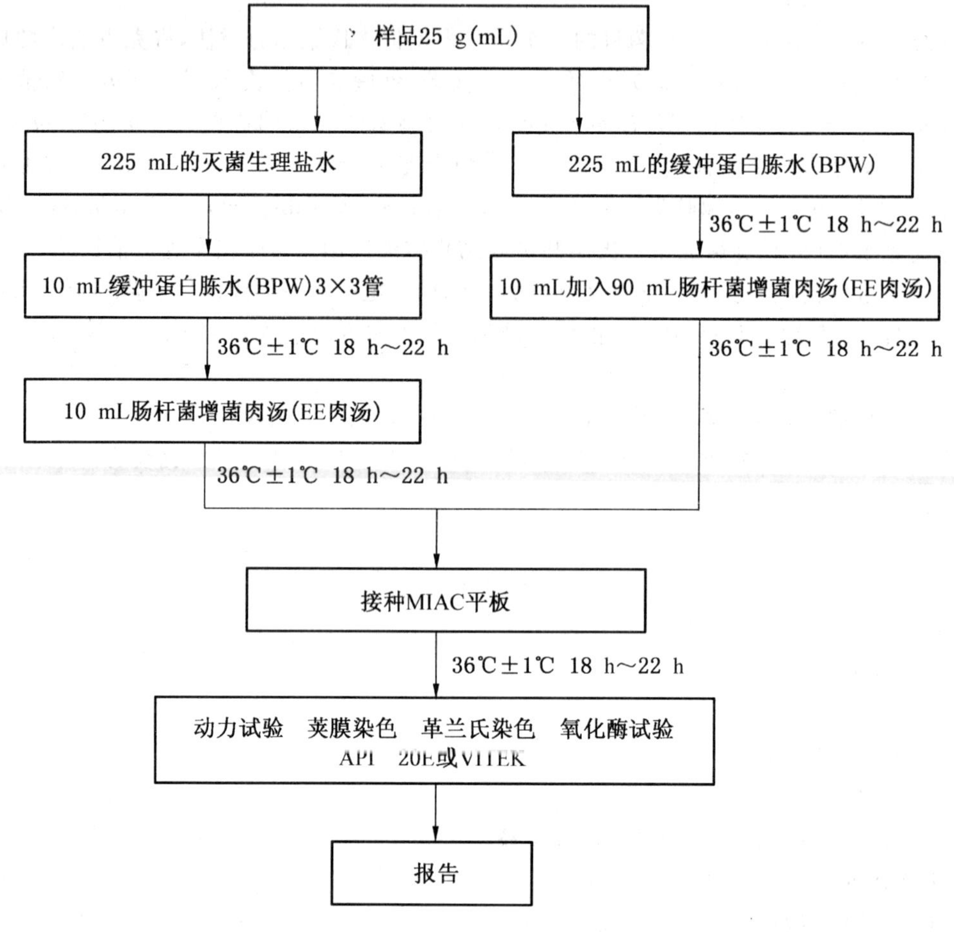

图 1 克雷伯氏菌的检测程序

5.3 定性检测

5.3.1 按无菌操作取检样 25 g(25 mL)至 225 mL BPW 中,振摇使样品充分拍打或均质,36℃±1℃培养 18 h～22 h。

5.3.2 移取培养 18 h～22 h 的悬液 10 mL 加入 90 mL EE 肉汤中,36℃±1℃培养 18 h～22 h。

5.3.3 从选择性增菌的 EE 肉汤中用直径 3 mm 的接种环四区法接种于 MIAC 平板,36℃±1℃培养 18 h～22 h。观察平板上的菌落形态,在 MIAC 平板上,克雷伯氏菌的菌落形态为圆形、突起、湿润、光滑的红色菌落,直径为 2 mm～4 mm。

5.3.4 从 MIAC 平板上挑取 5 个可疑菌落分别做动力试验,并接种到 NA 平板上,36℃±1℃培养 18 h～22 h。

5.3.5 将5.3.4中NA平板上的纯培养物做革兰氏染色、荚膜染色、氧化酶试验。无动力，革兰氏染色阴性，有荚膜，氧化酶试验阴性者，按表1进行生化鉴定。也可应用API 20E生化鉴定试剂盒或VITEK生化鉴定系统进行生化鉴定。

5.3.6 克雷伯氏菌属细菌生化特性见表1。

表1 克雷伯氏菌属细菌生化特性

生化特性	肺炎克雷伯氏菌肺炎亚种	肺炎克雷伯氏菌臭鼻亚种	肺炎克雷伯氏菌鼻硬结亚种	产酸克雷伯氏菌
吲哚	−	−	−	+
甲基红	−	+	+	−
VP	+	−	−	(+)
柠檬酸盐	+	(−)	−	+
丙二酸盐	(+)	−	+	(+)
尿素酶	(+)	−	−	(+)
赖氨酸脱羧酶	+	d	−	+
鸟氨酸脱羧酶	−	−	−	−
果胶酸酶	−	−	−	+
ONPG	+	+	−	+
10℃生长	−	−	−	+
注：+：≥90%阳性；(+)：75%～89%阳性；d：不同菌株不定；(−)：75%～89%阴性；−：≥90%阴性。				

5.4 定量检测

5.4.1 按无菌操作取检样25 g(25 mL)，放入均质杯或均质袋中加入225 mL生理盐水，充分拍打或均质。若样品为高脂肪食品，需用0.1%～1%吐温80的生理盐水制样；若样品为干酪或以牛奶为基料的婴儿食品，需要将225 mL生理盐水预热至45℃，充分拍打或均质直到完全溶解。

5.4.2 用1 mL灭菌吸管吸取1∶10稀释液1 mL，注入装有9 mL生理盐水的试管中，振摇试管混合均匀，制成1∶100稀释液。

5.4.3 每一稀释度换取1支1 mL灭菌吸管，按上项操作顺序进行10倍递增稀释。稀释倍数要依据样品污染情况而定。

5.4.4 选择三个连续适宜的稀释度，分别以1 mL无菌吸管各吸取1 mL稀释液，接种于10 mL BPW中，每一稀释度接种3管。样品的最高稀释度应达到能获得阴性终点，置36℃±1℃培养18 h～22 h。

5.4.5 轻轻混匀增菌液，每管增菌液用3 mm接种环(10 μL)接种到10 mL EE中，进行选择性增菌，36℃±1℃培养18 h～22 h。

5.4.6 操作同6.3.3～6.3.5。

6 结果报告

6.1 定性检测结果报告

根据生化鉴定结果报告每25 g(mL)样品中检出或未检出何种或何亚种克雷伯氏菌。

6.2 定量检测结果报告

生化鉴定结果符合克雷伯氏菌特性的菌株，按增菌培养阳性管数，应用MPN表(见附录B)，查出每克样品中的克雷伯氏菌MPN值。检验结果报告为每克样品中克雷伯氏菌属具体种或亚种的最近似值。

附　录　A
（规范性附录）
培养基和试剂

A.1　缓冲蛋白胨水(BP)

A.1.1　成分

蛋白胨	10.0 g
氯化钠	5.0 g
磷酸氢二钠	3.5 g
磷酸二氢钾	1.5 g
蒸馏水	1 000.0 mL

A.1.2　制法

将各成分加入蒸馏水中，加热煮沸至完全溶解，调节 pH 至 7.2±0.1，分装适宜容器，121℃高压灭菌 15 min。

A.2　肠杆菌增菌肉汤(EE 肉汤)

A.2.1　成分

蛋白胨	10.0 g
葡萄糖	5.0 g
磷酸氢二钠	8.0 g
磷酸二氢钾	2.0 g
牛胆盐	20.0 g
煌绿	0.015 g
蒸馏水	1 000.0 mL

A.2.2　制法

应使用纯净的牛胆盐和煌绿，减少对受损伤且数量极少的肠杆菌的生长抑制。将各成分加入蒸馏水中，加热煮沸，调节 pH 至 7.2±0.1，分装适宜容器。115℃高压灭菌 15 min，制成的培养基为绿色，可放置 2℃～8℃冷藏柜保存，4 周内使用。

A.3　麦康凯肌醇阿东醇羧苄青霉素琼脂(MIAC)

A.3.1　成分

蛋白胨	20.0 g
肌醇	5.0 g
阿东醇	5.0 g
氯化钠	5.0 g
猪胆盐	5.0 g
琼脂	15.0 g
蒸馏水	1 000.0 mL

A.3.2　制法

将各成分加入蒸馏水中，加热溶解，调节 pH 至 7.1±0.2，加入 0.1%结晶紫水溶液 1 mL，1%中性红水溶液 5 mL,分装适当容器,115℃高压灭菌 15 min,温度降至 60℃左右,加入 100 mg/mL 羧苄青霉素(经 0.22 μm 滤膜过滤除菌)1 mL,充分混匀,制成平板备用。

A.4 氧化酶试验试剂

A.4.1 成分

四甲基对苯二胺	1.0 g
蒸馏水	100.0 mL

A.4.2 制法

将四甲基对苯二胺溶于蒸馏水即可,现配现用。若装入棕色瓶中,放置于 2℃～8℃冰箱保存,可在配制后 7 d 内使用。

A.5 营养琼脂(NA)

A.5.1 成分

蛋白胨	10.0 g
牛肉浸膏	3.0 g
氯化钠	5.0 g
琼脂	15.0 g
蒸馏水	1 000.0 mL

A.5.2 制法

将各成分加入蒸馏水中,加热溶解,调节 pH 至 7.3±0.1,121℃高压灭菌 15 min,制成平板备用。

A.6 动力试验培养基

A.6.1 成分

胰蛋白胨	10.0 g
氯化钠	5.0 g
琼脂	5.0 g
蒸馏水	1 000.0 mL

A.6.2 制法

将各成分加入蒸馏水中,加热溶解,调节 pH 至 7.3±0.1,分装小试管,121℃高压灭菌 15 min,制成半固体高层。

A.7 吲哚试验培养基及试剂

A.7.1 吲哚试验培养基

胰蛋白胨	10.0 g
氯化钠	5.0 g
蒸馏水	1 000.0 mL

A.7.2 制法

将各成分加入蒸馏水中,加热溶解,调节 pH 至 7.4,分装小试管,121℃高压灭菌 15 min。

A.7.3 吲哚试验试剂

对二甲基氨基苯甲醛	10.0 g

纯戊醇	150.0 mL
纯浓盐酸	50.0 mL

A.7.4 制法

将对二甲基氨基苯甲醛先溶于戊醇中，再缓慢加入浓盐酸，混匀，保存于2℃～8℃冰箱。

附 录 B
（规范性附录）
每克样品的最近似值(MPN)检索表

表 B.1 每克样品的最近似值(MPN)检索表

阳性管数			MPN	阳性管数			MPN
0.1	0.01	0.001		0.1	0.01	0.001	
0	0	0	<3.0	2	0	0	9.1
0	0	1	3.0	2	0	1	14
0	0	2	6.0	2	0	2	20
0	0	3	9	2	0	3	26
0	1	0	3.0	2	1	0	15
0	1	1	6.1	2	1	1	20
0	1	2	9.2	2	1	2	27
0	1	3	12	2	1	3	24
0	2	0	6.2	2	2	0	21
0	2	1	9.3	2	2	1	28
0	2	2	12	2	2	2	35
0	2	3	16	2	2	3	42
0	3	0	9.4	2	3	0	29
0	3	1	13	2	3	1	36
0	3	2	16	2	3	2	44
0	3	3	19	2	3	3	53
1	0	0	3.6	3	0	0	23
1	0	1	7.2	3	0	1	39
1	0	2	11	3	0	2	64
1	0	3	15	3	0	3	95
1	1	0	7.3	3	1	0	43
1	1	1	11	3	1	1	75
1	1	2	15	3	1	2	120
1	1	3	19	3	1	3	160
1	2	0	11	3	2	0	93
1	2	1	15	3	2	1	150
1	2	2	20	3	2	2	210
1	2	3	24	3	2	3	290
1	3	0	16	3	3	0	240
1	3	1	20	3	3	1	460
1	3	2	24	3	3	2	1 100
1	3	3	29	3	3	3	>1 100

注 1：本表采用 3 个稀释度[0.1 g(mL)、0.01 g(mL)、0.001 g(mL)]，每个稀释度接种 3 管。

注 2：若接种量扩大十倍，表中数字相应缩小十倍；若接种量缩小十倍，表中数字相应扩大十倍。

中华人民共和国出入境检验检疫行业标准

SN/T 2071—2008

亚洲柑桔黄龙病菌检疫鉴定方法

Identification of *Candidatus liberobacter asiaticum*

2008-04-29 发布　　　　2008-11-01 实施

中华人民共和国国家质量监督检验检疫总局 发布

前　言

本标准的附录 A 为资料性附录。

本标准由国家认证认可监督管理委员会提出并归口。

本标准起草单位：中华人民共和国福建出入境检验检疫局、中国检验检疫科学院动植物检疫实验所。

本标准主要起草人：李今中、王念武、周卫川、朱水芳、林阳武。

本标准系首次发布的出入境检验检疫行业标准。

亚洲柑桔黄龙病菌检疫鉴定方法

1 范围

本标准规定了进出境植物检疫中亚洲柑桔黄龙病菌的检疫和鉴定方法。

本标准适用于进出境柑桔种子、苗木等寄主繁殖材料和柑桔水果类等植物产品中亚洲柑桔黄龙病菌的检疫和鉴定。

2 原理

2.1 亚洲柑桔黄龙病菌分类地位

亚洲柑桔黄龙病菌(*Candidatus liberobacter asiaticum*)属于薄壁菌门(Gracilicutes)韧皮部杆菌属(*Liberobacter*)亚洲型细菌。相关资料参见附录A。

2.2 检疫鉴定原理

利用多聚酶链式反应(polymerase chain reaction)技术,进行亚洲柑桔黄龙病的检疫鉴定。PCR产物进行测序和BLAST,用于区分亚洲柑桔黄龙病菌和其他两种柑桔黄龙病菌。

3 仪器

3.1 研体。

3.2 白瓷盘。

3.3 pH计。

3.4 PCR管、Eppendorf管(1.5 mL)。

3.5 移液枪(1 000 μL可调、200 μL可调、20 μL可调、2.5 μL可调)。

3.6 恒温水浴锅或恒温培养箱。

3.7 分析电子天平。

3.8 低温冷冻超速离心机、低速离心机。

3.9 PCR扩增仪。

3.10 电泳仪。

3.11 凝胶成像仪。

3.12 低温冰箱。

3.13 高压灭菌锅。

3.14 超净工作台。

4 试剂药品

4.1 50 mmol/L的Tris-HCl。

4.2 10 mmol/L EDTA(pH 8.0)。

4.3 0.2 mol/L氢氧化钠+1% SDS。

4.4 0.5 mL的乙酸钠(pH 4.8)。

4.5 液氮。

4.6 无水乙醇、双蒸水(DDW)。

4.7 引物。

4.8 10×PCR缓冲液、*Taq*多聚酶。

4.9 dNTP、Marker。

4.10 1.2%琼脂凝胶、EB。

4.11 DNA纯化试剂盒。

5 亚洲柑桔黄龙病(*Candidatus liberobacter asiaticum*)的检测和鉴定

5.1 检验样品的准备

症状检查:症状复杂,易与生理病害混淆,其典型症状为黄梢和斑驳。发病初期,病树部分新梢叶片不转绿而呈均匀黄化;叶片从主、侧脉附近或叶片基部边缘出现黄绿相同的斑驳,后期叶片均匀黄化、失去光泽,叶脉柄肿大,木栓化,硬脆而易脱落;果实小而呈畸形。

检测样品:从待检样品中挑取有疑似症状的柑桔叶片叶脉约0.05 g~0.1 g,用无菌水冲洗净。

阳性对照:取感病的柑桔叶脉0.05 g~0.1 g,用无菌水冲洗净。

阴性对照:取健康的柑桔叶脉0.05 g~0.1 g,用无菌水冲洗净。

5.2 样品DNA提取

将准备好的样品和阳性对照样品各0.05 g~0.1 g,剪碎后分置于研钵内,加液氮研磨成粉末,再加入50 mmol/L的Tris-HCl,10 mmol/L EDTA(pH 8.0)各0.4 mL,14 000 r/min离心5 min,取上清液0.5 mL,加入等体积0.2 mol/L的氢氧化钠+1% SDS,摇匀,冰浴10 min,再加入0.5 mL的乙酸钠(pH 4.8),摇匀,冰浴5 min,14 000 r/min离心5 min,取上清液0.5 mL,加入1 mL的无水乙醇,在−20℃下放置2 h,15 000 r/min离心15 min,沉淀用75%乙醇洗2次,吹干,灭菌双蒸水DDW溶解。

注:如果采用市场所售的植物总DNA试剂盒提取,则按其公司提供的方法提取DNA。

5.3 PCR扩增

5.3.1 扩增引物

上游引物P1:5′-AGCGTTGTTCGGAATAACTGG-3′

下游引物P2:5′-ACCTTCCTCCGGCTTATCAC-3′

PCR预期产物DNA片断长度为654 bp。

5.3.2 PCR扩增

用大约1.0 μg~3.0 μg的DNA模板,10×PCR缓冲液、各成分的终浓度为:200 μmol/L dNTP、1.25~2.5 U *Taq*多聚酶、镁离子1 mmol/L~4 mmol/L、引物P1和引物P2各0.5 μmol/L~1 μmol/L,反应体积为50 μL,混合后在PCR仪上进行扩增,柑桔感病叶脉样品做阳性对照,健康叶脉样品做阴性对照,超纯水做空白对照。扩增程序为:94℃变性5 min后,每一个PCR循环温度、时间分别是94℃、45 s,55℃、45 s,72℃、50 s,进行35个循环,72℃延伸10 min。

注:反应体系的参数和扩增条件可根据自己购买的*Taq*多聚酶设置。

5.3.3 琼脂凝胶电泳

用1.2%琼脂凝胶进行电泳,EB染色,凝胶成像系统观察、拍照。

5.3.4 PCR结果判定

电泳成像结果,如果阳性对照样品和待测样品均出现大约654 bp的预期条带,而阴性对照样品无预期条带,则判定检测结果为阳性;阳性对照样品出现预期条带而阴性对照和待测样品均无预期条带,则判定检测结果为阴性。

5.4 PCR扩增产物的测序和BLAST(局部相似性基本查询工具)

5.4.1 PCR扩增产物纯化

PCR合成产物用DNA纯化试剂盒进行纯化,每一扩增产物(25 μL)加入1 mL Wash溶液,以15 000 r/min速度离心30 s后,在室温下孵育5 min,15 000 r/min离心5 s,弃上清液,再加入1 mL Wash溶液,重复1次前面的步骤,移去上清液后,风干蒸发残余的洗涤液,风干后加入20 μL无菌DDW溶解。

5.4.2 **PCR 扩增产物测序**

将纯化的 PCR 产物进行测序。

5.4.3 **BLAST 同源性比较**

将扩增产物测序结果在 GenBank 中进行 BLAST 比对，比较 PCR 产物与三种柑桔黄龙病的同源性。

5.4.4 **BLSAT 结果判定**

如果扩增产物与亚洲柑桔黄龙病菌同源性达到 97%以上，则判定为亚洲柑桔黄龙病菌，否则判定不是亚洲柑桔黄龙病。

6 结果评定

PCR 反应结果为阳性，测序结果经 BLAST 后与亚洲柑桔黄龙病菌同源性达到 97%以上则判定为亚洲柑桔黄龙病菌；否则判定测试样品不含亚洲柑桔黄龙病菌。

7 样品的保存和复核

样品保存 6 个月，发现亚洲柑桔黄龙病的样品保存 1 年。柑桔种苗在隔离室盆栽保存，若为果实则保留经液氮干燥后的果蒂在－20℃条件下保存，若是叶片同果实保存方法。检测的原始记录、照片、文档按有关规定做好登记、标识和存档，以备必要时复核。

附 录 A
（资料性附录）
亚洲柑桔黄龙病菌简介

亚洲柑桔黄龙病菌（*Candidatus liberobacter asiaticum*）为薄壁菌门韧皮部杆菌属（*Liberobacter*）细菌，是一种无法人工纯培养杆菌。在电镜下看到其形态多为椭圆形或短杆状，大小为（30 nm～600 nm）×（500 nm～1 400 nm），细胞壁厚度为 25 nm～30 nm，革兰氏染色阴性，对四环素族抗菌素及青霉素敏感。病原可以通过嫁接或菟丝子（*Cuscuta compestris*）传播，但不能通过汁液和土壤传播，自然传播介体为亚洲木虱（*Diaphorina citri*）。相似的病原细菌还有两个株系：即非洲型（*Candidatus liberobacter africanum*），传播介体为非洲木虱（*Trioza aryteae*）以及最近在巴西发现的美洲型（*Candidatus liberobacter americanum*）。

亚洲柑桔黄龙病是柑桔上的一种毁灭性细菌病害，主要分布于非洲的毛里求斯、留尼旺岛（法属），亚洲的日本、印度、孟加拉国、巴基斯坦、泰国、越南、东南亚诸国，以及我国广东、香港、广西、福建、台湾、海南、云南、贵州、四川、浙江、湖南、江西等地。寄主植物主要有：桔橙、柠檬、柚、四季桔、椪柑、茶枝柑、甜橙等。该病被认为是世界上最危险的植物病害之一，严重威胁柑桔属水果生产。柑桔感染该病后，可致畸形、树势衰弱、果实苦涩。发病柑桔树一般在 3 年～5 年内丧失结果能力，直至枯死，严重时甚至毁灭整个柑桔园。国际上许多国家和地区对该病实施检疫，我国已将该病列入新增的进境植物检疫危险性有害生物名单。

症状检查：症状复杂，易与生理病害混淆。其典型症状为黄梢和斑驳。发病初期，病树部分新梢叶片不转绿而呈均匀黄化；叶片从主、侧脉附近或叶片基部边缘出现黄绿相同的斑驳，后期叶片均匀黄化、失去光泽，叶脉柄肿大，木栓化，硬脆而易脱落；果实小而呈畸形。

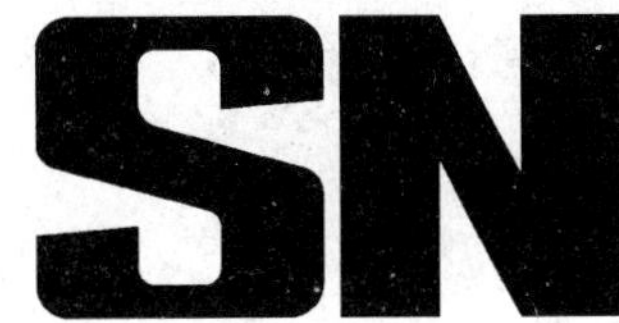

中华人民共和国出入境检验检疫行业标准

SN/T 2098—2008

食品和化妆品中的菌落计数检测方法 螺旋平板法

Determination of aerobic bacterial count in foods and cosmetics—Spiral plate method

2008-07-17 发布　　2009-02-01 实施

中华人民共和国
国家质量监督检验检疫总局 发布

前　言

本标准的附录 A 为规范性附录，附录 B 为资料性附录。

本标准由国家认证认可监督管理委员会提出并归口。

本标准起草单位：中华人民共和国福建出入境检验检疫局。

本标准主要起草人：陈彬、黄晓蓉、郑晶、吴谦、汤敏英、张体银、林杰。

本标准系首次发布的出入境检验检疫标准。

食品和化妆品中的菌落计数检测方法 螺旋平板法

1 范围

本标准规定了食品和化妆品中菌落计数的检测方法。

本标准适用于各类食品和化妆品的菌落计数。

2 规范性引用文件

下列文件中的条款通过本标准的引用而成为本标准的条款。凡是注日期的引用文件，其随后所有的修改单(不包括勘误的内容)或修订版均不适用于本标准，然而，鼓励根据本标准达成协议的各方研究是否可使用这些文件的最新版本。凡是不注日期的引用文件，其最新版本适用于本标准。

GB/T 7918.1 化妆品微生物标准检验方法 总则

SN 0168 出口食品平板菌落计数

SN/T 1538.1—2005 培养基制备指南 第1部分:实验室培养基制备质量保证通则

3 原理

螺旋接种菌落计数是依据阿基米德螺旋原理，使样品以对数规律螺旋线形式接种在平板上。样品接种后，菌落即分布在螺旋轨迹上，随半径的增加分布得越来越稀。采用特殊的计数栅格，自平板外周向中央对平皿上的菌落进行计数，即可得到样品中微生物的数量。

4 设备和材料

4.1 螺旋接种仪。

4.2 菌落计数仪。

4.3 均质器。

4.4 恒温培养箱:36 ℃±1 ℃,30 ℃±1 ℃。

4.5 样品杯:容量 5 mL。

4.6 电子天平:精确至 0.1 g。

4.7 灭菌吸管:1 mL、10 mL。

4.8 灭菌平皿:100 mm、150 mm。

4.9 稀释瓶:广口瓶或锥形瓶，容量为 250 mL 和 500 mL。

5 培养基和试剂

5.1 稀释液:磷酸盐缓冲稀释液见第 A.1 章。

5.2 1 mol/L 氢氧化钠(NaOH):称取 40 g NaOH 溶于 1 000 mL 蒸馏水中。

5.3 1 mol/L 盐酸(HCl):移取浓盐酸 90 mL,用蒸馏水稀释至 1 000 mL。

5.4 平板计数琼脂:见第 A.2 章。

5.5 卵磷脂吐温-80 营养琼脂:见第 A.3 章。

5.6 5.25%次氯酸钠。

5.7 灭菌液体石蜡。

5.8 灭菌吐温-80。

6 操作步骤

6.1 平板制备

按 SN/T 1538.1—2005 中 4.3 的规定，制备和储存用于食品检测的平板计数琼脂和用于化妆品检测的卵磷脂吐温-80 营养琼脂。

6.2 样品制备

6.2.1 按 SN 0168 的方法进行食品样品制备。制备 1∶10 的样品匀液后，无菌操作调节该样品匀液的 pH 为 6.6～7.2，酸性样液用 1 mol/L 氢氧化钠，碱性样液用 1 mol/L 盐酸调节，或根据产品标准规定的酸碱溶液来调节 pH 值。

6.2.2 化妆品样品按 GB/T 7918.1 方法进行样品制备。

6.2.3 根据食品卫生标准要求或对样品污染情况的估计，参照螺旋接种仪接种模式的计数范围选择 1 个～2 个适宜稀释度检验。

6.2.4 如果样品稀释液中的微粒会阻塞接种针，应先过滤除去微粒或静置 5 min。

6.3 接种平板

6.3.1 平板使用前按 SN/T 1538.1—2005 中 4.4.4 的规定或用适宜的方法对琼脂表面进行干燥，使培养基表面的水滴消失，注意不要过度干燥，并做好标记。

6.3.2 在螺旋接种仪上选择平板规格，“100 mm”或“150 mm”平板，并选择接种模式。

6.3.3 取制备好的适宜稀释度的样品稀释液，以选定的模式接种于平板计数琼脂平板或卵磷脂吐温-80营养琼脂平板，每个稀释度接种两块平板。

6.3.4 接种每一个样品前后均按仪器设定程序对螺旋接种仪进行清洗消毒。

6.3.5 按相同接种模式接种稀释液作为空白对照。

6.4 培养

将接种后平板翻转，置于 36 ℃±1 ℃的恒温培养箱内培养 48 h±2 h(水产品 30 ℃±1 ℃培养 72 h±3 h)，如有产品标准等特殊要求，则按相应的标准或要求进行。

6.5 菌落计数和记录

6.5.1 到培养时间后应立即计数，如果不能立即计数，应将平板存放于 0 ℃～4 ℃冰箱，但不超过 24 h。

6.5.2 将平板放在菌落计数仪载物台上，选择适当的背景和光源，选定接种模式和稀释度，按照菌落计数仪的操作规程计数每个平板菌落数，并记录。

6.6 菌落总数的计算和记录

6.6.1 平板上菌落数符合菌落计数仪规定计数范围的为合适范围。(如：第 B.3 章所列的计数范围。)

6.6.2 如果两个稀释度的四个平板菌落数均在合适范围内，则将四个平板菌落数的平均值作为每克(毫升)样品中的菌落数。

6.6.3 如果只有一个稀释度的两个平板菌落数在合适范围内，则将这两个平板菌落数的平均值作为每克(毫升)样品中的菌落数。

6.6.4 当低稀释度的两个平板菌落数都少于合适范围的下限时，计算这一稀释度两个平板菌落数的平均值作为每克(毫升)样品中的菌落数。给这个数注上星号(*)，表明该数是从菌落数在计数范围之外的平板估计所得。

6.6.5 当所有平板上的菌落数都超过合适范围的上限时，计算高稀释度两个平板菌落数的平均值作为每克(毫升)样品中的菌落数，给这个数注上星号(*)(意义同 6.6.4)。

6.6.6 如果所有稀释度的平板都没有菌落，则以小于1乘以稀释倍数和接种体积作为每克(毫升)样品中的菌落数，给这个数注上星号(*)(意义同6.6.4)。

示例1：每个平板接种体积为50 μL，稀释倍数为10倍，则应报告小于200 CFU/mL。

示例2：每个平板接种体积为100 μL，稀释倍数为1倍，则应报告小于10 CFU/mL。

6.6.7 记录时，只有在换算到每克(毫升)样品中菌落数时，才能定下两位有效数字，第三位数字采用四舍五入的方法记录。也可将样品的菌落数记录为10的指数形式。

7 结果的表述

根据6.6规定计算出每克(毫升)样品的菌落数，固体样品以CFU/g为单位报告，液体样品以CFU/mL为单位报告。

附　录　A
（规范性附录）
培　养　基

A.1　磷酸盐缓冲稀释液

A.1.1　贮存液

磷酸二氢钾（KH_2PO_4）　34.0 g

蒸馏水　500 mL

用大约 175.0 mL 的 1 mol/L 氢氧化钠溶液调节 pH 至 7.2，用蒸馏水稀释至 1 000 mL 后贮存于 4 ℃～12 ℃冰箱。

A.1.2　稀释液

用蒸馏水稀释 1.25 mL 贮存液至 1 000 mL，分装于合适容器，121 ℃高压灭菌 15 min。

A.2　平板计数琼脂

A.2.1　成分

胰蛋白胨　5.0 g

酵母浸膏　2.5 g

葡萄糖　1.0 g

琼脂　15.0 g

蒸馏水　1 000 mL

pH7.0±0.1

A.2.2　制法

将各成分加于蒸馏水中，煮沸溶解。分装试管或烧瓶，121 ℃高压灭菌 15 min。

A.3　卵磷脂吐温-80 营养琼脂

A.3.1　成分

蛋白胨　20.0 g

牛肉膏　3.0 g

氯化钠　5.0 g

琼脂　15.0 g

卵磷脂　1.0 g

吐温-80　7.0 g

蒸馏水　1 000 mL

A.3.2　制法

先将卵磷脂加到少量蒸馏水中，加热溶解，加入吐温-80。将除琼脂外的其他成分加到其余的蒸馏水中溶解，加入已溶解的卵磷脂、吐温-80，混匀，调 pH 值为 7.1～7.4，加入琼脂，121 ℃，高压灭菌 20 min。

附 录 B
（资料性附录）
全自动螺旋接种计数系统操作程序[1)]

B.1 仪器接种操作步骤

B.1.1 在仪器规定位置分别放置装有5.25%次氯酸钠消毒液、无菌水和无菌水的三个溶液池以及样品杯架，在真空泵上的废液瓶里加适量5.25%次氯酸钠消毒液。

B.1.2 打开接种仪和真空泵的电源，此时真空泵开始工作，直至达到要求时停止。

B.1.3 根据需要，在操作面板上选择平板规格及接种模式。如果接种样品中含有较多的微粒，选择EXPEL。如果接种样品中含有难以杀灭的细菌如革兰氏阳性芽孢菌，选择POWER CLEAN。

B.1.4 将装有样液的样品杯，放到样品杯架的左上角位置，样液液面和样品架平齐。

B.1.5 按下ALL键，仪器将按顺序开始清洗，吸入样液和接种平板。

B.1.6 在接种针消毒和进样的时候，在琼脂平板侧面标记一条线，将平板放在旋转台上，侧面标记线对准接种起始线。

B.1.7 此时旋转台旋转，接种针降到琼脂上方，呈放射状向外移动。同时，注射器活塞向下移动，将样液接种到平板上。

B.1.8 接种结束后，小心取下平板，盖上盖子，放置在水平台子上，注意不要倾斜，等琼脂表面干燥后再倒置培养。

B.1.9 如果还要接种平板，重复B.1.3～B.1.8。

B.1.10 实验结束后，将装有70%乙醇的样品杯放置于样品杯架的左上角位置，运行一次强力清洗程序，吸入乙醇(乙醇不够再加)，直至整个管道系统充满为止。

B.1.11 关闭仪器电源，取下三个溶液池和废液瓶，清洗，消毒。

B.1.12 用软布或纸巾蘸玻璃清洁液、不锈钢清洁液或70%乙醇擦拭仪器表面，盖上防尘罩。

B.2 仪器自动计数操作步骤

B.2.1 打开计数仪，显示器和电脑主机的电源。

B.2.2 在桌面上双击Qcount的图标。

B.2.3 输入用户名和密码。

B.2.4 建立或打开数据库。

B.2.5 进入软件界面。

B.2.6 移走平板的盖子，将平板放在平板正中导向装置内。

B.2.7 在平板工具栏内，在Source下拉框内选择平板的接种类型。大小设置为min:0.1和max:20。

B.2.8 在相机工具栏，选择Top或Bottom光源，如果菌落颜色比培养基浅，选择Light Colonies，反之则不选。选择适当的Shutter Speed，使菌落和培养基对比最清楚。

B.2.9 如果是倾注或涂布平板，置Sample Volume和Area Multiplier。

B.2.10 根据需要更改Low Count值，如果使用AutoPlate接种仪，在Grid中选择Spiral。如果需要阅读平板时缩小分析区域则选择Reduce Region，同时在Area Multiplier输入5.00%。

1） 本标准的验证是采用美国SBI公司生产的Autoplate 4000＋Qcount全自动螺旋接种计数系统进行的，其他同类仪器经评估后采用。

B.2.11 如果是螺旋平板，在螺旋工具栏内设置 Plater 为 Autoplate，在 Mode 中选择接种模式。

B.2.12 主屏幕图像区域，在 Plate ID 输入用户定义的编号。

B.2.13 在 Dilution 内输入样品稀释倍数的对数值。

B.2.14 如果是 Qcount 计数系统，单击 Count。Color Qcount 计数系统单击 Total Count。

B.2.15 Count Used 和 CFU/mL 会出现在图像左边。

B.2.16 如果平板上有部分菌落计数有错误，在平板图像上单击鼠标右键，进入 Edit Colonies，修正结果。

B.2.17 如果该计数平板还有平行样平板要计数，点击 Save:Next is 下的 Rep，保存结果，反之点击 Save:Next is 下的 New。

B.2.18 如果还有平板需要计数，重复 B.2.6～B.2.17。

B.2.19 计数结束后，关闭计数仪、显示器、电脑的电源，用软布或纸巾蘸玻璃清洁液、不锈钢清洁液或70%乙醇擦拭仪器表面，盖上防尘罩。

B.3 不同接种模式的计数范围

Autoplate 4000＋Qcount 全自动螺旋接种计数系统不同接种模式的计数范围见表 B.1（以接种 100 mm 平板为例）。

表 B.1 不同接种模式的计数范围

接种模式	起始半径/mm	旋转间距/mm	接种时间/s	体积/μL	计数范围/(CFU/mL)
指数 50 μL	13.0	13	5.2	50.00	4.0×10^2～4.0×10^5
缓慢指数 50 μL[a]	13.0	13	8.5	50.00	4.0×10^2～4.0×10^5
指数 100 μL	13.0	13	8.5	100.00	2.0×10^2～2.0×10^5
均一 20 μL	13.0	13	5.2	20.00	1.0×10^3～1.5×10^4
均一 100 μL	13.0	13	5.2	100.00	2.0×10^2～3.0×10^3
均一 250 μL	13.0	13	5.2	250.00	8.0×10^1～1.2×10^3
草坪模式[b]	7.3	34	14.0	20.00	
比例模式[c]	13.0	13	5.2	20.00	

a 接种有机化合物，或使用湿的平板时使用，防止旋转外圈的样品在向心力的作用下流向旋转内圈。

b 在需要底物或细菌在平板上确切分布的测试时使用，如融合扩散测试、滤过性毒菌研究及酶的产生。

c 此接种模式有助于放大细菌数量在很小的梯度范围内对抗生素或诱变剂的反应。

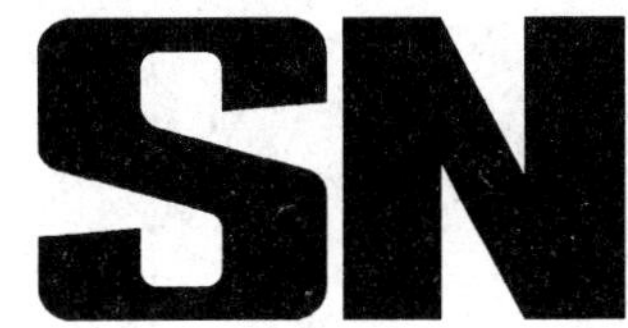

中华人民共和国出入境检验检疫行业标准

SN/T 2099—2008

进出口食品中绿脓杆菌检测方法

Determination of *Pseudomonas aeruginosa* in food for import and export

2008-07-17 发布　　2009-02-01 实施

中华人民共和国国家质量监督检验检疫总局　发布

前　言

本标准的附录 A、附录 B 均为规范性附录。

本标准由国家认证认可监督管理委员会提出并归口。

本标准起草单位：中华人民共和国福建出入境检验检疫局、中国检验检疫科学研究院。

本标准主要起草人：郑晶、黄晓蓉、赵贵明、翁国柱、吴芸芸、郑麟毅、陈彬、邵碧英。

本标准系首次发布的出入境检验检疫标准。

进出口食品中绿脓杆菌检测方法

1 范围

本标准规定了食品中绿脓杆菌的定性和定量检测方法。

本标准适用于各类食品中的绿脓杆菌检测,可参考此法检测水的绿脓杆菌。

2 规范性引用文件

下列文件中的条款通过本标准的引用而成为本标准的条款。凡是注日期的引用文件,其随后所有的修改单(不包括勘误的内容)或修订版均不适用于本标准,然而,鼓励根据本标准达成协议的各方研究是否可使用这些文件的最新版本。凡是不注日期的引用文件,其最新版本适用于本标准。

GB/T 4789.28—2003 食品微生物学检验 染色法、培养基和试剂

GB/T 6682 分析实验室用水规格和试验方法

3 术语和定义

下列术语和定义适用于本标准。

3.1

绿脓杆菌属假单胞菌属(*pseudomonas*)

亦名为铜绿假单胞菌,具荚膜、鞭毛,为无芽胞的革兰氏阴性杆菌,能分解蛋白质,发酵糖类能力较低,能产生两种水溶性色素:一种是绿脓菌素,为蓝绿色的吩嗪类化合物,无荧光性,另一种为荧光素,呈绿色。

4 设备和材料

4.1 恒温培养箱:36 ℃±1 ℃、42 ℃。

4.2 显微镜:带油镜头。

4.3 均质器。

4.4 高压灭菌器。

4.5 天平:精度 0.1 g。

4.6 VITEK 全自动微生物鉴定系统或类似设备。

注:VITEK 是由法国生物梅里埃公司提供的产品的商品名。给出这一信息是为了方便本标准的使用者,并不表示对该产品的认可。如果其他等效产品具有相同的效果,则可使用这些等效产品。

4.7 吸管:1 mL,分刻度 0.1 mL;10 mL,分刻度 1 mL。

4.8 可调移液器:10 μL~100 μL,100 μL~1 000 μL。

4.9 试管:15 mm×100 mm。

4.10 灭菌平皿:直径 90 mm,底部平整的玻璃或一次性塑料灭菌平皿。

4.11 灭菌的样品处理器具:镊子、剪刀、勺子。

4.12 质控菌株:绿脓杆菌标准菌株 ATCC 9027,恶臭假单胞菌 ATCC 49128 或其他经过验证的具有相同生物学特征的同类菌株。

5 培养基和试剂

除另有规定外,所用试剂均为分析纯,试验用水应符合 GB/T 6682 的规定。

5.1 SCDLP 增菌液:见第 A.1 章。

5.2 磷酸盐缓冲稀释液:见第 A.2 章。

5.3 假单胞菌 CFC 选择性培养基：见第 A.3 章。

5.4 假单胞菌 CN 选择性培养基：见第 A.4 章。

5.5 氧化酶试验：按 GB/T 4789.28—2003 中 3.18 规定。

5.6 乙酰胺培养基：见第 A.5 章。

5.7 葡萄糖酸盐培养基：见第 A.6 章。

5.8 精氨酸双水解酶培养基：见第 A.7 章。

5.9 硝酸盐蛋白胨水培养基：见第 A.8 章。

5.10 明胶培养基：见第 A.9 章。

5.11 赖氨酸脱羧酶培养基：见第 A.10 章。

5.12 营养琼脂：见第 A.11 章。

5.13 API 20NE 测试条。

5.14 GNI^+ 测试卡。

注：API 20NE 测试条和 GNI^+ 测试卡是由法国生物梅里埃公司提供的产品的商品名。给出这一信息是为了方便本标准的使用者，并不表示对该产品的认可。如果其他等效产品具有相同的效果，则可使用这些等效产品。

6 检验程序

6.1 方法提要

食品中绿脓杆菌的检验方法是通过选择性增菌、分离、生化鉴定等方法对食品中可能存在的绿脓杆菌进行定性和定量的检验。

6.2 检验程序

绿脓杆菌的检验程序见图 1。

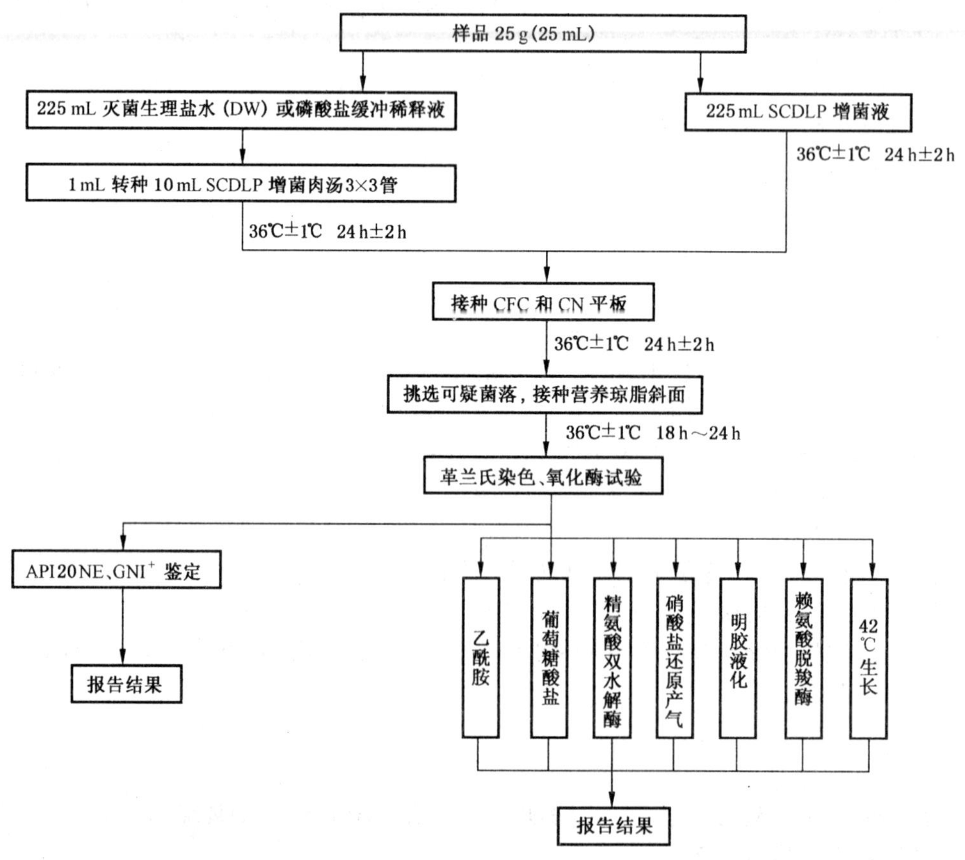

图 1 绿脓杆菌检验程序示意图

7 检验步骤

7.1 样品的存放

如为冷冻样品，应于 2 ℃～5 ℃解冻，且不超过 18 h，若不能及时检验，应置于小于－15 ℃保存。非冷冻的易腐样品应尽可能及时检验，若不能及时检验，应置于 4 ℃冰箱保存，并在 24 h 内检验。

7.2 绿脓杆菌定性检验

7.2.1 按无菌操作取检样 25 g(25 mL)至 225 mL SCDLP 增菌液中，充分摇匀，于 36 ℃±1 ℃培养 24 h±2 h。

7.2.2 接种 SCDLP 增菌培养物按 7.4 进行分离鉴定。

7.3 绿脓杆菌定量检验(MPN 法)

7.3.1 无菌操作取样品 25 g(25 mL)，放入灭菌均质杯或均质袋中，加 225 mL 灭菌生理盐水或磷酸盐缓冲稀释液，均质混匀，制成 1∶10 稀释液。

7.3.2 用 10 mL 灭菌吸管吸取 1∶10 稀释液 10 mL，加入装有 90 mL 灭菌生理盐水或磷酸盐缓冲稀释液的广口瓶中，混合均匀，制成 1∶100 稀释液。

7.3.3 每一稀释度换取一支 10 mL 灭菌吸管，按上述操作进行 10 倍递增稀释。

7.3.4 根据对样品污染情况的估计，选择三个连续适宜的稀释度。每个稀释度接种三管 SCDLP 肉汤，每管接种 1 mL。样品的最高稀释度应达到能获得阴性终点，置 36 ℃±1 ℃培养 24 h±2 h。如有绿脓杆菌生长，培养液表面通常有一层薄菌膜，培养液常呈黄绿色或蓝绿色。

7.4 分离鉴定

7.4.1 分离培养

每份增菌液用接种环分别划线接种于 CFC 平板和 CN 平板，置 36 ℃±1 ℃培养 24 h±2 h，观察菌落形态。绿脓杆菌在这两种平板上通常呈现圆形、平滑、湿润的黄绿色菌落，在紫外光照射下可观察到荧光。少数不形成黄绿色菌落，但有特殊芳香气味。从每个平板上挑取 5 个可疑菌落，分别接种到营养琼脂斜面上，36 ℃±1 ℃培养 18 h～24 h，取纯培养物进行鉴定。

7.4.2 氧化酶试验

挑取斜面上的纯培养物，按 GB/T 4789.28—2003 中 3.18 进行氧化酶试验，绿脓杆菌氧化酶试验呈阳性。

7.4.3 革兰氏染色

挑取斜面上的纯培养物，按 GB/T 4789.28—2003 中 2.2 进行革兰氏染色，绿脓杆菌为革兰氏阴性杆菌。

7.4.4 鉴定

革兰氏染色阴性、氧化酶阳性的培养物应用 API 20NE 测试条、VITEK 生化鉴定系统或按7.4.5～7.4.11 进行生化鉴定。

7.4.5 乙酰胺试验

挑取斜面上的纯培养物，接种到乙酰胺培养基中，置 36 ℃±1 ℃培养 24 h±2 h，培养基不变色为阴性，红色为阳性。

7.4.6 葡萄糖酸盐试验

挑取斜面上的纯培养物，接种到葡萄糖酸盐培养基中，置 36 ℃±1 ℃培养 24 h±2 h，加 0.5 mL 班氏糖定性试剂，混匀，煮沸 1 min，冷却后观察。蓝色为阴性，黄色或砖红色沉淀为阳性。

7.4.7 精氨酸双水解酶试验

挑取斜面上的纯培养物，接种到精氨酸双水解酶培养基中，置 36 ℃±1 ℃培养 24 h±2 h，培养基不变色为阴性，红色为阳性。

7.4.8 硝酸盐还原产气试验

挑取斜面上的纯培养物，接种到硝酸盐还原胨水培养基中，置 36 ℃±1 ℃培养 24 h±2 h，小倒管中有气体者，即为阳性。

7.4.9 明胶液化试验

挑取斜面上的纯培养物，穿刺接种到明胶培养基中，置 36 ℃±1 ℃培养 24 h±2 h，取出放 2 ℃～8 ℃冰箱 10 min～30 min，仍呈溶解状为明胶液化试验阳性，凝固不溶为阴性。

7.4.10 赖氨酸脱羧酶试验

挑取斜面上的纯培养物，接种到赖氨酸脱羧酶培养基中，置 36 ℃±1 ℃培养 24 h±2 h，黄色为阴性，紫红色为阳性。

7.4.11 42 ℃生长试验

挑取斜面上的纯培养物，接种在普通琼脂斜面培养基上，放在 42 ℃培养 24 h～48 h，能生长为阳性。

7.4.12 假单胞菌属细菌生化特性

特性见表 1。

表 1 假单胞菌属细菌生化特性

生化试验	绿脓杆菌	荧光假单胞菌	恶臭假单胞菌	施氏假单胞菌
氧化酶	+	+	−	−
乙酰胺	+	−	−	−
葡萄糖酸盐	+	−	−	−
精氨酸双水解酶	+	+	+	+
硝酸盐还原产气	+	−	−	+
明胶液化	+	−	−	−
赖氨酸脱羧酶	−	+	−	−
42 ℃生长	+	−	−	−
注：+表示阳性；−表示阴性。				

7.5 结果报告

7.5.1 定性检验结果报告，符合表 1 中生化特性，或 API20NE 和 VITEK 生化鉴定为绿脓杆菌，报告样品中是否检出绿脓杆菌。

7.5.2 定量检验结果报告：符合表 1 中生化特性，或 API20NE 和 VITEK 生化鉴定为绿脓杆菌，根据每一稀释度的阳性管数差 MPN 表(见附录 B)，计算并报告每克(毫升)样品中绿脓杆菌 MPN 值。

附　录　A
（规范性附录）
培　养　基

A.1　SCDLP 液体培养基

A.1.1　成分

酪蛋白胨	17.0 g
大豆蛋白胨	3.0 g
氯化钠	5.0 g
磷酸氢二钾	2.5 g
葡萄糖	2.5 g
卵磷脂	1.0 g
吐温-80	7.0 g
蒸馏水	1 000 mL

pH 7.2±0.1

A.1.2　制法

将上述各成分加热煮沸至完全溶解，调节 pH，分装适宜容器，121 ℃高压灭菌 20 min。

A.2　磷酸盐缓冲稀释液

A.2.1　贮存液

A.2.1.1　成分

磷酸二氢钾	34.0 g
蒸馏水	500 mL

A.2.1.2　制法

用大约 175 mL 的 1 mol/L 氢氧化钠溶液调节 pH 至 7.2，用蒸馏水稀释全 1 000 mL 后贮存十冰箱中。

A.2.2　稀释液

用蒸馏水稀释 1.25 mL 贮存液至 1 000 mL，分装于适宜容器，121 ℃高压灭菌 15 min，备用。

A.3　假单胞菌 CFC 选择性培养基

A.3.1　基础培养基

A.3.1.1　成分

蛋白胨	20.0 g
硫酸钾	10.0 g
氯化镁	1.4 g
十六烷三甲基溴化胺	0.3 g
琼脂	13.6 g
丙三醇	10 mL
蒸馏水	1 000 mL

pH 7.2±0.2

A.3.1.2 制法

除琼脂外，将其余成分溶解于蒸馏水中，调节 pH，加入琼脂，加热溶解，分装适宜容器，121 ℃高压灭菌 15 min，备用。

A.3.2 CFC 添加剂

A.3.2.1 成分

十六烷三甲基溴化胺 5.0 mg

头孢菌素 25.0 mg

夫西地酸 5.0 mg

A.3.2.2 制法

取无菌水和无水乙醇各 1 mL 混合均匀，将上述成分溶解于混合液中，摇匀，备用。

A.3.3 使用方法

待基础培养基冷却至 50 ℃左右，每 500 mL 基础培养基加入 2 mL 添加剂，倾注无菌平板。

A.4 假单胞菌 CN 选择性培养基

A.4.1 基础培养基

A.4.1.1 成分

蛋白胨 16.0 g

水解酪蛋白 10.0 g

硫酸钾 10.0 g

氯化镁 1.4 g

琼脂 15.0 g

蒸馏水 1 000 mL

pH 7.1±0.2

A.4.1.2 制法

除琼脂外，将其余成分溶解于蒸馏水中，调节 pH，加入琼脂，加热溶解，分装适宜容器，121 ℃高压灭菌 15 min，备用。

A.4.2 CN 添加剂

A.4.2.1 成分

十六烷三甲基溴化胺 100.0 mg

A.4.2.2 制法

取无菌水和无水乙醇各 1 mL 混合均匀，将上述成分溶解于混合液中，摇匀，备用。

A.4.3 使用方法

待基础培养基冷却至 50 ℃左右，每 500 mL 基础培养基加入 2 mL 添加剂，摇匀后倾注平板。

A.5 乙酰胺培养基

A.5.1 成分

乙酰胺 9.5 g

氯化钠 4.5 g

磷酸氢二钾 1.4 g

磷酸二氢钾 0.7 g

硫酸镁 0.3 g

酚红 0.012 g

蒸馏水 1 000 mL

pH 7.2±0.1

A.5.2 制法

将上述各成分加热溶解，调节 pH，分装小试管，121 ℃高压灭菌 20 min，备用。

A.6 葡萄糖酸盐培养基

A.6.1 成分

蛋白胨	15 g
酵母粉	10 g
磷酸氢二钾	10 g
葡萄糖酸钾	400 g
蒸馏水	1 000 mL

pH 6.8～7.2

A.6.2 制法

将上述各成分加热溶解，调节 pH，分装小试管，116 ℃高压灭菌 20 min，备用。

A.7 精氨酸双水解酶培养基

A.7.1 成分

酵母粉	3.0 g
葡萄糖	1.0 g
氯化钠	30.0 g
L-精氨酸	5.0 g
溴甲酚紫	0.016 g
蒸馏水	1 000 mL

pH 6.7±0.1

A.7.2 制法

除溴甲酚紫外，将其他成分加热溶解煮沸，调节 pH，加入溴甲酚紫，混匀，分装小试管，121 ℃高压灭菌 10 min，备用。

A.8 硝酸盐蛋白胨水培养基

A.8.1 成分

蛋白胨	10.0 g
酵母浸膏	3.0 g
硝酸钾	2.0 g
亚硝酸钠	0.5 g
蒸馏水	1 000 mL

pH 7.2±0.1

A.8.2 制法

将蛋白胨和酵母浸膏加到蒸馏水中，加热溶解，调节 pH，煮沸过滤后补足液量，加入硝酸钾和亚硝酸钠，溶解混匀，分装到加有小倒管的试管中，115 ℃高压灭菌 20 min，备用。

A.9 明胶培养基

A.9.1 成分

牛肉膏	3.0 g

蛋白胨 5.0 g

明胶 120 g

蒸馏水 1 000 mL

pH 7.4±0.1

A.9.2 制法

将各成分加在蒸馏水中浸泡 20 min，随时搅拌加热使溶解，调节 pH，分装于试管内，115 ℃高压灭菌 20 min，直立制成高层备用。

A.10 赖氨酸脱羧酶培养基

A.10.1 成分

酵母粉 3.0 g

葡萄糖 1.0 g

L-赖氨酸 5.0 g

溴甲酚紫 0.016 g

蒸馏水 1 000 mL

pH 6.7±0.1

A.10.2 制法

除溴甲酚紫外，将其他成分加热溶解煮沸，调节 pH，加入溴甲酚紫，混匀，分装小试管，121 ℃高压灭菌 15 min，备用。

A.11 营养琼脂

A.11.1 成分

蛋白胨 10 g

牛肉膏 3 g

氯化钠 5 g

琼脂 15 g

蒸馏水 1 000 mL

pH 7.2～7.4

A.11.2 制法

除琼脂外，将其余成分溶解于蒸馏水中，调节 pH，加入琼脂，加热溶解，分装试管，121 ℃高压灭菌 15 min，制成斜面备用。

附 录 B
（规范性附录）
绿脓杆菌最大可能数(MPN)检索表

表 B.1 接种量为 0.1 g(mL)、0.01 g(mL)、0.001 g(mL)时三管法的 MPN 表

阳性管数			MPN	阳性管数			MPN
0.1	0.01	0.001		0.1	0.01	0.001	
0	0	0	<3.0	2	0	0	9.1
0	0	1	3.0	2	0	1	14
0	0	2	6.0	2	0	2	20
0	0	3	9	2	0	3	26
0	1	0	3.0	2	1	0	15
0	1	1	6.1	2	1	1	20
0	1	2	9.2	2	1	2	27
0	1	3	12	2	1	3	24
0	2	0	6.2	2	2	0	21
0	2	1	9.3	2	2	1	28
0	2	2	12	2	2	2	35
0	2	3	16	2	2	3	42
0	3	0	9.4	2	3	0	29
0	3	1	13	2	3	1	36
0	3	2	16	2	3	2	44
0	3	3	19	2	3	3	53
1	0	0	3.6	3	0	0	23
1	0	1	7.2	3	0	1	39
1	0	2	11	3	0	2	64
1	0	3	15	3	0	3	95
1	1	0	7.3	3	1	0	43
1	1	1	11	3	1	1	75
1	1	2	15	3	1	2	120
1	1	3	19	3	1	3	160
1	2	0	11	3	2	0	93
1	2	1	15	3	2	1	150
1	2	2	20	3	2	2	210
1	2	3	24	3	2	3	290
1	3	0	16	3	3	0	240
1	3	1	20	3	3	1	460
1	3	2	24	3	3	2	1 100
1	3	3	29	3	3	3	>1 100

注：如果接种量扩大十倍，分别为 1 g(mL)、0.1 g(mL)、0.01 g(mL)时，表中数字相应缩小十倍。
如果接种量缩小十倍，分别为 0.01 g(mL)、0.001 g(mL)、0.000 1 g(mL)时，表中数字相应扩大十倍。

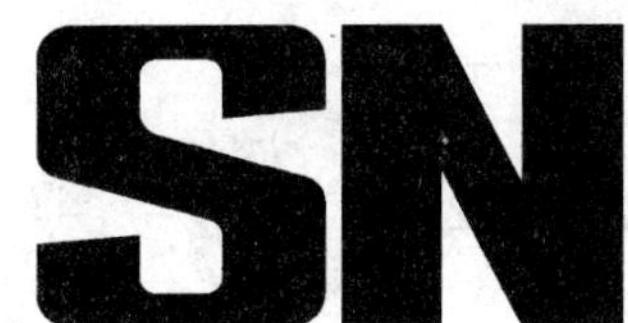

中华人民共和国出入境检验检疫行业标准

SN/T 2100—2008

罐头食品商业无菌快速检测方法

Rapid Determination of the commercial sterilization in canned food

2008-07-17 发布　　　　2009-02-01 实施

中华人民共和国国家质量监督检验检疫总局　发布

前　言

本标准的附录 A 为资料性附录。

本标准由国家认证认可监督管理委员会提出并归口。

本标准起草单位：中华人民共和国福建出入境检验检疫局。

本标准主要起草人：郑晶、黄晓蓉、汤敏英、邵碧英、张永祥、翁国柱、吴芸芸。

本标准系首次发布的出入境检验检疫标准。

罐头食品商业无菌快速检测方法

1 范围

本标准规定了罐头食品商业无菌快速检测的基本要求、操作程序和结果判定。

本标准适用于食用菌、水果、蔬菜和商业无菌罐装饮料等各种密封包装，经过适度的热杀菌后达到商业无菌，在常温下能较长时间保存的罐头。其他罐头食品可参照本方法检测。

2 规范性引用文件

下列文件中的条款通过本标准的引用而成为本标准的条款。凡是注日期的引用文件，其随后所有的修改单(不包括勘误的内容)或修订版均不适用于本标准，然而，鼓励根据本标准达成协议的各方研究是否可使用这些文件的最新版本。凡是不注日期的引用文件，其最新版本适用于本标准。

GB/T 4789.26—2003 食品卫生微生物学检验方法 罐头食品商业无菌的检验

3 测定原理

微生物的生长产生二氧化碳，使培养瓶底部的感应器从浅灰色变成浅黄色。仪器检测瓶底的变化，与培养瓶中初始二氧化碳水平进行对比，在指定的天数之内，二氧化碳水平发生显著变化，说明样品中有细菌存在，判定为阳性。在指定的天数之后，二氧化碳水平没有发生显著变化，确定样品为阴性。

4 设备和仪器

4.1 BacT/ALERT 3D 微生物检测系统。

注：BacT/ALERT 3D 微生物检测系统是由法国生物梅里埃公司提供的产品的商品名。给出这一信息是为了方便本标准的使用者，并不表示对该产品的认可，如果其他等效产品具有相同的效果，则可使用这些等效产品。

4.2 灭菌开罐刀和罐头打孔器。

4.3 pH 计。

4.4 冰箱：4 ℃。

4.5 酒精灯。

4.6 一次性注射器：10 mL。

4.7 一次性手套。

4.8 灭菌研钵。

4.9 封口器。

5 培养基和试剂

5.1 i AST 需氧培养瓶。

5.2 i NST 厌氧培养瓶。

5.3 i LYM 高酸性培养瓶。

注：上述三种培养瓶是由法国生物梅里埃公司提供的产品的商品名。给出这一信息是为了方便本标准的使用者，并不表示对该产品的认可。如果其他等效产品具有相同的效果，则可使用这些等效产品。

6 检验步骤

6.1 试样的处理

6.1.1 用温水擦净试样外包装，放入无菌室，以紫外光杀菌灯照射 30 min。

6.1.2 用 75%酒精棉球擦拭试样外包装(铁盒罐头擦拭后点燃灭菌)，带汤汁的罐头开启前适当振摇后，用灭菌开罐刀或罐头打孔器开启。

6.2 加样

6.2.1 在使用培养瓶前，用 75%酒精棉球擦拭瓶口。

6.2.2 酸性罐头：开启包装后，用一次性注射器吸取内容物 10 mL，注入 i LYM 培养瓶。

注：内容物无法吸取时，可无菌称取 10 g 样品加入到含有 20 mL 灭菌的 1 mol/L 盐酸或 10%酒石酸的容器中，混合均匀后，吸取 20 mL 接种到培养瓶中。

6.2.3 低酸性罐头：开启包装后，用一次性注射器吸取内容物各 10 mL，分别注入 i AST 培养瓶和 i NST 培养瓶。

注：内容物无法吸取时，可无菌称取 20 g 样品于灭菌研钵内捣碎后，小心打开培养瓶封口，取 10 g 加入到培养瓶中，再用封口器封住瓶口。

6.2.4 加完试样后，在培养瓶上注明试样标记。

6.3 留样

加样后，用灭菌吸管或其他适当工具以无菌操作取出内容物 10 mL(g)～20 mL(g)，移入灭菌容器内，保存于冰箱中。待该批试样检验得出结论后可随之弃去。

6.4 pH 测定

取样测定 pH 值，与同批中正常罐相比，看是否有显著差异。

6.5 感官检查

在光线充足、空气清洁无异味的检验室中将试样内容物倾入白色搪瓷盘内，由有经验的检验人员对产品的外观、色泽、状态和气味等进行观察和嗅闻，用餐具按压食品或戴薄指套以手指进行触感，鉴别食品有无腐败变质的迹象。

6.6 微生物检测系统分析

6.6.1 孵育温度设置

按照仪器操作说明使仪器处于正常工作状态，并按检测类型设定好孵育温度和最大检测时间。酸性罐头设定孵育温度为 30 ℃±1 ℃，最大检测时间为 3 d。低酸性罐头设定孵育温度为 36 ℃±1 ℃，最大检测时间为 3 d(参见附录 A)。

6.6.2 加载培养瓶

进入微生物检测系统加载培养瓶界面，打开孵育抽屉，用条码扫描仪读取每个培养瓶的信息。然后把培养瓶分别插入有照明灯的单元，先插入传感器，单元指示器缓慢闪烁，确认培养瓶已经加载。加载完毕所有培养瓶，轻轻关闭抽屉。

6.6.3 培养瓶结果

6.6.3.1 微生物检测系统对培养瓶进行孵育并自动检测，当仪器检测到阳性瓶后，电脑会报警提醒操作者，可进入仪器的浏览和打印界面，记录阳性瓶的读数和标记，然后按仪器操作说明卸载阳性的培养瓶。

6.6.3.2 当孵育时间达到设定的最大检测时间，培养瓶中无微生物生长，则仪器会给出阴性的结果，记录阴性瓶的读数和标记，然后按仪器操作说明卸载阴性的培养瓶。

6.7 阳性瓶结果的验证

6.7.1 对仪器分析结果为阳性的试样，将留样按 GB/T 4789.26—2003 中 6.10～6.12 进行试验并记录。

6.7.2 将阳性培养瓶打开，按 GB/T 4789.26—2003 中表 2 或表 3 的要求接种培养进行试验并记录。

7 结果判定与报告

7.1 仪器分析结果为阴性，感官检查、pH 测定正常，则报告为商业无菌。

7.2 仪器分析结果为阳性，经过验证试验无微生物增殖现象，则报告为商业无菌。

7.3 仪器分析结果为阳性，经过验证试验有微生物增殖现象，则报告为非商业无菌。

附　录　A
（资料性附录）
BacT/ALERT 3D 微生物检测系统操作指南

A.1　孵育温度设置

A.1.1　按下模块温度校正按钮，进入模块温度校正屏幕。

A.1.2　使用孵育模块滚动按钮选择装有抽屉的孵育或组合模块，使用最适温度滚动按钮设置检测所需的温度，按下核对按钮保存温度设定。待实际温度显示达到设定温度。

A.2　最大检测时间设置

A.2.1　按下设定最大检测时间按钮，进入设定最大时间屏幕。

A.2.2　使用培养基种类滚动按钮选择相应种类的培养瓶，使用孵育时间滚动按钮以 d 或 10 d 为单位设定孵育期，可设定的最小检测时间为 0.1 d，按检测需求选择好相应的最大时间，按下核对按钮保存最大检测时间设定，或者按下取消按钮将系统返回到先前设定的最大检测时间。

A.2.3　按以上步骤设定每种培养基的通用最大检测时间。

A.3　加载培养瓶

A.3.1　按下加载培养瓶按钮进入加载模式屏幕。

A.3.2　扫描或手动键入培养瓶条形码信息，证实在培养瓶类型滚动按钮上显示的是正确的培养瓶类型。

A.3.3　缓慢打开有照明指示器的抽屉，培养瓶插入有指示灯亮的单元，先插入传感器。单元指示灯缓慢闪烁，确认培养瓶已经加载。

A.3.4　按上述步骤加载完所有测试培养瓶，轻轻关闭抽屉，然后按下确认按钮。

A.4　浏览和打印试验数据

A.4.1　试验过程中可进入培养瓶读数绘图屏幕，观察试验情况。

A.4.2　试验完毕后，选择进入报告屏幕，打印报告。

A.5　卸载培养瓶

A.5.1　在主屏上按下卸载按钮，进入卸载模式屏幕。

A.5.2　打开绿色指示灯亮的抽屉，抽出单元指示灯亮的培养瓶，单元指示灯缓慢闪烁，确认已经除去了培养瓶。

A.5.3　当卸载培养瓶完成之后，关闭抽屉。

A.6 质量控制

A.6.1 BacT/ALERT 3D微生物检测系统会自动对所有单元进行质量控制。

A.6.2 观察单元状态屏幕确定未通过质量控制的单元,依次使用校正试剂盒中的标准序号1、2、3、4对单元进行校正。

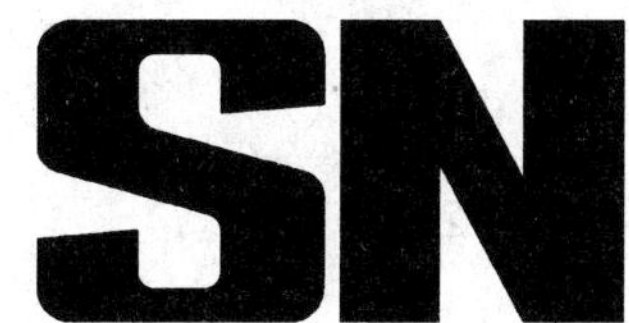

中华人民共和国出入境检验检疫行业标准

SN/T 2101—2008

乳及乳制品中结核分枝杆菌检测方法 荧光定量PCR法

Determination of *Mycobacterium tuberculosis* for milk and milk products—Real-time PCR method

2008-07-17 发布　　　　2009-02-01 实施

中华人民共和国
国家质量监督检验检疫总局 发布

前　言

本标准附录 A 为规范性附录。

本标准由国家认证认可监督管理委员会提出并归口。

本标准起草单位:中华人民共和国辽宁出入境检验检疫局。

本标准主要起草人:吴斌、胡传伟、贾賛、李叶、李振荣、孙颖杰。

本标准系首次发布的检验检疫行业标准。

乳及乳制品中结核分枝杆菌检测方法 荧光定量 PCR 法

1 范围

本标准规定了乳及乳制品中牛型结核分枝杆菌和人型结核分枝杆菌荧光 PCR 检测的操作方法。

本标准适用于鲜乳、乳粉中结核分枝杆菌的检测，其他乳制品可参照执行。

2 原理

乳及乳制品中结核分枝杆菌荧光 PCR 检测方法是采用经典的 TaqMan 探针技术。根据牛型和人型结核分枝杆菌的保守序列设计一对特异性引物及一条特异性荧光双标记探针，探针的 5'端和 3'端分别用 FAM 和 TAMRA 荧光素标记。当 PCR 反应退火时，引物和探针同时与目的基因片段结合，此时探针上报告荧光基团 FAM 发出的荧光信号被淬灭荧光基团 TAMRA 所吸收，仪器检测不到 FAM 基团所发出的荧光信号；当 PCR 反应进行延伸时，*Taq* 酶在引物的引导下，以四种核苷酸为底物，根据碱基配对的原则，沿着模板链合成新链，当进行到探针结合部位时，受到探针的阻碍而无法继续，此时的 *Taq* 酶发挥它的 5'→3'外切核酸酶的功能，将探针切成单核苷酸以便继续完成延伸过程，而 FAM 基团和 TAMRA 基团均游离于溶液中，仪器可检测到 FAM 基团所发出的荧光信号。

3 缩略语

下列缩略语适用于本标准。

3.1

荧光 PCR

荧光聚合酶链反应。

3.2

Ct 值

每个反应管内的荧光信号达到设定的阐值时所经历的循环数。

3.3

DNA

脱氧核糖核酸。

3.4

***Taq* 酶**

Taq DNA 聚合酶。

4 材料与试剂

4.1 仪器与器材

4.1.1 荧光 PCR 检测仪。

4.1.2 高速台式冷冻离心机。

4.1.3 普通台式离心机。

4.1.4 涡旋振荡器。

4.1.5 冰箱：4 ℃±1 ℃，－20 ℃±2 ℃。

4.1.6 微量可调移液器及配套带滤芯吸头。

4.1.7 1.5 mL Eppendorf 管。

4.1.8 10 mL 离心管。

4.1.9 一次性手套。

4.1.10 紫外灯。

4.1.11 生物安全柜。

4.2 试剂

除特别说明以外，所用试剂均为分析纯，实验用水为双蒸水。

4.2.1 4%氢氧化钠：见第 A.1 章。

4.2.2 0.9%灭菌生理盐水：见第 A.2 章。

4.2.3 20 mg/mL 蛋白酶 K：见第 A.3 章。

4.2.4 10% SDS：见第 A.4 章。

4.2.5 pH 5.2 3 mol/L 醋酸钠：见第 A.5 章。

4.2.6 pH 8.0 TE 缓冲液：见第 A.6 章。

4.2.7 结核分枝杆菌卡介苗阳性样本：由中国兽医微生物菌种保藏管理中心提供。

4.3 抽样、采样工具

采样工具(棉拭子、剪刀、镊子、注射器、离心管、研钵)应经 121 ℃±2 ℃,15 min 高压灭菌并烘干。

4.4 检测引物和探针见表 1。

表 1 荧光定量 PCR 检测引物和探针

引物和探针序列	扩增片段大小/bp
正义引物 P1:5'-GGTCGACACATAGGTGAGGTCT-3' 反义引物 P2:5'-CGCTGATCCGGCCAC-3' 探针:5'-FAM-CCGAAGCGGCGCTGGACGAG-TEMRA-3'	103

5 操作方法

5.1 样品采集

5.1.1 鲜乳的采集

用无菌注射器直接吸取 5 mL 至 10 mL 离心管中，编号备用。

5.1.2 乳粉的采集

无菌操作取 25 g 样品，放入无菌袋中，编号备用。

5.2 样品贮运

样品采集后，4 ℃保存应不超过 24 h，若需长期保存应置－20 ℃以下，但应避免反复冻融，或放于加入冰块的保温箱中，密封后直接送实验室检测。

5.3 样品制备

5.3.1 鲜乳

样品在混匀器上充分混合后，经 4 000 r/min 离心 40 min，弃上清液，加入 5 mL 生理盐水重悬沉淀，定性滤纸过滤，滤液经 4 000 r/min 离心 40 min，弃上清液，加入 500 μL 生理盐水重悬沉淀，编号备用。

5.3.2 乳粉

无菌操作取待检样品 5.0 g 放入灭菌烧杯中，加 50 mL 生理盐水，剧烈振荡混匀，4 000 r/min 离心 40 min，弃上清液，加入 10 mL 生理盐水重悬沉淀，定性滤纸过滤，滤液 4 000 r/min 离心 40 min，弃上清液，加入 500 μL 生理盐水重悬沉淀，编号备用。

5.4 **DNA 提取**

5.4.1 在样品中加入 1.5 mL 4%的氢氧化钠溶液，37 ℃恒温处理 30 min 或常温下 1 h，使其充分液化；若液化不完全，可适当再加入少量 4%的氢氧化钠。

5.4.2 将液化后的样本 500 μL 以及试剂盒中的阴性对照、阳性对照各 500 μL 分别加入 1.5 mL 无菌离心管中，13 000 r/min 离心 10 min。

5.4.3 弃上清液，用微量移液器尽量吸干液滴，沉淀中加入 1 mL 灭菌生理盐水，振荡悬浮，13 000 r/min 离心 10 min。

5.4.4 弃上清液，加入 1 mL 灭菌生理盐水，13 000 r/min 离心 10 min。

5.4.5 弃上清液，用 0.5 mL 灭菌生理盐水重新悬浮沉淀，加 12.5 μL 20 mg/mL 的蛋白酶 K 和 50 μL 的 10%的 SDS，55 ℃水浴作用 30 min。

5.4.6 分别用 Tris 饱和酚、等体积酚：三氯甲烷和三氯甲烷各抽提一次。

5.4.7 吸取上层水相，加 1/10 体积的 pH5.2 3 mol/L 醋酸钠和 2.5 倍体积的无水乙醇，−20 ℃沉淀 2 h，4 ℃ 13 000 r/min 离心 10 min。

5.4.8 弃上清液，加入 75%的乙醇，4 ℃ 13 000 r/min 离心 10 min。

5.4.9 弃上清液，晾干，加 20 μL TE 缓冲液溶解，直接用于检测或−20 ℃保存备用。

注：可以采用等效商品化 DNA 提取试剂盒进行操作。

5.5 **样本的检测**

5.5.1 **扩增试剂准备**

在反应混合物配制区进行。从试剂盒中取出相应的荧光 PCR 反应液、*Taq* 酶，在室温下融化后，2 000 r/min离心 5 s。设 *n* 为被检样品总数，反应体系配制见表 2。并将总样品反应组分涡旋，充分混匀，向每个荧光 PCR 管中各分装 15 μL，转移至样本处理区。

表 2 反应体系配制

PCR 反应体系中各成分	每个样品反应组分用量/μL	总样品反应组分用量/μL
10×PCR buffer(Mg^{2+} free)	2.5	2.5×(*n*+2)
$MgSO_4$(25 mmol/L)	0.5	0.5×(*n*+2)
dNTP(2.5 mmol/L)	2.0	2.0×(*n*+2)
正义引物(10 μmol/L)	0.5	0.5×(*n*+2)
反义引物(10 μmol/L)	0.5	0.5×(*n*+2)
Probe(5 μmol/L)	1.0	0.5×(*n*+2)
ddH_2O	7.0	7.0×(*n*+2)
Taq 酶	0.5	0.5×(*n*+2)

5.5.2 **加样**

在样本处理区进行。在各设定的荧光 PCR 管中分别加入 5.4.9 中制备的 DNA 溶液各 10 μL，盖紧管盖，500 r/min 离心 30 s。

5.5.3 **荧光 PCR 检测**

5.5.3.1 **循环条件设置**

荧光 PCR 检测仪时循环程序为：94 ℃ 1 min；95 ℃，5 s，60 ℃ 30 s，40 个循环。

注：不同仪器可根据仪器要求将反应参数作适当调整。

5.5.3.2 **仪器检测通道选择**

单通道荧光 PCR 检测仪，无需选择检测通道；多荧光检测仪，荧光信号收集时设定为 FAM 荧光素，60 ℃收集荧光信号。

5.6 结果判定

5.6.1 结果分析条件设定

直接读取检测结果。阈值设定原则根据仪器噪声情况进行调整,以阈值线刚好超过正常阴性样品扩增曲线的最高点为准。

5.6.2 质控标准

5.6.2.1 阴性对照无 Ct 值并且无荧光增幅现象。

5.6.2.2 阳性对照的 Ct 值应小于 28.0,并出现典型的扩增曲线。

5.6.2.3 阴性对照和阳性对照条件不满足以上条件则试验视为无效。

5.6.3 结果描述及判定

5.6.3.1 阴性

无 Ct 值或无荧光增幅现象,表示样品中无结核分枝杆菌。

5.6.3.2 阳性

Ct 值小于等于 30,且出现荧光增幅现象,表示样品中存在结核分枝杆菌。Ct 值小于等于 30,但无荧光增幅现象为可疑,重做,仍未出现荧光增幅现象为阴性。

附　录　A
（规范性附录）
试　　剂

A.1　4%氢氧化钠

取80 mL去离子水置于100 mL～200 mL塑料烧杯中，称取4 g氢氧化钠逐渐加入到烧杯中，边加边搅拌，完全溶解之后，定容至100 mL。将溶液转移至塑料容器中，室温保存。

A.2　0.9%灭菌生理盐水

取9 g氯化钠，加入800 mL去离子水，完全溶解后，定容至1 L，121 ℃ 15 min灭菌后，室温保存。

A.3　20 mg/mL蛋白酶K

取200 mg的蛋白酶K加入到9.5 mL水中，轻轻摇动至蛋白酶K完全溶解。不要涡旋混合。加水定容到10 mL，然后分装成小份－20 ℃保存。

A.4　10% SDS

取10 g SDS置于100 mL～200 mL烧杯中，加入80 mL的去离子水，68 ℃加热溶解，用浓盐酸调节pH值至7.2。定容至100 mmol/L后，室温保存。

A.5　pH5.2 3 mol/L醋酸钠

取40.8 g醋酸钠（NaOAC・$3H_2O$）置于100 mL～200 mL烧杯中，加入约40 mL去离子水搅拌溶解，加入冰醋酸调节pH值至5.2，定容至100 mL。121 ℃ 15 min灭菌后，室温保存。

A.6　pH8.0 TE缓冲液

A.6.1　1 mol/L Tris-HCl(pH8.0)溶液

取121.1 g Tris置于1 L烧杯中，加入800 mL去离子水，充分搅拌溶解，冷却至室温后，用浓盐酸调pH值至8.0，定容至1 L，121 ℃ 15 min灭菌后，室温保存。

A.6.2　500 mmol/L EDTA(pH 8.0)溶液

取186.1 g Na_2EDTA・$2H_2O$置于1 L烧杯中，加入800 mL去离子水，充分搅拌溶解，用氢氧化钠调pH值至8.0，定容至1 L，121 ℃ 15 min灭菌后，室温保存。

A.6.3　10×TE Buffer

取1 mol/L Tris-HCl(pH8.0)溶液100 mL和500 mmol/L EDTA(pH8.0)溶液20 mL置于1 L烧杯中，加入800 mL去离子水，均匀混合，定容至1 L后，121 ℃ 15 min灭菌后，室温保存。使用时工作液浓度为1×。

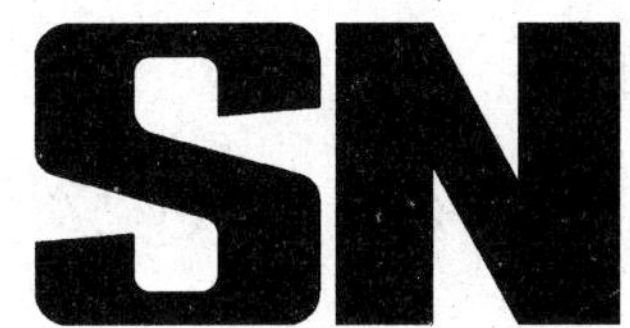

中华人民共和国出入境检验检疫行业标准

SN/T 2154—2008

进出口食品中凝固酶阳性葡萄球菌检测方法 兔血浆纤维蛋白原琼脂培养基技术

Determination of coagulase-positive *staphylococci* in import and export food—Technique using rabbit plasma fibrinogen agar medium

2008-09-04 发布　　2009-03-16 实施

中华人民共和国国家质量监督检验检疫总局　发布

前 言

本标准中直接平板计数法参照了ISO 6888-2《食品和动物饲料中凝固酶阳性葡萄球菌的检测方法　第2部分：兔血浆纤维蛋白原琼脂培养基技术》[Microbiology of food and animal feeding stuffs—Horizontal method for the enumeration of coagulase-positive *staphylococci* (*staphylococcus aureus* and species)—Part 2:Technique using rabbit plasma fibrinogen agar medium],MPN法参照了ISO 6888-3《食品和动物饲料中凝固酶阳性葡萄球菌的检测方法　第3部分:MPN检测技术》[Microbiology of food and animal feeding stuffs—Horizontal method for the enumeration of coagulase-positive staphylococci (staphylococcus aureus and species)—Part 3:Detection and MPN technique for low numbers]。

本标准的附录A和附录B均为规范性附录。

本标准由国家认证认可监督管理委员会提出并归口。

本标准起草单位:中国检验检疫科学研究院、中华人民共和国山西出入境检验检疫局。

本标准主要起草人:赵贵明、刘沛、李卫华。

本标准系首次发布的出入境检验检疫行业标准。

进出口食品中凝固酶阳性葡萄球菌检测方法 兔血浆纤维蛋白原琼脂培养基技术

1 范围

本标准规定了进出口食品中凝固酶阳性葡萄球菌的检测方法。

本标准中直接平板计数法适用于食品中凝固酶阳性葡萄球菌的计数，MPN 法适用于凝固酶阳性葡萄球菌含量较低而杂菌含量较高的食品。动物饲料等其他食品可参照执行。

2 设备和材料

2.1 灭菌设备：高压蒸汽灭菌锅和干热灭菌箱。

2.2 水浴箱：48 ℃±1 ℃。

2.3 培养箱：36 ℃±1 ℃。

2.4 吸管：1 mL 和 10 mL，分刻度分别为 0.01 mL 和 0.1 mL。

2.5 接种环：3 mm 直径。

2.6 天平：量程 2 kg，灵敏度 0.1 g。

2.7 灭菌样品处理器具：取样勺，剪刀，开罐器等。

2.8 样品稀释瓶：250 mL、500 mL。

2.9 无菌培养皿：直径 90 mm。

2.10 均质器。

2.11 无菌试管。

2.12 酒精灯或煤气灯。

2.13 pH 计。

2.14 金黄色葡萄球菌（凝固酶阳性）标准质控菌株：ATCC 27217 或其他来源的经验证合格的菌株。

3 培养基和试剂

3.1 兔血浆纤维蛋白原（RPF）琼脂培养基（见附录 A 第 A.1 章）。

3.2 改良 GC 肉汤（modified Giolitti and Cantoni broth，见附录 A 第 A.2 章）。

3.3 水琼脂（见附录 A 第 A.3 章）。

3.4 蛋白胨氯化钠溶液（见附录 A 第 A.4 章）。

第一法 直接平板计数法

4 检验程序

检验程序见图 1。

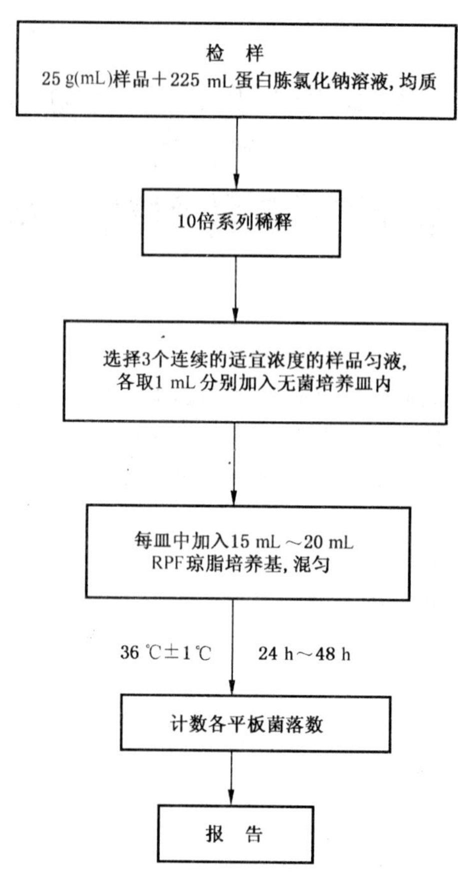

图1 凝固酶阳性葡萄球菌直接平板计数法检验程序

5 操作步骤

5.1 样品的制备

5.1.1 样品的整个制备过程均应遵循无菌操作程序。

5.1.2 冷冻样品检验前可在0 ℃～4 ℃条件下解冻，时间不超过18 h，也可在温度不超过45 ℃的条件解冻，时间不超过15 min。

5.1.3 液体样品应先将其充分摇匀。

5.2 样品匀液的制备

5.2.1 固体和半固体食品：以无菌操作称取25 g样品，于盛有225 mL蛋白胨氯化钠溶液的无菌均质杯内，于8 000 r/min～10 000 r/min均质1 min～2 min，制成1∶10样品匀液；或于装有225 mL蛋白胨氯化钠溶液的无菌均质袋中，用拍击式均质器拍打1 min～2 min制成1∶10的样品匀液。

5.2.2 液体样品：以无菌吸管吸取样品25 mL放入装有225 mL蛋白胨氯化钠溶液的无菌玻璃瓶（瓶内预置适当数量的无菌玻璃珠）中，充分振摇，制成1∶10的样品匀液。

5.2.3 用10 mL无菌吸管或微量移液器吸取1∶10样品匀液10 mL，沿管壁缓慢注于装有90 mL稀释液的无菌三角瓶中，振摇均匀或换用1支无菌吸管反复吹打使其混合均匀，制成1∶100的样品匀液。如需进一步稀释，按上述顺序操作。

5.3 接种及培养

5.3.1 根据对样品污染情况的估计，选择3个连续稀释度的样品匀液（液体样品可包括原液），分别在做10倍递增稀释的同时，吸取1 mL样品匀液于无菌平皿内，每个稀释度做两个平皿。

5.3.2 样品匀液移入平皿后，应及时将凉至48 ℃左右的RPF琼脂培养基（可放置于48 ℃±1 ℃恒温水浴箱中保温）注入平皿约15 mL～20 mL，并转动平皿使混合均匀。同时将RPF琼脂培养基倾入加有 1 mL 空白稀释液的无菌平皿内作对照。

5.3.3 待琼脂凝固后，翻转平板，置 36 ℃±1 ℃培养箱，培养 24 h～48 h。

5.4 典型菌落计数

5.4.1 凝固酶阳性葡萄球菌在 RPF 琼脂培养基平板上形成黑色、灰色或白色的小菌落，外围有沉淀晕环。

注：菌落色泽与葡萄球菌还原亚碲酸钾的能力相关，大部分金黄色葡萄球菌形成黑色或灰色菌落，其他不还原亚碲酸钾的葡萄球菌则为白色菌落。凝固酶阳性的葡萄球菌产生的凝固酶将纤维蛋白原分解为不溶性纤维蛋白，使菌落外围出现沉淀晕环。

5.4.2 选择菌落数在 15～300 之间的平板，挑典型菌落计数(见 5.4.1 描述)，按平均典型菌落数乘以稀释倍数计算。

5.4.3 若有两个连续稀释度在适宜计数范围内时，按式(1)计算：

$$N=\frac{\sum C}{(n_1+0.1n_2)d} \qquad \cdots\cdots(1)$$

式中：

N——样品中菌落数；

$\sum C$——平板(含适宜范围菌落数的平板)菌落数之和；

n_1——适宜范围菌落数的第一稀释度(低)平板个数；

n_2——适宜范围菌落数的第二稀释度(高)平板个数；

d——稀释因子(适宜范围菌落数的第一稀释度)。

示例：

稀释度	1∶100(第一稀释度)	1∶1 000(第二稀释度)
菌落数	66,54	4,7

$$N=\frac{\sum C}{(n_1+0.1n_2)d}$$
$$=(66+54+4+7)/[(1\times2+0.1\times2)\times10^{-2}]$$
$$=5\,955$$

上述数据经“四舍五入”后，表示为 6 000 或 6.0×10^3。

5.4.4 若所有稀释度的平板菌落数均小于 15，则应按最低稀释度的平均典型菌落数乘以稀释倍数计算。

5.4.5 若所有稀释度(包括液体样品原液)的平板均无典型菌落生长，则以小于 1 乘以最低稀释倍数计算。

6 凝固酶阳性葡萄球菌菌落总数的报告

6.1 菌落数在 100 以内时，按“四舍五入”方式修约，采用两位有效数字报告。

6.2 大于或等于 100 时，前第 3 位数字采用“四舍五入”方式修约后，取前 2 位数字，后面用 0 代替位数来表示结果；也可用 10 的指数形式来表示，此时也按“四舍五入”方式修约，采用两位有效数字。

6.3 若空白对照上有菌落生长，则此次检测结果无效。

6.4 固体或半固体样品以 CFU/g 为单位报告结果，液体样品以 CFU/mL 为单位报告结果。

第二法 MPN 法

7 检验程序

检验程序见图 2。

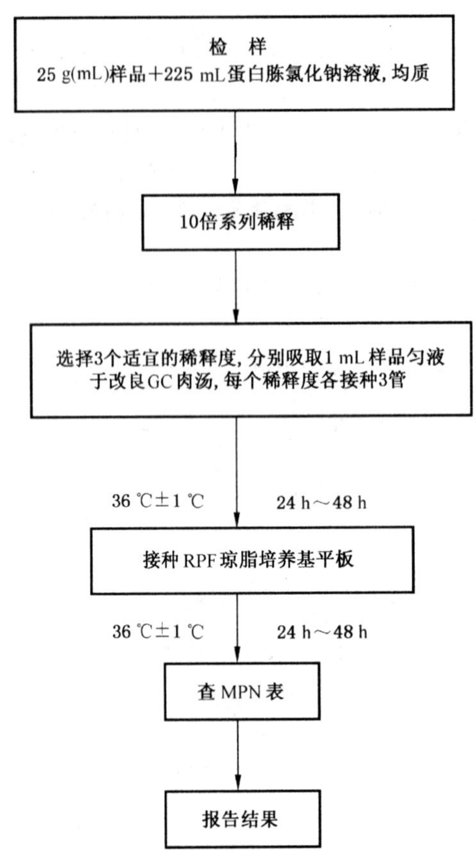

图 2　凝固酶阳性葡萄球菌 MPN 法检验程序

8　操作步骤

8.1　接种及培养

8.1.1　分别在做 10 倍递增稀释的同时，选择适宜的 3 个连续稀释度的样品匀液（液体样品可包括原液），以吸取该稀释度的吸管或微量移液器吸取 1 mL 样品匀液，接种到 9 mL 改良 GC 肉汤管，每个稀释度接种 3 管，如需做双料，则应吸取 10 mL 样品匀液，接种到 10 mL 改良 GC 肉汤管。每个试管中均加入适量冷却至 48 ℃左右的无菌水琼脂或石蜡，凝固后使形成密封状态。要求样品的最高稀释度，能达到获得阴性终点。将上述接种物 36 ℃±1 ℃培养 24 h±2 h。

8.1.2　如试管中的液体变色或出现黑色沉淀，用 3 mm 接种环移取 1 环，分别划线接种 RPF 琼脂培养基平板，36 ℃±1 ℃培养，24 h～48 h；如试管中的液体没有产生黑色沉淀或变色，则继续培养 24 h±2 h，培养至 48 h 后，无论试管有无变黑，均需用接种环分别划线接种 RPF 琼脂培养基平板，36 ℃±1 ℃培养，24 h～48 h 后观察结果。

注：接种环移取肉汤培养物前，先无菌去除水琼脂或石蜡层。

8.2　典型菌落确认

凝固酶阳性葡萄球菌在 RPF 平板上呈黑色或灰色，甚至白色的小菌，外围有沉淀晕环。

8.3　结果计算

计算有典型菌落的 RPF 琼脂培养基平板所对应的管数，查 MPN 检索表（见附录 B）。

9　报告

根据检索表的数值，报告样品中凝固酶阳性葡萄球菌的含量，单位：MPN/g 或 MPN/mL。

附 录 A
（规范性附录）
培养基和试剂

A.1 兔血浆纤维蛋白原(RPF)琼脂培养基

A.1.1 成分

A.1.1.1 基础成分

胰酪胨	10.0 g
酵母粉	1.0 g
牛肉粉	5.0 g
丙酮酸钠	10.0 g
L-甘氨酸	12.0 g
氯化锂	5.0 g
琼脂	15.0 g
蒸馏水	900 mL

A.1.1.2 亚碲酸钾溶液

称取 1 g 亚碲酸钾，加入 100 mL 蒸馏水或去离子水中，通过 0.22 μm 孔径的滤膜进行过滤除菌，并于 3 ℃±2 ℃保存不超过 1 个月，若溶液中出现白色沉淀应弃去。

A.1.1.3 牛纤维蛋白原溶液

称取 5 g 牛纤维蛋白原，加入 100 mL 蒸馏水或去离子水中，临用时配制。

A.1.1.4 兔血浆和胰酶抑制剂溶液

称取 30 mg 胰酶抑制剂，加入 30 mL 含 EDTA 的兔血浆，临用时配制。

A.1.2 制法

将培养基的各个基础成分加入蒸馏水中，加热煮沸至完全溶解，调节 pH7.2±0.2，121 ℃高压灭菌 15 min，冷却至 48 ℃左右备用(48 ℃水浴)。无菌加入预热至 48 ℃左右的 1%亚碲酸钾溶液 2.5 mL、牛纤维蛋白原溶液 75 mL 及兔血浆和酶抑制剂溶液 25 mL，混匀后铺平板备用。该平板应立即使用，避免血浆沉淀的出现。

A.2 改良 GC 肉汤(modified Giolitti and Cantoni broth)

A.2.1 成分

A.2.1.1 基础成分

胰酪胨	20.0 g
牛肉粉	10.0 g
酵母粉	10.0 g
氯化锂	10.0 g
甘露醇	40.0 g
氯化钠	10.0 g
甘氨酸	2.4 g
丙酮酸钠	6.0 g
Tween-80	2.0 g
蒸馏水	1 000 mL

A.2.1.2 亚碲酸钾溶液

称取 1 g 亚碲酸钾溶于 100 mL 蒸馏水或去离子水中，通过 0.22 μm 孔径的滤膜进行过滤除菌，并于 3 ℃±2 ℃保存不超过 1 个月，若溶液中出现白色沉淀应弃去。

A.2.2 制法

将培养基的各个基础成分加入蒸馏水中，加热煮沸至完全溶解，调节 pH6.9±0.2，适量分装，121 ℃高压灭菌 15 min，冷却至 48 ℃左右备用。无菌加入 0.1 mL 1%亚碲酸钾溶液于每 9 mL 单料管，0.2 mL 于每 10 mL 双料管，混匀后使用。

A.3 水琼脂

称取 13.0 g 细菌学琼脂粉于 1 000 mL 蒸馏水或去离子中，加热煮沸至完全溶解，121 ℃高压灭菌 15 min，冷却至 48 ℃左右备用。

A.4 蛋白胨氯化钠溶液

A.4.1 成分

蛋白胨	0.1 g
氯化钠	8.5 g
蒸馏水	1 000 mL

A.4.2 制法

将各成分加入蒸馏水中，加热溶解，调节 pH，121 ℃高压灭菌 15 min，灭菌后 pH7.0±0.1(25 ℃)。

附 录 B
（规范性附录）
1 g(mL)检样中最近似值(MPN)表

表 B.1

阳性管数			MPN	阳性管数			MPN
0.1	0.01	0.001		0.1	0.01	0.001	
0	0	0	<3	2	0	0	9.1
0	0	1	3	2	0	1	14
0	0	2	6	2	0	2	20
0	0	3	9	2	0	3	26
0	1	0	3	2	1	0	15
0	1	1	6.1	2	1	1	20
0	1	2	9.2	2	1	2	27
0	1	3	12	2	1	3	34
0	2	0	6.2	2	2	0	21
0	2	1	9.3	2	2	1	28
0	2	2	12	2	2	2	35
0	2	3	16	2	2	3	42
0	3	0	9.4	2	3	0	29
0	3	1	13	2	3	1	36
0	3	2	16	2	3	2	44
0	3	3	19	2	3	3	53
1	0	0	3.6	3	0	0	23
1	0	1	7.2	3	0	1	39
1	0	2	11	3	0	2	64
1	0	3	15	3	0	3	95
1	1	0	7.3	3	1	0	43
1	1	1	11	3	1	1	75
1	1	2	15	3	1	2	120
1	1	3	19	3	1	3	160
1	2	0	11	3	2	0	93
1	2	1	15	3	2	1	150
1	2	2	20	3	2	2	210
1	2	3	24	3	2	3	290
1	3	0	16	3	3	0	240
1	3	1	20	3	3	1	460
1	3	2	24	3	3	2	1 100
1	3	3	29	3	3	3	>1 100

注1：本表采用3个稀释度[0.1 g(mL)、0.01 g(mL)和0.001 g(mL)]，每个稀释度接种3管。

注2：表内所列检样量如改用1 g(mL)、0.1 g(mL)和0.01 g(mL)时，表内数字应相应降低10倍；如改用0.01 g(mL)、0.001 g(mL)、0.000 1 g(mL)时，则表内数字应相应增加10倍，其余类推。

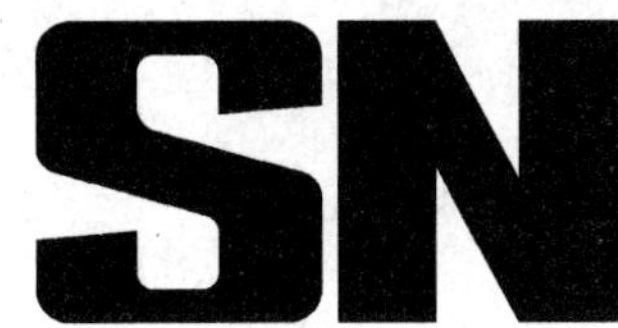

中华人民共和国出入境检验检疫行业标准

SN/T 2376—2009

番茄酱中主要腐败微生物的检验方法

Method for the detection of main corrupt microorganisms in tomato paste

2009-09-02 发布　　　　2010-03-16 实施

中华人民共和国国家质量监督检验检疫总局 发布

前　　言

本标准的附录A、附录B、附录C均为规范性附录。

本标准由国家认证认可监督管理标准化委员会提出并归口。

本标准由中华人民共和国新疆出入境检验检疫局负责起草。

本标准的起草人：黄玲、蒋刚强、窦辉、刘小兰、吴海文、黄忠梅。

本标准系首次发布的出入境检验检疫行业标准。

番茄酱中主要腐败微生物的检验方法

1 范围

本标准规定了番茄酱中芽孢杆菌、葡萄球菌的检验方法。

本标准适用于评价袋装和罐装番茄酱中芽孢杆菌和葡萄球菌等主要腐败微生物检测。

2 规范性引用文件

下列文件中的条款通过本标准的引用而成为本标准的条款。凡是注日期的引用文件,其随后所有的修改单(不包括勘误的内容)或修订版均不适用于本标准,然而,鼓励根据本标准达成协议的各方研究是否可使用这些文件的最新版本。凡是不注日期的引用文件,其最新版本适用于本标准。

GB 19489 实验室 生物安全通用要求

3 术语和定义

下列术语和定义适用于本标准。

3.1

腐败微生物 corrupt microorgnisms

经过一定条件的培养(如:培养基成分、培养温度和时间、pH、需氧性质等),分离出的能引起食品腐败变质的微生物。

3.2

番茄酱中主要腐败微生物 main corrupt microorganisms in tomato paste

从袋装或罐装番茄酱中分离出的能引起番茄酱产品腐败变质的芽孢杆菌、葡萄球菌等。

4 设备和材料

4.1 恒温培养箱:36 ℃±1 ℃。

4.2 高压蒸气灭菌锅。

4.3 冰箱:0 ℃~4 ℃。

4.4 显微镜:10×~100×。

4.5 天平:最大称重达 2 000 g,感量 0.1 g。

4.6 灭菌吸管:1 mL(具 0.01 mL 刻度)、10 mL(具 0.1 mL 刻度)。

4.7 灭菌试管:16 mm×160 mm、18 mm×180 mm。

4.8 灭菌培养皿:直径 90 mm。

4.9 pH 计或 pH 试纸。

5 培养基和试剂

5.1 平酸菌增菌培养基:见附录 A 中第 A.1 章。

5.2 嗜热耐酸杆菌琼脂培养基:见附录 A 中第 A.2 章。

5.3 胰大豆胨肉汤培养基:见附录 A 中第 A.3 章。

5.4 改良 BCP 培养基:见附录 A 中第 A.4 章。

5.5 革兰氏染色液:见附录 A 中第 A.5 章。

6 检验程序

6.1 芽孢杆菌检验程序见图1。

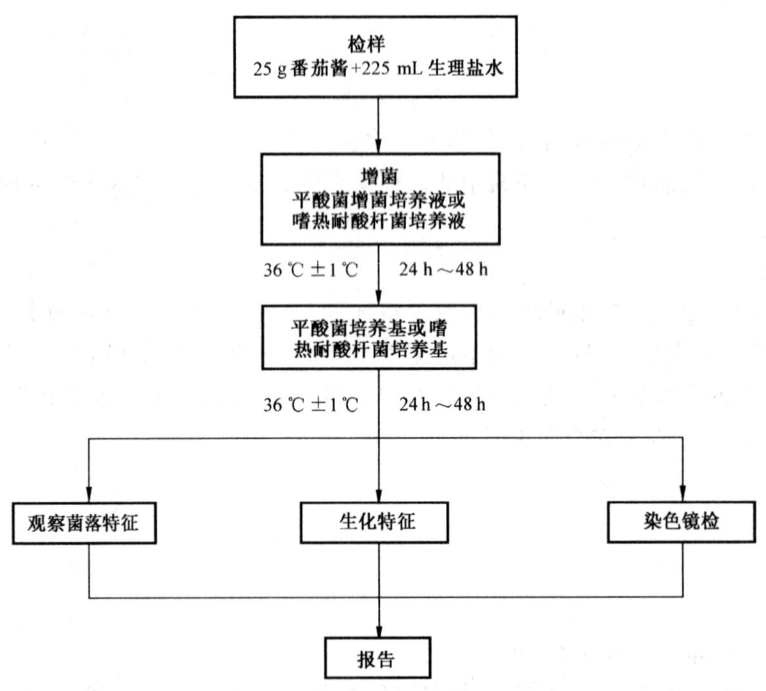

图1 芽孢杆菌检验程序

6.2 葡萄球菌检验程序见图2。

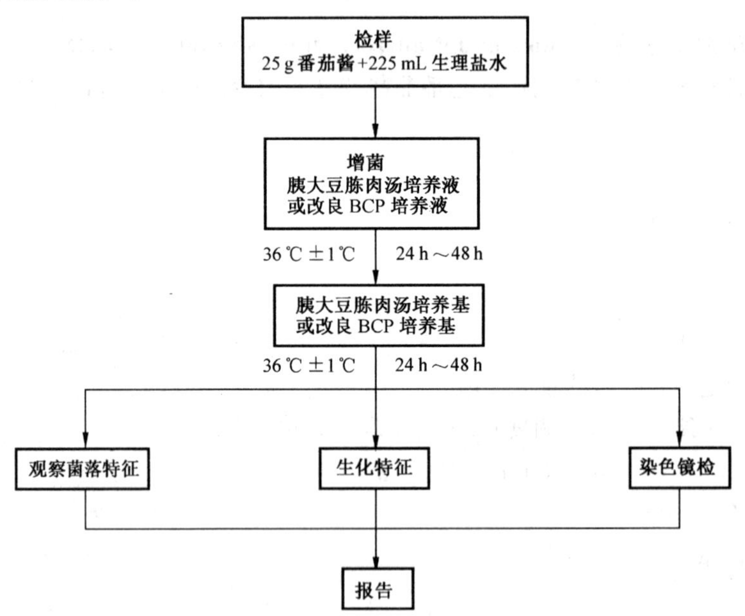

图2 葡萄球菌检验程序

7 操作步骤

7.1 增菌培养法

7.1.1 检样处理

按无菌操作取番茄酱25 g,加入225 mL生理盐水,制成混悬液。

7.1.2 增菌培养

7.1.2.1 吸取 25 mL 上述混悬液，接种于平酸菌增菌培养液或嗜热耐酸杆菌培养液(芽孢杆菌)，36 ℃±1 ℃、培养 24 h。对生长较慢的微生物可延长培养至 48 h。

7.1.2.2 吸取 25 mL 上述混悬液，接种子胰大豆胨肉汤培养液或改良 BCP 培养液中(葡萄球菌)，36 ℃±1 ℃、培养 24 h。对生长较慢的微生物可延长培养至 48 h。

7.2 分离培养和鉴定

7.2.1 分离

7.2.1.1 将上述培养物，划线转种于平酸菌增菌培养基平板或嗜热耐酸杆菌培养基平板(芽孢杆菌)，36 ℃±1 ℃、培养 24 h。对生长较慢的微生物可延长培养至 48 h。

7.2.1.2 将上述培养物，划线转种于胰大豆胨肉汤培养基或改良 BCP 培养基(葡萄球菌)，36 ℃±1 ℃、培养 24 h。对生长较慢的微生物可延长培养至 48 h。

7.2.2 菌落特点

7.2.2.1 芽孢杆菌：表面粗糙皱褶、不透明、白色。

7.2.2.2 葡萄球菌：圆形、凸起、边缘整齐、表面光滑、湿润、有光泽、不透明菌落。菌落直径在1 mm～5 mm。

7.2.3 菌体形态

7.2.3.1 将上述可疑菌落做涂片染色，进行显微镜观察。

7.2.3.2 芽孢杆菌为革兰氏阳性芽孢杆菌，单个细胞(0.7 μm～0.8 μm)×(2μm～3μm)、着色均匀。无荚膜，全身鞭毛。芽孢呈椭圆或柱状。

7.2.3.3 葡萄球菌为革兰氏阳性球菌，直径 0.4 μm～1.2 μm，呈葡萄串状排列。

7.2.4 生化特性

7.2.4.1 芽孢杆菌：可利用葡萄糖、麦芽糖、乳糖及柠檬酸盐；接触酶阳性；石蕊牛奶呈还原胨化反应。

7.2.4.2 葡萄球菌：不能分解乳糖、葡萄糖、麦芽糖、蔗糖；甲基红阳性；V-P 为弱阳性。

8 结果报告

结合 7.2.2、7.2.3、7.2.4 特件，判断从 25 g 番茄酱中检出或未检出芽孢杆菌、葡萄球菌。如需对芽孢杆菌和葡萄球菌做进一步的鉴定可按照附录 B、附录 C。

9 安全

实验室安全防护按 GB 19489 中的规定执行。

附 录 A
（规范性附录）
试剂和培养基

A.1 平酸菌增菌培养基

A.1.1 成分

胰蛋白胨	5.0 g
酵母浸膏	5.0 g
葡萄糖	5.0 g
可溶性淀粉	2.0 g
磷酸氢二钾	4.0 g
1%溴甲酚紫酒精溶液	1 mL
蒸馏水	1 000 mL

A.1.2 制法

将上述成分混合，加热并轻轻搅拌溶解，分装后，121 ℃高压灭菌 15 min，pH7.0±0.2。加入 2%的琼脂即为固体培养基。

A.2 嗜热耐酸杆菌培养基

A.2.1 成分

酵母浸膏	5.0 g
蛋白胨	5.0 g
葡萄糖	5.0 g
磷酸氢二钾	4.0 g
蒸馏水	1 000 mL

A.2.2 制法

将上述成分混合，加热并轻轻搅拌溶解，分装后，121 ℃高压灭菌 15min，pH7.0±0.2。加入 2%的琼脂即为固体培养基。

A.3 胰大豆胨肉汤培养基

A.3.1 成分

胰蛋白胨	17.0 g
大豆胨	3.0 g
葡萄糖	2.5 g
氯化钠	5.0 g
磷酸氢二钾	2.5 g
蒸馏水	1 000 mL

A.3.2 制法

将上述成分混合，加热并轻轻搅拌溶解，分装后，121 ℃高压灭菌 15 min，pH7.0±0.2。加入 2%的琼脂即为固体培养基。

A.4 改良 BCP 培养基

A.4.1 成分

蛋白胨	10.0 g
牛肉浸膏	3.0 g
氯化钠	5.0 g
葡萄糖	10.0 g
碳酸钙 1%(单独消毒后加入)	
蒸馏水	1 000 mL

A.4.2 制法

将上述成分混合,加热并轻轻搅拌溶解,分装后,121 ℃高压灭菌 15 min,pH7.0±0.2。加入 2%的琼脂即为固体培养基。

A.5 革兰氏染色液

A.5.1 结晶紫染色液

结晶紫	1.0 g
95%乙醇	20 mL
1%草酸铵水溶液	80 mL

将结晶紫完全溶解于乙醇中,然后与草酸铵溶液混合。

A.5.2 革兰氏碘液

碘	1.0 g
碘化钾	2.0 g
蒸馏水	300 mL

将碘与碘化钾先行混合,加入蒸馏水少许充分振摇,待完全溶解后,再加蒸馏水至 300 mL。

A.5.3 沙黄复染液

沙黄	0.25 g
95%乙醇	10 mL
蒸馏水	90 mL

将沙黄溶解于乙醇中,然后用蒸馏水稀释。

A.5.4 染色法

a) 涂片在火焰上固定,滴加结晶紫染液,染 1 min,水洗;

b) 滴加革兰氏碘液,作用 1 min,水洗;

c) 滴加 95%乙醇脱色约 15 s~30 s,直至染色液被洗掉,不要过分脱色,水洗;

d) 滴加复染液,复染 1 min,水洗、待干、镜检。

A.5.5 结果

革兰氏阳性菌呈紫色,革兰氏阴性菌呈红色。

附 录 B
（规范性附录）
番茄酱中主要芽孢杆菌生化特性

表 B.1 番茄酱中主要芽孢杆菌生化特性

生化反应 类型	枯草芽 孢杆菌	矮小芽 孢杆菌	地衣芽 孢杆菌	蜡状芽 孢杆菌	巨大芽 孢杆菌
葡萄糖	+	+	+	+	+
麦芽糖	+	+	+	+	+
α-乳糖	+	+	+	+	+
柠檬酸铵	+	+	+	+	+
触酶	+	+	+	+	+
石蕊牛奶还原	−	−	−	−	−
石蕊牛奶胨化	+	+	+	+	+
淀粉水解	+	−	+	D	−
厌氧生长	−	−	+	+	−
硝酸还原	+	−	+	+	D
注：+，反应阳性；−，反应阴性；D，不确定。					

附　录　C
（规范性附录）
葡萄球菌属种的生理生化特征

表 C.1　葡萄球菌属种的生理生化特征

生化反应类型	腐生葡萄球菌	沃氏葡萄球菌
葡萄糖	－	－
麦芽糖	－	－
乳糖	－	－
蔗糖	－	－
甲基红	＋	＋
尿素	＋	＋
吲哚	－	－
硝酸还原	＋	＋
杆菌肽	－	＋
新生霉素	＋	－
注：＋，反应阳性；－，反应阴性。		

SN

中华人民共和国出入境检验检疫行业标准

SN/T 2415—2010

进出口乳及乳制品中沙门氏菌快速检测方法　实时荧光PCR法

Rapid detection of *Salmonella* in milk and milk products for import and export—Real-time PCR method

2010-01-10 发布　　2010-07-16 实施

中华人民共和国国家质量监督检验检疫总局　发布

前　言

本标准的附录A为规范性附录。

本标准由国家认证认可监督管理委员会提出并归口。

本标准起草单位:中国检验检疫科学研究院、中华人民共和国江苏出入境检验检疫局、中华人民共和国福建出入境检验检疫局、中华人民共和国安徽出入境检验检疫局。

本标准主要起草人:袁飞、郑海松、邵碧英、杨海荣、祝长青、赵贵明、张菲菲、赵勇胜、吴亚君、黄文胜、陈颖、徐宝梁。

本标准系首次发布的出入境检验检疫行业标准。

进出口乳及乳制品中沙门氏菌快速检测方法 实时荧光PCR法

1 范围

本标准规定了进出口乳及乳制品中沙门氏菌的实时荧光PCR检测方法。

本标准适用于进出口乳及乳制品中沙门氏菌的快速检测。

2 规范性引用文件

下列文件中的条款通过本标准的引用而成为本标准的条款。凡是注日期的引用文件，其随后所有的修改单(不包括勘误的内容)或修订版均不适用于本标准，然而，鼓励根据本标准达成协议的各方研究是否可使用这些文件的最新版本。凡是不注日期的引用文件，其最新版本适用于本标准。

GB/T 4789.4 食品卫生微生物学检验 沙门氏菌检验

GB/T 6682 分析试验室用水规格和试验方法

SN/T 1193 基因检验实验室技术要求

3 缩略语

下列缩略语适用于本标准。

3.1

PCR polymerase chain reaction

聚合酶链式反应。

3.2

实时荧光 PCR

实时荧光聚合酶链式反应。

3.3

DNA deoxyribonuleic acid

脱氧核糖核酸。

3.4

dNTP deoxyribonucleoside triphosphate

脱氧核苷酸三磷酸。

3.5

dATP deoxyadenosine triphosphate

脱氧腺苷三磷酸。

3.6

dCTP deoxycytidine triphosphate

脱氧胞苷三磷酸。

3.7

dGTP deoxyguanosine triphosphate

脱氧鸟苷三磷酸。

3.8

dTTP deoxythymidine triphosphate

脱氧胸苷三磷酸。

3.9

CTAB cetyltrithylammonium bromide

十六烷基三甲基溴化铵。

3.10

Tris tris (hydroxymethyl) aminomethane

三(羟甲基)氨基甲烷。

3.11

EDTA ethylene diaminetetraacetic acid

乙二胺四乙酸。

3.12

Ct 值

每个反应管内的荧光信号达到设定的阈值时所经历的循环数。

4 实验条件的一般要求

实验过程中的措施按照 SN/T 1193 中的规定执行,以防止交叉污染。

5 测定方法

5.1 方法提要

乳及乳制品经增菌后,取增菌液 1 mL 加到 1.5 mL 无菌离心管中,8 000*g* 离心 5 min,尽量吸弃上清液;提取 DNA,取 DNA 模板进行荧光 PCR 扩增,观察荧光 PCR 仪的实时曲线,对乳及乳制品中的沙门氏菌进行快速检验。

5.2 试剂和材料

除另有规定外,试剂为分析纯或生化试剂。实验用水应符合 GB/T 6682 中一级水的规格。所有试剂均用无 DNA 酶污染的容器分装。

5.2.1 检测用引物(对)序列

5'-GCGTTCTGAACCTTTGCTAATAA-3'

5'-CGTTCGGGCAATTCATTA-3'

引物(对)10 μmol/L。

5.2.2 探针

5'-FAM-TGGCGGTGGGTTTTGTTGTCTTCT-TAMRA-3'

10 μmol/L。

5.2.3 *Taq* DNA 聚合酶。

5.2.4 dNTP:100 mmol/L。

5.2.5 核酸裂解液:2%CTAB,100 mmol/L Tris-盐酸(pH8.0),1.4 mol/L 氯化钠,20 mmol/L EDTA(pH8.0)。

5.2.6 10×PCR 缓冲液:100 mmol/L Tris-盐酸(pH8.3),500 mmol/L 氯化钾,15 mmol/L 氯化镁。

5.3 仪器和设备

5.3.1 实时荧光 PCR 仪。

5.3.2 离心机:最大离心力≥16 000*g*。

5.3.3 微量移液器:10 μL、100 μL、200 μL、1 000 μL。

5.3.4　恒温培养箱:36 ℃±1 ℃。

5.3.5　恒温水浴箱:80 ℃±0.5 ℃。

5.3.6　冰箱:2 ℃～8 ℃,−20 ℃。

5.3.7　高压灭菌器。

5.3.8　核酸蛋白分析仪或紫外分光光度计。

5.3.9　pH 计。

5.3.10　天平:感量 0.01 g。

5.4　检验程序

检测程序见附录 A 图 A.1。

5.5　步骤

5.5.1　取样和增菌

取样前消毒样品包装的开启处和取样工具,无菌称取样品 25 g 加入装有 225 mL 预热到 45 ℃的灭菌水的三角瓶中,使样品充分混匀,36 ℃±1 ℃培养 18 h～22 h。

分别移取培养 18 h～22 h 的悬液各 10 mL 加入 90 mL 缓冲蛋白胨水中,36 ℃±1 ℃培养 18 h～22 h。

5.5.2　模板 DNA 准备

每瓶培养的缓冲蛋白胨水分别取 1 mL 加到 1.5 mL 离心管中。13 000*g*～16 000*g* 离心 2 min,去上清液。加入 600 μL 核酸裂解液,重新悬浮起来。100 ℃水浴 5 min 后,冷却至室温。13 000*g*～16 000*g* 离心 3 min,将上清液移至干净的 1.5 mL 离心管中。加入 0.8 倍体积的异丙醇,放入冰箱静置 1 h 或过夜。13 000*g*～16 000*g* 离心 2 min,去上清液,吸干。70%乙醇轻柔倒置几次洗涤,13 000*g*～16 000*g* 离心 2 min,小心去上清液。吸干,风干 10 min～15 min。100 μL 双蒸水 4 ℃保存(如不能及时检验,放置−20 ℃保存)。

也可以使用经过评估的等效的细菌核酸提取试剂盒。

5.5.3　DNA 浓度和纯度的测定

取适量 DNA 溶液原液加双蒸水稀释一定倍数后,使用核酸蛋白分析仪或紫外分光光度计测 260 nm 和 280 nm 处的吸收值。DNA 的浓度按照式(1)计算。

$$c = A_{260} \times N \times 50 \qquad (1)$$

式中:

c——DNA 浓度,单位为微克每毫升(μg/mL);

A_{260}——260 nm 处的吸光值;

N——核酸稀释倍数。

当浓度为 10 μg/mL～100 μg/mL,A_{260}/A_{280} 比值在 1.7～1.9 之间时,适宜于实时荧光 PCR 扩增。

5.5.4　实时荧光 PCR 检测

反应体系总体积为 25 μL,其中含:10×PCR 缓冲液 2.5 μL,引物对(10 μmol/L)各 1 μL,dNTP(10 μmol/L)1 μL,*Taq* DNA 聚合酶(5 U/μL)0.5 μL,探针 1 μL,水 16 μL,模板 DNA 2 μL(浓度约 10 μg/mL～100 μg/mL)。反应步骤一:94 ℃预变性 1 min。反应步骤二:94 ℃变性 5 s,60 ℃退火延伸 20 s,30 个循环。

检验过程中分别设阳性对照、阴性对照、空白对照。以沙门氏菌纯培养物提取的 DNA 为阳性对照,以大肠杆菌或其他非沙门氏菌属肠杆菌纯培养物提取的 DNA 为阴性对照,以灭菌水为空白对照。

样品设 3 个重复,对照设 2 个重复,以 Ct 平均值作为最终结果。

6　结果判断及报告

6.1　PCR 体系有效性判定

空白对照:无荧光对数增长,相应的 Ct>25.0。

阴性对照：无荧光对数增长，相应的 Ct>25.0。

阳性对照：有荧光对数增长，且荧光通道出现典型的扩增曲线，相应的 Ct<25.0。

以上三条有一条不满足，实验视为无效。

6.2 检测结果判定

在符合 6.1 的情况下，被检样品进行检测时：

如有荧光对数增长，且 Ct≤25，则判定为被检样品筛选阳性。

如无荧光对数增长，且 Ct=30，则判定为被检样品筛选阴性。

如 25<Ct<30，则重复一次。如再次扩增后 Ct 仍为<30，则判定沙门氏菌筛选阳性；如再次扩增后无荧光对数增长，且 Ct=30，则判定沙门氏菌筛选阴性。

筛选阴性的被检样品报告未检出，筛选阳性的被检样品，按照传统检测方法 GB/T 4789.4 进行确证，报告以传统检测结果为准。

附　录　A
（规范性附录）
荧光 PCR 检验方法程序

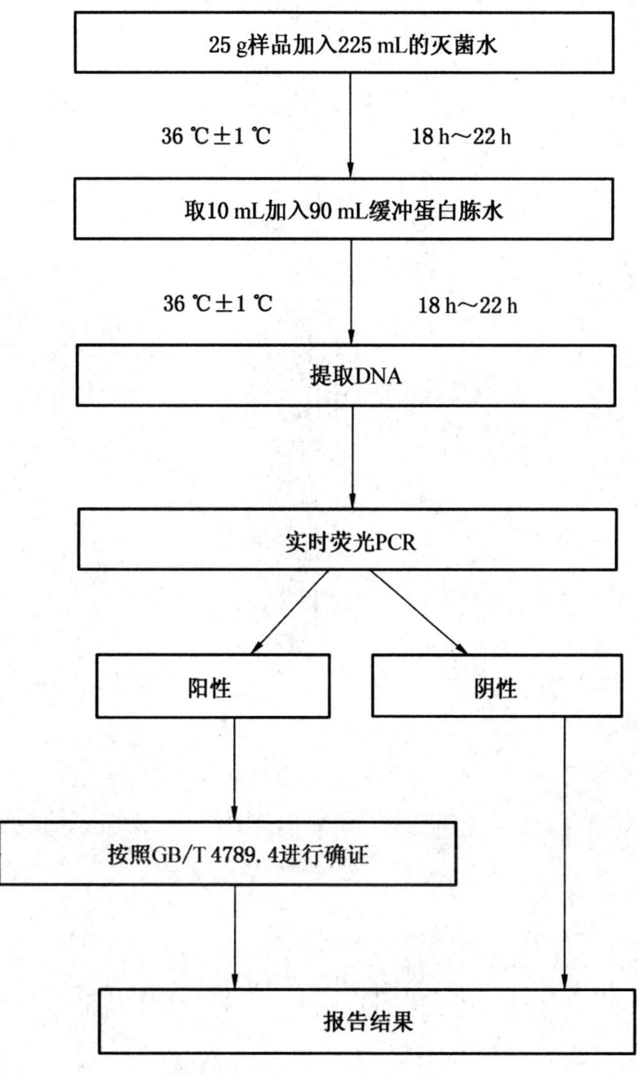

图 A.1　程序图

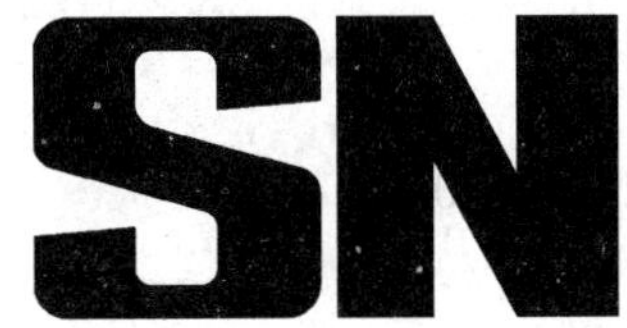

中华人民共和国出入境检验检疫行业标准

SN/T 2424—2010

进出口食品中副溶血性弧菌快速及鉴定检测方法 实时荧光PCR方法

Rapid detection of *Vibrio Parahaemolyticus* in foods for import and export—Real-time quantitative PCR method

2010-01-10 发布　　　　2010-07-16 实施

中华人民共和国国家质量监督检验检疫总局 发布

前　　言

本标准的附录 A 和附录 B 均为规范性附录。

本标准由国家认证认可监督管理委员会提出并归口。

本标准起草单位:中华人民共和国广东出入境检验检疫局、中山大学达安基因股份有限公司。

本标准主要起草人:翁文川、刘超、许龙岩、易敏英、胡科锋、焦红、王方金、程钢。

本标准系首次发布的出入境检验检疫行业标准。

进出口食品中副溶血性弧菌快速及鉴定检测方法　实时荧光 PCR 方法

1　范围

本标准规定了进出口食品中副溶血性弧菌的实时荧光 PCR 快速检验方法。

本标准适用于进出口食品中副溶血性弧菌的快速检验。

2　规范性引用文件

下列文件中的条款通过本标准的引用而成为本标准的条款。凡是注日期的引用文件，其随后所有的修改单(不包括勘误的内容)或修订版均不适用于本标准，然而，鼓励根据本标准达成协议的各方研究是否可使用这些文件的最新版本。凡是不注日期的引用文件，其最新版本适用于本标准。

GB/T 4789.1　食品卫生微生物学检验　总则

GB/T 4789.7　食品卫生微生物学检验　副溶血性弧菌检验

SN/T 0173　出口食品副溶血性弧菌检验方法

SN/T 1193　基因检验实验室技术要求

3　缩略语

下列缩略语适用于本标准。

3.1

实时荧光定量 PCR

实时荧光聚合酶链式反应。

3.2

Ct 值

每个反应管内的荧光信号达到设定的阈值时所经历的循环数。

3.3

DNA　deoxyribonucleic acid

简称脱氧核糖核酸。

3.4

dNTP　deoxyribonucleoside triphosphate

脱氧核苷三磷酸。

3.5

dATP　deoxyadenosine triphosphate

脱氧腺苷三磷酸。

3.6

dCTP　deoxycytidine triphosphate

脱氧胞苷三磷酸。

3.7

dGTP　deoxyguanosine triphoshpate

脱氧鸟苷三磷酸。

3.8

dTTP deoxythymidine triphosphate

脱氧胸苷三磷酸。

3.9

dUTP deoxyuridine triphosphate

脱氧尿苷三磷酸。

3.10

PCR polymerase chain reaction

聚合酶链式反应,简称 PCR。

3.11

Tris tris-hydroxymethyl aminomethane

三羟甲基氨基甲烷。

3.12

UNG uracil *N*-glycosylase

尿嘧啶 *N*-糖基化酶。

3.13

***Taq* 酶**

Taq DNA 聚合酶。

3.14

PBS

磷酸盐缓冲生理盐水。

4 测试方法

4.1 方法原理

采用 *Taq*Man 方法,在比对副溶血性弧菌 gyrase 基因的基础上,设计针对该基因的特异性引物和特异性的荧光双标记探针进行配对。探针 5'端标记了 FAM 荧光素为报告荧光基团(用 R 表示),3'端标记了 TAMRA 荧光素为淬灭荧光基团(用 Q 表示),它在近距离内能吸收 5'端荧光基团发出的荧光信号。PCR 反应进入退火阶段时,引物和探针同时与目的基因片段结合,此时探针上 R 基团发出的荧光信号被 Q 基团所吸收,仪器检测不到荧光信号;而反应进行到延伸阶段时,*Taq* DNA 聚合酶发挥其 5'→3'外切核酸酶功能,将探针降解。这样探针上的 R 基团游离出来,所发出的荧光不再为 Q 所吸收而被检测所接收。随着 PCR 反应的循环进行,PCR 产物与荧光信号的增长呈现对应关系。

4.2 培养基和试剂

4.2.1 30 g/L 氯化钠稀释液(见附录 A)。

4.2.2 60 g/L 氯化钠蛋白胨液(见附录 A)。

4.2.3 单料氯化钠多粘菌素 B 肉汤(见附录 A)。

4.2.4 灭菌双蒸水。

4.2.5 离心管:2 mL、1.5 mL、0.5 mL、0.2 mL。

4.2.6 吸管:1 mL、10 mL,分刻度 0.1 mL。

4.2.7 成套试剂盒配置

4.2.7.1 试剂盒引物:

上游:5'-CGGTA GTAAA CCCAC TGTCA G-3'

下游:5'-GTTTC AGGCT CACCA TGACG-3'

4.2.7.2 试剂盒探针：

*Taq*man 探针：5'-ATCCA TCGTG GCGGT CATAT CCAC-3'

探针 5'端由 FAM 标记，3'端由 TAMRA 标记。

4.2.7.3 DNA 提取试剂（已配成成品）。

4.2.7.4 10×PCR 缓冲液：200 mmol/L Tris-盐酸（pH 8.4），200 mmol/L 氯化钾，15 mmol/L 氯化镁。

4.3 仪器和设备

4.3.1 全自动荧光定量 PCR 仪。

4.3.2 普通 PCR 仪。

4.3.3 微量荧光检测仪：上海棱光 DA620（或同类型产品）。

4.3.4 离心机：最大转速 13 000 r/min 以上。

4.3.5 恒温培养箱：30 ℃～60 ℃。

4.3.6 天平：量程 2 kg，感量 0.1 g。

4.3.7 低温冰箱：－20 ℃～4 ℃。

4.3.8 均质器。

4.3.9 制冰机。

4.3.10 恒温水浴箱：30 ℃～60 ℃。

4.3.11 灭菌样品处理器具：取样勺、剪刀、镊子。

4.3.12 样品稀释瓶：250 mL、500 mL。

4.3.13 可调移液器：5 μL、10 μL、100 μL、1 000 μL。

5 操作步骤

5.1 样品的收集和处理

5.1.1 取样

样品按 GB/T 4789.1 方法收样，无菌操作均匀取样。如为冷冻样品，应于 2 ℃～5 ℃解冻，且不超过 18 h；若不能及时检验，应置于－15 ℃保存。非冷冻的易腐样品应尽可能及时检验，若不能及时检验，应置于 4 ℃冰箱保存，在 24 h 内检验。

无菌操作称取 50 g 检样放于均质杯内，以灭菌剪刀充分剪碎。

5.1.2 增菌检测样品处理

新鲜样品：上述均质杯内加入 30 g/L 氯化钠稀释液 450 mL，均质混匀；取 1 mL 样品稀释液接种到 10 mL 单料氯化钠多粘菌素 B 肉汤，37 ℃ 18 h～24 h 进行选择性增菌培养。

经加热、辐射处理或冷藏、冻结的样品：在均质杯内加入 60 g/L 氯化钠蛋白胨液 450 mL，均质混匀；于 37 ℃ 18 h～24 h 增菌培养。

5.1.3 无需增菌直接检测样品处理

在均质杯内加入 30 g/L 氯化钠稀释液 450 mL，混合均匀后，直接进行模板 DNA 的提取。

5.2 模板 DNA 的提取

从样品增菌液的表层（或样品稀释液管中）取 1 mL 培养液加入到 1.5 mL 无菌离心管中，8 000 r/min 离心 5 min，尽量弃去上清液，加入 1 mL 灭菌的双蒸水清洗 1 次后离心，同样尽量弃去上清液。加入 50 μL DNA 提取液充分混匀，室温放置 10 min 后，进行沸水浴 10 min，13 000 r/min 离心 5 min，将上清液转移至新管备用（提取的 DNA 应在 2 h 内进行 PCR 扩增或放置于－70 ℃冰箱）。

5.3 荧光定量 PCR 检验

5.3.1 检验准备

从试剂盒中取出 PCR 反应管，加入提取好的 DNA 模板 5 μL。每次检验分别设置含有扩增片断的质粒为阳性对照，灭菌双蒸水为阴性对照，以及临界阳性对照。

5.3.2 全自动荧光定量 PCR 仪测试

全自动荧光定量 PCR 仪扩增反应参数设置：

——第一阶段，预变性 93 ℃，2 min；

——第二阶段，93 ℃ 45 s，55 ℃ 60 s，10 个循环；

——第三阶段，93 ℃ 30 s，55 ℃ 45 s，30 个循环，荧光收集设置在第三阶段每次循环的退火延伸时进行。

荧光通道选择 FAM。

5.3.3 普通 PCR 仪合并微量荧光检测器测试

第一步：PCR 仪扩增反应条件设为预变性 93 ℃ 2 min；93 ℃ 30 s 变性；55 ℃ 1 min 退火及延伸，10 个循环；暂停，33 ℃保温，迅速逐个将反应管放入荧光检测仪，读取并记录读数 A_0（初始荧光值）。

第二步：PCR 仪扩增反应条件设为预变性 93 ℃ 2 min；93 ℃ 30 s 变性；55 ℃ 1 min 退火及延伸，30 个循环；暂停，33 ℃保温，同样迅速逐个将扩增后的反应管放入荧光检测仪，读取并记录读数 A_1（终止荧光值）。

荧光检测器设定：荧光激发波长为 487 nm，检测波长为 525 nm。

6 结果及判断

6.1 全自动荧光定量 PCR 仪结果判断

6.1.1 阈值设定

直接读取检测结果。阈值设定原则根据仪器噪音情况进行调整，以阈值线刚好超过正常阴性样品扩增曲线的最高点为准。

6.1.2 质控标准

阴性质控品：扩增曲线不呈 S 型曲线或者 Ct 值＝30.0。

阳性质控品：扩增曲线呈 S 型曲线，强阳性质控品定量参考值在 1.774×10^4 基因拷贝/mL～1.409×10^5 基因拷贝/mL 范围；临界阳性质控品定量参考值在 1.774×10^2 基因拷贝/mL～1.409×10^3 基因拷贝/mL 范围。

以上要求需在同一次实验中同时满足，否则，本次实验无效，需重新进行。

6.1.3 结果描述及判定

6.1.3.1 阴性

扩增曲线不呈 S 型曲线或 Ct 值等于 30，表示样品中无副溶血性弧菌，或者样品中副溶血性弧菌低于检测低限。

6.1.3.2 阳性

扩增曲线呈 S 型曲线且 Ct 值小于等于 27，表示样品中存在副溶血性弧菌。

6.1.3.3 实验灰度区

若 27＜Ct 值＜30，实验需要重新进行。若重做结果的 Ct 值小于 30，且扩增曲线呈 S 型曲线，则判为阳性；否则增菌后复检。

6.2 普通 PCR 仪和荧光检测器结果判断

计算每个样品荧光检测器两步结果的差：$A_x = A_1 - A_0$。将阴性质控品管的 A_x 称为 N，临界阳性标准品的 A_x 值称为 P_1，强阳性标准品的 A_x 称为 P_2。如：阴性质控品为阴性；阳性标准品为阳性；同时 P_2、P_1、N 应满足 $P_2 > P_1 > N$ 时，本次实验有效；否则，实验无效，应检查试剂、仪器、反应条件等方面的误差。

实验有效的前提下，样品 $A_x > N + 0.6\times(P_1 - N)$ 判为阳性；如果 $N + 0.6\times(P_1 - N) \geq A_x \geq N + 0.4\times(P_1 - N)$ 则属于实验灰度区，需重复实验一次，若重复实验结果 A_x 值 $\geq N + 0.4\times(P_1 - N)$ 判为阳性，否则判为阴性；如果 A_x 值 $< N + 0.4\times(P_1 - N)$ 判为阴性。

6.3 确证

检验筛选出阳性的样本，按 GB/T 4789.7 和 SN/T 0173 进行确证。

6.4 计数

副溶性弧菌的计数按 SN/T 0173 进行。

6.5 方法灵敏度

经 24 h 培养增菌，样品的检测限为 10 CFU/g；若不经过增菌，样品的检测限是 10^4 CFU/g。

6.6 检验程序

见附录 B。

7 防止污染和废弃物处理的措施

7.1 检验过程中防止交叉污染的措施按照 SN/T 1193 的规定执行。

7.2 检验过程中的废弃物，收集后在焚烧炉中焚烧处理。

附 录 A
(规范性附录)
培养基和试剂

A.1 30 g/L 氯化钠稀释液

氯化钠	30.0 g
蒸馏水	1 000 mL

加热溶解,调至 pH 7.0,121 ℃高压灭菌 15 min,以无菌操作分装于 500 mL 广口瓶或 500 mL 三角瓶,每瓶 450 mL。

A.2 60 g/L 氯化钠蛋白胨水(PW)

蛋白胨	10.0 g
氯化钠	60.0 g
蒸馏水	1 000 mL

将各成分加热溶解,调至 pH 7.2,无菌操作分装于 500 mL 广口瓶或 500 mL 三角瓶,每瓶 450 mL。

A.3 氯化钠多粘菌素 B 肉汤(SPB)

酵母浸膏	3.0 g
蛋白胨	10.0 g
氯化钠	20.0 g
多粘菌素 B	250 单位/mL 培养基
蒸馏水	1 000 mL

将各成分(除多粘菌素 B 外)加热溶解,校正 pH 7.4,于 121 ℃高压灭菌 15 min,待冷至 45 ℃~50 ℃ 时加入多粘菌素 B(配成水溶液)混匀,分装于灭菌的 17 mm×170 mm 试管,每管 10 mL。

A.4 试剂盒组成

试剂盒组成见表 A.1。

表 A.1 试剂盒组成

组分名称	规格	数量
DNA 提取液	500 μL/管	2
PCR 反应管(或用于 LightCycler 的反应盖)	1 人份/管	20
临界阳性质控品	150 μL/管	1
强阳性质控品	150 μL 管	1
阳性定量参考品(1.0×10^4 基因拷贝/mL)	10 μL/管	1
阳性定量参考品(1.0×10^5 基因拷贝/mL)	10 μL/管	1
阳性定量参考品(1.0×10^6 基因拷贝/mL)	10 μL/管	1
阳性定量参考品(1.0×10^7 基因拷贝/mL)	10 μL/管	1
阴性质控品	150 μL/管	1

说明：

DNA 提取液的主要成分为异硫氰酸胍和氢氧化钠，于 4 ℃保存。

PCR 反应管中含有特异性引物、探针及各种离子。

使用时的注意事项：

由于阳性样品中模板浓度相对较高，检测过程中不得交叉污染。

反应液分装时应尽量避免产生气泡，上机前注意检查各反应管是否盖紧，以免荧光物质泄露污染仪器。

除 DNA 提取液外，其他试剂－20 ℃保存。有效期为 6 个月。

附 录 B
（规范性附录）
荧光 PCR 检验方法程序

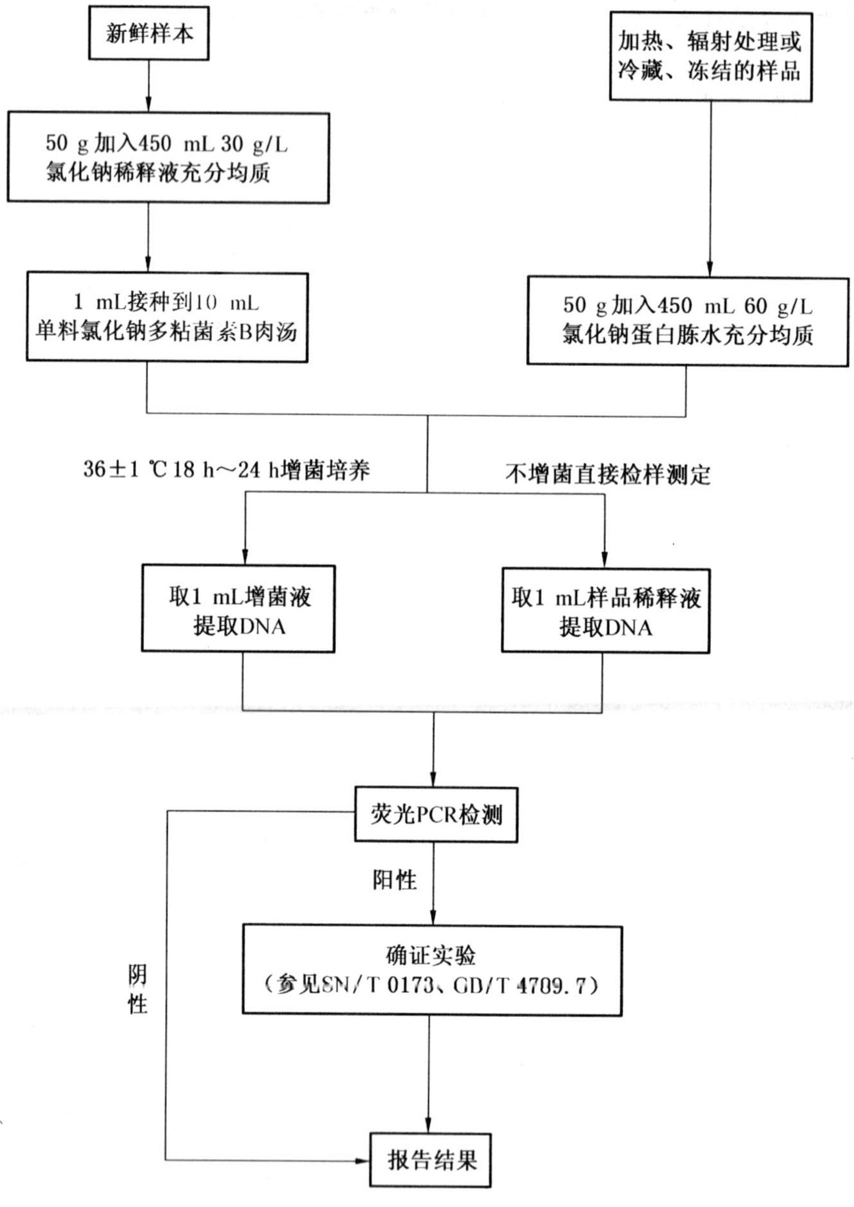

图 B.1 荧光 PCR 检验方法程序

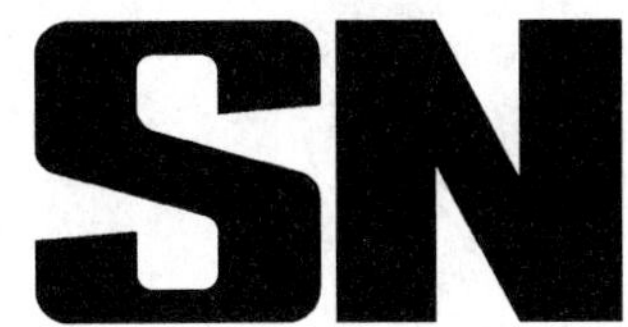

中华人民共和国出入境检验检疫行业标准

SN/T 2425—2010

进出口食品中霍乱弧菌快速及鉴定检测方法　实时荧光PCR方法

Rapid detection of *Vibrio cholerae* in foods for import and export—Real-time quantitative PCR method

2010-01-10 发布　　2010-07-16 实施

中华人民共和国国家质量监督检验检疫总局　发布

前　言

本标准的附录 A、附录 B 均为规范性附录。

本标准由国家认证认可监督管理委员会提出并归口。

本标准起草单位:中华人民共和国广东出入境检验检疫局、中山大学达安基因有限公司。

本标准主要起草人:焦红、翁文川、刘超、易敏英、许龙岩、胡科锋、程钢、王方金。

本标准系首次发布的出入境检验检疫行业标准。

进出口食品中霍乱弧菌快速及鉴定检测方法　实时荧光 PCR 方法

1 范围

本标准规定了进出口食品中霍乱弧菌的实时荧光 PCR 快速检验及鉴定方法。

本标准适用于进出口食品中霍乱弧菌 O1 群、O139 群、非 O1 非 O139 群的快速检验，以及 O1 群、O139 群的快速鉴定。

2 规范性引用文件

下列文件中的条款通过本标准的引用而成为本标准的条款。凡是注日期的引用文件，其随后所有的修改单(不包括勘误的内容)或修订版均不适用于本标准，然而，鼓励根据本标准达成协议的各方研究是否可使用这些文件的最新版本。凡是不注日期的引用文件，其最新版本适用于本标准。

GB 15984　霍乱诊断标准及处理原则

SN/T 1022　出口食品中霍乱弧菌检验方法

SN/T 1193　基因检验实验室技术要求

3 缩略语

下列缩略语适用于本标准。

3.1

PCR　polymerase chain reaction

聚合酶链式反应，简称 PCR。

3.2

实时荧光 PCR

实时荧光聚合酶链式反应。

3.3

DNA　deoxyribonucleic acid

简称脱氧核糖核酸。

3.4

dNTP　deoxyribonucleoside triphosphate

脱氧核苷酸三磷酸。

3.5

dATP　deoxyadenosine triphosphate

脱氧腺苷三磷酸。

3.6

dCTP　deoxycytidine triphosphate

脱氧胞苷三磷酸。

3.7

dGTP　deoxyguanosine triphoshpate

脱氧鸟苷三磷酸。

3.8

dTTP deoxythymidine triphosphate

脱氧胸苷三磷酸。

3.9

dUTP deoxyuridine triphosphate

脱氧鸟苷三磷酸。

3.10

UNG uracil *N*-glycosylase

尿嘧啶 *N*-糖基化酶。

3.11

Tris tris(hydroxymethyl) aminomethane

三(羟甲基)氨基甲烷。

3.12

Ct 值

每个反应管内的荧光信号达到设定的阈值时所经历的循环数。

3.13

***Taq* 酶**

Taq DNA 聚合酶。

4 测定方法

4.1 方法提要

采用 *Taq* Man 方法,在比对霍乱弧菌溶血素基因、编码 O 抗原的 rfb 基因的基础上,分别设计三对各自仅在霍乱弧菌的溶血素基因、rfb 基因间保守的特异性引物和三条特异性的荧光双标记探针。探针的结合部位均位于目的扩增片段内部。其中 5'端标记了 FAM 荧光素为报告荧光基团(用 R 表示),3'端标记了 TAMRA 荧光素为淬灭荧光基团(用 Q 表示),它在近距离内能吸收 5'端荧光基团发出的荧光信号。反应进入退火阶段时,引物和探针同时与目的基因片段结合,此时探针上 R 基团发出的荧光信号被 Q 基团所吸收,仪器检测不到荧光信号;而反应进行到延伸阶段时,*Taq* DNA 聚合酶发挥其 5'──→3'外切核酸酶功能,将探针降解。这样探针上的 R 基团游离出来,所发出的荧光不再为 Q 所吸收而被检测所接收。随着 PCR 反应的循环往复,PCR 产物呈指数形式增长,荧光信号也相应增长,实现了荧光信号的累积与 PCR 产物形成完全同步。

4.2 培养基和试剂

4.2.1 碱性蛋白胨水增菌液(见附录 A)。

4.2.2 灭菌双蒸水。

4.2.3 离心管:2 mL、1.5 mL、0.5 mL。

4.2.4 吸管:1 mL、10 mL,分刻度 0.1 mL。

4.2.5 成套试剂盒配置

4.2.5.1 引物(已配成成品),有三种,分别为:

霍乱弧菌通用型,引物上游:5'-GCCAA AATTG TGCGT ATCAG-3'

下游:5'-ATAAT CTTGG GCAAT CGCA-3'

霍乱弧菌 O1 群,引物上游:5'-GGTGG TATCA AACGT AAACG-3'

下游:5'-GAAGG AATTT CATCC AAAGC-3'

霍乱弧菌 O139 群,引物上游:5'-TTCTT GAAAG CCTTA CGTGA CG-3'

下游:5'-TATTT TCAAA TCAAG CGTCG-3'

4.2.5.2 探针(已配成成品),有三种,分别为:

霍乱弧菌通用型,5'-AACTG GCTCC AAACT GACGA TAACC-3'

霍乱弧菌 O1 群,5'-CGAAG TCTAA ACCAA AACCC C-3'

霍乱弧菌 O139 群,5'-CAATC ATGCC AGCGC CGCCA-3'

探针 5'端由 FAM 标记,3'端由 TAMRA 标记。

4.2.5.3 *Taq* DNA 酶。

4.2.5.4 dNTP:dATP、dTTP、dCTP、dGTP。

4.2.5.5 DNA 提取试剂。

4.2.5.6 10×PCR 缓冲液:200 mmol/L Tris-盐酸(pH8.4),200 mmol/L 氯化钾,15 mmol/L 氯化镁。

4.3 仪器和设备

4.3.1 全自动荧光定量 PCR 仪(或者普通 PCR 仪和荧光检测仪)。

4.3.2 离心机:20 000 r/min。

4.3.3 制冰机。

4.3.4 37 ℃恒温培养箱。

4.3.5 低温冰箱:4 ℃～－20 ℃。

4.3.6 恒温水浴箱。

4.3.7 天平:量程 2 kg,感量 0.1 g。

4.3.8 均质器。

4.3.9 样品稀释瓶:250 mL、500 mL。

4.3.10 灭菌样品处理器具:取样勺、剪刀、镊子。

4.3.11 可调移液器:5 μL、10 μL、100 μL、1 000 μL。

5 步骤

5.1 样品的收集和处理

称取检样 25 g,加入装有 225 mL 碱性蛋白胨水增菌液(APW)的广口瓶内。固体样品应以均质器 8 000 r/min～10 000 r/min 打碎,或以剪刀充分剪碎,36 ℃±1 ℃培养 6 h～8 h 和 16 h～24 h。准备进行模板 DNA 的提取。

若为牡蛎样品,应同样制备另一检样,置于 APW 中,42 ℃培养 6 h～8 h 和 16 h～24 h。

5.2 无需增菌培养,直接检测

样品处理与上述增菌培养过程一致,但无需进行增菌培养,样品与稀释液混合均匀后,即可进行模板 DNA 的提取。

5.3 荧光定量 PCR 测定

5.3.1 模板 DNA 的提取

从样品增菌液的表层(或样品稀释液管中)取 1 mL 培养液加入到 1.5 mL 无菌离心管中,8 000 r/min 离心 5 min,尽量弃去上清液,加入 1 mL 灭菌的双蒸水清洗 1 次后离心,同样尽量弃去上清液。加入 50 μL DNA 提取液充分混匀,室温放置 10 min 后,进行沸水浴 10 min,12 000 r/min 离心 5 min,将上清液转移至新管备用(不能及时检验,则放置于－20 ℃保存)。6 h～8 h 和 16 h～24 h 的样品增菌液分别提取 DNA 进行检测。

5.3.2 荧光定量 PCR 检验

5.3.2.1 检验准备

根据需要选择使用:霍乱弧菌通用型、霍乱弧菌 O1 群及霍乱弧菌 O139 群鉴定试剂盒。

扩增反应总体积为 50 μL:模板 DNA 5 μL,引物上、下游各 10 pmol,荧光探针 3 pmol,10×PCR 缓冲液 10 μL,10 mmol/L 4×dNTPs 1 μL,*Taq* DNA 聚合酶 1.5 μL(2 U/μL),用纯水补足至 50 μL。检

验过程中分别设置阳性、阴性对照及空白对照。以含有扩增片断的质粒为阳性对照，以灭菌双蒸水为阴性对照(均由试剂盒配套供给)。

5.3.2.2 全自动荧光定量PCR仪的使用

在荧光定量PCR仪上的设定扩增条件为：93 ℃，2 min预变性；93 ℃，30 s变性；55 ℃，1 min退火及延伸，40个循环，4 ℃保存。

5.3.2.3 普通PCR仪和荧光检测器的使用

使用普通PCR仪合并荧光检测器测试分两步进行，第一步：PCR仪扩增反应条件设为93 ℃，2 min预变性；93 ℃，30 s变性；55 ℃，1 min退火及延伸，10个循环，暂停，33 ℃，迅速逐个将反应管放入荧光检测仪，读取并记录读数A_0。

第二步：PCR仪扩增反应条件设为93 ℃，2 min预变性；93 ℃，30 s变性；55 ℃，1 min退火及延伸，30个循环，暂停，33 ℃，同样迅速逐个将扩增后的反应管放入荧光检测仪，读取并记录读数A_1。荧光激发波长为487 nm，检测波长为525 nm。

6 结果及判断

6.1 全自动荧光定量PCR仪

6.1.1 阈值设定

读取检测结果。阈值设定原则以阈值线刚好超过正常阴性对照品扩增曲线的最高点，结果显示阴性为准。或可根据仪器噪音情况进行调整。

6.1.2 质控标准

阴性质控品：增长的曲线不呈S型曲线或Ct值=30。

阳性质控品：增长曲线呈S型曲线，且强阳性质控品定量参考值在1.774×10^4基因拷贝/mL～1.409×10^5基因拷贝/mL范围，临界阳性质控品定量参考值在1.774×10^2基因拷贝/mL～1.409×10^3基因拷贝/mL范围。

阳性定量参考品：增长曲线呈S型曲线，Ct值小于27.0。

以上要求需在同一次实验中同时满足，否则，本次实验无效，需重新进行。

6.1.3 结果描述及判定

6.1.3.1 阴性

增长的曲线不呈S型曲线或Ct值等于30，表示样品中无霍乱弧菌。

6.1.3.2 阳性

增长曲线呈S型曲线且Ct值小于27，表示样本中存在有霍乱弧菌。

6.1.3.3 实验灰度区

若27<Ct值<30，实验需要重新进行。若重做结果的Ct值小于30，且增长曲线呈S型曲线，则判为阳性；否则增菌后复检。

6.2 普通PCR仪和荧光检测器

计算每个样品荧光检测器两步结果的差：$A_x=A_1-A_0$。将阴性质控品管的A_x称为N，临界阳性标准品的A_x值称为P_1，强阳性标准品的A_x称为P_2。实验要求满足：阴性质控品，全部阴性；阳性标准品，全部阳性；同时，P_2、P_1、N应满足$P_2>P_1>N$，则本次实验有效；否则，实验无效，应检查试剂、仪器、反应条件等方面的误差。

在实验有效的前提下，样品$A_x>N+0.6\times(P_1-N)$判为阳性；如果$N+0.6\times(P_1-N)\geq A_x\geq N+0.4\times(P_1-N)$则属于实验灰度区，需重复实验一次，若重复实验结果$A_x$值$\geq N+0.4\times(P_1-N)$判为阳性，否则判为阴性；如果$A_x$值$<N+0.4\times(P_1-N)$判为阴性。

6.3 实时荧光PCR方法检验霍乱弧菌的灵敏度

经24 h培养增菌，样品的检测低限为：霍乱弧菌O1群荧光PCR试剂、霍乱弧菌O139群荧光PCR

试剂、霍乱弧菌通用型荧光 PCR 试剂均为 10 CFU/g;若不经过增菌,上述三种试剂的检测低限为 10^2 CFU/g。

6.4 确证

检验筛选出阳性的样本,按 SN/T 1022 和 GB 15984 进行确证。

6.5 结果报告

如果霍乱弧菌通用型检测结果阳性,判断可能为 O1、O139 群、非 O1 群、非 O139 群中任一种阳性。继续则进行霍乱弧菌 O1 群、霍乱弧菌 O139 群检测。阳性结果,则可报告霍乱弧菌 O1 群(或 O139 群)筛选结果阳性,如果两个结果均为阴性,则可报告霍乱弧菌非 O1 非 O139 群结果阳性。

本标准的检验程序见附录 B。

7 防止污染和废弃物处理的措施

检验过程中防止交叉污染的措施按照 SN/T 1193 的规定执行。

检验过程中的废弃物,收集后在焚烧炉中焚烧处理。

附　录　A
（规范性附录）
培养基和试剂

碱性蛋白胨水（APW）

蛋白胨　　10.0 g

氯化钠　　10.0 g

蒸馏水　　1 000 mL

混匀后，调节 pH 值至（8.5±0.2），分装 225 mL 于 250 mL 广口瓶中，121 ℃高压灭菌 10 min。

附 录 B
（规范性附录）
荧光 PCR 检验方法程序

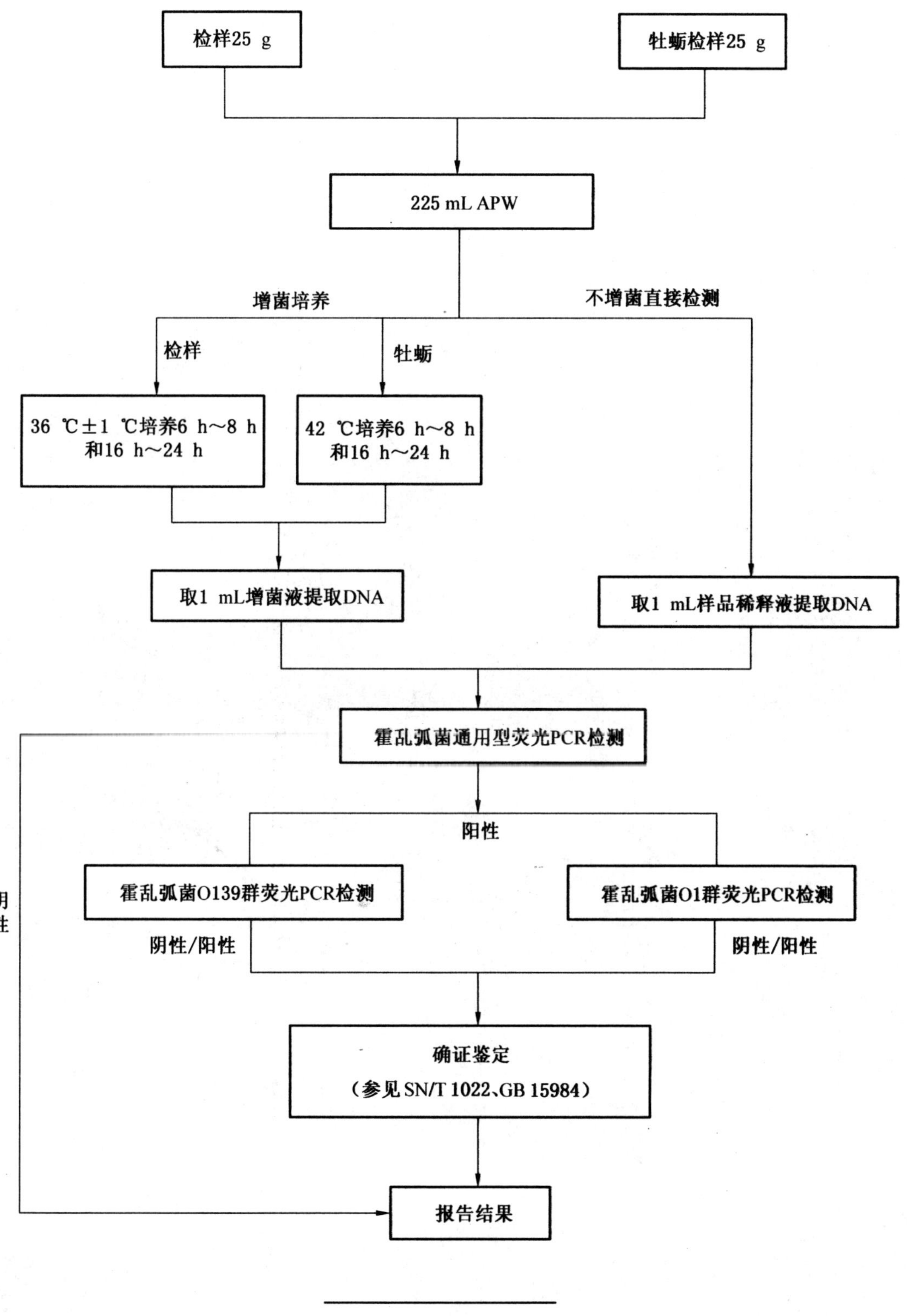

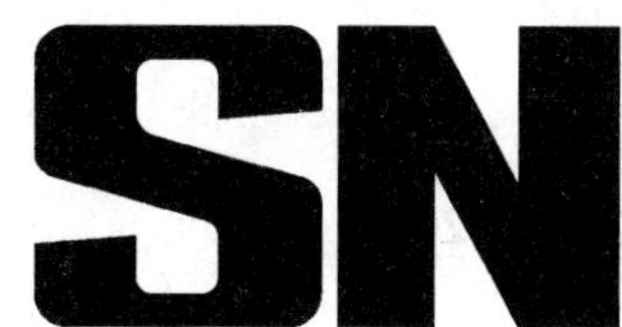

中华人民共和国出入境检验检疫行业标准

SN/T 2518—2010

贝类食品中食源性病毒检测方法 纳米磁珠-基因芯片法

Determination of food borne viruses in shellfish—MNP-gene chip method

2010-03-02 发布　　2010-09-16 实施

中华人民共和国
国家质量监督检验检疫总局 发布

前　言

本标准的附录A为规范性附录,附录B和附录C为资料性附录。

本标准由国家认证认可监督管理委员会提出并归口。

本标准起草单位:中华人民共和国北京出入境检验检疫局、博奥生物有限公司暨生物芯片北京国家工程研究中心、北京金纳信生物有限公司、天津生物芯片有限公司。

本标准的主要起草人:曾静、周琦、魏海燕、陈广全、饶红、张西萌、藏庆伟、李燕鹏、张亮、汪琦、曹勃阳、聂棱、王敏。

本标准系首次发布出入境检验检疫行业标准。

贝类食品中食源性病毒检测方法
纳米磁珠-基因芯片法

1 范围

本标准规定了贝类中甲肝病毒、GⅠ型和GⅡ型诺如病毒、A群轮状病毒和星状病毒的纳米磁珠-基因芯片检测方法。

本标准适用于贝类中甲肝病毒、GⅠ型和GⅡ型诺如病毒、A群轮状病毒和星状病毒的检测;食物中毒样品中上述5种病毒的检测可参照使用。

2 规范性引用文件

下列文件中的条款通过本标准的引用而成为本标准的条款。凡是注日期的引用文件,其随后所有的修改单(不包括勘误的内容)或修订版均不适用于本标准,然而,鼓励根据本标准达成协议的各方研究是否可使用这些文件的最新版本。凡是不注日期的引用文件,其最新版本适用于本标准。

GB/T 6682 分析实验室用水规格和试验方法

GB 19489 实验室 生物安全通用要求

SN/T 1193 基因检验实验室技术要求

3 术语、定义和缩略语

下列术语、定义和缩略语适用于本标准。

3.1 术语和定义

3.1.1

基因芯片 gene chip

生物芯片技术是通过缩微技术,根据分子间特异性地相互作用原理,将生命科学领域中不连续的分析过程集成于硅芯片或玻璃芯片表面的微型生物化学分析系统,以实现对基因及其他生物组分的准确、快速、大信息量的检测。

3.1.2

甲肝病毒 hepatitis A virus

甲肝病毒属中只有人甲型肝炎病毒一个成员,简称甲肝病毒。甲肝病毒粒子的直径约27 nm,32个壳粒构成衣壳,呈球形,二十面体立体对称,无包膜;甲肝病毒的基因组为单股正链RNA,3'端带有polyA尾。

3.1.3

诺如病毒 norovirus

诺如病毒属于人类杯状病毒科,是一组形态相似、抗原性略有不同的病毒颗粒。诺如病毒直径约为26 nm~35 nm,无包膜,表面粗糙,球形,呈二十面体对称,诺如病毒基因组是单股正链RNA,3'端具有polyA尾。诺如病毒共可分为5个型,其中感染人的主要是GⅠ型和GⅡ型。

3.1.4

轮状病毒 rotavirus

轮状病毒属于呼肠弧病毒科(Reoviridae)、轮状病毒属。病毒颗粒呈球形,直径60 nm~80 nm,双层衣壳,无包膜,负染后在电镜下观察,病毒外形呈车轮状,故名轮状病毒。

3.1.5

星状病毒 astrovirus

属于星状病毒科,星状病毒属。病毒颗粒呈球形,无包膜,直径为 28 nm～30 nm。病毒基因组为单股正链 RNA,长 6.8 kb,3'端有 polyA 尾。

3.2 缩略语

3.2.1

bp base pair

碱基对。

3.2.2

DEPC diethyl pyrocarbonate

焦碳酸乙二酯。

3.2.3

MNP magnetic nanoparticles

纳米磁珠。

3.2.4

PEG polyethylene glycol

聚乙二醇。

3.2.5

RNase ribonuclease

核糖核酸酶或 RNA 酶。

4 方法提要

贝类样品经前处理后,用纳米磁珠和传统方法提取病毒 RNA,将病毒 RNA 逆转录成 cDNA。以 cDNA 为模板、用特异性引物进行 PCR 反应。PCR 扩增产物与固定有 5 种病毒特异性探针的基因芯片进行杂交,用芯片扫描仪对杂交芯片进行扫描并判定结果。本方法利用了基因芯片高通量的特点,同时检测 5 种食源性致病病毒。

5 试剂

所有实验用试剂均为分析纯,所有试剂均用无 RNase 容器分装;除另有说明,实验用水为 GB/T 6682 中一级水标准。

5.1 阳性对照:病毒阳性样本,或选用含目的基因的质粒作为探针杂交的阳性对照。

5.2 匀浆缓冲液 1:见附录 A.1.1。

5.3 匀浆缓冲液 2:见附录 A.1.2。

5.4 PEG8000 溶液:见附录 A.1.3。

5.5 DEPC 水:见附录 A.1.4。

5.6 引物和探针:5 种病毒基因芯片检测所用引物核酸序列见表 1,探针核酸序列见表 2;根据表 1 的核酸序列合成引物,用 TAMRA 标记的引物加 DEPC 水配制成 40 μmol/L 的浓度,未进行标记的引物加 DEPC 水配制成 5 μmol/L 的浓度,−20 ℃保存,备用。

表 1 5 种病毒 RT-PCR 引物名称和序列

病毒名称	引物(5'-3')		产物大小/bp
甲肝病毒	HAV-F	TGTGCTATGGTTCCTGGTGA	510
	HAV-R	CCCAATCGAATCTGAAGCAT	

表 1（续）

病毒名称	引物(5'-3')		产物大小/bp
星状病毒	HAsV-F	CATTGTTTGTTGTCATACTAAC	286
	HAsV-R	ACATGTGCTGCTGTTACTAT	
诺如病毒 GⅠ型	GⅠ-SKF	CTGCCCGAATTYGTAAATGA	330
	GⅠ-SKR	CCAACCCARCCATTRTACA	
诺如病毒 GⅡ型	GⅡ-SKF	CARGARBCNATGTTYAGRTGGATGAG	387
	GⅡ-SKR	CCRCCNGCATRHCCRTTRTACAT	
A群轮状病毒	RotavirusA_F	GGCTTTAAAAGAGAGAATTTCCGTCTGG	342
	RotavirusA_R	GATCCTGTTGGCCATCC	
注：诺如病毒Ⅰ型、诺如病毒Ⅱ型、星状病毒、甲肝病毒负链引物的5'端用TAMRA标记；轮状病毒正链引物的5'端用TAMRA标记。			

表 2　5种病毒特异性探针核苷酸序列

病毒名称	探针名称	探针序列
甲肝病毒	HAV	NH2-TTTTTTTTTTTTTTTCATTGGAACAGGAACTTCAGCG
星状病毒	Has1	NH2-TTTTTTTTTTTTTTTTGAGATCCGTGATGTTAATGG
	Has2	NH2-TTTTTTTTTTTTTTTTGAGATCCGTGATGCTAATGG
	Has3	NH2-TTTTTTTTTTTTTTTTGAGATACGTGATGCTAATGG
诺如病毒 GⅠ型	GⅠ	NH2-TTTTTTTTTTTTTTTTGTAAATGATGATGGCGTCTAA
诺如病毒 GⅡ型	GⅡ	NH2-TTTTTTTTTTTTTTTTAGGGCGATCGCAATCTGGCT
A群轮状病毒	Rot	NH2-TTTTTTTTTTTTTTTTGTGGTATATTCAATACCATAC
芯片杂交阳性对照	Y5F	NH2-TTTTTTTTTTTTTTTTCTCATGCCCATGCCGATGC

5.7　逆转录混合引物：用DEPC水配制含5种病毒负链引物的混合液，各引物浓度均为10 μmol/L。

5.8　病毒核酸纳米磁珠提取试剂盒：包括纳米磁珠、结合缓冲液以及核酸释放液(北京金纳信生物有限公司，Q/HDJNX001-2008)[1)]，参见附录B。

5.9　裂解液：Trizol-reagent或其他等效产品。

5.10　Poly(dT)磁珠：Dynabeads®Oligo(dT)25[1)]。

5.11　RNA逆转录试剂盒：SuperScript Ⅲ First-Strand Synthesis System for RT-PCR (Invitrogen 18080-051)[1)]。

5.12　DNA分子量标记：100 bp～2 000 bp。

5.13　LA-TagE酶。

5.14　dNTP：各含2.5 mmol/L dATP，dTTP，dCTP，dGTP。

5.15　50×TAE缓冲液：见附录A.1.5。

5.16　溴化乙锭溶液(10 μg/μL)：见附录A.1.6。

5.17　含0.5 μg/mL溴化乙锭的1.5%琼脂糖凝胶：见附录A.1.7。

5.18　磷酸盐缓冲液(Phosphate buffered saline PBS)：见附录A.1.8。

---

1)　给出这一信息是为了方便本标准使用者，并不表示只认可该产品。如果其他等效产品具有相同的效果，则可使用等效产品。

5.19 10×上样缓冲液：见附录 A.1.9。

5.20 洗液Ⅰ：2×SSC，0.2% SDS。

5.21 洗液Ⅱ：0.2×SSC。

5.22 食源性病毒芯片检测试剂盒：博澳生物有限公司，301050[1)]，参见附录 C。

5.23 三氯甲烷。

5.24 异丙醇。

6 仪器与设备

6.1 组织匀浆器。

6.2 PCR 仪。

6.3 基因芯片扫描仪。

6.4 凝胶成像系统。

6.5 恒温水浴：42 ℃±1 ℃，65 ℃±1 ℃。

6.6 恒温空气浴振荡器：37 ℃±1 ℃，200 r/min；42 ℃±1 ℃，90 r/min。

6.7 涡旋混匀器。

6.8 电泳仪。

6.9 酸度计。

6.10 高速冷冻离心机：4 ℃，10 000*g*。

6.11 低温冰箱：−20 ℃，−80 ℃。

6.12 微量可调加样器及相应的无 RNase 吸头：10 μL，100 μL，200 μL，1 000 μL。

6.13 无 RNase 管：200 μL、1.5 mL、2 mL 和 50 mL，见附录 A.2.1。

6.14 基因芯片杂交围栏：晶芯基因微阵列芯片杂交盒，博澳生物有限公司[1)]。

6.15 锥形离心管：晶芯锥形离心管，博澳生物有限公司[1)]。

6.16 1.5 mL 磁性抽提架。

6.17 芯片杂交盒：博澳生物有限公司[1)]。

6.18 玻璃器皿：用于配制溶液的玻璃器皿应按附录 A.2.2 进行处理。

6.19 无菌剪子和镊子。

6.20 生物安全柜。

6.21 天平：量程 2 kg，感量 0.1 g。

6.22 磁力搅拌器。

7 实验室要求

实验室设施应达到 SN/T 1193 实验室技术要求。

8 检测流程

基因芯片检验流程见图 1。

---

1) 给出这一信息是为了方便本标准使用者，并不表示只认可该产品。如果其他等效产品具有相同的效果，则可使用等效产品。

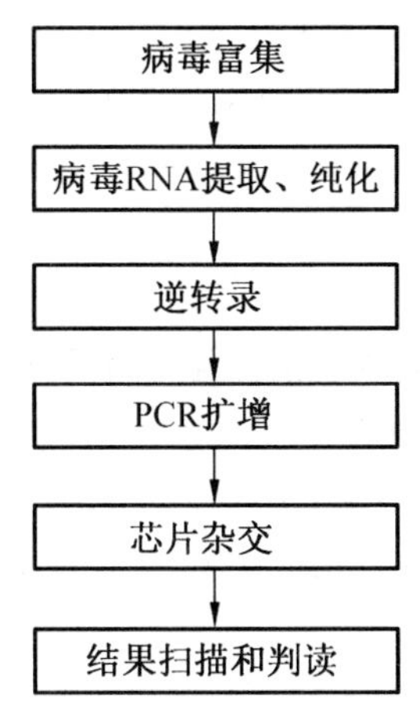

图 1　基因芯片检验流程图

9　制取样方法

9.1　样品的运输与保存

储存和运输过程中保持样品温度在 0 ℃～5 ℃。实验室接到样品后应尽快进行检测。如暂时不能检测应将样品保存于－80 ℃冰箱中，避免样品的反复冻融。

9.2　取样

首先用灭菌蒸馏水将贝壳表面的污泥清洗干净，打开贝壳后，倒掉腔内的液体，使用灭菌消毒的剪刀和镊子取贝类消化腺组织 5 g。

9.3　制样

在 5 g 消化腺组织中加入 35 mL 匀浆缓冲液，MNP 法提取轮状病毒 RNA 时，加入匀浆缓冲液 1；MNP 法提取星状病毒 RNA 时，加入匀浆缓冲液 2；采用 Trizol-reagent 裂解法提取星状病毒、诺如病毒 GⅠ型、GⅡ型和甲肝病毒 RNA 时，加入匀浆缓冲液 2。充分匀浆 150 s，37 ℃温育 30 min 或室温下 200 r/min，振荡 39 min；4 ℃，10 000 *g*，离心 10 min。

10　病毒 RNA 的提取

10.1　MNP 法

注：轮状病毒和星状病毒 RNA 的提取可以采用本方法。

10.1.1　取 9.3 所得的上清液 1 mL 转移到 2 mL 离心管中，加入 0.14 mL 16% PEG8000 溶液(PEG 终浓度为 2%)，颠倒 5 次混匀。冰上放置至少 1 h，4 ℃，10 000 *g*，离心 10 min，弃上清液，保留沉淀。

10.1.2　向沉淀中加入 1 mL 结合缓冲液，涡流混匀，尽量使沉淀充分溶解。

10.1.3　加入 50 μL 用结合缓冲液清洗平衡过的 MNP(MNP 的平衡参见附录 B.2.1)，充分混匀，室温下放置 5 min～15 min，每隔 1 min～2 min，颠倒混匀几次。

10.1.4　将离心管放置于磁力架上，吸附纳米磁珠 1 min～5 min，弃上清液。

10.1.5　加入 50 μL 核酸释放液，用移液器使磁珠充分悬浮，95 ℃，加热 5 min，使病毒粒子裂解，释放病毒 RNA，立即置于冰上冷却 1 min，4 ℃，10 000 *g* 离心 5 min，将含有病毒 RNA 的上清液转移至新的无 RNase 的 1.5 mL 离心管中，－80 ℃冰箱保存备用。该方法提取的病毒 RNA 无需进一步纯化可以直接进行逆转录。

10.2　Trizol-reagent 裂解法

注：星状病毒、甲肝病毒、GⅠ型诺如病毒和 GⅡ型诺如病毒 RNA 的提取可采用本方法。

10.2.1　将 9.3 中的上清液全部转移到无 RNase 的 50 mL 离心管中(可以分装于 2 个 50 mL 离心管)，加入等体积 16%的 PEG8000 溶液(PEG 终浓度为 8%)，上下颠倒离心管以充分混匀。将离心管置于冰上至少 1 h,4 ℃,10 000g 离心 5 min。弃去上清液。

10.2.2 加入 5 mL Trizol-reagent,用枪头吹打或剧烈涡旋振荡的方式使沉淀充分溶解,直至看不见固体沉淀物,室温放置 5 min。

10.2.3 将溶解的沉淀转移至 10 mL 或 15 mL 无 RNase 的离心管中,加入 1.2 mL 三氯甲烷,剧烈涡旋混匀 1 min,室温放置 5 min。

10.2.4 4 ℃,10 000g 离心 5 min,小心吸取上清液至一无 RNase 的 10 mL 离心管中。加入 0.5 倍体积的异丙醇,上下颠倒充分混匀后室温放置 5 min。

10.2.5 4 ℃,10 000g 离心 10 min,弃上清液,用预冷的 75%乙醇洗涤沉淀。

10.2.6 加入 100 μL DEPC 水,60 ℃加热 5 min~10 min,使沉淀完全溶解。得到的 RNA 溶液需进一步纯化后才可用于逆转录。

10.3 病毒 RNA 的纯化

注:按照 Dynabeads®Oligo(dT)$_{25}$使用说明进行 RNA 纯化。

10.3.1 将 10.2.6 所得的 RNA 溶液置于 65 ℃温育 2 min,立即置于冰上。

10.3.2 温育 RNA 溶液同时,转移 50 μL 已充分重悬的 Dynabeads Oligo(dT)$_{25}$ 至 1.5 mL 无 RNase 的离心管中,磁力架上放置 30 s,小心吸弃上清液。

10.3.3 将离心管从磁力架上取出,加入 50 μL 吸附缓冲液充分重悬磁珠,磁力架上放置 30 s,小心吸弃上清液。

10.3.4 将离心管从磁力架上取出,加入 100 μL 吸附缓冲液充分重悬磁珠。

10.3.5 将 10.3.1 所得 RNA 溶液全部转移至 10.3.4 的离心管中,轻柔混合,使磁珠与 RNA 溶液充分混匀,室温放置 3 min~5 min。将离心管置于磁力架上 1 min,小心吸弃上清液。

10.3.6 将离心管从磁力架上取出,加入 100 μL 漂洗缓冲液重悬磁珠,磁力架上放置 1 min,小心吸弃上清液(尽量吸尽液体)。

10.3.7 加入 50 μL 10 mmol/L Tris-HCl 充分重悬磁珠,80 ℃加热 2 min 后立即置于磁力架上,待上清澄清后立即将上清液(洗脱下来的 RNA)转移至一干净的无 RNase 的 1.5 mL 离心管中。制备好的 RNA 应尽快进行逆转录。若暂时不能进行逆转录,应于-80 ℃保存备用。

11 逆转录 PCR(RT-PCR)

11.1 逆转录反应体系和反应条件

将贝类样品中提取的 5 种病毒 RNA 混合均匀后同时进行针对 5 种病毒的逆转录。逆转录反应体系和反应条件见表 3。每个反应体系设置两个平行。反应体系中各试剂的量可根据具体情况进行适当的调整。以目的病毒 RNA 作为阳性对照,以不含目的病毒的贝类 RNA 作为阴性对照,以水代替模板作为空白对照。

表 3 逆转录反应体系和反应条件

反应液组成	加样量/μL
逆转录混合引物(10 μmol/L)	1
随机引物	2
dNTP(10 mmol/L)	1
样品总 RNA	6
混匀,65 ℃加热 5 min,冰浴 5 min	
缓冲液(10×)	2
$MgCl_2$(25 mmol/L)	4

表 3（续）

反应液组成	加样量/μL
DTT(0.1 mol/L)	2
RNase OUT (40 U/μL)	1
反转录酶	1
混匀,25 ℃ 10 min,42 ℃ 50 min,70 ℃ 15 min,4 ℃保温	

11.2 多重 PCR 反应体系

11.2.1 甲肝病毒与星状病毒多重 PCR 反应体系见表 4。

表 4 甲肝病毒与星状病毒多重 PCR 反应体系

成　　分	加样量/μL
PCR 缓冲液(10×)	2
$MgCl_2$(25 mmol/L)	2
dNTP(10 mmol/L)	1.6
HAV-F(未标记 5 μmol/L)和 HAsV-F(未标记 5 μmol/L)	各 0.2
HAV-R(荧光标记 40 μmol/L)和 HAsV-R(荧光标记 40 μmol/L)	各 0.5
cDNA	3
LA-TagE(5 U/μL)	0.2
水	9.8

11.2.2 诺如病毒 GⅠ型、GⅡ型和轮状病毒多重 PCR 反应体系见表 5。

表 5 诺如病毒 GⅠ型、GⅡ型和轮状病毒多重 PCR 反应体系

成　　分	加样量/μL
PCR 缓冲液(10×)	2
$MgCl_2$(25 mmol/L)	2
dNTP(10 mmol/L)	1.6
GⅠ-SKF(未标记 5 μmol/L),GⅡ-SKF(未标记 5 μmol/L)和 RotavirusA_F(荧光标记 40 μmol/L)	RotavirusA_F 0.5,其余各 0.2
GⅠ-SKR(荧光标记 40 μmol/L),GⅡ-SKR(荧光标记 40 μmol/L)和 RotavirusA_R(未标记 5 μmol/L)	RotavirusA_R 0.2,其余各 0.5
cDNA	3
LA-Tag E(5 U/μL)	0.2
水	9.1

11.2.3 PCR 反应参数如下：

94 ℃ 10 min;94 ℃ 30 s,49 ℃ 30 s,72 ℃ 30 s,40 个循环;72 ℃ 5 min。

注：不同仪器可根据仪器要求将反应参数作适当调整。

11.2.4 PCR 产物的琼脂糖凝胶电泳检测(根据需要进行)

可以将 11.2.3 中所得 PCR 产物直接用于芯片杂交;也可以将 PCR 产物进行电泳,检查扩增结果后进行芯片杂交。将适量 50×TAE 稀释成 1×TAE 溶液,配制溴化乙锭含量为 0.5 μg/mL 的 1.5%琼脂糖凝胶。取 15 μL PCR 产物,加 1.5 μL 上样缓冲液点样,在琼脂糖凝胶的两边或中间位置点样 DNA 分子量标记,用来判断 PCR 产物片断的大小。电泳电压根据电泳槽的长度来确定,一般控制在

3 V/cm～5 V/cm，当电泳指示剂溴酚蓝移动到凝胶边缘时关闭电源，电泳结果检测采用凝胶成像系统。

注：芯片杂交反应比 PCR 反应灵敏度高 10 倍左右，PCR 检测结果没有明显扩增条带，进行芯片杂交时，也可能有较强的杂交信号。

12 芯片杂交

12.1 芯片杂交体系

将 11.2.1 和 11.2.2 所得 PCR 产物进行等体积混合。按表 6 配制杂交液，充分混匀，3 000g 离心 30 s。

表 6 病毒芯片杂交体系

成　分	加样量/μL	终浓度
20×SSC	1.8	3.0×
10% SDS	0.24	0.2%
甲酰胺	3.0	25.0%
50×Denhardt's	1.2	5.0×
Y5 基因 PCR 产物	0.5	—
PCR 产物	5.26	—
总体积	12.0	—
注：每个点阵 12 μL。一张芯片共 4 个点阵，可以杂交四份样本。		

12.2 芯片杂交

12.2.1 PCR 产物变性

将配制好的 12.1 的杂交体系在 95 ℃，变性 3 min，立即置于冰上，冰浴 1 min。

12.2.2 杂交

打开芯片杂交盒，将杂交盒平放在桌面上，在杂交盒底部凹槽内加入约 80 μL 灭菌水。将芯片正面朝上(围栏面朝上，标签朝向操作者)放入杂交盒内两个定位销之间；放上芯片盖片，注意有凸台的一面朝向芯片，上端先接触芯片，再缓缓盖下；然后用移液器通过盖片加样孔缓慢注入 12 μL 变性后的杂交液，杂交液会凭借液体表面张力在盖片下面的凸台和芯片表面之间形成一道液膜。注意不要振动盖片或芯片以避免破坏液膜。盖紧杂交盒盖。放入 42 ℃恒温水浴中，静置，杂交 2 h 或过夜均可(参见附录第 C.5 章)。

12.2.3 洗片

将洗液Ⅰ和洗液Ⅱ在 42 ℃，预热 30 min。从杂交盒中取出芯片，将芯片放入预热好的洗液Ⅰ中，42 ℃水平摇床 90 r/min 振荡清洗 4 min；再转入预热好的洗液Ⅱ中，42 ℃，水平摇床 90 r/min，振荡清洗 4 min；最后用 42 ℃预热好清水清洗一次，清洗后的芯片放在 50 mL 锥形离心管中(标签纸端朝下)，1 500g 离心 1 min，以除去玻片表面的液体，此时的芯片可以进行扫描。

12.2.4 芯片扫描及结果判读

使用微阵列芯片扫描仪进行扫描分析。

13 结果的判定标准

13.1 信号值≥背景信号平均值+4×背景信号值标准差，且信号值≥阴性对照信号平均值+4×阴性对照信号值标准差，探针杂交结果为阳性。

13.2 背景信号平均值+2×背景信号值标准差<信号值<背景信号平均值+4×背景信号值标准差，

且阴性对照信号平均值+2×阴性对照信号值标准差<信号值<阴性对照信号平均值+4×阴性对照信号值标准差，重新进行杂交，杂交结果与前一次一致，报告阳性；杂交结果与阴性结果一致，报告阴性结果；

13.3 信号值≤背景信号平均值+2×背景信号值标准差，且信号值≤阴性对照信号平均值+2×阴性对照信号值标准差，探针杂交结果为阴性。

14 结果报告

14.1 若芯片检测结果为阴性，则结果报告为未检出相应的病毒。

14.2 若芯片检测结果为阳性，则结果报告为检出相应的病毒。

15 安全措施

为了保护试验室人员的安全，所有培养物和废弃物应小心处置。并按 GB 19489 中有关规定执行。

附 录 A
(规范性附录)
溶液的配制与容器的处理

A.1 溶液的配制

A.1.1 匀浆缓冲液1:含0.1 mol/L磷酸氢二钠,0.3 mol/L氯化钠。

磷酸氢二钠	14.2 g
氯化钠	17.5 g
去离子水	800 mL
5 mol/L氢氧化钠溶液	调pH 9.6

加去离子水至1 000 mL,加DEPC至终浓度为0.05%,37 ℃温育过夜;121 ℃,15 min灭菌。

A.1.2 匀浆缓冲液2:含0.1 mol/L甘氨酸,0.3 mol/L氯化钠,pH 9.5

甘氨酸	7.5 g
氯化钠	17.5 g
去离子水	800 mL
5 mol/L氢氧化钠溶液	调pH 9.5

加去离子水至1 000 mL,加DEPC至终浓度为0.05%,37 ℃温育过夜;121 ℃,15 min灭菌。

A.1.3 PEG8000溶液:含16%(质量浓度)PEG8000,0.525 mol/L氯化钠

PEG8000	80.0 g
氯化钠	15.3 g

加双蒸水至500 mL,加DEPC至终浓度为0.05%,37 ℃温育过夜;121 ℃,15 min灭菌。

A.1.4 DEPC水

去离子水1 000 mL,加0.05%DEPC,37 ℃温育过夜,121 ℃,15 min灭菌;或直接购买无RNase超纯水。

A.1.5 TAE电泳缓冲液(50×)配制

羟基甲基氨基甲烷(Tris)	242.0 g
冰乙酸	57.1 mL
0.5 mol/L EDTA,pH 8.0	100 mL

加双蒸水至1 000 mL,121 ℃,15 min灭菌备用。

A.1.6 溴化乙锭(EB)溶液

溴化乙锭	10 mg
灭菌双蒸水	20 mL

将溴化乙锭充分溶解于双蒸水中,分装于1.5 mL离心管中,避光保存。

A.1.7 1.5%琼脂糖凝胶的配制

琼脂糖	1.5 g
1×TAE电泳缓冲液	100 mL

混合后加热完全熔化,待冷至50 ℃~60 ℃时,加溴化乙锭(EB)溶液2 μL,轻轻晃动摇匀,避免产生气泡,将梳子置入电泳槽中,将琼脂糖溶液倒入电泳板上,凝固后取下梳子(约需30 min),备用。

A.1.8 磷酸盐缓冲液(Phosphate buffered saline PBS)

氯化钠	7.650 g
无水磷酸氢二钠	0.724 g

磷酸二氢钠 0.210 g

蒸馏水 1 000 mL

将各种成分溶解于蒸馏水中，用 1 mol/L 氢氧化钠调 pH 至 7.4，121 ℃高压灭菌 15 min，备用。

A.1.9 10×加样缓冲液

聚蔗糖 25 g

溴酚蓝 0.1 g

二甲苯青 0.1 g

灭菌双蒸水 100 mL

A.2 无 RNase 容器的处理

A.2.1 配制溶液用的超纯水、玻璃器皿，移液器吸头和药勺等用具应无 RNase。在操作过程中应始终佩戴一次性无粉尘的乳胶手套，注意经常更换手套，以避免 RNase 污染。

A.2.2 离心管、移液器吸头、剪刀和镊子等器具，应用 0.05%的 DEPC 水，室温浸泡过夜，灭菌、烘干；或直接购买无 RNase 的相应规格产品。

A.2.3 玻璃器皿应在 240 ℃，烘烤 4 h，去除 RNase。

附 录 B
（资料性附录）
贝类病毒核酸纳米磁珠提取试剂盒

B.1 试剂盒的组成

试剂盒的组成见表B.1。

表 B.1 试剂盒的组成

组成成分(50 tests/盒)	体 积
纳米磁珠	2.5 mL
结合缓冲液	100 mL
核酸释放液	5 mL
使用说明书	1份

B.2 说明

B.2.1 纳米磁珠使用前需用结合缓冲液清洗2遍。

B.2.2 结合缓冲液用0.05% DEPC处理的PBS缓冲液(pH 6.0)。

B.2.3 核酸释放液为含有0.05%吐温(吐温-80)的无RNase水。

B.3 使用注意事项

B.3.1 试剂盒应于4 ℃保存，有效期为12个月。

B.3.2 结合缓冲液和核酸释放缓冲液在使用过程中应避免RNase污染。

B.3.3 吸取纳米磁珠时，建议用进口枪头，减少枪头对纳米磁珠的粘附，以免影响检测效果。

B.3.4 结合缓冲液悬浮沉淀时，避免过多的泡沫产生。在纳米磁珠和病毒结合后，应先移除上清液中的泡沫，再彻底移除结合过程中的上清液，减少泡沫对后续实验的影响。

B.3.5 由于样品的不同，加热裂解后得到的核酸释放液表面可能会悬浮一些纳米磁珠，在进行反转录时，应避免把过多的纳米磁珠带入到反转录反应体系中。如果最后得到的核酸释放液表面有纳米磁珠悬浮，可以先用枪头在液体表面晃动几下，纳米磁珠粘附于枪头上，然后再换新枪头进行下一步操作。

B.3.6 反应液分装时应尽量避免产生气泡，上机前注意检查各反应管是否盖紧，以免荧光物质泄露污染仪器。

B.3.7 阳性样品中模板浓度较高，检测过程中最好单独配制反应体系，避免交叉污染。

注：该试剂盒由北京金纳信生物科技有限公司生产，也可以使用等效的其他产品。

附　录　C
（资料性附录）
晶芯食源性病毒检测芯片试剂盒

C.1　试剂盒组成

试剂盒组成见表 C.1。

表 C.1　试剂盒组成

编　　号	组分名称	数　　量	保存条件
1	甲酰胺	100 μL	2 ℃～8 ℃避光
2	50×Denhardt's	100 μL	2 ℃～8 ℃避光
3	Y5 基因 PCR 产物	100 μL	20 ℃
4	20×SSC	100 mL	室温
5	10％SDS	20 mL	室温
6	检测芯片	4 片	2 ℃～8 ℃
7	芯片盖片	4 片	2 ℃～8 ℃
8	GV 电泳染色液	10 μL	2 ℃～8 ℃
9	去核酸酶灭菌水	1.5 mL	－20 ℃
10	说明书	1 份	

C.2　注意事项

C.2.1　使用前请仔细阅读说明书。

C.2.2　实验操作时注意安全防护，应在规定的实验场所进行，穿戴防护衣、一次性手套和口罩等，所有直接接触过病毒的物品应消毒后再丢弃或再次使用。

C.2.3　PCR 实验时应设置实验的阳性对照和阴性对照，且应在超净工作台中进行。

C.2.4　PCR 产物应避光保存，杂交后余下的产物应保存至检测完成后再丢弃。

C.2.5　检测芯片使用前应提前从 4 ℃保存处取出，放至室温后再开封使用。

C.2.6　芯片加样时，移液器需垂直于芯片表面，切勿将气泡带入芯片。

C.2.7　芯片杂交时应保持环境的清洁，切勿让灰尘污染芯片。

C.2.8　杂交 PCR 产物后洗片时要严格控制洗液温度，洗片盒及洗液要保持清洁，更换洗液及离心时操作要尽快，以减少芯片在空气中暴露的时间。

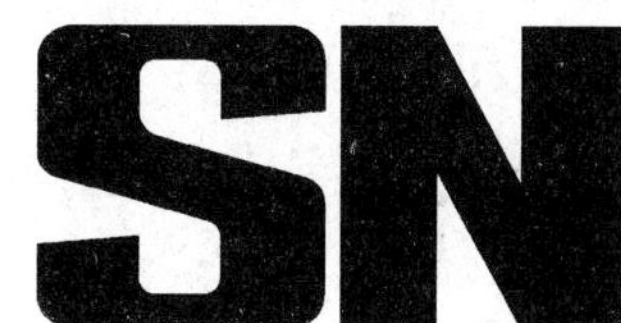

中华人民共和国出入境检验检疫行业标准

SN/T 2519—2010

贝类中星状病毒检测方法 普通PCR和实时荧光PCR方法

Determination of astrovirus in shellfish—Conventional RT-PCR and real-time RT-PCR method

2010-03-02 发布　　　　2010-09-16 实施

中华人民共和国国家质量监督检验检疫总局 发布

前　言

本标准的附录 A 为规范性附录，附录 B 和附录 C 为资料性附录。

本标准由国家认证认可监督管理委员会提出并归口。

本标准起草单位：中华人民共和国北京出入境检验检疫局、国家认监委认证认可技术研究所、国家质量监督检验检疫总局标准法规中心、北京金纳信生物科技有限公司。

本标准的主要起草人：曾静、魏海燕、杨光、范爱红、饶红、江明、聂棱、张西萌。

本标准系首次发布的出入境检验检疫行业标准。

贝类中星状病毒检测方法
普通 PCR 和实时荧光 PCR 方法

1 范围

本标准规定了贝类中星状病毒的普通 RT-PCR 和实时荧光 RT-PCR 检测方法。

本标准适用于贝类中星状病毒的检测;食物中毒样品中星状病毒的检测可参照使用。

2 规范性引用文件

下列文件中的条款通过本标准的引用而成为本标准的条款。凡是注日期的引用文件,其随后所有的修改单(不包括勘误的内容)或修订版均不适用于本标准,然而,鼓励根据本标准达成协议的各方研究是否可使用这些文件的最新版本。凡是不注日期的引用文件,其最新版本适用于本标准。

GB/T 6682 分析实验室用水规格和试验方法

GB 19489 实验室 生物安全通用要求

SN/T 1193 基因检验实验室技术要求

3 术语、定义和缩略语

下列术语、定义和缩略语适用于本标准。

3.1 术语和定义

3.1.1

星状病毒 astrovirus

属于星状病毒科,星状病毒属。病毒颗粒呈球形,无包膜,直径为 28 nm~30 nm。病毒基因组为单股正链 RNA,长 6.8 kb,3'端有 polyA 尾。

3.1.2

Ct 值 cycle threshold

每个反应管内的荧光信号到达设定的阈值时所经历的循环数。

3.1.3

纳米磁珠 magnetic nanoparticles

利用纳米技术将磁性材料如 Fe_3O_4 制成纳米微粒,大小介于原子簇与一般微粒子之间(直径一般小于 100 nm),MNP 的量子尺寸效应使之展现出许多特有的性质,如比表面积大、表面活性中心多、表面反应活性高、吸附能力强等,为生物和医学应用研究提供了更加科学的手段。

3.2 缩略语

3.2.1

DEPC diethyl pyrocarbonate

焦碳酸乙二酯。

3.2.2

MNP magnetic nanoparticles

纳米磁珠。

3.2.3

PEG　polyethylene glycol

聚乙二醇。

3.2.4

RNase　ribonuclease

核糖核酸酶或 RNA 酶。

3.2.5

bp　base pair

碱基对。

4 方法原理

在偏碱性甘氨酸缓冲液中通过物理研磨的方式对贝类消化组织进行均质，并通过温育促进病毒颗粒的释放，利用 PEG8000 沉降病毒。然后一方面可以采用 Trizol-reagent 或其他等效裂解液提取总 RNA，并进一步使用包被了 oligo-dT 的磁珠与星状病毒 RNA 3'端的 polyA 特异结合，纯化病毒 RNA；另一方面也可采用纳米磁珠直接从 PEG 沉降后的病毒悬液中富集病毒粒子，吸附于纳米磁珠上的病毒粒子经高温裂解，释放出病毒 RNA，无需进一步纯化。上述两种提取病毒 RNA 的方法分别称为 GPTT 法(Glycine-PEG-Trizol-oligo dT)和纳米磁珠法。最后利用普通 RT-PCR 和实时荧光 RT-PCR 进行检测。

5 试剂

除有特殊说明外，所有实验用试剂均为分析纯；实验用水符合 GB/T 6682 中一级水的要求。

5.1 匀浆缓冲液：甘氨酸缓冲液(pH 9.6)，见附录 A.1.1。

5.2 PEG8000 溶液：见附录 A.1.2。

5.3 裂解液：Trizol-reagent 或其他等效产品。

5.4 三氯甲烷。

5.5 异丙醇。

5.6 无 RNase 去离子水：见附录 A.1.3。

5.7 75%乙醇：见附录 A.1.4。

5.8 Poly(dT)磁珠：Dynabeads®mRNA Purification kit[1)]，包括 Oligo(dT)$_{25}$ 磁珠、吸附缓冲液(见附录 A.1.5)、漂洗缓冲液(见附录 A.1.6)以及 10 mmol/L Tris-HCl(pH 7.5)。

5.9 病毒核酸纳米磁珠提取试剂盒：包括纳米磁珠、结合缓冲液以及核酸释放液(北京金纳信生物科技有限公司，Q/HDJNX001-2008)[1)]。参见附录 B。

5.10 RNA 逆转录试剂盒：SuperScript Ⅲ First-Strand Synthesis System for RT-PCR(Invitrogen Cat. No. 18080-051)或其他等效产品[1)]。

5.11 荧光 PCR 混合液试剂盒：Universal PCR Master Mix(ABI 4304437)或其他等效产品[1)]。

5.12 DNA 相对分子质量标记：100 bp～2 000 bp。

5.13 *Taq* 酶：TaKaRa(Code No. R10T1 或其他等效产品)[1)]。

5.14 dNTP：各含 2.5 mmol/L dATP，dTTP，dCTP，dGTP。

5.15 50×TAE 缓冲液：见附录 A.1.7。

5.16 溴化乙锭溶液(10 μg/μL)：见附录 A.1.8。

---

1) 给出这一信息是为了方便本标准使用者，并不表示只认可该产品。如果其他等效产品具有相同的效果，则可使用等效产品。

5.17 含 0.5 μg/mL 溴化乙锭的 1.5%琼脂糖凝胶:见附录 A.1.9。

5.18 10×上样缓冲液:见附录 A.1.10。

5.19 焦碳酸乙二酯。

5.20 阳性对照:星状病毒阳性样本,或者选用含有星状病毒目的基因的质粒作为阳性对照,星状病毒目的基因序列参见附录 C。

5.21 引物和探针:普通 RT-PCR 和实时荧光 RT-PCR 共用同一套引物;引物和探针核苷酸序列详见表 1。用无 RNase 的去离子水配制成 100 μmol/L 的贮存液。

表 1 普通 RT-PCR 和实时荧光 RT-PCR 检测所用引物和探针

引物/探针名称	序列(5'-3')	作用	扩增片段大小/bp
AstU1(+)	AAGCAGGTAACTGTTGAGGTC	上游引物	218
AstU2(+)	AAGCAAGTCACTGTTGAGGTC	上游引物	
AstU3(+)	AAGCAAGTCACTGTTGAGGTTA	上游引物	
AstU4(+)	AAGGAAGTCACTGTGGAGGT	上游引物	
AstL1(−)	GGTTTTGGTCCTGTGACAC	下游引物	
AstL2(−)	CTGGTTTAGGTCCTGTGACAC	下游引物	
AstP1(−)	FAM-TCAACGTGTCCGTAACATTGTCAATAA-TAMRA	探针	
AstP2(−)	FAM-TCAGCGTGTCCGTAAAATTGTCAATAA-TAMRA	探针	
AstP3(−)	FAM-TCAACGTGTCCGTAACATTGTCACTAA-TAMRA	探针	
AstP4(−)	FAM-AATCAACGTGTCCGTAAAATTGTCAATAA-TAMRA	探针	
注 1:引物和探针设计参照 1 型星状病毒 Oxford 病毒株衣壳蛋白编码基因 5'端序列,基因库(GenBank)检索号 L23513.1。 注 2:实时荧光 PCR 探针的 5'端用 FAM 进行标记,3'端用 TAMRA 进行标记,也可以根据情况用其他基团进行标记。			

6 仪器与设备

6.1 组织匀浆器。

6.2 PCR 仪。

6.3 实时荧光 PCR 仪。

6.4 凝胶成像系统。

6.5 空气浴振荡摇床:37 ℃±1 ℃,200 r/min。

6.6 涡流混匀器。

6.7 电泳仪。

6.8 酸度计。

6.9 电子天平:量程 2 kg,感量 0.1 g。

6.10 高速冷冻离心机:4 ℃,10 000g。

6.11 微量可调加样器:10 μL,200 μL,1 000 μL。

6.12 低温冰箱:−20 ℃和−80 ℃。

6.13 无 RNase 的玻璃容器:见附录 A.2.1。

6.14 无 RNase 离心管:1 mL、2 mL 和 50 mL,见附录 A.2.2。

6.15 无 RNase PCR 管:200 μL,见附录 A.2.2。

6.16 无 RNase 液器吸头:10 μL、200 μL 和 1 000 μL,见附录 A.2.2。

6.17 磁性抽提架:适用于 1.5 mL 离心管。

6.18 无菌剪子和镊子。

6.19 磁力搅拌器。

6.20 生物安全柜。

7 实验室要求

实验室设施应达到 SN/T 1193 的要求。

8 星状病毒检测流程

图 1 为贝类中星状病毒的检验流程图。

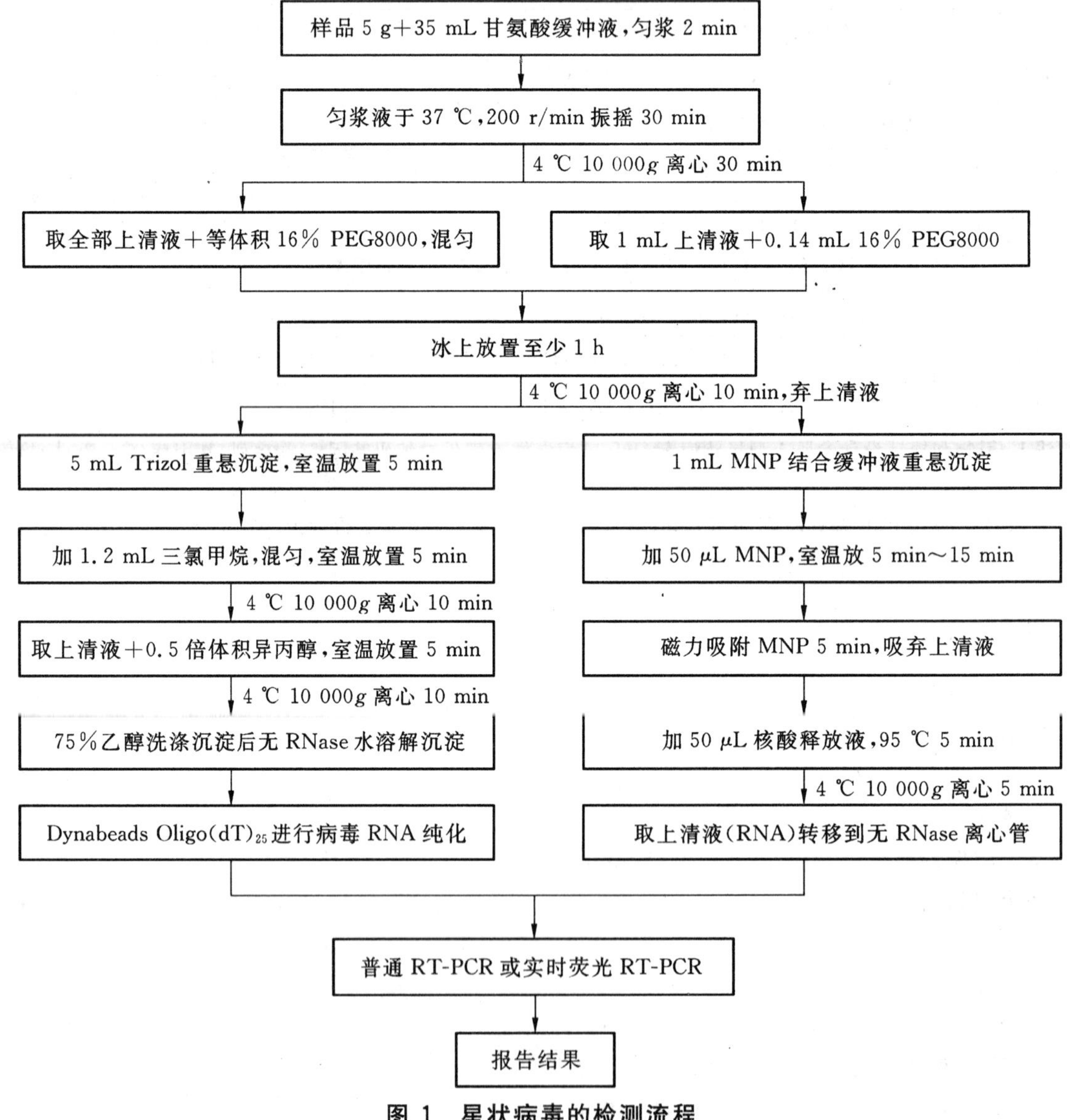

图 1 星状病毒的检测流程

9 制取样方法

9.1 样品的运输与保存

储存和运输过程中保持样品温度在 0 ℃~5 ℃。实验室接到样品后应尽快进行检测。如果暂时不能检测应将样品保存于－80 ℃冰箱中，避免样品的反复冻融。

9.2 取样

首先用灭菌蒸馏水将贝壳表面的污泥清洗干净，打开贝壳后，倒掉腔内的液体，使用灭菌消毒的剪刀和镊子取贝类消化腺组织 5 g。

9.3 制样

9.3.1 在 5 g 消化腺组织中加入 35 mL 匀浆缓冲液（pH 9.6），匀浆器充分匀浆 2 min。

9.3.2 将匀浆液置于 37 ℃空气浴振荡摇床中，200 r/min 振荡 30 min；4 ℃，10 000*g*，离心 30 min。

10 病毒的检测

10.1 GPTT 法提取病毒 RNA

10.1.1 将 9.3.2 上清液全部移至无 RNase 的 50 mL 离心管中（可以分装于 2 个 50 mL 离心管），加入等体积 16％的 PEG8000 溶液（PEG 终浓度为 8％），颠倒混匀。冰上放置至少 1 h。4 ℃，10 000*g*，离心 10 min，弃上清液。

10.1.2 加入 5 mL Trizol-reagent，用枪头吹打或剧烈涡旋振荡的方式使沉淀充分溶解，室温放置 5 min。

10.1.3 将溶解的沉淀转移至 10 mL 或 15 mL 无 RNase 的离心管中，加入 1.2 mL 三氯甲烷，剧烈涡旋混匀 1 min，室温放置 5 min。

10.1.4 4 ℃，10 000*g* 离心 10 min，小心吸取上清液至无 RNase 的 10 mL 离心管中。加入 0.5 倍体积异丙醇，上下颠倒充分混匀后室温放置 5 min。

10.1.5 4 ℃，10 000*g* 离心 10 min，弃上清液，用预冷的 75％乙醇洗涤沉淀。

10.1.6 加入 100 μL 无 RNase 去离子水，60 ℃加热 5 min～10 min，使沉淀完全溶解，得到总 RNA。

10.1.7 按照 Dynabeads®Oligo(dT)$_{25}$使用说明从总 RNA 中纯化病毒 RNA，也可按照其他等效产品说明书进行：

a) 将 10.1.6 所得的 RNA 溶液置于 65 ℃温育 2 min，立即置于冰上（打开二级结构）；
b) 磁珠的处理：取 50 μL 充分悬浮的 Dynabeads Oligo(dT)$_{25}$磁珠至 1.5 mL 无 RNase 离心管中，磁性抽提架上放置 30 s，吸弃上清液。加 50 μL 吸附缓冲液充分重悬、洗涤磁珠，磁性抽提架上放置 30 s，吸弃上清液。重复洗涤一次，最终以 100 μL 吸附缓冲液重悬磁珠。
c) 将 10.1.7.2 所得的 100 μL 磁珠加入 10.1.7.1 的 RNA 溶液中，充分混匀，室温放置 3 min～5 min。将离心管置于磁性抽提架上 1 min，吸弃上清液。
d) 加入 100 μL 漂洗缓冲液重悬磁珠，磁性抽提架上放置 1 min，吸弃上清液（尽量吸尽液体）。
e) 加入 50 μL 10 mmol/L Tris-HCl 充分重悬磁珠，80 ℃加热 2 min 后立即于磁性抽提架上放置 1 min，将上清液移至无 RNase 的 1.5 mL 离心管中，即纯化的病毒 RNA。

10.2 纳米磁珠法提取病毒 RNA

10.2.1 取 9.3.2 上清液 1 mL 转移到 2 mL 离心管中，加入 0.14 mL 16％PEG8000 溶液（PEG 终浓度为 2％），颠倒 5 次混匀。冰上放置至少 1 h。

10.2.2 4 ℃，10 000*g*，离心 10 min，弃上清液，向沉淀中加入 1 mL 结合缓冲液，涡流混匀，尽量使沉淀充分溶解。

10.2.3 纳米磁珠的处理：取 50 μL 充分悬浮的纳米磁珠至 1.5 mL 无 RNase 的离心管中，按照 10.1.7b)的方法利用结合缓冲液洗涤纳米磁珠两次，最终将其重悬于 50 μL 结合缓冲液中。

10.2.4 将 10.2.3 的纳米磁珠加入 10.2.2 的悬液中，充分混匀，室温下放置 5 min～15 min，每隔 1 min～2 min，颠倒混匀几次。

10.2.5 将离心管放置于磁性抽提架上，吸附纳米磁珠 5 min，弃上清液。

10.2.6 加入 50 μL 核酸释放液，使磁珠充分悬浮，95 ℃加热 5 min，立即置于冰上冷却 1 min。4 ℃，

10 000 *g* 离心 5 min，将含有病毒 RNA 的上清液转移至无 RNase 的 1.5 mL 离心管中，进行普通或实时荧光 RT-PCR 检测，也可暂时于－80 ℃冰箱保存备用。

10.3 星状病毒的定性检测

星状病毒的定性检测采用普通 RT-PCR 和两步法实时荧光 RT-PCR 方法。

10.3.1 逆转录

使用 Superscript Ⅲ first-strand synthesis system for RT-PCR 试剂盒进行逆转录反应，反应体系及反应条件见表 2，反应体系中各试剂的量可根据具体情况进行适当的调整。

表 2 逆转录反应体系与反应条件

名　称	工作液浓度	终浓度	加样量/μL
dNTP	10 mmol/L	0.5 mmol/L	1
下游引物 AstL1	10 μmol/L	0.5 μmol/L	1
下游引物 AstL2	10 μmol/L	0.5 μmol/L	1
RNA	—	—	5
水	—	—	2
上述混合物于 65 ℃，温育 5 min；立即置于冰上 1 min。			
缓冲液	10×	1×	2
$MgCl_2$	25 mmol/L	5 mmol/L	4
DTT	0.1 mol/L	10 mmol/L	2
RNaseOUT	40 U/μL	2 U/μL	1
SuperScript Ⅲ	200 U/μL	10 U/μL	1
总体积	—	—	20
逆转录反应条件：50 ℃，50 min；85 ℃，5 min；立即置于冰上，此时得到的是病毒 cDNA。			

10.3.2 普通 PCR 方法

10.3.2.1 普通 RT-PCR 反应体系

普通 RT-PCR 反应体系见表 3。以星状病毒 cDNA 或含星状病毒目的基因的质粒作为阳性对照，以不含有星状病毒的贝类 cDNA 作为阴性对照，以水代替模板作为空白对照，每个反应体系设置两个平行，反应体系浓度可做相应调整。

表 3 普通 RT-PCR 反应体系

名　称	储存液浓度	终浓度	加样量
PCR 缓冲液	10×	1×	2.5 μL
dNTP	2.5 mmol/L	200 μmol/L	2 μL
上游引物(AstU1～4)	10 μmol/L	0.4 μmol/L	4 条上游引物各加 1 μL
下游引物(AstL1～2)	10 μmol/L	0.4 μmol/L	2 条下游引物各加 1 μL
Taq 酶	5 U/μL	0.04 U/μL	0.2 μL
cDNA	—	—	5 μL
无菌水	—	—	9.3 μL
总体积	—	—	25 μL

10.3.2.2 普通 RT-PCR 反应循环参数

普通 RT-PCR 反应循环参数见表 4，不同仪器可根据仪器要求将反应参数作适当调整。

表 4 普通 RT-PCR 反应参数

变性	扩增条件	循环次数	延伸
94 ℃ 4 min	94 ℃,3 s	40	72 ℃,5 min
	53 ℃,30 s		
	72 ℃,45 s		

10.3.2.3 **PCR 产物的琼脂糖凝胶电泳检测**

将适量 50×TAE 稀释成 1×TAE 溶液,配制溴化乙锭含量为 0.5 μg/mL 的 1.5%琼脂糖凝胶。取 15 μL PCR 产物,加 1.5 μL 上样缓冲液点样,在琼脂糖凝胶的两边或中间位置点样 DNA 分子量标记,用来判断 PCR 产物片断的大小。电泳电压根据电泳槽的长度来确定,一般控制在 3 V/cm～5 V/cm,当电泳指示剂溴酚蓝移动到凝胶边缘时关闭电源,电泳结果检测采用凝胶成像系统。

10.3.3 **实时荧光 PCR 检测**

10.3.3.1 **实时荧光 PCR 反应体系**

使用 Universal PCR Master Mix(ABI 4304437)试剂盒进行两步法实时荧光 RT-PCR,实时荧光 RT-PCR 反应体系见表 5,也可使用其他等效的荧光 PCR 检测试剂盒。以星状病毒 cDNA 或含星状病毒目的基因的质粒作为阳性对照,以不含有星状病毒的贝类 cDNA 作为阴性对照,以水代替模板作为空白对照,每个反应体系设置两个平行,反应体系浓度可做相应调整。

表 5 实时荧光 RT-PCR 反应体系

名　　称	储存液浓度	终浓度	加样量
Universal PCR Master Mix	2×	1×	12.5 μL
上游引物(AstU1～4)	10 μmol/L	0.4 μmol/L	各 1 μL
下游引物(AstL1～2)	10 μmol/L	0.4 μmol/L	各 1 μL
探针(AstP1～4)	10 μmol/L	0.04 μmol/L	各 0.1 μL
cDNA	—	—	5 μL
水(无 RNase)	—	—	1.1 μL
总体积	—	—	25 μL

10.3.3.2 **实时荧光 PCR 反应循环参数**

实时荧光 PCR 反应参数见表 6。

表 6 实时荧光 RT-PCR 反应参数

UNG 酶作用	热启动	扩增条件	循环次数
50 ℃ 2 min	95 ℃,10 min	95 ℃,15 s	40
		60 ℃,1 min	
注:不同仪器可根据仪器要求将反应参数作适当调整。			

11 结果判定及表述

11.1 普通 PCR 结果的判定

11.1.1 **对照结果**

a) 阳性对照:有扩增条带;

b) 阴性对照:无扩增条带;

c) 空白对照:无扩增条带;

d) 否则,实验视为无效。

11.1.2 **检测结果判定**

11.1.2.1 同时进行的阴性、阳性和空白对照实验结果正常,待检样品无扩增条带,则判断样品中未检出星状病毒。

11.1.2.2 同时进行的阴性、阳性和空白对照实验结果正常,待检样品有扩增条带,进一步通过荧光PCR方法进行验证,荧光PCR方法验证结果为阳性,则可判定样品检出星状病毒;或对PCR产物进行测序分析比对,PCR产物核酸序列与星状病毒cDNA序列相一致,则可判定样品检出星状病毒。

11.2 **荧光PCR结果的判定**

11.2.1 **对照结果**

a) 阳性对照:有荧光增幅现象;

b) 阴性对照:无荧光增幅现象;

c) 空白对照:无荧光增幅现象;

d) 否则,实验视为无效。

11.2.2 **检测结果判定**

11.2.2.1 同时进行的阴性、阳性和空白对照实验结果正常,待检样品无荧光增幅现象,则判断样品中未检出星状病毒。

11.2.2.2 同时进行的阴性、阳性和空白对照实验结果正常,待检样品有明显的荧光增幅曲线,且Ct值≤35时,则判断样品中检出星状病毒。

11.2.2.3 同时进行的阴性、阳性和空白对照实验结果正常,待检样品荧光增幅曲线的Ct值介于35和40之间时,应重新进行实时荧光RT-PCR检测。若重新检测的Ct值≥40时,则判断样品中未检出星状病毒。若重新检测的Ct值仍介于35和40之间,则判断样品中检出星状病毒。

11.3 **结果表述**

11.3.1 根据11.1和11.2描述判定检出星状病毒,则表述为检出星状病毒或星状病毒阳性。

11.3.2 根据11.1和11.2描述判定未检出星状病毒,则表述为未检出星状病毒或星状病毒阴性。

12 安全措施

12.1 实验室安全防护按GB 19489中的规定执行。

12.2 实验中使用的焦碳酸二乙酯具有致癌作用,应戴乳胶或PE手套进行操作。焦碳酸二乙酯具有挥发性,应在通风橱或通风良好的环境中配制和使用;所有使用过的器皿应于121 ℃高压30 min后再进行清洗。

13 防污染措施

检测过程中防污染措施按照SN/T 1193中的规定执行。

附 录 A
（规范性附录）
溶液的配制

A.1 溶液的配制

A.1.1 甘氨酸缓冲液：含 0.1 mol/L 甘氨酸，0.3 mol/L 氯化钠，pH 9.5

甘氨酸（优级纯）	7.50 g
氯化钠	17.55 g
去离子水	800 mL
5 mol/L 氢氧化钠溶液	调 pH 至 9.5

加双蒸水至 1 000 mL，添加 DEPC 至终浓度为 0.05%，37 ℃温育过夜；121 ℃，15 min 灭菌备用。

A.1.2 PEG8000 溶液：含 16%（质量浓度）PEG8000，0.525 mol/L 氯化钠

PEG 8000（优级纯）	80 g
氯化钠	15.34 g

加双蒸水至 500 mL，添加 DEPC 至终浓度为 0.05%，37 ℃温育过夜；121 ℃，15 min 灭菌备用。

A.1.3 无 RNase 去离子水

去离子水	100 mL
DEPC	50 μL

37 ℃温育过夜，121 ℃，15 min 灭菌，或直接购买无 RNase 去离子水。

A.1.4 75%乙醇

无水乙醇	7.5 mL
无 RNase 去离子水	2.5 mL

A.1.5 吸附缓冲液：含 40 mmol/L Tris-HCl (pH 7.5)，4 mmol/L EDTA-Na_2(pH 8.0)，2.0 mol/L 氯化锂

1 mol/L Tris-HCl(pH 7.5)	0.4 mL
5 mol/L 氯化锂	4 mL
0.5 mol/L EDTA-Na_2(pH 8.0)	0.08 mL

加无 RNase 去离子水至 10 mL

A.1.6 漂洗缓冲液：含 10 mmol/L Tris-HCl(pH 7.5)，1 mmol/L EDTA-Na_2(pH 7.5)，0.15 mol/L 氯化锂

1 mol/L Tris-HCl(pH 7.5)	0.1 mL
5 mol/L 氯化锂	0.3 mL
0.5 mol/L EDTA-Na_2(pH 7.5)	0.02 mL

加无 RNase 去离子水至 10 mL

A.1.7 50×TAE 缓冲液：

a) 0.5 mol/L EDTA-Na_2（乙二铵四乙酸二钠）溶液，pH 8.0

EDTA-Na_2 · $2H_2O$	186.1 g
灭菌去离子水	800 mL
5 mol/L 氢氧化钠溶液	调 pH 至 8.0

灭菌去离子水加至 1 000 mL，121 ℃，15 min 灭菌备用。

b) TAE 电泳缓冲液（50×）配制

Tris(羟基甲基氨基甲烷)	242 g
冰乙酸	57.1 mL
0.5 mol/L EDTA 溶液,pH 8.0	100 mL

灭菌去离子水加至 1 000 mL,121 ℃,15 min 灭菌备用,用时用灭菌去离子水稀释至 1× 使用。

A.1.8 EB(溴化乙锭)溶液(10 μg/μL)

EB	20 mg
灭菌去离子水	20 mL

A.1.9 含 0.5 μg/mL EB 的 1.5%琼脂糖凝胶的配制

琼脂糖	1.5 g
1×TAE 电泳缓冲液	100 mL

混合后加热至完全融化,待冷至 55 ℃～60 ℃时,加 EB 溶液 5 μL,轻轻晃动摇匀,避免产生气泡,将梳子置入电泳槽中,然后将琼脂糖溶液倒入电泳板上,待凝固后(需约 40 min),取下梳子备用。

A.1.10 10×加样缓冲液

聚蔗糖	25 g
灭菌去离子水	100 mL
溴酚蓝	0.1 g
二甲苯青	0.1 g

A.2 RNase 的去除

配制溶液所用的去离子水、玻璃容器、微量加样器吸头、药勺等塑料用具应无 RNase。操作过程中应自始至终戴一次性橡胶或乳胶手套,并经常更换,以避免将皮肤上的细菌和真菌以及人体自身分泌的 RNase 污染用具或带入溶液。

A.2.1 玻璃容器应在 240 ℃烘烤 4 h 以去除 RNase。

A.2.2 离心管、微量加样器吸头、药勺等塑料用具应用 0.1%的 DEPC(焦碳酸二乙酯)水室温浸泡过夜,然后灭菌,烘干;或直接购买无 RNase 的相应规格离心管、微量加样器吸头。

附　录　B
（资料性附录）
贝类病毒核酸纳米磁珠提取试剂盒

B.1　试剂盒的组成

试剂盒的组成见表 B.1。

表 B.1　试剂盒的组成

组成成分(50 tests/盒)	体　　积
纳米磁珠	2.5 mL
结合缓冲液	100 mL
核酸释放液	5 mL
使用说明书	1 份

B.2　说明

B.2.1　纳米磁珠使用前需用结合缓冲液清洗 2 遍。
B.2.2　结合缓冲液用 0.05%DEPC 处理的 PBS 缓冲液(pH 6.0)。
B.2.3　核酸释放液为含有 0.05%吐温的无 RNase 水。

B.3　使用时的注意事项

B.3.1　试剂盒应于 4 ℃保存，有效期为 12 个月。
B.3.2　结合缓冲液和核酸释放缓冲液在使用过程中应避免 RNase 污染。
B.3.3　吸取纳米磁珠时，建议用进口枪头，减少枪头对纳米磁珠的粘附，以免影响检测效果。
B.3.4　样品沉淀用结合缓冲液悬浮时，避免过多的泡沫产生。在纳米磁珠和病毒结合后，应先移除上清液中的泡沫，再彻底移除结合过程中的上清液，减少泡沫对后续实验的影响。
B.3.5　由于样品的不同，加热裂解后得到的核酸释放液表面可能会悬浮一些纳米磁珠，在进行反转录时，应避免把过多的纳米磁珠带入到逆转录反应体系中。如果最后得到的核酸释放液表面有纳米磁珠悬浮，可以先用枪头在液体表面晃动几下，纳米磁珠粘附于枪头上，然后再换新枪头进行下一步操作。
B.3.6　反应液分装时应尽量避免产生气泡，上机前注意检查各反应管是否盖紧，以免荧光物质泄露污染仪器。
B.3.7　阳性样品中模板浓度较高，检测过程中最好单独配制反应体系，避免交叉污染。

附 录 C
（资料性附录）
星状病毒目的基因序列（accession no. AB308374.1）

上游引物 AstU1

aagcaggtaactgttgaggtcagtaacaatggccgcaacaggagtaaatcaagggcccgctcacaatctagagg gcgggacagagcagttaaaatcacagttaattcaaaaaacaggactagaagacagcccggacgcggcaaacatc aatcttctcaacgtgtccgtaacattgtcaataagcaactcaggaaacaaggtgtcacaggaccaaaacc

探针 AstP1　　　　下游引物 AstL1

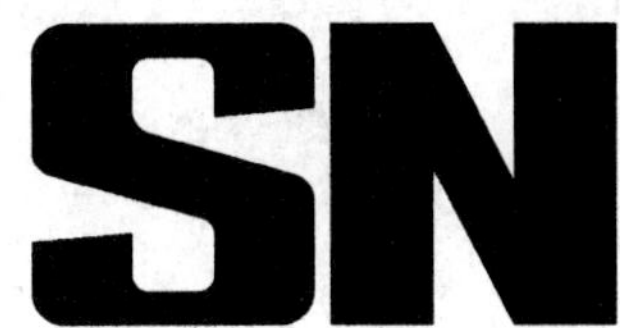

中华人民共和国出入境检验检疫行业标准

SN/T 2520—2010

贝类中A群轮状病毒检测方法 普通PCR和实时荧光PCR方法

Determination of group A rotavirus in shellfish—Conventional RT-PCR and real-time RT-PCR method

2010-03-02 发布　　　　2010-09-16 实施

中华人民共和国国家质量监督检验检疫总局 发布

前　言

本标准的附录 A 为规范性附录，附录 B 为资料性附录。

本标准由国家认证认可监督管理委员会提出并归口。

本标准起草单位：中华人民共和国北京出入境检验检疫局、国家认监委认证认可技术研究所、国家质量监督检验检疫总局标准法规中心、北京金纳信生物科技有限公司。

本标准的主要起草人：曾静、魏海燕、范爱红、饶红、江明、杨光、聂棱、张西萌、马旭。

本标准系首次发布的出入境检验检疫行业标准。

贝类中A群轮状病毒检测方法
普通PCR和实时荧光PCR方法

1 范围

本标准规定了贝类样品中A群轮状病毒的普通RT-PCR和实时荧光RT-PCR检测方法。

本标准适用于贝类中A群轮状病毒的检测;食物中毒样品中A群轮状病毒的检测可参照使用。

2 规范性引用文件

下列文件中的条款通过本标准的引用而成为本标准的条款。凡是注日期的引用文件,其随后所有的修改单(不包括勘误的内容)或修订版均不适用于本标准,然而,鼓励根据本标准达成协议的各方研究是否可使用这些文件的最新版本。凡是不注日期的引用文件,其最新版本适用于本标准。

GB/T 6682 分析实验室用水规格和试验方法

GB 19489 实验室生物安全通用要求

GB/T 27403 实验室质量控制规范 食品分子生物学检测

3 术语、定义和缩略语

下列术语、定义和缩略语适用于本标准。

3.1 术语和定义

3.1.1

轮状病毒 rotavirus

轮状病毒属于呼肠弧病毒科(Reoviridae)、轮状病毒属。病毒颗粒呈球形,直径60 nm~80 nm,双层衣壳,无包膜,负染后在电镜下观察,病毒外形呈车轮状,故名轮状病毒。

3.1.2

Ct值 cycle threshold

每个反应管内的荧光信号到达设定的阈值时所经历的循环数。

3.1.3

纳米磁珠 magnetic nanoparticles

利用纳米技术将磁性材料如Fe_3O_4制成纳米微粒,大小介于原子簇与一般微粒子之间(直径一般小于100 nm),MNP的量子尺寸效应使之展现出许多特有的性质,如比表面积大、表面活性中心多、表面反应活性高、吸附能力强等,为生物和医学应用研究提供了更加科学的手段。

3.2 缩略语

3.2.1

DEPC diethyl pyrocarbonate

焦碳酸乙二酯。

3.2.2

MNP magnetic nanoparticles

纳米磁珠。

3.2.3

PEG polyethylene glycol

聚乙二醇。

3.2.4

RNase　ribonuclease

核糖核酸酶或 RNA 酶。

3.2.5

bp　base pair

碱基对。

4　方法原理

贝类主要将病毒富集在消化腺中，取消化腺组织，加入匀浆缓冲液研磨，通过温育促进病毒粒子释放，利用 PEG8000 使病毒沉降，采用纳米磁珠直接从 PEG8000 沉降后的病毒悬液中富集病毒粒子，吸附于纳米磁珠上的病毒粒子经高温裂解，释放出病毒 RNA，无需进一步纯化，直接用普通 RT-PCR 和实时荧光 RT-PCR 方法进行检测。

5　试剂

所有实验用试剂均为分析纯，所有试剂均用无 RNase 容器分装；除另有说明，实验用水均为去离子水，按 GB/T 6682 的有关规定。

5.1　匀浆缓冲液：磷酸氢二钠缓冲液(pH9.6)，见附录 A.1.1。

5.2　A 群轮状病毒阳性对照样品：轮状病毒阳性样本，或者选用含轮状病毒目的基因的质粒作为普通 RT-PCR 和实时荧光 RT-PCR 的阳性对照，轮状病毒目的基因序列参见附录第 B.1 章和第 B.2 章。

5.3　PEG8000 溶液：见附录 A.1.2。

5.4　RNA 逆转录试剂盒：SuperS cript Ⅲ First-Strand Synthesis System for RT-PCR (Invitrogen Cat. No. 18080-051)[1]或其他等效产品。

5.5　一步法实时荧光 PCR 试剂盒：Superscript Ⅲ Platinum® One-Step Quantitative RT-PCR System with ROX (Invitrogen Cat. No. 11745-100)[1]或其他等效产品。

5.6　荧光 PCR 混合液试剂盒：Universal PCR Master Mix (ABI 4304437)[1]或其他等效产品。

5.7　病毒核酸纳米磁珠提取试剂盒：包括纳米磁珠、结合缓冲液以及核酸释放液(北京金纳信生物科技有限公司，Q/HDJNX00 1-2008)[1]，或其他等效产品，参见附录第 B.3 章。

5.8　DEPC 水：见附录 A.1.7。

5.9　引物和探针：普通 PCR 和实时荧光 PCR 检测用引物和探针序列见表 1 和表 2。根据表 1 和表 2 的序列合成引物和探针，加无 RNase 的 DEPC 水配制成 10 μmol/L 的浓度备用。

表 1　普通 RT-PCR 检测用引物

引物名称	引　物　序　列	扩增片断大小/bp
正义引物 Beg9 反义引物 R4	5’-GGC TTT AAA AGA GAG AAT TTC CGT CTG G-3’ 5’-GAT CCT GTT GGC CAA CC-3’	392
注：普通 PCR 引物核苷酸序列根据轮状病毒 GI 血清型 Wa 病毒株的核苷酸序列设计。基因库(GenBank)检索号：M21843。		

1)　给出这一信息是为了方便本标准使用者，并不表示只认可该产品。如果其他等效产品具有相同的效果，则可使用等效产品。

表 2　实时荧光 RT-PCR 检测引物和探针

引物和探针名称	引物和探针序列	扩增片断大小/bp
正义引物 NVP3-F 反义引物 NVP3-R 探针 NVP3-P	5'-ACC ATC TAC ACA TGA CCC TC-3' 5'-GGT CAC ATA ACG CCC C-3' 5'-FAM-ATG AGC ACA ATA GTT AAA AGC TAA CAC TGT CAA-TAMRA-3'	87
注 1：荧光 PCR 探针和引物的核苷酸序列根据轮状病毒非结构蛋白 3 的序列设计。基因库(GenBank)检索号：X81436 和 EU868888。 注 2：实时荧光 PCR 探针的 5'端用 FAM 进行标记，3'端用 TAMRA 进行标记，也可以根据情况用其他基团进行标记。		

5.10　DNA 分子量标记：100 bp～2 000 bp。

5.11　*Taq* 酶：TaKaRa(Code No. R10T1 或其他等效产品)[1)]。

5.12　dNTP：各含 2.5 mmol/L dATP，dTTP，dCTP，dGTP。

5.13　50×TAE 缓冲液：见附录 A.1.3。

5.14　溴化乙锭溶液(10 μg/μL)：见附录 A.1.4。

5.15　含 0.5 μg/mL 溴化乙锭的 1.5%琼脂糖凝胶：见附录 A.1.5。

5.16　10×上样缓冲液：见附录 A.1.6。

6　仪器与设备

6.1　组织匀浆器。

6.2　PCR 仪。

6.3　实时荧光 PCR 仪。

6.4　凝胶成像系统。

6.5　空气浴振荡摇床：37 ℃±1 ℃，200 r/min。

6.6　涡流混匀器。

6.7　电泳仪。

6.8　酸度计。

6.9　电子天平：量程 2 kg，感量 0.1 g。

6.10　高速冷冻离心机：4 ℃，10 000 g。

6.11　微量可调加样器：10 μL，200 μL，1 000 μL。

6.12　低温冰箱：－20 ℃和－80 ℃。

6.13　无 RNase 的玻璃容器：见附录 A.2.1。

6.14　无 RNase 离心管：1 mL、2 mL 和 50 mL，见附录 A.2.2。

6.15　无 RNase PCR 管：200 μL，见附录 A.2.2。

6.16　无 RNase 液器吸头：10 μL、200 μL 和 1 000 μL，见附录 A.2.2。

6.17　磁性抽提架：适用于 1.5 mL 离心管。

6.18　无菌剪子和镊子。

6.19　磁力搅拌器。

6.20　生物安全柜。

7　实验室要求

实验室设施应达到 GB/T 27403 的要求。

8 轮状病毒检测流程

图 1 为贝类中 A 群轮状病毒的检验流程图。

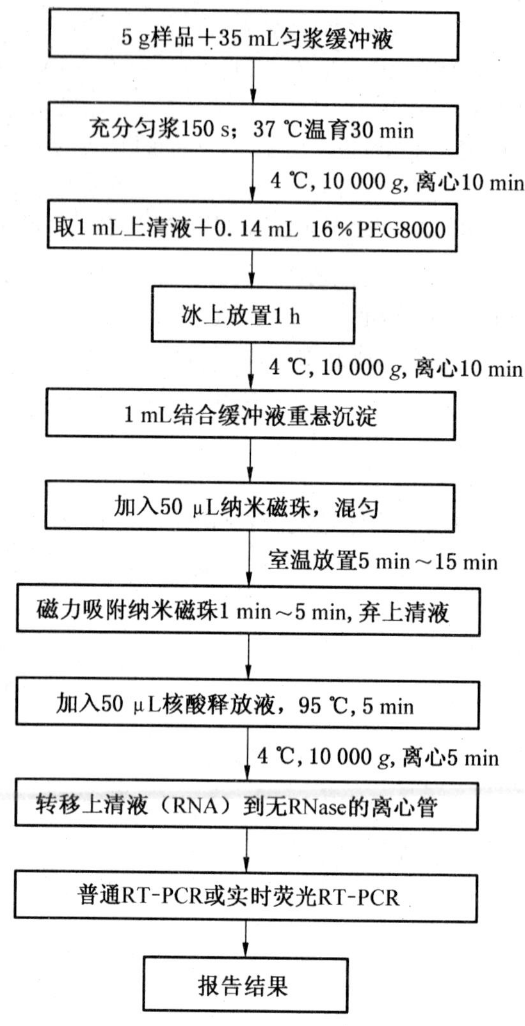

图 1 A 群轮状病毒检测流程

9 样品的制备

9.1 样品的运输与保存

储存和运输过程中保持样品温度在 0 ℃～5 ℃。实验室接到样品后应尽快进行检测。如果暂时不能检测应将样品保存于－80 ℃冰箱中，避免样品的反复冻融。

9.2 取样

首先用灭菌蒸馏水将贝壳表面的污泥清洗干净，打开贝壳后，倒掉腔内的液体，使用灭菌消毒的剪刀和镊子取贝类消化腺组织 5 g。

9.3 制样

9.3.1 在 5 g 消化腺组织中加入 35 mL 匀浆缓冲液(pH9.6)，匀浆器充分匀浆 150 s；将匀浆液置于 37 ℃空气浴振荡摇床中，200 r/min 振荡 30 min；4 ℃，10 000g，离心 10 min。

9.3.2 取 1 mL 上清液转移到 2 mL 离心管中，加入 0.14 mL 16%PEG8000 溶液(PEG 终浓度为 2%)，颠倒 5 次混匀。冰上放置至少 1 h，4 ℃，10 000g，离心 10 min，弃上清液，保留沉淀。

10 病毒的检测

10.1 病毒 RNA 提取

10.1.1 纳米磁珠的处理：使纳米磁珠充分悬浮，取 50 μL 纳米磁珠至 1.5 mL 无 RNase 的离心管中，置磁性抽提架上吸附磁珠 30 s，小心吸弃上清液；同样方法用 50 μL 结合缓冲液洗涤纳米磁珠两次，最终重悬于 50 μL 结合缓冲液中。

10.1.2 向 9.3.2 的沉淀中加入 1 mL 结合缓冲液，涡流混匀，尽量使沉淀充分溶解；加入 50 μL 用结合缓冲液处理过的纳米磁珠，充分混匀，室温下放置 5 min～15 min，每隔 1 min～2 min，颠倒混匀几次。

10.1.3 将离心管放置于磁性抽提架上，吸附纳米磁珠 1 min～5 min，弃上清液。

10.1.4 加入 50 μL 核酸释放液，使磁珠充分悬浮，95 ℃，加热 5 min，使病毒粒子裂解，释放病毒 RNA，立即置于冰上冷却 1 min；4 ℃，10 000*g* 离心 5 min，将含有病毒 RNA 的上清液转移至新的无 RNase 的 1.5 mL 离心管中，进行普通 RT-PCR 或实时荧光 RT-PCR 检测，也可－80 ℃冰箱暂时保存备用。

10.2 轮状病毒的定性检测

轮状病毒的定性检测采用普通 RT-PCR、两步法实时荧光 RT-PCR 或一步法实时荧光 RT-PCR。

10.2.1 逆转录

逆转录反应体系及反应条件见表 3，反应体系中各试剂的量可根据具体情况进行适当调整。

表 3 逆转录反应体系与反应条件

名　称	工作液浓度	终　浓　度	加样量/μL
dNTP	10 mmol/L	0.5 mmol/L	1
下游引物 NVP3-R	10 μmol/L	0.5 μmol/L	1
RNA	—	—	5
水	—	—	3
上述混合物于 65 ℃，温育 5 min；立即置于冰上，放置 1 min。			
缓冲液	10×	1×	2
$MgCl_2$	25 mmol/L	5 mmol/L	4
DTT	0.1 mol/L	10 mmol/L	2
RNaseOUT	40 U/μL	2 U/μL	1
SuperScript Ⅲ	200 U/μL	10 U/μL	1
总体积	—	—	20
逆转录反应条件：50 ℃，50 min；85 ℃，5 min；立即置于冰上，此时得到的是病毒 cDNA			

10.2.2 普通 PCR 方法

10.2.2.1 普通 PCR 反应体系

见表 4。

以轮状病毒 cDNA 或含轮状病毒目的基因的质粒作为阳性对照，以不含有轮状病毒的贝类 cDNA 作为阴性对照，以水代替模板作为空白对照，每个反应体系设置两个平行，反应体系浓度可做相应调整。

表 4 普通 PCR 反应体系

名　称	储存液浓度	终　浓　度	加样量/μL
PCR 缓冲液	×10	×1	5
dNTP	2.5 mmol/L	200 μmol/L	4

表 4（续）

名　　称	储存液浓度	终　浓　度	加样量/μL
上游引物(Beg9)	10 μmol/L	0.2 μmol/L	1
下游引物(R4)	10 μmol/L	0.2 μmol/L	1
Taq 酶	5 U/μL	0.05 U/μL	0.5
cDNA	—	—	5
无 DNase 无菌水	—	—	33.5
总体积	—	—	50

10.2.2.2　**普通 PCR 反应参数**

普通 PCR 反应参数见表 5。不同仪器可根据仪器要求将反应参数作适当调整。

表 5　普通 PCR 反应体系

变　　性	扩增条件	循环次数	延　　伸
94 ℃,4 min	94 ℃,30 s	40	72℃,6 min
	55 ℃,30 s		
	72 ℃,40 s		

10.2.2.3　**PCR 产物的琼脂糖凝胶电泳检测**

将适量 50×TAE 稀释成 1×TAE 溶液，配制溴化乙锭含量为 0.5 μg/mL 的 1.5%琼脂糖凝胶。取 15 μL PCR 产物，加 1.5 μL 上样缓冲液点样，在琼脂糖凝胶的两边或中间位置点样 DNA 相对分子质量标记，用来判断 PCR 产物片断的大小。电泳电压根据电泳槽的长度来确定，一般控制在 3 V/cm～5 V/cm，当电泳指示剂溴酚蓝移动到凝胶边缘时关闭电源，电泳结果检测采用凝胶成像系统。

10.2.3　**两步法实时荧光 PCR 检测**

10.2.3.1　**两步法实时荧光 PCR 反应体系**

使用 Universal PCR Master Mix(ABI 4304437)[2] 试剂盒进行两步法实时荧光 RT-PCR，反应体系见表 6。也可使用其他等效的荧光 PCR 检测试剂盒。以轮状病毒 cDNA 或含轮状病毒目的基因的质粒作为阳性对照，以不含有轮状病毒的贝类 cDNA 作为阴性对照，以水代替模板作为空白对照，每个反应体系设置两个平行，反应体系浓度可做相应调整。

表 6　两步法实时荧光 PCR 反应体系

名　　称	工作液浓度	终　浓　度	加样量/μL
Universal PCR Master Mix	2×	1×	12.5
上游引物(NVP3-F)	10 μmol/L	0.4 μmol/L	1
下游引物(NVP3-R)	10 μmol/L	0.4 μmol/L	1
探针(NVP3-P)	10 μmol/L	0.08 μmol/L	0.2
cDNA	—	—	5
用水补足反应体积	—	—	25

10.2.3.2　**两步法实时荧光 PCR 反应循环参数**

两步法实时荧光 PCR 反应参数为：50 ℃ 2 min；95 ℃ 10 min；95 ℃ 15 s，60 ℃ 1 min，40 个循环。不同仪器可根据仪器要求将反应参数作适当调整。

2)　给出这一信息是为了方便本标准使用者，并不表示只认可该产品。如果其他等效产品具有相同的效果，则可使用等效产品。

10.2.4 一步法实时荧光 PCR 检测

10.2.4.1 一步法实时荧光 PCR 反应体系

使用 Superscript Ⅲ Platinum® One-Step Quantitative RT-PCR System with ROX(Invitrogen Cat. No. 11745-100)[3]试剂盒进行一步法实时荧光 RT-PCR,反应体系见表7,也可使用其他等效的荧光 PCR 检测试剂盒,反应体系浓度可做相应调整。以轮状病毒 RNA 作为阳性对照,以不含有轮状病毒的贝类 RNA 作为阴性对照,以水代替模板作为空白对照,每个反应体系设置两个平行。

表7 一步法实时荧光 PCR 反应体系

名　　称	工作液浓度	终　浓　度	加样量/μL
Reaction mix with ROX	2×	1×	12.5
SuperScript Ⅲ RT/Platinum *Taq* Mix	—	—	1
上游引物(NVP3-F)	10 μmol/L	0.4 μmol/L	1
下游引物(NVP3-R)	10 μmol/L	0.4 μmol/L	1
探针(NVP3-P)	10 μmol/L	0.08 μmol/L	0.2
RNA	—	—	5
用水补足反应体积	—	—	25

10.2.4.2 一步法实时荧光 PCR 反应循环参数

一步法实时荧光 PCR 反应参数为:50 ℃ 15 min;95 ℃ 2 min;95 ℃ 15 s,60 ℃ 30 s,40 个循环。不同仪器可根据仪器要求将反应参数作适当调整。

11 结果判定及表述

11.1 普通 PCR 结果的判定

11.1.1 对照结果

a) 阳性对照:有扩增条带;

b) 阴性对照:无扩增条带;

c) 空白对照:无扩增条带;

d) 否则,实验视为无效。

11.1.2 检测结果判定

11.1.2.1 同时进行的阴性、阳性和空白对照实验结果正常,待检样品无扩增条带,则判断样品中未检出 A 群轮状病毒。

11.1.2.2 同时进行的阴性、阳性和空白对照实验结果正常,待检样品有扩增条带,进一步通过荧光 PCR 方法进行验证,荧光 PCR 方法验证结果为阳性,则可判定样品检出 A 群轮状病毒;或对 PCR 产物进行测序分析比对,PCR 产物核酸序列与 A 群轮状病毒 cDNA 序列相一致,则可判定样品检出 A 群轮状病毒。

11.2 荧光 PCR 结果的判定

11.2.1 对照结果

a) 阳性对照:有荧光增幅现象;

b) 阴性对照:无荧光增幅现象;

c) 空白对照:无荧光增幅现象;

d) 否则,实验视为无效。

3) 给出这一信息是为了方便本标准使用者,并不表示只认可该产品。如果其他等效产品具有相同的效果,则可使用等效产品。

11.2.2 检测结果判定

11.2.2.1 同时进行的阴性、阳性和空白对照实验结果正常，待检样品无荧光增幅现象，则判断样品中未检出A群轮状病毒。

11.2.2.2 同时进行的阴性、阳性和空白对照实验结果正常，待检样品有明显的荧光增幅曲线，且Ct值≤35时，则判断样品中检出A群轮状病毒。

11.2.2.3 同时进行的阴性、阳性和空白对照实验结果正常，待检样品荧光增幅曲线的Ct值介于35和40之间时，应重新进行实时荧光RT-PCR检测。若重新检测的Ct值≥40时，则判断样品中未检出A群轮状病毒。若重新检测的Ct值仍介于35和40之间，则判断样品中检出A群轮状病毒。

11.3 结果表述

11.3.1 根据11.1和11.2描述判定检出A群轮状病毒，则表述为检出A群轮状病毒或A群轮状病毒阳性。

11.3.2 根据11.1和11.2描述判定未检出A群轮状病毒，则表述为未检出A群轮状病毒或A群轮状病毒阴性。

12 安全措施

12.1 实验室安全防护按GB 19489中的规定执行。

12.2 实验中使用的焦碳酸二乙酯具有致癌作用，应戴乳胶或PE手套进行操作。焦碳酸二乙酯具有挥发性，应在通风橱或通风良好的环境中配制和使用；所有使用过的器皿应于121 ℃高压30 min后再进行清洗。

13 防污染措施

检测过程中防污染措施按照GB/T 27403中的规定执行。

附　录　A
（规范性附录）
溶液的配制

A.1　溶液的配制

A.1.1　匀浆缓冲液：含 0.1 mol/L 磷酸氢二钠，0.3 mol/L 氯化钠。

磷酸氢二钠	14.2 g
氯化钠	17.5 g
双蒸水	800 mL
5 mol/L 氢氧化钠溶液	调 pH 9.6

加双蒸水至 1 000 mL，添加 DEPC 至终浓度为 0.05%，37 ℃温育过夜；121 ℃，15 min 灭菌。

A.1.2　PEG8000 溶液：含 16%（质量浓度）PEG8000，0.3 mol/L 氯化钠

PEG8000	400.0 g
氯化钠	17.5 g

加双蒸水至 1 000 mL，添加 DEPC 至终浓度为 0.05%，37 ℃温育过夜；121 ℃，15 min 灭菌。

A.1.3　TAE 电泳缓冲液（50×）配制

羟基甲基氨基甲烷（Tris）	242.0 g
冰乙酸	57.1 mL
0.5 mol/L 乙二铵四乙酸二钠溶液（EDTA）pH8.0	100 mL

加双蒸水至 1 000 mL，121 ℃，15 min 灭菌备用。

A.1.4　溴化乙锭（EB）溶液

溴化乙锭	10.0 mg
灭菌双蒸水	20 mL

A.1.5　1.5%琼脂糖凝胶的配制

琼脂糖	1.5 g
1×TAE 电泳缓冲液	100 mL

混合后加热完全熔化，待冷至 50 ℃～60 ℃时，加溴化乙锭（EB）溶液 2 μL，轻轻晃动摇匀，避免产生气泡，将梳子置入电泳槽中，将琼脂糖溶液倒入电泳板上，凝固后取下梳子（约需 30 min），备用。

A.1.6　10×加样缓冲液

聚蔗糖	25.0 g
溴酚蓝	0.1 g
二甲苯青	0.1 g
灭菌双蒸水	100 mL

A.1.7　无 RNase 的超纯水（DEPC 水）

双蒸水 1 000 mL，加 0.05%DEPC，37 ℃温育过夜；121 ℃，15 min 灭菌，或直接购买无 RNase 超纯水。

A.2　RNase 的去除

A.2.1　配制溶液用的超纯水、玻璃器皿，移液器吸头和药勺等用具应无 RNase。在操作过程中应始终佩戴一次性无粉尘的乳胶手套，注意经常更换手套，以避免 RNase 污染。

A.2.2 玻璃器皿应在240 ℃,烘烤4 h,以去除RNase。

A.2.3 离心管、移液器吸头、剪刀和镊子等器具,应用0.05%的DEPC(焦碳酸二乙酯)水,室温浸泡过夜,灭菌、烘干;或直接购买无RNase的相应规格产品。

附　录　B
（资料性附录）
人类A群轮状病毒目的基因序列

B.1　人类A群轮状病毒NSP3基因序列(GenBank X81436,GenBank EU868888)

1 atgctcaaga tggagtctac tcagcagatg gtaagctcta ttattaacac ttcttttgaa
61 gctgcagttg ttgctgccac ttcaacgtta gaattaatgg gtattcaata tgattacaat
121 gaagtattta ctagagttaa aagtaaattt gattatgtga tggatgactc tggtgttaaa
181 aacaatcttt tgggtaaagc tataactatt gctcaggcgt taaatggaaa gtttggttca
241 gctattagaa atagaaattg gatgagtgat tctaaaacgg tggctaaatt ggatgaagac
301 gtgaataaac ttagaatgac attatcttct aaaggaatcg accaaaagat gagagtactt
361 aatgcttgtt ttagtgtaaa acgaatacca ggaaaatcat catcaataat taaatgcact
421 agactcatga aggataaaat agaacgtgga gaagttgagg ttgatgattc atatgttgat
481 gagaaaatgg aaattgatac tattgattgg aaatctcgtt atgatcagtt agaaaaaaga
541 tttgagtcac taaaacaaag agttaatgag aaatacaata cttgggtaca aaaagcgaag
601 aaagtaaatg aaaatatgta ctctcttcag aatgtcattt cacaacagca aaaccaaata
661 gcagatcttc aacaatattg taataaattg gaagctgatt tacaaggcaa atttagttca
721 ttagtgtcat cagttgagtg gtatctaagg tctatggaat taccagatga tgtaaagact
781 gatattgaac agcagttaaa ttcaattgat ttaattaatc ccattaatgc tatagatgat
841 atcgaatcgt tgattagaaa tttaattcaa gattatgaca gaacattttt aatgttaaaa
901 ggactgttga agcaatgcaa ctatgaatat gcatatgagt agtcacataa ttaaaaatat
961 taaccatcta cacatgaccc tctatgagca caatagttaa aagctaacac tgtcaaaaac
1021 ctaaatggct atagggggcgt tatgtgacc

注：阴影区域分别代表荧光PCR检测所用的上、下游引物核苷酸序列；方框中核苷酸序列代表荧光PCR检测所用探针。加黑标记的ATG和TAG之间序列为A群轮状病毒非结构蛋白NSP3的编码序列。

B.2　人类A群轮状病毒基因9,糖蛋白VP7基因序列(GenBank M21843)

1 ggctttaaaa gagagaattt ccgtctggct aacggttagc tccttttaat gtatggtatt
61 gaatatacca caattctaat ctttttgata tcaatcattc tactcaacta tatattaaaa
121 tcagtgactc gaataatgga ctacattata tatagatttt tgttgattac tgtagcatta
181 tttgctttga caagagctca gaattatgga cttaacttac caataacagg atcaatggac
241 gctgtatata ctaactctac tcaagaagaa gtgtttctaa cttctacgtt atgtctgtat
301 tatccaactg aagcaagtac tcaaatcaat gatggtgact ggaaagactc attgtcgcaa
361 atgtttctta caaagggttg gccaacagga tctgtttact ttaaagagta ctcaaatatt
421 gttgattttt ctgttgaccc acagctgtat tgtgactata atttagtact tatgaaatat
481 gaccaaagtc ttaaattaga tatgtcagag ttagctgatt taatattgaa tgaatggtta
541 tgtaacccaa tggatgtaac attatactat tatcaacaat cgggagaatc aaataagtgg
601 atatcgatgg gatcatcatg taccgtgaaa gtgtgtccgc taaatacaca aacgttaggg
661 ataggttgtc aaacaacaaa cgtagactca tttgaaatga ttgctgagaa tgagaaatta
721 gctatagtgg atgtcgttga tgggataaat cataaaataa atttaacaac tacgacatgt
781 actattcgaa attgtaagaa attaggtcca agagaaaatg tagctgtaat acaagttggt
841 ggttctaatg tgttagacat aacagcagat ccaacaacta atccacaaac tgagagaatg
901 atgagagtga attggaaaaa gtggtggcaa gtattttata ctatagtaga ttatattaat
961 caaattgtac aggtaatgtc caaaagatca agatcattaa attctgcagc tttttattat
1021 agagtatagt atcttagatt agaattgttc gatgtgacc

注：阴影区域代表普通PCR检测所用的上、下游引物核苷酸序列。

B.3 贝类病毒核酸纳米磁珠提取试剂盒组成、说明及使用时的注意事项

B.3.1 试剂盒的组成

试剂盒的组成见表 B.1。

表 B.1 试剂盒的组成

组成成分(50 tests/盒)	体　　积
纳米磁珠	2.5 mL
结合缓冲液	100 mL
核酸释放液	5 mL
使用说明书	1 份

B.3.2 说明

B.3.2.1 纳米磁珠使用前需用结合缓冲液清洗两遍。

B.3.2.2 结合缓冲液用 0.05%DEPC 处理的 PBS 缓冲液(pH 6.0)。

B.3.2.3 核酸释放液为含有 0.05%吐温的无 RNase 水。

B.3.3 使用时的注意事项

B.3.3.1 试剂盒应于 4 ℃保存,有效期为 12 个月。

B.3.3.2 结合缓冲液和核酸释放缓冲液在使用过程中应避免 RNase 污染。

B.3.3.3 吸取纳米磁珠时,建议用进口枪头,减少枪头对纳米磁珠的粘附,以免影响检测效果。

B.3.3.4 结合缓冲液悬浮沉淀时,避免过多的泡沫产生。在纳米磁珠和病毒结合后,应先移除上清液中的泡沫,再彻底移除结合过程中的上清液,减少泡沫对后续实验的影响。

B.3.3.5 由于样品的不同,加热裂解后得到的核酸释放液表面可能会悬浮一些纳米磁珠,在进行反转录时,应避免把过多的纳米磁珠带入到逆转录反应体系中。如果最后得到的核酸释放液表面有纳米磁珠悬浮,可以先用枪头在液体表面晃动几下,纳米磁珠粘附于枪头上,然后再换新枪头进行下一步操作。

B.3.3.6 反应液分装时应尽量避免产生气泡,上机前注意检查各反应管是否盖紧,以免荧光物质泄露污染仪器。

B.3.3.7 阳性样品中模板浓度较高,检测过程中最好单独配制反应体系,避免交叉污染。

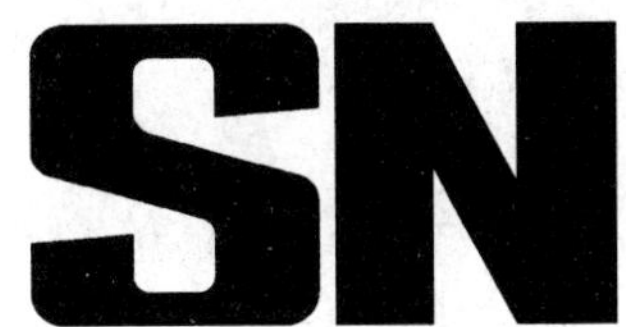

中华人民共和国出入境检验检疫行业标准

SN/T 2521—2010

单核细胞增生李斯特氏菌血清分型方法

Serotyping of *Listeria monocytogenes*

2010-03-02 发布　　2010-09-16 实施

中华人民共和国国家质量监督检验检疫总局　发布

前　言

本标准的附录A为规范性附录。

本标准由国家认证认可监督管理委员会提出并归口。

本标准起草单位：中华人民共和国北京出入境检验检疫局。

本标准主要起草人：曾静、魏海燕、张西萌、王金花、陈广全、张惠媛、饶红、付溥博、畅晓辉、张昕、汪琦、马旭。

本标准系首次发布的出入境检验检疫行业标准。

单核细胞增生李斯特氏菌血清分型方法

1 范围

本标准规定了单核细胞增生李斯特氏菌的血清分型方法。

本标准适用于对单核细胞增生李斯特氏菌进行血清分型，单核细胞增生李斯特氏菌的溯源可参照本方法。

2 规范性引用文件

下列文件中的条款通过本标准的引用而成为本标准的条款。凡是注日期的引用文件，其随后所有的修改单(不包括勘误的内容)或修订版均不适用于本标准，然而，鼓励根据本标准达成协议的各方研究是否可使用这些文件的最新版本。凡是不注日期的引用文件，其最新版本适用于本标准。

GB/T 4789.30 食品卫生微生物学检验 单核细胞增生李斯特氏菌检验

GB 19489 实验室 生物安全通用要求

3 设备和材料

3.1 台式离心机：1 600*g*。

3.2 冰箱：4 ℃～6 ℃。

3.3 McFarland 浊度计。

3.4 加热器。

3.5 接种针。

3.6 试管：6 mm×50 mm。

3.7 试管架：适用于 6 mm×50 mm 试管。

3.8 移液器：适用于 25 μL，50 μL，100 μL。

3.9 恒温水浴：48 ℃。

3.10 无菌载玻片。

3.11 生物安全柜。

4 培养基和试剂

4.1 SIM 动力琼脂：见第 A.1 章。

4.2 胰蛋白磷酸盐肉汤(TPB)：见第 A.2 章。

4.3 37%甲醛溶液。

4.4 0.85%灭菌生理盐水：见第 A.3 章。

4.5 含 0.5%甲醛生理盐水：见第 A.4 章。

4.6 O 抗血清。

4.7 H 抗血清。

5 方法提要

待测菌株应是经鉴定确证为单核细胞增生李斯特氏菌的纯培养物，单核细胞增生李斯特氏菌的抗血清与李斯特属其他种之间存在交叉反应现象，所以错误鉴定的或不纯的培养物，在进行血清型鉴定时会得出错误的结果；H 抗原，又称鞭毛抗原，H 抗原位于细菌鞭毛上，在鉴定 H 抗原时应使用有运动性的菌株;应先鉴定 H 抗原,后鉴定 O 抗原。单核细胞增生李斯特氏菌 O 抗原和 H 抗原的关系见表 1。

表 1 单核细胞增生李斯特氏菌血清型抗原结构

血清型	O-抗原	H-抗原
1/2a	Ⅰ,Ⅱ	AB
1/2b	Ⅰ,Ⅱ	ABC
1/2c	Ⅰ,Ⅱ	BD
3a	Ⅱ,Ⅳ	AB
3b	Ⅱ,Ⅳ	ABC
3c	Ⅱ,Ⅳ	BD
4a	(Ⅴ),Ⅶ,Ⅸ	ABC
4ab	Ⅴ,Ⅵ,Ⅶ,Ⅸ,Ⅹ	ABC
4b	Ⅴ,Ⅵ	ABC
4c	Ⅴ,Ⅶ	ABC
4d	(Ⅴ),Ⅵ,Ⅷ	ABC
4e	Ⅴ,Ⅵ,(Ⅷ),(Ⅸ)	ABC
7	Ⅻ,ⅩⅢ	ABC

6 检验流程

单核细胞增生李斯特氏菌血清分型流程见图 1。

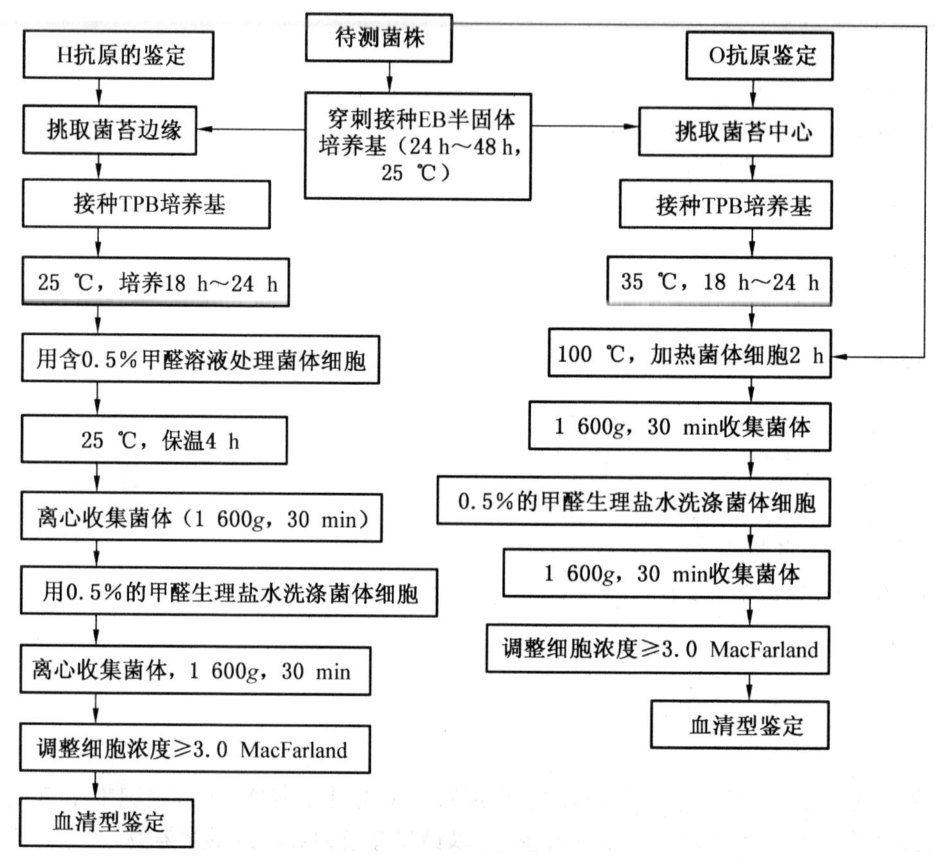

图 1 单核细胞增生李斯特氏菌血清分型程序图

7 单核细胞增生李斯特氏菌血清分型方法

7.1 H抗原鉴定

7.1.1 将活化的待测菌株用接种针垂直穿刺接种于SIM动力培养基，25 ℃，培养24 h～48 h。典型的单核细胞增生李斯特氏菌在EB半固体培养基上呈伞状生长。

7.1.2 挑取生长在SIM动力培养基伞状菌苔边缘，接种于TPB液体培养基，25 ℃，培养18 h～24 h。

7.1.3 在TPB培养液中加入37%甲醛溶液，使甲醛的终浓度为0.5%（在8 mL的培养液中加入0.04 mL的37%甲醛溶液），25 ℃处理菌体细胞4 h。

7.1.4 离心收集菌体，1 600g，离心30 min。

7.1.5 重悬菌体细胞于含0.5%甲醛生理盐水中，调整菌体细胞浓度≥McFarland No.3，该菌悬液为标准菌悬液；也可以用经甲醛处理的单核细胞增生李斯特氏菌TPB菌悬液进行H抗原凝集反应，其凝集反应结果应与用0.5%甲醛生理盐水洗涤的标准菌悬液相同。

7.1.6 在6 mm×50 mm试管中分别加入100 μL经稀释的H抗血清，A，C和D，与等体积经甲醛处理的菌悬液充分混匀，同时用0.85%灭菌生理盐水代替抗血清作为阴性对照，48 ℃水浴保温；在48 ℃水浴保温1 h之后，用肉眼观察是否有凝集反应发生。凝集反应表现为：形成沉淀，上清液清澈，有凝集反应发生，为阳性反应，可判定相应H抗原；如无凝集反应发生，则可判断为阴性反应。

7.2 O抗原鉴定

7.2.1 将活化的待测菌株接种于TPB液体培养基，35 ℃培养18 h～24 h，1 600g，离心30 min收集菌体，如果用玻片法进行凝集反应，用TPB培养基洗涤菌体细胞一次；如果用试管法进行凝集反应，用含0.5%甲醛生理盐水洗涤菌体细胞一次。

7.2.2 玻片法

7.2.2.1 用含0.5%甲醛生理盐水重悬菌体细胞，制成高浓度的菌悬液（菌悬液的浊度等于或高于McFarland No.3），置25 μL O抗血清于灭菌玻片上，与等体积的菌体抗原充分混合，同时用25 μL，0.85%灭菌生理盐水与等体积的菌体抗原混合作为阴性对照。

7.2.2.2 用手握住载玻片的两边，在黑色背景衬托下，接近灯光进行观察。如果凝聚反应不典型，用试管法进行凝集反应。

7.2.3 试管法

7.2.3.1 试管法鉴定O抗原的方法与鉴定H抗原的方法基本相同。所不同的是将等体积混合的O抗血清和菌体抗原，48 ℃保温2 h后，在4 ℃冰箱过夜，观察凝集反应结果；或是在48 ℃水浴保温过夜，观察凝集反应结果。

8 血清型结果判定

根据H抗原和O抗原凝集反应结果从表1查到相应的血清型。

9 安全措施

为了保护试验室人员的安全，所有培养物和废弃物应小心处置。并按GB 19489中有关规定执行。

附 录 A
(规范性附录)
培养基和溶液配制

A.1 SIM 动力琼脂

A.1.1 成分

胰胨	20.0 g
多价胨	6.0 g
硫酸铁胺	0.2 g
硫代硫酸钠	0.2 g
琼脂	3.5 g
蒸馏水	1 000 mL

A.1.2 制法

将上述各成分加热混匀,调 pH7.2,分装小试管,121 ℃高压灭菌 15 min,备用。

A.2 胰蛋白磷酸盐肉汤(Tryptose Phosphate Broth TPB)

A.2.1 成分

胰大豆琼脂	40.0 g
酵母抽提物	6.0 g
蒸馏水	1 000 mL

A.2.2 制法

用孔径为 20 μm 细菌过滤器过滤除菌。

A.3 0.85%生理盐水

将 0.85 g 氯化钠溶解于 100 mL 蒸馏水中,分装,高压灭菌 121 ℃,15 min。

A.4 含 0.5%甲醛的生理盐水

将 0.85 g 氯化钠溶解于 100 mL 蒸馏水中,加 0.5 mL 的甲醛,分装,高压灭菌 121 ℃,15 min。

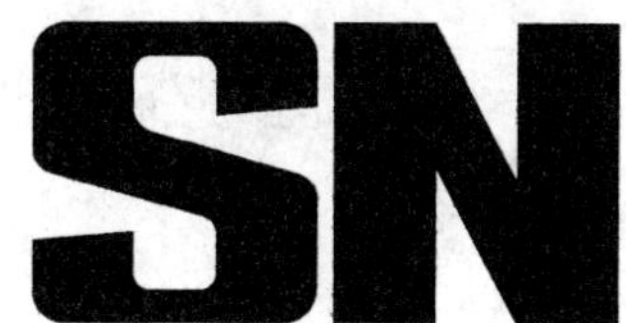

中华人民共和国出入境检验检疫行业标准

SN/T 2524.1—2010

进出口食品中变形杆菌检测方法 第1部分:定性检测方法

Determination of *Proteeae* species in food for import and export—Part 1:Qualitative method

2010-03-02 发布　　　　2010-09-16 实施

中华人民共和国国家质量监督检验检疫总局 发布

前　言

SN/T 2524《进出口食品中变形杆菌检测方法》分为两部分：

——第1部分：定性检测方法；

——第2部分：MPN方法。

本部分为SN/T 2524的第1部分。

本部分的附录A为规范性附录。

本部分由国家认证认可监督管理委员会提出并归口。

本部分起草单位：中华人民共和国江苏出入境检验检疫局、中华人民共和国厦门出入境检验检疫局。

本部分主要起草人：蒋鲁岩、郭桂萍、陈双雅、徐邦兴、高洁湘、蒋原、薛峰、祝长青、陈国强。

本部分系首次发布的出入境检验检疫行业标准。

进出口食品中变形杆菌检测方法
第1部分:定性检测方法

1 范围

SN/T 2524的本部分规定了乳与乳制品、肉与肉制品、水产品、蔬菜、蛋制品等5大类食品中变形杆菌的检测方法。

本部分适用于食品中普通变形杆菌、奇异变形杆菌、摩根摩根氏菌、产碱普罗菲登斯菌的检测。

2 规范性引用文件

下列文件中的条款通过SN/T 2524的本部分的引用而成为本部分的条款。凡是注日期的引用文件,其随后所有的修改单(不包括勘误的内容)或修订版均不适用于本部分,然而,鼓励根据本部分达成协议的各方研究是否可使用这些文件的最新版本。凡是不注日期的引用文件,其最新版本适用于本部分。

SN/T 1538.1 培养基制备指南 第1部分:实验室培养基制备质量保证通则

SN/T 1538.2 培养基制备指南 第2部分:培养基性能测试实用指南

3 定义

下列术语和定义适用于SN/T 2524的本部分。

3.1

变形杆菌 ***Proteus***

变形杆菌簇(Proteeae)的细菌统称为变形杆菌。它们是有动力的革兰氏阴性杆菌,分为三个独立的菌属,即变形杆菌属、摩根氏菌属和普罗菲登斯菌。目前报道的引起食物中毒的变形杆菌有普通变形杆菌、奇异变形杆菌、产碱普罗菲登斯菌和摩根摩根氏菌。

4 设备与材料

4.1 冰箱:−20 ℃~4 ℃。

4.2 恒温培养箱:36 ℃±1 ℃。

4.3 天平:0 g~500 g,感量0.5 g。

4.4 均质器。

4.5 均质袋。

4.6 灭菌三角烧瓶:500 mL,250 mL。

4.7 灭菌培养皿:直径90 cm。

4.8 显微镜:10×~100×。

4.9 灭菌刀、剪子、镊子。

4.10 质控菌株:普通变形杆菌ATCC 13315^{T}、奇异变形杆菌ATCC 29906^{T}、摩根摩根氏菌ATCC 25830^{T}、产碱普罗威登斯菌ATCC 9886^{T}或类似菌株。

4.11 API 20E肠杆菌和其他革兰氏阴性杆菌鉴定试剂盒或类似产品。

4.12 VITEK全自动微生物分析系统或类似设备。

5 培养基及试剂

5.1 肠杆菌增菌肉汤(EE 肉汤):见附录 A 中第 A.1 章。

5.2 革兰氏阴性菌增菌液(GN 增菌液):见附录 A 中第 A.2 章。

5.3 沙门氏菌和志贺氏菌琼脂(SS 琼脂):见附录 A 中第 A.3 章。

5.4 伊红美兰琼脂(EMB 琼脂):见附录 A 中第 A.4 章。

5.5 麦康凯琼脂(MAC 琼脂):见附录 A 中第 A.5 章。

5.6 苯丙氨酸琼脂斜面:见附录 A 中第 A.6 章。

5.7 革兰氏染色液:见附录 A 中第 A.7 章。

5.8 培养基和试剂的配制遵循 SN/T 1538.1 和 SN/T 1538.2 的要求。

6 方法提要与流程

6.1 方法提要

本方法采用增菌培养和分离鉴定的方法对变形杆菌进行定性检测。

6.2 检测流程

检测流程图见图 1。

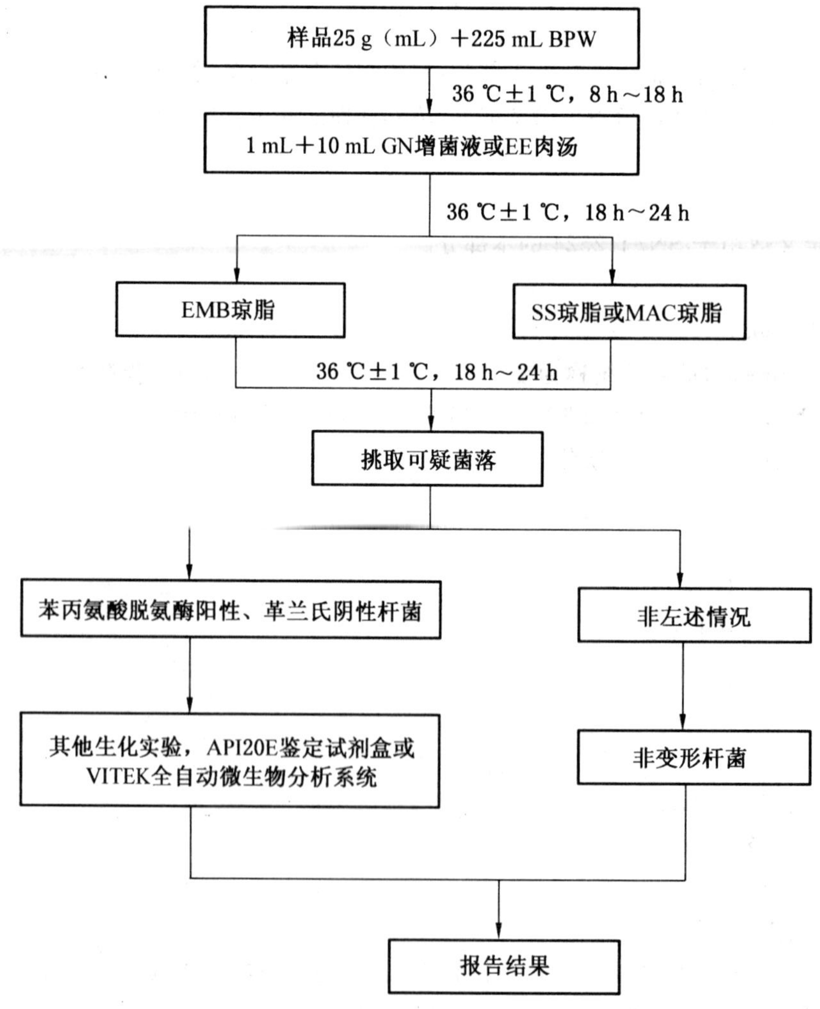

图 1 变形杆菌检测流程图

7 检测步骤

7.1 前增菌

称取 25 g(mL)样品,放入盛有 225 mL BPW 的无菌均质杯中,以 8 000 r/min～10 000 r/min 均质 1 min～2 min,或置于盛有 225 mL BPW 的无菌均质袋中,用拍击式均质器拍打 1 min～2 min,若样品为液态,不需要均质,振荡均匀。如需要,测定 pH 值,用 1 mol/L 无菌氢氧化钠或盐酸调 pH 值至 6.8±0.2。无菌操作,将样品转至 500 mL 锥形瓶中,如使用均质袋,可直接进行培养,于 36 ℃±1 ℃培养 8 h～18 h。

如为冷冻样品,应在 45 ℃以下不超过 15 min,或 2 ℃～5 ℃不超过 18 h 解冻。

7.2 增菌

轻轻摇动培养过的样品混合物,移取 1 mL,转种于 10 mL GN 增菌液或 EE 肉汤内,于 36 ℃±1 ℃培养 18 h～24 h。

7.3 分离

以接种环取增菌液一环,划线接种于 EMB 琼脂平板和 SS 琼脂平板(或 MAC 琼脂),于 36 ℃±1 ℃分别培养 18 h～24 h。变形杆菌在 EMB 琼脂上,菌落呈灰白色,圆形,光滑;在 SS 琼脂和 MAC 琼脂上的菌落呈圆形,扁平,无色至淡粉色,半透明,表面光滑。

7.4 鉴定

7.4.1 革兰氏染色与镜检

挑取可疑菌落涂片,进行革兰氏染色,镜检观察细菌形态。变形杆菌为革兰氏阴性杆菌,无芽孢、无荚膜、周生鞭毛、具运动性。

7.4.2 苯丙氨酸脱氨酶试验

挑取可疑菌落接种到苯丙氨酸琼脂斜面,36 ℃±1 ℃培养 6 h～8 h 或 18 h～24 h。滴加 10%三氯化铁溶液 2 滴～3 滴,自斜面培养物上流下,苯丙氨酸脱氨酶阳性者呈棕黑色。若挑取的可疑菌落苯丙氨酸脱氨酶均为阴性,则直接判定生化特性鉴定结果阴性,按第 8 章报告结果。若挑取的可疑菌落经涂片、染色和镜检为革兰氏染色阴性,且苯丙氨酸脱氨酶反应呈阳性,应进一步生化鉴定或用 API20E 生化鉴定试剂盒、VITEK 生化鉴定系统进行鉴定。

7.4.3 生化特征

普通变形杆菌、奇异变形杆菌、摩根摩根氏菌、产碱普罗威登斯菌生化特征见表 1。

表 1 变形杆菌有关细菌鉴别表

种　　类	普通变形杆菌	奇异变形杆菌	摩根摩根氏菌	产碱普罗菲登斯菌
苯丙氨酸脱氨酶	+	+	+	+
甘露糖醇发酵	—	—	+	+
鸟氨酸脱羧酶	—	+	+	—
麦芽糖发酵	+	—	—	—
吲哚产生	+	—	+	+
尿素酶	+	+	+	—
阿东醇发酵	—	—	—	+
肌醇发酵	—	—	—	—
木糖发酵	+	+	—	—
H_2S 产生	+	+/(+)	—	—
西蒙氏柠檬酸盐	d	+	+	—
明胶液化(22 ℃)	+	+	—	—
注:+阳性;—阴性;+/(+)大部分菌株阳性,有少数菌株迟缓阳性;d 有不同的反应。				

8 报告结果

生化特性鉴定结果为阳性，则报告每 25 g 样品中检出何种变形杆菌；若为阴性，则报告每 25 g 样品中未检出变形杆菌。

附 录 A
（规范性附录）
培养基与试剂

A.1 EE肉汤

A.1.1 成分

蛋白胨	10.0 g
葡萄糖	5.0 g
磷酸氢二钠	8.0 g
磷酸二氢钾	2.0 g
牛胆盐	20.0 g
煌绿	0.015 g
蒸馏水	1 000 mL

A.1.2 制法

应使用纯净的牛胆盐和煌绿，减少对受损伤且数量极少的肠杆菌的生长抑制。将各成分加入蒸馏水中，加热煮沸，分装每瓶90 mL。制成的培养基为绿色，可放置2 ℃～8 ℃冷藏柜保存，4周内使用。

A.2 GN增菌液

A.2.1 成分

胰蛋白胨	20.0 g
葡萄糖	1.0 g
甘露醇	2.0 g
柠檬酸钠	5.0 g
去氧胆酸钠	0.5 g
磷酸氢二钾	4.0 g
磷酸二氢钾	1.5 g
蒸馏水	1 000 mL

A.2.2 制法

按上述成分配好，加热使溶解，校正pH。分装每瓶225 mL，115 ℃灭菌15 min，备用。

A.3 SS琼脂

A.3.1 基础培养基

A.3.1.1 组成

牛肉膏	5.0 g
蛋白胨	5.0 g
三号胆盐	3.5 g
琼脂	17.0 g
蒸馏水	1 000 mL

A.3.1.2 制法

按上述成分配好，加热使溶解，121 ℃高压灭菌15 min，保存备用。

A.3.2 完全培养基

A.3.2.1 组成

基础培养基	1 000 mL
乳糖	10.0 g
柠檬酸钠	8.5 g
硫代硫酸钠	8.5 g
10%柠檬酸铁溶液	10.0 mL
1%中性红溶液	2.5 mL
0.1%煌绿溶液	0.33 mL

A.3.2.2 制法

加热溶化基础培养基，按比例加入上述除染料以外之各成分，充分混合均匀，调节 pH 至 7.0±0.2，加入中性红和煌绿溶液，倾注平板。

注 1：制好的培养基宜当日使用，或冷藏保存于冰箱内于 48 h 内使用。

注 2：煌绿溶液配制好后应在 10 d 内使用。

注 3：可以购用 SS 琼脂的干粉培养基。

A.4 EMB 琼脂

A.4.1 组成

蛋白胨	10.0 g
乳糖	10.0 g
磷酸氢二钾	2.0 g
琼脂	17.0 g
2%伊红 Y 溶液	20.0 mL
美蓝 0.5%水溶液	13.0 mL
蒸馏水	1 000 mL

A.4.2 制法

将蛋白胨、磷酸盐和琼脂溶解于蒸馏水中，调节 pH 至 7.1±0.2，分装于烧瓶内，121 ℃高压灭菌 15 min，冷却至 50 ℃～55 ℃，按无菌操作加入灭菌的乳糖、伊红和美蓝溶液，摇匀，倾注平板。

A.5 MAC 琼脂

A.5.1 组成

蛋白胨	17.0 g
胨	3.0 g
猪胆盐(或牛、羊胆盐)	5.0 g
氯化钠	5.0 g
琼脂	17.0 g
蒸馏水	1 000 mL
乳糖	10.0 g
0.01%结晶紫水溶液	10.0 mL
0.5%中性红水溶液	5.0 mL

A.5.2 制法

除乳糖和指示液外，将其他成分配好，加热溶解，调节 pH 至 7.2±0.2，分装于烧瓶内，121 ℃高压灭菌 15 min，冷却至 50 ℃～55 ℃，按无菌操作加入灭菌的乳糖、结晶紫和中性红水溶液，摇匀后倾注平板。

结晶紫和中性红水溶液配好后应经高压灭菌。

A.6 苯丙氨酸琼脂斜面

A.6.1 组成

酵母浸膏	3.0 g
DL-苯丙氨酸	2.0 g
磷酸氢二钠	1.0 g
氯化钠	5.0 g
琼脂	12.0 g
蒸馏水	1 000 mL

A.6.2 制法

将各成分加热煮沸，121 ℃高压灭菌 15 min，分装斜面。

A.7 革兰氏染色法

A.7.1 结晶紫染色液

结晶紫	1.0 g
95%乙醇	20 mL
1%草酸铵水溶液	80 mL

将结晶紫溶解于乙醇中，然后与草酸铵溶液混合。

A.7.2 革兰氏碘液

碘	1.0 g
碘化钾	2.0 g
蒸馏水	300 mL

将碘与碘化钾先进行混合，加入蒸馏水少许，充分振摇，完全溶解后，再加蒸馏水 300 mL。

A.7.3 复染液

沙黄	0.25 g
95%乙醇	10 mL
蒸馏水	90 mL

将沙黄溶解于乙醇中，然后用蒸馏水稀释。

A.7.4 染色法

A.7.4.1 将涂片在火焰上固定，滴加结晶紫染色液，染 1 min，水洗。

A.7.4.2 滴加革兰氏碘液，作用 1 min，水洗。

A.7.4.3 滴加 95%乙醇脱色，约 30 s；或将乙醇滴满整个涂片，立即倾去，再用乙醇滴满整个涂片，脱色 10 s。

A.7.4.4 水洗，滴加复染液，复染 1 min，水洗，待干，镜检。

A.7.4.5 结果

革兰氏阳性菌呈紫色。革兰氏阴性菌呈红色。

注 1：亦可用 1∶10 稀释石炭酸复红染色液作复染液，复染时间仅需 10 s。

注 2：本方法中使用的所有培养基有市售的半成品和成品，可选择使用干燥培养基。

注 3：由法国生物梅里埃公司提供的产品的商品名。给出这一信息是为了方便本标准的使用者，并不表示对该产品的认可。如果其他等效产品具有相同的效果，则可使用这些等效的产品。

SN

中华人民共和国出入境检验检疫行业标准

SN/T 2524.2—2010

进出口食品中变形杆菌检测方法
第2部分:MPN法

Determination of *Proteeae* species in foods for import and export—
Part 2:MPN Method

2010-03-02 发布　　　　2010-09-16 实施

中华人民共和国
国家质量监督检验检疫总局　发布

前　言

SN/T 2524《进出口食品中变形杆菌检测方法》分为两个部分：

——第1部分：定性检测方法；

——第2部分：MPN法。

本部分为SN/T 2524的第2部分。

本部分的附录A和附录B均为规范性附录。

本部分由国家认证认可监督管理委员会提出并归口。

本部分起草单位：中华人民共和国厦门出入境检验检疫局、中华人民共和国江苏出入境检验检疫局。

本部分主要起草人：陈双雅、张永祥、蒋鲁岩、陈伟玲、王群力、祝长青、谢明星、刘棠、彭小莉、郭桂萍。

本部分系首次发布的出入境检验检疫行业标准。

进出口食品中变形杆菌检测方法 第2部分:MPN法

1 范围

SN/T 2524 的本部分规定了食品中变形杆菌的 MPN 检测方法。

本部分适用于食品中普通变形杆菌、奇异变形杆菌、摩根摩根氏菌、产碱普罗威登斯菌的 MPN 检测。

2 规范性引用文件

下列文件中的条款通过 SN/T 2524 的本部分的引用而成为本部分的条款。凡是注日期的引用文件,其随后所有的修改单(不包括勘误的内容)或修订版均不适用于本部分,然而,鼓励根据本部分达成协议的各方研究是否可使用这些文件的最新版本。凡是不注日期的引用文件,其最新版本适用于本部分。

SN/T 1538.1 培养基制备指南 第1部分:实验室培养基制备质量保证通则

SN/T 1538.2 培养基制备指南 第2部分:培养基性能测试实用指南

3 术语和定义

下列术语和定义适用于 SN/T 2524 的本部分。

3.1

变形杆菌 *Proteeae*

通常将变形杆菌簇的细菌通称为变形杆菌。变形杆菌为肠杆菌科有动力的革兰氏阴性杆菌,无芽孢、无荚膜。分为三个独立的菌属,即变形杆菌属(*Proteus*)、摩根氏菌属(*Morganella*)和普罗菲登斯菌属(*Providencia*)。引起食物中毒的变形杆菌主要是普通变形杆菌(*Proteus vulgaris*)、奇异变形杆菌(*Proteus mirabilis*)、摩根摩根氏菌(*Morganella morganii*)和产碱普罗菲登斯菌(*Providencia alcalifaciens*)。

4 设备与材料

4.1 天平:最大称量 2 000 g,感量 0.1 g。

4.2 均质器。

4.3 培养箱:36 ℃±1 ℃。

4.4 冰箱:4 ℃~−20 ℃。

4.5 吸管:1 mL(具 0.01 mL 刻度)、10 mL(具 0.1 mL 刻度)或微量移液器及吸头。

4.6 试管:15 mm×100 mm。

4.7 培养皿:直径 90 mm。

4.8 锥形瓶:250 mL 和 500 mL。

4.9 显微镜。

4.10 质控菌株:普通变形杆菌 ATCC 13315^T、奇异变形杆菌 ATCC 29906^T、摩根摩根氏菌 ATCC 25830^T、产碱普罗威登斯菌 ATCC 9886^T 或类似菌株。

4.11 API 20E 肠杆菌和其他革兰氏阴性杆菌鉴定试剂盒或类似产品。

4.12 VITEK 全自动微生物分析系统或类似设备。

注：API 20E 和 VITEK 是法国生物梅里埃公司提供的产品的商品名。给出这一信息是为了方便本标准的使用者，并不表示对该产品的认可。如果其他等效产品具有相同的效果，则可使用这些等效产品。

5 培养基及试剂

5.1 缓冲蛋白胨水(BPW)：见附录 A 中第 A.1 章。

5.2 肠杆菌增菌肉汤(EE 肉汤)：见附录 A 中第 A.2 章。

5.3 SS 琼脂：见附录 A 中第 A.3 章。

5.4 伊红美兰琼脂(EMB)：见附录 A 中第 A.4 章。

5.5 麦康凯琼脂(MAC)：见附录 A 中第 A.5 章。

5.6 苯丙氨酸琼脂斜面：见附录 A 中第 A.6 章。

5.7 培养基和试剂的配制遵循 SN/T 1538.1 和 SN/T 1538.2 的要求。

6 方法提要与流程

6.1 方法提要

应用"三管"增菌法，结合分离、生化鉴定等方法对食品中可能存在的致病性变形杆菌进行定量检测。

6.2 检测流程

检测流程图见图 1。

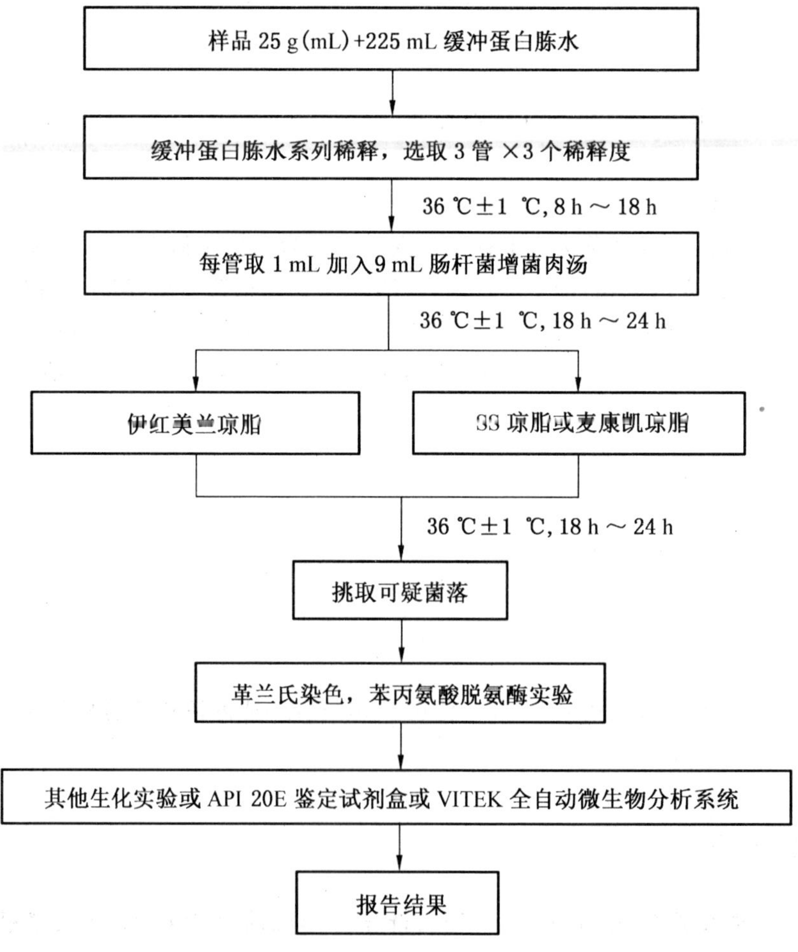

图 1 变形杆菌 MPN 检测流程图

7 检测步骤

7.1 样品制备

称取 25 g(mL)样品，放入无菌均质杯中，加入 225 mL BPW，以 8 000 r/min 均质 1 min～2 min；或放入无菌均质袋中，加入 225 mL BPW，用拍击式均质器拍打 1 min～2 min，制成 1∶10 样品稀释液。冷冻样品应在 45 ℃以下不超过 15 min 或在 2 ℃～5 ℃不超过 18 h 解冻。若不能及时检验，应放于 −15 ℃左右保存；非冷冻而易腐的样品应尽可能及时检验，若不能及时检验，应置于 6 ℃～10 ℃冰箱保存，在 24 h 内检验。

7.2 前增菌

7.2.1 用灭菌吸管吸取增菌液 1 mL，注入含有 9 mL BPW 的试管内，振荡试管混匀，并依次制备 10 倍递增稀释液，每递增稀释一次，换用一支 1 mL 灭菌吸管。

7.2.2 根据对检样污染情况的估计，选择三个连续的适宜稀释度，最高稀释度应能达到获得阴性菌株。每个稀释度接种三支含有 9 mL BPW 的试管，每管接种 1 mL。于 36 ℃±1 ℃培养 8 h～18 h。

7.3 选择性增菌

分别移取培养 8 h～18 h 的悬液各 1 mL 加入 9 mL EE 增菌液中，36 ℃±1 ℃培养 18 h～24 h。

7.4 分离

7.4.1 在所有显示生长的试管或增菌液中用 3 mm 接种环沾取一环，分别接种于伊红美兰琼脂及 SS 琼脂(或麦康凯琼脂)平板各一个，三区法或四区法划线，以得到单个菌落。平板于 36 ℃±1 ℃培养 18 h～24 h。

7.4.2 上述平板上如出现可疑菌落，至少应挑取 5 个疑似菌落，进行传代培养。如果平板上的目标可疑菌落少于 5 个，则应该全部挑取传代培养。按 7.5 进行鉴定。变形杆菌在 SS 琼脂和麦康凯琼脂上的菌落呈圆形，扁平，无色至淡粉色，半透明，表面光滑；在伊红美兰琼脂上，菌落呈灰白色，圆形，光滑。

7.5 鉴定

7.5.1 革兰氏染色与镜检

挑取可疑菌落涂片，进行革兰氏染色，镜检观察细菌形态。变形杆菌为革兰氏阴性杆菌，无芽孢、无荚膜、周生鞭毛、具运动性。

7.5.2 苯丙氨酸脱氨酶试验

7.5.2.1 挑取可疑菌落接种到苯丙氨酸琼脂斜面，36 ℃±1 ℃培养 18 h～24 h。滴加 10%三氯化铁溶液 2 滴～3 滴，自斜面培养物上流下，苯丙氨酸脱氨酶阳性者呈棕黑色。

7.5.2.2 若挑取的可疑菌落苯丙氨酸脱氨酶均为阴性，则直接判定生化特性鉴定结果阴性。

7.5.2.3 若挑取的可疑菌落经涂片、染色和镜检为革兰氏染色阴性，且苯丙氨酸脱氨酶反应呈阳性，则按表 1 的生化试验进行细菌鉴定。也可以用 API 20E 生化鉴定试剂盒或 VITEK 生化鉴定系统进行鉴定。

表 1 变形杆菌有关细菌鉴别表

种类	普通变形杆菌	奇异变形杆菌	产粘变形杆菌	彭氏变形杆菌	摩根摩根氏菌	产碱普罗菲登斯菌	雷氏普罗菲登斯菌	斯氏普罗菲登斯菌	拉氏普罗菲登斯菌	海氏普罗菲登斯菌
苯丙氨酸脱氨酶	+	+	+	+	+	+	+	+	+	+
甘露糖发酵	−	−	−	−	+	+	+	+	+	+
鸟氨酸脱羧酶	−	+	−	−	+	−	−	−	−	−
麦芽糖发酵	+	−	+	+	−	−	−	−	−	+

表 1（续）

种类	普通变形杆菌	奇异变形杆菌	产粘变形杆菌	彭氏变形杆菌	摩根摩根氏菌	产碱普罗菲登斯菌	雷氏普罗菲登斯菌	斯氏普罗菲登斯菌	拉氏普罗菲登斯菌	海氏普罗菲登斯菌
吲哚产生	+	−	+	−	+	+	+	+	+	−
尿素酶	+	+	+	+	+	−	+	d	−	−
阿东醇发酵	−	−	−	−	−	+	+	−	−	+
肌醇发酵	−	−	−	−	−	−	+	+	−	d
木糖发酵	+	+	−	+	−	−	−	−	−	−
H_2S 产生	+	+	−	d	−	−	−	−	−	−
明胶液化(22 ℃)	+	+	+	d	−	−	−	−	−	−
注：+，阳性；−，阴性；d，可变。										

7.5.3 生化特征

普通变形杆菌、奇异变形杆菌、摩根摩根氏菌、产碱普罗威登斯菌与其他变形杆菌细菌的生化特征见表 1。

8 报告结果

根据每一稀释度证实生化特性鉴定结果为阳性的试管管数，查最可能数(MPN)表(见附录 B)，报告每克(毫升)样品中变形杆菌的最近似数。

附 录 A
(规范性附录)
培养基与试剂

A.1 缓冲蛋白胨水(BPW)

A.1.1 成分

蛋白胨	10.0 g
氯化钠	5.0 g
磷酸氢二钠(含12个结晶水)	9.0 g
磷酸二氢钾	1.5 g
蒸馏水	1 000 mL

A.1.2 制法

将各成分加入蒸馏水中,混匀,静置约10 min,加热煮沸至完全溶解,调节pH至7.2±0.1,121 ℃高压灭菌15 min。

A.2 肠杆菌增菌肉汤(EE肉汤)

A.2.1 成分

蛋白胨	10.0 g
葡萄糖	5.0 g
磷酸氢二钠	8.0 g
磷酸二氢钾	2.0 g
牛胆盐	20.0 g
煌绿	0.015 g
蒸馏水	1 000 mL

A.2.2 制法

应使用纯净的牛胆盐和煌绿,减少对受损伤且数量极少的肠杆菌的生长抑制。将各成分加入蒸馏水中,加热煮沸,分装每瓶90 mL。制成的培养基为绿色,可放置2 ℃～8 ℃冷藏柜保存,4周内使用。

A.3 SS琼脂

A.3.1 基础培养基

A.3.1.1 组成

牛肉膏	5.0 g
蛋白胨	5.0 g
三号胆盐	3.5 g
琼脂	17.0 g
蒸馏水	1 000 mL

A.3.1.2 制法

按上述成分配好,加热使溶解,121 ℃高压灭菌15 min,保存备用。

A.3.2 完全培养基

A.3.2.1 组成

基础培养基	1 000 mL

乳糖	10.0 g
柠檬酸钠	8.5 g
硫代硫酸钠	8.5 g
10%柠檬酸铁溶液	10.0 mL
1%中性红溶液	2.5 mL
0.1%煌绿溶液	0.33 mL

A.3.2.2 制法

加热溶化基础培养基，按比例加入上述除染料以外之各成分，充分混合均匀，调节 pH 至 7.0±0.2，加入中性红和煌绿溶液，倾注平板。

注 1：制好的培养基宜当日使用，或冷藏保存于冰箱内于 48 h 内使用。

注 2：煌绿溶液配制好后应在 10 d 内使用。

注 3：可以购用 SS 琼脂的干粉培养基。

A.4 伊红美蓝琼脂(EMB)

A.4.1 组成

蛋白胨	10.0 g
乳糖	10.0 g
磷酸氢二钾	2.0 g
琼脂	17.0 g
2%伊红 Y 溶液	20.0 mL
美蓝 0.5%水溶液	13.0 mL
蒸馏水	1 000 mL

A.4.2 制法

将蛋白胨、磷酸盐和琼脂溶解于蒸馏水中，调节 pH 至 7.1±0.2，分装于烧瓶内，121 ℃高压灭菌 15 min，冷却至 50 ℃～55 ℃，按无菌操作加入灭菌的乳糖、伊红和美蓝溶液，摇匀，倾注平板。

A.5 麦康凯琼脂(MAC)

A.5.1 组成

蛋白胨	17.0 g
胨	3.0 g
猪胆盐(或牛、羊胆盐)	5.0 g
氯化钠	5.0 g
琼脂	17.0 g
蒸馏水	1 000 mL
乳糖	10.0 g
0.01%结晶紫水溶液	10.0 mL
0.5%中性红水溶液	5.0 mL

A.5.2 制法

除乳糖和指示液外，将其他成分配好，加热溶解，调节 pH 至 7.2±0.2，分装于烧瓶内，121 ℃高压灭菌 15 min，冷却至 50 ℃～55 ℃，按无菌操作加入灭菌的乳糖、结晶紫和中性红水溶液，摇匀后倾注平板。

结晶紫和中性红水溶液配好后应经高压灭菌。

A.6 苯丙氨酸琼脂斜面

A.6.1 组成

酵母浸膏	3.0 g
DL-苯丙氨酸	2.0 g
磷酸氢二钠	1.0 g
氯化钠	5.0 g
琼脂	12.0 g
蒸馏水	1 000 mL

A.6.2 制法

将各成分加热煮沸，121 ℃高压灭菌 15 min，分装斜面。

附　录　B
（规范性附录）
1 g(mL)样品中最可能数(MPN)表

采用三管法，接种量分别为0.10 g(mL)、0.01 g(mL)、0.001 g(mL)，每克样品的最可能数和95%可信度(见表B.1)。

表 B.1

阳性管数			MPN/g	95%置信限		阳性管数			MPN/g	95%置信限	
0.10	0.01	0.001		最低值	最高值	0.10	0.01	0.001		最低值	最高值
0	0	0	<3.0	—	9.5	2	2	0	21	4.5	42
0	0	1	3.0	0.15	9.6	2	2	1	28	8.7	94
0	1	0	3.0	0.15	11	2	2	2	35	8.7	94
0	1	1	6.1	1.2	18	2	3	0	29	8.7	94
0	2	0	6.2	1.2	18	2	3	1	36	8.7	94
0	3	0	9.4	3.6	38	3	0	0	23	4.6	94
1	0	0	3.6	0.17	18	3	0	1	38	8.7	110
1	0	1	7.2	1.3	18	3	0	2	64	17	180
1	0	2	11	3.6	38	3	1	0	43	9	180
1	1	0	7.4	1.3	20	3	1	1	75	17	200
1	1	1	11	3.6	38	3	1	2	120	37	420
1	2	0	11	3.6	42	3	1	3	160	40	420
1	2	1	15	4.5	42	3	2	0	93	18	420
1	3	0	16	4.5	42	3	2	1	150	37	420
2	0	0	9.2	1.4	38	3	2	2	210	40	430
2	0	1	14	3.6	42	3	2	3	290	90	1,000
2	0	2	20	4.5	42	3	3	0	240	42	1,000
2	1	0	15	3.7	42	3	3	1	460	90	2,000
2	1	1	20	4.5	42	3	3	2	1 100	180	4,100
2	1	2	27	8.7	94	3	3	3	>1 100	420	—

注：表内所列接种量如改用1 g(mL)、0.1 g(mL)、0.01 g(mL)时，表内数字应相应降低10倍；如改用0.01 g(mL)、0.001 g(mL)、0.000 1 g(mL)时，则表内数字应相应增加10倍，其余类推。

SN

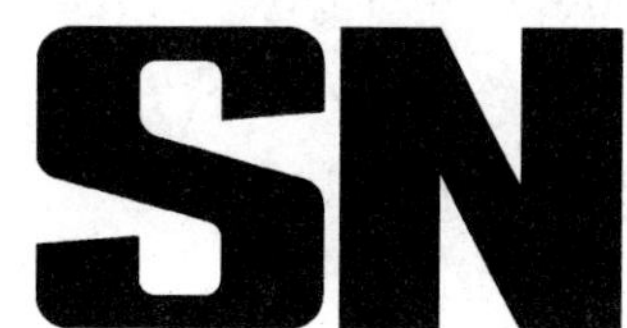

中华人民共和国出入境检验检疫行业标准

SN/T 2525—2010

食品中肉毒梭菌的PCR检测方法

Detection of *Clostridium botulinum* in foods by PCR

2010-03-02 发布　　2010-09-16 实施

中华人民共和国国家质量监督检验检疫总局　发布

前　言

本标准参照美国 FDA BAM 第 17 章第 5 部分：A、B、E、F 型肉毒梭菌 PCR 检测方法[U. S. FDA, Bacteriological Analytical Manual Online, Chapter 17(V), 2001: Specific Detection of Clostridium botulinum Types A, B, E and F Using the Polymerase Chain Reaction(PCR).]经研究和验证后制定。

本标准的附录 A、附录 B 均为规范性附录。

本标准由国家认证认可监督管理委员会提出并归口。

本标准起草单位：中华人民共和国厦门出入境检验检疫局。

本标准主要起草人：陈双雅、谢明星、张永祥、陈伟玲、王群力、刘棠、彭小莉、周赞虎、张孟璋。

本标准系首次发布的出入境检验检疫行业标准。

食品中肉毒梭菌的PCR检测方法

1 范围

本标准规定了食品中肉毒梭菌的PCR检测方法。

本标准适用于食品中A、B、E、F型肉毒梭菌的检测。

2 规范性引用文件

下列文件中的条款通过本标准的引用而成为本标准的条款。凡是注日期的引用文件，其随后所有的修改单(不包括勘误的内容)或修订版均不适用于本标准，然而，鼓励根据本标准达成协议的各方研究是否可使用这些文件的最新版本。凡是不注日期的引用文件，其最新版本适用于本标准。

GB/T 4789.12 食品卫生微生物学检验 肉毒梭菌及肉毒毒素检验

GB/T 6682 分析试验室用水规格和实验方法

GB 19489 实验室 生物安全通用要求

GB/T 27403 实验室质量控制规范 食品分子生物学检测

SN/T 1193 基因检验实验室技术要求

3 术语、定义和缩略语

下列术语、定义和缩略语适用于本标准。

3.1 术语和定义

3.1.1

肉毒梭菌 *Clostridium botulinum*

肉毒梭菌为梭菌科梭菌属革兰氏阳性芽孢杆菌，厌氧，在适宜的培养基及特定的环境条件下产生一类具有很强毒性的神经麻痹毒素，即肉毒毒素。

3.1.2

聚合酶链式反应 polymerase chain reaction，PCR

模板DNA先经高温变性成为单链，在DNA聚合酶作用和适宜的反应条件下，根据模板序列设计的两条引物分别与模板DNA两条链上相应的一段互补序列发生退火而相互结合，接着在DNA聚合酶的作用下以四种脱氧核糖核酸(dNTP)为底物，使退火引物得以延伸，然后不断重复变性、退火和延伸这一循环，使位于两段已知序列之间的DNA片段呈几何倍数扩增。

3.2 缩略语

3.2.1

bp base pair

碱基对。

3.2.2

DNA deoxyribonucleic acid

脱氧核糖核酸。

3.2.3

dNTP deoxyribonucleoside triphosphate

脱氧核苷三磷酸。

3.2.4

dATP deoxyadenosine triphosphate

脱氧腺苷三磷酸。

3.2.5

dCTP deoxycytidine triphosphate

脱氧胞苷三磷酸。

3.2.6

dGTP deoxyguanosine triphosphate

脱氧鸟苷三磷酸。

3.2.7

dTTP deoxythymidine triphosphate

脱氧胸苷三磷酸。

3.2.8

Taq Thermus aquaticu

水生栖热菌。

3.2.9

Tris tris (hydroxymethyl) aminomethane

三(羟甲基)氨基甲烷。

3.2.10

EDTA ethylene diaminetetraacetic acid

乙二胺四乙酸。

4 生物安全措施

为了保护实验室人员的安全,应由具备资格的工作人员检测肉毒梭菌,所有培养物和废弃物应小心处置,并按照 GB 19489 和 GB/T 27403 中的有关规定执行。

5 防污染措施

检测过程中防止交叉污染的措施按照 SN/T 1193 中的规定执行。

6 方法提要

样品经增菌后划平板分离单菌落,挑取可疑菌落到 TPGY 培养,对培养物采用热裂解抽提 DNA 法,或商品化细菌基因组 DNA 提取试剂盒抽提 DNA 法制备 PCR 模板,进行 PCR 扩增,琼脂糖凝胶电泳检验 PCR 产物是否有特征条带,从而对食品中是否污染肉毒梭菌进行快速检验。

7 设备和材料

7.1 天平:感量 0.001 g。

7.2 生物安全柜。

7.3 厌氧培养装置。

7.4 恒温培养箱:35 ℃±1 ℃和 28 ℃±1 ℃。

7.5 高压灭菌锅。

7.6 恒温水浴:37 ℃±1 ℃和 60 ℃±1 ℃。

7.7 高速台式冷冻离心机：14 000g。

7.8 冰箱：−20 ℃和−70 ℃。

7.9 PCR 仪。

7.10 电泳仪。

7.11 凝胶成像分析系统。

7.12 紫外分光光度计。

7.13 微量可调移液器：0.2 μL～2 μL、2 μL～20 μL、20 μL～200 μL、100 μL～1 000 μL。

7.14 离心管：1.5 mL。

7.15 PCR 反应管：200 μL～500 μL。

8 培养基和试剂

除另有规定外，试剂为分析纯或生化试剂，水应符合 GB/T 6682 中一级水的规格。

8.1 庖肉培养基：见附录第 A.1 章。

8.2 胰蛋白胨葡萄糖酵母浸膏肉汤(TPGY)：见附录第 A.2 章。

8.3 厌氧卵黄琼脂：见附录第 A.3 章。

8.4 无水乙醇和 95%乙醇。

8.5 PBS 缓冲液：氯化钠 7.650 g/L、磷酸氢二钠 0.724 g/L、磷酸二氢钾 0.210 g/L(pH7.4)。

8.6 TE 缓冲液：10 mmol/L Tris-HCl(pH8.0)、1 mmol/L EDTA(pH8.0)。

8.7 蛋白酶 K 溶液：用 TE 配制，使用浓度为 10 mg/mL。

8.8 溶菌酶溶液：用 TE 配制，使用浓度为 10 mg/mL。

8.9 3 mol/L 乙酸钠溶液(pH5.2)。

8.10 20%SDS 溶液。

8.11 引物：根据附录 B 中表 B.1 的序列合成引物，加超纯水配制成 100 μmol/L 储液，用于 PCR 测试的引物浓度为 10 μmol/L。

8.12 *Taq* DNA 聚合酶。

8.13 dNTP：dATP、dTTP、dCTP、dGTP。

8.14 琼脂糖：电泳级。

8.15 溴化乙锭。

8.16 DNA 分子量标准。

8.17 阳性对照：含有扩增片段的质粒或 A、B、E、F 型肉毒梭菌的基因组 DNA。

8.18 商品化细菌基因组 DNA 提取试剂盒。

8.19 10×PCR 缓冲液：200 mmol/L Tris-HCl(pH8.4)、200 mmol/L 氯化钾、15 mmol/L 氯化镁。

8.20 5×TBE 电泳缓冲液：Tris 54 g、硼酸 27.5 g、0.5 mol/L EDTA(pH8.0)20 mL，加蒸馏水至 1 000 mL，使用时稀释为 0.5×TBE 电泳缓冲液。

8.21 6×加样缓冲液：30 mmol/L EDTA，36%(体积分数)甘油，0.05%(质量浓度)二甲苯腈蓝 FF，0.05%(质量浓度)溴酚蓝。

9 检验程序

检验程序见图 1。

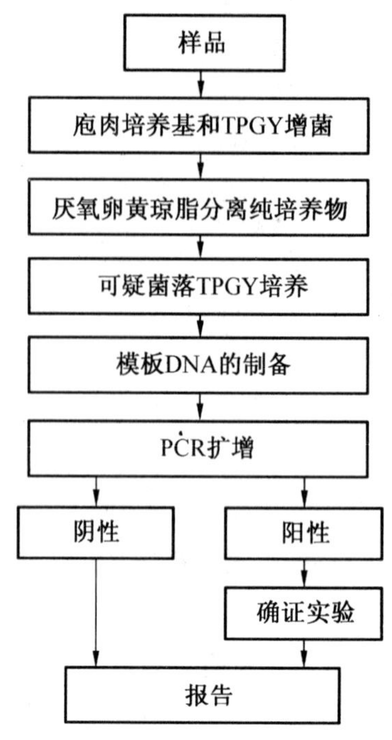

图 1　肉毒梭菌 PCR 检测程序

10　检验步骤

10.1　样品制备和增菌培养

接种前，先将增菌培养基煮沸 10 min～15 min，以排除溶解于培养基中的氧，并迅速冷却，切勿摇动。每 15 mL 增菌肉汤中接种 1 g～2 g 固体食品或 1 mL～2 mL 液体食品，接种时将接种物慢慢接入肉汤液面以下。每份样品接种两管庖肉培养基，置 35 ℃±1 ℃，同时接种两管 TPGY 培养基，置 28 ℃±1 ℃，厌氧培养 5 d。检查培养物的浊度、产气、肉粒的消化和产生的气味。若有生长，按 10.2 分离纯培养物。若未见生长，则继续培养 10 d。

10.2　分离纯培养物

取 1 mL～2 mL 培养液置于螺旋帽试管中，加入等量过滤除菌的无水乙醇。混匀，在室温下放置 1 h。或 80 ℃加热 10 min～15 min 以破坏其繁殖体。

用接种环取 1 环～2 环经乙醇或加热处理的培养物在厌氧卵黄琼脂上划线接种，置厌氧条件下 35 ℃±1 ℃培养 48 h。

挑取约 10 个单个的典型菌落。肉毒梭菌的菌落为隆起或扁平，光滑或粗糙，容易蔓延生长并有不规则边缘。在卵黄培养基上用斜射光检查时，菌落表面通常呈虹彩样，亦称为珠色层。彩带通常向外延伸，继而菌落产生不规则外形。

接种可疑菌落到 TPGY 培养基中，置 35 ℃±1 ℃厌氧培养 24 h。

10.3　模板 DNA 的制备

以下两种方法任选一种进行。剩余培养液置 4 ℃保存，以备确证试验使用。

10.3.1　热裂解抽提 DNA 法

取 1.4 mL TPGY 培养物转移至 1.5 mL 离心管中，14 000*g* 离心 2 min，弃去上清液。加入1.0 mL PBS 悬浮菌体沉淀，14 000*g* 离心 2 min，去上清。用 400 μL PBS 重悬沉淀，加入 10 mg/mL 溶菌酶溶液 100 μL，37 ℃±1 ℃水浴 15 min，期间每 5 min～7 min 颠倒混匀离心管。加入 10 mg/mL 蛋白酶 K 溶液 10 μL，60 ℃±1 ℃水浴 1 h，期间每 10 min～15 min 颠倒混匀离心管。沸水浴 10 min，14 000*g* 离心 2 min，上清液转移至新的灭菌小离心管中。加入 3 mol/L NaAc 溶液 50 μL 和 95%乙醇 1.0 mL，颠

倒混匀，－70 ℃或－20 ℃放置 30 min，14 000*g* 离心 10 min，弃去上清，沉淀干燥后溶于 200 μL TE 溶液。按 10.4 进行纯度和浓度测定后置于－20 ℃保存。

10.3.2 试剂盒抽提 DNA 法

取 1.4 mL TPGY 培养物转移至 1.5 mL 离心管中，14 000*g* 离心 2 min，弃去上清液。菌体沉淀用 1.0 mL TE 缓冲液洗两次后重悬于 120 μL 的 25%蔗糖溶液中。加入 10 mg/mL 溶菌酶溶液 120 μL，混匀，37 ℃±1 ℃水浴 30 min；然后加入 20%SDS 溶液 30 μL，轻轻混匀，室温放置 5 min；再加入 10 mg/mL 蛋白酶 K 溶液 9.0 μL，混匀后 37 ℃±1 ℃水浴 30 min。悬浮液采用商品化细菌基因组 DNA 提取试剂盒提取 DNA，使用时按照试剂盒说明书进行操作。提取的 DNA 按 10.4 进行纯度和浓度测定后置于－20 ℃保存。

10.4 核酸纯度和浓度的测定

取适量 DNA 溶液原液加双蒸水稀释一定倍数后，使用核酸蛋白分析仪或紫外分光光度计测 260 nm 和 280 nm 处的吸收值。DNA 的浓度按照式(1)计算。

$$c = A_{260} \times N \times 50 \qquad \cdots\cdots(1)$$

式中：

c——DNA 浓度，单位为微克每毫升(μg/mL)；

A_{260}——260 nm 处的吸光值；

N——核酸稀释倍数。

当浓度为 0.34 μg/mL～340 μg/mL，A_{260}/A_{280} 比值在 1.7～1.9 之间时，适宜于 PCR 扩增。

10.5 PCR 扩增

10.5.1 采用分别针对 A、B、E、F 型肉毒梭菌肉毒毒素基因设计的型特异性引物(附录 B 中表 B.1)，进行多个 PCR 扩增，每个 PCR 反应管检测一种类型的肉毒梭菌。

10.5.2 PCR 反应体系和参数见附录 B 中表 B.2 和表 B.3。反应体系中各试剂的量可根据具体情况或不同的反应总体积进行适当的调整。

10.5.3 PCR 检测时反应体系应设置阳性对照、阴性对照和空白对照。用含有扩增片段的质粒或 A、B、E、F 型肉毒梭菌的基因组 DNA 作阳性对照，用非肉毒梭菌基因组 DNA 作阴性对照，用无菌水作空白对照。

10.6 凝胶电泳检测 PCR 产物

用 0.5×TBE 缓冲液制备 1.2%～1.5%(质量浓度)的琼脂糖凝胶(凝胶加热融化后冷却至 60 ℃左右加入溴化乙锭至 0.5 μg/mL，或者在电泳后用 0.5 μg/mL 溴化乙锭溶液进行染色)，将 10 μL 的 PCR 产物与 2.0 μL 6×加样缓冲液混合，点样，其中一孔加入 DNA 分子量标准，以判断 PCR 产物的片段大小。0.5×TBE 电泳缓冲液，10 V/cm 恒压电泳，电泳时间根据溴酚蓝的移动位置来确定，电泳检测结果用凝胶成像系统记录。

11 PCR 结果判定

阴性对照和空白对照均未出现条带，阳性对照出现预期大小的扩增条带，待测样品出现预期大小的扩增条带，判定为 PCR 结果阳性，按第 12 章进行确证试验；待测样品未出现预期大小的扩增条带，判定 PCR 结果为阴性，按第 13 章直接报告结果。

实验中设置的阴性对照、空白对照和阳性对照 PCR 检测结果应符合上述情况。否则，任一种对照如果出现非上述正常结果，应重做实验。

12 确证试验

取 10.3 剩余培养液，按 GB/T 4789.12 规定的方法进行确证试验。

13 结果报告

PCR结果阴性,直接报告“未检出A、B、E、F型肉毒梭菌”。

确证试验结果为检出肉毒梭菌,则报告“检出某型(A、B、E、F型)肉毒梭菌”。

确证试验结果为未检出肉毒梭菌,则报告“未检出A、B、E、F型肉毒梭菌”。

附 录 A
（规范性附录）
培养基和试剂的配制

A.1 庖肉培养基

A.1.1 成分

新鲜牛肉	500.0 g
蛋白胨	30.0 g
酵母浸膏	5.0 g
磷酸二氢钠	5.0 g
葡萄糖	3.0 g
可溶性淀粉	2.0 g
蒸馏水	1 000 mL

A.1.2 制法

将新鲜除脂肪和筋膜的牛肉 500 g 切碎，加入蒸馏水。加热至沸点，再以文火煮 1 h。充分冷却，经纱布过滤，挤出余液。加入其他成分，用蒸馏水将液体体积补足至 1 000 mL。调节 pH 至 7.4±0.1，经粗滤纸过滤。在 15 mm×150 mm 试管中先加入碎肉渣至 3 cm 高，然后加入肉汤，超过肉渣表面约 4 cm，上面覆盖一层液体石蜡，厚度为 0.3 cm～0.4 cm。在 121 ℃高压灭菌 20 min。

A.2 胰蛋白胨葡萄糖酵母浸膏肉汤(TPGY)

A.2.1 成分

胰酪胨(trypticase)	50.0 g
蛋白胨	5.0 g
酵母浸膏	20.0 g
葡萄糖	4.0 g
硫乙醇酸钠	1.0 g
蒸馏水	1 000 mL

A.2.2 制法

将固体成分溶于 1 000 mL 蒸馏水中，再分装 15 mm×150 mm 试管，每管 15 mL。上面覆盖一层液体石蜡，厚度为 0.3 cm～0.4 cm。在 121 ℃下高压灭菌 10 min。最终 pH 为 7.0±0.1。放冰箱内保存，若 2 周内不用则弃掉。临用前，将基础液用蒸汽或煮沸加热 10 min～15 min，以排除游离氧，迅速冷却。

A.3 厌氧卵黄琼脂

A.3.1 琼脂基础

酵母浸膏	50.0 g
胰胨	5.0 g
蛋白胨	20.0 g
氯化钠	5.0 g
琼脂	20.0 g
蒸馏水	1 000 mL

在 121 ℃下高压灭菌 15 min。最终 pH 为 7.0±0.2。

A.3.2 卵黄乳状液

用硬刷洗刷 2 个～3 个鸡蛋，沥干。将鸡蛋放在 0.1%氯化汞溶液中浸泡 1 h，再用 70%乙醇浸泡 30 min。取出鸡蛋，以无菌操作打开，弃去蛋白。用注射器取出蛋黄，放入灭菌容器，加等量灭菌生理盐水，充分混合，存于 4 ℃备用。

A.3.3 制法

每 500 mL 琼脂基础液(48 ℃～50 ℃)加 80 mL 卵黄乳状液，充分混合，制成平板。室温放置 2 d，或 35 ℃放置 24 h。剔除污染的平板，将无菌平板存于冰箱。

附 录 B
（规范性附录）
肉毒梭菌 PCR 检测方法参照表

表 B.1 肉毒梭菌肉毒毒素基因 PCR 检测的引物序列

检测肉毒梭菌类型	引 物 序 列	扩增长度/bp
A 型	正：5'-GTG ATA CAA CCA GAT GGT AGT TAT AG-3' 反：5'-AAA AAA CAA GTC CCA ATT ATT AAC TTT-3'	983
B 型	正：5'-GAG ATG TTT GTG AAT ATT ATG ATC CAG-3' 反：5'-GTT CAT GCA TTA ATA TCA AGG CTG G-3'	492
E 型	正：5'-CCA GGC GGT TGT CAA GAA TTT TAT-3' 反：5'-TCA AAT AAA TCA GGC TCT GCT CCC-3'	410
F 型	正：5'-GCT TCA TTA AAG AAC GGA AGC AGT GCT-3' 反：5'-GTG GCG CCT TTG TAC CTT TTC TAG G-3'	1 137

表 B.2 肉毒梭菌肉毒毒素基因 PCR 检测的反应体系

试 剂	终浓度	加入体积/μL
10×PCR 缓冲液	1×	5.0
25 mmol/L $MgCl_2$	2.5 mmol/L	5.0
10 mmol/L dNTPs	0.2 mmol/L	1.0
10 μmol/L 正向引物	0.5 μmol/L	2.5
10 μmol/L 反向引物	0.5 μmol/L	2.5
5 U/μL *Taq* 酶	0.05 U/μL	0.5
DNA 模板	—	1.0
ddH_2O	—	32.5
总体积	—	50.0
注：反应体系中各试剂的量可根据反应体系的总体积进行适当调整。		

表 B.3 肉毒梭菌肉毒毒素基因 PCR 检测的反应参数

预变性	扩 增	循环数	后延伸
95 ℃，5 min	94 ℃，1 min；60 ℃，1 min；72 ℃，1 min	40	72 ℃，10 min
注：PCR 反应参数可根据基因扩增仪型号的不同进行适当的调整。			

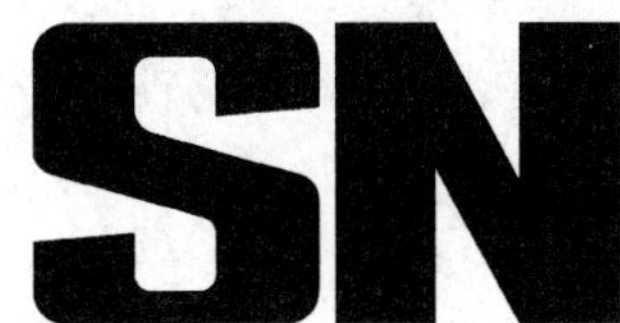

中华人民共和国出入境检验检疫行业标准

SN/T 2528—2010

饮用水中军团菌检测

Determination of *Legionella* in drinking water

2010-03-02 发布　　　　2010-09-16 实施

中华人民共和国
国家质量监督检验检疫总局 发布

前　言

本标准的附录A为规范性的附录，附录B为资料性的附录。

本标准由国家认证认可监督管理委员会提出并归口。

本标准起草单位：中华人民共和国上海出入境检验检疫局、中华人民共和国山西出入境检验检疫局。

本标准主要起草人：李晓虹、李卫华、韩伟。

本标准是首次发布的出入境检验检疫行业标准。

饮用水中军团菌检测

1 范围

本标准规定了饮用水中军团菌的检测方法。

本标准适用于饮用水中军团菌的检测。工业用水和天然水及其沉淀物、沉积物和粘土/软泥等相关样本进行军团菌检测可参考此法。

2 规范性引用文件

下列文件中的条款通过本标准的引用而成为本标准的条款。凡是注日期的引用文件,其随后所有的修改单(不包括勘误的内容)或修订版均不适用于本标准,然而,鼓励根据本标准达成协议的各方研究是否可使用这些文件的最新版本。凡是不注日期的引用文件,其最新版本适用于本标准。

GB/T 27403 实验室质量控制规范 食品分子生物学检测

GB/T 27405 实验室质量控制规范 食品微生物检测

SN/T 1538.1 培养基制备指南 第1部分:实验室培养基制备质量保证通则

SN/T 1538.2 培养基制备指南 第2部分:培养基性能测试实用指南

3 定义和术语

下列术语和定义适用于本标准。

3.1

军团菌 ***Legionella***

本细菌为两端钝圆,具有端鞭毛,有动力,无芽孢和荚膜,需氧和兼性厌氧的大小为(0.3 μm～0.4 μm)×(2.0 μm～3.0 μm)或(0.5 μm～0.7 μm)×(2.0 μm～20 μm)的革兰氏阴性杆菌。

4 设备和材料

4.1 培养箱:36 ℃±1 ℃。

4.2 吸管:1 mL、5 mL 和 10 mL,分刻度 0.1 mL。

4.3 接种环:直径 3 mm。

4.4 天平:感量 0.1 g。

4.5 真空过滤系统。

4.6 灭菌平皿:皿底直径 9 cm。

4.7 浊度仪。

4.8 PCR 扩增仪。

4.9 台式离心机:最高离心力 13 000 r/min。

4.10 低倍双目显微镜。

4.11 恒温水浴锅:36 ℃±1 ℃。

4.12 黑色硝化纤维素过滤膜:直径 47 mm～50 mm,孔径 0.45 μm。Milipore 或同类产品。

4.13 微量可调移液器。1 μL～10 μL,100 μL,200 μL,1 000 μL。

4.14 旋涡振荡器。

4.15 电泳仪。

4.16 凝胶成像分析系统。

4.17 微波炉。

4.18 玻璃仪器。

5 培养基和试剂

除另有规定外，所用试剂均为分析纯，试验用水和培养基配制应符合 GB/T 27405 和 GB/T 27403 的规定。

5.1 缓冲酵母浸膏琼脂培养基(BCYE)：见附录第 A.1 章。

5.2 缓冲酵母浸膏琼脂培养基(BCYE-Cys)：见附录第 A.2 章。

5.3 选择性培养基(GVPC 培养基)：见附录第 A.3 章。

5.4 血平板：见附录第 A.4 章。

5.5 酸缓冲液：见附录第 A.5 章。

5.6 Page'盐：见附录第 A.6 章。

5.7 2×*Taq* PCR Master Mix[0.1 U *Taq* Polymerase/μL、500 μmol/L dNTP each、20 mol/L Tris-HCl(pH8.3)、100 mol/L KCl、3 mol/L $MgCl_2$]。

5.8 PCR 引物：见表 1。

表 1 军团菌引物序列及扩增片段长度

基因	引物名称	引物序列(5'-3')	扩增片段大小/bp
5S rRNA	S1	ACTATAGCGATTTGGAACCA	104
	S2	GCGATGACCTACTTTCGCAT	
Mip	S3	ATGATAGCTTATGACTGGTA	996
	S4	TTCCTTTGTTCACTCAGTAT	

5.9 琼脂糖(电泳级)。

5.10 溴化乙锭。

5.11 DNA marker。

5.12 TAE 电泳储备液(50×)：见附录第 A.7 章。

5.13 军团菌分型诊断试剂盒。

6 检验程序

军团菌检验程序见图 1。

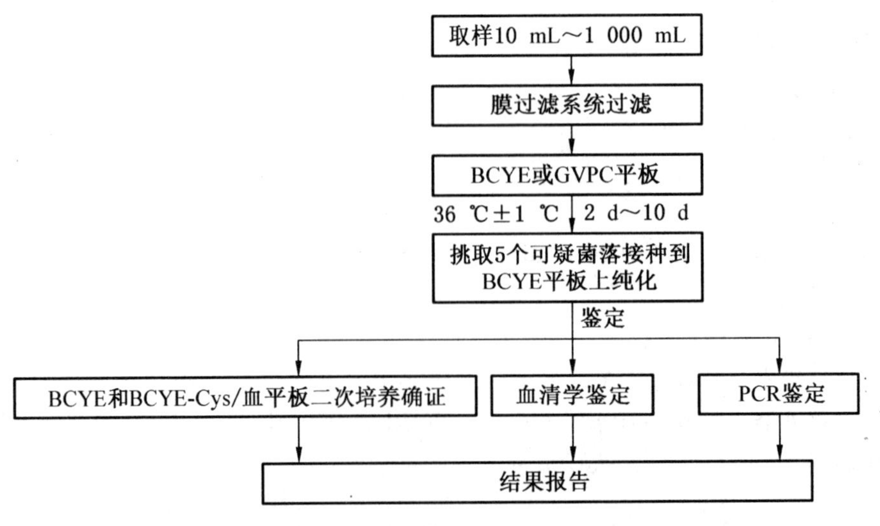

图 1 军团菌的检测程序

7 检验步骤

7.1 取样

7.1.1 总则

根据给水系统和检验目的确定收集样品的体积。要详细记录样品的来源、体积、取样时的温度和是否含有灭菌剂及其性质，以助于实验室检测。基于安全和分析原因，不要检测未知来源的样品或是冷却水、过程水，除非这些样品有关于化学添加物的信息，或是在过程中可能存在的污染物的信息。

7.1.2 取样容器

用无菌玻璃、聚乙烯或类似容器收集水样品 10 mL～1 000 mL。样品容器的材料也应适用于饮用水。若离试样点较远，使用易碎的玻璃容器不安全的，可使用塑料制品。

7.1.3 含生物防腐剂的样品

如果水样含有或是认为含有氧化型灭菌剂时，在取样时或取样前应先使其钝化。

注：对于氯和其他氧化型灭菌剂，可通过加硫代硫酸钾或硫代硫酸钠到容器中钝化。

7.1.4 样品运输和储存

实验室接到水样后应尽快进行微生物学分析，最好是取样当天，最多不超过 2 d。如果是在取样的当天分析，样品运输时在室温状态下，避免光照就可以了。否则，需在冷藏条件 5 ℃±3 ℃下运输样品。热水样应在取样后直接冷却。

7.2 膜过滤

过滤 10 mL～1 000 mL 水样。按照以下步骤通过酸缓冲液处理样品，以抑制非军团菌的生长。样品过滤后，加入 30 mL 酸缓冲液，静置 5 min。膜过滤去酸缓冲液，用 20 mL Page'盐或其他洗液洗涤膜。小心地用无菌镊子转移膜，正面向上放置在 BCYE 或 GVPC 琼脂平板上，确保没有气泡。

7.3 培养

倒置平板在 36 ℃±1 ℃培养 2 d～10 d。培养期间保持湿润的培养环境。

7.4 检查平板

在 10 d 的培养期间，经常观察。用显微镜在 3 d～4 d 内至少观察两次。记录可疑军团菌菌落的数量。军团菌的生长很可能被其他菌掩盖或抑制。如果怀疑被抑制，或是有强的生长背景，需重新稀释样品或减少过滤的样品体积。在黑色滤膜或黑色背景下，典型的军团菌菌落通常是白 灰 蓝 紫，但也可能出现棕色、粉色、灰绿色或深红色。军团菌表面光滑，边缘整齐，出现典型的毛玻璃现象。

注：通过膜过滤的军团菌在培养基的生长更加缓慢，且通常菌落比直接在培养基上生长的要小。

7.5 可疑军团菌的确证

7.5.1 BCYE-Cys 的二次培养

在 BCYE 或 GVPC 平板上次日生长的菌落均不是军团菌。从 BCYE 或 GVPC 平板上选择 2 d 后生长的至少 5 个可疑军团菌菌落接种到 BCYE 和 BCYE-Cys 两块平板上进行二次培养，如果可疑菌落的形状不同，确保每一形状至少挑取两个菌落，36 ℃±1 ℃培养至少 2 d。在 BCYE 平板上生长而在 BCYE-Cys 平板或血平板上不生长的被认为是军团菌。记录每个平板的结果。

7.5.2 血清学鉴定

从 BCYE 或 GVPC 平板上挑取可疑菌落纯化后，用多价诊断血清作玻片凝集实验。有条件的可作分型实验。

7.5.3 PCR 检测

7.5.3.1 PCR 模板的制备

挑取从 BCYE 或 GVPC 平板上可疑纯菌落混于 100 μL 蒸馏水中，振荡混匀，100 ℃煮沸 5 min～10 min，10 000 r/min 离心 5 min，取上清液作为模板。

7.5.3.2 多重 PCR 反应体系和条件

——反应体系体积为 50 μL：10 μmol/L 引物 S1、S2 各 1 μL，20 μmol/L 引物 S3、S4 各 5 μL；2×

Taq PCR Master Mix 25 μL；模板 DNA 3 μL；ddH_2O 补足 50 μL；

——反应条件：95 ℃预变性 5 min；94 ℃变性 1 min，60 ℃退火 1 min，72 ℃延伸 1 min，30 个循环，72 ℃延伸 5 min，4 ℃保存反应产物。

7.5.3.3 **PCR 质控对照**

每次进行 PCR 检测时均需要设置阳性对照、阴性对照和空白对照。其中，用军团菌标准阳性菌株提取的 DNA 作阳性对照。用非军团菌的标准菌株提取的 DNA 作阴性对照。用灭菌双蒸水替代模板作空白对照。

7.5.3.4 **PCR 扩增产物电泳检测**

取 1.5 g 琼脂糖于 100 mL 电泳缓冲液中加热，充分融化，加入溴化乙锭，使其最终浓度达到 1.0 μg/mL，制胶。在电泳槽中加入电泳缓冲液，使液面刚刚没过胶面 1 mm。取 10.0 μL PCR 扩增产物点样。9 V/cm 恒压，电泳 20 min～30 min。紫外凝胶成像仪下观察电泳结果，做好记录。PCR 扩增产物为 104 bp、996 bp(见表 1)。

8 结果及报告

8.1 当在 BCYE 或 GVPC 平板上次日生长者，报告未检出军团菌/过滤水的体积。

8.2 当在 BCYE 或 GVPC 平板上不生长，或在 BCYE/GVPC 平板上生长而在 BCYE-Cys/血平板上也生长时，报告未检出军团菌/过滤水的体积。

8.3 当在 BCYE 或 GVPC 平板上生长而在 BCYE-Cys 或血平板上不生长的，同时血清凝集实验阳性者，报告检出军团菌/过滤水的体积。

8.4 当在 BCYE 或 GVPC 平板上生长，同时 PCR 产物扩增出片段长度为 104 bp 者，报告检出军团菌(非嗜肺军团菌)/过滤水的体积。

8.5 当在 BCYE 或 GVPC 平板上生长，同时 PCR 产物扩增出片段长度为 104 bp、996 bp 两条片断者，报告检出军团菌(嗜肺军团菌)/过滤水的体积。

8.6 定量计算。挑取的可疑菌落经鉴定后，计数方法如下：从 BCYE 或 GVPC 平板上计算出在 30 个～300 个之间的可疑菌落数(若超出 300 个要稀释)，从可疑菌落中挑取 5 个进行确证，若有 3 个证实是军团菌，则 3/5 乘以 BCYE 或 GVPC 平板上在 30 个～300 个之间的可疑菌落数，即为单位体积的可能军团菌数(CFU/过滤水的体积)。

9 废弃物处理和防止污染的措施

检测过程中防止交叉污染的措施参见附录 B。

附 录 A
（规范性附录）
培养基和试剂

A.1 一般要求

为保证培养基的质量，宜按照 SN/T 1538.1 和 SN/T 1538.2 对培养基进行质量控制。

A.2 缓冲酵母浸膏琼脂培养基(BCYE)

A.2.1 成分

酵母粉	10.0 g
琼脂	12.0 g
活性炭	2.0 g
α-酮戊二酸钾	1.0 g
ACES 缓冲液	
(N-2-乙酰氨基-2-氨基乙磺酸)	10.0 g
氢氧化钾	2.8 g
L-盐酸半胱氨酸	0.4 g
焦磷酸铁	0.25 g
蒸馏水	1 000 mL

A.2.2 制备

A.2.2.1 半胱氨酸和铁盐溶液

制备新鲜的 L-盐酸半胱氨酸和焦磷酸铁溶液：称取半胱氨酸和铁盐 0.4 g 和 0.25 g 分别加到 10 mL 蒸馏水中。溶液通过孔径为 0.22 μm 的纤维素酯滤膜过滤灭菌。－20 ℃存贮于灭菌容器中，时间不超过 3 个月。

A.2.2.2 ACES 缓冲液

N-2-乙酰氨基-2-氨基乙磺酸加到 500 mL 蒸馏水中，45 ℃～50 ℃水浴溶解。称取氢氧化钾于 480 mL 蒸馏水中，混匀至溶解。混合以上两种溶液即为 ACES 缓冲液。

A.2.2.3 培养基

活性酵母浸膏和 α-酮戊二酸连续地加入到 980 mL 的 ACES 缓冲液中。0.1 mol/L 氢氧化钾(5.6 g＋1 L 蒸馏水)，0.1 mol/L H_2SO_4(5.3 mL＋1 L 蒸馏水)。用以上两种溶液调整培养基的 pH 至 6.8±0.2。加入琼脂，121 ℃，15 min 高压灭菌。5 ℃避光保存于密闭容器内，不超过 4 个星期。

A.3 缓冲酵母浸膏琼脂培养基(BCYE-Cys)

配制见第 A.2 章，不加 L-半胱氨酸。

A.4 选择性培养基(GVPC 培养基)

注：GVPC 培养基是在 BCYE 培养基中添加了三种抗生素和甘氨酸。

A.4.1 成分

游离的氨基甘氨酸	3 g/L
硫酸多粘菌素 B(多肽类抗生素)	80 000 IU/L
万古霉素	0.001 g/L

放线菌酮　　　　0.08 g/L

放线菌酮也可用那他霉素代替。

A.4.2　制备

A.4.2.1　抗生素的制备

称取硫酸多粘菌素 B 200 mg 加入到 100 mL 的蒸馏水中，使其终浓度为 14 545 IU/mL。混合。通过孔径为 0.22 μm 的纤维素酯滤膜过滤灭菌。吸取 5.5 mL 于灭菌容器中，储存于 −20 ℃。使用时室温溶解。称取适量的万古霉素 20 mg 加入到 20 mL 的蒸馏水中，混合。通过孔径为 0.22 μm 的纤维素酯滤膜过滤灭菌。吸取 5.5 mL 于灭菌容器中，储存于 −20 ℃。使用时室温溶解。称取适量的放线菌酮 2 g 加入到 100 mL 的蒸馏水中，混合。通过孔径为 0.22 μm 的纤维素酯滤膜过滤灭菌。吸取 4 mL 于灭菌容器中，储存于 −20 ℃。使用时室温溶解。抗生素溶液冷冻保存最长时间为 6 个月。

注：放线菌酮对肝脏有毒害，称量其粉末时要戴橡胶手套和防尘面罩。

A.4.2.2　GVPC 培养基的配制

按照 A.1 配制 BCYE 培养基的步骤进行，在加过 α-酮戊二酸后添加 3.0 g 甘氨酸氨盐，调 pH 到 6.8±0.2。添加 L-半胱氨酸和铁以后，各添加 A.4.2.1 中三种抗生素 5.5 mL、5.5 mL 和 4 mL，混合。

A.5　血平板

A.5.1　成分

豆粉琼脂(pH7.4～7.6)　　　　100 mL

脱纤维羊血(或兔血)　　　　5 mL～10 mL

A.5.2　制备

加热溶化琼脂，冷到 50 ℃，以灭菌手续加入脱纤维羊血，摇匀，倾注平板。亦可用其他营养丰富的基础培养基配制血琼脂。

A.6　酸缓冲液

A.6.1　成分

盐酸　　　　0.2 mol/L

氯化钾　　　　0.2 mol/L

A.6.2　制备

A.6.2.1　溶液 A：0.2 mol/L 盐酸

在 1 L 蒸馏水中添加 17.4 mL(ρ=1.18，35.4%)或是 20 mL(ρ=1.16，31.5%)浓盐酸。混合，121 ℃高压灭菌 15 min。

A.6.2.2　溶液 B：0.2 mol/L 氯化钾

在 1 L 蒸馏水中溶解 14.9 g 氯化钾，混合，在 121 ℃高压灭菌 15 min。

A.6.2.3　制备酸缓冲液：混合 3.9 mL 溶液 A 和 25 mL 溶液 B 制备酸缓冲液，用 1 mol/L 氢氧化钾调 pH 到 2.2±0.2，用带塞的玻璃溶液保存。在黑暗状态下室温放置不超过 1 个月。

A.7　Page'盐

A.7.1　成分

氯化钠　　　　0.120 g

七水硫酸镁　　　　0.004 g

二水氯化钙　　　　0.004 g

磷酸氢二钠　　　　0.142 g

磷酸二氢钾　　　　0.136 g

双蒸水	1 000 mL

A.7.2 制备

将上述化学试剂添加到蒸馏水中，溶解、混合，在121 ℃高压灭菌15 min。为精确称量以上化学试剂，先制备10 L盐溶液，然后分装成小体积灭菌。

A.8 TAE电泳储备液（×50）

Tris	24.2 g
冰乙酸	5.7 mL
0.5 mol/L EDTA溶液（pH8.0）	10.0 mL
加蒸馏水	定容至100 mL

使用时稀释成1×电泳缓冲液。

附 录 B
（资料性附录）
检测过程中防止交叉污染的措施

B.1 抽样和制样过程

抽样和制样工具，应清洗干净，121 ℃高压灭菌15 min～20 min，一套洁净工具限于一份样品使用。存放样品的容器应该经过清洗、高压，或为一次性灭菌容器。

B.2 检测过程

B.2.1 PCR实验室应分为样品制备区、前PCR区、PCR区和后PCR区。将模板提取、PCR反应液配制、PCR循环扩增及PCR产物的鉴定等步骤分区或分室进行。实验室的运作应从“洁净”到“污染区”单向进行。

B.2.2 实验过程中，应穿戴实验服和手套，手套要经常更换。各区要有专用实验服，经常清洗。

B.2.3 各区所有的试剂、器材（尤其是移液器）、仪器都应专用，不得带出该区。

B.2.4 所有溶液、水、耗材和器具要121 ℃，15 min高压，避免核酸和（或）核酸酶污染。每种溶液应使用高质量的成分和新蒸馏的双蒸水。在20 ℃～25 ℃贮存的试剂中，可加入0.025%的叠氮钠。所有试剂应该以大体积配制，然后分装成仅够一次使用的量进行贮存。

B.2.5 DNA模板或引物的离心管打开之前，要短暂离心，离心管不能用力崩开，以免产生气溶胶。

B.2.6 前PCR区中，最好能在PCR操作箱中加入PCR反应各组分。

B.2.7 实验前后，实验室用紫外线消毒以破坏残留的DNA。

B.2.8 可使用UDG和dUTP系统控制污染。

B.2.9 应遵循PCR操作的其他要求。

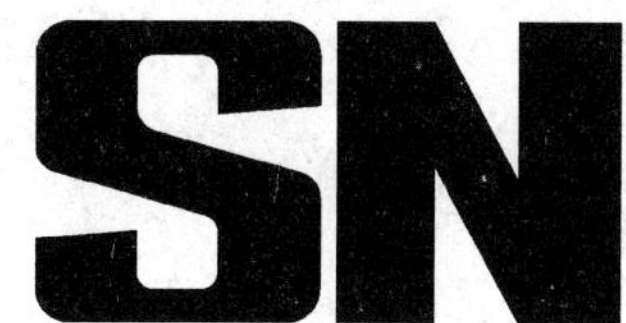

中华人民共和国出入境检验检疫行业标准

SN/T 2529—2010

进出口食品中香港海鸥菌检测方法

Determination of *Laribacter hongkongensis* in foods for import and export

2010-03-02 发布　　　　2010-09-16 实施

中华人民共和国国家质量监督检验检疫总局　发布

前　　言

本标准的附录 A、附录 B 为规范性的附录、附录 C 为资料性附录。

本标准由国家认证认可监督管理委员会提出并归口。

本标准起草单位：中华人民共和国上海出入境检验检疫局、广东出入境检验检疫局、杭州疾病预防控制中心。

本标准主要起草人：李晓虹、韩伟、李志勇、倪晓平。

本标准是首次发布的出入境检验检疫行业标准。

进出口食品中香港海鸥菌检测方法

1 范围

本标准规定了进出口食品中香港海鸥菌的检验方法。

本标准适用于淡水鱼中香港海鸥菌的检验。

2 规范性引用文件

下列文件中的条款通过本标准的引用而成为本标准的条款。凡是注日期的引用文件,其随后所有的修改单(不包括勘误的内容)或修订版均不适用于本标准,然而,鼓励根据本标准达成协议的各方研究是否可使用这些文件的最新版本。凡是不注日期的引用文件,其最新版本适用于本标准。

GB/T 27403 实验室质量控制规范 食品分子生物学检测

GB/T 27405 实验室质量控制规范 食品微生物检测

SN/T 1538.1 培养基制备指南 第1部分:实验室培养基制备质量保证通则

SN/T 1538.2 培养基制备指南 第2部分:培养基性能测试实用指南

3 定义和术语

下列术语和定义适用于本标准。

3.1

香港海鸥菌 *Laribacter hongkongensis*,LH

香港海鸥菌(*Laribacter hongkongensis*,LH),为变形菌门(Proteobacteria)、β-变形菌纲(Betaproteobacteria)、奈瑟菌科(Neisseriaceae)的一个新属。呈海鸥形或螺旋形杆状,兼性厌氧,不产芽孢,大小直径在0.5 mm~1 mm之间的革兰氏阴性细菌。

4 设备和材料

4.1 恒温培养箱:36 ℃±1 ℃。

4.2 吸管:1 mL、5 mL和10 mL,分刻度0.1 mL。

4.3 接种环:直径3 mm。

4.4 天平:感量0.1 g。

4.5 全自动细菌鉴定系统(VITEK或同类仪器)。

4.6 灭菌平皿:皿底直径9 cm。

4.7 浊度仪:法国生物梅里埃公司或同类仪器。

4.8 PCR扩增仪。

4.9 台式离心机:最高离心力13 000 r/min。

4.10 恒温水浴锅:36 ℃±1 ℃。

4.11 均质器。

4.12 微量可调移液器。1 μL~10 μL,100 μL,200 μL,1 000 μL。

4.13 旋涡振荡器。

4.14 电泳仪。

4.15 凝胶成像分析系统。

4.16 微波炉。

5 培养基和试剂

除另有规定外,所用试剂均为分析纯,试验用水和培养基配制应符合GB/T 27405和GB/T 27403

的规定。

5.1 肠道菌增菌肉汤(EE 肉汤):见附录第 A.2 章。

5.2 头孢哌酮麦康凯(CMA)琼脂:见附录第 A.3 章。

5.3 三糖铁琼脂(TSI):见附录第 A.4 章。

5.4 胰化大豆胨蛋白胨肉汤(TSB):见附录第 A.5 章。

5.5 绵羊头孢哌酮血平板:见附录第 A.6 章。

5.6 2×*Taq* PCR Master Mix[0.1U *Taq* Polymerase/μL、500 μmol/L dNTP each、20 mol/L Tris-HCl(pH 8.3)、100 mol/L KCl、3 mol/L $MgCl_2$]。

5.7 PCR 引物见表 1。

表 1 香港海鸥菌引物序列及扩增片段长度

引物名称	引物序列(5'-3')	扩增片段大小/bp
P2F[a]	TTGAGGGTGCCCGAAAGGGA	424
P2R[b]	CTACCCACTTCTGGCGGATT	

5.8 琼脂糖(电泳级)。

5.9 溴化乙锭。

5.10 DNA 抽提试剂盒。

5.11 DNA marker。

5.12 常用生化试剂。

5.13 TAE 电泳储备液(50×):见附录第 A.7 章。

5.14 API 20NE 生化鉴定试剂盒或类似产品。

注:API 20NE 是由法国生物梅里埃公司提供的产品的商品名。给出这一信息是为了方便本标准的使用者,并不表示对该产品的认可。如果其他等效产品具有相同的效果,则可使用这些等效产品。

6 检验程序

香港海鸥菌检验程序见图 1。

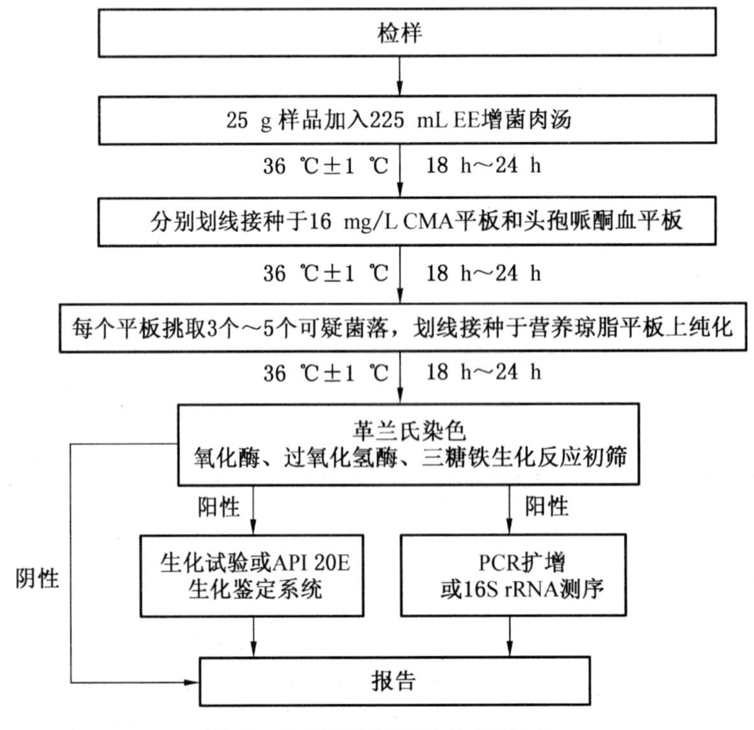

图 1 香港海鸥菌的检测程序

7 检验步骤

7.1 样品处理

冷冻样品应在 45 ℃以下不超过 15 min 或在 2 ℃～5 ℃不超过 18 h 解冻。若不能及时检验，应放于－15 ℃左右保存；非冷冻而易腐的样品应尽可能及时检验。若不能及时检验，应置于 0 ℃～4 ℃冰箱保存，在 24 h 内检验。

7.2 样品制备

无菌操作，取鱼体不同部位 500 g 充分均质混匀，放于灭菌容器内，加封标记后 0 ℃～4 ℃或－15 ℃以下冷冻保存备用。

7.3 增菌

无菌操作取 7.1 制得的样品 25 g 放入盛有 225 mL EE 增菌肉汤的 500 mL 灭菌广口瓶内，36 ℃±1 ℃培养 18 h～24 h。对于经过冷冻处理的样品，可以用 TSB 肉汤经 36 ℃±1 ℃培养 4 h～6 h 后，按照 1∶10 接种 EE 肉汤 36 ℃±1 ℃培养 18 h～24 h 后备用。

7.4 分离

用接种环挑取一环增菌液，接种于 16 mg/L CMA 和绵羊血平板，36 ℃±1 ℃培养 18 h～24 h。挑取 3 个～5 个革兰氏染色阴性，在绵羊血琼脂平板上不发生溶血反应，在 CMA 培养基上呈无色、透明、扁平状，边缘光滑整齐，直径在 0.5 mm～1 mm 之间的微小疑似单菌落，进行氧化酶、过氧化氢酶和三糖铁初筛实验。筛选结果不符合表 1 判断标准按照 8.1 报告结果；阳性结果菌落纯化后，按下面的方法进行确证试验。

7.5 鉴定

7.5.1 生化实验

挑取 7.4 筛选阳性的可疑香港海鸥菌纯菌落，按表 2 进行生化实验，37 ℃培养 18 h～24 h。

表 2 香港海鸥菌主要生化特征

鉴定程序	生化项目	结果判断
初筛	氧化酶	+
	过氧化氢酶	+
	三糖铁(TSI)	
	斜面	－(不变色)
	底层	－(不变色)
	H_2S	－
生化鉴别	精氨酸双水解酶(ADH)	+
	脲酶(URE)	+
	硝酸盐还原(NO_3)	+
	β-半乳糖苷(βGAL)	－
	赖氨酸脱羧酶(LDC)	－
	鸟氨酸脱羧酶(ODC)	－
	七叶苷(ESC)	－
	吲哚实验(IND)	－
	明胶(GEL)	－
	葡萄糖发酵(GLU)	－
	山梨醇(SOR)	－
	L-阿拉伯糖(LARA)	－
	甘露醇(MAN)	－
	蔗糖(SAC)	－

表 2（续）

鉴定程序	生化项目	结果判断
生化鉴别	鼠李糖(RHA)	－
	麦芽糖(MAL)	－
	葡萄糖酸盐(GNT)	－
	癸酸(CAP)	＋
	己二酸(ADI)	＋
	苹果酸(MLT)	＋
	柠檬酸钠(CIT)	－
	苯乙酸(PAC)	－
	1%氯化钠胰胨水	＋
	2%氯化钠胰胨水	＋
	3%氯化钠胰胨水	－

7.5.2 PCR 检测

7.5.2.1 PCR 模板的制备

挑取经生化实验初筛为阳性的可疑纯菌落混于 100 μL 蒸馏水中，振荡混匀，100 ℃煮沸 5 min～10 min，10 000 r/min 离心 5 min，取上清液作为模板。

7.5.2.2 PCR 反应体系和条件

反应体系体积为 50 μL：10 μmol/L 引物各 2.5 μL；2×*Taq* PCR Master Mix 25 μL；模板 DNA 2 μL；ddH_2O 补足 50 μL。反应条件：94 ℃预变性 5 min；94 ℃变性 30 s，55 ℃退火 30 s，72 ℃延伸 1 min，30 个循环；72 ℃延伸 5 min，4 ℃保存反应产物。

7.5.2.3 PCR 质控对照

每次进行 PCR 检测时均需要设置阳性对照、阴性对照和空白对照。其中，用香港海鸥菌标准阳性菌株提取的 DNA 作阳性对照。用非香港海鸥菌的淡水鱼致病菌标准菌株提取的 DNA 作阴性对照。用灭菌双蒸水替代模板作空白对照。

7.5.2.4 PCR 扩增产物电泳检测

取 1.5 g 琼脂糖于 100 mL 电泳缓冲液中加热，充分融化，加入溴化乙锭，使其最终浓度达到 1.0 μg/mL，制胶。在电泳槽中加入电泳缓冲液，使液面刚刚没过胶面 1 mm。取 10.0 μL PCR 扩增产物点样。9 V/cm 恒压，电泳 20 min～30 min。紫外凝胶成像仪下观察电泳结果，做好记录。PCR 扩增产物为 424 bp。

7.5.2.5 16S rRNA 序列测序

必要时，进行 PCR 扩增产物测序(序列见附录 B)，进行确证实验。

8 结果及判定

8.1 当氧化酶、过氧化氢酶和三糖铁初筛生化反应结果不符合判断标准，报告 25 g 未检出香港海鸥菌。

8.2 当检出的可疑菌落，初筛生化反应结果符合判断标准，且生化结果符合表 1，报告 25 g 检出香港海鸥菌。

8.3 当检出的可疑菌落，初筛生化反应结果符合判断标准，且 PCR 产物电泳检验结果阳性，报告 25 g 检出香港海鸥菌。

8.4 当检出的可疑菌落生化结果符合表 1 要求且 PCR 产物电泳检验结果阳性，进行 16S rRNA 测序，报告检出的香港海鸥菌与已报道菌的同源性。

9 废弃物处理和防止污染的措施

检测过程中防止交叉污染的措施参见附录 C。

附　录　A
（规范性附录）
培养基和试剂

A.1　一般要求

为保证培养基的质量，宜按照SN/T 1538.1和SN/T 1538.2对培养基进行质量控制。

A.2　肠道菌增菌肉汤(EE肉汤)

A.2.1　成分

蛋白胨	10.0 g
葡萄糖	5.0 g
磷酸氢二钠	8.0 g
磷酸二氢钾	2.0 g
牛胆盐	20.0 g
煌绿	0.015 g
琼脂	15.0 g
蒸馏水	1 000.0 mL

A.2.2　制备

应使用纯净的牛胆绿和煌绿，减少对受损伤且数量极少的肠杆菌的生长抑制。将各成分加入蒸馏水中，加热煮沸，分瓶分装225 mL，制成的培养基为绿色，可放置2 ℃～8 ℃冷藏柜保存，4周内使用。

A.3　改良头孢哌酮麦康凯琼脂(CMA)

A.3.1　成分

蛋白胨	17.0 g
脲胨	3.0 g
猪胆盐(或牛、羊胆盐)	5.0 g
氯化钠	5.0 g
琼脂	17.0 g
乳糖	10.0 g
葡萄糖	10.0 g
0.01%结晶紫水溶液	10.0 mL
0.5%中性红水溶液	5.0 mL
蒸馏水	1 000.0 mL

A.3.2　制备

a）将蛋白胨、脲胨、胆盐、氯化钠、乳糖及葡萄糖溶解于400 mL蒸馏水中。校正pH至7.2，将琼脂加入于600 mL蒸馏水中加热溶解，将两液合并，分装于锥形瓶内高压灭菌(115 ℃，15 min备用)。

b）临用时加热熔化琼脂，冷却至50 ℃～55 ℃时加入结晶紫和中性红水溶液并加入过滤灭菌的头孢哌酮(Cefoperazone)，使最终浓度为16 mg/L。

注：结晶紫及中性红水溶液配好后应经高压灭菌。

A.4 三糖铁琼脂(TSI)

A.4.1 成分

聚胨(polypeptone)	20.0 g
乳糖	10.0 g
蔗糖	10.0 g
葡萄糖	1.0 g
六水硫酸亚铁胺	0.2 g
硫代硫酸钠	0.2 g
酚红	0.025 g
琼脂	13.0 g
蒸馏水	1 000.0 mL

A.4.2 制备

将以上各成分加热煮沸至完全溶解,调节 pH 至 7.4±0.1,分装试管。115 ℃高压灭菌 15 min,制成高层斜面备用。

A.5 胰蛋白酶大豆肉汤(TSB)

A.5.1 成分

胰蛋白胨	17.0 g
大豆蛋白胨	3.0 g
氯化钠	20.0 g
磷酸氢二钾	2.5 g
葡萄糖	2.5 g
蒸馏水	1 000.0 mL

A.5.2 制备

将各成分加入水中,要不断搅拌,加热至煮沸 1 min。121 ℃高压灭菌 15 min,最终 pH 至 7.3±0.2。

A.6 头孢哌酮血琼脂

A.6.1 成分(豆粉琼脂)

牛心消化粉	3.0 g
豌豆粉	7.5 g
琼脂	15.0 g
蒸馏水	1 000.0 mL

A.6.2 制备

将上述成分溶解于蒸馏水中,加热煮沸至完全溶解,121 ℃高压灭菌 15 min,最终 pH 6.8±0.2。冷却至 50 ℃~55 ℃时加入,分别加入 5 mL~10 mL 无菌脱纤维羊血和过滤灭菌的头孢哌酮(Cefoperazone),使最终浓度为 16 mg/L。

A.7 TAE 电泳储备液(×50)

Tris	24.2 g
冰乙酸	5.7 mL
0.5 mol/L EDTA 溶液(pH 8.0)	10.0 mL
加蒸馏水	定容至 100 mL

使用时稀释成 1× 电泳缓冲液。

附 录 B
（规范性附录）
香港海鸥菌基因序列（GenBank DQ396525）

1 tgcaagtcga acggtaacag ggacttcggt ctgctgacga gtggcgaacg ggtgagtaat
61 gcatcggaac gtaccgagta atgggggata acgcatcgaa aggtgtgcta ataccgcata
121 cgccctgagg gggaaagcgg gggatcgaaa gacctcgcgt tattcgagcg gccgatgccg
181 gattagctag ttggtggggt aaaggctcac caaggcgacg atccgtagca ggtctgagag
241 gatgatctgc cacactggga ctgagacacg gcccagactc ctacgggagg cagcagtggg
301 gaattttgga caatgggggc aaccctgatc cagccatgcc gcgtgtctga agaaggcctt
361 cgggttgtaa aggacttttg tcagggagga aatccctaag gctaataccc ttggggggatg
421 acagtacctg aagaataagc accggctaac tacgtgccag tagccgcggt aatacgtagg
481 gtgcaagcgt taatcggaat tactgggcgt aaagcgtgcg caggcggttt gaaaagtcag
541 ctgtgaaagc cccgggctca acctgggaac tgcggttgaa actctcaagc tagagtgcgt
601 cagagggggg tggaaacca cgtgtagcag tgaaatgcgt agagatgtgg aggaacacca
661 atggcgaagg cagccccctg ggatgacact gacgctcatg cacgaaagcg tggggagcaa
721 acaggattag ataccctggt agtccacgcc ctaaacgatg tcgactagcc gttggagatt
781 tcggtttctg gtggcgcagc taacgcgtga agtcgaccgc ctggggagta cggtcgcaag
841 attaaaactc aaaggaattg acgggggccc gcacaagcgg tggatgatgt ggattaattc
901 gatgcaacgc gaaaaacctt acctggtctt gacatgtacc gaacctcgaa gagatttgag
961 ggtgcccgaa agggagcggt aacacaggtg ctgcatggct gtcgtcagct cgtgtcgtga
1021 gatgttgggt taagtcccgc aacgagcgca acccttgtca ttagttgcca gcattaagtt
1081 gggcactcta atgagactgc cggtgacaaa ccggaggaag gtggggatga cgtcaagtcc
1141 tcatggccct tatgaccagg gcttcacacg tcatacaatg gtcggtacag agggtcgcta
1201 agccgcgagg tagtgccaat ctcataaaac cgatcgtagt ccggatcgca gtctgcaact
1261 cgactgcgtg aagtcggaat cgctagtaat cgcggatcag catgtcgcgg tgaatacgtt
1321 cccgggcctt gtacacaccg cccgtcacac catgggagtg gaatccgcca gaagtgggta
1381 gggtaaccgt aaggagcccg cttaccacgg tag

附　录　C
（资料性附录）
检测过程中防止交叉污染的措施

C.1　抽样和制样过程

抽样和制样工具，应清洗干净，121 ℃高压灭菌 15 min～20 min，一套洁净工具限于一份样品使用。存放样品的容器应该经过消洗、高压灭菌，或为一次性灭菌容器。

C.2　检测过程

C.2.1　PCR 实验室应分为样品制备区、前 PCR 区、PCR 区和后 PCR 区。将模板提取、PCR 反应液配制、PCR 循环扩增及 PCR 产物的鉴定等步骤分区或分室进行。实验室的运作应从“洁净区”到“污染区”单向进行。

C.2.2　实验过程中，应穿戴实验服佩戴手套。各区要有专用实验服。

C.2.3　各区所有的试剂、器材（尤其是移液器）、仪器都应专用，不得带出该区。

C.2.4　所有溶液、水、耗材和器具要 121 ℃，15 min 高压，避免核酸和（或）核酸酶污染。每种溶液应使用高质量的成分和新蒸馏的双蒸水。在 20 ℃～25 ℃贮存的试剂中，可加入 0.025%的叠氮钠。所有试剂应该以大体积配制，然后分装成仅够一次使用的量进行贮存。

C.2.5　DNA 模板或引物的离心管打开之前，要短暂离心，离心管不能用力崩开，以免产生气溶胶。

C.2.6　前 PCR 区中，最好能在 PCR 操作箱中加入 PCR 反应各组分。

C.2.7　实验前后，实验室用紫外线消毒以破坏残留的 DNA。

C.2.8　可使用 UDG 和 dUTP 系统控制污染。

C.2.9　应遵循 PCR 操作的其他要求。

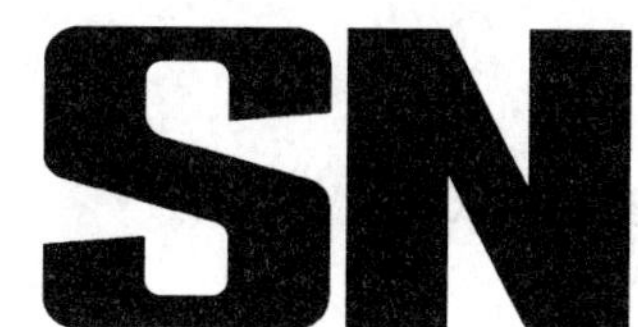

中华人民共和国出入境检验检疫行业标准

SN/T 2530—2010

贝类、果蔬和水样中脊髓灰质炎病毒检测方法 普通RT-PCR方法和实时荧光RT-PCR方法

Determination of polioviruses in shellfish, fruit, vegetable and water—Conventional RT-PCR and real-time RT-PCR

010-03-02发布 2010-09-16实施

中华人民共和国国家质量监督检验检疫总局 发布

前 言

本标准中附录 A 为规范性附录,附录 B 为资料性附录。

本标准由国家认证认可监督管理委员会提出并归口。

本标准起草单位:中华人民共和国上海出入境检验检疫局。

本标准主要起草人:李想、潘良文、卢钟山、吕蓉、张舒亚、黄一、刘月明、高琴。

本标准系首次发布的出入境检验检疫行业标准。

贝类、果蔬和水样中脊髓灰质炎病毒检测方法 普通RT-PCR方法和实时荧光RT-PCR方法

1 范围

本标准规定了贝类、果蔬和水样中脊髓灰质炎病毒普通RT-PCR方法和实时荧光RT-PCR方法。

本标准适用于贝类、果蔬和水样中脊髓灰质炎病毒的定性检测。

2 规范性引用文件

下列文件中的条款通过本标准的引用而成为本标准的条款。凡是注日期的引用文件，其随后所有的修改单(不包括勘误的内容)或修订版均不适用于本标准，然而，鼓励根据本标准达成协议的各方研究是否可使用这些文件的最新版本。凡是不注日期的引用文件，其最新版本适用于本标准。

SN/T 1193 基因检验实验室技术要求

3 术语和定义

下列术语和定义适用于本标准。

3.1

Ct值 cycle threshold

每个反应管内的荧光信号达到设定的域值时所经历的循环数。

3.2

质粒标准分子 plasmid reference molecule

一种包含病毒特异性cDNA片段的重组质粒分子，可作为病毒PCR检测中的阳性对照。

4 方法提要

用合适的裂解液(如Tri-reagent)提取贝类样品中病毒RNA，并根据脊髓灰质炎病毒RNA 3’末端含有Poly(A)的结构，用连接Oligo(dT)$_{25}$的磁珠特异性吸附脊髓灰质炎病毒RNA进行纯化。对水样中的病毒进行富集后，采用合适的方法提取和纯化病毒RNA。用合适的缓冲液洗脱果蔬样品表面病毒后，对病毒进行富集，并采用合适的方法提取纯化病毒RNA。利用普通RT-PCR或实时荧光RT-PCR方法进行检测。本研究通过构建质粒标准分子(每个质粒分子包含1拷贝扩增片段)，确定适于Ⅰ型、Ⅱ型、Ⅲ型脊髓灰质炎病毒检测的普通RT-PCR体系检测下限均为50拷贝，实时荧光RT-PCR体系检测下限均为2拷贝。

5 试剂

所有实验用试剂均为分析纯；除特别说明外，实验用水为蒸馏水或去离子水。

5.1 阳性标本：脊髓灰质炎病毒，－80 ℃冰箱保存；或含脊髓灰质炎病毒检测目的片段的质粒标准分子，－20 ℃冰箱保存。

5.2 甘氨酸缓冲液：见A.1.1。

5.3 PEG 8 000溶液：见A.1.2。

5.4 PBS缓冲液：见A.1.3。

5.5 裂解液：Tri-reagent 或其他等效裂解液(如：TRIzol)。

5.6 Oligo(dT)$_{25}$磁珠：Dynabeads-oligo(dT)$_{25}$或等效品。

5.7 超纯水(无 RNase 和 DNase 污染)：见 A.2.3。

5.8 75%乙醇：见 A.2.4。

5.9 三氯甲烷。

5.10 异丙醇。

5.11 1×RNA 吸附缓冲液：见 A.2.5。

5.12 2×RNA 吸附缓冲液：见 A.2.6。

5.13 漂洗缓冲液：见 A.2.7。

5.14 PrimeScript™ RT reagent Kit，TaKaRa，Cat. No. DRR037S。

5.15 Blend *Taq*-Plus DNA 聚合酶及配套缓冲液和 dNTPs，ToYoBo，Cat. No. BTQ-201。

5.16 Premix Ex *Taq*™(Perfect Real Time)及配套 ROX 荧光校正试剂(50×)，TaKaRa，Cat. No. DRR039A。

5.17 引物和探针：根据表 1 和表 2 的序列合成引物和探针，引物和探针加超纯水(无 RNase 和 DNase 污染)分别配制成 10 μmol/L 和 5 μmol/L 储备液。

表 1 三种血清型脊髓灰质炎病毒普通 RT-PCR 检测引物

目标	引物	名称	序列	扩增片段大小/bp
Ⅰ型、Ⅱ型、Ⅲ型病毒	上游引物	Polio-265-1F	5'-CAG TGA ACG TCA TGT GGA ATA GAG-3' 5'-GTG AGY RTC ATG TGG AAY AGA GA-3'	265
	下游引物	Polio-265-2R	5'-CCG TGK TGA CAT CTG AGT ATG C-3' 5'-CCA TGT TGA CAC CTA AGG ATA C-3'	
注：Y：T/C；R：A/G；K：GT。				

表 2 三种血清型脊髓灰质炎病毒实时荧光 RT-PCR 检测引物和探针

目标	引物和探针	名称	序列	扩增片段大小/bp
Ⅰ型病毒	上游引物 下游引物 探针	POL-FP1 POL-RP1 POL-Probe1	5'-CAT ATG GAT TCG GAC ACC AAA AC-3' 5'-CTG AGT GGC CAA RTG GTA GTT G-3' 5'-FAM-TGT ACA CTG CAG GTT AC-MGB-3'	77
Ⅱ型病毒	上游引物 下游引物 探针	POL-FP2 POL-RP2 POL-Probe2	5'-CGA CTT ATG GAT TTG GAC ACC A-3' 5'-CGG CAT TTT GCA AGT CTT CTT-3' 5'-FAM TGT ACA CAG CTG GCT AC-MGB-3'	99
Ⅲ型病毒	上游引物 下游引物 探针	POL-FP3 POL-RP3 POL-Probe3	5'-ATG GTT TTG GGC ATC AGA ATA AAG-3' 5'-CGG CAT TTT GTA AAT CCT CCT T-3' 5'-FAM-ACA CTG CTG GTT ACA AG-MGB-3'	93
注 1：R：A/G。 注 2：探针也可选用具有与 FAM 和 MGB 荧光基团相同检测效果的其他合适的荧光报告基团和荧光淬灭基团组合。				

5.18 DNA 分子量标记：DL 2 000(显示条带范围 100 bp～2 000 bp)或其他具有相近 DNA 条带显示范围的分子量标记。

5.19 50×TAE缓冲液：见A.1.4。

5.20 溴化乙锭(EB)溶液(10 mg/mL)：见A.1.5。

5.21 含0.5 μg/mL溴化乙锭(EB)的1.5%琼脂糖凝胶：见A.1.6。

5.22 10×加样缓冲液：见A.1.7。

5.23 QIAamp Viral RNA Mini Kit,Qiagen,Cat. No. 52904：见A.2.8。

6 仪器

6.1 实时荧光PCR仪。

6.2 PCR仪。

6.3 电泳仪。

6.4 凝胶成像分析系统。

6.5 冷冻离心机。

6.6 匀浆器。

6.7 恒温孵育器。

6.8 振荡器。

6.9 微量加样器：2.5 μL、10 μL、100 μL、200 μL和1 mL。

6.10 高压灭菌锅。

6.11 生物安全柜。

6.12 −80 ℃冰箱，−20 ℃冰箱。

6.13 无RNase和DNase污染的玻璃容器：见附录A.2.1。

6.14 无RNase和DNase污染的离心管(1.5 mL、15 mL、50 mL)，无RNase和DNase污染的移液器吸嘴(10 μL、200 μL、1 mL)，无RNase和DNase污染的药匙、无RNase和DNase污染的0.2 mL PCR扩增反应管，无RNase和DNase污染聚乙烯薄膜袋：见附录A.2.2。

6.15 磁性抽提架。

6.16 已灭菌直径为47 mm，孔径为0.45 μm的乙酸/硝酸混合纤维素滤膜[密理博(上海)贸易有限公司，Cat. No. R7SN20186]及配套过滤器。

6.17 无菌一次性50 mL针管。

6.18 乙烯薄膜袋：50 mm×70 mm自封袋，使用前紫外杀菌20 min。

7 检测方法

7.1 实验室要求

实验室设施应达到SN/T 1193实验室技术要求。

7.2 样品制备和脊髓灰质炎病毒RNA提取

7.2.1 贝类样品中脊髓灰质炎病毒RNA提取

7.2.1.1 小心切开贝类样品组织，解剖取下贝类的肠腺组织。

7.2.1.2 取5 g左右肠腺组织加入35 mL甘氨酸缓冲液。

7.2.1.3 使用匀浆器高速匀浆3 min～5 min，使肠腺组织完全被打碎并与缓冲液混合均匀，将匀浆液装入50 mL离心管，250 r/min 37 ℃或室温振荡30 min。

7.2.1.4 将样品匀浆液于4 ℃，10 000*g*离心30 min。

7.2.1.5 移取上清液至一新的50 mL离心管，加入等体积的PEG 8 000溶液，颠倒混匀5次。冰上放置至少1 h后，4 ℃，10 000*g*离心5 min，弃尽上清液，保留沉淀。

7.2.1.6 向沉淀中加入5 mL裂解液，剧烈振荡30 s，室温放置5 min。

7.2.1.7 转移溶液至一15 mL离心管，加入1.2 mL三氯甲烷，剧烈振荡30 s，室温放置5 min，12 000*g*离心5 min，吸取上清液至另一15 mL离心管。

7.2.1.8 向上清液中加入0.5倍体积(约2.5 mL)异丙醇,颠倒混匀后,室温放置5 min,4 ℃,5 000g离心5 min。

7.2.1.9 弃尽上清液,用5 mL,4 ℃预冷的75%乙醇洗涤沉淀。

7.2.1.10 重复步骤7.2.1.9两次,最后一次弃尽上清液。

7.2.1.11 沉淀重悬于300 μL超纯水(无RNase和DNase污染)中,将悬液转移至一1.5 mL离心管中。

7.2.1.12 加入400 μL 1×RNA吸附缓冲液,振荡30 s,60 ℃放置3 min。

7.2.1.13 加入100 μL Oligo$(dT)_{25}$磁珠,轻柔混合,磁性抽提架上放置1 min。

7.2.1.14 弃尽上清液,加入500 μL 2×RNA吸附缓冲液,室温下晃动5 min洗涤。

7.2.1.15 离心管在磁性抽提架上放置1 min,弃尽上清液。加入500 μL漂洗缓冲液,颠倒混匀5次,离心管在磁性抽提架上放置1 min,弃去上清液。

7.2.1.16 重复步骤7.2.1.15三次。

7.2.1.17 沉淀用100 μL超纯水(无RNase和DNase污染)悬浮,90 ℃放置2 min释放RNA。离心管在磁性抽提架上放置1 min。将上清液移至另一1.5 mL离心管中,可即吸取5 μL进行RT-PCR检测。

7.2.2 水样中脊髓灰质炎病毒RNA提取1)(使用Qiagen公司QIAamp Viral RNA Mini Kit)

7.2.2.1 用50 mL针管分次取100 mL~200 mL水样过一直径为47 mm,孔径为0.45 μm的乙酸/硝酸混合纤维素滤膜,小心取出滤膜,平整放于聚乙烯薄膜袋中。

7.2.2.2 向薄膜袋中加入1 130 μL Buffer AVL-carrier RNA混合液,使滤膜充分浸于缓冲液中。剧烈振荡15 s~30 s,室温浸泡滤膜20 min~30 min后,小心将液体完全转移到15 mL离心管中。

7.2.2.3 (可选步骤)若回收液体中存在明显可见的固体物质,4 000g离心3 min,转移上清液至一新15 mL离心管中。

7.2.2.4 加入1 120 μL无水乙醇,剧烈振荡15 s,5 000g离心15 s收集液体。

7.2.2.5 将上述液体630 μL转移至带有2 mL收集管的离心柱中,6 000g离心1 min,弃收集管中液体。

7.2.2.6 重复步骤7.2.2.5,直至所有混合液均通过离心柱,最后一次离心后将离心柱放入一新2 mL收集管中。

7.2.2.7 加入500 μL Buffer AW1,6 000g离心1 min,将离心柱放入一新2 mL收集管中。

7.2.2.8 加入500 μL Buffer AW2,20 000g离心3 min。

7.2.2.9 将离心柱放入一新2 mL收集管中,20 000g离心1 min以彻底除去残余在离心柱膜上液体。

7.2.2.10 将离心柱放入一新1.5 mL离心管中,小心的在离心柱膜中央加入60 μL Buffer AVE,室温放置1 min~2 min,6 000g离心1 min。1.5 mL离心管中的液体即为提取的病毒RNA样品,可即吸取5 μL进行RT-PCR检测。

7.2.3 蔬菜和水果样品中脊髓灰质炎病毒RNA提取1)(使用Qiagen公司QIAamp Viral RNA Mini Kit)

7.2.3.1 取15 g左右水果或蔬菜样品装入50 mL离心管中,加入35 mL甘氨酸缓冲液(pH 9.5),250 r/min 37 ℃或室温振荡30 min。

7.2.3.2 将装有水果或蔬菜样品的混合液于4 ℃,12 000g离心30 min。

7.2.3.3 转移上清液至一新50 mL离心管,加入等体积PEG 8 000溶液,颠倒混匀5次。4 ℃放置过夜,4 ℃,12 000g离心30 min,弃尽上清液,保留沉淀。

---

1) 水样和果蔬样品中病毒RNA的提取方法是针对QIAamp Viral RNA Mini Kit,Qiagen,Cat. No. 52904给出的,给出这一信息是为了方便本标准使用者,并不表示只认可该产品,如果其他等效产品具有相同的效果,则可使用等效产品。

7.2.3.4 向沉淀中加入 140 μL PBS 缓冲液使沉淀完全悬浮，加入 565 μL Buffer AVL-carrier RNA 混合液，剧烈振荡 15 s～30 s，室温放置 10 min。

7.2.3.5 加入 560 μL 无水乙醇，剧烈振荡 15 s，5 000g 离心 15 s 收集液体。

7.2.3.6 将上述液体 630 μL 转移至带有 2 mL 收集管的离心柱中，6 000g 离心 1 min，弃收集管中液体。

7.2.3.7 重复步骤 7.2.3.6，将离心柱放入一新 2 mL 收集管中。

7.2.3.8 加入 500 μL Buffer AW1，6 000g 离心 1 min，将离心柱放入一新的 2 mL 收集管中。

7.2.3.9 加入 500 μL Buffer AW2，20 000g 离心 3 min。

7.2.3.10 将离心柱放入一新 2 mL 收集管中，20 000g 离心 1 min 以彻底除去残余在离心柱膜上液体。

7.2.3.11 将离心柱放入一新 1.5 mL 离心管中，小心的在离心柱膜中央加入 60 μL Buffer AVE，室温放置 1 min～2 min，6 000g 离心 1 min。1.5 mL 离心管中的液体即为提取的病毒 RNA 样品，可即吸取 5 μL 进行 RT-PCR 检测。

7.3 RT-PCR 检测

7.3.1 普通 RT-PCR

7.3.1.1 普通 RT-PCR 反应体系

病毒 RNA 逆转录为 cDNA 的反应体系见表 3，PCR 反应体系见表 4。反应体系中各试剂的量可根据不同试剂盒进行适当调整。每个反应体系设置两个平行反应。以脊髓灰质炎病毒 cDNA 或含脊髓灰质炎病毒检测目的片段的质粒标准分子 DNA 作为阳性对照模板，以不含有脊髓灰质炎病毒 cDNA 或脊髓灰质炎病毒检测目的片段质粒标准分子 DNA 的样品作为阴性对照模板，以水代替模板作为空白对照。

表 3 病毒 RNA 逆转录反应体系[1)]

名　　称	储液浓度	终浓度	使用量/μL
逆转录反应缓冲液	5×	1×	2
逆转录酶	—	—	0.5
Oligo dT Primer	50 μmol/L	2.5 μmol/L	0.5
Random 6 mers	100 μmol/L	5 μmol/L	0.5
模板 RNA	—	—	5
超纯水(无 RNase 和 DNase 污染)	—	—	1.5
总体积	—	—	10

表 4 三种血清型脊髓灰质炎病毒普通 PCR 反应体系[2)]

名　　称	储液浓度	终浓度	使用量/μL
PCR 反应缓冲液	10×	1×	2.5
dNTPs	10 mmol/L	0.2 mmol/L	0.5
引物 Polio-265-1F	10 μmol/L	0.4 μmol/L	1

1) 该反应体系针对 PrimeScript RT reagent Kit，TaKaRa，Cat. No. DRR037S 给出，给出这一信息是为了方便本标准使用者，并不表示只认可该产品，如果其他等效产品具有相同的效果，则可使用等效产品。

2) 该反应体系针对 Blend *Taq*-Plus DNA 聚合酶及配套缓冲液和 dNTPs，ToYoBo，Cat. No. BTQ-201 给出，给出这一信息是为了方便本标准使用者，并不表示只认可该产品，如果其他等效产品具有相同的效果，则可使用等效产品。

表 4（续）

名　　称	储液浓度	终浓度	使用量/μL
引物 Polio-265-2R	10 μmol/L	0.4 μmol/L	1
Blend *Taq*-plus DNA 聚合酶	2.5 U/μL	0.05 U/μL	0.5
cDNA	—	—	2
超纯水（无 RNase 和 DNase 污染）	—	—	17.5
总体积	—	—	25

7.3.1.2 普通 RT-PCR 反应参数[1)]

——病毒 RNA 逆转录为 cDNA 的反应参数：37 ℃，20 min；85 ℃，5 s；

——普通 PCR 反应参数：94 ℃，2 min；94 ℃，30 s，58 ℃，30 s，72 ℃，30 s，40 个循环。72 ℃，5 min。

7.3.1.3 PCR 产物的琼脂糖凝胶电泳检测

将适量 50×TAE 稀释成 1×TAE 溶液，配制溴化乙锭含量为 0.5 μg/mL 的 1.5%琼脂糖凝胶。取 PCR 产物 15 μL，加 1.5 μL 上样缓冲液点样进行电泳，并在其中一孔道加入 DNA 分子量标记以判断 PCR 产物的片段大小。电压大小根据电泳槽长度来确定，一般控制在 3 V/cm～5 V/cm，当溴酚蓝移动到凝胶边缘时关闭电源，电泳检测结果用凝胶成像分析系统记录。

7.3.1.4 普通 RT-PCR 检测下限

Ⅰ型、Ⅱ型、Ⅲ型脊髓灰质炎病毒普通 RT-PCR 体系检测下限均为 50 拷贝质粒标准分子 DNA。

7.3.2 实时荧光 RT-PCR

7.3.2.1 实时荧光 RT-PCR 反应体系

病毒 RNA 逆转录为 cDNA 的反应体系见表 3，PCR 反应体系见表 5，表 6。每个反应体系设置两个平行反应。其中 POL-FP1/RP1/Probe1 用于Ⅰ型脊髓灰质炎病毒的实时荧光 RT-PCR 检测；POL-FP2/RP2/Probe2 用于Ⅱ型脊髓灰质炎病毒的实时荧光 RT-PCR 检测；POL-FP3/RP3/Probe3 用于Ⅲ型脊髓灰质炎病毒的实时荧光 RT-PCR 检测。三对引物和探针可分别用于Ⅰ、Ⅱ、Ⅲ型脊髓灰质炎病毒的检测，检测体系见表 5。对三种血清型脊髓灰质炎病毒也可实施同时检测（同一反应管检测），即将三对引物和三条探针同时加入反应管，反应体系见表 6。以脊髓灰质炎病毒 cDNA 或含脊髓灰质炎病毒检测目的片段的质粒标准分子 DNA 作为阳性对照模板，以不含有脊髓灰质炎病毒 cDNA 或脊髓灰质炎病毒检测目的片段的质粒标准分子 DNA 的样品作为阴性对照模板，以水代替模板作为空白对照。

表 5　对三种血清型脊髓灰质炎病毒分别进行实时荧光 RT-PCR 检测的反应体系[2)]

名称	储液浓度	终浓度	使用量/μL
Premix Ex *Taq*™（Perfect Real Time）	2×	1×	10
引物 POL-FP1[a]	10 μmol/L	0.2 μmol/L	0.4
引物 POL-RP1[a]	10 μmol/L	0.2 μmol/L	0.4
探针 POL-Probe1[a]	5 μmol/L	0.2 μmol/L	0.8
ROX 荧光校正试剂（50×）[b]	50×	1×	0.4
cDNA	—	—	2
超纯水（无 RNase 和 DNase 污染）	—	—	6

1）反应参数可根据不同型号 PCR 仪及 PCR 反应体系作适当调整。

2）该反应体系针对 Premix Ex *Taq*™（Perfect Real Time）及配套 ROX 荧光校正试剂（50×），TaKaRa，Cat. No. DRR039A 给出，给出这一信息是为了方便本标准使用者，并不表示只认可该产品，如果其他等效产品具有相同的效果，则可使用等效产品。

表 5 (续)

名称	储液浓度	终浓度	使用量/μL
总体积	—	—	20
[a] 当对Ⅱ型脊髓灰质炎病毒进行检测时,引物和探针分别为 POL-FP2/POL-RP2,POL-Probe2;当对Ⅲ型脊髓灰质炎病毒进行检测时,引物和探针分别为 POL-FP3/POL-RP3,POL-Probe3。 b 该试剂只在具有 ROX 荧光通道校正的实时荧光 PCR 仪上进行扩增时添加,否则用水补齐。			

表 6 对三种血清型脊髓灰质炎病毒同时进行实时荧光 RT-PCR 检测的反应体系[5)]

名 称	储液浓度	终浓度	使用量/μL
Premix Ex *Taq*™ (Perfect Real Time)	2×	1×	10
引物 POL-FP1	10 μmol/L	0.2 μmol/L	0.4
引物 POL-RP1	10 μmol/L	0.2 μmol/L	0.4
探针 POL-Probe1	5 μmol/L	0.2 μmol/L	0.8
引物 POL-FP2	10 μmol/L	0.2 μmol/L	0.4
引物 POL-RP2	10 μmol/L	0.2 μmol/L	0.4
探针 POL-Probe2	5 μmol/L	0.2 μmol/L	0.8
引物 POL-FP3	10 μmol/L	0.2 μmol/L	0.4
引物 POL-RP3	10 μmol/L	0.2 μmol/L	0.4
探针 POL-Probe3	5 μmol/L	0.2 μmol/L	0.8
ROX 荧光校正试剂(50×)[a]	50×	1×	0.4
cDNA	—	—	2
超纯水(无 RNase 和 DNase 污染)	—	—	2.8
总体积	—	—	20
[a] 该试剂只在具有 ROX 荧光校正通道的实时荧光 PCR 仪上进行扩增时添加,否则用水补齐。			

7.3.2.2 实时荧光 RT-PCR 反应参数[1)]

——病毒 RNA 逆转录为 cDNA 的反应参数:37 ℃,20 min;85 ℃,5 s;

——对三种血清型脊髓灰质炎病毒分别进行实时荧光 PCR 检测的反应参数:95 ℃,10 s;95 ℃,5 s,60 ℃,31 s,45 个循环;对三种血清型脊髓灰质炎病毒同时进行实时荧光 PCR 检测的反应参数:95 ℃,10 s;95 ℃,5 s,60 ℃,31 s,45 个循环。

7.3.2.3 实时荧光 RT-PCR 检测下限

对Ⅰ型、Ⅱ型、Ⅲ型脊髓灰质炎病毒分别检测的实时荧光 RT-PCR 体系检测下限均为 2 拷贝质粒标准分子 DNA;对三种血清型脊髓灰质炎病毒同时检测的实时荧光 RT-PCR 体系检测下限为 2 拷贝质粒标准分子 DNA。

8 结果判断及表述

8.1 结果判定

8.1.1 普通 RT-PCR

a) 阴性对照和空白对照未出现条带,阳性对照出现 265 bp 的目的扩增条带则表明反应体系运行

1) 反应参数可根据不同型号 PCR 仪及 PCR 反应体系作适当调整。

正常,否则需重新进行普通 PCR 扩增;

b) 对样品进行普通 RT-PCR 检测,如果阴性对照和空白对照未出现条带,阳性对照出现 265 bp 的扩增条带,而样品未出现扩增条带,则可判定样品脊髓灰质炎病毒阴性;

c) 如果阴性对照和空白对照未出现条带,阳性对照和样品出现 265 bp 的扩增条带,对 PCR 产物进行测序分析比对,PCR 产物核酸序列与相应的脊髓灰质炎病毒 cDNA 序列相一致,则可判定样品脊髓灰质炎病毒阳性。也可采用本标准中实时荧光 RT-PCR 的方法进行确证。

8.1.2 实时荧光 RT-PCR

8.1.2.1 对三种血清型脊髓灰质炎病毒进行分别检测的结果判定

对三种血清型脊髓灰质炎病毒进行分别检测时,阴性对照和空白对照无荧光增幅现象,阳性对照有荧光增幅现象则表明反应体系运行正常,否则需重新进行实时荧光 PCR 扩增。

a) 若待检测样品无荧光增幅现象,则判定样品未检出该型脊髓灰质炎病毒;

b) 若待检测样品有荧光增幅现象,且 Ct 值≤40 时,则判定样品检出该型脊髓灰质炎病毒;

c) 若待检测样品 Ct 值介于 40 和 45 之间时,应重新进行实时荧光 RT-PCR 检测。重新检测后设定同一域值条件下,若 Ct 值≥45 时,则判定样品未检出该型脊髓灰质炎病毒。重新检测后的 Ct 值仍介于 40 和 45 之间,则判定样品检出该型脊髓灰质炎病毒。

8.1.2.2 对三种血清型脊髓灰质炎病毒进行同时扩增的结果判定

对三种血清型脊髓灰质炎病毒进行同时扩增时,阴性对照和空白对照无荧光增幅现象,阳性对照有荧光增幅现象则表明反应体系运行正常,否则需重新进行实时荧光 PCR 扩增。

a) 若待检测样品无荧光增幅现象,则判定样品未检出脊髓灰质炎病毒;

b) 若待检测样品有荧光增幅现象,且 Ct 值≤40 时,则判定样品检出脊髓灰质炎病毒;

c) 若待检测样品 Ct 值介于 40 和 45 之间时,应重新进行实时荧光 RT-PCR 检测。重新检测后设定同一域值条件下,若 Ct 值≥45 时,则判定样品未检出脊髓灰质炎病毒。重新检测后的Ct 值仍介于 40 和 45 之间,则判定样品检出脊髓灰质炎病毒。

8.2 结果表述

8.2.1 根据 8.1 描述判定检出脊髓灰质炎病毒,则表述为检出脊髓灰质炎病毒或脊髓灰质炎病毒阳性。

8.2.2 根据 8.1 描述判定未检出脊髓灰质炎病毒,则表述为未检出脊髓灰质炎病毒或脊髓灰质炎病毒阴性。

附 录 A
（规范性附录）
溶液的配制

A.1 普通溶液的配制

A.1.1 甘氨酸缓冲液：含0.1 mol/L 甘氨酸，0.3 mol/L 氯化钠（NaCl），pH 9.5 甘氨酸

甘氨酸	7.5 g
氯化钠	17.5 g
双蒸水	800 mL
5 mol/L 氢氧化钠溶液	调 pH 至 9.5

加双蒸水至1 000 mL，121 ℃，15 min 灭菌备用。

A.1.2 PEG 8 000 溶液：含16%（质量浓度）PEG 8 000，0.525 mol/L 氯化钠

PEG 8 000	16 g
氯化钠	3.07 g

加双蒸水至100 mL，121 ℃，15 min 灭菌备用。

A.1.3 PBS 缓冲液（20×），pH 7.5

氯化钠	15.75 g
氯化钾	4 g
磷酸氢二钠	28.8 g
磷酸二氢钾	4.83 g
双蒸水	800 mL
1 mol/L 盐酸	调 pH 至 7.5

加双蒸水至1 000 mL，121 ℃，15 min 灭菌备用。

使用时用灭菌双蒸水稀释至1×使用。

A.1.4 50×TAE 缓冲液

A.1.4.1 0.5 mol/L EDTA-Na_2·$2H_2O$（二水乙二铵四乙酸钠）溶液，pH 8.0

EDTA-Na_2·$2H_2O$	186.1 g
灭菌双蒸水	800 mL
5 mol/L 氢氧化钠溶液	调 pH 至 8.0

灭菌双蒸水加至1 000 mL，121 ℃，15 min 灭菌备用。

A.1.4.2 TAE 电泳缓冲液（50×）

羟基甲基氨基甲烷（Tris）	242 g
冰乙酸	57.1 mL
0.5 mol/L EDTA-Na_2 溶液，pH 8.0	100 mL

灭菌双蒸水加至1 000 mL，121 ℃，15 min 灭菌备用。

使用时用灭菌双蒸水稀释至1×使用。

A.1.5 溴化乙锭（EB）溶液（10 mg/mL）

EB	20 mg
灭菌双蒸水	20 mL

A.1.6 含0.5 μg/mL 溴化乙锭（EB）的1.5%琼脂糖凝胶

琼脂糖	1.5 g

1×TAE 电泳缓冲液　　加至 100 mL

混合后加热至完全融化，待冷却至 50 ℃～55 ℃时，加 EB 溶液 5 μL，轻轻晃动摇匀，避免产生气泡，将梳子置入电泳槽中，然后将琼脂糖溶液倒入电泳板上，待完全凝固后(需约 40 min)，取下梳子，备用。

A.1.7　10×加样缓冲液

聚蔗糖	25 g
灭菌双蒸水	100 mL
溴酚蓝	0.1 g
二甲苯青	0.1 g

A.2　RNase 的去除和无 RNase 和 DNase 溶液的配制

配制溶液用的酒精、异丙醇、Tris、EDTA、氯化锂、浓盐酸、氢氧化钠等应采用非开封的新品。配制溶液所用的超纯水、玻璃容器、移液器吸嘴、药勺等用具应无 RNase 和 DNase 污染。操作过程中，应自始至终佩戴抛弃式橡胶或乳胶手套，并经常更换，以避免皮肤上的细菌和真菌以及人体自身分泌的 RNase 污染用具或带入溶液。

A.2.1　玻璃容器应在 240 ℃烘烤 4 h 以降解 RNase 和 DNase。

A.2.2　离心管、移液器吸嘴、药勺等用具应用 0.01%的焦碳酸二乙酯(DEPC)水室温浸泡过夜，灭菌，烘干；或直接购买无 RNase 和 DNase 的相应规格离心管、移液器吸嘴等用具。

A.2.3　超纯水(无 RNase 和 DNase 污染)

超纯水	100 mL
DEPC	50 μL

混合后室温放置过夜，121 ℃，灭菌 15 min，或直接购买无 RNase 和 DNase 的超纯水。

A.2.4　75%乙醇

无水乙醇	7.5 mL
超纯水(无 RNase 和 DNase 污染)	2.5 mL

现配现用。

A.2.5　1×RNA 吸附缓冲液

A.2.5.1　1 mol/L Tris-HCl，pH 7.5

Tris	1.21 g
超纯水(无 RNase 和 DNase 污染)	6 mL
36.5%盐酸	0.75 mL
1 mol/L 盐酸	调 pH 至 7.5

加超纯水(无 RNase 和 DNase 污染)至 10 mL，分装到 1.5 mL 无 RNase 离心管中，－20 ℃保存。

A.2.5.2　0.5 mol/L EDTA-Na_2·$2H_2O$ 溶液，pH 7.5

EDTA-Na_2·$2H_2O$	1.86 g
超纯水(无 RNase 和 DNase 污染)	6 mL
10 mol/L 氢氧化钠溶液	调 pH 至 7.5

加超纯水(无 RNase 和 DNase 污染)至 10 mL，分装到 1.5 mL 无 RNase 离心管中，－20 ℃保存。

A.2.5.3　5 mol/L 氯化锂(LiCl)

氯化锂	2.12 g
超纯水(无 RNase 和 DNase 污染)	8 mL

加超纯水(无 RNase 和 DNase 污染)至 10 mL，分装到 1.5 mL 无 RNase 离心管中，－20 ℃保存。

A.2.5.4　1×RNA 吸附缓冲液：含 20 mmol/L Tris-HCl(pH 7.5)，1 mol/L 氯化锂，2 mmol/L $EDTA-Na_2 \cdot 2H_2O$(pH 7.5)

1 mol/L Tris-HCl(pH 7.5)	200 μL
5 mol/L 氯化锂	2 000 μL
0.5 mol/L $EDTA-Na_2 \cdot 2H_2O$(pH 7.5)	40 μL
超纯水(无 RNase 和 DNase 污染)	7 760 μL
总体积	10 mL

现配现用。

A.2.6　2×RNA 吸附缓冲液：含 40 mmol/L Tris-HCl(pH 7.5)，2 mol/L 氯化锂，4 mmol/L $EDTA-Na_2 \cdot 2H_2O$(pH 7.5)

1 mol/L Tris-HCl(pH 7.5)	400 μL
5 mol/L 氯化锂	4 000 μL
0.5 mol/L $EDTA-Na_2 \cdot 2H_2O$(pH 7.5)	80 μL
超纯水(无 RNase 和 DNase 污染)	5 520 μL
总体积	10 mL

现配现用。

A.2.7　漂洗缓冲液：含 10 mmol/L Tris-HCl(pH 7.5)，0.15 mol/L 氯化锂，1 mmol/L $EDTA-Na_2 \cdot 2H_2O$(pH 7.5)

1 mol/L Tris-HCl(pH 7.5)	100 μL
5 mol/L 氯化锂	300 μL
0.5 mol/L $EDTA-Na_2 \cdot 2H_2O$(pH 7.5)	20 μL
超纯水(无 RNase 和 DNase 污染)	9 580 μL
总体积	10 mL

现配现用。

A.2.8　QIAamp Viral RNA Mini Kit，Qiagen，Cat. No. 52904

A.2.8.1　Buffer AVL-carrier RNA 混合液

从 QIAamp Viral RNA Mini Kit 中取出装有 310 μg carrier RNA 冻干粉的试管，小心加入 310 μL Buffer AVE 至 carrier RNA 溶液终浓度为 1 μg/μL。颠倒试管使 carrier RNA 完全溶解，并混合均匀。将配制好的 carrier RNA 分装至多管，每管含量以方便使用为准(如分装为每管 20 μL，可用于三份样品的 RNA 提取)，储存于－20 ℃，不可冻融 3 次以上。配制 Buffer AVL-carrier RNA 混合液，即根据 Buffer AVL 体积的 1%加入 carrier RNA，如 560 μL 的 Buffer AVL，即加入 5.6 μL 的 carrier RNA 至终体积约 565 μL；1 120 μL 的 Buffer AVL，即加入 11.2 μL 的 carrier RNA 至终体积约 1 130 μL。

A.2.8.2　Buffer AW1

在第一次使用前，根据 QIAamp Viral RNA Mini Kit 说明书的要求，向 Buffer AW1 中加入一定体积的无水乙醇，并混合均匀备用。如原 Buffer AW1 为 19 mL，则加入无水乙醇 25 mL 至终体积44 mL。

A.2.8.3　Buffer AW2

在第一次使用前，根据 QIAamp Viral RNA Mini Kit 说明书的要求，向 Buffer AW2 中加入一定体积的无水乙醇，并混合均匀备用。如原 Buffer AW2 为 13 mL，则加入无水乙醇 30 mL 至终体积43 mL。

附　录　B
（资料性附录）
有代表性的脊髓灰质炎病毒株 cDNA 序列 GenBank 编号和扩增序列

B.1　有代表性的Ⅰ型脊髓灰质炎病毒株 cDNA 序列的 GenBank 编号：AY184219.1
扩增序列（3 474 bp～3 738 bp）。

cagtgaacgtcatgtggaatagagacctcttagtcacagaatcaagagcccagggcaccgattcaatcgcaaggtgcaattgcaacgcaggggtgtactactgcgagtctagaaggaaatactacccagtatccttcgttggcccaacgttccagtacatggaggctaataactattacccagctaggtaccagtcccatatgctcattggtcatggattcgcatctccaggggattgtggtggcatactcagatgtcaccacgg

B.2　有代表性的Ⅱ型脊髓灰质炎病毒株 cDNA 序列的 GenBank 编号：AY184220.1
扩增序列（3 473 bp～3 737 bp）

ccgtgagtgtcatgtggaacagagacctcttagtggctgaatcaagggcccttggcaccgactcgatcgcaaggtgcagctgtaacacgggtgtgtactactgtgaatccaggagaaaatattatccagtttctttcattgggcccaccttccaatacatggaagccaatgaatattacccggctagatatcaatcacacatgcttattggtcatgggtttgcatcaccgggtgattgtggtggcatacttagatgtcaacacgg

B.3　有代表性的Ⅲ型脊髓灰质炎病毒株 cDNA 序列的 GenBank 编号：AY184221.1
扩增序列（3 467 bp～3 729 bp）

gtaagcatcatgtggaatagagacctcttggttgttgaatcaaaagctcaaggtaccgactcaatagcaaggtgcaattgcaatgcaggggtgtactattgtgagtccagaaggaaatactaccctgtgtcgtttgtgggacccaccttccaatacatggaggctaatgactactacccagctagataccaatcccacatgttaatcgggcacggctttgcctcaccaggtgactgtggtggtatccttaggtgtcaacatgg

---

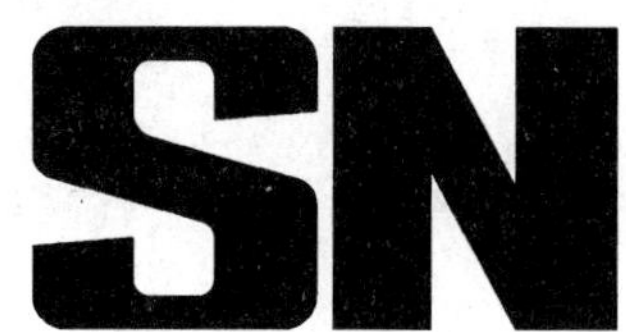

中华人民共和国出入境检验检疫行业标准

SN/T 2531—2010

贝类和水样中札如病毒检测方法 普通 RT-PCR 方法和实时荧光 RT-PCR 方法

Determination of Sapovirus in shellfish and water—Conventional RT-PCR and real-time RT-PCR

2010-03-02 发布　　2010-09-16 实施

中华人民共和国国家质量监督检验检疫总局 发布

前　　言

本标准附录 A 为规范性附录,附录 B 为资料性附录。

本标准由国家认证认可监督管理委员会提出并归口。

本标准起草单位:中华人民共和国上海出入境检验检疫局。

本标准主要起草人:潘良文、卢钟山、邓恬宁、吕蓉、张舒亚、李想、刘月明、高琴。

本标准系首次发布的出入境检验检疫行业标准。

贝类和水样中札如病毒检测方法　普通 RT-PCR 方法和实时荧光 RT-PCR 方法

1　范围

本标准规定了贝类和水样中札如病毒普通 RT-PCR 方法和实时荧光 RT-PCR 方法。

本标准适用于贝类和水样中札如病毒的定性检测。

2　规范性引用文件

下列文件中的条款通过本标准的引用而成为本标准的条款。凡是注日期的引用文件，其随后所有的修改单(不包括勘误的内容)或修订版均不适用于本标准，然而，鼓励根据本标准达成协议的各方研究是否可使用这些文件的最新版本。凡是不注日期的引用文件，其最新版本适用于本标准。

SN/T 1193　基因检验实验室技术要求

3　术语和定义

下列术语和定义适用于本标准。

3.1

Ct 值　cycle threshold

每个反应管内的荧光信号达到设定的域值时所经历的循环数。

3.2

质粒标准分子　plasmid reference molecule

一种包含病毒特异性 cDNA 片段的重组质粒分子，可作为病毒 PCR 检测中的阳性对照。

4　方法提要

用合适的裂解液(如 Tri-reagent)提取贝类样品中病毒 RNA，并根据札如病毒 RNA 3'末端含有 Poly(A)的结构，用连接 Oligo(dT)$_{25}$的磁珠特异性吸附札如病毒 RNA 进行纯化。对水样中的病毒进行富集后，采用合适的方法提取和纯化病毒 RNA。利用普通 RT-PCR 或实时荧光 RT-PCR 方法进行检测。本研究通过构建质粒标准分子(每个质粒分子包含 1 拷贝扩增片段)，确定札如病毒普通 RT-PCR 体系检测下限为 100 拷贝，实时荧光 RT-PCR 体系检测下限均为 10 拷贝。

5　试剂

所有实验用试剂均为分析纯；除特别说明外，实验用水为蒸馏水或去离子水。

5.1　阳性标本：札如病毒，－80 ℃冰箱保存；或含札如病毒检测目的片段的质粒标准分子，－20 ℃冰箱保存。

5.2　甘氨酸缓冲液：见附录 A.1.1。

5.3　PEG 8 000 溶液：见附录 A.1.2。

5.4　裂解液：Tri-reagent 或其他等效裂解液(如：TRIzol)。

5.5　Oligo(dT)$_{25}$磁珠：Dynabeads-oligo(dT)$_{25}$或等效品。

5.6　超纯水(无 RNase 和 DNase 污染)：见附录 A.2.3。

5.7　75%乙醇：见附录 A.2.4。

5.8 三氯甲烷。

5.9 异丙醇。

5.10 1×RNA 吸附缓冲液:见附录 A.2.5。

5.11 2×RNA 吸附缓冲液:见附录 A.2.6。

5.12 漂洗缓冲液:见附录 A.2.7。

5.13 TaKaRa RNA PCR Kit (AMV) Ver 3.0,TaKaRa,Cat. No. DRR019A。

5.14 Premix Ex *Taq*™(Perfect Real Time)及配套 ROX 荧光校正试剂(50×),TaKaRa,Cat. No. DRR039A。

5.15 引物和探针:根据表 1 和表 2 的序列合成引物和探针,加超纯水(无 RNase 和 DNase 污染)配制成 10 μmol/L 储备液。

表 1 札如病毒普通 RT-PCR 检测引物

名 称	序 列	扩增片段大小/bp
SLV5317 SLV5749	5'-CTC GCC ACC TAC RAW GCB TGG TT-3' 5'-CGG RCY TCA AAV STA CCB CCC CA-3'	434
注:R:A/G;W:A/T;B:G/T/C;Y:C/T;V:G/A/C;S:G/C。		

表 2 札如病毒实时荧光 RT-PCR 检测引物和探针

引物和探针	名 称	序 列
引物	SaV124F SaV1F SaV5F SaV1245R	5'-GAY CAS GCT CTC GCY ACC TAC-3' 5'-TTG GCC CTC GCC ACC TAC-3' 5'-TTT GAA CAA GCT GTG GCA TGC TAC-3' 5'-CCC TCC ATY TCA AAC ACT A-3'
探针	SaV124TP SaV5TP	5'-FAM-CCR CCT ATR AAC CA-MGB-3' 5'-FAM-TGC CAC CAA TGT ACC A-MGB-3'
注 1:Y:C/T;S:G/C;R:A/G。 注 2:探针也可选用具有与 FAM 和 MGB 荧光基团相同检测效果的其他合适的荧光报告基团和荧光淬灭基团组合。		

5.16 DNA 相对分子质量标记:DL 2 000(显示条带范围 100 bp~2 000 bp)或其他具有相近 DNA 条带显示范围的相对分子质量标记。

5.17 50×TAE 缓冲液:见附录 A.1.3。

5.18 溴化乙锭(EB)溶液(10 mg/mL):见附录 A.1.4。

5.19 含 0.5 μg/mL 溴化乙锭(EB)的 1.5%琼脂糖凝胶:见附录 A.1.5。

5.20 10×加样缓冲液:见附录 A.1.6。

5.21 QIAamp Viral RNA Mini Kit,Qiagen,Cat. No. 52904:见附录 A.2.8。

6 仪器

6.1 实时荧光 PCR 仪。

6.2 PCR 仪。

6.3 电泳仪。

6.4 凝胶成像分析系统。

6.5 冷冻离心机。

6.6 匀浆器。

6.7 恒温孵育器。

6.8 振荡器。

6.9 微量加样器:2.5 μL、10 μL、100 μL、200 μL 和 1 mL。

6.10 高压灭菌锅。

6.11 生物安全柜。

6.12 −80 ℃冰箱,−20 ℃冰箱。

6.13 无 RNase 和 DNase 污染的玻璃容器:见 A.2.1。

6.14 无 RNase 和 DNase 污染的离心管(1.5 mL、15 mL、50 mL),无 RNase 和 DNase 污染的移液器吸嘴(10 μL、200 μL、1 mL),无 RNase 和 DNase 污染的药匙,无 RNase 和 DNase 污染的 0.2 mL PCR 扩增反应管:见 A.2.2。

6.15 磁性抽提架。

6.16 已灭菌直径为 47 mm,孔径为 0.45 μm 的乙酸/硝酸混合纤维素滤膜[密理博(上海)贸易有限公司,Cat. No. R7SN20186]及配套过滤器。

6.17 无菌一次性 50 mL 针管。

6.18 聚乙烯薄膜袋:50 mm×70 mm 自封袋,使用前紫外杀菌 20 min。

7 检测方法

7.1 实验室要求

实验室设施应达到 SN/T 1193 实验室技术要求。

7.2 样品制备和札如病毒 RNA 提取

7.2.1 贝类样品中札如病毒 RNA 提取

7.2.1.1 小心切开贝类样品组织,解剖取下贝类的肠腺组织。

7.2.1.2 取 5 g 左右中肠腺组织加入 35 mL 甘氨酸缓冲液。

7.2.1.3 使用匀浆器高速匀浆 3 min~5 min,使肠腺组织完全被打碎并与缓冲液混合均匀,将匀浆液装入 50 mL 离心管,250 r/min 37 ℃或室温振荡 30 min。

7.2.1.4 将样品匀浆液于 4 ℃,10 000*g* 离心 30 min。

7.2.1.5 移取上清液至一新的 50 mL 离心管,加入等体积的 PEG 8 000 溶液,颠倒混匀 5 次。冰上放置至少 1 h 后,4 ℃,10 000*g* 离心 5 min,弃尽上清液,保留沉淀。

7.2.1.6 向沉淀中加入 5 mL 裂解液,剧烈振荡 30 s,室温放置 5 min。

7.2.1.7 转移溶液至一 15 mL 离心管,加入 1.2 mL 三氯甲烷,剧烈振荡 30 s,室温放置 5 min,12 000*g* 离心 5 min,吸取上清液至另一 15 mL 离心管。

7.2.1.8 向上清液中加入 0.5 倍体积(约 2.5 mL)异丙醇,颠倒混匀后,室温放置 5 min,4 ℃,5 000*g* 离心 5 min。

7.2.1.9 弃尽上清液,用 5 mL,4 ℃预冷的 75%乙醇洗涤沉淀。

7.2.1.10 重复步骤 7.2.1.9 两次,最后一次弃尽上清液。

7.2.1.11 沉淀重悬于 300 μL 超纯水(无 RNase 和 DNase 污染)中,将悬液转移至一 1.5 mL 离心管中。

7.2.1.12 加入 400 μL 1×RNA 吸附缓冲液,振荡 30 s,60 ℃放置 3 min。

7.2.1.13 加入 100 μL Oligo(dT)$_{25}$磁珠,轻柔混合,磁性抽提架上放置 1 min。

7.2.1.14 弃尽上清液,加入 500 μL 2×RNA 吸附缓冲液,室温下晃动 5 min 洗涤。

7.2.1.15 离心管在磁性抽提架上放置 1 min,弃尽上清液。加入 500 μL 漂洗缓冲液,颠倒混匀 5 次,离心管在磁性抽提架上放置 1 min,弃去上清液。

7.2.1.16 重复步骤 7.2.1.15 三次。

7.2.1.17 沉淀用 100 μL 超纯水(无 RNase 和 DNase 污染)悬浮,90 ℃放置 2 min 释放 RNA。离心管在磁性抽提架上放置 1 min。将上清液移至另一 1.5 mL 离心管中,可即吸取 5 μL 进行 RT-PCR 检测。

7.2.2 水样中札如病毒 RNA 提取[1](使用 Qiagen 公司 QIAamp Viral RNA Mini Kit)

7.2.2.1 用 50 mL 针管分次取 100 mL～200 mL 水样过一直径为 47 mm,孔径为 0.45 μm 的乙酸/硝酸混合纤维素滤膜,小心取出滤膜,平整放于聚乙烯薄膜袋中。

7.2.2.2 向薄膜袋中加入 1 130 μL Buffer AVL-carrier RNA 混合液,使滤膜充分浸于缓冲液中,剧烈振荡 15 s～30 s,室温浸泡滤膜 20 min～30 min 后,小心将液体完全转移到 15 mL 离心管中。

7.2.2.3 (可选步骤)若回收液体中存在明显可见的固体物质,4 000*g* 离心 3 min,转移上清液至一新 15 mL 离心管中。

7.2.2.4 加入 1 120 μL 无水乙醇,剧烈振荡 15 s,5 000*g* 离心 15 s 收集液体。

7.2.2.5 将上述液体 630 μL 转移至带有 2 mL 收集管的离心柱中,6 000*g* 离心 1 min,弃收集管中液体。

7.2.2.6 重复步骤 7.2.2.5,直至所有混合液均通过离心柱,最后一次离心后将离心柱放入一新 2 mL 收集管中。

7.2.2.7 加入 500 μL Buffer AW1,6 000*g* 离心 1 min,将离心柱放入一新 2 mL 收集管中。

7.2.2.8 加入 500 μL Buffer AW2,20 000*g* 离心 3 min。

7.2.2.9 将离心柱放入一新 2 mL 收集管中,20 000*g* 离心 1 min 以彻底除去残余在离心柱膜上液体。

7.2.2.10 将离心柱放入一新 1.5 mL 离心管中,小心的在离心柱膜中央加入 60 μL Buffer AVE,室温放置 1 min～2 min,6 000*g* 离心 1 min。1.5 mL 离心管中的液体即为提取的病毒 RNA 样品,可即吸取 5 μL 进行 RT-PCR 检测。

7.3 RT-PCR 检测

7.3.1 普通 RT-PCR

7.3.1.1 普通 RT-PCR 反应体系

病毒 RNA 逆转录为 cDNA 的反应体系见表 3,PCR 反应体系见表 4。反应体系中各试剂的量可根据不同试剂盒进行适当调整。每个反应体系设置两个平行反应。以札如病毒 cDNA 或含札如病毒检测目的片段的质粒标准分子 DNA 作为阳性对照模板,以不含有札如病毒 cDNA 或札如病毒检测目的片段的质粒标准分子 DNA 的样品作为阴性对照模板,以水代替 DNA 模板作为空白对照。

表 3 病毒 RNA 逆转录反应体系[2]

名 称	储液浓度	终浓度	使用量/μL
逆转录反应缓冲液	10×	1×	1
氯化镁($MgCl_2$)	25 mmol/L	5 mmol/L	2
dNTPs	各 10 mmol/L	各 1 mmol/L	1
RNase 抑制剂	5 U/μL	0.125 U/μL	0.25
逆转录酶	5 U/μL	0.25 U/μL	0.5
随机引物	20 μmol/L	1 μmol/L	0.5

1) 水样中病毒 RNA 的提取方法是针对 QIAamp Viral RNA Mini Kit,Qiagen,Cat. No. 52904 给出的,给出这一信息是为了方便本标准使用者,并不表示只认可该产品,如果其他等效产品具有相同的效果,则可使用等效产品。

2) 该反应体系针对 TaKaRa RNA PCR Kit (AMV) Ver 3.0,TaKaRa,Cat. No. DRR019A 给出,给出这一信息是为了方便本标准使用者,并不表示只认可该产品,如果其他等效产品具有相同的效果,则可使用等效产品。

表 3（续）

名　　称	储液浓度	终浓度	使用量/μL
Oligo dT Primer	2.5 μmol/L	0.125 μmol/L	0.5
模板 RNA	—	—	4
超纯水(无 RNase 和 DNase 污染)	—	—	0.25
总体积	—	—	10

表 4　札如病毒普通 PCR 反应体系[2)]

名　　称	储液浓度	终浓度	使用量/μL
PCR 反应缓冲液	5×	1×	5
氯化镁($MgCl_2$)	25 mmol/L	4 mmol/L	4
dNTPs	2.5 mmol/L	0.06 mmol/L	0.6
引物 SLV5317	10 μmol/L	0.2 μmol/L	0.5
引物 SLV5749	10 μmol/L	0.2 μmol/L	0.5
Taq DNA 聚合酶	5 U/μL	0.05 U/μL	0.25
cDNA	—	—	5
超纯水(无 RNase 和 DNase 污染)	—	—	9.15
总体积	—	—	25

7.3.1.2　普通 RT-PCR 反应参数[1)]

——病毒 RNA 逆转录为 cDNA 的反应参数：30 ℃，10 min；42 ℃，60 min；99 ℃，5 min；5 ℃，5 min；

——普通 PCR 反应参数：94 ℃，5 min；94 ℃，30 s，55 ℃，30 s，72 ℃，40 s，45 个循环；72 ℃，5 min。

7.3.1.3　PCR 产物的琼脂糖凝胶电泳检测

将适量 50×TAE 稀释成 1×TAE 溶液，配制溴化乙锭含量为 0.5 μg/mL 的 1.5%琼脂糖凝胶。取 PCR 产物 15 μL，加 1.5 μL 上样缓冲液点样进行电泳，并在其中一孔道加入 DNA 分子量标记以判断 PCR 产物的片段大小。电压大小根据电泳槽长度来确定，一般控制在 3 V/cm～5 V/cm，当溴酚蓝移动到凝胶边缘时关闭电源，电泳检测结果用凝胶成像分析系统记录。

7.3.1.4　普通 RT-PCR 检测下限

札如病毒的普通 RT-PCR 体系检测下限为 100 拷贝质粒标准分子 DNA。

7.3.2　实时荧光 RT-PCR

7.3.2.1　实时荧光 RT-PCR 反应体系

病毒 RNA 逆转录为 cDNA 的反应体系见表 3，PCR 反应体系见表 5。每个反应体系设置两个平行反应。以札如病毒 cDNA 或含札如病毒检测目的片段的质粒标准分子 DNA 作为阳性对照模板，以不含有札如病毒 cDNA 或札如病毒检测目的片段的质粒标准分子 DNA 的样品作为阴性对照模板，以水代替 DNA 模板作为空白对照。

---

1)　反应参数可根据不同型号 PCR 仪及 PCR 反应体系作适当调整。

2)　该反应体系针对 TaKaRa RNA PCR Kit (AMV) Ver 3.0，TaKaRa，Cat. No. DRR019A 给出，给出这一信息是为了方便本标准使用者，并不表示只认可该产品，如果其他等效产品具有相同的效果，则可使用等效产品。

表 5 札如病毒实时荧光 PCR 反应体系[1)]

名 称	储液浓度	终浓度	加样量/μL
Premix Ex *Taq*™(Perfect Real Time)	2×	1×	12.5
SaV124F	10 μmol/L	0.32 μmol/L	0.8
SaV1F	10 μmol/L	0.32 μmol/L	0.8
SaV5F	10 μmol/L	0.32 μmol/L	0.8
SaV1245R	10 μmol/L	0.32 μmol/L	0.8
SaV124TP	10 μmol/L	0.032 μmol/L	0.08
SaV5TP	10 μmol/L	0.032 μmol/L	0.08
ROX 荧光校正试剂[a]	50×	1×	0.5
cDNA	—	—	2
超纯水(无 RNase 和 DNase 污染)	—	—	6.64
总体积	—	—	25
[a] 该试剂只在具有 ROX 荧光校正通道的实时荧光 PCR 仪上进行扩增时添加,否则用水补齐。			

7.3.2.2 **实时荧光 RT-PCR 反应参数**[2)]

——病毒 RNA 逆转录为 cDNA 的反应参数:30 ℃,10 min;42 ℃,60 min;99 ℃,5 min;5 ℃,5 min;

——实时荧光 PCR 反应参数:95 ℃,10 s;95 ℃,5 s,60 ℃,31 s,45 个循环。

7.3.2.3 **实时荧光 RT-PCR 检测下限**

札如病毒实时荧光 RT-PCR 体系检测下限为 10 拷贝质粒标准分子 DNA。

8 结果判断及表述

8.1 结果判定

8.1.1 **普通 RT-PCR**

a) 阴性对照和空白对照未出现条带,阳性对照出现 434 bp 的目的扩增条带则表明反应体系运行正常,否则需重新进行普通 PCR 扩增;

b) 对样品进行普通 RT-PCR 检测,如果阴性对照和空白对照未出现条带,阳性对照出现 434 bp 的扩增条带,而样品未出现扩增条带,则可判定样品未检出札如病毒;

c) 如果阴性对照和空白对照未出现条带,阳性对照和样品出现 434 bp 的扩增条带,对 PCR 产物进行测序分析比对,PCR 产物核酸序列与相应的札如病毒 cDNA 序列相一致,则可判定样品检出札如病毒。也可采用本标准中实时荧光 RT-PCR 的方法进行确证。

8.1.2 **实时荧光 RT-PCR**

阴性对照和空白对照无荧光增幅现象,阳性对照有荧光增幅现象则表明反应体系运行正常,否则需重新进行实时荧光 PCR 扩增:

a) 若待检测样品无荧光增幅现象,则判定样品未检出札如病毒;

b) 若待检测样品有荧光增幅现象,且 Ct 值≤40 时,则可判定样品检出札如病毒;

1) 该反应体系针对 Premix Ex *Taq*™(Perfect Real Time)及配套 ROX 荧光校正试剂(50×),TaKaRa,Cat. No. DRR039A 给出,给出这一信息是为了方便本标准使用者,并不表示只认可该产品,如果其他等效产品具有相同的效果。则可使用等效产品。

2) 反应参数可根据不同型号 PCR 仪及 PCR 反应体系作适当调整。

c) 若待检测样品 Ct 值介于 40 和 45 之间时，应重新进行实时荧光 RT-PCR 检测。重新检测后设定同一域值条件下，若 Ct 值≥45 时，则可判定样品未检出札如病毒。重新检测后的 Ct 值仍介于 40 和 45 之间，则判定样品中含有札如病毒。

8.2 结果表述

8.2.1 根据 8.1 描述判定检出札如病毒，则表述为检出札如病毒或札如病毒阳性。

8.2.2 根据 8.1 描述判定未检出札如病毒，则表述为未检出札如病毒或札如病毒阴性。

附　录　A
（规范性附录）
溶液的配制

A.1　普通溶液的配制

A.1.1　甘氨酸缓冲液：含0.1 mol/L甘氨酸，0.3 mol/L氯化钠(NaCl)，pH9.5

甘氨酸	7.5 g
氯化钠	17.5 g
双蒸水	800 mL
5 mol/L氢氧化钠溶液	调pH至9.5

加双蒸水至1 000 mL，121 ℃，15 min灭菌备用。

A.1.2　PEG 8 000溶液：含16%(质量浓度)PEG 8 000，0.525 mol/L氯化钠

PEG 8 000	16 g
氯化钠	3.07 g

加双蒸水至100 mL，121 ℃，15 min灭菌备用。

A.1.3　50×TAE缓冲液

A.1.3.1　0.5 mol/L $EDTA\text{-}Na_2 \cdot 2H_2O$(二水乙二铵四乙酸钠)溶液，pH8.0

$EDTA\text{-}Na_2 \cdot 2H_2O$	186.1 g
灭菌双蒸水	800 mL
5 mol/L氢氧化钠溶液	调pH至8.0

灭菌双蒸水加至1 000 mL，121 ℃，15 min灭菌备用。

A.1.3.2　TAE电泳缓冲液(50×)

羟基甲基氨基甲烷(Tris)	242 g
冰乙酸	57.1 mL
0.5 mol/L $EDTA\text{-}Na_2$溶液，pH8.0	100 mL

灭菌双蒸水加至1 000 mL，121 ℃，15 min灭菌备用。

使用时用灭菌双蒸水稀释至1×使用。

A.1.4　溴化乙锭(EB)溶液(10 μg/μL)

EB	20 mg
灭菌双蒸水	20 mL

A.1.5　含0.5 μg/mL溴化乙锭(EB)的1.5%琼脂糖凝胶

琼脂糖	1.5 g
1×TAE电泳缓冲液	加至100 mL

混合后加热至完全融化，待冷却至50 ℃～55 ℃时，加EB溶液5 μL，轻轻晃动摇匀，避免产生气泡，将梳子置入电泳槽中，然后将琼脂糖溶液倒入电泳板上，待完全凝固后(需约40 min)，取下梳子，备用。

A.1.6　10×加样缓冲液

聚蔗糖	25 g
灭菌双蒸水	100 mL
溴酚蓝	0.1 g
二甲苯青	0.1 g

A.2 RNase 的去除和无 RNase 和 DNase 溶液的配制

配制溶液用的酒精、异丙醇、Tris、EDTA、氯化锂、浓盐酸、氢氧化钠等应采用非开封的新品。配制溶液所用的超纯水、玻璃容器、移液器吸嘴、药勺等用具应无 RNase 和 DNase 污染。操作过程中，应自始至终佩戴抛弃式橡胶或乳胶手套，并经常更换，以避免皮肤上的细菌和真菌以及人体自身分泌的 RNase 污染用具或带入溶液。

A.2.1 玻璃容器应在 240 ℃烘烤 4 h 以降解 RNase 和 DNase。

A.2.2 离心管、移液器吸嘴、药勺等用具应用 0.01%的焦碳酸二乙酯(DEPC)水室温浸泡过夜，灭菌，烘干；或直接购买无 RNase 和 DNase 的相应规格离心管、移液器吸嘴等用具。

A.2.3 超纯水(无 RNase 和 DNase 污染)

超纯水	100 mL
DEPC	50 μL

混合后室温放置过夜，121 ℃，灭菌 15 min，或直接购买无 RNase 和 DNase 的超纯水。

A.2.4 75%乙醇

无水乙醇	7.5 mL
超纯水(无 RNase 和 DNase 污染)	2.5 mL

现配现用。

A.2.5 1×RNA 吸附缓冲液

A.2.5.1 1 mol/L Tris-HCl pH7.5

Tris	1.21 g
超纯水(无 RNase 和 DNase 污染)	6 mL
36.5%盐酸	0.75 mL
1 mol/L 盐酸	调 pH 至 7.5

加超纯水(无 RNase 和 DNase 污染)至 10 mL，分装到 1.5 mL 无 RNase 离心管中，−20 ℃保存。

A.2.5.2 0.5 mol/L EDTA-Na_2 · $2H_2O$ 溶液，pH7.5

EDTA-Na_2 · $2H_2O$	1.86 g
超纯水(无 RNase 和 DNase 污染)	6 mL
5 mol/L 氢氧化钠溶液	调 pH 至 7.5

加超纯水(无 RNase 和 DNase 污染)至 10 mL，分装到 1.5 mL 无 RNase 离心管中，−20 ℃保存。

A.2.5.3 5 mol/L 氯化锂(LiCl)

氯化锂	2.12 g
超纯水(无 RNase 和 DNase 污染)	8 mL

加超纯水(无 RNase 和 DNase 污染)至 10 mL，分装到 1.5 mL 无 RNase 离心管中，−20 ℃保存。

A.2.5.4 1×RNA 吸附缓冲液：含 20 mmol/L Tris-HCl(pH7.5)，1 mol/L 氯化锂，2 mmol/L EDTA-Na_2 · $2H_2O$(pH7.5)

1 mol/L Tris-HCl(pH7.5)	200 μL
5 mol/L 氯化锂	2 000 μL
0.5 mol/L EDTA-Na_2 · $2H_2O$(pH7.5)	40 μL
超纯水(无 RNase 和 DNase 污染)	7 760 μL
总体积	10 mL

现配现用。

A.2.6 2×RNA 吸附缓冲液：含 40 mmol/L Tris-HCl(pH7.5)，2 mol/L 氯化锂，4 mmol/L EDTA-Na_2 · $2H_2O$(pH7.5)

1 mol/L Tris-HCl(pH7.5)	400 μL
5 mol/L 氯化锂	4 000 μL
0.5 mol/L $EDTA-Na_2 \cdot 2H_2O$(pH7.5)	80 μL
超纯水(无 RNase 和 DNase 污染)	5 520 μL
总体积	10 mL

现配现用。

A.2.7 漂洗缓冲液:含 10 mmol/L Tris-HCl(pH7.5),0.15 mol/L 氯化锂,1 mmol/L $EDTA-Na_2 \cdot 2H_2O$(pH7.5)

1 mol/L Tris-HCl(pH7.5)	100 μL
5 mol/L 氯化锂	300 μL
0.5 mol/L $EDTA-Na_2 \cdot 2H_2O$(pH7.5)	20 μL
超纯水(无 RNase 和 DNase 污染)	9 580 μL
总体积	10 mL

现配现用。

A.2.8 QIAamp Viral RNA Mini Kit,Qiagen,Cat. No. 52904

A.2.8.1 Buffer AVL-carrier RNA 混合液

从 QIAamp Viral RNA Mini Kit 中取出装有 310 μg carrier RNA 冻干粉的试管,小心加入 310 μL Buffer AVE 至 carrier RNA 溶液终浓度为 1 μg/μL。颠倒试管使 carrier RNA 完全溶解,并混合均匀。将配制好的 carrier RNA 分装至多管,每管含量以方便使用为准(如分装为每管 20 μL,可用于三份样品的 RNA 提取),储存于 −20 ℃,不可冻融 3 次以上。配制 Buffer AVL-carrier RNA 混合液,即根据 Buffer AVL 体积的 1%加入 carrier RNA,如 1 120 μL 的 Buffer AVL,即加入 11.2 μL 的 carrier RNA 至终体积约 1 130 μL。

A.2.8.2 Buffer AW1

在第一次使用前,根据 QIAamp Viral RNA Mini Kit 说明书的要求,向 Buffer AW1 中加入一定体积的无水乙醇,并混合均匀备用。如原 Buffer AW1 为 19 mL,则加入无水乙醇 25 mL 至终体积 44 mL。

A.2.8.3 Buffer AW2

在第一次使用前,根据 QIAamp Viral RNA Mini Kit 说明书的要求,向 Buffer AW2 中加入一定体积的无水乙醇,并混合均匀备用。如原 Buffer AW2 为 13 mL,则加入无水乙醇 30 mL 至终体积 43 mL。

附　录　B
（资料性附录）
有代表性的札如病毒株 cDNA 序列的 GenBank 编号和扩增序列

B.1　有代表性的 GⅠ型札如病毒株 cDNA 序列的 GenBank 编号：AY237422.3

扩增序列(5 083 bp～5 516 bp)

ctcgccacctacaatgcttggttcataggtggtacagtacctgacccagtgggttacactgaaggaacccacaaaatagtgtttgagatggagg
gcaatggctccaactcagagccaaagcagagcaacaacccaatggtcgttgacccgcctggcacaacaggtccgaccacatcccacgttgt
tgttgctaatccggagcaacccaatggggccgcacagcgcctggagttggctgttgccactggtgcaatccaatccaatgtccctgaggcaat
acgcaactgctttgcagtctttcgtacttttgcttggaacgacaggatgcccacgggaacttttcttggatctatatcgcttcatcccaacattaacc
cgtacacttctcacctctctgggatgtgggccgggtggggcggcagttttgaggtccg

B.2　有代表性的 GⅡ型札如病毒株 cDNA 序列的 GenBank 编号：AJ249939

扩增序列(5 087 bp～5 523 bp)

ctcgccacctacgaagcatggtttataggtggtacaggcaccggccaagatagccccagtgaagagactaccaaattagtgtttgaaatggag
ggcctgggccagccacagtcccaaagggaccaacaggttatggaacaggttgttaccccccaggacaccattggaccaacgagtgcacttc
tattgcccactcaagttgagacaccaaatgctagtgctcagcgtgtggaacttgcaatggccacaggggcagtgaccagcaatgtgcccaact
gcatccgggagtgttttgctgcggtcaccacaataccatggaccacccggcaagcagcaaacacctttctcggtgccatacatctgggcccac
gcattaacccctacactgcacacctgagtgcaatgtttgctggttgggggggggctttcaggtgcg

B.3　有代表性的 GⅣ型札如病毒株 cDNA 序列的 GenBank 编号：DQ058829

扩增序列(5 087 bp～5 508 bp)

ctcgccacctacgaatcctggttcataggtggtgcaggcctggtgcaagatggccccaatgaagagaccaccaaattagtgtttgaaatggag
ggcaatggcctaccccaggctggagaacagcatgctcttgacgtgccaggaacaactggcccgacttcgtcggcagtggtggtggcaaatc
ctgaccaaccttctacccaggcccaacgcatggagctggctgttgcaaccggtgccgtgtcatcaaatgtcccggatgcagtgcgtcagtgct
ttgcactccttcgcacatttccttggaacactcgacaggccacaggcacttatctgggatctgctacgctgtccccagctctcaacccatatacc
gcacatctttcggcgatgtgggcagggtggggtggtagcatggaggcgcg

B.4　有代表性的 GⅤ型札如病毒株 cDNA 序列的 GenBank 编号：DQ366344.1

扩增序列(5 124 bp～5 575 bp)

gtggcatgcggggtatctcctggttaataccaactttgaacaagctgtggcatgctacaacagctggtacattggtggcactacaccagaaatg
cccactaccaatgaaggctgtgggctattagtgtttgagatggagggcaatggctcccgacttgggaactcacaaacccaatcccatatggac
acttctaacactgtgcagagtgcaccgccgggcacgacaggccctgcggacgcaccccttgtacctgttaatccagaacagcccaatctccc
tgcccaacgcctggagttggctattgccacaggagcaacatcctccaatgtccctgactgtgtgcggagctgctttgctctccttcgcacgattc
cttggaacactcgacagccccagggatctttgctcacagctgtgtctttacatcctgacatcaacccgtacacaaaacatcttgctcaaalgtttg
ccgggtgggggggagcaatggacattag

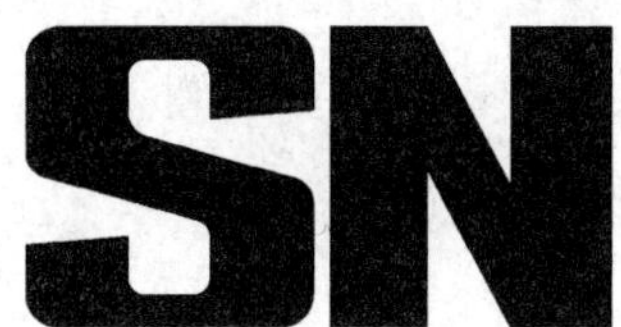

中华人民共和国出入境检验检疫行业标准

SN/T 2532—2010

贝类和水样中柯萨奇病毒检测方法 普通 RT-PCR 方法 和实时荧光 RT-PCR 方法

Determination of Coxsackieviruses in shellfish and water—Conventional RT-PCR and real-time RT-PCR

2010-03-02 发布　　2010-09-16 实施

中华人民共和国国家质量监督检验检疫总局　发布

前 言

本标准附录 A 为规范性附录、附录 B 为资料性附录。

本标准由国家认证认可监督管理委员会提出并归口。

本标准起草单位:中华人民共和国上海出入境检验检疫局。

本标准主要起草人:李想、杨捷琳、潘良文、黄一、卢钟山、张舒亚、吕蓉、刘月明、高琴、刘代新。

本标准系首次发布的出入境检验检疫行业标准。

贝类和水样中柯萨奇病毒检测方法 普通 RT-PCR 方法 和实时荧光 RT-PCR 方法

1 范围

本标准规定了贝类和水样中 B2、B3、B5、A9 和 A16 型柯萨奇病毒普通 RT-PCR 方法和实时荧光 RT-PCR 方法。

本标准适用于贝类和水样中 B2、B3、B5、A9 和 A16 型柯萨奇病毒的定性检测。

2 规范性引用文件

下列文件中的条款通过本标准的引用而成为本标准的条款。凡是注日期的引用文件，其随后所有的修改单(不包括勘误的内容)或修订版均不适用于本标准，然而，鼓励根据本标准达成协议的各方研究是否可使用这些文件的最新版本。凡是不注日期的引用文件，其最新版本适用于本标准。

SN/T 1193 基因检验实验室技术要求

3 术语和定义

下列术语和定义适用于本标准。

3.1

Ct 值 cycle threshold

每个反应管内的荧光信号达到设定的域值时所经历的循环数。

3.2

质粒标准分子 plasmid reference molecule

一种包含病毒特异性 cDNA 片段的重组质粒分子，可作为病毒 PCR 检测中的阳性对照。

4 方法提要

用合适的裂解液(如 Tri-reagent)提取贝类样品中病毒 RNA，并根据柯萨奇病毒 RNA 3'末端含有 Poly(A)的结构，用连接 Oligo(dT)$_{25}$的磁珠特异性吸附柯萨奇病毒 RNA 进行纯化。对水样中的病毒进行富集后，采用合适的方法提取和纯化病毒 RNA。利用普通 RT-PCR 或实时荧光 RT-PCR 方法进行检测。本研究通过构建质粒标准分子(每个质粒分子包含 1 拷贝扩增片段)，确定分别适于五种血清型柯萨奇病毒检测的普通 RT-PCR 体系检测下限均为 50 拷贝，实时荧光 RT-PCR 体系检测下限均为 2 拷贝。

5 试剂

所有实验用试剂均为分析纯；除特别说明外，实验用水为蒸馏水或去离子水。

5.1 阳性标本：柯萨奇病毒，－80 ℃冰箱保存；或含柯萨奇病毒检测目的片段的质粒标准分子，－20 ℃冰箱保存。

5.2 甘氨酸缓冲液：见附录 A.1.1。

5.3 PEG 8000 溶液：见附录 A.1.2。

5.4 裂解液：Tri-reagent 或其他等效裂解液(如：TRIzol)。

5.5 Oligo(dT)$_{25}$磁珠：Dynabeads-oligo(dT)$_{25}$或等效品。

5.6 超纯水(无 RNase 和 DNase 污染):见附录 A.2.3。

5.7 75%乙醇:见附录 A.2.4。

5.8 三氯甲烷。

5.9 异丙醇。

5.10 1×RNA 吸附缓冲液:见附录 A.2.5。

5.11 2×RNA 吸附缓冲液:见附录 A.2.6。

5.12 漂洗缓冲液:见附录 A.2.7。

5.13 PrimeScript™ RT reagent Kit,TaKaRa,Cat. No. DRR037S。

5.14 Blend *Taq*-Plus DNA 聚合酶及配套缓冲液和 dNTPs,ToYoBo,Cat. No. BTQ-201。

5.15 Premix Ex *Taq*™(Perfect Real Time)及配套 ROX 荧光校正试剂(50×),TaKaRa,Cat. No. DRR039A。

5.16 引物和探针:根据表 1 和表 2 的序列合成引物和探针,引物和探针加超纯水(无 RNase 和 DNase 污染)分别配制成 10 μmol/L 和 5 μmol/L 储备液。

表 1 柯萨奇病毒普通 RT-PCR 检测引物

目标	名称	序 列	扩增片段大小/bp
B2 型	CoxB2-F CoxB2-R	5'-YGC VAC DTG GAA RGT GAG TGT-3' 5'-GCA GTY GAW GGR TCY TGY GC-3'	126
B3 型	CoxB3-F CoxB3-R	5'-ACA CTC CTT TCA TTT CGC AG-3' 5'-ACA GTC ACC TGG TTC GGA-3'	1 208
B5 型	CoxB5-F CoxB5-R	5'-TGT GYA GRT CTH GCR TGT GTV TWT TA3' 5'-CAC WGG YGA GTC TTG GC-3'	212
A9 型	CoxA9-F CoxA9-R	5'-CWG CYT GYG TST AYA TGG AGG AG-3' 5'-AGT CAC TTC CAT GTC AAA YCT MA-3'	149
A16 型	CoxA16-F CoxA16-R	5'-CCT ATT GCA GAC ATG ATT GAC CAG-3' 5'-TGT TGT TAA TCT TGT CTC TAC TAG TG-3'	883
注:Y:T/C;V:A/C/G;D:A/G/T;R:A/G;W:A/T;H:A/C/T;M:A/C;S:C/G。			

表 2 柯萨奇病毒实时荧光 RT-PCR 检测引物和探针

目标	引物和探针	名称	序 列	扩增片段大小/bp
B2 型	引物	QCoxB2-F QCoxB2-R	5'-TTC TTC TYA GTT GSG CRG CT-3' 5'-AGT AAA AAT GCY RCC AAA GAR A-3'	76
	探针	QCoxB2-Probe	5'-FAM -CTA ACA CTC ACY TTC CA-MGB-3'	
B3 型	引物	QCoxB3-F QCoxB3-R	5'-GTG CTG CTT GKC GWG KTG T-3' 5'-ATG CGT GTA CTT TAC DGM GTA YGA-3'	80
	探针	QCoxB3-Probe	5'-FAM-ACC CAT TCV GCA TAY C-MGB-3'	
B5 型	引物	QCoxB5-F QCoxB5-R	5'-AGC CAC TTG GCG YGT RYT GAT-3' 5'-CGT GAA AAA TTA YCA CTC AAG RTC-3'	145
	探针	QCoxB5-Probe	5'-FAM-CAC ARR AAG TTC TCC ACT G-MGB-3'	

表 2（续）

目标	引物和探针	名称	序列	扩增片段大小/bp
A9 型	引物	QCoxA9-F QCoxA9-R	5'-TCA AAC CTA AGA TAA GTG AAC ATY TCC A-3' 5'-TTA ACA AGA AAT TYG TSG CST G-3'	91
	探针	QCoxA9-Probe	5'-FAM-CTM CGC ATC TGW ACC A-MGB-3'	
A16 型	引物	QCoxA16-F QCoxA16-R	5'-ACA ACT CRC AYT TVC GCC-3' 5'-GTG TGT TGA ACC AYC ACT CCA-3'	174
	探针	QCoxA16-Probe	5'-FAM-ATC AAR TCA ATR TCC C-MGB-3'	

注 1：Y：T/C；V：A/C/G；D：A/G/T；R：A/G；W：A/T；K：G/T；M：A/C；S：C/G。

注 2：探针也可选用具有与 FAM 和 MGB 荧光基团相同检测效果的其他合适的荧光报告基团和荧光淬灭基团组合。

5.17 DNA 相对分子质量标记：DL2000（显示条带范围 100 bp～2 000 bp）或其他具有相近 DNA 条带显示范围的相对分子质量标记。

5.18 50×TAE 缓冲液：见附录 A.1.3。

5.19 溴化乙锭（EB）溶液（10 mg/mL）：见附录 A.1.4。

5.20 含 0.5 μg/mL 溴化乙锭（EB）的 1.5%琼脂糖凝胶：见附录 A.1.5。

5.21 10×加样缓冲液：见附录 A.1.6。

5.22 QIAamp Viral RNA Mini Kit，Qiagen，Cat. No. 52904：见附录 A.2.8。

6 仪器

6.1 实时荧光 PCR 仪。

6.2 PCR 仪。

6.3 电泳仪。

6.4 凝胶成像分析系统。

6.5 冷冻离心机。

6.6 匀浆器。

6.7 恒温孵育器。

6.8 振荡器。

6.9 微量加样器：2.5 μL、10 μL、100 μL、200 μL 和 1 mL。

6.10 高压灭菌锅。

6.11 生物安全柜。

6.12 －80 ℃冰箱，－20 ℃冰箱。

6.13 无 RNase 和 DNase 污染的玻璃容器：见附录 A.2.1。

6.14 无 RNase 和 DNase 污染的离心管（1.5 mL、15 mL、50 mL），无 RNase 和 DNase 污染的移液器吸嘴（10 μL、200 μL、1 mL），无 RNase 和 DNase 污染的药匙，无 RNase 和 DNase 污染的 0.2 mL PCR 扩增反应管：见附录 A.2.2。

6.15 磁性抽提架。

6.16 已灭菌直径为 47 mm，孔径为 0.45 μm 的乙酸/硝酸混合纤维素滤膜[密理博（上海）贸易有限公司，Cat. No. R7SN20186]及配套过滤器。

6.17 无菌一次性 50 mL 针管。

6.18 聚乙烯薄膜袋：50 mm×70 mm 自封袋，使用前紫外杀菌 20 min。

7 检测方法

7.1 实验室要求

实验室设施应达到 SN/T 1193 实验室技术要求。

7.2 样品制备和柯萨奇病毒 RNA 提取

7.2.1 贝类样品中柯萨奇病毒 RNA 提取

7.2.1.1 小心切开贝类样品组织，解剖取下贝类的中肠腺组织。

7.2.1.2 取 5 g 左右中肠腺组织加入 35 mL 甘氨酸缓冲液。

7.2.1.3 使用匀浆器高速匀浆 3 min～5 min，使肠腺组织完全被打碎并与缓冲液混合均匀，将匀浆液装入 50 mL 离心管，250 r/min 37 ℃或室温振荡 30 min。

7.2.1.4 将样品匀浆液于 4 ℃，10 000*g* 离心 30 min。

7.2.1.5 移取上清液至一新的 50 mL 离心管，加入等体积的 PEG 8 000 溶液，颠倒混匀 5 次。冰上放置至少 1 h 后，4 ℃，10 000*g* 离心 5 min，弃尽上清液，保留沉淀。

7.2.1.6 向沉淀中加入 5 mL 裂解液，剧烈振荡 30 s，室温放置 5 min。

7.2.1.7 转移溶液至一 15 mL 离心管，加入 1.2 mL 三氯甲烷，剧烈振荡 30 s，室温放置 5 min，12 000*g*离心 5 min，吸取上清液至另一 15 mL 离心管。

7.2.1.8 向上清液中加入 0.5 倍体积(约 2.5 mL)异丙醇，颠倒混匀后，室温放置 5 min，4 ℃，5 000*g* 离心 5 min。

7.2.1.9 弃尽上清液，用 5 mL，4 ℃预冷的 75%乙醇洗涤沉淀。

7.2.1.10 重复步骤 7.2.1.9 两次，最后一次弃尽上清液。

7.2.1.11 沉淀重悬于 300 μL 超纯水(无 RNase 和 DNase 污染)中，将悬液转移至一 1.5 mL 离心管中。

7.2.1.12 加入 400 μL 1×RNA 吸附缓冲液，振荡 30 s，60 ℃放置 3 min。

7.2.1.13 加入 100 μL Oligo(dT)$_{25}$磁珠，轻柔混合，磁性抽提架上放置 1 min。

7.2.1.14 弃尽上清液，加入 500 μL 2×RNA 吸附缓冲液，室温下晃动 5 min 洗涤。

7.2.1.15 离心管在磁性抽提架上放置 1 min，弃尽上清液。加入 500 μL 漂洗缓冲液，颠倒混匀 5 次，离心管在磁性抽提架上放置 1 min，弃去上清液。

7.2.1.16 重复步骤 7.2.1.15 三次。

7.2.1.17 沉淀用 100 μL 超纯水(无 RNase 和 DNase 污染)悬浮，90 ℃放置 2 min 释放 RNA。离心管在磁性抽提架上放置 1 min。将上清液移至另一 1.5 mL 离心管中，可即吸取 5 μL 进行 RT-PCR 检测。

7.2.2 水样中柯萨奇病毒 RNA 提取[1)](使用 Qiagen 公司 QIAamp Viral RNA Mini Kit)

7.2.2.1 用 50 mL 针管分次取 100 mL～200 mL 水样过一直径为 47 mm，孔径为 0.45 μm 的乙酸/硝酸混合纤维素滤膜，小心取出滤膜，平整放于聚乙烯薄膜袋中。

7.2.2.2 向薄膜袋中加入 1 130 μL Buffer AVL-carrier RNA 混合液，使滤膜充分浸于缓冲液中，剧烈振荡 15 s～30 s，室温浸泡滤膜 20 min～30 min 后，小心将液体完全转移到 15 mL 离心管中。

7.2.2.3 (可选步骤)若回收液体中存在明显可见的固体物质，4 000*g* 离心 3 min，转移上清液至一新 15 mL 离心管中。

7.2.2.4 加入 1 120 μL 无水乙醇，剧烈振荡 15 s，5 000*g* 离心 15 s 收集液体。

7.2.2.5 将上述液体 630 μL 转移至带有 2 mL 收集管的离心柱中，6 000*g* 离心 1 min，弃收集管中液体。

7.2.2.6 重复步骤 7.2.2.5，直至所有混合液均通过离心柱，最后一次离心后将离心柱放入一新 2 mL 收集管中。

---

1) 水样和果蔬样品中病毒 RNA 的提取方法是针对 QIAamp Viral RNA Mini Kit，Qiagen，Cat. No. 52904 给出的，给出这一信息是为了方便本标准使用者，并不表示只认可该产品，如果其他等效产品具有相同的效果，则可使用等效产品。

7.2.2.7 加入 500 μL Buffer AW1,6 000g 离心 1 min,将离心柱放入一新 2 mL 收集管中。

7.2.2.8 加入 500 μL Buffer AW2,20 000g 离心 3 min。

7.2.2.9 将离心柱放入一新 2 mL 收集管中,20 000g 离心 1 min 以彻底除去残余在离心柱膜上液体。

7.2.2.10 将离心柱放入一新 1.5 mL 离心管中,小心的在离心柱膜中央加入 60 μL Buffer AVE,室温放置 1 min～2 min,6 000g 离心 1 min。1.5 mL 离心管中的液体即为提取的病毒 RNA 样品,可即吸取 5 μL 进行 RT-PCR 检测。

7.3 RT-PCR 检测

7.3.1 普通 RT-PCR

7.3.1.1 普通 RT-PCR 反应体系

病毒 RNA 逆转录为 cDNA 的反应体系见表 3,PCR 反应体系见表 4。反应体系中各试剂的量可根据不同试剂盒进行适当调整。每个反应体系设置两个平行反应。检测某型柯萨奇病毒时,以该型柯萨奇病毒 cDNA 或含该型柯萨奇病毒检测目的片段的质粒标准分子 DNA 作为阳性对照模板,以不含有该型柯萨奇病毒 cDNA 或该型柯萨奇病毒检测目的片段的质粒标准分子 DNA 样品作为阴性对照模板,以水代替 DNA 模板作为空白对照。

表 3 病毒 RNA 逆转录反应体系[1)]

名　　称	储液浓度	终浓度	使用量/μL
逆转录反应缓冲液	5×	1×	2
逆转录酶	—	—	0.5
Oligo dT Primer	50 μmol/L	2.5 μmol/L	0.5
Random 6 mers	100 μmol/L	5 μmol/L	0.5
模板 RNA	—	—	5
超纯水(无 RNase 和 DNase 污染)	—	—	1.5
总体积	—	—	10

表 4 柯萨奇病毒普通 PCR 反应体系[2)]

名　　称	储液浓度	终浓度	使用量/μL
PCR 反应缓冲液	10×	1×	2.5
dNTPs	10 mmol/L	0.2 mmol/L	0.5
引物 CoxB2-F[a]	10 μmol/L	0.4 μmol/L	1
引物 CoxB2-R[a]	10 μmol/L	0.4 μmol/L	1
Blend *Taq*-plus DNA 聚合酶	2.5 U/μL	0.05 U/μL	0.5
cDNA	—	—	2
超纯水(无 RNase 和 DNase 污染)	—	—	17.5
总体积	—	—	25

[a] 当对 B3 型柯萨奇病毒进行检测时,引物为 CoxB3-F/R;对 B5 型柯萨奇病毒进行检测时,引物为 CoxB5-F/R;对 A9 型柯萨奇病毒进行检测时,引物为 CoxA9-F/R;对 A16 型柯萨奇病毒进行检测时,引物为 CoxA16-F/R。

1) 该反应体系针对 PrimeScript RT reagent Kit,TaKaRa,Cat. No. DRR037S 给出,给出这一信息是为了方便本标准使用者,并不表示只认可该产品,如果其他等效产品具有相同的效果,则可使用等效产品。

2) 该反应体系针对 Blend *Taq*-Plus DNA 聚合酶及配套缓冲液和 dNTPs,ToYoBo,Cat. No. BTQ-201 给出,给出这一信息是为了方便本标准使用者,并不表示只认可该产品,如果其他等效产品具有相同的效果,则可使用等效产品。

7.3.1.2 **普通 RT-PCR 反应参数**[1)]

a) 病毒 RNA 逆转录为 cDNA 的反应参数:37 ℃,20 min;85 ℃,5 s。

b) 普通 PCR 反应参数:

——引物 CoxB2-F/R:94 ℃,2 min;94 ℃,30 s,59 ℃,30 s,72 ℃,20 s,40 个循环;

——引物 CoxB3-F/R:94 ℃,2 min;94 ℃,30 s,45 ℃,45 s,72 ℃,60 s,40 个循环;

——引物 CoxB5-F/R:94 ℃,2 min;94 ℃,30 s,51℃,30 s,72 ℃,20 s,40 个循环;

——引物 CoxA9-F/R:94 ℃,2 min;94 ℃,30 s,58 ℃,30 s,72 ℃,20 s,40 个循环;

——引物 CoxA16-F/R:94 ℃,2 min;94 ℃,30 s,50 ℃,45 s,72 ℃,60 s,40 个循环。

7.3.1.3 **PCR 产物的琼脂糖凝胶电泳检测**

将适量 50×TAE 稀释成 1×TAE 溶液,配制溴化乙锭含量为 0.5 μg/mL 的 1.5%琼脂糖凝胶。取 PCR 产物 15 μL,加 1.5 μL 上样缓冲液点样进行电泳,并在其中一孔道加入 DNA 分子量标记以判断 PCR 产物的片段大小。电压大小根据电泳槽长度来确定,一般控制在 3 V/cm~5 V/cm,当溴酚蓝移动到凝胶边缘时关闭电源,电泳检测结果用凝胶成像分析系统记录。

7.3.1.4 **普通 RT-PCR 检测下限**

B2、B3、B5、A9 和 A16 型柯萨奇病毒普通 RT-PCR 体系检测下限均为 50 拷贝质粒标准分子 DNA。

7.3.2 **实时荧光 RT-PCR**

7.3.2.1 **实时荧光 RT-PCR 反应体系**

病毒 RNA 逆转录为 cDNA 的反应体系见表 3,PCR 反应体系见表 5。每个反应体系设置两个平行反应。检测某型柯萨奇病毒时,以该型柯萨奇病毒 cDNA 或含该型柯萨奇病毒检测目的片段的质粒标准分子 DNA 作为阳性对照模板,以不含有该型柯萨奇病毒 cDNA 或该型柯萨奇病毒检测目的片段的质粒标准分子 DNA 样品作为阴性对照模板,以水代替 DNA 模板作为空白对照。

表 5 柯萨奇病毒实时荧光 PCR 反应体系[2)]

名　称	储液浓度	终浓度	加样量/μL
Premix Ex *Taq*™(Perfect Real Time)	2×	1×	10
QCoxB2-F[a]	10 μmol/L	0.2 μmol/L	0.4
QCoxB2-R[a]	10 μmol/L	0.2 μmol/L	0.4
QCoxB2-Probe[a]	5 μmol/L	0.2 μmol/L	0.8
ROX 荧光校正试剂(50×)[b]	50×	1×	0.4
cDNA	—	—	2
超纯水(无 RNase 和 DNase 污染)	—	—	6
总体积	—	—	20

[a] 当对 B3 型柯萨奇病毒进行检测时,引物和探针分别为 QCoxB3-F/R,QCoxB3-Probe;当对 B5 型柯萨奇病毒进行检测时,引物和探针分别为 QCoxB5-F/R,QCoxB5-Probe;当对 A9 型柯萨奇病毒进行检测时,引物和探针分别为 QCoxA9-F/R,QCoxA9-Probe;当对 A16 型柯萨奇病毒进行检测时,引物和探针分别为 QCoxA16-F/R,QCoxA16-Probe。

[b] 该试剂只在具有 ROX 荧光校正通道的实时荧光 PCR 仪上进行扩增时添加,否则用水补齐。

1) 反应参数可根据不同型号 PCR 仪及 PCR 反应体系作适当调整。

2) 该反应体系针对 Premix Ex *Taq*™(Perfect Real Time)及配套 ROX 荧光校正试剂(50×),TaKaRa,Cat. No. DRR039A 给出,给出这一信息是为了方便本标准使用者,并不表示只认可该产品,如果其他等效产品具有相同的效果,则可使用等效产品。

7.3.2.2 **实时荧光 RT-PCR 反应参数**[1)]

——病毒 RNA 逆转录为 cDNA 的反应参数:37 ℃,20 min;85 ℃,5 s;

——实时荧光 PCR 反应参数:95 ℃,10 s;95 ℃,5 s,60 ℃,31 s,45 个循环。

7.3.2.3 **实时荧光 RT-PCR 检测下限**

B2、B3、B5、A9 和 A16 型柯萨奇病毒实时荧光 RT-PCR 体系检测下限均为 2 拷贝质粒标准分子 DNA。

8 结果判断及表述

8.1 结果判定

8.1.1 **普通 RT-PCR**

a) 阴性对照和空白对照未出现条带,阳性对照出现预期大小的目的扩增条带则表明反应体系运行正常,否则需重新进行普通 PCR 扩增;

b) 对样品进行普通 RT-PCR 检测,如果阴性对照和空白对照未出现条带,阳性对照出现预期大小的扩增条带,而样品未出现预期大小的扩增条带,则可判定样品未检出该型柯萨奇病毒;

c) 如果阴性对照和空白对照未出现条带,阳性对照和样品出现预期大小的扩增条带,则可判定样品检出该型柯萨奇病毒。也可采用本标准中实时荧光 RT-PCR 的方法进行确证。

8.1.2 **实时荧光 RT-PCR**

阴性对照和空白对照无荧光增幅现象,阳性对照有显著荧光增幅现象则表明反应体系运行正常,否则需重新进行实时荧光 PCR 扩增。

a) 若待检测样品无荧光增幅现象,则判定样品未检出该型柯萨奇病毒;

b) 若待检测样品有荧光增幅现象,且 Ct 值≤40 时,则判断样品中检出该型柯萨奇病毒;

c) 若待检测样品 Ct 值介于 40 和 45 之间时,应重新进行实时荧光 RT-PCR 检测。重新检测后设定同一域值条件下,若 Ct 值≥45 时,则判定样品未检出该型柯萨奇病毒。重新检测后的 Ct 值仍介于 40 和 45 之间,则判定样品检出该型柯萨奇病毒。

8.2 结果表述

8.2.1 根据 8.1 描述判定检出某型柯萨奇病毒,则表述为检出某型柯萨奇病毒或某型柯萨奇病毒阳性。

8.2.2 根据 8.1 描述判定未检出某型柯萨奇病毒,则表述为未检出某型柯萨奇病毒或某型柯萨奇病毒阴性。

---

1) 反应参数可根据不同型号 PCR 仪及 PCR 反应体系作适当调整。

附 录 A
（规范性附录）
溶液的配制

A.1 普通溶液的配制

A.1.1 甘氨酸缓冲液：含0.1 mol/L 甘氨酸，0.3 mol/L 氯化钠（NaCl），pH 9.5

甘氨酸	7.5 g
氯化钠（NaCl）	17.5 g
双蒸水	800 mL
5 mol/L 氢氧化钠溶液	调 pH 至 9.5

加双蒸水至1 000 mL，121 ℃，15 min 灭菌备用。

A.1.2 PEG8000 溶液：含16%（质量浓度）PEG8000，0.525 mol/L 氯化钠

PEG8000	16 g
氯化钠（NaCl）	3.07 g

加双蒸水至100 mL，121 ℃，15 min 灭菌备用。

A.1.3 50×TAE 缓冲液

A.1.3.1 0.5 mol/L EDTA-Na_2·$2H_2O$（二水乙二铵四乙酸钠）溶液，pH 8.0

EDTA-Na_2·$2H_2O$	186.1 g
灭菌双蒸水	800 mL
5 mol/L 氢氧化钠溶液	调 pH 至 8.0

灭菌双蒸水加至1 000 mL，121 ℃，15 min 灭菌备用。

A.1.3.2 TAE 电泳缓冲液（50×）

羟基甲基氨基甲烷（Tris）	242 g
冰乙酸	57.1 mL
0.5 mol/L EDTA-Na_2 溶液，pH 8.0	100 mL

灭菌双蒸水加至1 000 mL，121 ℃，15 min 灭菌备用。

使用时用灭菌双蒸水稀释至1×使用。

A.1.4 溴化乙锭（EB）溶液（10 mg/mL）

EB	20 mg
灭菌双蒸水	20 mL

A.1.5 含0.5 μg/mL 溴化乙锭（EB）的1.5%琼脂糖凝胶

琼脂糖	1.5 g
1×TAE 电泳缓冲液	加至100 mL

混合后加热至完全融化，待冷却至50 ℃～55 ℃时，加 EB 溶液 5 μL，轻轻晃动摇匀，避免产生气泡，将梳子置入电泳槽中，然后将琼脂糖溶液倒入电泳板上，待完全凝固后（需约40 min），取下梳子，备用。

A.1.6 10×加样缓冲液

聚蔗糖	25 g
灭菌双蒸水	100 mL
溴酚蓝	0.1 g
二甲苯青	0.1 g

A.2 RNase 的去除和无 RNase 和 DNase 溶液的配制

配制溶液用的酒精、异丙醇、Tris、EDTA、氯化锂(LiCl)、浓盐酸、氢氧化钠等应采用非开封的新品。配制溶液所用的超纯水、玻璃容器、移液器吸嘴、药勺等用具应无 RNase 和 DNase 污染。操作过程中,应自始至终佩戴抛弃式橡胶或乳胶手套,并经常更换,以避免皮肤上的细菌和真菌以及人体自身分泌的 RNase 污染用具或带入溶液。

A.2.1 玻璃容器应在 240 ℃烘烤 4 h 以降解 RNase 和 DNase。

A.2.2 离心管、移液器吸嘴、药勺等用具应用 0.01%的焦碳酸二乙酯(DEPC)水室温浸泡过夜,灭菌,烘干;或直接购买无 RNase 和 DNase 的相应规格离心管、移液器吸嘴等用具。

A.2.3 超纯水(无 RNase 和 DNase 污染)

超纯水	100 mL
DEPC	50 μL

混合后室温放置过夜,121 ℃,灭菌 15 min,或直接购买无 RNase 和 DNase 的超纯水。

A.2.4 75%乙醇

无水乙醇	7.5 mL
超纯水(无 RNase 和 DNase 污染)	2.5 mL

现配现用。

A.2.5 1×RNA 吸附缓冲液

A.2.5.1 1 mol/L Tris-HCl,pH 7.5

Tris	1.21 g
超纯水(无 RNase 和 DNase 污染)	6 mL
36.5%盐酸	0.75 mL
1 mol/L 盐酸	调 pH 至 7.5

加超纯水(无 RNase 和 DNase 污染)至 10 mL,分装到 1.5 mL 无 RNase 离心管中,−20 ℃保存。

A.2.5.2 0.5 mol/L EDTA-Na_2 · $2H_2O$ 溶液,pH 7.5

EDTA-Na_2 · $2H_2O$	1.86 g
超纯水(无 RNase 和 DNase 污染)	6 mL
5 mol/L 氢氧化钠溶液	调 pH 至 7.5

加超纯水(无 RNase 和 DNase 污染)至 10 mL,分装到 1.5 mL 无 RNase 离心管中,−20 ℃保存。

A.2.5.3 5 mol/L 氯化锂(LiCl)

氯化锂(LiCl)	2.12 g
超纯水(无 RNase 和 DNase 污染)	8 mL

加超纯水(无 RNase 和 DNase 污染)至 10 mL,分装到 1.5 mL 无 RNase 离心管中,−20 ℃保存。

A.2.5.4 1×RNA 吸附缓冲液:含 20 mmol/L Tris-HCl(pH 7.5),1 mol/L 氯化锂,2 mmol/L EDTA-Na_2 · $2H_2O$(pH 7.5)

1 mol/L Tris-HCl(pH 7.5)	200 μL
5 mol/L 氯化锂	2 000 μL
0.5 mol/L EDTA-Na_2 · $2H_2O$(pH 7.5)	40 μL
超纯水(无 RNase 和 DNase 污染)	7 760 μL
总体积	10 mL

现配现用。

A.2.6 2×RNA 吸附缓冲液:含 40 mmol/L Tris-HCl(pH 7.5),2 mol/L 氯化锂,4 mmol/L EDTA-Na_2 · $2H_2O$(pH 7.5)

1 mol/L Tris-HCl(pH 7.5)	400 μL
5 mol/L 氯化锂	4 000 μL
0.5 mol/L EDTA-Na_2 · $2H_2O$(pH 7.5)	80 μL
超纯水(无 RNase 和 DNase 污染)	5 520 μL
总体积	10 mL

现配现用。

A.2.7 漂洗缓冲液:含 10 mmol/L Tris-HCl(pH 7.5),0.15 mol/L 氯化锂,1 mmol/L EDTA-Na_2 · $2H_2O$(pH 7.5)

1 mol/L Tris-HCl(pH 7.5)	100 μL
5 mol/L 氯化锂	300 μL
0.5 mol/L EDTA-Na_2 · $2H_2O$(pH 7.5)	20 μL
超纯水(无 RNase 和 DNase 污染)	9 580 μL
总体积	10 mL

现配现用。

A.2.8 QIAamp Viral RNA Mini Kit,Qiagen,Cat. No. 52904

A.2.8.1 Buffer AVL-carrier RNA 混合液

从 QIAamp Viral RNA Mini Kit 中取出装有 310 μg carrier RNA 冻干粉的试管,小心加入 310 μL Buffer AVE 至 carrier RNA 溶液终浓度为 1 μg/μL。颠倒试管使 carrier RNA 完全溶解,并混合均匀。将配制好的 carrier RNA 分装至多管,每管含量以方便使用为准(如分装为每管 20 μL,可用于三份样品的 RNA 提取),储存于 −20 ℃,不可冻融 3 次以上。配制 Buffer AVL-carrier RNA 混合液,即根据 Buffer AVL 体积的 1%加入 carrier RNA,如 1 120 μL 的 Buffer AVL,即加入 11.2 μL 的 carrier RNA 至终体积约 1 130 μL。

A.2.8.2 Buffer AW1

在第一次使用前,根据 QIAamp Viral RNA Mini Kit 说明书的要求,向 Buffer AW1 中加入一定体积的无水乙醇,并混合均匀备用。如原 Buffer AW1 为 19 mL,则加入无水乙醇 25 mL 至终体积44 mL。

A.2.8.3 Buffer AW2

在第一次使用前,根据 QIAamp Viral RNA Mini Kit 说明书的要求,向 Buffer AW2 中加入一定体积的无水乙醇,并混合均匀备用。如原 Buffer AW2 为 13 mL,则加入无水乙醇 30 mL 至终体积43 mL。

附 录 B
（资料性附录）
有代表性的柯萨奇病毒 cDNA 序列 GenBank 编号和扩增序列

B.1 有代表性的 A9 型柯萨奇病毒株 cDNA 序列的 GenBank 编号：D00627

扩增序列（2 659 bp～2 807 bp）

cggcatgcgtgtacatggaagagtacaagaccactgataagcatgttaacaagaaattcgtcgcctggccaatcaacacaaaacaaatggttca gatgcggaggaagctggaaatgttcacttatcttaggtttgatatggaggtaact

B.2 有代表性的 A16 型柯萨奇病毒株 cDNA 序列的 GenBank 编号：U05876

扩增序列（2 452 bp～3 334 bp）

ggaattgcagacatgattgaccaggctgtcacttcccgagttggtcgtgcgctgacatccttacaggtagaacctaccgccgccaacaccaatgc tagtgagcacagattgggcaccgggctcgtccccgccttgcaggctgcagagaccggcgcctcttctaatgcacaggatgagaatcttatagaaaccc ggtgtgtgttgaaccatcactccactcaagagaccacgattggcaactttttcagtcgagcaggactagtgagtattattaccatgcccaccacaggtac ccaaaacaccgatgggtatgtgaactgggatattgacttgatgggttatgctcaaatgaggcgtaagtgtgagctattcacatacatgcgctttgatgc agagtttacatttgtagctgccaaaccaaacggtgagctagtaccacaattgttgcagtacatgtatgtgcctcccggagctccaaaacctacgtcccgg gattcctttgcctggcagactgctaccaatccttccatcttcgtcaagttgactgaccccccggcacaagtgtcagtacccttcatgtctcccgccagcgc ctaccagtggttttacgatggctatccaacgtttggagcccatccacaatcgaatgacgcagactatggccaatgtccaaacaacatgatgggcacctttt agcatcagaactgtaggcactgagaaatccccccattctatcacccttcgggtgtatatgagaatcaagcatgtcagggcctggataccccggccactca gaaaccaaccgtaccttttttaagacaaatccaaattataaaggcaacgacatcaaatgcaccagcacaagtaggggacaaaaataacaacac

B.3 有代表性的 B2 型柯萨奇病毒株 cDNA 序列的 GenBank 编号：AF081485

扩增序列（2 728 bp～2 853 bp）

tgcaacgtggaaggtgagtgttagacaagccgcccaactaagaagaaagctagagttattcacatacttacgctgtgacatcgaactaacattcg tcatcaccagtgcacaagatccatcgaccgc

B.4 有代表性的 B3 型柯萨奇病毒株 cDNA 序列的 GenBank 编号：AF231764

扩增序列（2418 bp～3 625 bp）

acactcctttcatttcgcagcaaaactttttccagggcccagtggaagacgcgataacagccgctatagggagagttgcggataccgtgggtac agggccaaccaactcagaagctataccagcactcactgctgctgagacaggtcacacgtcacaagtagtgccgggtgacaccatgcagacacgccacg ttaagaactaccattcaaggtccgagtcaaccatagagaacttcctatgtaggtcagcatgcgtgtactttacggagtataaaaactcaggtgccaagcg gtatgctgaatgggtattaacaccacgacaagcagcacaacttaggagaaagctagaattctttacctacgtccggttcgacctggagctgacgtttgtc ataacaagtactcaacagccctcaacccacacagaaccaagacgcacagatcctaacacaccaaattatgtatgtaccaccaggtggacctgtaccagata aagttgattcatacgtgtggcaaacatctacgaatcccagtgtgttttggaccgagggaaacgccccgccgcgcatgtccataccgtttttgagcattgg caacgcctattcaaatttctatgacggatggtctgaattttccaggaacggagtttacggcatcaacacgctaaacaacatgggcacgctatatgcaaga catgtcaacgctggaagcacgggtccaataaaaagcaccattagaatctacttcaaaccgaagcatgtcaaagcgtggatacctagaccacctagactc tgccaatacgagaaggcaaagaacgtgaacttccaacccagcggagttaccactactaggcaaagcatcactacaatgacaaatacgggcgcatttgg acaacaatcaggggcagtgtatgtggggaactacagggtagtaaatagacatctagctaccagtgctgactggcaaaactgtgtgtgggaaaattaca acagagacctcttagtgagcacgaccacagcacatggatgtgatattatagccagatgtcagtgcacaacgggagtgtacttttgtgcgtccaaaaaca agcactacccaatttcgtttgaaggaccaggtctagtagaggtccaagagagtgaatactaccccaggagataccaatcccatgtgcttttagcagctg gattttccgaaccaggtgactgt

B.5 有代表性的B5型柯萨奇病毒株cDNA序列的GenBank编号:AF114383扩增序列(2 649 bp～2 860 bp)

tgtgtagatccgcatgtgtttactacaccacatacaaaaatcatggcactgacggggataacttcgcgcaatgggtgatcaatacacgccaagtggctcagttacggcgaaagcttgagatgtttacgtatgctaggtttgatctggagttaacttttgtcatcacgagctcccaagagcaatccactatcaagggccaagactctccagta

---

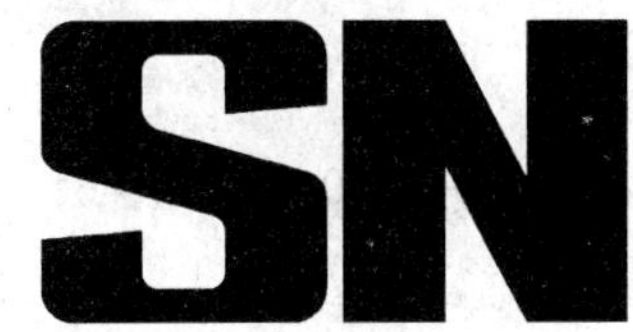

中华人民共和国出入境检验检疫行业标准

SN/T 2552.2—2010

乳及乳制品卫生微生物学检验方法 第2部分:检验样品的制备与稀释

Microbiological examination method for milk and milk products hygiene—Part 2: Preparation of test samples, initial suspensions and decimal dilutions

(ISO 8261:2001, Milk and milk products—General guidance for the preparation of test samples, initial suspensions and decimal dilutions for microbiological examination, MOD)

2010-05-27 发布　　　　2010-12-01 实施

中华人民共和国国家质量监督检验检疫总局 发布

前　言

SN/T 2552《乳及乳制品卫生微生物学检验方法》分为十三个部分：

——第1部分：取样指南；

——第2部分：检验样品的制备与稀释；

——第3部分：酵母、霉菌菌落计数；

——第4部分：嗜冷菌微生物菌落计数；

——第5部分：沙门氏菌检验；

——第6部分：柠檬酸杆菌检验；

——第7部分：阴沟肠杆菌检验；

——第8部分：普通变形杆菌和奇异变形杆菌检验；

——第9部分：克雷伯氏菌检验；

——第10部分：阪崎肠杆菌检验　免疫荧光法；

——第11部分：蜡样芽孢杆菌的分离与计数；

——第12部分：单核细胞增生李斯特氏菌检测与计数；

——第13部分：假单孢菌属的分离与计数。

本部分是SN/T 2552的第2部分。

本部分按照GB/T 1.1—2009给出的规则起草。

本部分与ISO 8261:2001《Milk and milk products—General guidance for the preparation of test samples, initial suspensions and decimal dilutions for microbiological examination》的一致程度为修改采用，主要差异如下：

——按照GB/T 1.1标准要求和汉语习惯对一些编排格式进行了修改；

——将一些适用于国际标准的表述改为适用于我国标准的表述；

——删减了原文条款4原理。

本部分由国家认证认可监督管理委员会提出并归口。

本部分由中国检验检疫科学研究院、中华人民共和国山西出入境检验检疫局、中华人民共和国江苏出入境检验检疫局、中华人民共和国山东出入境检验检疫局、中华人民共和国内蒙古出入境检验检疫局、中华人民共和国天津出入境检验检疫局、中华人民共和国上海出入境检验检疫局、中华人民共和国深圳出入境检验检疫局、中华人民共和国广西出入境检验检疫局、中华人民共和国吉林出入境检验检疫局、中华人民共和国广东出入境检验检疫局、中华人民共和国福建出入境检验检疫局负责起草。

本部分主要起草人：赵贵明、李卫华、刘振、祝长青、雷质文、王海艳、高旗利、李晓虹、吕敬章、罗兆飞、许龙岩、黄晓蓉。

乳及乳制品卫生微生物学检验方法
第2部分:检验样品的制备与稀释

1 范围

SN/T 2552的本部分规定了乳及乳制品用于微生物检验的样品制备与稀释方法。

本部分适用于乳及乳制品用于微生物检验的样品制备与稀释。

2 规范性引用文件

下列文件对于本文件的应用是必不可少的。凡是注日期的引用文件,仅注日期的版本适用于本文件,凡是不注日期的引用文件,其最新版本(包括所有的修改单)适用于本文件。

GB 4789.2 食品安全国家标准 食品卫生微生物学检验 菌落总数测定

SN/T 2552.1 乳及乳制品卫生微生物学检验方法 第1部分:取样指南

3 术语和定义

下列术语和定义适用于本文件。

3.1

实验室样品 laboratory samples

送至实验室进行检测或检验的样品。

3.2

乳 milk

从哺乳动物中挤出的正常乳房分泌物,无添加物且未从其中提取任何成分。

3.3

乳制品 milk product

以乳为原料,利用全部或部分成分加工而成的液体,半固体或固体产品。

3.4

初始悬浮液(首次稀释液)

待检样品在称量或定量后与9倍体积稀释液混合而成的悬浮液、溶液或洗脱液。如果有大颗粒,可进行搅拌。在某些情况下,如果1:9悬浮液太粘稠,可加大稀释液体积;如果需要比1:9更浓的首次稀释液才能获得试验结果,则适当减少稀释液体积,但对测试结果的描述时则应考虑到这些因素。如果每克样品中细菌数少于10个则使用第一个稀释液;在细菌含量更低的情况下,可考虑适当减少稀释液的体积。

4 设备和材料

4.1 干热灭菌与湿热灭菌装置。

4.2 均质器。

4.3 机械搅拌装置。

4.4 三角瓶或玻璃瓶。

4.5 试管(三角瓶或玻璃瓶)。

4.6 吸管:容量 1 mL,吸头 1.75 mm~3.0 mm。

4.7 刻度吸管:10 mL 或 20 mL 带有棉塞或配备机械吹吸装置的大容量刻度吸管。

4.8 玻璃珠:直径约 6 mm。

4.9 pH 计:温度补偿型,精确度至±0.2 pH 单位。

4.10 天平:感量 0.1 g。

4.11 水浴锅:可设定 30 ℃±1 ℃,37 ℃±1 ℃以及 45 ℃±1 ℃等温度。

4.12 玻璃棒。

4.13 加热板。

5 稀释剂

5.1 基础材料

配制稀释液时,一般采用分析级试剂,使用蒸馏水、去离子水或同等质量的水,以适当摩尔浓度的氢氧化钠或盐酸溶液调节培养基的 pH,尽可能使培养基体积和其中组分浓度保持不变。通常培养基的体积越小,调节 pH 试剂的浓度越高。

5.2 通用稀释液

5.2.1 蛋白胨盐溶液:见附录 A 第 A.1 章。

5.2.2 1/4 Ringer 氏溶液:见附录 A 第 A.2 章。

5.2.3 蛋白胨溶液:见附录 A 第 A.3 章。

5.2.4 磷酸缓冲液:见附录 A 第 A.4 章。

5.3 专用稀释液(用于样品初始原液的制备)

5.3.1 缓冲蛋白胨水:见附录 A 第 A.5 章。

5.3.2 柠檬酸钠溶液:见附录 A 第 A.6 章。

5.3.3 磷酸氢二钾溶液:见附录 A 第 A.7 章。

5.3.4 含消泡剂的磷酸氢二钾溶液:见附录 A 第 A.8 章。

5.3.5 三聚磷酸钠溶液:见附录 A 第 A.9 章。

5.3.6 含 α-淀粉酶溶液的通用稀释液:见附录 A 第 A.10 章。

5.4 稀释液分装、灭菌和储存

5.4.1 分装

将初始悬浮液制备用稀释液(5.2 和 5.3)分装到三角瓶或试剂瓶中;将十倍梯度稀释的稀释液分装到试管、三角瓶或试剂瓶中。必要时将稀释液预热至 45 ℃时再分装。

灭菌后的三角瓶或试剂瓶中的稀释液应为 90 mL、225 mL,试管中应为 9.0 mL 或其他规定体积的稀释液。分装后试管、三角瓶或试剂瓶应加盖封口。体积误差应控制在±2%以内。

5.4.2 灭菌

于 121 ℃温度下高压湿热灭菌 15 min,大体积的样品可延长灭菌时间。

5.4.3 储存

若稀释液不立即使用,宜将其存放在温度为 0 ℃～5 ℃的暗处,但时间不宜超过 1 个月。

6 取样

取样按照 SN/T 2552.1。实验室收到的样品应保证具有代表性,并在运输及储藏过程中无损坏。

7 操作步骤

7.1 总则

整个操作过程中,测试样品、初始悬浮液和十倍梯度稀释液温度不应超过 20 ℃温度。对某种特定的细菌检验(如:沙门氏菌等),需要专用技术或预防措施。7.2 与 7.3 的操作不得在阳光直射的地方进行。操作过程中应当采取常规无菌预防措施。

7.2 测试样与初始悬浮液制备

7.2.1 概要

对经过了热或酸处理的产品,样品初始悬液要在室温 20 ℃～25 ℃下放置 45 min,再进行稀释和接种,以使受损微生物在初始悬液中得到恢复后,在选择性培养基上获得最大回收,为避免温度突然改变对微生物造成损伤,除特殊说明外,下列操作过程温度应与测试样的温度接近。

7.2.2 乳与液态乳制品

上下快速翻转容器 25 次,使微生物在样品中均匀分散,同时应避免产生气泡。混合与取样时间间隔不超过 3 min。用无菌吸管吸取 1 mL 测试样,加入 9 mL 稀释液(或 10 mL 测试样,加入到 90 mL 稀释液中,25 mL 加入到 225 mL 稀释液中)。振摇样品稀释液(如手摇,幅度为 300 mm,7 s 之内振摇 25 次,或者采用机械搅拌装置,搅拌 5 s～10 s,制备成 10^{-1} 样品稀释液)。

制备高稀释度的样液按照 7.3 所述步骤操作。

7.2.3 干乳、干甜乳清、干酸乳清、干酪乳和乳糖

反复振摇和翻转容器,充分混匀密闭容器内容物。若测试样品是未开封的状态,容器太满而不能充分混匀时,将样品转到更大的容器进行混匀。用抹刀取一定量测试样品,进行以下操作。并立即将样品容器封严。

将含有 90 mL 或 225 mL 稀释液的试剂瓶放置 45 ℃水浴中预热。

称取 10 g 或 25 g 测试样品装入一适当玻璃容器内(也可称取测试样品直接加入到含有稀释液的试剂瓶中),然后将样品粉末加入到含有合适稀释液的稀释瓶中。对于干酸乳清,采用 pH8.4±0.2 的磷酸氢二钾溶液。必要时,滚筒干燥的奶粉采用 pH7.5±0.2 的稀释液(柠檬酸钠或磷酸氢二钾溶液)。为了更好地复原,可使用玻璃珠,但应在灭菌前就加入到试剂瓶中。

溶解测试样品时,慢慢涡旋将粉末浸湿,振摇试剂瓶 25 次,幅度约 300 mm,时间 7 s。可以选蠕动式均质器处理。

试剂瓶放回水浴 5 min,间歇振摇一次。

按照 7.3 制备高稀释度样液。

7.2.4 奶酪和加工奶酪

称取 10 g 或 25 g 测试样品置于一无菌容器内(或者直接称样放入均质器内),然后将其转至旋转式均质器或蠕动式均质器内,加入 90 mL(若样品为 25 g 则加入 225 mL)稀释液(柠檬酸钠溶液或磷酸氢二钾溶液,pH7.5±0.1),均质 1 min~3 min 直到奶酪充分分散。若使用旋转式均质器,给以足够时间总转数达到 15 000 r/min~20 000 r/min 进行混合。但即使采用转速最慢的旋转均质器,时间不应超过 2.5 min,均质样液温度不允许超过 45 ℃,使气泡散开。

制备高稀释度的样液按照 7.3 所述步骤操作。

7.2.5 酸酪素、乳酪、凝乳酶干酪素和酪蛋白酸盐

反复翻转和振摇,充分混匀密闭容器内的内容物。称取 10 g 或 25 g 测试样品置于一无菌的塑料均质袋中,室温条件下加入 90 mL(若样品为 25 g 则加入 225 mL)合适的稀释液:酸酪素或乳酪,选用含消泡剂的磷酸氢二钾溶液,pH8.4±0.2;酪蛋白酸盐,选用磷酸氢二钾溶液,pH7.5±0.2;凝乳酶干酪素,选用含消泡剂的磷酸氢二钾溶液,pH7.5±0.2。

使用磷酸氢二钾溶液作为凝乳酶干酪素的稀释液可能产生不溶性颗粒,妨碍平板计数,建议采用下面可供选择的操作步骤:充分混匀后于室温下静置 15 min。必要时,对颗粒状产品使用两个无菌袋,均质 2 min,静置 5 min。

其他可选方法:取样前将干酪素进行研磨。取 20 g 测试样品(如果检样为 25 g,则取 50 g)放置于一合适的容器内,使用转速约 20 000 r/min 转带刀、具有热保护装置(防止研磨过程中发热)的均质器进行研磨(Virtis 器或同类产品)。称取研磨样品于适当容积的无菌试剂瓶中,加入玻璃珠和预先加热至 37 ℃的三聚磷酸钠溶液进行混合,将试剂瓶放在混合装置上混合 15 min,然后将其放在 37 ℃水浴 15 min,并不时混匀。

按照 7.3 制备高稀释度样液。

7.2.6 黄油

称取 10 g 或 25 g 测试样于一样品容器内。将容器放入 45 ℃水浴,直到测试样完全融化。加入保温至 45 ℃的 90 mL(25 g 则加 225 mL)稀释液进行混合。推荐使用蠕动式均质器。

或者按以下操作,仅采用稀释液的水相:取 50 g 测试样[加体积/质量百分数约为 16%(约为 8 mL)的水],然后加入一定量[50－50×16%,或实际数值](＝42 mL)预先水浴加热至 45 ℃的磷酸缓冲液。将容器放入 45 ℃水浴中水浴直至黄油融化。振摇混合充分,分层时间不超过 15 min。必要时,用刮刀和(或)玻璃棒除去脂肪相。

如有必要分离油、水相,则将融化的测试样转到无菌离心管中(或直接在离心管中融化)进行离心,离心转速为 1 000 r/min 或 2 000 r/min。可能有必要通过一连接真空泵的无菌导管,无菌操作除去脂肪(上层)相。然后用吸管吸取底层。

按照 7.3 制备高稀释度的稀释样液。

7.2.7 冷冻乳制品(包括食用冰品)

称取 10 g 或 25 g 测试样品于一样品容器中。将容器放置 30 ℃水浴,直到整个测试样品完全溶解,然后混合。

按照 7.3 制备高稀释度的样液。

7.2.8 奶油冻、甜点和甜乳酪

称取 10 g 或 25 g 测试样于一含有玻璃珠的三角瓶中,室温条件加入 90 mL(25 g 则加 225 mL)稀

释液，振摇使样品分散。

按照 7.3 制备高稀释度的样液。

7.2.9 发酵乳和酸奶油

称取 10 g 或 25 g 测试样于一含有玻璃珠的三角瓶中，加入 90 mL(25 g 则加 225 mL)pH7.5±0.2 稀释液，手摇混合，或者采用蠕动式均质器。

按照 7.3 制备高稀释度的样液。

7.2.10 婴幼儿乳制食品

反复振摇和翻转，使密闭容器内的内容物充分混匀。若未开封容器内测试样太满不能充分混匀时，可以将其转到大一些的容器进行混合。打开容器，用刮刀取规定量的测试样品，并按照以下操作步骤进行处理。取样完毕容器立即封严。

将含有 90 mL 稀释液的试剂瓶放置 45 ℃水浴保温。称取 10 g 测试样品于一合适的玻璃容器内(如：烧杯)，然后将样品粉末加入到含有合适稀释液(通用稀释液或三聚磷酸钠溶液)的试剂瓶内。

称取 10 g 测试样品直接加入到预先保温至 45 ℃含稀释液的试剂瓶中。

注：为了更好地复原，加入玻璃珠会有帮助。若使用玻璃珠，则应在灭菌前就加入到试剂瓶中。

为溶解样品，缓慢涡旋浸湿样品粉末，然后手摇试剂瓶 25 次，幅度约 300 mm，时间约 7 s。或者，使用蠕动式均质器。将试剂瓶再放回水浴 5 min，时而振摇一次。高稀释度的稀释液制备按照 7.3 进行。淀粉含量高的样品因为初始悬浮液高粘稠度可能出现溶解问题。采用含 α-淀粉酶的通用稀释液，以减少原液的粘稠度，或者使用两倍量的稀释液进行稀释。在后续的检验中要考虑此稀释液的浓度。

7.3 十倍梯度稀释

7.3.1 十倍梯度稀释方法，见 GB 4789.2。

7.3.2 若对 0.1 mL 或 0.1 g 测试样品测试有无微生物时，则不必制备十倍梯度稀释液。

7.3.3 若测试要求更大的体积样液，则用无菌吸管转移 10 mL 原液到含 90 mL 无菌稀释液的试剂瓶中，或者 11 mL 原液至 99 mL 无菌稀释液的试剂瓶中。日常操作中，若取 10^{-3} 稀释液试验，则转移 1 mL 原液至 99 mL 无菌稀释液的试剂瓶中。

7.3.4 当转移粘稠的稀释液比如酸酪素或凝乳酶干酪素时，用稀释液反复吹吸几次冲洗吸管，采用制备十倍稀释液试管中的稀释液。

初始悬浮液粘稠时，应进行此步操作；未将吸管进行冲洗，原液的量转移会不正确。

附 录 A
（规范性附录）
培养基和试剂

A.1 蛋白胨盐溶液

胰酪胨	1.0 g
氯化钠(NaCl)	8.5 g
蒸馏水	1 000 mL

将各组分溶解在水中，必要时稍微加热。采用5.1中的酸碱溶液调整其pH在25 ℃时达到7.0±0.2。

A.2 1/4 Ringer 氏溶液

氯化钠(NaCl)	2.25 g
氯化钾(KCl)	0.105 g
无水氯化钙($CaCl_2$)	0.06 g
碳酸氢钠($NaHCO_3$)	0.05 g
蒸馏水	1 000 mL

将各组分溶解在水中，采用5.1中的酸碱溶液调节pH值，使灭菌后的溶液在25 ℃时pH为6.9±0.2。

A.3 蛋白胨溶液

蛋白胨	1.0 g
蒸馏水	1 000 mL

将蛋白胨溶解在水中，采用5.1中的酸碱溶液调节pH，使灭菌后的pH在25 ℃时为7.0±0.2。

A.4 磷酸缓冲液

磷酸氢二钾(KH_2PO_4)	42.5 g
蒸馏水	1 000 mL

将磷酸氢二钾溶解在500 mL水中，采用5.1中的酸碱溶液调整pH，使其灭菌后25 ℃时pH为7.2±0.2。然后稀释至1 000 mL。然后将此储备液保存在冰箱中。

用作稀释液时，取1 mL储备液(20 ℃)加入到1 000 mL水中混匀。

A.5 缓冲蛋白胨水（前增菌培养基）

动物组织胰酶消化胨	10.0 g
氯化钠(NaCl)	5.0 g
十二水磷酸氢二钠($Na_2HPO_4 \cdot 12H_2O$)	9.0 g
磷酸二氢钾(KH_2PO_4)	1.5 g
蒸馏水	1 000 mL

将各组分溶解在水中，必要时可轻微加热。采用5.1中合适的酸碱溶液调节pH，使其灭菌后25 ℃

时达到 7.0±0.2。

A.6 柠檬酸钠溶液[用于奶酪和(滚筒)干乳]

二水柠檬酸二钠($Na_2C_6H_5O_7 \cdot 2H_2O$)	20.0 g
蒸馏水	1 000 mL

将柠檬酸钠溶解在水中，必要时可采用 45 ℃～50 ℃的电热板加热。采用 5.1 中合适的酸碱液调整 pH，使其灭菌后 25 ℃时 pH 为 7.5±0.2。

A.7 磷酸氢二钾溶液[用于奶酪、(滚筒)干乳、发酵乳、酪蛋白酸盐、干酸乳清或酸奶油]

磷酸氢二钾(K_2HPO_4)	20.0 g
蒸馏水	1 000 mL

采用 45 ℃～50 ℃的加热板将磷酸氢二钾溶解在水中。用于酸性乳清粉，采用 5.1 中合适的酸碱液调节 pH，使灭菌后的原稀释液 pH 在 25 ℃时为 8.4±0.2。用于奶酪、滚筒干燥乳、发酵乳、酪蛋白酸盐和酸奶油，调节 pH 使其灭菌后 25 ℃时达到 7.5±0.2。

A.8 含消泡剂的磷酸氢二钾溶液(用于酸性干酪素、乳酪和凝乳酶干酪素)

磷酸盐溶液	
磷酸氢二钾(K_2HPO_4)	20.0 g
蒸馏水	1 000 mL
消泡剂储备液	
多聚乙二醇 2000(BDH)	1 g
蒸馏水	1 000 mL

采用 45 ℃～50 ℃温度加热溶解磷酸盐，加入 1 mL 消泡剂储备液至 1 L 磷酸氢二钾溶液中。采用 5.1 中合适的酸碱液调节溶液 pH 值，使用于酸性干酪素和乳酪的初始稀释液的 pH 值在灭菌后 25 ℃时达到 7.5±0.2。

A.9 三聚磷酸钠溶液(作为凝乳酶干酪素溶解产生问题时的备选稀释液)

三聚磷酸钠($Na_3O_{10}P_3$)	20.0 g
蒸馏水	1 000 mL

必要时，采用加热板轻微加热将三聚磷酸钠溶解在水中。将三聚磷酸钠盐分装在含有 90 mL 的试剂瓶中，121 ℃高压湿热灭菌 20 min。该培养基在 0 ℃～5 ℃环境最多可存放 1 个月时间。

A.10 含 α-淀粉酶溶液的通用稀释液(用于淀粉含量高的婴幼儿食品)

取 12.5 mg 活性大约为每毫克 400 单位的 α-淀粉酶加入到 225 mL 通用稀释液中(见 5.2)。该稀释液用于 25 g 测试样品。以此类推配制其他量测试样品所用的稀释液(如：10 g 测试样品，加 5 mg α-淀粉酶至 90 mL 通用稀释液中)。

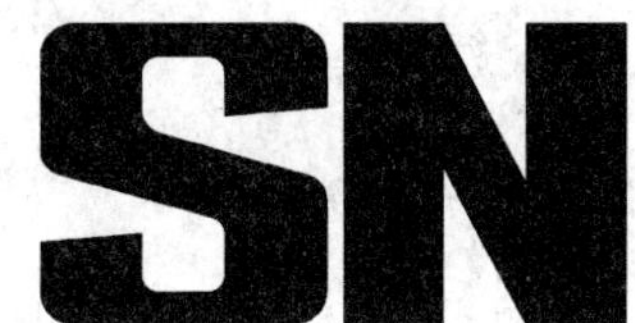

中华人民共和国出入境检验检疫行业标准

SN/T 2552.3—2010

乳及乳制品卫生微生物学检验方法 第3部分:酵母、霉菌菌落计数

Microbiological examination for milk and milk products hygiene—Part 3:Colony-count method of yeast and moulds

(ISO 6611:2004,Milk and milk products—Enumeration of colony-forming units of yeasts and/or moulds—Colony-count technique at 25 ℃,MOD)

2010-05-27 发布 2010-12-01 实施

中华人民共和国国家质量监督检验检疫总局 发布

前　言

SN/T 2552《乳及乳制品卫生微生物学检验方法》分为十三个部分：

——第1部分：取样指南；

——第2部分：检验样品的制备与稀释；

——第3部分：酵母、霉菌菌落计数；

——第4部分：嗜冷菌微生物菌落计数；

——第5部分：沙门氏菌检验；

——第6部分：柠檬酸杆菌检验；

——第7部分：阴沟肠杆菌检验；

——第8部分：普通变形杆菌和奇异变形杆菌检验；

——第9部分：克雷伯氏菌检验；

——第10部分：阪崎肠杆菌检验　免疫荧光法；

——第11部分：蜡样芽孢杆菌的分离与计数；

——第12部分：单核细胞增生李斯特氏菌检测与计数；

——第13部分：假单孢菌属的分离与计数。

本部分是SN/T 2552的第3部分。

本部分按照GB/T 1.1—2009给出的规则起草。

本部分与ISO 6611:2004《乳及乳制品中酵母、霉菌25℃菌落形成单位计数方法》(ISO 6611:2004 Milk and milk products—Enumeration of colony-forming units of yeasts and/or moulds—Colony-count technique at 25℃)的一致程度为修改采用，主要差异如下：

——按照GB/T 1.1标准要求和汉语习惯对一些编排格式进行了修改；

——将一些适用于国际标准的表述改为适用于我国标准的表述；

——对“规范性引用文件”的内容按照国家标准的要求进行了修订；

——删除ISO 6611:2004“定义”。

本部分由国家认证认可监督管理委员会提出并归口。

本部分由中国检验检疫科学研究院、中华人民共和国山东出入境检验检疫局、中华人民共和国江苏出入境检验检疫局负责起草。

本部分主要起草人：房保海、雷质文、赵贵明、姜英辉、贾俊涛、赵丽青、刘云国、颜显辉、李明哲、王静、韩青、祝长青、赵可军、林修光、张秀梅。

乳及乳制品卫生微生物学检验方法 第3部分:酵母、霉菌菌落计数

1 范围

SN/T 2552 的本部分规定了在 25 ℃条件下检测和计数乳及乳制品中酵母、霉菌菌落形成单位的方法。

本部分适用于牛奶、液体奶制品、奶粉、干甜乳清粉、干燥干酪乳、乳糖、奶酪、酸性酪蛋白、乳酸干酪素,酶凝干酪素、酸乳清粉、黄油、冷冻乳制品(包括冷冻食品)、奶油布丁,甜点,发酵牛奶和奶油种的酵母、霉菌计数。

本部分不适用于新鲜乳酪中酵母的检测。

2 规范性引用文件

下列文件对于本文件的应用是必不可少的。凡是注日期的引用文件,仅注日期的版本适用于本文件,凡是不注日期的引用文件,其最新版本(包括所有的修改单)适用于本文件。

SN/T 2552.1 乳及乳制品卫生微生物学检验方法 第1部分:取样指南

SN/T 2552.2 乳及乳制品卫生微生物学检验方法 第2部分:检验样品的制备与稀释

3 原理

3.1 如果初始产品是液体或为在其他制品中的悬浮物,需要用规定的选择性培养基和规定的检测样品量来制备倾注平板。

对其他测试样品或悬浮样品进行十倍梯度稀释,在相同的条件下,制备倾注平板。

3.2 平板在有氧条件下,25 ℃±1 ℃培养 5 d。

3.3 为获得满意的结果,选择合适的稀释水平,以从琼脂平板上获得的菌落数和稀释水平来计算每克或每毫升产品中酵母、霉菌菌落形成单位(CFU)。

4 稀释液和培养基

4.1 稀释液

按照 SN/T 2552.2 的规定执行。

4.2 稀释液的分装、灭菌和储存

按照 SN/T 2552.2 的规定执行。

4.3 酵母浸膏、葡萄糖、土霉素、琼脂培养基

见附录 A 第 A.1 章。

4.4 酵母浸膏、葡萄糖、氯霉素、琼脂培养基

见附录A第A.2章。

5 设备和材料

5.1 总则

5.1.1 按照SN/T 2552.2的要求，对所有接触检测样品、稀释剂、稀释样品匀液或培养基的器具进行灭菌。

5.1.2 如果有合适的规范，可用一次性器具替代可重复利用的玻璃器具。可重复利用的玻璃器具需能够经受得住重复灭菌，并且为化学惰性。

5.1.3 常规微生物实验室用于制备检测样品和稀释样品匀液的设备和器具见SN/T 2552.2的规定。

5.2 特殊要求

5.2.1 干热灭菌设备(烘箱)和湿热灭菌设备(高压灭菌锅)。

5.2.2 培养箱:25 ℃±1 ℃。

5.2.3 无菌培养皿:直径90 mm。

5.2.4 刻度吸管:1 mL±0.01 mL、10 mL±0.01 mL。

5.2.5 水浴锅:45 ℃±1 ℃。

5.2.6 菌落计数设备(可选用):由一个带黑暗背景的发光基座、装有放大倍数至少×2的放大镜和一个机械或电子数字计数器组成。

5.2.7 pH计:精确到±0.1 pH单位。

5.2.8 培养瓶/烧瓶:500 mL,使用合适的塞子或盖子。

5.2.9 均质器(旋刀式或拍击式)或等效的设备。

5.2.10 天平:感量0.1 g。

5.2.11 冰箱:2 ℃～5 ℃。

6 取样

实验室所接收到的样品应具有代表性，并且在运输和储藏过程中不得破坏或改变。

有关采样方法见SN/T 2552.1。

7 检验程序

7.1 概述

7.1.1 为了提高方法的精密度，稀释样品匀液的制备应严格按照标准进行。操作时防止污染，7.2和7.3中所描述的操作应避免在阳光下进行。

7.1.2 影响精密度的因素有:

——混合设备的类型；

——混合时间；

——稀释剂；

——大微粒沉淀所需的时间；

——制备十倍样品稀释液的混合时间。

7.2 样品和初始稀释液制备

按照 SN/T 2552.2 的规定执行。

7.3 进一步十倍梯度稀释

按照 SN/T 2552.2 的规定执行。

7.4 操作的持续时间

从开始制备初始匀液到样品匀液与培养基混匀所用时间不应超过 15 min。

7.5 接种和培养

7.5.1 取两个无菌培养皿，用无菌的刻度吸量管转移 1 mL 测试样品（液体产品）或 1 mL 10^{-1} 初始悬浮液至每个培养皿中。

7.5.2 再取两个无菌培养皿，用另一个无菌刻度吸量管转移 1 mL 10^{-1} 稀释物（液体产品）或 1 mL 10^{-2} 稀释液（其他产品）至每个培养皿中。

7.5.3 必要时，用更大的十倍梯度稀释液重复操作。

7.5.4 向每个培养皿倾注 15 mL 含有盐酸土霉素或含有氯霉素的培养基，倾注之前培养基应事先熔化并在水浴锅中保持 45 ℃。

7.5.5 小心旋转平板，使接种物和培养基充分混匀。将平板放在凉的水平面上使混合物凝固。

7.5.6 从开始制备初始匀液到样品匀液与培养基混匀所用时间不应超过 15 min。

7.5.7 每个稀释梯度至少制备 2 个空白对照平板，以检测灭菌状况。

7.5.8 倒置制备的平板后，将平板放在培养箱中，25 ℃±1 ℃培养 5 d。为避免菌落蔓延，应在凝固后的培养基上再覆盖一层培养基。

7.5.9 平皿叠放不能超过 6 个，平皿与培养箱的壁及顶部不能接触。

7.6 解释

7.6.1 计数每个培养皿的菌落数，排除可能生长的异常细菌菌落。必要时，根据形态学特征区分酵母和霉菌菌落。

7.6.2 仅保留菌落数在 10 CFU～150 CFU 之间的培养皿。为避免培养皿平板上的霉菌蔓延长满难以计数的情况，应在 2 d 后开始观察结果；如果部分培养皿的霉菌长满，或难以计数分离完好的菌落，则计数下一个更高稀释度培养皿中的菌落数，即使这些培养皿中的菌落数可能小于 10。遇到后者这种情况时，按照 8.2 继续操作。

7.7 确认

对于任何极微小的或可疑菌落，都应该进行显微检查。

必要时，至少要显微检查$\sqrt{n}$个菌落（n 为计数菌落数）。

8 结果表述

8.1 选取菌落数在 10 CFU～150 CFU 之间的琼脂平板。

用式(1)计算每克或每毫升产品中酵母或霉菌的 CFU 数量(N)：

$$N=\frac{\sum C}{(n_1+0.1n_2)d} \quad \cdots\cdots(1)$$

式中：

$\sum C$——保留的计数培养皿中菌落总数；

n_1 ——在第1个稀释度中含有10 CFU～150 CFU菌落的培养皿数；

n_2 ——在第2个稀释度中含有10 CFU～150 CFU菌落的培养皿数；

d ——与第1个稀释度相应的稀释系数。

如果有超过2个可计数的稀释度（菌落数在10 CFU～150 CFU之间），应考虑进行下一个稀释度进行修改公式，如果是3个稀释度，变为式(2)：

$$N=\frac{\sum C}{(n_1+0.1n_2+0.01n_3)d} \quad \cdots\cdots(2)$$

式中：

n_3——保留的菌落数在10 CFU～150 CFU之间第3个稀释度培养皿数目。

结果按数值修约规则修约至两位有效数值，如果要取舍的数字是5，其右边的数字全为零，则5左边的数字若为奇数则进一，若为偶数则不进。如：28 500的结果是28 000，11 500结果为12 000。

每毫升牛奶中酵母或霉菌的菌落形成单位(CFU)以数字$(1.0\sim9.9)\times10^x$来表示。其中x是合适的幂次。

例如：一次酵母或霉菌的CFU计数结果如下（每个稀释度2个培养皿）。

第1个稀释度保留(10^{-2})的培养皿有83 CFU和97 CFU。

第2个稀释度保留(10^{-3})的培养皿，有33 CFU和28 CFU。

$$N=\frac{\sum C}{(n_1+0.1n_2)d}=\frac{83+97+33+28}{[2+(0.1\times2)]\times10^{-2}}=10\ 954$$

将结果按数值修约规则修约后每克或每毫升产品中酵母或霉菌为11 000或1.1×10^4 CFU。

8.2 如果对应检测样品（液体产品）或初始悬浮液（其他产品）的2个培养皿菌落数都小于10 CFU，按照以下方法报告结果：

——每毫升（液体产品）产品中酵母或霉菌CFU<10；

——每克（其他产品）产品中酵母或霉菌CFU$<10\times1/d$（d为初始悬浮液的稀释系数）。

8.3 如果所有平板上的菌落数都大于150 CFU，计算最接近150 CFU的平板上的菌落，然后乘以最高稀释度对应数值的倒数，将结果报告为每克或每毫升产品中酵母或霉菌CFU的估计值。

9 重复性

在同一实验室、由同一操作者使用相同设备、按照相同的测试方法，并在短时间内对同一被测对象进行测试，所获得的两个独立单一检测结果的绝对差异，较高结果比较低结果高30%的情况不到5%。

如果重复性要求不符合5%或大于5%，则应调查误差的可能来源。

10 结果报告

检测报告应注明：

a) 样品完整标识的必要的全部信息；

b) 采用的采样方法（如果有）；

c) 采用的检测方法，参照本部分；

d) 本部分中未规定的所有操作细节，以及可能已经影响试验结果的一些因素；

e) 获得的检测结果，如果作了重复性核查，最终引用的所得结果。

附 录 A
(规范性附录)
培 养 基

A.1 酵母浸膏、葡萄糖、土霉素、琼脂培养基

A.1.1 基础培养基

A.1.1.1 成分

酵母浸膏	5.0 g
葡萄糖($C_6H_{12}O_6$)	20.0 g
琼脂	10 g～15 g[1)]
水	900 mL

A.1.1.2 制备

将各成分或脱水完全培养基溶解于水中,必要时需加热。

必要时,调整 pH 值,使灭菌后培养基的 pH 在 25 ℃时为 6.6。

121 ℃±1 ℃高压灭菌 15 min。

A.1.2 盐酸土霉素溶液

A.1.2.1 成分

盐酸土霉素($C_{22}H_{30}O_{11}\cdot HCl$)	50 mg
蒸馏水	50 mL

A.1.2.2 制备

将盐酸土霉素溶于蒸馏水中,所用溶液现配现用,过滤灭菌。

A.1.3 完全培养基

A.1.3.1 成分

盐酸土霉素溶液	10 mL
基础培养基	90 mL

A.1.3.2 制备

将灭菌基础培养基(A.1.1)冷却至 45 ℃;使用之前,将盐酸土霉素溶液(A.1.2)45 ℃保温,无菌条件下向 90 mL 基础培养基中加入 10 mL 盐酸土霉素溶液。

---

1) 根据琼脂凝胶的强度而定。

A.2 酵母浸膏、葡萄糖、氯霉素、琼脂培养基

A.2.1 成分

酵母浸膏	5.0 g
葡萄糖($C_6H_{12}O_6$)	20.0 g
氯霉素($C_{11}H_{12}Cl_2N_2O_5$)	0.1 g[2)]
琼脂	12 g～15 g[3)]
蒸馏水	1 000 mL

A.2.2 制备

将各成分溶于蒸馏水中,必要时加热。

必要时,调整 pH 值,使灭菌后培养基在 25 ℃时的 pH 值为 6.6。

将琼脂培养基分装到合适的容器中。

121 ℃±1 ℃高压灭菌 15 min。

---

2) 为得到最终浓度为 100 μg/mL 的培养基。

3) 根据琼脂凝胶的强度而定。

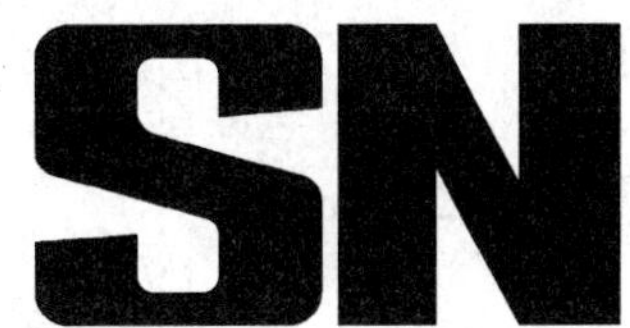

中华人民共和国出入境检验检疫行业标准

SN/T 2552.4—2010

乳及乳制品卫生微生物学检验方法 第4部分:嗜冷微生物菌落计数

Microbiological examination of milk and milk products hygiene—Part 4:Colony-count method of psychrotrophic microorganisms

(ISO 6730:2005/IDF101,Milk—Enumeration of colony forming units of psychrotrophic microorganisms—Colony-count technique at 6.5 ℃;ISO 8552:2004/IDF132,Milk—Estimation of psychrotrophic microorganisms—Colony-count technique at 21 ℃,MOD)

2010-05-27 发布　　　　2010-12-01 实施

中华人民共和国国家质量监督检验检疫总局 发布

前　言

SN/T 2552《乳及乳制品卫生微生物学检验方法》分为十三个部分：

——第1部分：取样指南；

——第2部分：检验样品的制备与稀释；

——第3部分：酵母、霉菌菌落计数；

——第4部分：嗜冷微生物菌落计数；

——第5部分：沙门氏菌检验；

——第6部分：柠檬酸杆菌检验；

——第7部分：阴沟肠杆菌检验；

——第8部分：普通变形杆菌和奇异变形杆菌检验方法；

——第9部分：克雷伯氏菌检验；

——第10部分：阪崎肠杆菌检验　免疫荧光方法；

——第11部分：蜡样芽孢杆菌的分离与计数；

——第12部分：单核细胞增生李斯特氏菌检测与计数；

——第13部分：假单孢菌属的分离与计数。

本部分是SN/T 2552的第4部分。

本部分按照GB/T 1.1—2009给出的规则起草。

本部分第一法修改采用ISO 6730:2005/IDF101《乳　嗜冷微生物菌落计数　6.5℃菌落计数技术》(Milk—Enumeration of colony forming units of psychrotrophic microorganisms—Colony-count technique at 6.5 ℃)，第二法修改采用ISO 8552:2004/IDF132《乳　嗜冷微生物的评估　21 ℃菌落计数技术(快速法)》(Milk—Estimation of psychrotrophic microorganisms—Colony-count technique at 21 ℃)，主要差异如下。

——按照GB/T 1.1标准要求和汉语习惯对一些编排格式进行了修改；

——将一些国际标准的表达方式改为适用于我国标准的表达方式；

——对前言进行了修改；

——规范性引用文件引用了采用国际标准的本系列标准，而非国际标准；

——为使实际操作更符合我国的习惯和要求，将5.2.4刻度吸管不采用容积要求11 mL±0.2 mL。将5.2.6菌落计数设备修改为可选用设备；

——为简化培养基的配制，将第一法和第二法所用的培养基统一为第二法所用培养基，即平板计数牛奶琼脂(见附录A)；

——8.5.7为避免菌落蔓延，应采取的预防措施仅推荐采取“在凝固后，覆盖一层培养基”的方法，而不同时推荐采用“在培养皿盖内的滤纸上滴加一滴甘油”的方法；

——统一“重复性”的要求，将第二法中的“重复性”修改为参见第一法的“重复性”。

本部分由国家认证认可监督管理委员会提出并归口。

本部分起草单位：中国检验检疫科学研究院、中华人民共和国山东出入境检验检疫局、中华人民共和国江苏出入境检验检疫局。

本部分主要起草人：姜英辉、雷质文、赵贵明、房保海、赵丽青、贾俊涛、祝素珍、李正义、唐静、马维兴、张健、刘云国、祝长青。

乳及乳制品卫生微生物学检验方法
第4部分:嗜冷微生物菌落计数

1 范围

SN/T 2552的本部分规定了6.5 ℃条件下嗜冷微生物的菌落计数方法、21 ℃条件下对嗜冷微生物数量进行评估的菌落计数快速方法。

本部分适用于原料乳、巴氏消毒乳及其他经热处理乳中的嗜冷微生物菌落计数,其他乳及乳制品可参照使用。

2 规范性引用文件

下列文件对于本文件的应用是必不可少的。凡是注日期的引用文件,仅注日期的版本适用于本文件,凡是不注日期的引用文件,其最新版本(包括所有的修改单)适用于本文件。

SN/T 2552.1 乳及乳制品卫生微生物学检验方法 第1部分:取样指南

SN/T 2552.2 乳及乳制品卫生微生物学检验方法 第2部分:检验样品的制备与稀释

3 术语和定义

下列术语和定义适用于本文件。

3.1

嗜冷微生物 psychrotrophic microorganisms

在本部分规定的6.5 ℃的条件下培养10 d,形成可计数菌落的细菌、酵母菌和霉菌。

4 原理

采用平板牛奶计数琼脂和规定数量的样品,制备倾注平板。对测试样品进行十倍梯度稀释,在相同的条件下,制备其他稀释度的平板。平板在有氧条件下,6.5 ℃培养10 d,21 ℃培养25 h。为获得满意的结果,选择合适的稀释水平,以从琼脂平板上获得的菌落数和稀释水平来计算每毫升样品中菌落形成单位(CFU)。

本部分包括第一法6.5 ℃菌落计数法和第二法21 ℃菌落计数法(快速法)。第二法所描述的快速法是一种近似的方法,这是因为在21 ℃的培养条件下,除了嗜冷菌以外还其他菌能够生长。然而,大量的研究结果表明,第二法和第一法所得结果具有良好的相关性。第一法满足对嗜冷菌计数的更准确要求。

5 设备和材料

5.1 总则

5.1.1 按照SN/T 2552.2的要求,对所有接触检测样品、稀释剂、稀释样品匀液或培养基的器具进行灭菌。

5.1.2 如果有合适的规范,可用一次性器具替代可重复利用的玻璃器具。可重复利用的玻璃器具需能够经受得住重复灭菌,并且为化学惰性。

5.1.3 常规微生物实验室用于制备检测样品和稀释样品匀液的设备和器具见 SN/T 2552.2 的规定。

5.2 特殊要求

5.2.1 干热灭菌设备(烘箱)和湿热灭菌设备(高压灭菌锅)。

5.2.2 培养箱:可操作温度为 6.5 ℃±0.5 ℃,21 ℃±1 ℃。

5.2.3 平皿:玻璃或塑料制品,直径 90 mm~100 mm。

5.2.4 刻度吸管:1 mL±0.02 mL、10 mL±0.2 mL。

5.2.5 水浴锅:可操作温度为 45 ℃±1 ℃,另一个水浴锅可将水煮沸。

5.2.6 菌落计数设备(可选用):由一个带黑暗背景的发光基座、装有放大倍数至少×2 的放大镜和一个机械或电子数字计数器组成。

5.2.7 pH 计:精确到±0.1 pH 单位。

5.2.8 试管:20 mL。

5.2.9 三角瓶或培养瓶:500 mL,具有合适的塞子。

6 培养基和试剂

6.1 稀释剂

见 SN/T 2552.2。

6.2 平板计数牛奶琼脂

见附录 A。

7 取样

实验室所接收到的样品应具有代表性,并且在运输和储藏过程中不得破坏或改变。

有关取样方法见 SN/T 2552.1

第一法 6.5 ℃菌落计数法

8 程序

8.1 概述

为了提高方法的精密度,稀释样品匀液的制备应严格按照标准进行。

影响精密度的因素有:

——混合设备的类型;

——混合时间;

——稀释剂;

——大微粒沉淀所需的时间;

——制备十倍样品匀液的混合时间。

注:操作时防止污染,8.2 和 8.3 中所描述的操作应避免在阳光直射下进行。

8.2 检测样品和初始悬液的制备

见 SN/T 2552.2

8.3 十倍梯度样品匀液的制备

见 SN/T 2552.2

可以应用其他稀释系列，例如，10 mL 检测样品初始稀释物稀释于 90 mL 稀释液中；或 11 mL 检测样品稀释于 99 mL 稀释液中。应用的样品和稀释液量越大，方法的准确性和精密度就越高。

8.4 操作的持续时间

从开始制备初始匀液到样品匀液与培养基混匀所用时间不应超过 15 min。

8.5 接种和培养

8.5.1 取两个无菌平皿，用无菌刻度吸管吸取 1 mL 检测样品至每个平皿中。

8.5.2 再取两个无菌平皿，用另一个无菌刻度吸管吸取 1 mL 10^{-1}样品匀液至每个平皿中。

8.5.3 必要时，用更高稀释度的样品匀液重复以上操作。

8.5.4 检测培养基温度以确保不超过 46 ℃。培养基温度大于 46 ℃，可能会破坏或杀死样品中的嗜冷微生物菌群。为防止可能会产生的危害，也可使用涂布平板方法和采用更低的培养温度。向每个平皿倾注 12 mL～15 mL 平板计数牛奶琼脂。如果 15 mL 不能够使微生物均匀分布，可使用 20 mL 平板计数牛奶琼脂。

8.5.5 旋转平板，小心混匀样品匀液和培养基。可将平板放在凉的水平面上使混合物凝固。

8.5.6 制备足够数量的对照平板，以检测灭菌状况。

8.5.7 将平板倒置后放入 6.5 ℃的培养箱中，培养 10 d。

为避免菌落蔓延，应在凝固后的培养基上再覆盖一层培养基。

8.5.8 平皿叠放不能超过 6 个，平皿之间、平皿与培养箱的壁及顶部不能相互接触。

8.6 菌落计数

8.6.1 可选用菌落计数设备计数每个平板上的菌落。在柔和光线下检查平板。重要的是针尖样菌落应计数在内，但应注意避免将培养基中的未溶解颗粒或沉淀物质误判为菌落。仔细检查可疑目标物，必要时使用更高倍数放大镜区别菌落和其他物质。

8.6.2 蔓延菌落应视为单个菌落。如果蔓延生长菌落的面积小于整个平板的四分之一，计数其余未受影响部分的菌落，以此代表整个平板的菌落数。如果平板上超过四分之一的面积被蔓延菌落覆盖，则放弃对该平板的计数。

9 结果计算

9.1 选取菌落数在 10 CFU～300 CFU 之间的琼脂平板。

按式(1)计算每毫升牛奶中嗜冷微生物菌落总数(CFU)：

$$N=\frac{\sum C}{(n_1+0.1n_2)d} \qquad \cdots\cdots(1)$$

式中：

N ——每毫升牛奶中嗜冷微生物菌落总数(CFU)；

$\sum C$ ——所有用于计数琼脂平板上的菌落数总和；

n_1 ——第一稀释度含有10 CFU～300 CFU菌落的琼脂平板个数；

n_2 ——第二稀释度含有10 CFU～300 CFU菌落的琼脂平板个数；

d ——第一稀释悬液的稀释倍数。

9.2 如果有超过2个可计数的稀释度菌落数在10 CFU～300 CFU之间，对3个稀释度来说，修改为式(2)：

$$N=\frac{\sum C}{(n_1+0.1n_2+0.01n_3)d} \quad \cdots\cdots(2)$$

式中：

N ——每毫升牛奶中嗜冷微生物菌落总数(CFU)；

$\sum C$ ——所有用于计数琼脂平板上的菌落数总和；

n_1 ——第一稀释度含有10 CFU～300 CFU菌落的琼脂平板个数；

n_2 ——第二稀释度含有10 CFU～300 CFU菌落的琼脂平板个数；

n_3 ——第三稀释度含有10 CFU～300 CFU菌落的琼脂平板个数；

d ——第一稀释悬液的稀释倍数。

9.3 结果按数值修约规则修约至两位有效数值。如果要取舍的数字是5，其右边的数字全为零，则5左边的数字若为奇数则进一，若为偶数则不进。如：28 500的结果是28 000，11 500结果为12 000。

每毫升牛奶中嗜冷微生物的菌落总数(CFU)以数字$(1.0-9.9)\times 10^x$来表示。其中x是合适幂次。

例如：一次微生物菌落计数的结果如下(每个稀释度培养2个培养皿)：

接种10^{-2}稀释度悬液，两个琼脂平板上的菌落数分别为168和215。

接种10^{-3}稀释度悬液，两个琼脂平板上的菌落数为14和25。

$$N=\frac{\sum C}{(n_1+0.1n_2)d}=\frac{168+215+14+25}{[2+(0.1\times 2)]\times 10^{-2}}=\frac{422}{0.022}=19\ 182$$

将结果进行四舍五入后，每毫升牛奶中嗜冷微生物为19 000或1.9×10^4 CFU。

9.4 如果与实验室样品一致的两个平板上的菌落数都小于10，则报告结果如下：

每毫升牛奶中嗜冷微生物小于$10\times 1/d$ CFU(d为最低稀释度的稀释倍数)。

9.5 如果所有平板上的菌落数都大于300 CFU，计算最接近300 CFU菌落数的平板上的菌落，然后乘以最高稀释度对应数值的倒数，结果报告如下：

每毫升牛奶中嗜冷微生物CFU的估计值。

10 重复性

在同一实验室、由同一操作者使用相同设备、按照相同的测试方法，并在短时间内对同一被测对象进行测试，所获得的两个独立单一检测结果的绝对差异，较高结果比较低结果高30%的情况不到5%。

如果重复性要求不符合5%或大于5%，则应调查误差的可能来源。

11 结果报告

检测报告应注明：

a) 样品标识的全部信息；

b) 取样方法(如果有)；

c) 检测方法；

d） 本部分中未规定的所有操作细节，以及可能已经影响试验结果的一些因素。

e） 检测结果。如果对检测结果作了重复性核查，应引用最终的核查结果。

第二法 21 ℃菌落计数法（快速法）

12 程序

12.1 初始悬液和十倍梯度样品匀液的制备

根据 SN/T 2552.2 制备检测样品初始悬液（10^{-1}）和系列十倍梯度样品匀液。

由于培养基不透明，加之培养后的菌落微小，尤其是零稀释度平板上的菌落不易被检测出来。因此，应至少稀释样品十倍或更大的倍数。

12.2 接种和培养

12.2.1 取两个无菌平皿，用无菌吸管吸取 1 mL 初始悬液至每个平皿中。

12.2.2 必要时，用更高稀释倍数的样品匀液重复以上操作。换一支新的无菌吸管吸取 1 mL 至每个平皿中。

12.2.3 如果可能，仅选择关键稀释梯度（至少两个连续梯度）接种平皿，使每个平板菌落数在 10 个～300 个之间。

12.2.4 其他步骤同 8.5.4～8.5.5。

12.2.5 将平板倒置后放入 21 ℃的培养箱中，培养 25 h±1 h。平皿叠放不能超过 6 个，平皿之间、平皿与培养箱的壁及顶部不能相互接触。

12.3 菌落计数

同 8.6.1～8.6.2。

13 结果计算

同 9.1～9.5。

14 重复性

同第 10 章。

15 结果报告

同第 11 章。

附　录　A
（规范性附录）
平板计数牛奶琼脂培养基

A.1　成分

酵母浸膏	2.5 g
酶解干酪素	5.0 g
无水葡萄糖（$C_6H_{12}O_6$）	1.0 g
脱脂乳粉[1)]	1.0 g
琼脂	9 g～18 g[2)]
水	1 000 mL

A.2　制法

A.2.1　商业脱水完全培养基

根据产品说明书进行培养基的制备。但应添加脱脂奶粉。必要时，调整 pH 值，使灭菌后的培养基在 25 ℃时 pH 值为 7.0。

A.2.2　脱水基础培养基

将酵母浸膏、酶解干酪素、葡萄糖、脱脂奶粉按顺序溶解于水中并加热溶解。再加入琼脂后加热煮沸，搅拌至琼脂完全溶解，或蒸汽加热大约 30 min。如果溶液不澄清，应采用滤纸过滤。

必要时，调整 pH 值，使灭菌后的培养基在 25 ℃时 pH 值为 7.0±0.2。

A.2.3　分装、灭菌和储存

分装培养基到试管中，每管 12 mL～15 mL，或将 100 mL～150 mL 培养基分装到三角瓶或适宜的容器中。

121 ℃±1 ℃高压灭菌 15 min。如果培养基需要立即使用，可放于水浴锅中冷却至 44 ℃～47 ℃。如果不立即使用，将培养基于 3 ℃±2 ℃，避光存放不超过 3 个月。在进行微生物检测之前，完全融化储藏的培养基，放入水浴锅中冷却至 44 ℃～47 ℃备用。

为了检测琼脂的温度，建议将温度计放入装有与所使用培养基相似的，浓度为 15 g/L 琼脂溶液的单独容器中。此温度对照溶液应与所用培养基的加热和冷却操作步骤相一致。

1）　脱脂奶粉应不含抑制性物质。应使用已知不含抑制性物质的脱脂奶粉作比较试验确证。

2）　依琼脂凝胶的强度而定。

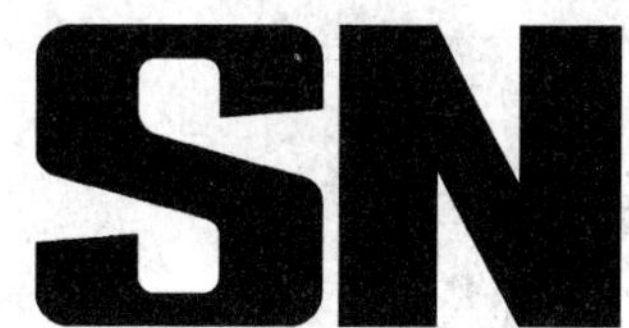

中华人民共和国出入境检验检疫行业标准

SN/T 2552.5—2010

乳及乳制品卫生微生物学检验方法 第5部分:沙门氏菌检验

Microbiological examination method for milk and milk products hygiene—Part 5: Detection of *Salmonella* spp.

(ISO 6785:2001, Milk and milk products—Detection of *Salmonella* spp., MOD)

2010-05-27 发布　　　　2010-12-01 实施

中华人民共和国国家质量监督检验检疫总局 发布

前　言

SN/T 2552《乳及乳制品卫生微生物学检验方法》分为十三个部分：

——第1部分：取样指南；

——第2部分：检验样品的制备与稀释；

——第3部分：酵母、霉菌菌落计数；

——第4部分：嗜冷菌微生物菌落计数；

——第5部分：沙门氏菌检验；

——第6部分：柠檬酸杆菌检验；

——第7部分：阴沟肠杆菌检验；

——第8部分：普通变形杆菌和奇异变形杆菌检验；

——第9部分：克雷伯氏菌检验；

——第10部分：阪崎肠杆菌检验　免疫荧光法；

——第11部分：蜡样芽孢杆菌的分离与计数；

——第12部分：单核细胞增生李斯特氏菌检测与计数；

——第13部分：假单孢菌属的分离与计数。

本部分是SN/T 2552的第5部分。

本部分按照GB/T 1.1—2009给出的规则起草。

本部分修改采用了ISO 6785:2001《Milk and milk products—Detection of *Salmonella* spp.》，与其主要差异如下：

——按照GB/T 1.1标准要求和汉语习惯对一些编排格式进行了修改；

——将一些适用于国际标准的表述改为适用于我国标准的表述。

本部分由国家认证认可监督管理委员会提出并归口。

本部分由中国检验检疫科学研究院负责起草。

本部分主要起草人：赵贵明、刘振、李瑾、于奂、赵勇胜、刘沛、杨海荣、袁飞。

乳及乳制品卫生微生物学检验方法
第5部分:沙门氏菌检验

1 范围

SN/T 2552的本部分规定了乳粉中沙门氏菌检验方法。

本部分适用于乳粉中沙门氏菌的检验,其他乳制品可参照使用。

2 规范性引用文件

下列文件对于本文件的应用是必不可少的。凡是注日期的引用文件,仅注日期的版本适用于本文件,凡是不注日期的引用文件,其最新版本(包括所有的修改单)适用于本文件。

SN/T 2552.1 乳及乳制品卫生微生物学检验方法 第1部分:取样指南

SN/T 2552.2 乳及乳制品卫生微生物学检验方法 第2部分:检验样品的制备与稀释

3 术语和定义

下列术语和定义适用于本文件。

3.1

沙门氏菌 *Salmonella* spp.

接种选择性平板上生长,菌落典型且其符合沙门氏菌属生化和血清学特征的微生物。

3.2

沙门氏菌显色培养基 Chromogenic *Salmonella* Medium

一种根据沙门氏菌属产C8酯酶或其他特异性酶的特点,在培养基中加入相应显色底物,沙门氏菌生长分解该底物使其菌落显现特有颜色的一类选择性培养基。

4 设备和材料

4.1 天平:感量0.1 g。

4.2 均质器:拍击式或蠕动式。

4.3 培养箱:37 ℃±1 ℃。

4.4 高压湿热灭菌锅:115 ℃~121 ℃。

4.5 水浴锅:41.5 ℃±1 ℃、37.5 ℃±1 ℃、55 ℃±1 ℃。

4.6 pH计:25 ℃测量,精度±0.1 pH单位。

4.7 刻度吸管或自动移液器:容量1 mL和10 mL,分度分别为0.5 mL和0.1 mL。

4.8 无菌平皿:直径90 mm或100 mm。

4.9 量筒。

5 培养基和试剂

5.1 缓冲蛋白胨水:见附录A第A.1章。

5.2 RVS 培养基:见附录 A 第 A.2 章。

5.3 亮绿酚红培养基:见附录 A 第 A.3 章。

5.4 亚硒酸盐胱氨酸培养基(SC):见附录 A 第 A.4 章。

5.5 尿素酶琼脂:见附录 A 第 A.5 章。

5.6 L-赖氨酸脱羧培养基:见附录 A 第 A.6 章。

5.7 三糖铁琼脂(TSI 琼脂):见附录 A 第 A.7 章。

5.8 ONPG 培养基:见附录 A 第 A.8 章。

5.9 VP 培养基:见附录 A 第 A.9 章。

5.10 胰蛋白胨培养基:见附录 A 第 A.10 章。

5.11 半固体营养琼脂:见附录 A 第 A.11 章。

5.12 血清:见附录 A 第 A.12 章。

5.13 Voges-Proskauer(VP)试剂:见附录 A 第 A.13 章。

5.14 Kovac's 试剂:见附录 A 第 A.14 章。

5.15 ESM™ 沙门氏菌显色培养基[1)]。

6 取样

取样和样品运送按 SN/T 2552.1 规定执行。

7 操作步骤

7.1 样品制备

用于微生物检测的样品称量、原液及十倍稀释液的制备方法参照 SN/T 2552.2,检测流程参见附录 B。

7.2 增菌培养

7.2.1 前增菌培养

称取样品(25 g 或 25 mL)加入到 225 mL 缓冲蛋白胨水进行前增菌培养,培养条件:37 ℃培养 16 h～20 h。

7.2.2 选择性增菌培养

转接 0.1 mL 7.2.1 前增菌培养液至 10 mL RVS 培养基,于 41.5 ℃培养 18 h～24 h,或者取 10 mL 上述前增菌培养液至 100 mL SC 中,于 37 ℃培养 18 h～24 h。

7.3 分离培养

将选择性增菌培养液划线接种至沙门氏菌显色培养基平板上,同时接种其他沙门氏菌分离培养基上(如:亮绿酚红琼脂),于 37 ℃培养 18 h～24 h。观察有无可疑沙门氏菌生长。若未发现可疑,则继续培养 18 h～24 h,再进行观察。沙门氏菌在显色培养基上的典型菌落呈紫红色菌落,颜色有深浅,在亮绿酚红琼脂培养基上菌落呈无色,周围培养基为亮红色。

---

1) ESM™ 沙门氏菌显色培养基是适合的市售产品的实例之一。给出这一信息是为了方便本部分的使用者,并不表示对这一产品的认可。

7.4 确证

7.4.1 可疑菌落的挑取

接种针挑取平板上5个可疑菌落,若平板上可疑菌落少于5个,全部挑取准备以下生化试验。

7.4.2 生化确证

7.4.2.1 接种三糖铁琼脂(TSI琼脂)

采用斜面划线,底层穿刺的方式接种TSI琼脂,37 ℃培养24 h,观察结果,底层斜面颜色呈红色或颜色无变化,则不利用葡萄糖、乳糖和蔗糖。如果底层变黑,则产 H_2S 反应阳性。如果底层变黄产气斜面颜色呈红色或无变化,则葡萄糖利用阳性。

7.4.2.2 接种尿素酶琼脂

划线接种至尿素酶琼脂斜面,37 ℃培养24 h,观察斜面颜色变化,若呈酚红至玫瑰红色,反应呈阳性;若颜色无变化,则反应呈阴性。

7.4.2.3 接种L-赖氨酸脱羧培养基

接种至赖氨酸脱羧液体培养基,37 ℃培养24 h,观察培养液的颜色,若呈紫色,反应阳性;若呈黄色,反应为阴性。

7.4.2.4 接种ONPG培养基

挑取可疑单菌落,加入到含有0.25 mL盐水(0.85%)的小试管中,制成菌悬液。取一滴菌悬液加入到含ONPG的培养管中,37 ℃培养18 h～24 h,观察结果,阳性反应,试剂变黄,阴性反应不变色。

7.4.2.5 接种VP培养基

挑取单个可疑单菌落接种至含有VP培养基的培养管中,37 ℃培养24 h,然后依次滴加3滴萘酚乙醇溶液和2滴氢氧化钾溶液,观察实验结果,15 min内呈红色,则为阳性反应;反之为阴性反应。

7.4.2.6 接种吲哚培养基

挑取单个可疑沙门氏菌菌落接种至含有吲哚培养基的培养管中,37 ℃培养24 h,然后滴加1滴Kovac氏试剂,观察结果,液面呈现红色环,则为阳性反应;液面呈现黄色环则为阴性反应。

7.4.2.7 沙门氏菌生化结果

典型沙门氏菌生化试验结果判断如表1所示。

表1 典型沙门氏菌生化反应

确证试验	阳性或阴性反应	生化反应阳性率
TSI底层变黄(利用葡萄糖产酸)	+	100
TSI产气(利用葡萄糖产气)	+	91.9
TSI斜面呈红色或不变色(乳糖/蔗糖阴性)	−/−	99.2/99.5
TSI产 H_2S	+	91.6
尿素分解	−	100
L-赖氨酸脱羧	+	94.6

表 1 典型沙门氏菌生化反应(续)

确 证 试 验	阳性或阴性反应	生化反应阳性率
β-半乳糖苷酶反应	—	98.5
VP 反应	—	100
吲哚反应	—	98.9
注:*Salmonella enterica* 亚种 *Salmonella arizonae* 及 *Salmonella diarizonae* 乳糖利用阴阳性反应不定,但β-半乳糖苷酶反应总是阳性。沙门氏菌亚属Ⅱ乳糖利用反应阴性,但β-半乳糖苷酶反应可能为阳性。		

7.4.3 **血清学确证**

7.4.3.1 **总的原则**

玻片凝集试验,消除自凝集反应后,采用相应的抗血清检测沙门氏菌 O—、Vi—和 H—等抗原。

7.4.3.2 **自凝集反应消除**

小心滴加一滴盐水于载玻片的一端,挑取可以沙门氏菌单菌落与盐水混合成均匀菌悬液,轻轻晃动载玻片 30 s~60 s,在暗背景下观察试验现象,若出现可见的菌体凝集,则视为自凝集阳性。自凝集阴性的菌进行血清学鉴定参照下面方法。

7.4.3.3 **O 抗原检测**

选取非自凝集的菌株进行 O 抗原测试,按 7.4.3.2 所述方法,以抗 O 血清(单价或多价)替代盐水进行试验。

7.4.3.4 **Vi 抗原检测**

选取非自凝集的菌株进行 Vi 抗原测试,按 7.4.3.2 所述方法,以抗 Vi 血清代替盐水进行试验。

7.4.3.5 **H-抗原检测**

挑取纯的非自凝集沙门氏菌可疑菌落穿刺接种至半固体培养基中,然后放置培养箱 37 ℃培养 18 h~24 h,观察结果。按照 7.4.3.2 所述方法,以抗 H 血清代替盐水进行试验。

7.4.3.6 **血清结果判读**

表 2 给出了血清学确证试验结果判读标准,可疑菌落进行血清学试验按此表进行判断。

表 2 血清学确证试验结果判读

生化反应	自凝集反应	血清学反应	结果判断
反应典型	—	O、Vi 或 H 抗原阳性	沙门氏菌
反应典型	—	所有反应为阴性	沙门氏菌可疑
反应典型	+	不测试	
反应不典型	—	O、Vi、H 抗原阳性	
反应不典型	—	所有反应阴性	非沙门氏菌
注:结果判断为沙门氏菌或沙门氏菌可疑的应送到认可的沙门氏菌参考中心进行确证,并随附菌株所有相关的相关数据资料。			

7.5 结果报告

根据以上实验的结果，报告沙门氏菌检出或未检出，并指明取样量。

8 安全防范

8.1 按照本部分规定进行沙门氏菌检测，应仅在合适设施条件和有资质的微生物专家指导下进行。

8.2 因有污染环境的风险，质控实验室、食品生产和加工场不得进行沙门氏菌检测。

8.3 按本部分规定进行操作时，整个过程应采取全身防护措施。特别需注意的是使用过的设备和培养基在可疑样品检测完之后及废弃或再使用之前要灭菌消毒。

附 录 A
（规范性附录）
培养基和试剂

A.1 缓冲蛋白胨水

蛋白胨	10.0 g
氯化钠	5.0 g
磷酸氢二钠($Na_2HPO_4 \cdot 12H_2O$)	9.0 g
磷酸二氢钾(KH_2PO_4)	1.5 g
蒸馏水	1 000 mL

将上述各组分加热溶解，调整溶液的 pH 至 7.0±0.1。

将完全溶解的溶液定量分装至 500 mL 三角瓶中，每瓶 225 mL，之后 121 ℃高压湿热灭菌 15 min，冷却至室温备用。

A.2 RVS 肉汤

大豆胨	5.0 g
氯化钠(NaCl)	8.0 g
磷酸二氢钾(KH_2PO_4)	1.4 g
磷酸氢二钾(K_2HPO_4)	0.2 g
氯化镁($MgCl_2 \cdot 6H_2O$)	400.0 g
孔雀绿	0.04 g
蒸馏水	1 000 mL

将上述成分混匀，加热溶解，调整 pH 至灭菌后达到 5.2±0.1，定量分装于试管中，每管 10 mL，之后 115 ℃高压湿热灭菌 15 min，冷却至室温备用。

A.3 亮绿酚红培养基

A.3.1 基础

牛肉粉	5.0 g
蛋白胨	10.0 g
酵母粉	3.0 g
磷酸氢二钠(Na_2HPO_4)	1.0 g
磷酸二氢钠(NaH_2PO_4)	0.6 g
琼脂	12 g～15 g
蒸馏水	900 mL

将上述成分加热溶解，调整 pH 使其灭菌后达到 7.0±0.1，灭菌条件为 121 ℃高压湿热灭菌 15 min。

A.3.2 蔗糖酚红溶液

乳糖	10.0 g
蔗糖	10.0 g
酚红	0.09 g
蒸馏水	约 80 mL

将配方前三种成分溶解在含有 50 mL 蒸馏水带有 100 mL 刻度的三角瓶内，然后补加蒸馏水至 100 刻度线。70 ℃水浴加热 20 min，然后放入 55 ℃水浴，冷却后即刻使用。

A.3.3 亮绿溶液

亮绿	约 0.5 g
蒸馏水	100 mL

将亮绿溶解在水中，黑暗处至少存放 1 d 时间使其自然灭菌。

A.3.4 完全培养基

基础	900 mL
蔗糖酚红溶液	100 mL
亮绿溶液	1 mL

无菌操作将亮绿溶液加入到水浴冷却至 55 ℃的蔗糖酚红溶液中，然后将混合液加入到预热至 55 ℃的基础中，混匀后铺制平板。制备好的平板室温放置不超过 4 h，0 ℃～5 ℃环境存放不得超过 1 周。

A.4 亚硒酸盐胱氨酸盐培养基

A.4.1 基础

胰蛋白胨	5.0 g
乳糖	4.0 g
磷酸氢二钠（$Na_2HPO_4 \cdot 12H_2O$）	10.0 g
亚硒酸氢钠	4.0 g
蒸馏水	1 000 mL

将配方前三种成分加热溶解，煮沸灭菌 5 min 之后冷凝，加入亚硒酸氢钠，调整溶液 pH 至 7.0±0.1。

A.4.2 L-胱氨酸溶液

L-胱氨酸	0.1 g
氢氧化钠溶液（1 mol/L）	15 mL
无菌水	约 85 mL

A.4.3 完全培养基

基础	1 000 mL
L-胱氨酸溶液	10 mL

取 10 mL 胱氨酸溶液加入到基础培养基中，调整 pH 至 7.0±0.1。无菌操作定量分装至合适大小三角瓶内备用。

A.5 尿素琼脂

A.5.1 基础

蛋白胨	1.0 g
葡萄糖	1.0 g
氯化钠(NaCl)	5.0 g
磷酸二氢钾(KH_2PO_4)	2.0 g
酚红	0.012 g
琼脂	12 g～18 g
蒸馏水	1 000 mL

将上述成分加热充分溶解，调整溶液的 pH 至 6.8±0.1，121 ℃高压湿热灭菌 15 min。

A.5.2 尿素溶液

尿素	400 g
蒸馏水(至终体积)	1 000 mL

称取 400 g 尿素溶解在水中，使溶液的终体积在 1 000 mL，过滤除菌。

A.5.3 完全培养基

基础	950 mL
尿素溶液	50 mL

将制备好的尿素溶液加入到基础中，充分混匀，10 mL/支定量分装至事先灭菌好的试管中，摆斜面，带培养基凝固后备用。

A.6 L-赖氨酸脱羧培养基

L-胱氨酸盐酸盐	5.0 g
酵母浸膏	3.0 g
葡萄糖	1.0 g
溴甲酚紫	0.015 g
蒸馏水	1 000 mL

将上述各成分充分溶解，必要时可以加热。调整溶液的 pH 值，使灭菌后的 pH 为 6.8±0.1。按照 0.5mL/支定量分装至培养试管中，之后 121 ℃高压湿热灭菌 15 min，冷却后备用。

A.7 三糖铁琼脂(TSI 琼脂)

牛肉粉	3.0 g
酵母粉	3.0 g
蛋白胨	20.0 g
氯化钠(NaCl)	5.0 g
乳糖	10.0 g
蔗糖	10.0 g
葡萄糖	1.0 g

柠檬酸铁(Fe^{3+})　　0.3 g
硫代硫酸钠　　0.3 g
酚红　　0.024 g
琼脂　　12 g～18 g
蒸馏水　　1 000 mL

将上述各成分加热充分溶解，调整溶液 pH 至灭菌后达到 7.4±0.1。按 10 mL/支定量分装至合适试管中，121 ℃高压湿热灭菌 15 min，灭菌后摆斜面，使底部长约 2.5 mm，斜面长约 4 mm～5 mm。培养基凝固后使用。

A.8 ONPG 培养基

A.8.1 磷酸缓冲液

磷酸二氢钠　　6.9 g
氢氧化钠(10 mol/L)　　约 3 mL
蒸馏水　　约 50 mL

将上述成分充分溶解，必要时可以加热，调整溶液的 pH 至 7.0±0.1，121 ℃高压湿热灭菌 15 min。

A.8.2 ONPG 溶液

邻硝基苯 β-D-半乳糖苷(ONPG)　　0.08 g
蒸馏水　　15 mL

将上述成分溶解，过滤除菌备用。

A.8.3 完全培养基

磷酸缓冲液　　5 mL
ONPG 溶液　　15 mL

取 5 mL 灭菌磷酸缓冲液与 15 mL 过滤除菌的 ONPG 溶液混合，分装至合适无菌培养管备用。

A.9 VP 培养基

蛋白胨　　7.0 g
葡萄糖　　5.0 g
磷酸氢二钾(K_2HPO_4)　　5.0 g
蒸馏水　　1 000 mL

将上述成分充分溶解，必要时可以加热。调整溶液 pH 使其高压灭菌后为 6.9±0.1，按照 3 mL/支定量分装至合适培养管中，115 ℃高压湿热灭菌 20 min，冷却后备用。

A.10 胰蛋白胨培养基

胰蛋白胨　　10 g
氯化钠(NaCl)　　5 g
DL-色氨酸　　1 g
蒸馏水　　1 000 mL

将上述成分加热煮沸溶解，调整溶液的 pH 使其灭菌后为 7.5±0.1。按照 5 mL/支定量分装至合适培养管中，121 ℃高压湿热灭菌 15 min，冷却后备用。

A.11 半固体营养琼脂

牛肉粉	3.0 g
蛋白胨	5.0 g
琼脂	4 g～9 g
蒸馏水	1 000 mL

上述成分加热充分溶解，调整溶液 pH 使其灭菌后为 7.0±0.1，灭菌条件为 121 ℃高压湿热灭菌 15 min。灭菌之后铺平板，不得对其进行干燥。

A.12 血清

血清采用市售血清，使用前要采用已知血清型的标准菌株进行试验质控。

A.13 Voges-Proskauer(VP)试剂

VP 甲液

1-萘酚	6.0 g
96%乙醇(体积分数)	100 mL

配制方法：将 1-萘酚溶解在 96%的乙醇溶液中。

VP 乙液

氢氧化钾	40.0 g
蒸馏水	100 mL

配制方法：将氢氧化钾溶在蒸馏水中。

A.14 Kovac's 试剂

4-二甲基苯甲醛	5.0 g
盐酸(密度为 1.18 g/mL～1.19 g/mL)	25 mL
2-甲基-2-丁醇	75 mL

将上述各成分充分混匀后备用。

附 录 B
（资料性附录）
沙门氏菌检测流程图

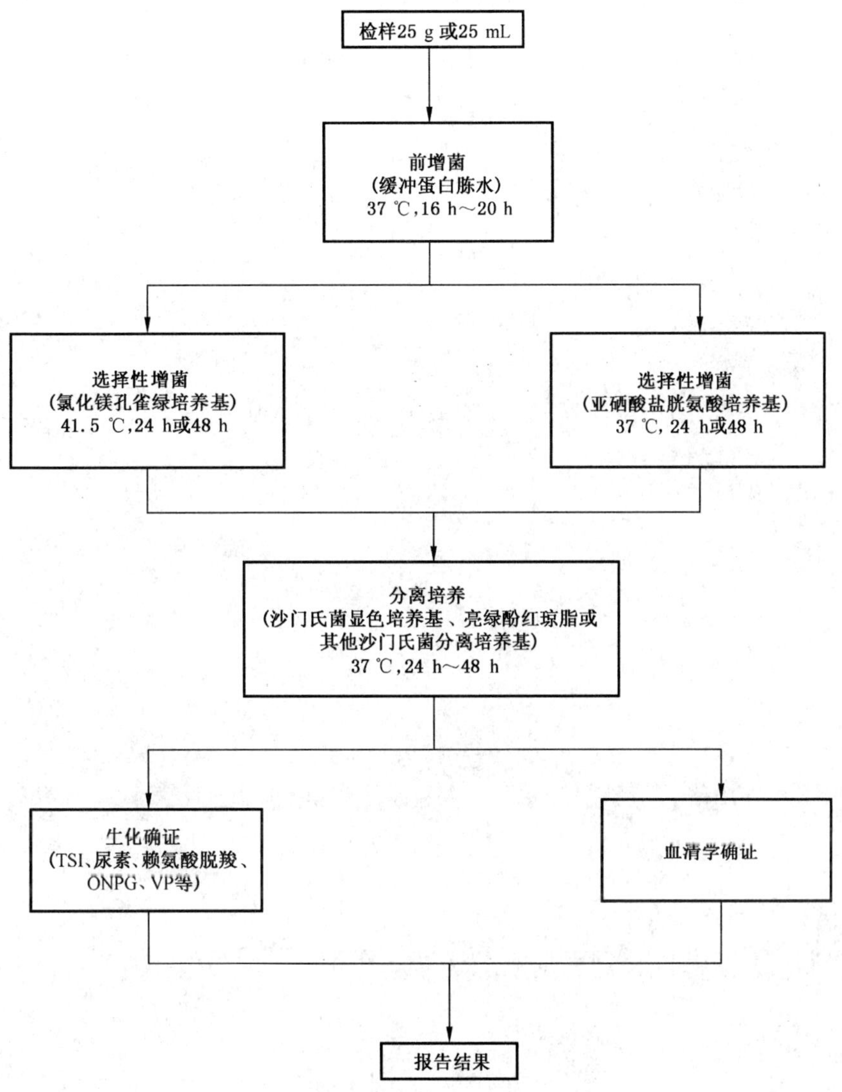

图 B.1 沙门氏菌检测流程图

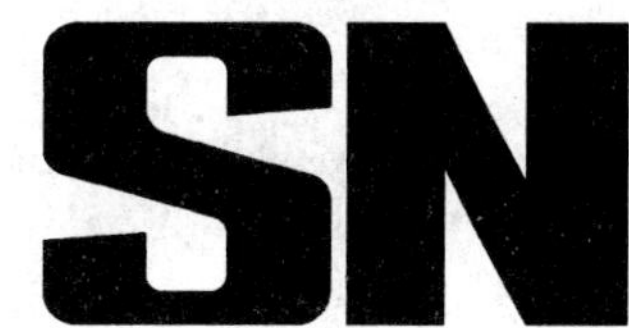

中华人民共和国出入境检验检疫行业标准

SN/T 2552.6—2010

乳及乳制品卫生微生物学检验方法 第6部分:柠檬酸杆菌检验

Microbiological examination for milk and milk products hygiene—Part 6: Detection of *Citrobacter* spp.

2010-05-27 发布　　2010-12-01 实施

中华人民共和国国家质量监督检验检疫总局 发布

前　言

SN/T 2552《乳及乳制品卫生微生物学检验方法》分为十三个部分：

——第 1 部分：取样指南；

——第 2 部分：检验样品的制备与稀释；

——第 3 部分：酵母、霉菌菌落计数；

——第 4 部分：嗜冷菌微生物菌落计数；

——第 5 部分：沙门氏菌检验；

——第 6 部分：柠檬酸杆菌检验；

——第 7 部分：阴沟肠杆菌检验；

——第 8 部分：普通变形杆菌和奇异变形杆菌检验；

——第 9 部分：克雷伯氏菌检验；

——第 10 部分：阪崎肠杆菌检验　免疫荧光法；

——第 11 部分：蜡样芽孢杆菌的分离与计数；

——第 12 部分：单核细胞增生李斯特氏菌检测与计数；

——第 13 部分：假单孢菌属的分离与计数。

本部分是 SN/T 2552 的第 6 部分。

本部分按照 GB/T 1.1—2009 给出的规则起草。

本部分由国家认证认可监督管理委员会提出并归口。

本部分起草单位：中国检验检疫科学研究院、中华人民共和国山西出入境检验检疫局、北京农业生物技术研究中心。

本部分主要起草人：李卫华、张建军、王永勤、罗秀珍、王旭、张敏爱、赵贵明。

乳及乳制品卫生微生物学检验方法
第6部分:柠檬酸杆菌检验

1 范围

SN/T 2552 的本部分规定了乳粉中柠檬酸杆菌的最可能数计数方法。

本部分适用于乳粉中柠檬酸杆菌(属或种)的最可能数检验。

2 规范性引用文件

下列文件对于本文件的应用是必不可少的。凡是注日期的引用文件,仅注日期的版本适用于本文件,凡是不注日期的引用文件,其最新版本(包括所有的修改单)适用于本文件。

SN/T 1538.1 培养基制备指南 第1部分:实验室培养基制备质量保证通则

SN/T 1538.2 培养基制备指南 第2部分:培养基性能测试实用指南

SN/T 2552.1 乳及乳制品卫生微生物学检验方法 第1部分:取样指南

3 术语和定义

以下术语和定义适用于本文件。

3.1 柠檬酸杆菌属 *Citrobacter* spp.

柠檬酸杆菌拉丁学名 *Citrobacter*(Werkman 和 Gillen,1932),革兰氏阴性兼性厌氧菌。直杆菌、直径约 1.0 μm,长 2.0 μm~6.0 μm。有呼吸和发酵两种代谢类型。氧化酶阴性。动力试验、ONPG 试验阳性,能利用柠檬酸盐,能够液化明胶,DNA 酶试验和 V-P 试验阴性。根据《伯杰氏细菌学分类手册》,柠檬酸杆菌属分为弗氏柠檬酸杆菌(*C. freundii*)、科氏柠檬酸杆菌(*C. diversus*)和无丙二酸盐柠檬酸杆菌(*C. amalonaticus*)三个种。

4 仪器、器具及标准菌株

4.1 水浴箱:45 ℃±1 ℃。

4.2 培养箱:35 ℃~37 ℃。

4.3 吸管:1 mL,5 mL 和 10 mL。

4.4 接种环:直径 3 mm。

4.5 天平:感量 0.1 g。

4.6 样品稀释瓶:100 mL,250 mL 和 2 000 mL 三角瓶或其他适宜稀释瓶。

4.7 培养皿:直径 90 mm。

4.8 柠檬酸杆菌标准菌株:弗氏柠檬酸杆菌 ATCC 43864,科氏柠檬酸杆菌 ATCC 27156,无丙二酸盐柠檬酸杆菌 ATCC 25407(或其他能溯源到上述菌株的标准菌株)。

4.9 API 20E 生化鉴定试剂盒[1]或类似产品。

4.10 VITEK 生化鉴定系统[1]或类似设备。

5 试剂和培养基

5.1 四硫磺酸盐煌绿增菌肉汤(TTB):见附录 A 第 A.1 章。

5.2 沙门氏菌志贺氏菌分离琼脂(SS):见附录 A 第 A.2 章。

5.3 亚硫酸铋琼脂(BS):见附录 A 第 A.3 章。

5.4 营养琼脂(NA):见附录 A 第 A.4 章。

5.5 氧化酶试验试剂:见附录 A 第 A.5 章。

5.6 半固体琼脂:见附录 A 第 A.6 章。

5.7 ONPG 试验培养基:见附录 A 第 A.7 章。

5.8 西蒙氏柠檬酸盐培养基:见附录 A 第 A.8 章。

5.9 DNA 酶甲基绿琼脂:见附录 A 第 A.9 章。

5.10 营养明胶:见附录 A 第 A.10 章。

5.11 V-P 试验培养基及试剂:见附录 A 第 A.11 章。

5.12 水杨酸发酵培养基:见附录 A 第 A.12 章。

5.13 D-戊糖醇发酵培养基:见附录 A 第 A.13 章。

5.14 三糖铁琼脂:见附录 A 第 A.14 章。

5.15 鸟氨酸培养基:见附录 A 第 A.15 章。

5.16 蛋白胨水(靛基质试验用):见附录 A 第 A.16 章。

5.17 丙二酸钠培养基:见附录 A 第 A.17 章。

6 取样

按 SN/T 2552.1 执行。本部分采用"三管"增菌法定量检测样品中的柠檬酸杆菌,该方法能检测样品中含量少的目标菌。该方法至少需要 333 g 样品。

7 检测步骤

7.1 增菌

无菌称取样品 100 g,10 g 和 1 g 各三份分别加入 2 000 mL、250 mL 和 100 mL 样品稀释瓶中,加入 9 倍预热到 45 ℃的灭菌蒸馏水(1∶10 稀释),或者将样品直接称量到装有 9 倍预热到 45 ℃的灭菌蒸馏水的样品稀释瓶中,振摇使样品充分混匀,36 ℃±1 ℃培养 18 h~24 h。

分别移取培养 18 h~24 h 的悬液各 10 mL 加入 90 mL 四硫磺酸盐煌绿增菌肉汤(TTC)中,36 ℃±1 ℃培养 18 h~24 h。

7.2 分离培养

轻轻混匀增菌液,每份增菌液用接种环接种沙门氏菌志贺氏菌分离琼脂(SS)平板、亚硫酸铋琼脂(BS)平板。采用三区法或四区法划线,以获得单个菌落。将平板倒置于 36 ℃±1 ℃,SS 琼脂平板培养

1) API 20E 和 VITEK 生化鉴定系统是由法国生物梅里埃公司提供的产品的商品名。给出这一信息是为了方便本部分的使用者,并不表示对该产品的认可。如果其他等效产品具有相同的效果,则可使用这些等效产品。

18 h～24 h，BS 琼脂平板培养 40 h～48 h。

从 SS 平板和 BS 平板上分别挑取 3 个～5 个可疑菌落，在营养琼脂斜面上纯化培养。柠檬酸杆菌在 SS 琼脂平板上的可疑菌落为圆形，粉红色、黑色、无色菌落，或粉红色、黑色中心菌落；在 BS 琼脂平板上的可疑菌落为棕绿色或棕黑色菌落。

7.3 分离鉴定

7.3.1 方法选择

对挑选的菌体进行革兰氏染色，氧化酶试验初步生化鉴定。革兰氏染色阴性，氧化酶试验阴性按 7.3.2 进行初步生化试验。对于需要鉴定到种的菌体可直接用 API 20E 生化鉴定试剂盒、VITEK 生化鉴定系统或性能相似的产品直接进行生化鉴定。

7.3.2 初步生化鉴定

使用营养琼脂平板或斜面上纯化分离的新鲜培养物（培养时间不超过 24 h）进行动力试验、ONPG 试验、柠檬酸盐试验、DNA 酶试验（或明胶液化试验）和 V-P 试验。动力试验、ONPG 试验和柠檬酸盐试验阳性，DNA 酶试验（或明胶液化试验）和 V-P 试验阴性的菌落为柠檬酸杆菌属细菌。再次用营养琼脂纯化培养 18 h～24 h 后，进行以下生化试验。

7.3.3 生化鉴定

使用营养琼脂上的新鲜培养物（培养时间不超过 24 h）按表 1 各项生化试验进行柠檬酸杆菌各种的鉴定，也可使用 API 20E 生化鉴定试剂盒，VITEK 生化鉴定系统或性能相似的产品进行生化鉴定。

表 1 柠檬酸杆菌属生化鉴定表

确证试验	弗氏柠檬酸杆菌 (*C. freundii*)	科氏柠檬酸杆菌 (*C. diversus*)	无丙二酸柠檬酸杆菌 (*C. amalonaticus*)
水杨酸发酵产酸	－	V(－)	V
D-戊糖醇发酵产酸	－	＋	－
产硫化氢	V(＋)	－	－
鸟氨酸脱梭酶	V(－)	＋	＋
靛基质	－	＋	＋
丙二酸盐利用	V(－)	＋	－

注：＋：≥90％阳性；(＋)：75％～89％阳性；d：不同菌株不定；(－)：75％～89％阴性；－：≥90％阴性。

8 结果判定与结果报告

8.1 结果判定

8.1.1 柠檬酸杆菌属

革兰氏染色阴性，氧化酶实验阴性，生化反应符合 7.3.2 要求的菌落，判定为柠檬酸杆菌属细菌。

8.1.2 柠檬酸杆菌

革兰氏染色阴性，氧化酶实验阴性，生化反应结果与 7.3.2 和 7.3.3 中表 1 的生化反应结果相符，或根据生化鉴定试剂盒、生化鉴定系统鉴定到柠檬酸杆菌属各种的结果，可判定为特定的柠檬酸杆菌。

8.2 结果报告

生化鉴定结果符合柠檬酸杆菌生化特性，按增菌培养的阳性瓶数，应用 MPN 表（见附录 B），查出每 100 g 样品中的 MPN 值。检测结果报告为每 100 g 样品中柠檬酸杆菌（属或种）的 MPN 值。

附 录 A
（规范性附录）
培养基和试剂

为保证培养基的质量，宜按照 SN/T 1538.1 和 SN/T 1538.2 对培养基进行质量控制。也可使用符合 SN/T 1538 质量要求的商品化脱水合成培养基。

A.1 四硫磺酸盐煌绿增菌肉汤(TTB)

A.1.1 成分

A.1.1.1 基础成分

蛋白胨	5.0 g
胆盐	1.0 g
碳酸钙	10.0 g
硫代硫酸钠	30.0 g
蒸馏水	1 000 mL

A.1.1.2 碘溶液

碘	6.0 g
碘化钾	5.0 g
蒸馏水	20 mL

A.1.2 制备方法

将基础培养基的各成分加入蒸馏水，加热溶解，校正 pH 至 7.0，分装每瓶 100 mL。分装时应随时振摇，使其中的碳酸钙混匀。121 ℃高压灭菌 15 min 备用。临用时每 100 mL 基础培养基中加入碘溶液 2 mL、0.1%煌绿溶液 1 mL。

A.2 SS 琼脂

A.2.1 成分

A.2.1.1 基础成分

牛肉膏	5.0 g
蛋白胨	5.0 g
三号胆盐	3.5 g
琼脂	17.0 g
蒸馏水	1 000 mL

A.2.1.2 完全培养基

基础培养基	1 000 mL
乳糖	10.0 g

柠檬酸钠	8.5 g
硫代硫酸钠	8.5 g
10%柠檬酸铁溶液	10 mL
1%中性红溶液	2.5 mL
0.1%煌绿溶液	0.33 mL

A.2.2 制备方法

加热溶化基础培养基，按比例加入上述除染料外的各成分，充分混匀，校正 pH 至 7.0，加入中性红和煌绿溶液，倾注平板。制好的培养基宜当日使用，或保存于冰箱内于 48 h 内使用。

注：制好的煌绿溶液应在 10 d 内使用。

A.3 亚硫酸铋琼脂(BS)

A.3.1 成分

蛋白胨	10.0 g
牛肉膏	5.0 g
葡萄糖	5.0 g
硫酸亚铁	0.3 g
磷酸氢二钠	4.0 g
煌绿	0.025 g
柠檬酸铋铵	2.0 g
亚硫酸钠	6.0 g
琼脂	18.0 g～20.0 g
蒸馏水	1 000 mL

A.3.2 制备方法

A.3.2.1 将前五种成分加入 300 mL 蒸馏水中。

A.3.2.2 柠檬酸铋铵和亚硫酸钠分别另用 50 mL 蒸馏水溶解。

A.3.2.3 将琼脂于 600 mL 蒸馏水中煮沸溶解，冷至 80 ℃左右。

A.3.2.4 将上述三液合并，补充水至 1 000 mL，校正 pH7.5，加入 5%煌绿溶液，冷却至 50 ℃～55 ℃。倾注平皿。

注：此培养基不需要高压灭菌。制备过程不宜过分加热，以避免降低选择性。应在临用前一天制备，储存于室温暗处。超过 48 h 不宜使用。

A.4 营养琼脂(NA)

A.4.1 成分

蛋白胨	10.0 g
牛肉膏	3.0 g
氯化钠	5.0 g
琼脂	15.0 g～20.0 g
蒸馏水	1 000 mL

A.4.2 制备方法

将除琼脂以外的各成分溶解于蒸馏水中，加入15%氢氧化钠溶液约2 mL，调节pH至7.3±0.1，加入琼脂，加热煮沸，使琼脂融化。分装烧瓶，121 ℃高压灭菌15 min。

注：此培养基可供一般细菌之用，可倾注平板或制成斜面。如用于菌落计数，琼脂量为1.5%；如制作成平板或斜面，则为2%。

A.5 氧化酶试验试剂

A.5.1 成分

A.5.1.1 1%盐酸二甲基对苯二胺溶液：少量新鲜配制，于冰箱内避光保存。
A.5.1.2 1%α-奈酚-乙醇溶液。

A.5.2 试验方法

A.5.2.1 取白色洁净滤纸沾取菌落，加一滴盐酸二甲基对苯二胺试剂，阳性者呈现粉红色，并逐渐加深；再加α-奈酚-乙醇溶液一滴，阳性者于0.5 min内呈现鲜蓝色。阴性于2 min内不变色。
A.5.2.2 用毛细吸管吸取试剂，直接滴加于菌落上，阳性反应与以上试验相同。

A.6 半固体琼脂

A.6.1 成分

蛋白胨	1.0 g
牛肉膏	0.3 g
氯化钠	0.5 g
琼脂	0.35 g～0.40 g
蒸馏水	100 mL

A.6.2 制备方法

将各成分加入蒸馏水中，煮沸溶解，调节pH至7.4，分装15 mm×100 mm试管，121 ℃高压灭菌15 min，直立凝固后备用。

注：供动力观察、菌种保存、H抗原位相变异试验等用。

A.6.3 试验方法

穿刺接种新鲜菌株培养物（培养不超过24 h），36 ℃±1 ℃培养18 h～24 h观察结果。穿刺线周围呈现弥散的混浊状生长时，为阳性反应；若菌株只沿穿刺线生长，则为阴性反应。

A.7 ONPG试验培养基

A.7.1 成分

邻硝基酚β-D-半乳糖苷（ONPG）	0.06 g
0.01 mol/L磷酸氢二钠缓冲液	10 mL
1%蛋白胨水（pH7.5）	30 mL

A.7.2 制备方法

将 ONPG 溶于磷酸氢二钠缓冲液中，过滤除菌，加于 121 ℃高压灭菌 15 min 的蛋白胨水中，混匀，分装 15 mm×100 mm 试管，每管约 2 mL，橡皮塞塞紧。避光保存于 2 ℃～8 ℃冰箱，可供 1 个月使用，如变黄应弃去。

A.7.3 试验方法

在琼脂斜面上挑取一满环培养物，36 ℃±1 ℃培养 1 h～3 h 和 24 h，观察结果。若产生 β-半乳糖苷酶，则培养物于 1 h～3 h 变黄色，如无此酶则 24 h 不变色。

A.8 西蒙氏柠檬酸盐培养基

A.8.1 成分

氯化钠	5.0 g
七水合硫酸镁($MgSO_4 \cdot 7H_2O$)	0.2 g
磷酸氢二铵	1.0 g
磷酸二氢钾	1.0 g
柠檬酸钠	5.0 g
0.2%溴百里酚蓝溶液	40 mL
琼脂	20.0 g
蒸馏水	1 000 mL

A.8.2 制备方法

先将盐类物质加入蒸馏水中，pH 调至 6.8，加入琼脂，加热溶解，加入溴百里酚蓝溶液，混匀，分装 15 mm×100 mm 试管，使试管底部高约为 3 cm，121 ℃高压灭菌 15 min，摆成斜面备用。

A.8.3 试验方法

接种一环新鲜菌株培养物(培养时间小于 24 h)到培养基中，36 ℃±1 ℃培养 18 h～24 h。培养基颜色变为蓝色为阳性反应，绿色为阴性反应。

A.9 DNA 酶甲基绿琼脂(DTA)

A.9.1 成分

A.9.1.1 基础成分

胰蛋白胨	15.0 g
植物胨	5.0 g
DNA	2.0 g
氯化钠	5.0 g
氯化钙	0.02 g
琼脂	15.0 g
蒸馏水	1 000 mL

A.9.1.2 甲基绿溶液

制备0.5%的甲基绿水溶液。用等体积三氯甲烷作5次～7次抽提，直到三氯甲烷无色为止。过滤除菌，置4℃保存备用。

A.9.2 制备方法

将各基础成分加水徐加热，避免形成饼溶性丝状物，校正pH至7.3，121℃高压灭菌15 min。每100 mL灭菌基础培养基中加入1 mL甲基绿溶液，使甲基绿终浓度为0.005%。

A.9.3 试验方法

将新鲜菌株培养物（培养时间小于24 h）在DTA琼脂平板上划线或点穿接种，36℃±1℃培养18 h～24 h后观察结果。阳性反应在平板上能观察到清晰的DNA降解区带；阴性反应为雾状区带，表示DNA未降解。

A.10 营养明胶

A.10.1 成分

蛋白胨	5.0 g
牛肉浸粉	3.0 g
明胶	120.0 g
蒸馏水	1 000 mL
pH6.8～7.0	

A.10.2 制备方法

将各成分加入蒸馏水中，加热溶解，分装15 mm×100 mm，调节pH至7.4～7.6。121℃高压灭菌10 min，取出后迅速冷却，使其凝固。复查最终pH为6.8～7.0。

A.10.3 试验方法

用接种针穿刺接种新鲜菌株培养物（培养时间小于24 h），36℃±1℃培养24 h～72 h后观察。若72 h内明胶水解，且在4℃或冷水浴放置30 min后，明胶仍不凝固，为阳性反应。否则为阴性反应。

A.11 V-P（Voges-Proskauer）试验培养基及试剂

A.11.1 缓冲葡萄糖蛋白胨水

A.11.1.1 成分

多胨	7.0 g
磷酸氢二钾	5.0 g
葡萄糖	5.0 g
蒸馏水	1 000 mL

A.11.1.2 制备方法

将各成分加入蒸馏水中，加热溶解，调节pH至7.0，分装15 mm×100 mm试管，每管1 mL，121℃

高压灭菌 15 min。

A.11.2 V-P 试剂(Voges-Proskauer)

A.11.2.1 成分

甲液:α-萘酚	6.0 g
95%乙醇	100.0 mL
乙液:氢氧化钾	40.0 g
肌酸	0.3 g
蒸馏水	100.0 mL

A.11.2.2 制备方法

将 α-萘酚溶于 95%乙醇中,完全溶解配制成甲液;氢氧化钾、肌酸溶于蒸馏水中完全溶解制成乙液。保存于 2 ℃～8 ℃冰箱备用。

A.11.3 试验方法

接种新鲜菌株培养物(培养时间小于 24 h),36 ℃±1 ℃培养 24 h～48 h,加入 V-P 甲乙液试剂后 36 ℃±1 ℃培养,阳性反应立刻或于数分钟内出现红色,如为阴性反应,应在 36 ℃±1 ℃培养 4 h 再进行观察。

A.12 水杨酸发酵培养基

A.12.1 成分

牛肉膏	5.0 g
蛋白胨	10.0 g
氯化钠	3.0 g
磷酸氢二钠($Na_2HPO_4 \cdot 12H_2O$)	2.0 g
0.2%溴麝香草酚蓝溶液	12.0 mL
蒸馏水	1 000 mL
pH7.4	

A.12.2 制备方法

将上述成分充分溶解。同时配制 10%的水杨酸溶液,与基础培养基同时于 121 ℃高压灭菌15 min。使用时按 5%的量将水杨酸溶液加入基础培养基,无菌操作分装 15 mm×100 mm 试管。

A.12.3 试验方法

挑取少量培养物接种水杨酸培养基试管 36 ℃±1 ℃培养 48 h,并随时观察颜色变化。溶液变为黄色为阳性反应,蓝色为阴性反应。

A.13 D-戊糖醇发酵培养基

A.13.1 成分

牛肉膏	5.0 g
蛋白胨	10.0 g

氯化钠	3.0 g
磷酸氢二钠($Na_2HPO_4 \cdot 12H_2O$)	2.0 g
0.2%溴麝香草酚蓝溶液	12.0 mL
蒸馏水	1 000 mL
pH7.4	

A.13.2 制备方法

将上述成分充分溶解,校正 pH 至 7.4。同时配制 10%的 D-戊糖醇溶液,与基础培养基同时于 121 ℃高压灭菌 15 min。使用时按 5%的量将 D-戊糖醇溶液加入基础培养基,无菌操作分装 15 mm×100 mm 试管备用。

A.13.3 试验方法

挑取少量培养物接种 D-戊糖醇培养基试管 36 ℃±1 ℃培养 48 h,并随时观察颜色变化。溶液变为黄色为阳性反应,蓝色为阴性反应。

A.14 三糖铁铁琼脂

A.14.1 成分

蛋白胨	20.0 g
牛肉膏	5.0 g
乳糖	10.0 g
蔗糖	10.0 g
葡萄糖	1.0 g
氯化钠	5.0 g
硫酸亚铁胺	0.2 g
硫代硫酸钠	0.2 g
琼脂	12.0 g
0.2%酚红溶液	12.5 mL
蒸馏水	1 000 mL

A.14.2 制备方法

将除琼脂和酚红以外的各成分溶解于蒸馏水中,校正 pH7.4。加入琼脂,加热煮沸,将琼脂融化。加入 0.2%酚红溶液 12.5 mL,摇匀。分装 15 mm×100 mm 试管,分装量以能制成高层斜面为宜。121 ℃灭菌 15 min。制成高层斜面备用。

A.14.3 试验方法

用接种针穿刺并划线,36 ℃±1 ℃培养 18 h～24 h。培养基变黑色表明有 H_2S 产生。

A.15 鸟氨酸培养基

A.15.1 成分

蛋白胨	5.0 g

酵母粉	3.0 g
葡萄糖	1.0 g
1.6%溴甲酚紫-乙醇溶液	1.0 mL
蒸馏水	1 000 mL
L-鸟氨酸	5.0 g/100 mL

A.15.2 制备方法

将除氨基酸外的其他成分加热溶解于蒸馏水中，分装每瓶 100 mL，加入 L-鸟氨酸，校正 pH 至6.8，加入指示剂。分装于 15 mm×100 mm 试管，每管约 2 mL，115 ℃灭菌 10 min。

注：对照培养基不包括 L-鸟氨酸的其他所有成分。

A.15.3 试验方法

从琼脂斜面上挑取培养物接种，接种后用石蜡油密封。36 ℃±1 ℃培养 18 h～24 h，观察结果。鸟氨酸脱羧酶阳性者由于产碱，培养基颜色变为紫色，阴性无碱产生，但因葡萄糖产酸使培养基变为黄色。对照试管为黄色。

A.16 蛋白胨水（靛基质试验用）

A.16.1 成分

蛋白胨（或胰蛋白胨）	20.0 g
氯化钠	5.0 g
蒸馏水	1 000 mL

A.16.2 制备方法

按上述成分配制，调节 pH 至 7.4±0.1，分装小试管，121 ℃高压灭菌 15 min。

A.16.3 靛基质试剂

A.16.3.1 柯凡克试剂：将 5 g 对二甲氨基甲醛溶解于 75 mL 戊醇中，然后缓慢加入浓盐酸 25 mL。

A.16.3.2 欧-波试剂：将 1 g 对二甲氨基苯甲醛溶解于 95 mL 95%乙醇内，然后缓慢加入浓盐酸 20 mL。

A.16.4 试验方法

挑取小量培养物接种，在 36 ℃±1 ℃培养 1 d～2 d，必要时可培养 4 d～5 d。加入柯凡克试剂约 0.5 mL，轻摇试管，阳性者于试剂层呈深红色；或加入欧-波试剂约 0.5 mL，沿管壁流下，覆盖于培养液表面，阳性者于液面接触处呈玫瑰红色。

A.17 丙二酸钠培养基

A.17.1 成分

酵母浸膏	1.0 g
硫酸胺	2.0 g
磷酸氢二钾	0.6 g

磷酸二氢钾	0.4 g
氯化钠	2.0 g
丙二酸钠	3.0 g
0.2%麝香草酚蓝溶液	12 mL
蒸馏水	1 000 mL

A.17.2 制备方法

先将除指示剂外的其他成分溶于水中，加热溶解，校正 pH6.8，分装 15 mm×100 mm 试管，121 ℃高压灭菌 15 min。

A.17.3 试验方法

接种新鲜培养物，36 ℃±1 ℃培养 48 h，观察结果。阳性反应由绿色变为蓝色。

附 录 B
（规范性附录）
最可能数（MPN）表（95%置信区间）

表 B.1 最可能数（MPN）表（95%置信区间）

使用三管法，接种量分别为 10.0 g，1.0 g 和 0.1 g。

阳性管数			MPN/100 g	可信限		阳性管数			MPN/100 g	可信限	
10	1	0.1		低	高	10	1	0.1		低	高
0	0	0	<3.0	—	9.5	2	2	0	21	4.5	42
0	0	1	3.0	0.15	9.6	2	2	1	28	8.7	94
0	1	0	3.0	0.15	11	2	2	2	35	8.7	94
0	1	1	6.1	1.2	18	2	3	0	29	8.7	94
0	2	0	6.2	1.2	18	2	3	1	36	8.7	94
0	3	0	9.4	3.6	38	3	0	0	23	4.6	94
1	0	0	3.6	0.17	18	3	0	1	38	8.7	110
1	0	1	7.2	1.3	18	3	0	2	64	17	180
1	0	2	11	3.6	38	3	1	0	43	9	180
1	1	0	7.4	1.3	20	3	1	1	75	17	200
1	1	1	11	3.6	38	3	1	2	120	37	420
1	2	0	11	3.6	42	3	1	3	160	40	420
1	2	1	15	4.5	42	3	2	0	93	18	420
1	3	0	16	4.5	42	3	2	1	150	37	420
2	0	0	9.2	1.4	38	3	2	2	210	40	430
2	0	1	14	3.6	42	3	2	3	290	90	1 000
2	0	2	20	4.5	42	3	3	0	240	42	1 000
2	1	0	15	3.7	42	3	3	1	460	90	2 000
2	1	1	20	4.5	42	3	3	2	1 100	180	4 100
2	1	2	27	8.7	94	3	3	3	>1 100	420	—

注：如果接种量扩大 10 倍，分别为 100.0 g，10.0 g 和 1 g 时，表中的数字相应缩小 10 倍。如果接种量缩小10 倍，分别为 1.0 g，0.1 g 和 0.01 g 时，表中的数字相应扩大 10 倍，其余类推。

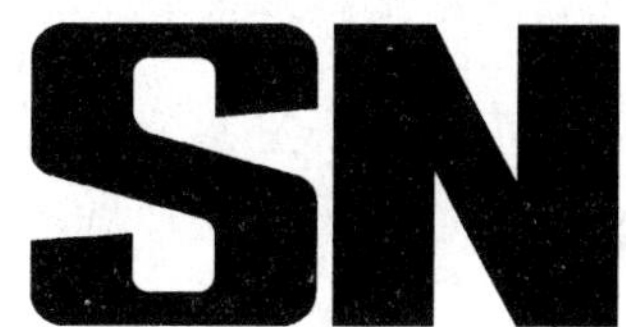

中华人民共和国出入境检验检疫行业标准

SN/T 2552.7—2010

乳及乳制品卫生微生物学检验方法 第7部分：阴沟肠杆菌检验

Microbiological examination for milk and milk products hygiene—Part 7: Detection of *Enterobacter cloacae*

2010-05-27 发布 2010-12-01 实施

中华人民共和国国家质量监督检验检疫总局 发布

前　言

SN/T 2552《乳及乳制品卫生微生物学检验方法》分为十三个部分：

——第1部分：取样指南；

——第2部分：检验样品的制备与稀释；

——第3部分：酵母、霉菌菌落计数；

——第4部分：嗜冷菌微生物菌落计数；

——第5部分：沙门氏菌检验；

——第6部分：柠檬酸杆菌检验；

——第7部分：阴沟肠杆菌检验；

——第8部分：普通变形杆菌和奇异变形杆菌检验；

——第9部分：克雷伯氏菌检验；

——第10部分：阪崎肠杆菌检验　免疫荧光法；

——第11部分：蜡样芽孢杆菌的分离与计数；

——第12部分：单核细胞增生李斯特氏菌检测与计数；

——第13部分：假单孢菌属的分离与计数。

本部分是SN/T 2552的第7部分。

本部分按照GB/T 1.1—2009给出的规则起草。

本部分由国家认证认可监督管理委员会提出并归口。

本部分起草单位：中国检验检疫科学研究院、中华人民共和国深圳出入境检验检疫局。

本部分主要起草人：吕敬章、赵贵明、黄李华、宋志强、万志刚、洪小柳、张建莹、葛丽雅。

引　言

阴沟肠杆菌(*Enterobacter cloacae*)是肠杆菌科肠杆菌属的模式菌,广泛分布于自然界,普遍存在于人和动物中肠道中,是医院内感染和机会感染的常见细菌,也能引起食源性疾病,因此常常被当作条件致病菌的代表。

奶粉中阴沟肠杆菌的污染一直受到人们的关注,2004 年 4 月,联合国粮农组织和世界卫生组织的专家在评估婴儿配方奶粉安全性时,认为阴沟肠杆菌在引起新生儿致病方面的重要性正在增长,并且作为肠杆菌属的代表(在婴儿奶粉中以低浓度出现的)是潜在的婴儿奶粉病原菌,在进行婴儿配方奶粉中致病菌的风险分析时,将阴沟肠杆菌列为"B"类危险性生物因子。

据调查报告表明奶粉中污染阴沟肠杆菌的含量一般较低,为此本方法定量检测取样量确定为 333 g,以尽可能检测出样品中含量少的目标菌。

乳及乳制品卫生微生物学检验方法
第7部分:阴沟肠杆菌检验

1 范围

SN/T 2552的本部分规定了乳粉中阴沟肠杆菌的分离与计数方法。

本部分适用于乳粉中阴沟肠杆菌的分离与计数,其他乳及乳制品可参照使用。

2 规范性引用文件

下列文件对于本文件的应用是必不可少的。凡是注日期的引用文件,仅注日期的版本适用于本文件,凡是不注日期的引用文件,其最新版本(包括所有的修改单)适用于本文件。

SN/T 1538.1 培养基制备指南 第1部分:实验室培养基制备质量保证通则

SN/T 1538.2 培养基制备指南 第2部分:培养基性能测试实用指南

SN/T 2552.1 乳及乳制品卫生微生物学检验方法 第1部分:取样指南

3 设备和材料

3.1 水浴箱:45 ℃±1 ℃。

3.2 温度计:1 ℃~55 ℃,分刻度0.1 ℃。

3.3 培养箱:36 ℃±1 ℃。

3.4 吸管:1 mL,5 mL和10 mL,分刻度0.1 mL。

3.5 涂布棒。

3.6 接种环。

3.7 天平:量程2 kg,感量0.1 g。

3.8 灭菌样品处理器具:取样勺,剪刀,开罐器。

3.9 样品稀释瓶:100 mL,125 mL,250 mL和2 L。

3.10 15 mm ×150 mm 灭菌平皿。

3.11 阴沟肠杆菌质控菌株:ATCC 35030或类似菌株。

3.12 API 20E[1)]生化鉴定试剂盒或类似产品。

3.13 VITEK[1)]生化鉴定系统或类似设备。

4 培养基和试剂

4.1 胰化大豆蛋白琼脂(TSA):见附录A第A.1章。

---

1) API 20E和VITEK是由法国生物梅里埃公司提供的产品的商品名。给出这一信息是为了方便本部分的使用者,并不表示对该产品的认可。如果其他等效产品具有相同的效果,则可使用这些等效产品。

4.2 肠杆菌分离琼脂平板(ECIA):见附录A第A.2章。

4.3 肠杆菌增菌肉汤(EE肉汤):见附录A第A.3章。

4.4 氧化酶试验试剂:见附录A第A.4章。

4.5 氨基酸脱羧酶试验培养基:见附录A第A.5章。

4.6 糖发酵管:见附录A第A.6章。

4.7 α-甲基-D-葡萄糖苷测定培养基:见附录A第A.7章。

4.8 氰化钾(KCN)培养基:见附录A第A.8章。

5 阴沟肠杆菌检验方法

5.1 方法提要

奶粉中阴沟肠杆菌的分离与计数方法是应用微生物检验的增菌培养、分离、生化鉴定等方法对奶粉中可能存在的阴沟肠杆菌进行定性和定量的检验。

5.2 检验程序

阴沟肠杆菌的检验程序见图1。

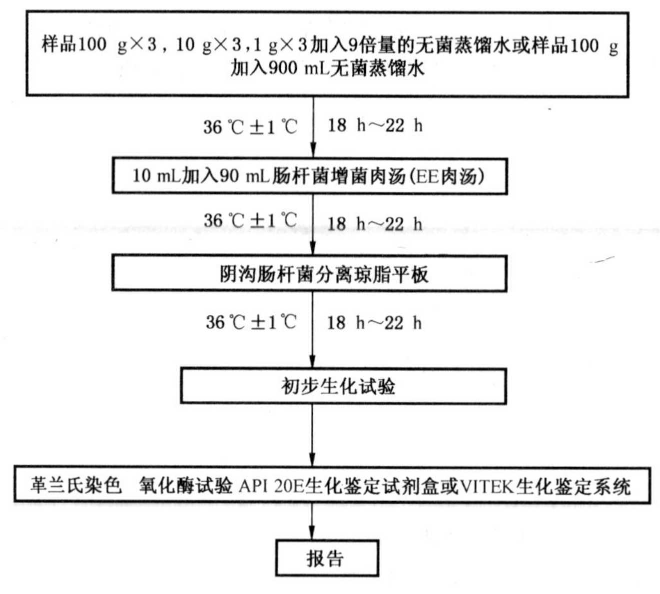

图1 阴沟肠杆菌的检验程序

5.3 阴沟肠杆菌定量检验(MPN法)

5.3.1 定量检验是应用“三管”增菌法,检验和定量样品中极少量的阴沟肠杆菌。检验需要333 g样品。取样见SN/T 2552.1。

5.3.2 取样前消毒样品包装的开启处和取样勺。无菌称取样品100 g、10 g和1 g各三份分别加入2 L、250 mL和125 mL的样品稀释瓶中,在各样品稀释瓶中分别加入900 mL、90 mL、9 mL倍预热到45 ℃的灭菌蒸馏水(1:10稀释),振摇使样品充分混匀,36 ℃±1 ℃培养18 h~22 h。

5.3.3 分别移取培养18 h~22 h的悬液各10 mL加入90 mL EE肉汤中,36 ℃±1 ℃培养18 h~22 h。

5.3.4 轻轻混匀增菌液,用下列方法进行平板接种:

——直接涂布法:每份增菌液取0.2 mL加到2个阴沟肠杆菌分离琼脂平板(ECIA),每个平板

0.1 mL，用无菌玻璃涂布棒涂布(如果预计奶粉中含有大量的细菌，应使用灭菌的EE肉汤将增菌液稀释 10^{-4}～10^{-6} 后涂布)。

——直接划线法：每份增菌液用3 mm接种环(10 μL)分别接种2个阴沟肠杆菌分离琼脂平板，三区法或四区法划线，以得到单个菌落。将平板置36 ℃±1 ℃培养18 h～22 h。

5.3.5 观察平板上阴沟肠杆菌的典型形态：

在阴沟肠杆菌分离琼脂平板上：黄色菌落，圆形，凸起，直径2 mm～3 mm。

5.3.6 从阴沟肠杆菌分离琼脂平板上挑取5个可疑菌落，分别进行初步生化试验：赖氨酸脱羧酶、乌氨酸脱羧酶、精氨酸双水解酶试验。

5.3.7 对赖氨酸脱羧酶阴性、乌氨酸脱羧酶阳性、精氨酸双水解酶阳性的可疑菌落，进行革兰氏染色，做氧化酶试验。革兰氏染色阴性，氧化酶试验阴性，用API 20 E生化鉴定试剂盒或VITEK生化鉴定系统进行生化鉴定，或按表1进行生化试验。

5.3.8 肠杆菌属细菌生化特性见表1。

表1 肠杆菌属细菌生化特性

试验		生化特性				
		阴沟肠杆菌 *E. cloacae*	阪崎肠杆菌 *E. sakazakii*	产气肠杆菌 *E. aerogenes*	聚团肠杆菌 *E. agglomerans*	葛高菲肠杆菌 *E. gergoviae*
赖氨酸脱羧酶		−	−	+	−	+
精氨酸双水解酶		+	+	−	−	−
乌氨酸脱羧酶		+	+	+	−	+
KCN生长		+	+	+	v	−
发酵	蔗糖	+	+	+	(+)	+
	卫矛醇	(−)	−	−	(−)	−
	核糖醇	(−)	−	+	−	−
	棉子糖	+	+	+	v	+
	D-山梨醇	+		+	v	−
	α-甲基-D-葡萄糖苷	(+)	+	−	−	−
	D-阿拉伯糖	(−)	−	+	−	+
黄色素		−	+	−	(+)	−

注：+：90%～100%阳性；(+)：75%～89%阳性；v：25%～74%阳性；(−)：10%～24%阳性；−：0%～9%阳性

5.3.9 计算MPN值，根据每一稀释度检出的阴沟肠杆菌的结果查MPN表(见附录B)，计算并报告每100 g样品中的阴沟肠杆菌的最近似值。

5.4 阴沟肠杆菌定性检验

5.4.1 检验样品中是否有阴沟肠杆菌，检验需要100 g样品。

5.4.2 取样前消毒样品包装的开启处和取样勺。无菌称取样品100 g至2 L的样品稀释瓶中，加入900 mL预热到45 ℃的灭菌蒸馏水，或者将样品直接称量到装有9倍预热到45 ℃的灭菌蒸馏水的样品稀释瓶中，振摇使样品充分混匀，36 ℃±1 ℃培养18 h～22 h。

5.4.3 移取培养18 h～22 h的悬液10 mL加入90 mL EE肉汤中，36 ℃±1 ℃培养18 h～22 h。

5.4.4 操作同5.3.4～5.3.8。

5.4.5 根据检验结果，报告每100 g样品中是否检出阴沟肠杆菌。

附 录 A
（规范性附录）
培养基和试剂

为保证培养基的质量，宜按照 SN/T 1538.1 和 SN/T 1538.2 对自制进行培养基的制备与性能测试。

A.1 胰化大豆蛋白琼脂（TSA）

A.1.1 成分

胰蛋白胨	15.0 g
植物蛋白	5.0 g
氯化钠	5.0 g
琼脂	15.0 g
蒸馏水	1 000 mL

A.1.2 制法

将各成分加入蒸馏水中，加热并不断搅拌，煮沸 1 min，使琼脂溶解，分装适当的容器，121 ℃高压灭菌 15 min，最终 pH 7.3±0.2。

测定黄色色素时，将待测的纯菌密集接种于 TSA 上，于 25 ℃±1 ℃培养 48 h～72 h，阳性者呈现黄色无光泽菌落。试验时宜用阴、阳性对照，以利于结果判定。

A.2 阴沟肠杆菌分离琼脂（ECIA）

A.2.1 成分

特殊蛋白胨	23.0 g
氯化钠	5.0 g
3 号胆盐	1.5 g
棉子糖	10.0 g
溴麝香草酚蓝	0.03 g
结晶紫	0.002 g
琼脂	10.0 g
蒸馏水	1 000 mL

A.2.2 制法

将各成分加入蒸馏水中（染料配成 1%的水溶液过滤后加入），加热煮沸，使各成分完全溶解，调节 pH 至 7.4±0.1。冷却至 45 ℃倾注灭菌平皿，可放置 2 ℃～8 ℃冷藏柜保存，4 周内使用。

A.3 肠杆菌增菌肉汤（EE 肉汤）

A.3.1 成分

蛋白胨	10.0 g
葡萄糖	5.0 g

磷酸氢二钠	8.0 g
磷酸二氢钾	2.0 g
牛胆盐	20.0 g
煌绿	0.015 g
蒸馏水	1 000 mL

A.3.2 制法

应使用纯净的牛胆盐和煌绿，减少对受损伤且数量极少的肠杆菌的生长抑制。将各成分加入蒸馏水中，加热煮沸，分装每瓶 90 mL。制成的培养基为绿色，可放置 2 ℃～8 ℃冷藏柜保存，4 周内使用。

A.4 氧化酶试验试剂

A.4.1 1%盐酸二甲基对苯二胺

盐酸二甲基对苯二胺	1.0 g
蒸馏水	100 mL

A.4.2 制法

将盐酸二甲基对苯二胺溶于蒸馏水即可。使用新鲜配制的试剂，如放置于冷藏柜，可在配制后保存于棕色瓶中，7 d 内使用。

A.4.3 1%α-萘酚乙醇溶液

α-萘酚	1.0 g
乙醇	100 mL

A.4.4 制法

将萘酚溶于乙醇即可。

试验时取白色洁净滤纸沾取菌落。加盐酸二甲基对苯二胺溶液一滴，阳性者呈现粉红色，并逐渐加深；再加 α-萘酚溶液一滴，阳性者于 0.5 min 内呈现鲜蓝色。阴性于 2 min 内不变色。

A.5 氨基酸脱羧酶试验培养基

A.5.1 成分

蛋白胨	5.0 g
酵母浸膏	3.0 g
葡萄糖	1.0 g
1.6%溴甲酚紫-乙醇溶液	1.0 mL
L-氨基酸或 DL-氨基酸	5.0 或 10.0 g
蒸馏水	1 000 mL

A.5.2 制法

除氨基酸以外的成分加热溶解后，分装每瓶 100 mL，分别加入各种氨基酸：赖氨酸、精氨酸和鸟氨酸。L-氨基酸按 0.5%加入，DL-氨基酸按 1%加入。再行校正 pH 至 6.8。对照培养基不加氨基酸。

分装于灭菌的小试管内，每管 0.5 mL，上面滴加一层液体石蜡，115 ℃高压灭菌 10 min。

试验时从琼脂斜面上挑取培养物接种，于 36 ℃±1 ℃培养 18 h～24 h，观察结果。氨基酸脱羧酶阳性者由于产碱，培养基应呈紫色。阴性者无碱性产物，但因葡萄糖产酸而使培养基变为黄色。对照管应为黄色。

A.6 糖发酵管

A.6.1 成分

牛肉膏	5.0 g
蛋白胨	10.0 g
氯化钠	3.0 g
磷酸氢二钠($Na_2HPO_4 \cdot 12H_2O$)	2.0 g
0.2%溴麝香草酚蓝溶液	12.0 mL
蒸馏水	1 000 mL

A.6.2 制法

葡萄糖发酵管按上述成分配好后，按 0.5%加入葡萄糖，分装于有一个倒置小管的小试管内，121 ℃高压灭菌 15 min。其他各种糖发酵管可按上述成分配好后，分装每瓶 100 mL，121 ℃高压灭菌 15 min。另将各种糖类分别配好 10%溶液，同时高压灭菌。将 5.0 mL 糖溶液加入于 100 mL 培养基内，以无菌操作分装小试管。

试验时从琼脂斜面上挑取小量培养物接种，于 36 ℃±1 ℃培养，一般观察 2 d～3 d。迟缓反应需观察 14 d～30 d。

A.7 α-甲基-D-葡萄糖苷测定培养基

A.7.1 成分

蛋白胨	20.0 g
牛肉膏	5.0 g
氯化钠	5.0 g
琼脂	20.0 g
月桂基硫酸钠	0.25 g
5-溴 4-氯 3 吲哚 α-D 葡萄糖苷	0.08 g
蒸馏水	1 000 mL

A.7.2 制法

将各成分加入蒸馏水中，加热溶解，调节 pH 至 7.3±0.1，分装适当容器，121 ℃高压灭菌 3 min。

试验时将待测菌接种于培养基上，于 36 ℃±1 ℃培养 18 h～22 h。阳性者出现蓝绿色菌落，圆形，直径1 mm～2 mm。

A.8 氰化钾(KCN)培养基

A.8.1 成分

蛋白胨	10.0 g

氯化钠	5.0 g
磷酸二氢钾	0.225 g
磷酸氢二钠	5.64 g
0.5%氰化钾溶液	20.0 mL
蒸馏水	1 000 mL

A.8.2 制法

将除氰化钾以外的成分配好后分装烧瓶，调至 pH6.8±0.2，121 ℃高压灭菌 15 min。放在冰箱内使其充分冷却。每 100 mL 培养基加入 0.5%氰化钾溶液 2.0 mL(最后浓度为 1∶10 000)，分装于 12 mm×100 mm 灭菌试管，每管约 4.0 mL，立刻用灭菌橡皮塞塞紧，放在 4 ℃冰箱内，至少可保存 2 个月。同时，将不加氰化钾的培养基作为对照培养基，分装试管备用。

将琼脂培养物接种于蛋白胨水内成为稀释菌液，挑取 1 环接种于氰化钾(KCN)培养基。并另挑取 1 环接种于对照培养基。在 36 ℃±1 ℃培养 1 d～2 d，观察结果。如有细菌生长即为阳性(不抑制)，经 2 d 细菌不生长为阴性(抑制)。

注：氰化钾是剧毒药物，使用时应小心，切勿沾染，以免中毒。夏天分装培养基应在冰箱内进行。试验失败的主要原因是封口不严，氰化钾逐渐分解，产生氢氰酸气体逸出，以致药物浓度降低，细菌生长，因而造成假阳性反应。试验时对每一环节都要特别注意。

附 录 B
（规范性附录）
最可能数（MPN）检索表

接种量分别为 10.0 g，1.0 g 和 0.1 g 时三管法的 MPN 表及 95%可信区间

阳性管数			MPN/100 g	可信限		阳性管数			MPN/100 g	可信限	
10.0	1.0	0.1		低	高	10.0	1.0	0.1		低	高
0	0	0	<3.0	—	9.5	2	2	0	21	4.5	42
0	0	1	3.0	0.15	9.6	2	2	1	28	8.7	94
0	1	0	3.0	0.15	11	2	2	2	35	8.7	94
0	1	1	6.1	1.2	18	2	3	0	29	8.7	94
0	2	0	6.2	1.2	18	2	3	1	36	8.7	94
0	3	0	9.4	3.6	38	3	0	0	23	4.6	94
1	0	0	3.6	0.17	18	3	0	1	38	8.7	110
1	0	1	7.2	1.3	18	3	0	2	64	17	180
1	0	2	11	3.6	38	3	1	0	43	9	180
1	1	0	7.4	1.3	20	3	1	1	75	17	200
1	1	1	11	3.6	38	3	1	2	120	37	420
1	2	0	11	3.6	42	3	1	3	160	40	420
1	2	1	15	4.5	42	3	2	0	93	18	420
1	3	0	16	4.5	42	3	2	1	150	37	420
2	0	0	9.2	1.4	38	3	2	2	210	40	430
2	0	1	14	3.6	42	3	2	3	290	90	1 000
2	0	2	20	4.5	42	3	3	0	240	42	1 000
2	1	0	15	3.7	42	3	3	1	460	90	2 000
2	1	1	20	4.5	42	3	3	2	1 100	180	4 100
2	1	2	27	8.7	94	3	3	3	>1 100	420	—

注：如果接种量扩大 10 倍，分别为 100.0 g，10.0 g 和 1.0 g 时，表中的数字相应缩小 10 倍。
如果接种量缩小 10 倍，分别为 1.0 g，0.1 g 和 0.01 g 时，表中的数字相应扩大 10 倍。

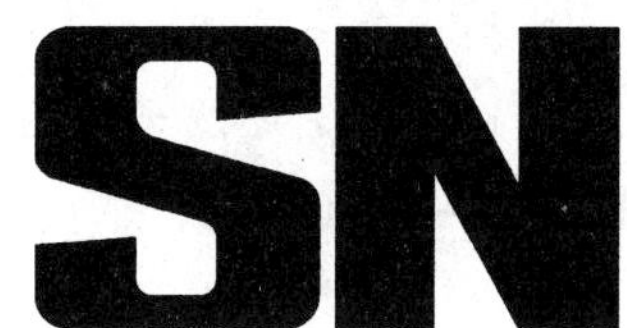

中华人民共和国出入境检验检疫行业标准

SN/T 2552.8—2010

乳及乳制品卫生微生物学检验方法 第8部分:普通变形杆菌和奇异变形杆菌检验

Microbiological examination for milk and milk products hygiene—Part 8:Detection of *Proteus vulgaris* and *Proteus mirabilis*

2010-05-27 发布　　2010-12-01 实施

中华人民共和国
国家质量监督检验检疫总局 发布

前　言

SN/T 2552《乳及乳制品卫生微生物学检验方法》分为十三个部分：

——第1部分：取样指南；

——第2部分：检验样品的制备与稀释；

——第3部分：酵母、霉菌菌落计数；

——第4部分：嗜冷菌微生物菌落计数；

——第5部分：沙门氏菌检验；

——第6部分：柠檬酸杆菌检验；

——第7部分：阴沟肠杆菌检验；

——第8部分：普通变形杆菌和奇异变形杆菌检验；

——第9部分：克雷伯氏菌检验；

——第10部分：阪崎肠杆菌检验　免疫荧光法；

——第11部分：蜡样芽孢杆菌的分离与计数；

——第12部分：单核细胞增生李斯特氏菌检测与计数；

——第13部分：假单孢菌属的分离与计数。

本部分是SN/T 2552的第8部分。

本部分按照GB/T 1.1—2009给出的规则起草。

本部分由国家认证认可监督管理委员会提出并归口。

本部分起草单位：中国检验检疫科学研究院，广西出入境检验检疫局。

本部分主要起草人：刘军义、赵贵明、罗兆飞、韦梅良、盘宝进、汪文龙。

乳及乳制品卫生微生物学检验方法
第8部分:普通变形杆菌和
奇异变形杆菌检验

1 范围

SN/T 2552的本部分规定了乳及其制品中普通变形杆菌和奇异变形杆菌的常规检验方法和PCR检测方法。

本部分适用于乳及其制品中普通变形杆菌和奇异变形杆菌检验。

2 规范性引用文件

下列文件对于本文件的应用是必不可少的。凡是注日期的引用文件,仅注日期的版本适用于本文件,凡是不注日期的引用文件,其最新版本(包括所有的修改单)适用于本文件。

GB 19489 实验室 生物安全通用要求

SN/T 2552.1 乳及乳制品卫生微生物学检验方法 第1部分:取样指南

SN/T 1869—2007 食品中多种致病菌快速检测方法 PCR法

WS/T 230—2002 临床诊断中聚合酶链反应(PCR)技术的应用

3 缩略语

下列缩略语适于本文件。

3.1

PCR polymerase chain reaction

聚合酶链反应。

3.2

DNA deoxyribonucleic acid

脱氧核糖核酸。

3.3

dNTP deoxyrbonucleoside triphospate

脱氧核苷三磷酸。

3.4

dATP deoxyadenosine triphospate

脱氧腺苷三磷酸。

3.5

dCTP deoxycytidine triphospate

脱氧胞苷三磷酸。

3.6

dGTP deoxyguanosine triphospate

脱氧鸟苷三磷酸。

3.7

dTTP deoxythymidine triphospate

脱氧胸苷三磷酸。

3.8

bp base pair

碱基对。

4 培养基和试剂

4.1 普通变形杆菌:ATCC47132 或经过合格验证的菌株。

4.2 奇异变形杆菌:ATCC25933 或经过合格验证的菌株。

4.3 GN 增菌液:见附录 A 第 A.1 章。

4.4 SS 琼脂:见附录 A 第 A.2 章。

4.5 克氏双糖培养基:见附录 A 第 A.3 章。

4.6 尿素琼脂:见附录 A 第 A.4 章。

4.7 苯丙氨酸培养基:见附录 A 第 A.5 章。

4.8 营养琼脂:见附录 A 第 A.6 章。

4.9 糖发酵管:见附录 A 第 A.7 章。

4.10 鸟氨酸脱羧酶试验培养基:见附录 A 第 A.8 章。

4.11 蛋白胨水:见附录 A 第 A.9 章。

4.12 甘露醇发酵培养基:见附录 A 第 A.10 章。

4.13 明胶培养基:见附录 A 第 A.11 章。

4.14 引物:根据表 1 合成引物,加灭菌超纯水配制成 50 μmol/L 储存液。

表 1 普通变形杆菌和奇异变形杆菌 PCR 检测引物

检测菌株	引物序列	扩增片段大小/bp
普通变形杆菌	正义引物 P413F:5'GATGGCAAGTACAAGTAAG3'	413
	反义引物 P413R:5'GACGCTGAGATTGACCTA3'	
奇异变形杆菌	正义引物 Q241F:5'CAACGTGAGATTAGTGGTGA3'	241
	反义引物 Q241R:5'CTGCTTATAAGTTCACAAATTAAGTG3'	

4.15 DNA 聚合酶。

4.16 PCR 缓冲液:500 mmol/L 氯化钾,100 mmol/L Tris-HCl(pH9.0,25 ℃),15 mmol/L 氯化镁。

4.17 DNA 分子量标记:100 bp~2 000 bp。

4.18 50×TAE 缓冲液:见附录 A 第 A.12 章。

4.19 溴化乙锭(10 μg/μL):见附录 A 第 A.13 章。

4.20 含 0.5 μg/mL 溴化乙锭的 1.5%琼脂糖凝胶:见附录 A 第 A.14 章。

4.21 10×上样缓冲液:见附录 A 第 A.15 章。

4.22 DNA 提取试剂盒:细菌基因组 DNA 提取试剂盒。

4.23 dNTP 溶液:含 dATP,dTTP,dCTP,dGTP 各 10 mmol/L。

除另有规定外,所用试剂均为分析纯,水为蒸馏水或去离子水。

5 设备和材料

5.1 培养箱：36 ℃±1 ℃。

5.2 天平：0 g～500 g，感量 0.1 g。

5.3 均质器及配套的均质杯或均质袋。

5.4 吸管：1 mL、10 mL，具刻度。

5.5 玻璃三角瓶：250 mL。

5.6 培养皿：直径 90 mm。

5.7 PCR 仪。

5.8 离心管：1.5 mL。

5.9 PCR 反应管。

5.10 离心机。

5.11 冰箱：4 ℃～－20 ℃。

5.12 微量可调移液器和灭菌吸头：2 μL，10 μL，100 μL，200 μL，1 000 μL。

5.13 电泳仪。

5.14 紫外透视仪或凝胶成像分析系统。

5.15 高压灭菌锅。

5.16 VITEK、BD 或其他细菌生化鉴定系统。

注：VITEK、BD 是适合的商品化生化鉴定系统实例之一。给出这一信息仅为了方便本部分的使用者，如果其他产品的符合使用要求，可经实验评估后采用。

6 检验方法

6.1 常规检验方法

6.1.1 检测程序

普通变形杆菌和奇异变形杆菌检验程序见图 1。

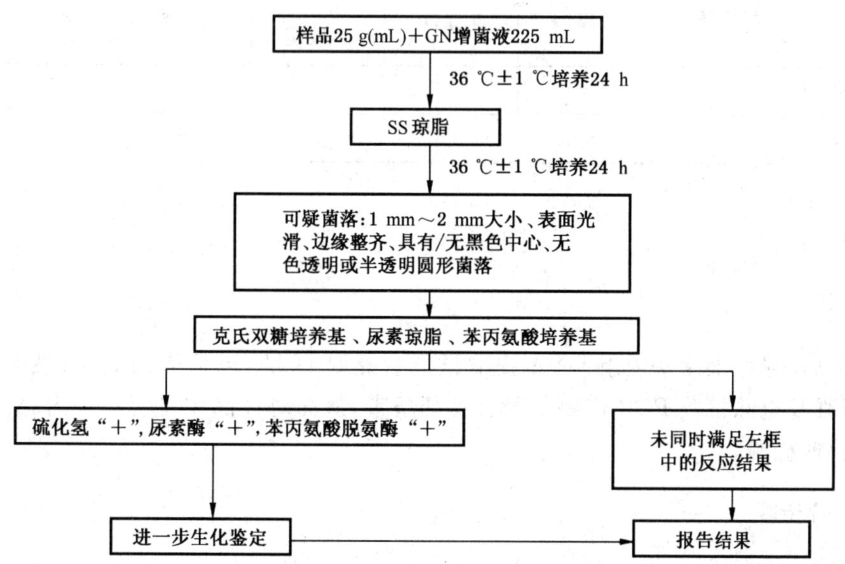

图 1 普通变形杆菌和奇异变形杆菌检验程序

6.1.2 检测步骤

6.1.2.1 选择性增菌

以无菌操作取样 25 g(mL),按 SN/T 2552.1 操作,加入装有 225 mL GN 增菌液的灭菌均质杯内,用均质器均质 1 min～3 min,使样品充分混匀,于 36 ℃±1 ℃,培养 18 h～24 h。

6.1.2.2 选择性分离

取增菌液 1 环,划线接种于 SS 平板,于 36 ℃±1 ℃,培养 18 h～24 h,普通变形杆菌和奇异变形杆菌在 SS 琼脂培养基上的典型菌落为:1 mm～2 mm 大小,无色半透明或有黑色中心,边缘整齐,表面光滑的圆形菌落。

6.1.2.3 初步生化鉴定

挑取 SS 平板上的可疑菌落分别接种克氏双糖培养基,尿素琼脂,苯丙氨酸脱氨酶培养基各一管。一般应多挑取几个可疑菌落,以免遗漏,于 36 ℃±1 ℃,培养 18 h～24 h,分别观察结果。

普通变形杆菌和奇异变形杆菌应同时满足以下条件:

a) 不发酵乳糖,分解葡萄糖产酸产气或者只产酸不产气,产硫化氢;

b) 尿素酶阳性;

c) 苯丙氨酸脱氨酶阳性。

6.1.2.4 最终生化鉴定

符合 6.1.2.3 鉴定要求的可疑菌株需进一步鉴定,进行其他生化试验,即:靛基质、鸟氨酸脱羧酶、糖发酵试验、甘露醇发酵、明胶液化,鉴别结果见表 2;此外,也可采用 VITEK 等经过合格验证的微生物鉴定系统进行鉴定。必要时,还应做革兰氏染色检查和氧化酶试验,普通变形杆菌和奇异变形杆菌应为氧化酶阴性的革兰氏阴性杆菌。

表 2 普通变形杆菌和奇异变形杆菌生化鉴别表

生化反应	明胶液化	甘露醇	靛基质	鸟氨酸脱羧酶	麦芽糖	木糖	鼠李糖
普通变形杆菌	+	−	+	−	+	+	−
奇异变形杆菌	+	−	−	+	−	+	−

6.2 PCR 方法

6.2.1 方法提要

样品经增菌后,采用细菌基因组 DNA 提取试剂盒提取 DNA,以提取的 DNA 为模板进行 PCR 扩增,利用琼脂糖凝胶电泳检验 PCR 产物是否有特征条带,从而对样品中是否污染普通变形杆菌和奇异变形杆菌进行快速检验。

6.2.2 PCR 检验步骤

6.2.2.1 选择性增菌

方法见 6.1.2.1。

6.2.2.2 **模板 DNA 提取**

取样品 GN 增菌培养液 1 mL,10 000 r/min 离心 3 min,尽量倒尽上清液。按细菌基因组 DNA 提取试剂盒说明书规定的方法提取模板 DNA,所提取的 DNA 溶于 50 μL 超纯水或试剂盒配备的溶解液中。剩余的 GN 增菌液,置于 4 ℃冰箱保存,以备确证试验使用。

DNA 提取也可参照 SN/T 1869—2007 中 9.2.2 进行。

6.2.2.3 **PCR 反应体系**

见表 3。

表 3 PCR 反应体系

名 称	贮液浓度	终 浓 度	加样量/μL
PCR 缓冲液	10×	1×	5
dNTPs	10 mmol/L	0.2 mmol/L	1
正义引物	50 μmol/L	1 μmol/L	1
反义引物	50 μmol/L	1 μmol/L	1
DNA 聚合酶	5 U/μL	0.1 U/μL	1
模板	—	—	1
去离子水	—	—	40
总体积	—	—	50

可根据所配置储液的浓度不同调整加样量,但最终浓度要符合"终浓度"要求。

每种目标菌检测共进行 4 个反应体系,分别是样品、阳性对照、阴性对照、空白对照。分别接种普通变形杆菌、奇异变形杆菌、沙门氏菌或志贺氏菌到 GN 增菌液中,36 ℃±1 ℃培养过夜,取 1.5 mL 增菌液,提取 DNA 模板。普通变形杆菌、奇异变形杆菌的模板 DNA 作为阳性对照,沙门氏菌或志贺氏菌的 DNA 模板作为阴性对照,以水代替模板作为空白对照。

6.2.2.4 **PCR 反应条件**

94 ℃预变性 10 min,94 ℃变性 40 s,55 ℃退火 40 s,72 ℃延伸 60 s,共进行 35 个循环;最后 72 ℃延伸 7 min。

注:不同仪器可根据仪器要求将反应参数作适当调整。

6.2.2.5 **PCR 产物的琼脂糖凝胶电泳检测**

6.2.2.5.1 **方法一**

将适量 50×TAE 溶液稀释成 1×TAE 溶液,配制溴化乙锭含量为 0.5 μg/mL 的 1.5%琼脂糖凝胶。

取 15 μL PCR 产物,加 1.5 μL 上样缓冲液点样进行电泳,并加 DNA 分子量标记点样以判断 PCR 产物的片段大小。电压大小根据电泳槽长度来确定,一般控制在 3 V/cm~5 V/cm 长度,待电泳溴酚蓝移动到凝胶的三分之二位置时停止,电泳检测结果用紫外透射仪或凝胶成像分析系统观察和记录。

6.2.2.5.2 **方法二**

将适量 50×TAE 溶液稀释成 1×TAE 溶液,配制 1.5%琼脂糖凝胶。

取 15 μL PCR 产物，加 1.5 μL 上样缓冲液点样行电泳，并加 DNA 分子量标记点样以判断 PCR 产物的片段大小。电压大小根据电泳槽长度来确定，一般控制在 3 V/cm～5 V/cm 长度，待电泳溴酚蓝移动到凝胶的三分之二位置时停止，将凝胶转移至 0.5 μg/mL 溴化乙锭溶液中浸泡 20 min～30 min，用紫外透射仪或凝胶成像分析系统观察和记录结果。

6.2.3 PCR 检验结果及判断

6.2.3.1 PCR 扩增产物电泳检测结果

普通变形杆菌 PCR 扩增产物片段大小为 413 bp；奇异变形杆菌 PCR 扩增产物片段大小为 241 bp。

6.2.3.2 结果判断

阳性对照出现预期大小的扩增条带，阴性对照和空白对照均未出现扩增条带，实验成立；待测样品未出现预期大小的扩增条带，判断结果为阴性；待测样品出现预期大小的扩增条带，判断结果为可疑阳性，需进一步确证，按照 6.1.2 方法，挑取可疑菌落进行鉴定。

7 结果报告

7.1 按照常规方法，未分离到可疑菌落或可疑菌落生化反应不符，报告未检出普通变形杆菌和奇异变形杆菌；分离到的可疑菌落生化反应符合，报告检出普通变形杆菌和奇异变形杆菌。

7.2 按照 PCR 方法检测结果为阴性，报告未检出普通变形杆菌和奇异变形杆菌。

7.3 按照 PCR 方法检测结果为阳性，进一步分离鉴定后，按照 7.1 报告结果。

8 生物安全措施

为了保护实验室人员的安全，应由具备资格的工作人员检测致病菌，所有培养物应小心处置，并按照 GB 19489 中的相关规定执行。

9 废弃物处理和防止污染的措施

检测过程中的废弃物需经 121 ℃高压灭菌处理 30 min 后再弃置。

检测过程中防止交叉污染的措施参照部分 WS/T 230—2002 中第 6 章进行。

附 录 A
（规范性附录）
培养基和溶液的配制

A.1 GN 增菌液

A.1.1 成分

胰蛋白胨	20 g
葡萄糖	1 g
甘露醇	2 g
柠檬酸钠	5 g
去氧胆酸钠	0.5 g
磷酸氢二钾	4 g
磷酸二氢钾	1.5 g
氯化钠	5 g
蒸馏水	1 000 mL

A.1.2 制法

按上述成分配好，加热使溶解，校正 pH7.0。分装每瓶 225 mL，115 ℃高压灭菌 15 min。

A.2 SS 琼脂

A.2.1 基础培养基

牛肉膏	5 g
蛋白胨	5 g
三号胆盐	3.5 g
琼脂	17 g
蒸馏水	1 000 mL

将牛肉膏、蛋白胨和胆盐溶解于 400 mL 蒸馏水中，将琼脂加入于 600 mL 蒸馏水中，煮沸使其溶解，再将两液混匀，121 ℃高压灭菌 15 min，保存备用。

A.2.2 完全培养基

基础培养基	1 000 mL
乳糖	10 g
柠檬酸钠	8.5 g
硫代硫酸钠	8.5 g
10%柠檬酸铁溶液	10 mL
1%中性红溶液	2.5 mL
0.1%煌绿溶液	0.33 mL

加热溶化基础培养基，按比例加入上述除染料以外之各成分，充分混合均匀，校正至 pH7.0，加入

中性红和煌绿溶液，倾注平板。

注1：制好的培养基宜当日使用，或保存于冰箱内于48 h内使用。

注2：煌绿溶液配好后应在10 d以内使用。

注3：可以购用SS琼脂的干燥培养基。

A.3 克氏双糖培养基

A.3.1 成分

蛋白胨	20 g
牛肉膏	3 g
酵母膏	3 g
乳糖	10 g
葡萄糖	1 g
氯化钠	5 g
柠檬酸铁铵	0.5 g
硫代硫酸钠	0.5 g
琼脂	12 g
酚红	0.025 g
蒸馏水	1 000 mL

A.3.2 制法

将除琼脂和酚红以外的各成分溶解于蒸馏水中，校正pH7.4。加入琼脂，加热煮沸，以融化琼脂。加入0.2%酚红水溶液12.5 mL，摇匀。分装试管，装量宜多些，以便得到比较高的底层。121 ℃高压灭菌15 min，放置高层斜面备用。

A.4 尿素琼脂

A.4.1 成分

蛋白胨	1 g
氯化钠	5 g
葡萄糖	1 g
磷酸二氢钾	2 g
0.4%酚红溶液	3 mL
琼脂	20 g
蒸馏水	1 000 mL
20%尿素溶液	100 mL

A.4.2 制法

将除尿素和琼脂以外的成分配好，并校正pH 7.2±0.1，加入琼脂，加热溶化并分装烧瓶。121 ℃高压灭菌15 min。冷至50 ℃～55 ℃，加入经除菌过滤的尿素溶液。尿素的最终浓度为2%，最终pH应为7.2±0.1。分装于灭菌试管内，放成斜面备用。

A.4.3 试验方法

挑取琼脂培养物接种，在 36 ℃±1 ℃培养 24 h，观察结果。尿素酶阳性者由于产碱而使培养基变为红色。

A.5 苯丙氨酸培养基

A.5.1 成分

酵母浸膏	3 g
DI-苯丙氨酸(或 L-苯丙氨酸 1 g)	2 g
磷酸氢二钠	1 g
氯化钠	5 g
蒸馏水	1 000 mL

A.5.2 制法

加热溶解后分装试管，121 ℃高压灭菌 15 min，制成液体培养基。

A.5.3 试验方法

自琼脂斜面上挑取大量培养物，移种于苯丙氨酸培养基，在 36 ℃+1 ℃培养 18 h～24 h。滴加 10%三氯化铁溶液 2 滴～3 滴，混匀，苯丙氨酸脱氨酶阳性者，培养基呈深绿色。

A.6 营养琼脂

A.6.1 成分

蛋白胨	10 g
牛肉膏	3 g
氯化钠	5 g
琼脂	20 g
蒸馏水	1 000 mL

A.6.2 制法

将除琼脂以外的各成分溶解于蒸馏水内，加入 15%氢氧化钠溶液约 2 mL 校正 pH 至 7.2～7.4。加入琼脂，加热煮沸，使琼脂融化。分装烧瓶，121 ℃高压灭菌 15 min。

A.7 糖发酵管

A.7.1 成分

牛肉膏	5 g
蛋白胨	10 g
氯化钠	3 g
磷酸氢二钠($Na_2HPO_3 \cdot 12H_2O$)	2 g
0.2%溴麝香草酚蓝溶液	12 mL

蒸馏水　　1 000 mL
pH7.4

A.7.2 制法

各种糖发酵管可按上述成分配好后，分装每瓶 100 mL，121 ℃高压灭菌 15 min 另将各种糖类分别配好 10%溶液，同时高压灭菌。将 5 mL 糖溶液加入于 100 mL 培养基内，以无菌操作分装小试管。

注：蔗糖不纯，加热后会自行水解者，应采用过滤法除菌。

A.7.3 试验方法

从琼脂斜面上挑取小量培养物接种，于 36 ℃±1 ℃培养，一般观察 2 d～3 d，发酵管溶液变黄者为阳性反应。

A.8 鸟氨酸脱羧酶试验培养基

A.8.1 成分

蛋白胨	5 g
酵母浸膏	3 g
葡萄糖	1 g
蒸馏水	1 000 mL
1.6%溴甲酚紫-乙醇溶液	1 mL
L-鸟氨酸	1 g/100 mL
pH6.8	

A.8.2 制法

除鸟氨酸以外的成分加热溶解后，分装每瓶 100 mL，按 1%加入鸟氨酸，再行校正 pH 至 6.8。对照培养基不加鸟氨酸。分装于灭菌的小试管内，每管 0.5 mL，115 ℃高压灭菌 10 min。

A.8.3 试验方法

从琼脂斜面上挑取培养物接种，接种后封石蜡油，于 36 ℃±1 ℃培养 18 h～24 h，观察结果。鸟氨酸脱羧酶阳性者由于产碱，培养基应呈紫色。阴性者无碱性产物，但因葡萄糖产酸而使培养基变为黄色。对照管应为黄色。

A.9 蛋白胨水（靛基质试验用）

A.9.1 成分

蛋白胨（或胰蛋白胨）	20 g
氯化钠	5 g
蒸馏水	1 000 mL
pH7.4	

A.9.2 制法

按上述成分配制，分装小试管，121 ℃高压灭菌 15 min。

A.9.3 靛基质试剂

A.9.3.1 柯凡克试剂：将 5 g 对二甲氨基甲醛溶解于 75 mL 戊醇中，然后缓慢加入浓盐酸 25 mL。

A.9.3.2 欧-波试剂：将 1 g 对二甲氨基苯甲醛溶解于 95 mL 95% 乙醇内，然后缓慢加入浓盐酸 20 mL。

A.9.4 试验方法

挑取小量培养物接种，在 36 ℃±1 ℃培养 1 d～2 d，必要时可培养 4 d～5 d。加入柯凡克试剂约 0.5 mL，轻摇试管，阳性者于试剂层呈深红色；或加入欧-波试剂约 0.5 mL，沿管壁流下，覆盖于培养液表面，阳性者于液面接触处呈玫瑰红色。

注：蛋白胨中应含有丰富的色氨酸。每批蛋白胨买来后，应先用已知菌种鉴定后方可使用。

A.10 甘露醇发酵培养基

A.10.1 成分

蛋白胨	10 g
氯化钠	5 g
甘露醇	10 g
牛肉膏	5 g
0.2%溴麝香草酚蓝溶液	12 mL
蒸馏水	1 000 mL

A.10.2 制法

将蛋白胨、氯化钠、牛肉膏加到蒸馏水中，加热溶解，调 pH7.4，加入甘露醇和指示剂，混匀后分装试管中，115 ℃，20 min 灭菌备用。

A.11 明胶培养基

A.11.1 成分

蛋白胨	5 g
牛肉膏	3 g
明胶	120 g
蒸馏水	1 000 mL

A.11.2 制法

将上述成分混合，加热溶解，校正 pH 至 7.0～7.2，用绒布过滤。分装试管，121 ℃灭菌 15 min，备用。

A.12 50×TAE 缓冲液

A.12.1 0.5 mol/LEDTA-Na_2·$2H_2O$（二水乙二铵四乙酸二钠）溶液，pH8.0

EDTA-Na_2·$2H_2O$	186.1 g

灭菌双蒸水	800 mL

用 5 mol/L 氢氧化钠溶液 调 pH 至 8.0。灭菌双蒸水加至 1 000 mL,121 ℃,15 min 灭菌备用。

A.12.2 TAE 电泳缓冲液(50×)配制

羟基甲基氨基甲烷(Tris)	242 g
冰乙酸	57.1 mL
0.5 mol/L EDTA 溶液,pH8.0	100 mL

将上述成分混合,灭菌双蒸水加至 1 000 mL,121 ℃,15 min 灭菌备用。用时用灭菌双蒸水稀释至 1×使用。

A.13 溴化乙锭(EB)溶液(10 μg/μL)

溴化乙锭	20 mg
灭菌双蒸水	20 mL

A.14 含 0.5 μg/mL 溴化乙锭的 1.5%琼脂糖凝胶的配制

琼脂糖	1.5 g
1×TAE 电泳缓冲液	100 mL

将上述成分混合后加热至完全融化,待冷至 50 ℃~55 ℃时,加溴化乙锭(EB)溶液(10 μg/μL) 5 μL,轻轻晃动摇匀,避免产生气泡,将梳子置入电泳槽中,然后将琼脂糖溶液倒入电泳板上,待凝固后(需约 40 min),取下梳子,备用。

A.15 10×上样缓冲液

聚蔗糖	25 g
溴酚蓝	0.1 g
二甲苯青	0.1 g
灭菌双蒸水	100 mL

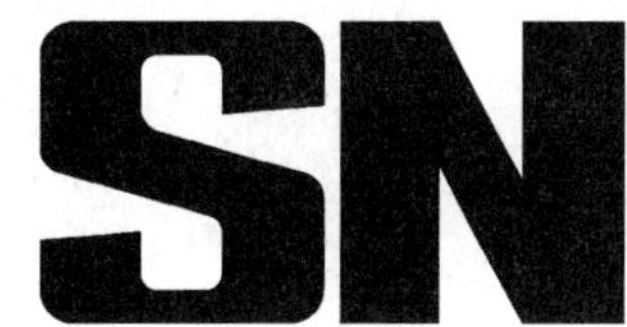

中华人民共和国出入境检验检疫行业标准

SN/T 2552.9—2010

乳及乳制品卫生微生物学检验方法 第9部分:克雷伯氏菌检验

Microbiological examination method for milk and milk products hygiene—Part 9:Detection of *Klebsiella* spp.

2010-05-27 发布

2010-12-01 实施

中华人民共和国国家质量监督检验检疫总局 发布

前　言

SN/T 2552《乳及乳制品卫生微生物学检验方法》分为十三个部分：

——第 1 部分：取样指南；

——第 2 部分：检验样品的制备与稀释；

——第 3 部分：酵母、霉菌菌落计数；

——第 4 部分：嗜冷菌微生物菌落计数；

——第 5 部分：沙门氏菌检验；

——第 6 部分：柠檬酸杆菌检验；

——第 7 部分：阴沟肠杆菌检验；

——第 8 部分：普通变形杆菌和奇异变形杆菌检验；

——第 9 部分：克雷伯氏菌检验；

——第 10 部分：阪崎肠杆菌检验　免疫荧光法；

——第 11 部分：蜡样芽孢杆菌的分离与计数；

——第 12 部分：单核细胞增生李斯特氏菌检测与计数；

——第 13 部分：假单孢菌属的分离与计数。

本部分是 SN/T 2552 的第 9 部分。

本部分按照 GB/T 1.1—2009 给出的规则起草。

本部分由国家认证认可监督管理委员会提出并归口。

本部分起草单位：中国检验检疫科学研究院、中华人民共和国天津出入境检验检疫局。

本部分主要起草人：张霞、高旗利、赵贵明、张海滨、黎径、刘培、张海英。

引　言

克雷伯氏菌(*Klebsiella*)为肠杆菌科的一个属。根据伯杰氏细菌分类法,将克雷伯氏菌属分成5个种:肺炎克雷伯氏菌(*K. pneumoniae*)、产酸克雷伯氏菌/催娩克雷伯氏菌(*K. oxytoca*)、植生克雷伯氏菌(*K. planticola*)、土生克雷伯氏菌(*K. terrigena*)和解鸟氨酸克雷伯氏菌(*K. ornithinolytica*)。其中肺炎克雷伯氏菌又分成3个亚种:肺炎克雷伯氏菌肺炎亚种(*K. subsp. pneumoniae*)、肺炎克雷伯氏菌臭鼻亚种(*K. subsp. azaenae*)和肺炎克雷伯氏菌鼻硬结亚种(*K. subsp. rhinoscleromatis*),为了方便,习惯上称谓肺炎克雷伯氏菌、臭鼻克雷伯氏菌和鼻硬结克雷伯氏菌。由于植生克雷伯氏菌、土生克雷伯氏菌和解鸟氨酸克雷伯氏菌不具有卫生学意义,因此,本部分界定的克雷伯氏菌仅包括肺炎克雷伯氏菌肺炎亚种、肺炎克雷伯氏菌臭鼻亚种、肺炎克雷伯氏菌鼻硬结亚种和产酸克雷伯氏菌。

克雷伯氏菌是最重要条件致病菌之一。对人类,特别是免疫力低下的人群,易引发肺炎、肝脓肿、脑膜炎、脊髓炎、败血症、结肠炎及食物中毒等疾病。FAO/WHO于2004年在日内瓦召开的"婴儿配方奶粉中阪崎肠杆菌和其他微生物"的联席会议将克雷伯氏菌列为婴儿配方奶粉中的病原菌,要求成员国实施有效的监控措施,保障婴儿配方奶粉哺喂婴儿的安全。据调查报告表明婴儿配方奶粉中污染肺炎克雷伯氏菌和产酸克雷伯氏菌的含量较低,肺炎克雷伯氏菌含量为0.19 CFU/100 g~46.22 CFU/100 g,产酸克雷伯氏菌污染程度为0.36 CFU/100 g~1.47 CFU/100 g,为此,定性检测取样量确定为3×100 g,定量检测取样量确定为333 g,以尽可能检测出样品中含量少的目标菌。

乳及乳制品卫生微生物学检验方法 第9部分：克雷伯氏菌检验

1 范围

SN/T 2552的本部分规定了乳粉中克雷伯氏菌(肺炎克雷伯氏菌、产酸克雷伯氏菌)的检验方法。

本部分适用于乳粉中克雷伯氏菌(肺炎克雷伯氏菌、产酸克雷伯氏菌)的检验，其他乳及乳制品可参照使用。

2 规范性引用文件

下列文件对于本文件的应用是必不可少的。凡是注日期的引用文件，仅注日期的版本适用于本文件，凡是不注日期的引用文件，其最新版本(包括所有的修改单)适用于本文件。

SN/T 2552.1 乳及乳制品卫生微生物学检验方法 第1部分：取样指南

SN/T 2552.2 乳及乳制品卫生微生物学检验方法 第2部分：检验样品的制备与稀释

3 术语与定义

下列术语和定义适用于本文件。

3.1

克雷伯氏菌 *Klebsiella* spp.

克雷伯氏菌拉丁学名*Klebsiella*，为肠杆菌科的一个属，符合肠杆菌科定义，具荚膜、无鞭毛的革兰氏阴性球杆菌，大小(0.5 μm～0.8 μm)×(1 μm～2 μm)，单独、成双或短链状排列。发酵肌醇或阿东醇，不产生H_2S和鸟氨酸脱羧酶。

4 培养基和试剂

4.1 肠杆菌增菌肉汤(EE肉汤)：见附录A第A.1章。

4.2 麦康凯肌醇阿东醇羧苄青霉素琼脂(MIAC)：见附录A第A.2章。

4.3 氧化酶试验试剂：见附录A第A.3章。

4.4 营养琼脂(NA)：见附录A第A.4章。

4.5 动力试验培养基：见附录A第A.5章。

4.6 吲哚试验培养基及试剂：见附录A第A.6章。

除另有规定外，所用试剂均为分析纯，水为蒸馏水。

5 设备和材料

5.1 水浴箱：45 ℃±0.2 ℃。

5.2 温度计：1 ℃～55 ℃，分刻度0.1 ℃。

5.3 培养箱：36 ℃±1 ℃。

5.4　吸管：10 mL，分刻度 0.1 mL。

5.5　试管：15 mm×100 mm。

5.6　灭菌平皿：15 mm×150 mm。

5.7　接种环：3 mm 直径。

5.8　天平：量程 2 kg，感量 0.1 g。

5.9　灭菌的样品处理器具：取样勺，剪刀，开罐器。

5.10　样品稀释瓶：125 mL，250 mL 和 2 L 样品稀释瓶。

5.11　克雷伯氏菌质控菌株：ATCC 13883。

5.12　API 20 E 肠杆菌和其他革兰氏阴性杆菌鉴定试剂盒或类似产品。

5.13　VITEK 全自动微生物分析系统或类似设备。

6　检测

6.1　方法提要

乳粉中克雷伯氏菌的定性检验方法是通过对 3 份 100 g 检样进行预增菌、选择性增菌、分离及生化鉴定等步骤对乳粉中可能存在的克雷伯氏菌进行定性检验。定量检验采用“三管”增菌的 MPN 法，至少需要 333 g 样品以检验样品中含量少的目标菌。

6.2　检验程序

克雷伯氏菌的检验程序见图 1。

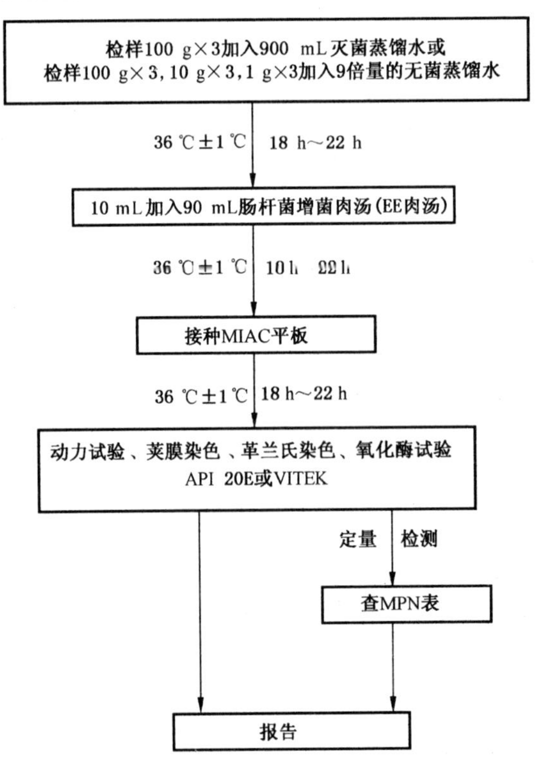

图 1　克雷伯氏菌的检验程序

6.3 定性检验

6.3.1 取样和制备按 SN/T 2552.1 和 SN/T 2552.2 执行。按无菌操作称量 3 份 100 g 检样分别置于 3 瓶 2 L 样品稀释瓶中，加入 900 mL 预热到 45 ℃的灭菌蒸馏水中，或者将检品直接称量到装有 9 倍预热到 45 ℃的灭菌蒸馏水的样品稀释瓶中，振摇，使检样充分混匀。36 ℃±1 ℃培养 18 h～22 h。

6.3.2 分别移取培养 18 h～22 h 的悬液各 10 mL 加入到 90 mL EE 肉汤中，36 ℃±1 ℃培养 18 h～22 h。

6.3.3 轻轻混匀 EE 增菌液，用直径 3 mm 的接种环按四区法接种于 MIAC 平板，36 ℃±1 ℃培养 18 h～22 h。观察平板上的菌落形态，在 MIAC 平板上，克雷伯氏菌的菌落形态为圆形、突起、湿润、光滑的红色菌落，直径为 2 mm～4 mm。

6.3.4 从 MIAC 平板上挑取 5 个可疑菌落分别做动力试验，并接种到 NA 平板上，36 ℃±1 ℃培养 18 h～22 h。

6.3.5 将 6.3.4 中 NA 平板上的纯培养物做革兰氏染色、荚膜染色、氧化酶试验。无动力，革兰氏染色阴性，有荚膜，氧化酶试验阴性者，按表 1 进行生化鉴定。也可应用 API 20E 生化鉴定试剂盒或 VITEK 生化鉴定系统进行生化鉴定。

6.3.6 克雷伯氏菌属细菌生化特性见表 1。

表 1 克雷伯氏菌属细菌生化特性

生化特性	肺炎克雷伯氏菌肺炎亚种	肺炎克雷伯氏菌臭鼻亚种	肺炎克雷伯氏菌鼻硬结亚种	产酸克雷伯氏菌
吲哚	－	－	－	＋
甲基红	－	＋	＋	－
VP	＋	－	－	(＋)
柠檬酸盐	＋	(－)	－	＋
丙二酸盐	(＋)	－	＋	(＋)
尿素酶	(＋)	－	－	(＋)
赖氨酸脱羧酶	＋	d	－	＋
鸟氨酸脱羧酶	－	－	－	－
果胶酸酶	－	－	－	＋
ONPG	＋	＋	－	＋
10 ℃生长	－	－	－	＋
注：＋：≥90%阳性；(＋)：75 %～89 %阳性；d：不同菌株不定；(－)：75 %～89 %阴性；－：≥90%阴性。				

6.4 定量检验

6.4.1 按无菌操作取 100 g、10 g、1 g 检样各 3 份，分别置于 2 L、250 mL、125 mL 的样品稀释瓶中，加入 9 倍预热到 45 ℃的灭菌蒸馏水(1∶10 稀释)，或者将检样直接称量到装有 9 倍预热到 45 ℃的灭菌蒸馏水的样品稀释瓶中，振摇，使检样充分混匀。36 ℃±1 ℃培养 18 h～22 h。

6.4.2 从上述 9 瓶增菌液中分别移取悬液各 10 mL 加入到 90 mL EE 肉汤中，36 ℃±1 ℃培养18 h～22 h。

6.4.3 操作同 6.3.3～6.3.6。

7 结果报告

7.1 定性检验结果报告

根据生化鉴定结果，若 3 份检样中至少有一份鉴定为阳性，报告每 300 g 样品中检出何种或何亚种克雷伯氏菌。若3份检样均为阴性,报告每300 g样品中未检出克雷伯氏菌。

7.2 定量检验结果报告

生化鉴定结果符合克雷伯氏菌特性的菌株,按增菌培养阳性管数,应用MPN表(见附录B),查出每100 g样品中的克雷伯氏菌MPN值。检验结果报告为每100 g样品中克雷伯氏菌属具体种或亚种的最近似值。

附 录 A
（规范性附录）
培养基和试剂

A.1 肠杆菌增菌肉汤(EE 肉汤)

A.1.1 成分

蛋白胨	10.0 g
葡萄糖	5.0 g
磷酸氢二钠	8.0 g
磷酸二氢钾	2.0 g
牛胆盐	20.0 g
煌绿	0.015 g
蒸馏水	1 000 mL

A.1.2 制法

应使用纯净的牛胆盐和煌绿，减少对受损伤且数量极少的肠杆菌的生长抑制。将各成分加入蒸馏水中，加热煮沸，调节 pH 至 7.2±0.1，分装适宜容器。115 ℃高压灭菌 15 min，制成的培养基为绿色，可放置 2 ℃～8 ℃冷藏柜保存，4 周内使用。

A.2 麦康凯肌醇阿东醇羧苄青霉素琼脂(MIAC)

A.2.1 成分

蛋白胨	20.0 g
肌醇	5.0 g
阿东醇	5.0 g
氯化钠	5.0 g
猪胆盐	5.0 g
琼脂	15.0 g
蒸馏水	1 000 mL

A.2.2 制法

将各成分加入蒸馏水中，加热溶解，调节 pH 至 7.1±0.2，加入 0.1%结晶紫水溶液 1 mL，1%中性红水溶液 5 mL，分装适当容器，115 ℃高压灭菌 15 min，温度降至 60 ℃左右，加入 100 mg/mL 羧苄青霉素(经 0.22 μm 滤膜过滤除菌)1 mL，充分混匀，制成平板备用。

A.3 氧化酶试验试剂

A.3.1 成分

四甲基对苯二胺	1.0 g

蒸馏水　　100 mL

A.3.2 制法

将四甲基对苯二胺溶于蒸馏水即可，现配现用。若装入棕色瓶中，放置于 2 ℃～8 ℃冰箱保存，可在配制后 7 d 内使用。

A.4 营养琼脂(NA)

A.4.1 成分

蛋白胨	10.0 g
牛肉浸膏	3.0 g
氯化钠	5.0 g
琼脂	15.0 g
蒸馏水	1 000 mL

A.4.2 制法

将各成分加入蒸馏水中，加热溶解，调节 pH 至 7.3±0.1，121 ℃高压灭菌 15 min，制成平板备用。

A.5 动力试验培养基

A.5.1 成分

胰蛋白胨	10.0 g
氯化钠	5.0 g
琼脂	5.0 g
蒸馏水	1 000 mL

A.5.2 制法

将各成分加入蒸馏水中，加热溶解，调节 pH 至 7.3±0.1，分装 15 mm×100 mm 试管，121 ℃高压灭菌 15 min，制成半固体高层。

A.6 吲哚试验培养基及试剂

A.6.1 吲哚试验培养基

胰蛋白胨	10.0 g
氯化钠	5.0 g
蒸馏水	1 000 mL

A.6.2 制法

将各成分加入蒸馏水中，加热溶解，调节 pH 至 7.4，分装 15 mm×100 mm 试管，121 ℃高压灭菌15 min。

A.6.3 吲哚试验试剂

对二甲基氨基苯甲醛	10.0 g
纯戊醇	150 mL
纯浓盐酸	50 mL

A.6.4 制法

将对二甲基氨基苯甲醛先溶于戊醇中，再缓慢加入浓盐酸，混匀，保存于 2 ℃～8 ℃冰箱。

附 录 B
(规范性附录)
克雷伯氏菌最可能数(MPN)检索表

表 B.1 接种量分别为 10.0 g、1.0 g 和 0.1 g 时九管法的 MPN 表及 95%可信区间

阳性管数			MPN/100 g	可信限		阳性管数			MPN/100 g	可信限	
10.0	1.0	0.1		低	高	10.0	1.0	0.1		低	高
0	0	0	<3.0	—	9.5	2	2	0	21	4.5	42
0	0	1	3.0	0.15	9.6	2	2	1	28	8.7	94
0	1	0	3.0	0.15	11	2	2	2	35	8.7	94
0	1	1	6.1	1.2	18	2	3	0	29	8.7	94
0	2	0	6.2	1.2	18	2	3	1	36	8.7	94
0	3	0	9.4	3.6	38	3	0	0	23	4.6	94
1	0	0	3.6	0.17	18	3	0	1	38	8.7	110
1	0	1	7.2	1.3	18	3	0	2	64	17	180
1	0	2	11	3.6	38	3	1	0	43	9	180
1	1	0	7.4	1.3	20	3	1	1	75	17	200
1	1	1	11	3.6	38	3	1	2	120	37	420
1	2	0	11	3.6	42	3	1	3	160	40	420
1	2	1	15	4.5	42	3	2	0	93	18	420
1	3	0	16	4.5	42	3	2	1	150	37	420
2	0	0	9.2	1.4	38	3	2	2	210	40	430
2	0	1	14	3.6	42	3	2	3	290	90	1 000
2	0	2	20	4.5	42	3	3	0	240	42	1 000
2	1	0	15	3.7	42	3	3	1	460	90	2 000
2	1	1	20	4.5	42	3	3	2	1 100	180	4 100
2	1	2	27	8.7	94	3	3	3	>1 100	420	—

注:如果接种量扩大 10 倍,分别为 100.0 g,10.0 g 和 1.0 g 时,表中的数字相应缩小 10 倍。
如果接种量缩小 10 倍,分别为 1.0 g,0.1 g 和 0.01 g 时,表中的数字相应扩大 10 倍。

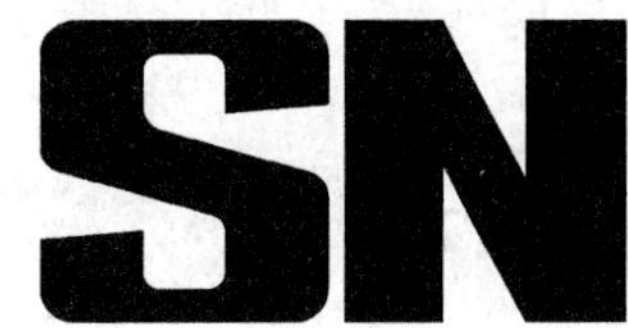

中华人民共和国出入境检验检疫行业标准

SN/T 2552.10—2010

乳及乳制品卫生微生物学检验方法 第10部分：阪崎肠杆菌检验 免疫荧光方法

Microbiological examination for milk and milk products hygiene—Part 10: Detection of *Enterobacter sakazakii*—Fluorescent antibody method

2010-05-27 发布　　2010-12-01 实施

中华人民共和国国家质量监督检验检疫总局 发布

前　言

SN/T 2552《乳及乳制品卫生微生物学检验方法》分为十三个部分：

——第1部分：取样指南；

——第2部分：检验样品的制备与稀释；

——第3部分：酵母、霉菌菌落计数；

——第4部分：嗜冷菌微生物菌落计数；

——第5部分：沙门氏菌检验；

——第6部分：柠檬酸杆菌检验；

——第7部分：阴沟肠杆菌检验；

——第8部分：普通变形杆菌和奇异变形杆菌检验；

——第9部分：克雷伯氏菌检验；

——第10部分：阪崎肠杆菌检验　免疫荧光法；

——第11部分：蜡样芽孢杆菌的分离与计数；

——第12部分：单核细胞增生李斯特氏菌检测与计数；

——第13部分：假单孢菌属的分离与计数。

本部分是SN/T 2552的第10部分。

本部分按照GB/T 1.1—2009给出的规则起草。

本部分由国家认证认可监督管理委员会提出并归口。

本部分起草单位：中国检验检疫科学研究院、中华人民共和国上海出入境检验检疫局。

本部分主要起草人：杨捷琳、赵贵明、袁飞、顾鸣、袁辰刚、韩伟、关嵘、杨海荣。

乳及乳制品卫生微生物学检验方法 第10部分:阪崎肠杆菌检验 免疫荧光方法

1 范围

SN/T 2552的本部分规定了乳粉中阪崎肠杆菌的免疫荧光检验方法。

本部分适用于乳粉中阪崎肠杆菌的快速筛选,乳制品可参照使用。

2 规范性引用文件

下列文件对于本文件的应用是必不可少的。凡是注日期的引用文件,仅注日期的版本适用于本文件,凡是不注日期的引用文件,其最新版本(包括所有的修改单)适用于本文件。

SN/T 1632.1 奶粉中阪崎肠杆菌检验方法 第1部分:分离与计数

SN/T 2552.1 乳及乳制品卫生微生物学检验方法 第1部分:取样指南

3 溶液与试剂

3.1 PBS缓冲液:见附录A第A.3章。

3.2 固定液:见附录A第A.4章。

3.3 pH9.0碳酸盐-甘油缓冲溶液:见附录A第A.5章。

3.4 阪崎肠杆菌多克隆抗体或单克隆抗体试剂及异硫氰酸荧光素(FITC)标记的山羊抗小鼠荧光抗体

选用商品化的以阪崎肠杆菌单克隆抗体和异硫氰酸荧光素(FITC)标记的山羊抗小鼠Fab荧光抗体,染色时应按照试剂标明的常规染色工作浓度和稀释方法进行稀释后使用。

注1:所用荧光抗体应在有效期以内。

注2:已稀释的荧光抗体试剂置4℃储存可使用1个月左右,保持其固有的染色亮度不变,如发现其染色亮度下降,则不能继续使用。

4 设备与材料

4.1 载玻片

76 mm×26 mm,厚度0.8 mm~1.0 mm,事先刻好编号及八个小方格,自左至右排列,每行四格,上下共两行(或采用供免疫荧光技术专用的多凹涂膜载玻片),用洗涤剂彻底清洗油污,擦洗干净,并经滴水检查证实无油污后,再浸于95%乙醇中保存备用。

4.2 盖玻片

22 mm×22 mm,厚度0.13 mm~0.17 mm,按同上方法进行去油污处理。

4.3 荧光显微镜

具有投射光或落射光光源装置,配装能投射波长为330 nm~350 nm的激发滤片与接受波长大于400 nm的阻断滤片。

5 测定方法

5.1 试样制备

抽样和制样按 SN/T 2552.1 执行。无菌称取样品 100 g 至 2 L 的样品稀释瓶中，加入 900 mL 预热到 45 ℃的灭菌蒸馏水，或者将样品直接称量到装有 9 倍于样品质量，并已预热到 45 ℃的灭菌蒸馏水的样品稀释瓶中，振摇使样品充分混匀，36 ℃±1 ℃培养 18 h～22 h。

5.2 染色

5.2.1 染色步骤参见附录 B。以直径 3 mm 的接种环经培养的增菌液一环，制成较薄的标本涂片，置 37 ℃恒温箱(或室温)充分晾干后，用无水乙醇-三氯甲烷-甲醛固定液固定 5 min～10 min，再用 95%乙醇浸洗后晾干(此项乙醇重复使用以不超过三次为宜)。

5.2.2 将阪崎肠杆菌多克隆抗体或单克隆抗体试剂按染色工作浓度滴加于各标本涂片上，放湿盒内，置 37 ℃ 30 min 后取出，用 0.01 mol/L pH9.0 PBS 冲去多余的抗体，另换相同 PBS 浸洗 10 min，再以蒸馏水冲洗后晾干。

5.2.3 将羊抗小鼠荧光抗体试剂按染色工作浓度滴加于各标本涂片上，放湿盒内，置 37 ℃ 30 min 后取出，用 0.01 mol/L pH9.0 PBS 冲去多余的荧光抗体，另换相同 PBS 浸洗 10 min，再以蒸馏水冲洗后晾干。

5.2.4 滴加 pH9.0 碳酸盐-甘油缓冲溶液后，加盖玻片封片。

注 1：对所用荧光抗体之染色工作浓度，必要时可用已知标准菌种重新测定。

注 2：每次涂片检查时皆应用 1 至数个已知染色阳性菌种作为对照实验。

6 镜检及结果报告

6.1 镜检

先用低倍物镜扫视整个标本，再换高倍物镜进行观察，并记录染色亮度与菌量等情况。

菌体荧光染色亮度评定标准如下：

a) 4+：黄绿色闪亮荧光，菌体周围及中心轮廓清晰；
b) 3+：黄绿色明亮荧光，菌体周围及中心轮廓清晰；
c) 2+：黄绿色荧光较弱，菌体周围及中心轮廓清晰；
d) 1+：仅有黯淡的荧光，菌形不清晰；
e) －：无荧光或菌形不清。

6.2 结果判定

6.2.1 每个样品制备 2 个～3 个涂片，镜检观察时应结合发荧光菌体的形态与菌量综合判定。

6.2.2 阳性及可疑阳性结果：菌体荧光亮度达到 2+左右，菌体形态特征基本符合阪崎肠杆菌短杆状形态，且多数视野中均能检出数个菌体以上。由于抗体与细菌的结合有可能是多价的，观察时菌体形态可能呈现出团块状，应结合普通光和荧光下菌体形态位置的比较进行判断。

6.2.3 阴性结果：荧光亮度在 2+以下(不包括 2+)，且不属于可疑阳性结果范围者，均为阴性。

6.3 报告方法

6.3.1 荧光染色镜检为阴性结果：报告为“未检出阪崎肠杆菌”。

6.3.2 荧光染色镜检为阳性或可疑阳性结果：按 SN/T 1632.1 继续进行培养法检查，并根据培养法检查结果做报告。

附 录 A
（规范性附录）
培养基和试剂

A.1 肠杆菌增菌肉汤(EE 肉汤)

A.1.1 成分

蛋白胨	10.0 g
葡萄糖	5.0 g
磷酸氢二钠	8.0 g
磷酸二氢钾	2.0 g
牛胆盐	20.0 g
煌绿	0.015 g
蒸馏水	1 000.0 mL

A.1.2 制法

应使用纯净的牛胆盐和煌绿，减少对受损伤且数量极少的肠杆菌的生长抑制。将各成分加入蒸馏水中，加热煮沸，调节 pH 至 7.2±0.1，分装适宜容器。115 ℃高压灭菌 15 min，制成的培养基为绿色，可放置 2 ℃～8 ℃冷藏柜保存，4 周内使用。

A.2 脑心浸液(BHI)

A.2.1 成分

小牛脑浸汁	200 g
牛心浸汁	250 g
朊蛋白胨	10.0 g
氯化钠	5.0 g
磷酸氢二钠	2.5 g
葡萄糖	2.0 g
蒸馏水	1 000 mL

A.2.2 制法

将各成分加入蒸馏水中，缓缓加热至溶解，分装 5 mL 于 16 mm×150 mm 试管中，121 ℃高压灭菌 15 min，最终 pH7.4±0.2。

A.3 PBS 缓冲液

0.01 mol/L pH9.0 磷酸盐-生理盐水缓冲溶液，溶解无水磷酸氢二钠 1.42 g，氯化钠 8.5 g 于 1 000 mL蒸馏水中，使完全溶解，用酸度计测定其 pH 值 9.0 以上即可，必要时可用 1 mol/L 氢氧化钠调整至 pH9.1 左右。

注：此项固定液配制后可置 4 ℃储存，但重复使用次数以不超过 3 次为宜。

A.4 固定液

按顺序将无水乙醇 60 mL、三氯甲烷（$CHCl_3$）30 mL 混匀，再加入 36%～38%甲醛 10 mL，混匀即成。

A.5 pH9.0 碳酸盐-甘油缓冲溶液

溶解无水碳酸钠 6 g，无水碳酸氢钠 37 g 于蒸馏水中，加至 1 000 mL，使完全溶解，混匀，即成 pH9.2碳酸盐缓冲液。

以上项缓冲液 1 份加甘油 9 份混匀即成。

注 1：所用甘油应选用优质纯品或分析纯品。

注 2：配成后置 4 ℃储存，在储存期间其 pH 值逐渐下降，应以每 2 周左右重新配制一次为宜。

附　录　B
（资料性附录）
间接法免疫荧光染色步骤示意图

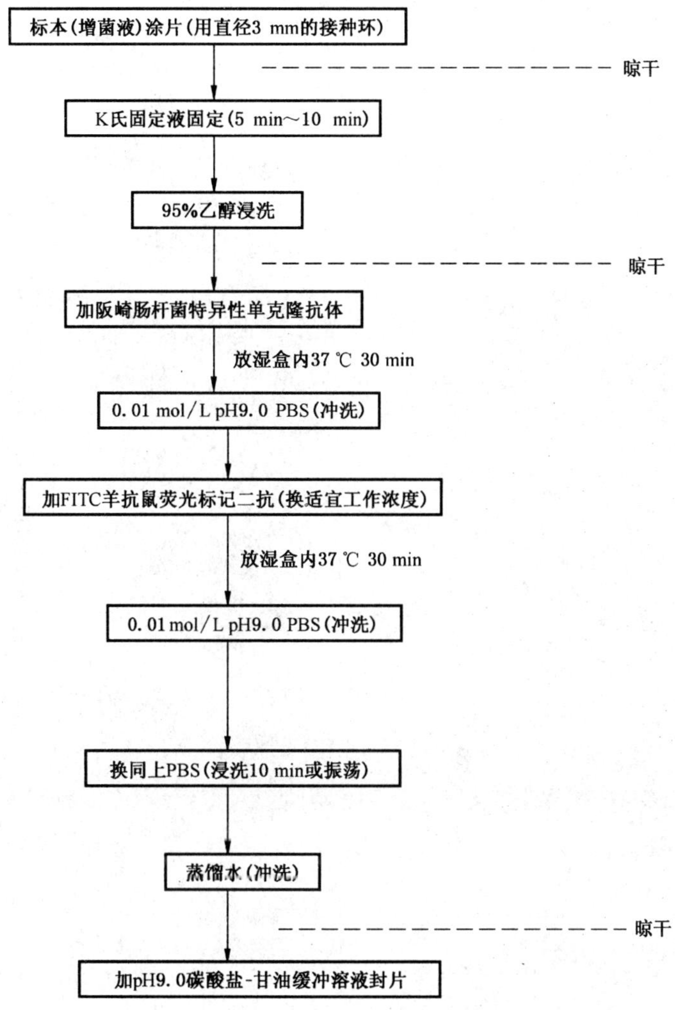

图 B.1　间接法免疫荧光染色步骤示意图

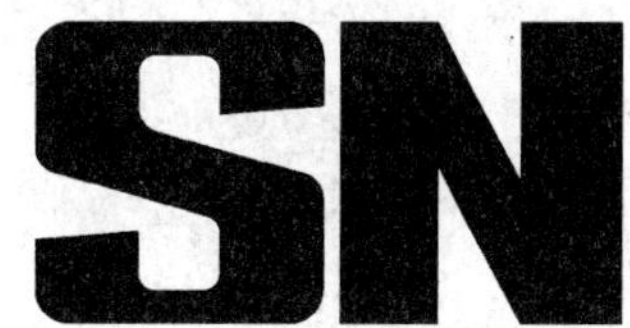

中华人民共和国出入境检验检疫行业标准

SN/T 2552.11—2010

乳及乳制品卫生微生物学检验方法 第11部分：蜡样芽孢杆菌的分离与计数

Microbiological examination for milk and milk products hygiene—
Part 11: Isolation and enumeration of *Bacillus cereus*

2010-05-27 发布　　　　2010-12-01 实施

中华人民共和国
国家质量监督检验检疫总局 发布

前　言

SN/T 2552《乳及乳制品卫生微生物学检验方法》分为十三个部分：

——第 1 部分：取样指南；

——第 2 部分：检验样品的制备与稀释；

——第 3 部分：酵母、霉菌菌落计数；

——第 4 部分：嗜冷菌微生物菌落计数；

——第 5 部分：沙门氏菌检验；

——第 6 部分：柠檬酸杆菌检验；

——第 7 部分：阴沟肠杆菌检验；

——第 8 部分：普通变形杆菌和奇异变形杆菌检验；

——第 9 部分：克雷伯氏菌检验；

——第 10 部分：阪崎肠杆菌检验　免疫荧光法；

——第 11 部分：蜡样芽孢杆菌的分离与计数；

——第 12 部分：单核细胞增生李斯特氏菌检测与计数；

——第 13 部分：假单孢菌属的分离计数。

本部分是 SN/T 2552 的第 11 部分。

本部分按照 GB/T 1.1—2009 给出的规则起草。

本部分参照了 ISO 7932《食品和动物饲料微生物学　疑似蜡样芽孢杆菌计数水平方法　30 ℃菌落计数技术》(ISO 7932　Microbiology of food and animal feeding stuffs—Horizontal method for the enumeration of presumptive *Bacillus cereus*—Colony-count technique at 30 degrees C)和美国 FDA《细菌分析手册　第 14 章　蜡样芽孢杆菌》(Bacteriological Analytical Manual-chapter 14 *Bacillus cereus*)。

本部分由国家认证认可监督管理委员会提出并归口。

本部分起草单位：中华人民共和国吉林出入境检验检疫局、中国检验检疫科学研究院。

本部分主要起草人：王振国、罗雁非、蔡阳、赵贵明、刘金华。

乳及乳制品卫生微生物学检验方法
第11部分：蜡样芽孢杆菌的分离与计数

1 范围

SN/T 2552的本部分规定了乳及乳制品中蜡样芽孢杆菌的分离与计数方法。

本部分适用于乳及乳制品中蜡样芽孢杆菌的分离与计数。

2 规范性引用文件

下列文件对于本文件的应用是必不可少的。凡是注日期的引用文件，仅注日期的版本适用于本文件，凡是不注日期的引用文件，其最新版本(包括所有的修改单)适用于本文件。

SN/T 2552.1 乳及乳制品卫生微生物学检验方法 第1部分：取样指南

SN/T 2552.2 乳及乳制品卫生微生物学检验方法 第2部分：检验样品的制备与稀释

SN/T 1538.2—2007 培养基制备指南 第2部分：培养基性能测试实用指南

3 术语和定义

下列术语和定义适用于本文件。

3.1

蜡样芽孢杆菌 *Bacillus cereus*

一种需氧革兰氏阳性芽孢杆菌，普遍存在于土壤、蔬菜及生品和熟品食物中，繁殖能力强，它是导致食物中毒的常见致病微生物。

4 原理

4.1 利用蜡样芽孢杆菌不发酵甘露醇和产生卵磷脂的特性，在MYP平板上形成典型菌落进行分离。

4.2 利用蜡样芽孢杆菌的溶血特性，接种绵羊血琼脂平板进行二次筛选。

4.3 将疑似菌落纯化后初步进行生化确证，鉴定到蜡样芽孢杆菌群。

4.4 通过群内生化鉴别，鉴定到蜡样芽孢杆菌种。

4.5 按确证为阳性的蜡样芽孢杆菌数计算每克或每毫升样品中的蜡样芽孢杆菌数。

5 培养基和试剂

5.1 甘露醇卵黄多粘菌素B琼脂(MYP)：见附录A第A.1章。

5.2 绵羊血琼脂：见附录A第A.2章。

5.3 营养琼脂(NA)：见附录A第A.3章。

5.4 酚红葡萄糖肉汤:见附录A第A.4章。

5.5 硝酸盐肉汤:见附录A第A.5章。

5.6 酪氨酸琼脂:见附录A第A.6章。

5.7 溶菌酶肉汤:见附录A第A.7章。

5.8 改良培养基:见附录A第A.8章。

5.9 改良VP培养基:见附录A第A.9章。

5.10 动力试验培养基:见附录A第A.10章。

6 设备和材料

6.1 干燥灭菌(烘箱)和湿热灭菌(高压灭菌器)设备。

6.2 拍打式均质器。

6.3 水浴箱:45 ℃±2 ℃。

6.4 温度计:量程1 ℃~55 ℃,分刻度0.1 ℃。

6.5 培养箱:30 ℃±1 ℃和35 ℃±1 ℃。

6.6 干燥橱或烘箱:37 ℃±1 ℃和55 ℃±1 ℃。

6.7 pH计:要求在25 ℃时精确校准到±0.1 pH单位。

6.8 吸管:10 mL和1.0 mL,分刻度分别为0.5 mL和0.1 mL。

6.9 “L”型玻璃涂布棒:直径3.5 mm,长20 cm,一端3 cm处有直角的玻璃或塑料棒;切面端应平滑。

6.10 接种环:3 mm直径。

6.11 天平:量程2 000 g,灵敏度0.1 g。

6.12 灭菌样品处理器具:取样勺、剪刀、开罐器。

6.13 样品稀释瓶:100 mL,125 mL,150 mL,250 mL和2 L样品稀释瓶。

6.14 平皿:小规格(直径为90 mm~100 mm)和(或)大规格(直径为140 mm)的平皿。

6.15 厌氧罐或能够提供相同厌氧培养条件的仪器或设备。

7 蜡样芽孢杆菌检验方法

7.1 方法提要

乳及乳制品中蜡样芽孢杆菌是通过选择性分离、生化鉴定等方法对乳及乳制品中可能存在的蜡样芽孢杆菌进行定性和定量的检验。

7.2 检验程序

蜡样芽孢杆菌检验程序见图1。

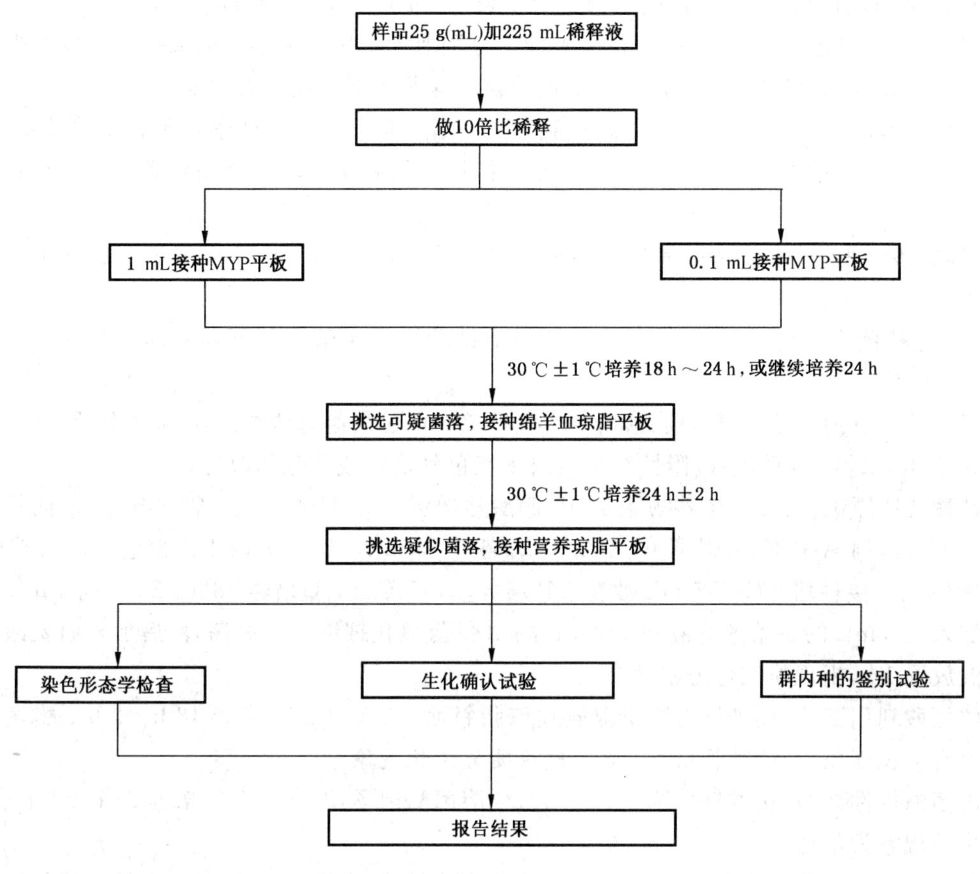

图 1　蜡样芽孢杆菌检验程序

8　检验步骤

8.1　取样按照 SN/T 2552.1 执行。无菌称取样品 25 g 加入到适当的样品稀释容器中，加入 225 mL 灭菌蒸馏水(1∶10 稀释)，或者将样品直接称量到装有灭菌蒸馏水的样品稀释容器中，振荡或拍打使样品充分混匀。混合均匀后，取 10 mL 悬浮液于 90 mL pH7.4 缓冲盐水中(1∶100 稀释)，必要时采用相同方法进一步 10 倍倍比稀释。其他乳制品在制样时按照 SN/T 2552.2 执行。

8.2　取 2 个 MYP 平板。分别加 0.1 mL 液态检测样品，或 0.1 mL 其他形态样品的初始稀释液。根据样品的污染程度进行适当的稀释。

8.3　对于特定的产品，估计出最低的蜡样芽孢杆菌污染量。通过将 1.0 mL 液体样品或 1.0 mL 其他形态样品的初始稀释液涂布到大的培养皿(140 mm)或分散涂布到 3 个小培养皿(90 mm)来提高样品检测浓度。在这两种情况下，需要准备 2 个大培养皿或 6 个小培养皿。

8.4　将样品液涂布整个琼脂表面，避免接触平皿的边缘。每个平板应用一个新的灭菌涂布棒。平板室温静置 15 min，使样品液被吸入琼脂内。

8.5　待表面干燥后翻转平板于 30 ℃±1 ℃培养 18 h～24 h。如果菌落特征不明显，继续培养 24 h。

8.6　平板的计数和菌落选择：培养结束，选取含有 150 个菌落以内的连续两个稀释度的平板。计数每个平板上的疑似菌落。疑似菌落为大的、粉红色(表明不发酵甘露醇，见注 1)周围有粉红色晕环(表示产生卵磷脂酶，见注 2)。

如果未稀释或最低稀释度的平板上典型和非典型菌落的个数少于 15，按照第 9 章进行估计。

注 1：如果平板上有许多产酸的甘露醇发酵菌落，将导致蜡样芽孢杆菌的粉红色菌落特征减弱或消失。

注 2：一些蜡样芽孢杆菌仅产生很少或不产生卵磷脂酶。这些菌落周围没有晕。这些菌落也应进行确认试验。

如果1.0 mL接种物在3个平板上均为蔓延生长，记为1个菌落进行确认试验。

8.7 菌落的选择和纯化：从8.6选取的每个平板上分别取5个疑似菌落。如果一个平皿上少于5个典型或疑似菌落，则取所有典型的或疑似的菌落做确认。这些菌落的确认见8.9和8.10。

如果平板上菌落过于拥挤而无法选取分离良好的菌落，取5个疑似菌落接种整个培养基(A.1.4)，于30 ℃±1 ℃的培养箱中培养18 h～24 h。从每个平板上至少选取一个粉红色菌落，按照8.8进行确认。

8.8 将选择的菌落采用划线、穿刺绵羊血琼脂，30 ℃±1 ℃培养24 h±2 h后观察溶血现象。蜡样芽孢杆菌溶血阳性。

8.9 蜡样芽孢杆菌生化确认试验：将MYP和溶血试验阳性菌落接种营养斜面进行纯培养，30 ℃±1 ℃培养24 h±2 h。

a) 厌氧条件下葡萄糖发酵试验：接种培养物于3 mL酚红葡萄糖肉汤，厌氧条件下35 ℃±1 ℃培养24 h±2 h。振动试管，阳性结果会出现红色到橘黄或黄色的改变；

b) 硝酸盐还原试验：接种培养物于5 mL硝酸盐肉汤。35 ℃±1 ℃培养24 h±2 h，向每个培养管中加入试剂A和C(见附录A第A.5章)各0.25 mL。10 min内出现橙色反应为阳性；

c) VP试验：接种培养物于5 mL改良VP培养基，35 ℃±1 ℃培养48 h±2 h。向1 mL培养物中加入0.6 mL的α-萘酚溶液和0.2 mL的40%氢氧化钾溶液。振荡，然后加入肌氨酸粉末。室温放置1 h，出现粉红色为阳性；

d) 酪氨酸利用试验：接种培养物于酪氨酸琼脂斜面，35 ℃±1 ℃培养48 h±2 h。酪氨酸被利用没有生长现象，而阴性管培养7 d仍然有明显生长现象；

e) 溶菌酶抗性试验：接种培养物于含0.001%溶菌酶肉汤，35 ℃±1 ℃培养24 h±2 h。出现细菌生长现象为阳性。

上述特征为蜡样芽孢杆菌群所共有，该菌群包括根状生长的蕈状芽孢杆菌，产结晶体的昆虫致病菌苏云金芽孢杆菌和哺乳动物致病菌炭疽芽孢杆菌。这些菌株可以通过种特异性同蜡样芽孢杆菌区别开来。群内种的鉴别见8.10。

8.10 群内种的鉴别如下：

a) 运动性试验：穿刺接种培养物于动力试验培养基。30 ℃±1 ℃培养18 h～2 4h观察沿穿刺线生长情况。有运动性成分散性生长。无运动性沿穿刺线生长。多数蜡样芽孢杆菌和苏云金芽孢杆菌具有运动性。少数蜡样芽孢杆菌不具有运动性；

b) 根状生长试验.向15 mm×100 mm平皿内倾注18 mL～20 mL营养琼脂，室温干燥1 d～2 d。向每个平板中心接种一环经24 h培养的培养物悬液。让培养物吸收后30 ℃±1 ℃培养48 h～72 h，检查根状生长情况。蜡样芽孢杆菌呈粗糙山谷状生长，同蕈状芽孢杆菌的根状生长相区别；

c) 溶血试验：结果参见溶血试验，蜡样芽孢杆菌为β溶血，多数苏云金芽孢杆菌和蕈状芽孢杆菌也为β溶血，炭疽芽孢杆菌培养24 h后不溶血；

d) 蛋白质毒素晶体试验：向营养琼脂表面接种一环经24 h培养的培养物悬液，30 ℃±1 ℃培养24 h后室温放置2 d～3 d，然后制备玻片，空气干燥或火焰固定。将玻片浸入甲醇，30 s后倾去甲醇，置火焰上干燥，再浸入0.5%碱性复红染料中。用火焰小心加热直至菌膜可见。放置1 min～2 min后，重复一遍上述步骤。放置30 min后倾去染料并用水冲洗干净。拭干玻片置油镜下观察有无游离芽孢和菱形(钻石样)结晶体。苏云金芽孢杆菌的3 d～4 d以上的培养物有大量的结晶体，但是只有在芽孢裂解通过上述染色方法才能见到。然而，除非见到芽孢，否则培养物应在室温继续放置几天以重新检查毒素晶体。蜡样芽孢杆菌和其他种均不产生蛋白质毒素晶体；

e) 蜡样芽孢杆菌与类似菌的鉴别见表1。

表 1 蜡样芽孢杆菌与类似菌的鉴别

生化特性	蜡样芽孢杆菌	苏云金芽孢杆菌	蕈状芽孢杆菌	炭疽芽孢杆菌	巨大芽孢杆菌
革兰氏染色	+[a]	+	+	+	+
过氧化氢酶	+	+	+	+	+
运动性	+/−[b]	+/−	−[c]	−	+/−
亚硝酸盐还原	+	+/	+	+	−[d]
酪氨酸利用	+	+	+/−	−[d]	+/−
溶菌酶抗性	+	+	+	+	−
卵黄反应	+	+	+	+	−
厌氧葡萄糖利用	+	+	+	+	−
VP	+	+	+	+	−
甘露醇产酸	−	−	−	−	+
溶血(绵羊 RBC)	+	+	+	−[d]	−
已知致病原/特点	产生肠毒素	毒素晶体,是昆虫致病原	树根状生长	对人和动物致病	

[a] +,90～100%菌株阳性。
[b] +/−,50%菌株阳性。
[c] −,90～100%菌株阴性。
[d] −,多数菌株阴性。

9 结果描述

9.1 计算方法

鉴定之后,计算每块平板得到鉴定的蜡样芽孢杆菌数量,按式(1)和式(2)计算:

$$a=\frac{b}{A}\times C \tag{1}$$

式中:

a ——每块平板蜡样芽孢杆菌数;
A ——挑选的疑似菌落数(5 个);
b ——鉴定的阳性菌落数;
C ——平板上疑似菌数。

$$N=\frac{\sum a}{V(n_1+0.1n_2)d} \tag{2}$$

式中:

N ——样品中所含蜡样芽孢杆菌数;
$\sum a$——所有保留平板上经过鉴定的蜡样芽孢杆菌数量之和;
V ——每块平板接种液体积,以 mL 计;
n_1 ——第 1 个稀释度保留平板的数量;
n_2 ——第 2 个稀释度保留平板的数量;

d ——稀释因子。

9.2 无菌落情况

如果检测样品(液体)或最初稀释度(固体)的两个平板没有任何疑似蜡样芽孢杆菌,结果记为:
蜡样芽孢杆菌数每毫升小于1(液体产品);或每克小于$1/d$(其他产品)。

10 结果报告

菌落数在100以内,按其实有数报告;不小于100时,采用两位有效数字,在两位有效数字后面的数值,以四舍五入方法计算。为了缩短数字后面的零数,也可用10的指数来表示。报告每克(毫升)样品中的蜡样芽孢杆菌菌落数值,以CFU/g或CFU/mL表示。

附　录　A
（规范性附录）
培　养　基[1)]

A.1　甘露醇卵黄多粘菌素(MYP)琼脂培养基

A.1.1　基础培养基

A.1.1.1　成分

牛肉提取物	4.3 g
酶解酪蛋白	8.6 g
D-甘露醇	2.6 g
氯化钠	38.7 g
酚红	9.6 g
琼脂	12 g～18 g[2)]
水	900 mL

A.1.1.2　制法

将各种成分或完全脱水培养基加入蒸馏水中溶解。如有需要，可加热。如有需要，可调节 pH，使灭菌后 pH 值为 7.0±0.2。将 90 mL 培养基转移到适量的烧瓶中。121 ℃灭菌 15 min。

A.1.2　多粘菌素 B 溶液

A.1.2.1　成分

硫酸多粘菌素 B	10^6 IU
水	100 mL

A.1.2.2　制法

用蒸馏水溶解多粘菌素 B，过滤除菌。

A.1.3　卵黄分散液

使用新鲜蛋壳完整的鸡蛋。用毛刷蘸取液态去污剂洗刷鸡蛋。用流水冲洗干净后浸入 95%（体积比）乙醇 30 s 并干燥。无菌操作打开蛋壳，通过反复用一半的蛋壳来回颠倒蛋黄并将其与蛋白分离开。将蛋黄放入无菌量筒内，加入 4 倍体积的无菌水。转入无菌三角烧瓶中并用力混匀。44 ℃～47 ℃水浴加热混合物 2 h。然后 5 ℃±3 ℃放置 18 h～24 h。无菌收集上层分散液。分散液 5 ℃±3 ℃最多放置 72 h。

1）为保证培养基的质量，宜按照 SN/T 1538.2 对培养基进行质量控制。

2）依据琼脂胶的强度。

A.1.4 完全培养基(MYP 琼脂)

A.1.4.1 成分

基础培养基(A.1.1)	90 mL
多粘菌素 B 溶液	1.0 mL
卵黄分散液	10.0 mL

A.1.4.2 制法

溶解基础培养基,然后用 45 ℃~47 ℃水浴冷却保温。添加其他液体成分并混合均匀。用 44 ℃~47 ℃水浴冷却保温完全培养基。

A.1.5 制备琼脂平板

向灭菌的平皿内按 15 mL~20 mL 的量倾注平板,自然冷却。制好的平板可在 5 ℃±3 ℃保存 4 d。

A.1.6 性能检测

见 SN/T 1538.2—2007 附录 B。

A.2 绵羊血琼脂

A.2.1 基础培养基

A.2.1.1 成分

蛋白胨或蛋白胨等同物	15 g
肝水解物	2.5 g
酵母提取物	5.0 g
氯化钠	5.0 g
琼脂	12 g~18 g[3)]
水	1 000 mL

A.2.1.2 制法

将各种成分或完全脱水培养基加入蒸馏水中溶解。如有需要,可加热。

如有需要,可调节 pH,灭菌后 pH 值为 7.0±0.2。

高压灭菌锅 121 ℃灭菌 15 min。

A.2.2 脱纤绵羊血

A.2.2.1 完全培养基成分

基础培养基	100 mL
脱纤绵羊血	5.0 mL~7.0 mL

---

3) 依据琼脂胶的强度。

A.2.2.2 制法

向冷却至 44 ℃～47 ℃的基础培养基中加入脱纤绵羊血。向灭菌的平皿内至少倾注 12 mL 的量倾注平板，自然冷却。

A.3 营养琼脂(NA)

A.3.1 成分

肉浸出粉	3.0 g
蛋白胨	5.0 g
氯化钠	5.0 g
琼脂	12 g～18 g
蒸馏水	1 000 mL

A.3.2 制法

将各成分加入蒸馏水中，加热煮沸，使各成分完全溶解，调节 pH 值 7.0±0.2。121 ℃灭菌 20 min 备用。

A.4 酚红葡萄糖肉汤

A.4.1 成分

3 号蛋白酶酶解蛋白胨	10 g
氯化钠	5.0 g
牛肉提取物	1.0 g
葡萄糖	5.0 g
酚红(0.25%溶液 7.2 mL)	0.018 g
蒸馏水	1 000 mL

A.4.2 制法

按 2.5 mL 分装 13 mm×100 mm 管。118 ℃高压灭菌 10 min。最终 pH 为 7.4±0.2。

A.5 硝酸盐肉汤

A.5.1 成分

牛肉提取	3.0 g
蛋白胨	5.0 g
硝酸钾(不含亚硝酸盐)	1.0 g
蒸馏水	1 000 mL

A.5.2 制法

完全溶解上述成分。按 5 mL 分装 16 mm×125 mm 试管。121 ℃高压灭菌 15 min。最终 pH 为 7.0±0.2。

A.5.3 试剂 A

磺胺酸	1.0 g
5 mol/L 乙酸	125 mL

A.5.4 试剂 C

α-萘胺	1.0 g
5 mol/L 乙酸	200 mL

向 71.25 mL 蒸馏水中加入 28.75 mL 冰乙酸制备 5 mol/L 乙酸溶液。

A.6 酪氨酸琼脂

营养琼脂：见第 A.3 章。

酪氨酸溶液：在 20 mm×150 mm 试管中用 10 mL 蒸馏水溶解 0.5 gL-酪氨酸。旋涡震荡溶解。121 ℃高压灭菌 15 min。

完全培养基：将酪氨酸溶液与 100 mL 营养琼脂混合。上下轻轻颠倒培养基容器混匀。按 3.5 mL 无菌分装 13 mm×100 mm 试管。摆成斜面冷却。

A.7 溶菌酶肉汤

A.7.1 营养肉汤

牛肉提取物	3.0 g
蛋白胨	5.0 g
蒸馏水	1 000 mL

加热溶解上述成分。按 99 mL 分装。121 ℃高压灭菌 15 min。冷却至室温使用。

A.7.2 溶菌酶溶液

用 65 mL 0.01 mol/L 的盐酸溶解 0.1 g 的溶菌酶，煮沸 20 min。加 0.01 mol/L 盐酸至 100 mL。或者用 100 mL 无菌水溶解 0.1 g 溶菌酶制成溶菌酶溶液。向灭菌的 99 mL 的营养肉汤中加入 1 mL 溶菌酶溶液。

A.8 改良培养基

A.8.1 成分

胰蛋白酶	10 g
酵母提取物	2.5 g
葡萄糖	5.0 g
磷酸氢二钠	2.5 g
琼脂	3.0 g
蒸馏水	1 000 mL

A.8.2 制法

加热溶解上述成分，按 100 mL 分装。121 ℃高压灭菌 15 min。无菌按 2 mL 分装 13 mm×100 mm

试管。室温储藏 2 d。

A.9 改良 VP 培养基

A.9.1 成分

蛋白酶酶解蛋白胨	7.0 g
氯化钠	5.0 g
葡萄糖	5.0 g
蒸馏水	1 000 mL

A.9.2 制法

加热溶解上述成分,按 5 mL 分装 20 mm×150 mm 试管。121 ℃高压灭菌 10min,最终 pH,6.5±0.2。

A.10 动力试验培养基

胰蛋白胨	10.0 g
氯化钠	5.0 g
琼脂	5.0 g
蒸馏水	1 000 mL

加热溶解上述成分,调 pH 值至 7.3±0.1,按 3 mL 分装 15 mm×100 mm 试管。121 ℃高压灭菌 15 min。

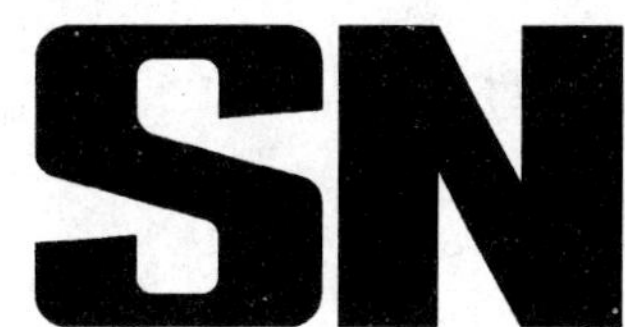

中华人民共和国出入境检验检疫行业标准

SN/T 2552.12—2010

乳及乳制品卫生微生物学检验方法 第 12 部分:单核细胞增生李斯特氏菌检测与计数

Microbiological examination for milk and milk products hygiene—Part 12: Detection and enumeration of *listeria monocytogenes*

2010-05-27 发布　　　　2010-12-01 实施

中华人民共和国国家质量监督检验检疫总局 发布

前　言

SN/T 2552《乳及乳制品卫生微生物学检验方法》分为十三个部分：

——第1部分：取样指南；

——第2部分：检验样品的制备与稀释；

——第3部分：酵母、霉菌、菌落计数；

——第4部分：嗜冷菌微生物菌落计数；

——第5部分：沙门氏菌检验；

——第6部分：柠檬酸杆菌检验；

——第7部分：阴沟肠杆菌检验；

——第8部分：普通变形杆菌和奇异变形杆菌检验；

——第9部分：克雷伯氏菌检验；

——第10部分：阪崎肠杆菌检验　免疫荧光法；

——第11部分：蜡样芽孢杆菌的分离与计数；

——第12部分：单核细胞增生李斯特氏菌检测与计数；

——第13部分：假单孢菌属的分离与计数。

本部分是SN/T 2552的第12部分。

本部分按照GB/T 1.1—2009给出的规则起草。

本部分修改采用了ISO 11290-1:1996/Amd.1:2004(E)《食品与动物饲料微生物学　单核细胞增生李斯特氏菌水平检测和计数方法　第1部分：检测方法》(Microbiology of food and animal feeding stuffs—Horizontal method for the detection and enumeration of *Listeria monocytogenes*—Part 1: Detection method)和ISO 11290-2:1998/Amd.1:2004(E)《食品与动物饲料微生物学　单核细胞增生李斯特氏菌水平检测和计数方法　第2部分：计数方法》(Microbiology of food and animal feeding stuffs—Horizontal method for the detection and enumeration of *Listeria monocytogenes*—Part 2: Enumeration method)的修订版，考虑到我国进出口检验检疫的实际应用情况，对其中一些内容进行了删减，并增添了其他一些内容，主要差异如下：

——按照GB/T 1.1、GB/T 20000.2要求和汉语习惯对一些编排格式进行了修改；

——将一些国际标准的表述方式改为适用于我国标准的表述方式；

——删除了“目录”、“引言”、“定义”、“原则”和“参考文献”部分；

——对“规范性引用文件”的描述按照GB/T 1.1的要求进行了修改；

——将“警告”改为“安全要求”，并放置到标准的末尾段：

——增加了PCR检测方法。

本部分由国家认证认可监督管理委员会提出并归口。

本部分起草单位：中国检验检疫科学研究院、中华人民共和国内蒙古出入境检验检疫局。

本部分主要起草人：王海艳、赵贵明、刘中学、刘振、刘虹、赵林立、敖威华。

乳及乳制品卫生微生物学检验方法
第12部分:单核细胞增生李斯特氏菌
检测与计数

1 范围

SN/T 2552的本部分规定了乳及乳制品中单核细胞增生李斯特氏菌检测和计数方法。

本部分适用于乳及乳制品中单核细胞增生李斯特氏菌的检测和计数。其他食品中单核细胞增生李斯特氏菌的检测和计数也可参照使用。

2 规范性引用文件

下列文件对于本文件的应用是必不可少的。凡是注日期的引用文件,仅注日期的版本适用于本文件,凡是不注日期的引用文件,其最新版本(包括所有的修改单)适用于本文件。

SN/T 2552.1 乳及乳制品卫生微生物学检验方法 第1部分:取样指南

SN/T 2552.2 乳及乳制品卫生微生物学检验方法 第2部分:检验样品的制备与稀释

3 培养基和试剂

3.1 Half Fraser 肉汤:见附录A中第A.1章。

3.2 Fraser 肉汤:见附录A中第A.2章。

3.3 李斯特氏菌显色培养基琼脂(ALOA):见附录A中第A.3章。

3.4 牛津琼脂(OXA):见附录A中第A.4章。

3.5 酵母浸膏胰酪大豆琼脂(TSA-YE):见附录A中第A.5章。

3.6 酵母浸膏胰酪大豆肉汤(TSB-YE):见附录A中第A.6章。

3.7 绵羊血琼脂:见附录A中第A.7章。

3.8 糖发酵培养基(木糖和鼠李糖):见附录A中第A.8章。

3.9 动力培养基:见附录A中第A.9章。

3.10 协同溶血(CAMP)试验培养基和试验菌株:见附录A中第A.10章。

3.11 3%过氧化氢(H_2O_2)溶液。

3.12 革兰氏染色液:见附录A中第A.11章。

3.13 引物:见附录A中第A.12章。

3.14 dNTP混合物:dATP、dTTP、dGTP、dCTP各2.5 mmol/L。

3.15 10×*Taq*缓冲液。

3.16 *Taq*DNA聚合酶。

3.17 琼脂糖(电泳级)。

3.18 溴化乙锭溶液:见附录A中第A.13章。

3.19 DNA分子量标记100bp DNA Ladder Marker。

3.20 50×电泳缓冲液:见附录A中第A.14章。

3.21 6×加样缓冲液:见附录A中第A.15章。

4 设备和材料

4.1 高压灭菌器。

4.2 恒温水浴箱:20 ℃±2 ℃,48 ℃±2 ℃。

4.3 恒温培养箱:25 ℃±1 ℃,30 ℃±1 ℃,36 ℃±1 ℃。

4.4 pH 计。

4.5 生物显微镜:100×,1 000×。

4.6 均质器。

4.7 微量加样器:1 μL~10 μL,100 μL,200 μL,1 000 μL。

4.8 高速冷冻离心机:最大离心力在 12 000g 以上。

4.9 制冰机。

4.10 PCR 仪。

4.11 凝胶电泳装置及成像系统。

4.12 李斯特氏菌标准菌株:单核细胞增生李斯特氏菌 ATCC19111、西尔李斯特氏菌 ATCC35967、绵羊李斯特氏菌 ATCC19119、英诺克李斯特氏菌 ATCC33090 标准菌株和非李斯特菌属的标准菌株(如:杆菌或链球菌)。

注:具有等同效果的标准菌株也可以采用。

5 定性检测方法

5.1 预增菌

单核细胞增生李斯特氏菌检测程序见图 1。

取样和制样按照 SN/T 2552.1、SN/T 2552.2 执行。无菌取 25 g(mL)待检样品加入 225 mL Half Fraser 肉汤中,均质后,于 30 ℃±1 ℃培养 24 h±3 h。

预增菌后,将预增菌培养物按照 5.2 的方法转接于 Fraser 肉汤中进行增菌。同时按照 5.3 的方法将预增菌培养物划线接种于固体选择培养基进行分离培养。

5.2 增菌

取 0.1 mL 预增菌培养物转接于 10 mL Fraser 肉汤中,于 36 ℃±1 ℃培养 48 h±2 h。

5.3 分离培养

5.3.1 划线接种

取 5.1 中的预增菌培养物或 5.2 中的增菌培养物分别划线接种于固体选择培养基 ALOA 和 OXA 平板上,于 36 ℃±1 ℃培养 24 h±3 h 后观察结果,如果菌落不明显或不典型,继续培养至 48 h±3 h 后再观察结果。

5.3.2 菌落观察

单核细胞增生李斯特氏菌在 ALOA 上生长 24 h±3 h 后,典型菌落特征为菌落呈现蓝色,周围有不透明的晕圈。在培养 48 h±3 h 后,菌落增大,晕圈明显。

注 1:有些单核细胞增生李斯特氏菌在 ALOA 上菌落周围的晕圈不明显甚至没有晕圈。还有些单核细胞增生李斯特氏菌在 ALOA 琼脂上菌落周围的晕圈出现的比较迟缓,有时需要 4 d 以上才出现。

注 2:绵羊李斯特氏菌在 ALOA 上的菌落形态与单核细胞增生李斯特氏菌相似。

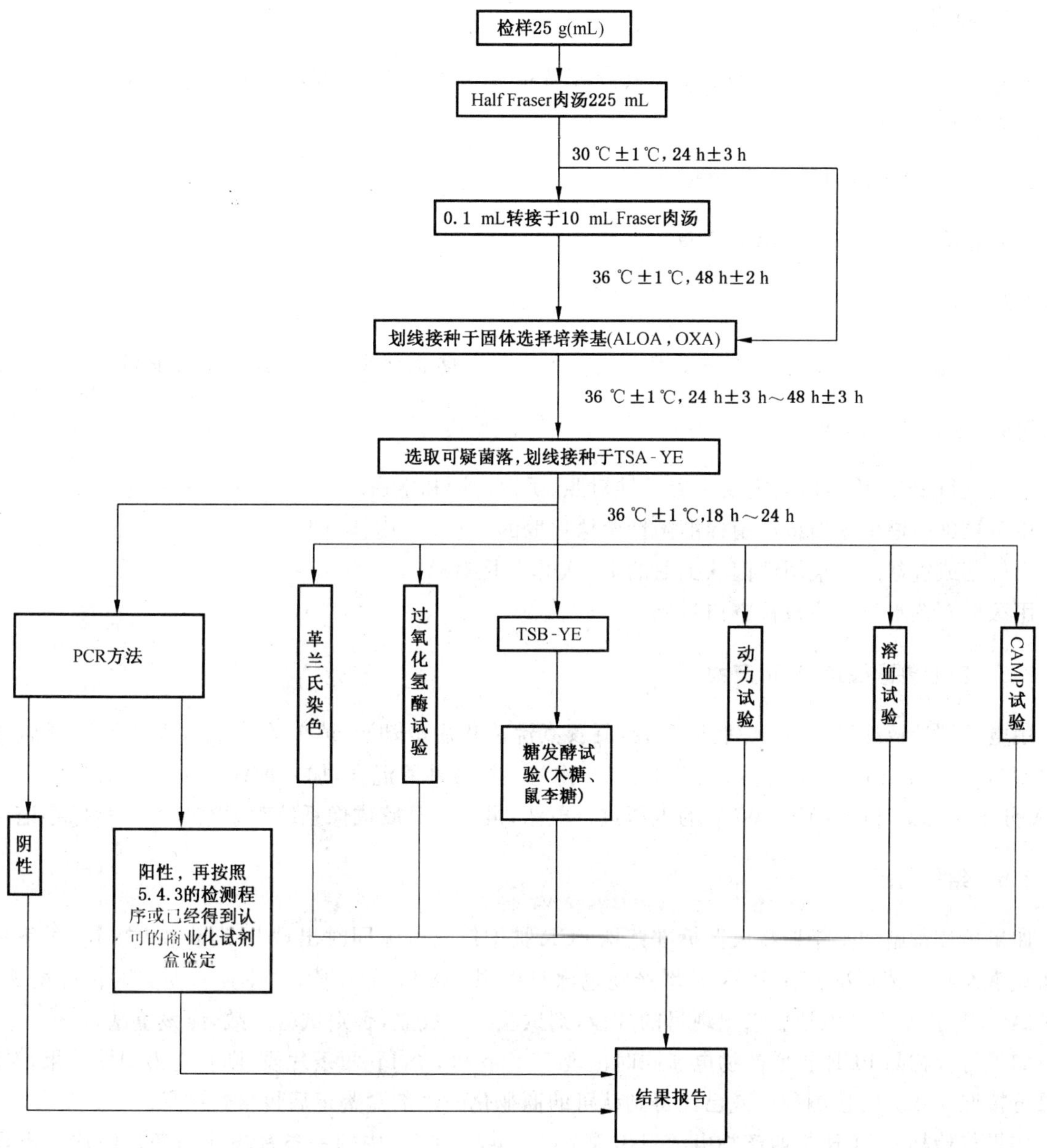

图 1 单核细胞增生李斯特氏菌检测程序

单核细胞增生李斯特氏菌在 OXA 上生长 24 h±3 h 后，典型菌落呈现灰色，直径约 1 mm 左右，周围有黑色的晕圈。在培养 48 h±3 h 后，菌落增大呈现黑色，并带有绿色光泽，菌落中心凹陷，直径约 2 mm左右，菌落周围黑色的晕圈扩大。

5.4 鉴定

5.4.1 可疑菌纯分离培养

从 5.3 中的固体选择培养基平板上选取可疑菌落，每个平板选取 5 个以上，分别划线接种于 TSA-YE 平板，于 36 ℃±1 ℃培养 18 h～24 h。

在纯培养后，可以按照 5.4.2 用 PCR 方法进行鉴定，也可以按照 5.4.3 的检测程序进行鉴定。

5.4.2 **PCR 方法**

5.4.2.1 **细菌培养**

从 5.4.1 中的 TSA-YE 平板上挑取纯分离培养的细菌接种于 5 mL TSB-YE 中，于 36 ℃±1 ℃培养 16 h±2 h。

5.4.2.2 **细菌 DNA 的提取**

提取方法见附录 B 中的第 B.1 章。

5.4.2.3 **PCR 扩增**

PCR 扩增体系和扩增条件见附录 B 中的第 B.2 章。防止交叉污染措施参见附录 C。

5.4.2.4 **PCR 质控对照**

每次进行 PCR 检测时均需要设置阳性对照、阴性对照和空白对照。

用单核细胞增生李斯特氏菌标准阳性菌株提取的 DNA 作阳性对照。

用杆菌或链球菌标准阴性菌株提取的 DNA 作阴性对照。

用灭菌双蒸水替代模板作空白对照。

5.4.2.5 **凝胶电泳检测 PCR 产物**

用电泳缓冲液配制 1%的琼脂糖凝胶，凝胶煮沸溶化后冷却至 60 ℃左右加入溴化乙锭溶液，使其终浓度为 0.5 μg/mL，将 5 μL～10 μL PCR 产物与上样缓冲液混合，加入加样孔中，并在其他孔中加入 DNA 分子量标记，以 90 V～100 V 的电压进行电泳，最后用凝胶成像系统观察结果并分析保存记录。

5.4.2.6 **结果判断**

如果单核细胞增生李斯特氏菌标准菌株 PCR 扩增产物电泳同时出现 702 bp 和 938 bp 两条片段，英诺克李斯特氏菌标准菌株 PCR 扩增产物电泳只出现 938 bp 的片段，非李斯特菌属的标准菌株和空白对照 PCR 扩增产物电泳后未出现目的片段，则试验结果成立，否则试验失败，应该重做。

如果待检样品 PCR 扩增产物电泳同时出现 702 bp 和 938 bp 两条片段，则判定为阳性结果，对阳性结果再按照 4.4.3 的检测程序或已经得到认可的商业化的试剂盒鉴定后再报告结果。

如果待检样品 PCR 扩增产物电泳只出现 702 bp 或 938 bp 中的一条片段或两条片段均不出现，则判定为阴性结果，并报告待检样品中未检出单核细胞增生李斯特氏菌。

5.4.3 **生物学特征性鉴定方法**

5.4.3.1 **革兰氏染色**

将 5.4.1 中纯分离培养的细菌制备涂片火焰固定后，经结晶紫染色 1 min，水洗，再用革兰氏碘液染色 1 min，水洗，95%酒精脱色 30 s，水洗，沙黄染色液复染 30 s，水洗，干燥，镜检。李斯特氏菌为革兰氏阳性短杆菌。

5.4.3.2 **过氧化氢酶试验**

在洁净的载玻片上滴加一滴 3%双氧水溶液，挑取 5.4.1 中 TSA-YE 上纯分离培养的细菌混合于 3%双氧水溶液中，李斯特氏菌会产生气泡，呈过氧化氢酶阳性反应。

5.4.3.3 动力试验

将5.4.1中TSA-YE上纯分离培养的细菌穿刺接种于动力培养基中，于25 ℃±1 ℃培养48 h。李斯特氏菌有动力，在动力培养基中呈典型的伞状生长。如果伞状不够明显，可以继续培养5 d再观察结果。

动力试验的另一种做法是，将5.4.1中TSA-YE上纯分离培养的细菌接种于TSB-YE中，于25 ℃±1 ℃培养8 h～24 h，当培养基变浑浊时，取一滴置于洁净的载玻片上，盖上盖玻片，在显微镜下观察，李斯特氏菌呈短棒状并且做翻转运动。

5.4.3.4 糖发酵试验

将5.4.1中纯分离培养的细菌接种于TSB-YE中培养18 h～24 h。将该细菌培养物分别接种于木糖和鼠李糖发酵培养基，于36 ℃±1 ℃培养24 h～48 h后观察结果。液体变黄表明为阳性反应。如果颜色不发生变化，可以继续观察至5 d后再判读结果。

5.4.3.5 溶血试验

将血平板分成若干个小格，将5.4.1中TSA-YE上纯分离培养的细菌穿刺接种于血平板上，每个小格接种一次。同时接种单核细胞增生李斯特氏菌、西尔李斯特氏菌、绵羊李斯特氏菌和英诺克李斯特氏菌标准菌株作对照。单核细胞增生李斯特氏菌会出现窄小的、清晰透明的β-溶血环，西尔李斯特氏菌会出现微弱的溶血环，绵羊李斯特氏菌会出现大的β-溶血环，英诺克李斯特氏菌不出现溶血环。

5.4.3.6 CAMP试验

在羊血平板上分别用金黄色葡萄球菌(*Staphylococcus. aureus*)和马红球菌(*Rhodococcus. equi*)划两条竖线，两条竖线平行相对，在两条竖线之间垂直划线接种待检菌株，并且与两条竖线之间相距1 mm～2 mm，在同一平板上可同时划线接种多个待检菌株。同时按照同样的方法将单核细胞增生李斯特氏菌、绵羊李斯特氏菌和英诺克李斯特氏菌标准菌株也划线接种于同一平板上。将血平板置于36 ℃±1 ℃培养18 h～24 h后观察结果。单核细胞增生李斯特氏菌在靠近金黄色葡萄球菌处出现β-溶血增强区域，该区域较小，大约2 mm；绵羊李斯特氏菌在靠近马红球菌处出现较大的β-溶血增强区域，该区域呈'箭头'状，大约5 mm～10 mm，如果只出现较小的微弱的溶血区域，则判为阴性反应。英诺克李斯特氏菌不出现β-溶血增强区域，见图2。该试验不作为常规检测试验中必须进行的检测步骤，可根据试验需要进行选择。

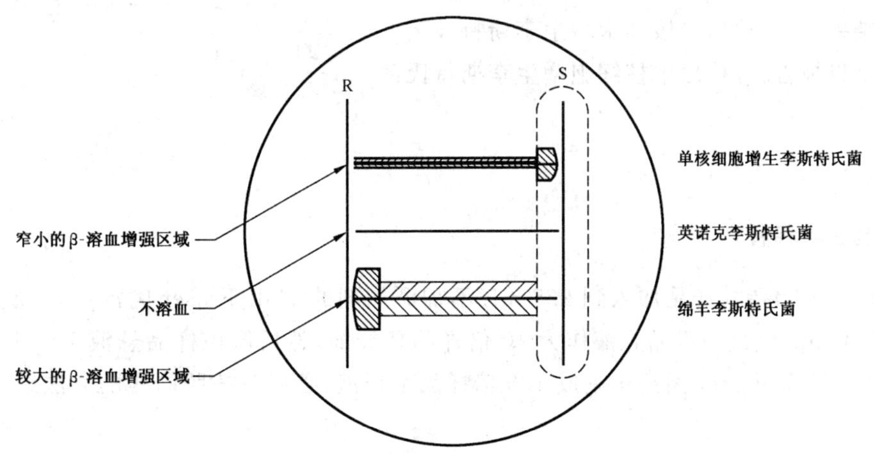

注：两条竖线分别代表马红球菌(R)和金黄色葡萄球菌(S)；
划斜线区表示溶血增强区；点线围起的区域表示受金黄色葡萄球菌影响的区域。

图2 CAMP试验接种方法与结果示意图

5.4.3.7 鉴定结果的说明

以上细菌形态和生化特征有些是李斯特氏菌属细菌共有的，有些是某些李斯特氏菌菌属中个别种所特有的，各李斯特氏菌的种间鉴别特征见表1。

表1 李斯特氏菌的种间鉴别特征

中文菌名	英文菌名	溶血试验	糖发酵试验		CAMP 试验	
			鼠李糖	木糖	金黄色葡萄球菌	马红球菌
单核细胞增生李斯特氏菌	*L. monocyiogenes*	＋	＋	－	＋	－
英诺克李斯特氏菌	*L. innocua*	－	V	－	－	－
绵羊李斯特氏菌	*L. ivanovii*	＋	－	＋	－	＋
西尔李斯特氏菌	*L. seeligeri*	(＋)	－	＋	(＋)	－
威氏李斯特氏菌	*L. welshimeri*	－	V	＋	－	－
格氏李斯特氏菌	*L. grayi* subsp. *grayi*	－	－	－	－	－
默氏李斯特氏菌	*L. grayi* subsp. *rnurrayi*	－	V	－	－	－

注1：V：反应不定；(＋)：反应微弱；＋：阳性反应；－：没有反应。

注2：有一些单核细胞增生李斯特氏菌菌株不发生溶血反应和CAMP反应。

5.5 质控对照

每次检验均需要用标准阳性菌株(单核细胞增生李斯特氏菌)和标准阴性菌株(如杆菌或链球菌)作质控对照。按照5.1的步骤对待检样品进行预增菌的同时，也同时另取两份培养基分别接种标准阳性菌株和标准阴性菌株(接种量为10 CFU/瓶～100 CFU/瓶)，并按照检测程序进行同步试验。

5.6 结果报告

5.6.1 阳性结果报告：检出单核细胞增生李斯特氏菌。

5.6.2 阴性结果报告：未检出单核细胞增生李斯特氏菌。

6 计数方法

6.1 样品的制备与稀释

无菌取25 g(mL)待检样品加入到225 mL不加添加剂的Half Fraser肉汤中，均质后，于20 ℃±2 ℃复活1 h±5 min，该最初样品悬液作为10倍样品稀释液，然后取该样品悬液10 mL加入到90 mL的不加添加剂的Half Fraser肉汤中制成100倍样品稀释液，必要时按照同样的方法继续进行10倍系列稀释。

6.2 接种与培养

将每个稀释度的样品稀释液接种2个ALOA平板，每个平板接种0.1 mL并用灭菌的涂菌棒涂布均匀，待表面干燥后翻转平板于37 ℃培养24 h±3 h后观察结果，如果菌落不明显或不典型，继续培养至 48 h±3 h 后再观察结果。

注：对单核细胞增生李斯特氏菌含量很低的某些特定食品样品，可以分别取 1 mL 涂布于两个大 ALOA 平板(直径 140 mm)，或将每 1 mL 分散涂布于三个小的(直径 90 mm)ALOA 平板上，计数时按照一个平板计算。

6.3 疑似菌落的计数

按照 5.3.2 的方法进行菌落观察，选取疑似为李斯特氏菌的菌落总数≤150 CFU/板的平板进行细菌计数，并保留平板用于进一步鉴定。

6.4 鉴定

选取疑似为李斯特氏菌的菌落总数≤150 CFU/板的平板，每个平板挑取 5 个菌落，如果可疑菌落数少于 5 个，则将其全部挑取，按照 5.4 的操作程序进行鉴定，也可以采用其他得到认可的商业化试剂盒进行鉴定。

6.5 每个平板上单核细胞增生李斯特氏菌菌落数[CFU/板]的计算

鉴定后，用式(1)计算每个平板上单核细胞增生李斯特氏菌的菌落数：

$$a=\frac{b}{A}\times C \qquad \cdots\cdots(1)$$

式中：

a——每个平板上单核细胞增生李斯特氏菌的菌落数；

b——所挑取的菌落中鉴定为单核细胞增生李斯特氏菌的菌落数；

A——每个平板所挑取的菌落数；

C——每个平板上可疑为李斯特氏菌的菌落总数。

6.6 样品中单核细胞增生李斯特氏菌的含量计算与报告

6.6.1 对于 15 CFU≤单核细胞增生李斯特氏菌菌落数/板≤150 CFU 的样品，用式(2)计算和报告：

$$N=\frac{\sum a}{V(n_1+n_2)d} \qquad \cdots\cdots(2)$$

式中：

N ——样品中单核细胞增生李斯特氏菌的含量，CFU/g(CFU/mL)；

$\sum a$——所有经过鉴定的平板上单核细胞增生李斯特氏菌的数量之和；

V ——每个平板上接种的样品稀释液的体积，单位为毫升(mL)；

n_1 ——第一个稀释度保留平板的数量；

n_2 ——第二个稀释度保留平板的数量；

d ——用于菌落计数平板接种液的稀释倍数。

报告结果用两位有效数字表示，1.0×10^n～9.9×10^n，单位为 CFU/g(CFU/mL)。

6.6.2 对于用最初样品稀释液接种的平板上单核细胞增生李斯特氏菌菌落数/板<15 CFU 的样品，用式(3)估算和报告：

$$N_E=\frac{y}{d\times V} \qquad \cdots\cdots(3)$$

式中：

N_E ——样品中单核细胞增生李斯特氏菌的含量估算值，CFU/g(CFU/mL)；

y ——用最初样品稀释液接种的两个平板上单核细胞增生李斯特氏菌菌落数平均值；

d ——最初的样品稀释液的稀释倍数；

V ——每个平板接种的液体体积。

报告结果用 N_E 估算值表示，单位为 CFU/g(CFU/mL)。

6.6.3 对于用最初样品稀释液接种的平板上没有出现任何可疑菌落的样品，用式(4)表示结果和报告：

$$N_E < \frac{1}{d \times V} \qquad \cdots\cdots (4)$$

式中：

N_E——样品中单核细胞增生李斯特氏菌的含量估算值，CFU/g(CFU/mL)；

d ——最初样品稀释液的稀释倍数；

V ——每个平板接种的液体体积。

报告结果用 $<\frac{1}{d \times V}$ CFU/g(CFU/mL)表示。

6.7 质控对照

每次检验均需要用标准阳性菌株(单核细胞增生李斯特氏菌)和标准阴性菌株(如：杆菌或链球菌)作质控对照。按照5.1中的方法对检测样品进行样品制备和稀释的同时，也同时将稀释肉汤分别接种标准阳性菌株和标准阴性菌株(接种量为10 CFU/瓶～100 CFU/瓶)，并按照检测程序进行同步试验。

7 安全要求

为了确保试验室工作人员的安全和健康，建议在三级生物安全试验室进行单核细胞增生李斯特氏菌检测，并由具有实际操作技能的微生物学专家负责管理，对所有细菌培养物都应该进行谨慎处理。另外，建议孕妇不要从事单核细胞增生李斯特氏菌的培养和检测工作。

附　录　A
（规范性附录）
培养基和试剂

A.1　Half Fraser 肉汤

A.1.1　基础培养基

A.1.1.1　成分

肉胨	5.0 g
胰化蛋白胨	5.0 g
牛肉浸膏	5.0 g
酵母浸膏	5.0 g
氯化钠	20.0 g
磷酸氢二钠	12.0 g
磷酸二氢钾	1.35 g
七叶苷	1.0 g
蒸馏水	1 000 mL

A.1.1.2　制备

将上述各成分溶于水后加热溶解，调 pH 值至 7.2±0.2，分装后于 121 ℃灭菌 15 min，备用。

A.1.2　氯化锂溶液

A.1.2.1　成分

氯化锂	3.0 g
蒸馏水	10 mL

A.1.2.2　制备

将氯化锂溶解于蒸馏水中，过滤除菌。

A.1.3　萘啶酮酸钠盐溶液

A.1.3.1　成分

萘啶酮酸钠盐	0.1 g
0.05 mol/L 氢氧化钠溶液	10 mL

A.1.3.2　制备

将萘啶酮酸钠盐溶解于氢氧化钠溶液中，过滤除菌。

A.1.4 盐酸吖啶黄素溶液

A.1.4.1 成分

盐酸吖啶黄素	0.25 g
蒸馏水	100 mL

A.1.4.2 制备

将盐酸吖啶黄素溶解于蒸馏水中,过滤除菌。

A.1.5 柠檬酸铁铵溶液

A.1.5.1 成分

柠檬酸铁铵	5.0 g
蒸馏水	100 mL

A.1.5.2 制备

将柠檬酸铁铵溶解于蒸馏水中,过滤除菌。

A.1.6 使用(完全)培养基

A.1.6.1 成分

基础培养基(A.1.1)	100 mL
氯化锂溶液(A.1.2)	1.0 mL
萘啶酮酸钠盐溶液(A.1.3)	0.1 mL
盐酸吖啶黄素溶液(A.1.4)	0.5 mL
柠檬酸铁铵溶液(A.1.5)	1.0 mL

A.1.6.2 制备

在临用前,按照需用量将A.1.2~A.1.5四种溶液加入到A.1.1溶液中。

A.2 Fraser 肉汤

A.2.1 基础培养基

见A.1.1。

A.2.2 氯化锂溶液

见A.1.2。

A.2.3 萘啶酮酸钠盐溶液

见A.1.3。

A.2.4 盐酸吖啶黄素溶液

见A.1.4。

A.2.5 柠檬酸铁铵溶液

见 A.1.5。

A.2.6 使用(完全)培养基

A.2.6.1 成分

基础(A.2.1)	100 mL
氯化锂溶液(A.2.2)	1.0 mL
萘啶酮酸钠盐溶液(A.2.3)	0.2 mL
盐酸吖啶黄素溶液(A.2.4)	1.0 mL
柠檬酸铁铵溶液(A.2.5)	1.0 mL

A.2.6.2 制备

在临用前,按照需用量将 A.2.2～A.2.5 四种溶液加入到 A.2.1 溶液中,混匀后每试管分装10 mL 备用。

A.3 李斯特氏菌显色培养基琼脂(ALOA)

A.3.1 基础培养基

A.3.1.1 成分

肉胨	18.0 g
胰化蛋白胨	6.0 g
酶提取物	10.0 g
丙酮酸钠	2.0 g
葡萄糖	2.0 g
甘油磷酸镁	1.0 g
无水硫酸镁	0.5 g
氯化钠	5.0 g
氯化锂	10.0g
无水磷酸氢二钠	2.5 g
5-溴-4-氯-3-吲哚-β-D-吡喃葡萄糖苷	0.05 g
琼脂粉	12.0 g～18.0 g[1)]
蒸馏水	930 mL[2)]

A.3.1.2 制备

将上述各成分溶于水后煮沸溶解,调 pH 值至 7.2±0.2,分装后于 121 ℃灭菌 15 min,备用。

1) 所用的量根据琼脂的凝胶强度来定。

2) 如果用两性霉素 B 溶液,则用蒸馏水 925 mL。

A.3.2 萘啶酮酸钠盐溶液

A.3.2.1 成分

萘啶酮酸钠盐	0.02 g
0.05 mol/L 氢氧化钠溶液	5 mL

A.3.2.2 制备

将萘啶酮酸钠盐溶解于氢氧化钠溶液中，过滤除菌。

A.3.3 头孢他啶溶液

A.3.3.1 成分

头孢他啶	0.02 g
蒸馏水	5 mL

A.3.3.2 制备

将头孢他啶溶解于蒸馏水中，用 0.45 μm 滤膜过滤除菌。

A.3.4 多粘菌素 B 溶液

A.3.4.1 成分

多粘菌素 B	76700 IU
蒸馏水	5 mL

A.3.4.2 制备

将多粘菌素 B 溶解于蒸馏水中，用 0.45 μm 滤膜过滤除菌。

A.3.5 抗生素添加剂

A.3.5.1 放线菌酮溶液

放线菌酮	0.05 g
乙醇	2.5 mL
蒸馏水	2.5 mL

将放线菌酮溶解于 2.5 mL 乙醇后，再加入 2.5 mL 蒸馏水，过滤除菌。

A.3.5.2 两性霉素 B 溶液

两性霉素 B	0.01 g
盐酸溶液(1 mol/L)	2.5 mL
二甲基甲酰胺	7.5 mL

将两性霉素 B 溶解于盐酸溶液/二甲基甲酰胺溶液中，用 0.45 μm 滤膜过滤除菌。

A.3.6 添加剂

将 2 g L-α-磷脂酰环己六醇溶解于 50 mL 冷水中，摇成均一悬液后，于 121 ℃灭菌 15 min，冷却至 48 ℃～50 ℃备用。

A.3.7 使用(完全)培养基

A.3.7.1 成分

基础培养基(A.3.1)	930 mL[3)]
萘啶酮酸钠盐溶液(A.3.2)	5.0 mL
头孢他啶溶液(A.3.3)	5.0 mL
多粘菌素 B 溶液(A.3.4)	5.0 mL
放线菌酮溶液(A.3.5.1)	5.0 mL
或两性霉素 B(A.3.5.2)	10.0 mL
添加剂(A.3.6)	50.0 mL

A.3.7.2 制备

将基础培养基 A.3.1 溶解后冷却至 50 ℃,按照需用量将 A.3.2～A.3.6 五种溶液加入到 A.3.1 中,混匀后倾注平板,待其凝固后备用。

A.4 牛津琼脂(OXA)

A.4.1 基础培养基

A.4.1.1 成分

哥伦比亚琼脂	39.0 g
七叶苷	1.0 g
柠檬酸铁铵	0.5 g
氯化锂	15.0 g
蒸馏水	1 000 mL
哥伦比亚琼脂成分	
示胨	23.0 g
淀粉	1.0 g
氯化钠	5.0 g
琼脂(所用的量根据琼脂的凝胶强度来定)	9.0 g～15.0 g

A.4.1.2 制备

将上述各成分溶于水后煮沸溶解,调 pH 值至 7.2±0.2,分装后于 121 ℃灭菌 15 min,备用。

A.4.2 用于 1 000 mL 培养基的添加剂

A.4.2.1 成分

放线菌酮	400 mg
硫酸粘菌素	20 mg
吖啶黄素	5.0 mg
头孢替坦钠	2.0 mg

3) 如果用两性霉素 B 溶液,则用蒸馏水 925 mL。

磷霉素	10 mg
乙醇	5.0 mL
蒸馏水	5.0 mL

A.4.2.2 制备

将上述各成分溶解于乙醇/水溶液中，过滤除菌。

A.4.3 使用(完全)培养基

将基础培养基(A.4.1)融化后冷却至47 ℃，加入添加剂A.4.2，混匀后倾注平板，待其凝固后备用。

A.5 酵母浸膏胰酪大豆琼脂(TSA-YE)

A.5.1 成分

胰化蛋白胨大豆肉汤	30.0 g
酶提	6.0 g
琼脂	9.0 g～18.0 g[4]
蒸馏水	1 000 mL
胰化蛋白胨大豆肉汤成分	
胰化蛋白胨	17.0 g
大豆蛋白胨	3.0 g
氯化钠	5.0 g
磷酸氢二钾	2.5 g
葡萄糖	2.5 g

A.5.2 制备

将上述各成分溶于水后煮沸溶解，调pH值至7.3±0.2，于121 ℃灭菌15 min，倾注平板，待其凝固后备用。

A.6 酵母浸膏胰酪大豆肉汤(TSB-YE)

A.6.1 成分

胰化蛋白胨大豆肉汤	30.0 g
酶提	6.0 g
蒸馏水	1 000 mL
胰化蛋白胨大豆肉汤成分	
胰化蛋白胨	17.0 g
大豆蛋白胨	3.0 g
氯化钠	5.0 g
磷酸氢二钾	2.5 g
葡萄糖	2.5 g

4) 所用的量根据琼脂的凝胶强度来定。

A.6.2 制备

将上述各成分溶于水后煮沸溶解，调 pH 值至 7.3±0.2，分装后于 121 ℃灭菌 15 min，备用。

A.7 羊血琼脂

A.7.1 基础培养基

A.7.1.1 成分

肉胨	15.0 g
肝消化物	2.5 g
酶提	5.0 g
氯化钠	5.0 g
琼脂	9.0 g～18.0 g[5)]
蒸馏水	1 000 mL

A.7.1.2 制备

将上述各成分溶于水后煮沸溶解，调 pH 值至 7.2±0.2，于 121 ℃灭菌 15 min，备用。

A.7.2 脱纤羊血

A.7.3 使用(完全)培养基

A.7.3.1 成分

基础培养基(A.7.1)	100 mL
脱纤羊血(A.7.2)	5 mL～7 mL

A.7.3.2 制备

将基础培养基 A.7.1 溶解后冷却至 47 ℃，将脱纤羊血加入到 A.7.1 中，混匀后倾注平板，凝固后备用。

A.8 糖发酵培养基(木糖和鼠李糖)

A.8.1 基础培养基

A.8.1.1 成分

胰蛋白胨	10.0 g
牛肉浸膏	1.0 g
氯化钠	5.0 g
溴甲酚紫	0.02 g
蒸馏水	1 000 mL

---

5) 所用的量根据琼脂的凝胶强度来定。

A.8.1.2 制备

将上述各成分溶于水后加热溶解，调 pH 值至 6.8±0.2，分装试管后于 121 ℃灭菌 15 min，备用。

A.8.2 糖溶液

A.8.2.1 成分

糖(L-鼠李糖或 D-木糖)	5.0 g
蒸馏水	100 mL

A.8.2.2 制备

将糖溶解于蒸馏水中，过滤除菌，备用。

A.8.3 使用(完全)培养基

将 x mL 糖溶液 A.8.2 加入到 $9x$ mL 基础培养基 A.8.1 中，备用。

A.9 动力培养基

A.9.1 成分

酪蛋白胨	20.0 g
肉胨	6.1 g
琼脂	3.5 g
蒸馏水	1 000 mL

A.9.2 制备

将上述各成分溶于水后煮沸溶解，调 pH 值至 7.3±0.2，分装于试管中，每管 5 mL，于 121 ℃灭菌 15 min，备用。

A.10 CAMP 试验培养基和试验菌株

A.10.1 绵羊血琼脂平板

见第 A.7 章。

A.10.2 CAMP 试验菌株

CAMP 试验用的金黄色葡萄球菌菌株为 NCTC1803 或 ATCC25923；马红球菌的菌株为 NCTC1621 或 ATCC6939。

将金黄色葡萄球菌、马红球菌、单核细胞增生李斯特氏菌、绵羊李斯特氏菌和英诺克李斯特氏菌标准菌株接种于 TSA-YE 斜面，于 36 ℃±1 ℃培养 24 h～28 h，储存于 3 ℃±2 ℃冰箱中备用，至少 1 个月以后再次传代培养。

A.11 革兰氏染色液

A.11.1 结晶紫染色液

结晶紫	1 g
95%乙醇	20 mL
1%草酸铵水溶液	80 mL

将结晶紫溶解于乙醇中，然后与草酸铵水溶液混合。

A.11.2 革兰氏碘液

碘	1 g
碘化钾	2 g
蒸馏水	300 mL

将碘与碘化钾先进行混合，加入蒸馏水少许，待完全溶解后，再加蒸馏水至 300 mL。

A.11.3 沙黄复染液

沙黄	0.25 g
95%乙醇	10 mL
蒸馏水	90mL

将沙黄溶解于乙醇中，再加蒸馏水至 100 mL。

A.12 引物

引物见表 A.1。

表 A.1 引物

引物名称	引物序列	靶基因	扩增长度/bp	退火温度/℃
FM1	5'-CCTAAGACGCCAATCGAA-3'	hlyA	702	58
FM2	5'-AAGCGCTTGCAACTGCTC-3'			
LI1	5'-CTCCATAAAGGTGACCCT-3'	16SRNA	938	58
U1	5'-CAGCMGCCGCGGTAATWC-3'			

A.13 溴化乙锭溶液

将 1 g 溴化乙锭加入到 100 mL 蒸馏水中，磁力搅拌器搅拌数小时直至其完全溶解，避光保存备用。

A.14 50×电泳缓冲液

Tris	24.2 g
冰乙酸	5.7 mL
0.5 mol/L EDTA 溶液(pH8.0)	10 mL

加蒸馏水　　　　　　　　　　　　　　　定容至 100 mL

使用时稀释成 1×电泳缓冲液。

A.15　6×加样缓冲液

溴酚蓝　　　　　　　　　　　　　　　0.25%

蔗糖　　　　　　　　　　　　　　　　40%

称取溴酚蓝 0.125 g,加双蒸水 5 mL,室温下过夜,待其溶解后,称取蔗糖 20 g 加入到溴酚蓝溶液中,摇匀定容至 50 mL,加入一滴氢氧化钠溶液,调至蓝色。

附 录 B
（规范性附录）
细菌 DNA 的提取和 PCR 扩增方法

B.1 细菌 DNA 的提取方法

B.1.1 试剂

B.1.1.1 10×TE 缓冲液(pH8.0)

Tris	1.21 g
EDTA	0.292 g
蒸馏水	100 mL

将上述成分溶解于 80 mL 蒸馏水中，用盐酸调 pH 值至 8.0，再定容至 100 mL，115 ℃灭菌 15 min。使用时作 10 倍稀释。

B.1.1.2 50 mg/mL 溶菌酶溶液

将 1 g 溶菌酶溶解于 20 mL TE 缓冲液(pH8.0)中，分装后保存备用。

B.1.1.3 5 mol/L 异硫氰酸胍溶液

异硫氰酸胍	30.0 g
0.5 mol/L EDTA 溶液(pH8.0)	10 mL
用蒸馏水	定容至 50mL

先将前两种成分加入到 10 mL 蒸馏水中，65 ℃加热溶解，冷却后加入 2.5 mL 10%sarkosyl，再将溶液定容至 50 mL，用 0.45 μm 的滤膜过滤除菌。

B.1.1.4 7.5 mol/L 乙酸铵

乙酸铵	57.81 g
用双蒸水	定容至 100 mL

上述溶液溶解定容后，用 0.22 μm 的滤膜过滤除菌。

B.1.2 仪器设备

除常规实验室仪器设备之外，还需要以下特殊仪器设备：

a) 微量移液器；
b) 台式离心机：配有可容纳 1.5 mL～2 mL 微量反应管的转子，加速度可调至 12 000*g*；
c) 恒温水浴箱：36 ℃±1 ℃；
d) 涡旋混匀器。

B.1.3 操作步骤

按照下述方法提取细菌 DNA：

a) 取 1 mL 细菌悬液加入到 1.5 mL 反应管中，于 8 000*g* 离心 5 min，弃去上清液；
b) 将沉淀用 0.5 mL TE 缓冲液重悬，于 8 000*g* 离心 5 min，弃去上清液；

c) 对于革兰氏阳性菌,用 100 μL 溶菌酶溶液重悬沉淀物,于 37 ℃水浴 30 min(对于革兰氏阴性菌,则直接用 100 μL TE 缓冲液重悬后,继续进行下一步);

d) 将反应管移置到冰浴中使其迅速冷却;

e) 加入 0.5 mL 异硫氰酸胍溶液,于室温下作用 10 min,期间轻弹管壁;

f) 将反应管置于冰上,加入 7.5 mol/L 乙酸铵溶液 0.25 mL,混匀后冰浴 10 min;

g) 加入 0.5 mL 酚/三氯甲烷/异戊醇溶液(25∶24∶1),充分混匀后,于 12 000*g* 离心 10 min;

h) 将上清液移入新的反应管中,加入 0.54 体积的冷的异丙醇,混匀后,于－20 ℃放置 10 min;

i) 弃去上清液,用 75%乙醇洗沉淀一次,真空干燥;

j) 将沉淀用 50 μL～60 μL 灭菌双蒸水溶解,立即使用或于－20 ℃保存备用。

细菌 DNA 的提取也可以选用市售的核酸提取和纯化试剂盒并按试剂盒说明书进行操作。

B.2 PCR 扩增方法

以提取的细菌 DNA 为模板,分别用各对引物进行 PCR 扩增,反应体系均为 50 μL:

模板 DNA	5 μL
Taq DNA 聚合酶(5 U/μL)	0.25 μL
10×*Taq* Buffer	5 μL
dNTP 混合物(各 2.5 mmol/L)	2 μL
引物 LM1 或 LI1(25 pmol/μL)	1 μL
引物 LM2 或 U1(25 pmol/μL)	1 μL
灭菌蒸馏水	35.75 μL

循环参数为:95 ℃预变性 5 min,95 ℃变性 30 s,58 ℃退火 45 s,72 ℃延伸 45 s,35 个循环,最后 72 ℃延伸 5 min。

附 录 C
（资料性附录）
PCR 检测过程中防止交叉污染的措施

C.1 抽样和制样过程

抽样和制样工具，应清洗干净，121 ℃高压灭菌 15 min～20 min，一套洁净工具限于一份样品使用。存放样品的容器应该经过清洗、高压灭菌，或使用一次性无菌容器。

C.2 检测过程

C.2.1 PCR 实验室应分为样品制备区、前 PCR 区、PCR 区和后 PCR 区。将模板提取、PCR 反应液的配制、PCR 循环扩增及 PCR 产物的鉴定等步骤分区域或分室进行。实验室的运作应从“净区”到“脏区”单向进行。

C.2.2 实验过程中，应穿戴试验服和手套。手套要经常更换。各区要有专用试验服，经常清洗。

C.2.3 各区所有的试剂、器材（尤其是移液器）、仪器都应专用，不得带出该区。

C.2.4 所有溶液、水、耗材和器具要 121 ℃高压灭菌 15 min～20 min，避免核酸和（或）核酸酶污染。每种溶液应使用分析纯试剂和新蒸馏的双蒸水配制。在 20 ℃～25 ℃储存的试剂中，可加入 0.025%的叠氮钠。所有试剂应该以大体积配制，然后分装成仅够一次或几次使用的量进行小体积储存。

C.2.5 DNA 模板或引物的离心管打开之前，要简单离心，离心管不能用力崩开，以免产生气溶胶。

C.2.6 前 PCR 区中，最好能在 PCR 操作箱中加入 PCR 反应各组分。

C.2.7 实验前后，实验室用紫外线消毒及通过反复清洗、擦拭去除各种器具和设备表面残留的 DNA。

C.2.8 可使用 UDG 和 dUTP 系统控制污染。

C.2.9 应遵循 PCR 操作的其他要求。

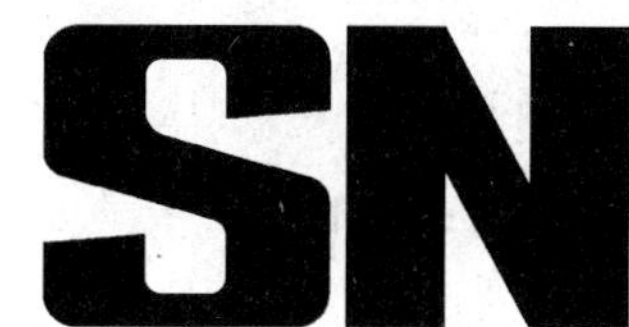

中华人民共和国出入境检验检疫行业标准

SN/T 2552.13—2010

乳及乳制品卫生微生物学检验方法 第13部分：假单孢菌属的分离与计数

Microbiological examination for milk and milk products hygiene—Part 13: Isolation and enumeration of *Pseudomonas* spp.

2010-05-27 发布

2010-12-01 实施

中华人民共和国国家质量监督检验检疫总局 发布

前　言

SN/T 2552《乳及乳制品卫生微生物学检验方法》分为十三个部分：

——第 1 部分：取样指南；

——第 2 部分：检验样品的制备与稀释；

——第 3 部分：酵母、霉菌菌落计数；

——第 4 部分：嗜冷菌微生物菌落计数；

——第 5 部分：沙门氏菌检验；

——第 6 部分：柠檬酸杆菌检验；

——第 7 部分：阴沟肠杆菌检验；

——第 8 部分：普通变形杆菌和奇异变形杆菌检验；

——第 9 部分：克雷伯氏菌检验；

——第 10 部分：阪崎肠杆菌检验　免疫荧光法；

——第 11 部分：蜡样芽孢杆菌的分离与计数；

——第 12 部分：单核细胞增生李斯特氏菌检测与计数；

——第 13 部分：假单孢菌属的分离与计数。

本部分是 SN/T 2552 的第 13 部分。

本部分按照 GB/T 1.1—2009 给出的规则起草。

本部分参照了 ISO 13720：1995《肉及肉制品假单胞菌属计数方法》(Meat and meatproducts—Enumeration of *Pseudomonas* spp.)。

本部分由国家认证认可监督管理委员会提出并归口。

本部分起草单位：中国检验检疫科学研究院、中华人民共和国福建出入境检验检疫局。

本部分主要起草人：赵贵明、赵勇胜、郑晶、黄晓蓉。

乳及乳制品卫生微生物学检验方法 第13部分:假单孢菌属的分离与计数

1 范围

SN/T 2552的本部分规定了乳及乳制品中假单孢菌属的分离与计数方法。

本部分适用于乳及乳制品中假单孢菌属的分离与计数。

2 规范性引用文件

下列文件对于本文件的应用是必不可少的。凡是注日期的引用文件,仅注日期的版本适用于本文件,凡是不注日期的引用文件,其最新版本(包括所有的修改单)适用于本文件。

SN/T 2552.1 乳及乳制品卫生微生物学检验方法 第1部分:取样指南

SN/T 2552.2 乳及乳制品卫生微生物学检验方法 第2部分:检验样品的制备与稀释

3 术语和定义

下列术语和定义适用于本文件。

假单孢菌属 *Pseudomonas* spp.

按照该项标准操作、25℃培养,在CFC琼脂上形成菌落的一类菌。

4 原理

4.1 样品处理

如果样品为液体,平行接种一定数量试验样品于固体选择性平板;如果样品为固体,则首先将样品制成悬液,接种样品后于25℃下需氧培养48h。

4.2 假单孢菌属数量计算

从平板上挑取菌落经氧化酶试验和克氏双糖铁试验确证后,计算获得每毫升、每克样品中假单孢菌属数量。

5 设备和材料

5.1 水浴箱:水温45.5℃±0.2℃。

5.2 温度计:量程1℃~55℃,分刻度0.1℃。

5.3 培养箱:35℃~37℃和24℃~26℃。

5.4 吸管:1mL、5mL和10mL,分刻度0.1mL。

5.5 “L”型玻璃涂布棒:直径3mm~4mm,可涂布45mm~55mm的区域。

5.6 接种环:3mm直径。

5.7 天平:量程2kg,灵敏度0.1g。

5.8 灭菌样品处理器具：取样勺、剪刀、开罐器。

5.9 样品稀释瓶：100 mL、125 mL、160 mL、250 mL 和 2 L 样品稀释瓶。

5.10 15 mm×150 mm 灭菌平皿。

5.11 假单孢菌属标准质控菌株：铜绿假单孢菌，ATCC 10145；荧光假单孢菌，ATCC 13525。

6 培养基和试剂

除另有规定外，所用试剂均为分析纯，试验用水应为蒸馏水。

6.1 CFC 琼脂：见附录 A 第 A.1 章。

6.2 营养琼脂(NA)：见附录 A 第 A.2 章。

6.3 克氏双糖铁：见附录 A 第 A.3 章。

6.4 氧化酶试剂：见附录 A 第 A.4 章。

6.5 API 20NE 生化鉴定试剂盒或类似产品。

注：API 20NE 是由法国生物梅里埃公司提供的产品的商品名。给出这一信息是为了方便本部分的使用者，并不表示对该产品的认可。如果其他等效产品具有相同的效果，则可使用这些等效产品。

7 假单孢菌属检验方法

7.1 方法提要

乳及乳制品中假单孢菌是通过选择性分离、生化鉴定等方法对乳及乳制品中可能存在的假单孢菌进行定性和定量的检验。

7.2 检验程序

假单孢菌属检验程序见图 1。

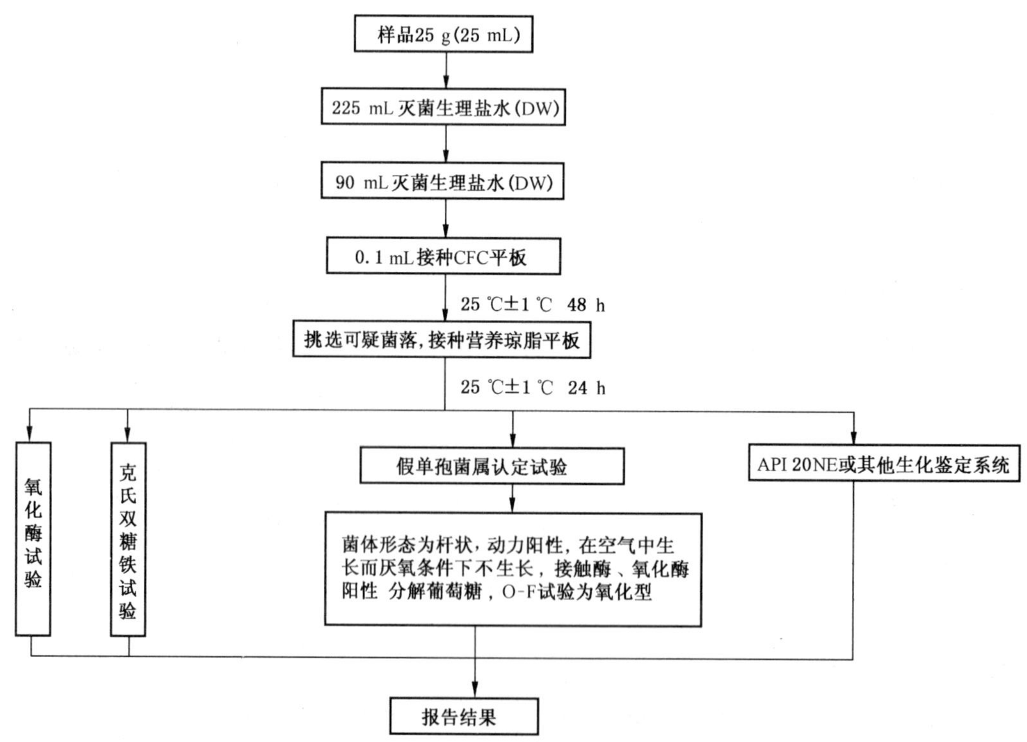

图 1 假单孢菌属检验程序

8 检验步骤

8.1 制备样品

取样按照 SN/T 2552.1 执行。无菌称取样品 25 g(或 mL)加入 500 mL 样品稀释瓶中,加入 225 mL灭菌盐水(1∶10 稀释),或者将样品直接称量到装有 225 mL 灭菌生理盐水的样品稀释瓶中,振摇使样品充分混匀,混合均匀后,取 10 mL 悬浮液于 90 mL 灭菌盐水(1∶100 稀释)进行稀释,必要时采用相同方法进一步 10 倍稀释。其他乳制品在制样时按 SN/T 2552.2 进行。

8.2 接种样品

取两个 CFC 琼脂平板,分别移取初始悬液 0.1 mL 用灭菌玻璃涂布棒涂布于该平板上,待表面干燥后翻转平板于 25 ℃±1 ℃培养 48h。对系列 10 倍稀释液用同样方法操作。

8.3 假单孢菌属的计数和菌落选择

培养 48h 后,对平板进行菌落计数,保留菌落在 15 个~300 个范围的平板,从每块平板上随机选择 5 个可疑菌落。从平板上挑取 5 个菌落划线接种于营养琼脂平板,25 ℃培养 24 h,选择菌落进行生化反应确认试验。

8.4 生化确认试验

8.4.1 氧化酶试验

按附录 A 配方将试剂溶于蒸馏水中(用前配制),待溶解后,用该试剂将滤纸润湿,用塑料材质或铂丝制成的接种针挑取菌落涂于滤纸条上在 5 s~10 s 内观察颜色反应,如果出现紫色即为阳性,反之为阴性。商品化试剂按使用说明操作。

8.4.2 克氏双糖铁试验

挑取进行氧化酶试验的相同菌落在斜面划线,并穿刺丁克氏双糖铁底部,25 ℃培养 24 h。假单孢菌属细菌为氧化酶阳性,且仅在克氏双糖铁试管斜面生长。

8.4.3 其他鉴别试验

可进行符合假单孢菌属生物学特性的七项认定试验:菌体形态为杆状,动力阳性,在空气中生长而厌氧条件下不生长,接触酶、氧化酶阳性,分解葡萄糖,O-F 试验为氧化型。

也可应用 API 20NE 生化鉴定试剂或其他相当生化鉴定系统进行鉴定。

9 结果描述

9.1 计算方法

鉴定之后,计算每块平板得到鉴定的假单孢菌属数量,按式(1)计算:

$$a=\frac{b}{A}\times C \qquad \cdots\cdots(1)$$

式中:

a ——每块平板的假单孢菌数;

A ——挑选的可疑菌落数(5 个);

b ——可疑菌落中与标准一致的菌落数；

C ——平板上总菌数。

用式(2)计算样品中所含假单孢菌数：

$$N=\frac{\sum a}{V(n_1+0.1n_2)d} \qquad \cdots\cdots(2)$$

式中：

N ——样品中所含假单孢菌数；

$\sum a$——所有保留平板上经过鉴定的假单孢菌属数量之和；

V ——每块平板接种液体积，单位为毫升(mL)；

n_1 ——第1个稀释度保留平板的数量；

n_2 ——第2个稀释度保留平板的数量；

d ——稀释倍数。

9.2 结果报告

经生化鉴定确认后，进行计算，报告每克(或毫升)样品中的假单孢菌属菌落数值，以CFU/g或CFU/mL表示。

附　录　A
（规范性附录）
培养基和试剂

A.1　CFC琼脂（十六烷三甲基溴化氨、棱链孢酸钠、头孢菌素Ⅱ琼脂）

A.1.1　基础成分

明胶胨	16.0 g
酸水解酪蛋白	10.0 g
硫酸钾	10.0 g
氯化镁	1.4 g
琼脂	12.0 g～18.0 g(取决于胶的强度)
蒸馏水	1 000 mL

A.1.2　制法

将各成分加入蒸馏水中，加热并不断搅拌，煮沸1 min，使琼脂溶解，分装适当的容器，121 ℃高压灭菌15 min，25 ℃下最终pH为7.2±0.2。

A.1.3　抑制剂

十六烷三甲基溴化氨、梭链孢酸钠、头孢菌素Ⅱ琼脂各0.1 g，分别溶解于100 mL蒸馏水中，过滤除菌。使用时按每100 mL基础培养基(47 ℃下)加十六烷三甲基溴化氨1 mL，梭链孢酸钠1 mL，头孢菌素Ⅱ琼脂5 mL，混匀，倾注平板，用前在安全柜中半开盖子放置30 min使表面干燥，制好的平板可在0 ℃～5 ℃保存1个月。

A.2　营养琼脂(NA)

A.2.1　成分

肉浸出粉	3.0 g
蛋白胨	5.0 g
氯化钠	5.0 g
琼脂	12.0 g～18.0 g
蒸馏水	1 000 mL

A.2.2　制法

将各成分加入蒸馏水中，加热煮沸，使各成分完全溶解，于25 ℃下调节pH至7.0±0.2。121 ℃灭菌20 min备用。

A.3　克氏双糖铁琼脂

A.3.1　成分

牛肉浸粉	3.0 g

酵母浸粉	3.0 g
胰酪胨	20.0 g
氯化钠	5.0 g
乳糖	10.0 g
葡萄糖	1.0 g
硫酸亚铁铵[$FeSO_4(NH_4)_2SO_4 \cdot 6H_2O$]	0.5 g
硫代硫酸钠[$Na_2S_2O_3 \cdot 5H_2O$]	0.5 g
酚红	0.025 g
琼脂	12.0 g～18.0 g
蒸馏水	1 000 mL

A.3.2 制法

将各成分加入蒸馏水中，加热煮沸，分装每管10 mL，灭菌后于25 ℃下调节pH至7.4±0.2，121 ℃灭菌20 min，4周内使用。

A.4 氧化酶试验试剂

A.4.1 成分

四甲基对苯二胺	1.0 g
蒸馏水	100 mL

A.4.2 制法

将四甲基对苯二胺溶于蒸馏水即可。使用新鲜配制的试剂，如放置于冷藏柜，可在配制后7 d内使用。

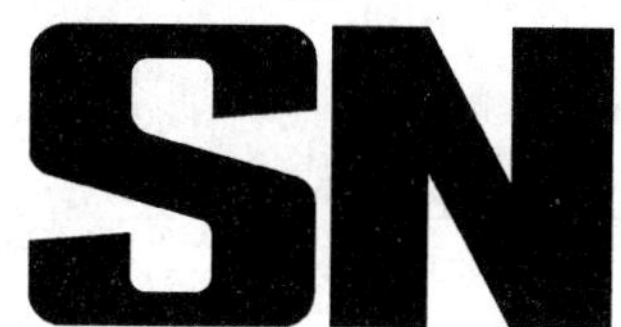

中华人民共和国出入境检验检疫行业标准

SN/T 2562—2010

食品中霍乱弧菌分群检测 MPCR-DHPLC 法

Grouping detection of *Vibrio cholerae* in food—MPCR-DHPLC

2010-05-27 发布

2010-12-01 实施

中华人民共和国国家质量监督检验检疫总局 发布

前　言

本标准按照GB/T 1.1—2009给出的规则起草。

本标准由国家认证认可监督管理委员会提出并归口。

本标准起草单位:中华人民共和国辽宁出入境检验检疫局、中华人民共和国福建出入境检验检疫局、中华人民共和国西藏出入境检验检疫局。

本标准主要起草人:郑秋月、曹际娟、邵碧英、赵昕、郑晶、黄晓蓉、刘冉、徐君怡、王秋艳、李建民、耿丽梅、于畅。

食品中霍乱弧菌分群检测
MPCR-DHPLC 法

1 范围

本标准规定了食品中霍乱弧菌，包括 O1 群、O139 群和非 O1/非 O139 群霍乱弧菌的 MPCR-DHPLC 分群检测方法。

本标准适用于食品中霍乱弧菌，包括 O1 群、O139 群和非 O1/非 O139 群霍乱弧菌的 MPCR-DHPLC 快速分群检测。

2 规范性引用文件

下列文件对于本文件的应用是必不可少的。凡是注日期的引用文件，仅注日期的版本适用于本文件，凡是不注日期的引用文件，其最新版本(包括所有的修改单)适用于本文件。

GB/T 6682 分析实验室用水规格和试验方法

GB 19489 实验室 生物安全通用要求

GB/T 27403 实验室质量控制规范 食品分子生物学检验

SN/T 1022 出口食品中霍乱弧菌检验方法

3 缩略语

下列缩略语适用于本文件。

3.1

PCR polymerase chain reaction

聚合酶链式反应。

3.2

MPCR multiplex PCR

多重 PCR。

3.3

DHPLC denaturing high performance liquid chromatography

变性高效液相色谱。

3.4

TEAA

三乙基铵乙酸盐。

4 生物安全措施

为了保护实验室人员的安全，应由具备资格的工作人员检测致病菌，所有培养物应小心处置。应按照 GB 19489 的有关规定执行。

5 废弃物处理和防止污染的措施

5.1 检测过程中的废弃物需经 121 ℃高压灭菌处理至少 30 min 后再弃置。

5.2 检测过程中防止交叉污染的措施按 GB/T 27403 规定执行。

6 原理

MPCR,又称多重引物 PCR 或复合 PCR,它是在同一 PCR 反应体系里加上两对以上引物,同时扩增出多个核酸片段的 PCR 反应,其反应原理,反应试剂和操作过程与一般 PCR 相同。DHPLC 分析技术是应用离子对反相液相色谱原理对 DNA 片段进行分离。离子对采用三乙基胺乙酸盐缓冲溶液(TEAA),核苷酸片段分子中带负电荷的磷酸根基团与 TEAA 分子中带正电荷的氨基发生静电作用相互吸引,同时 TEAA 分子中的三个乙基与固定相 C_{18} 表面的烷基发生疏水作用力而相互吸引,通过流动相中的乙腈的梯度洗脱达到将不同大小的核苷酸片段分离。

7 试剂和材料

除另有规定外,所有试剂纯度应为色谱纯。水为灭菌超纯水,符合 GB/T 6682 中一级水的规格。所有试剂均用无 DNA 酶污染的容器分装。

7.1 *Taq* DNA 聚合酶。

7.2 dNTP:dATP、dTTP、dCTP、dGTP。

7.3 10×PCR 缓冲液:200 mmol/L Tris-HCl(pH8.4),200 mmol/L 氯化钾(KCl),15 mmol/L 氯化镁($MgCl_2$)。

7.4 引物:引物序列见附录 A 表 A.1。

7.5 TE 溶液。

7.6 10% SDS。

7.7 蛋白酶 K(20 mg/mL)。

7.8 氯化钠溶液(NaCl):5 mol/L 和 0.7 mol/L。

7.9 10% CTAB。

7.10 三氯甲烷。

7.11 异戊醇。

7.12 酚。

7.13 异丙醇。

7.14 70%乙醇。

7.15 DHPLC 缓冲液:缓冲溶液 A 为 50 mL TEAA 和 250 μL 乙腈混合,加水定容至 1 000 mL;缓冲溶液 B 为 50 mL TEAA 和 250 mL 乙腈混合,加水定容至 1 000 mL;缓冲溶液 D 为 75%乙腈。

8 主要仪器和设备

8.1 PCR 仪。

8.2 DHPLC 仪。

8.3 高速离心机:离心转速 18 000*g*。

8.4 PCR 超净工作台。

8.5 微量可调移液器和灭菌吸头：2 μL，10 μL，100 μL，200 μL，1 000 μL。

8.6 灭菌 PCR 反应管。

9 方法提要与检测程序

9.1 方法提要

本方法采用 MPCR 同时扩增霍乱弧菌及其三个血清群（O1 群、O139 群和非 O1/非 O139 群）。MPCR 产物再利用 DHPLC 非变性条件下的 DNA 分离技术，根据 DNA 扩增片段长度的不同，按照从小到大顺序依次洗脱核苷酸片段，从而实现对食品中霍乱弧菌进行快速分群检测。

9.2 检测程序

MPCR-DHPLC 分群检测食品中霍乱弧菌的检测流程见图 1。

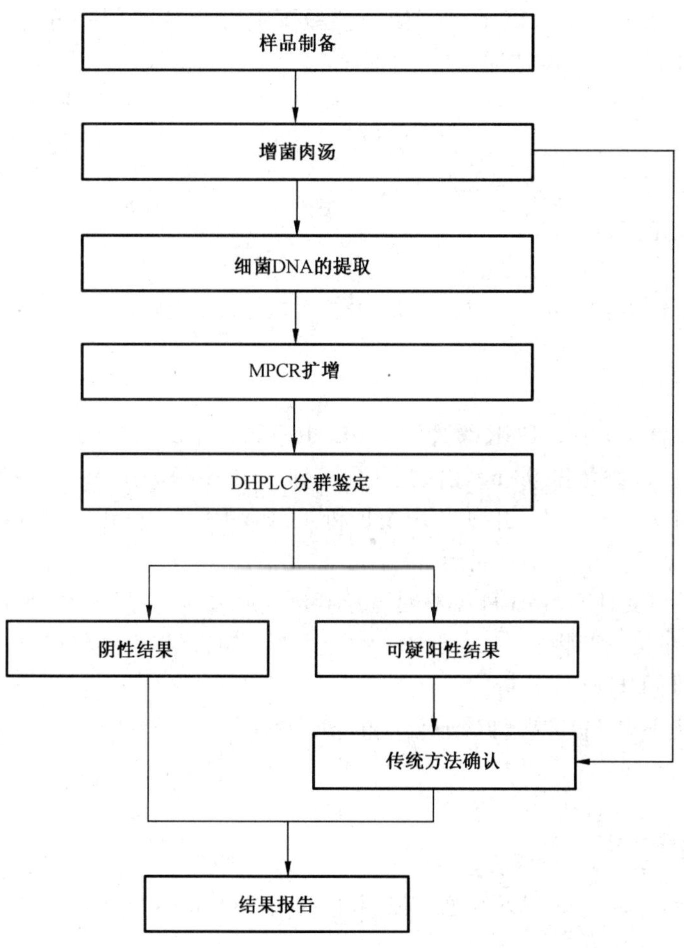

图 1 MPCR-DHPLC 法分群检测食品中霍乱弧菌流程图

10 操作步骤

10.1 样品制备、增菌培养和分离

食品中霍乱弧菌分群检测样品的制备、增菌培养和分离步骤参照 SN/T 1022 方法进行。

10.2 增菌液模板DNA的制备

取10.1中的增菌液1.5 mL,加到1.5 mL无菌离心管中,13 000g离心1 min;吸弃上清液,取沉淀,加567 μL TE溶液(pH8.0),悬浮,加30 μL10% SDS和3 μL蛋白酶K(20 mg/mL),混匀,37 ℃温浴1 h;加100 μL氯化钠(5 mol/L),混匀,加80 μL CTAB/氯化钠溶液(10% CTAB和0.7 mol/L氯化钠),混匀,65 ℃温浴10 min;加等体积三氯甲烷/异戊醇(体积比为24∶1),混匀,13 000g离心10 min;取上清液,加等体积酚/三氯甲烷/异戊醇(体积比为25∶24∶1),混匀,13 000g离心10 min;取上清液,加0.6倍体积异丙醇,轻轻混匀,13 000g离心10 min;取沉淀,用70%乙醇清洗2次,干燥,加100 μL TE溶液(pH8.0)溶解,此即为DNA溶液。若不能立即检测,可保存于−20 ℃备用。按同样方法制备阳性对照菌株和阴性对照菌株的增菌液模板DNA。也可使用商业化的DNA提取试剂盒并按其说明制备模板DNA。

10.3 DNA浓度和纯度的测定

取5 μL DNA溶液加水梯度稀释至1 mL,使用核酸蛋白分析仪或紫外分光光度计测260 nm和280 nm处的光密度值。DNA的浓度按照式(1)计算:

$$c = A \times N \times 50/1\ 000 \qquad \cdots\cdots(1)$$

式中:

c——DNA浓度,单位为微克每微升(μg/μL);

A——260 nm处的吸光值;

N——核酸稀释倍数。

注:1 $OD_{260\ nm}$=50 μg/mL双链DNA。当OD_{260}/OD_{280}比值在1.7~1.9之间时,适宜于PCR扩增。

10.4 PCR扩增

10.4.1 PCR反应体系(30 μL):5×PCR缓冲液6 μL、dNTPs(10 mmol/L)1.2 μL、*Taq* DNA聚合酶(5 U/μL)0.7 μL、模板DNA终浓度50 ng、引物VCC-F和VCC-R(10 μmol/L)各0.5 μL、引物CTXA-F和CTXA-R(10 μmol/L)各0.6 μL、引物TCPA-F和TCPA-R(10 μmol/L)各0.8 μL、引物LPSgt-F和LPSgt-R(10 μmol/L)各1.2 μL、水补足至30 μL。

10.4.2 反应条件:94 ℃预变性5 min;94 ℃变性30 s,53 ℃退火30 s,72 ℃延伸30 s,进行40个循环;72 ℃延伸5 min,4 ℃保存反应产物。

10.4.3 将PCR产物进行DHPLC分析。

注:PCR反应参数可根据基因扩增仪型号的不同进行适当的调整。

10.5 DHPLC检测

10.5.1 DHPLC分析条件

10.5.1.1 色谱柱:PS-DVB&C_{18}DNASep色谱柱(4.6 mm×50 mm,粒度3 μm)。

10.5.1.2 柱温:50 ℃。

10.5.1.3 流动相(体积比):

——0.0 min,55.0%缓冲溶液A,45.0%缓冲溶液B;

——0.5 min,50.2%缓冲溶液A,49.8%缓冲溶液B;

——3.0 min,42.9%缓冲溶液A,57.1%缓冲溶液B;

——5.5 min,39.4%缓冲溶液A,60.6%缓冲溶液B;

——8.0 min,37.3%缓冲溶液A,62.7%缓冲溶液B;

——10.5 min,36.0%缓冲溶液A,64.0%缓冲溶液B。

10.5.1.4 流速:0.9 mL/min。

10.5.1.5 检测器:荧光检测器(光源:150 W Xenon 灯;激发谱带宽:15 nm;发射谱带宽:15.3 nm;检测灵敏度:在波长 350 nm 积分 2 s)。

10.5.1.6 上样量:PCR 产物 10 μL。

10.5.2 DHPLC 分析

10.5.2.1 将装有 PCR 产物的反应管放置在 DHPLC 金属板的微孔中。

10.5.2.2 登录 DHPLC 分析系统,按照 10.5.1 设置 DHPLC 分析条件,建立检测程序并运行。

注:DHPLC 分析条件可根据 DHPLC 仪器型号的不同进行适当的调整。

10.6 质控对照设置

检测过程中应分别设阳性对照和阴性对照。阳性对照为霍乱弧菌 O1 群、O139 群、非 O1/非 O139 群的标准菌株,阴性对照为大肠埃希氏菌等非目标致病菌的标准菌株。

11 结果及判断

11.1 质控标准

11.1.1 阴性对照:无吸收峰出现。

11.1.2 阳性对照:出现典型的 PCR 产物吸收峰,且峰吸收值大于 3 mV。

11.1.3 不符合上述对照质控标准的视为无效。

11.2 结果判定与报告

11.2.1 检测结果的判定

11.2.1.1 O139 群霍乱弧菌经 MPCR 扩增出 155 bp、240 bp、304 bp 和 340 bp 四个片段的产物,DHPLC 可检测出该四个 PCR 产物阳性吸收峰。

11.2.1.2 O1 群霍乱弧菌经 MPCR 可扩增出 155 bp、240 bp 和 304 bp 三个片段的产物,DHPLC 可检测出该三个 PCR 产物阳性吸收峰。

11.2.1.3 非 O1/非 O139 群霍乱弧菌经 MPCR 可扩增出 155 bp 一个片段的产物,DHPLC 可检测出该一个 PCR 产物阳性吸收峰。

11.2.2 结果报告

11.2.2.1 检测样品无 MPCR-DHPLC 阳性吸收峰出现,可判定样品结果为阴性,直接报告未检出霍乱弧菌。

11.2.2.2 检测样品出现典型的 O139 群霍乱弧菌的 MPCR-DHPLC 产物四个阳性吸收峰,出峰时间与阳性对照一致,且吸收峰值大于 3 mV 时,可判定该样品结果为 O139 群霍乱弧菌可疑阳性。

11.2.2.3 检测样品出现典型的 O1 群霍乱弧菌的 MPCR-DHPLC 产物三个阳性吸收峰,出峰时间与阳性对照一致,且吸收峰值大于 3 mV 时,可判定该样品结果为 O1 群霍乱弧菌可疑阳性。

11.2.2.4 检测样品出现典型的非 O1/非 O139 群霍乱弧菌的 MPCR-DHPLC 产物一个阳性吸收峰,出峰时间与阳性对照一致,且吸收峰值大于 3 mV 时,可判定该样品结果为非 O1/非 O139 群霍乱弧菌可疑阳性。

11.2.2.5 检测样品吸收峰值小于 3 mV 时,建议样本重做。重做结果峰吸收值仍小于 3 mV 则为霍乱弧菌阴性,否则为霍乱弧菌可疑阳性。

11.2.2.6 对于霍乱弧菌可疑阳性结果,应参见 SN/T 1022 做进一步的生化鉴定和报告。

附　录　A
（规范性附录）
食品中霍乱弧菌 MPCR-DHPLC 分群检测所用引物序列

表 A.1　食品中霍乱弧菌 MPCR-DHPLC 分群检测所用引物序列

致病菌名称	基因名称	引物名称	引物序列	预期片段/bp
霍乱弧菌	胶原酶基因	VCC-F	5'-CCT AAT GAG CAA CCG ACT ATC AAA GA-3'	155
		VCC-R	5'-TGT TCT GAA GCG GTG AGC CAT AC-3'	
	CTXA	CTXA-F	5'-ACT CAG ACG GGA TTT GTT AGG C-3'	304
		CTXA-R	5'-ATC TAT CTC TGT AGC CCC TAT TAC-3'	
	TCPA	TCPA-F	5'-TTG ACC CAA GCA CAA TGT AAG AC-3'	240
		TCPA-R	5'-CTA CTG TGA ATG GAG CAG TTC C-3'	
	LPSgt	LPSgt-F	5'-ACA TCT GTA GGG ATT GTA TTG AC-3'	340
		LPSgt-R	5'-ATA ACA ACT GAG ATA TCA AGC GTC-3'	

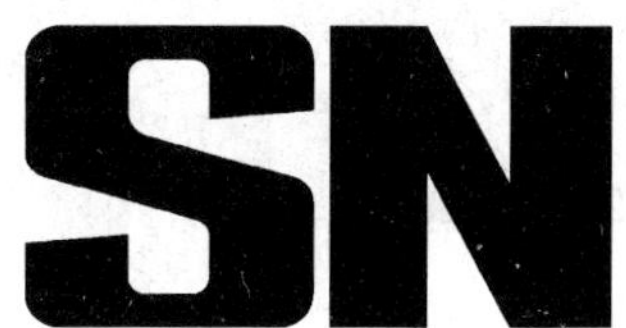

中华人民共和国出入境检验检疫行业标准

SN/T 2563—2010

肉及肉制品中常见致病菌检测 MPCR-DHPLC 法

Detection of pathogenic *Bacteria* in meat and meat products—MPCR-DHPLC

2010-05-27 发布　　2010-12-01 实施

中华人民共和国国家质量监督检验检疫总局 发布

前　言

本标准按照 GB/T 1.1—2009 给出的规则起草。

本标准由国家认证认可监督管理委员会提出并归口。

本标准起草单位：中华人民共和国辽宁出入境检验检疫局、中华人民共和国黑龙江出入境检验检疫局、北京盈九思科技发展有限公司。

本标准主要起草人：郑秋月、曹际娟、徐君怡、于兵、李苏龙、齐震玉、孙哲平、王刚、王金玲、王秋艳、徐杨、耿丽梅、高小博。

肉及肉制品中常见致病菌检测
MPCR-DHPLC 法

1 范围

本标准规定了肉及肉制品中沙门氏菌、金黄色葡萄球菌、单核细胞增生李斯特氏菌、小肠结肠炎耶尔森氏菌、空肠弯曲菌、溶血链球菌6种常见致病菌的MPCR-DHPLC检测方法。

本标准适用于肉及肉制品中沙门氏菌、金黄色葡萄球菌、单核细胞增生李斯特氏菌、小肠结肠炎耶尔森氏菌、空肠弯曲菌、溶血链球菌6种常见致病菌的快速检测。

2 规范性引用文件

下列文件对于本文件的应用是必不可少的。凡是注日期的引用文件，仅注日期的版本适用于本文件，凡是不注日期的引用文件，其最新版本(包括所有的修改单)适用于本文件。

GB/T 4789.4 食品卫生微生物检验 沙门氏菌检验

GB/T 4789.8 食品卫生微生物检验 小肠结肠炎耶尔森氏菌检验

GB/T 4789.9 食品卫生微生物检验 空肠弯曲菌检验

GB/T 4789.10 食品卫生微生物检验 金黄色葡萄球菌检验

GB/T 4789.11 食品卫生微生物检验 溶血性链球菌检验

GB/T 4789.30 食品卫生微生物检验 单核细胞增生李斯特氏菌检验

GB/T 6682 分析实验室用水规格和试验方法

GB 19489 实验室 生物安全通用要求

GB/T 27403 实验室质量控制规范 食品分子生物学检验

SN/T 0184.1 进出口食品中单核细胞增生李斯特氏菌检测方法

3 缩略语

下列缩略语适用于本文件。

3.1

PCR polymerase chain reaction

聚合酶链式反应。

3.2

MPCR multiplex PCR

多重PCR。

3.3

DHPLC denaturing high performance liquid chromatography

变性高效液相色谱。

3.4

TEAA

三乙基铵乙酸盐。

4 生物安全措施

为了保护实验室人员的安全，应由具备资格的工作人员检测致病菌，所有培养物应小心处置。应按照 GB 19489 的有关规定执行。

5 废弃物处理和防止污染的措施

5.1 检测过程中的废弃物需经 121 ℃高压灭菌处理至少 30 min 后再弃置。

5.2 检测过程中防止交叉污染的措施按 GB/T 27403 规定执行。

6 原理

多重 PCR，又称多重引物 PCR 或复合 PCR，它是在同一 PCR 反应体系里加上两对以上引物，同时扩增出多个核酸片段的 PCR 反应，其反应原理、反应试剂和操作过程与一般 PCR 相同。DHPLC 分析技术是应用离子对反相液相色谱原理对 DNA 片段进行分离。离子对采用三乙基胺乙酸盐缓冲溶液（TEAA），核苷酸片段分子中带负电荷的磷酸根基团与 TEAA 分子中带正电荷的氨基发生静电作用相互吸引，同时 TEAA 分子中的三个乙基与固定相 C_{18} 表面的烷基发生疏水作用力而相互吸引，通过流动相中的乙腈的梯度洗脱达到将不同大小的核苷酸片段分离。

7 试剂和材料

除另有规定外，所有试剂纯度应为色谱纯。水为灭菌超纯水，符合 GB/T 6682 中一级水的规格。所有试剂均用无 DNA 酶污染的容器分装。

7.1 *Taq* DNA 聚合酶。

7.2 dNTP：dATP、dTTP、dCTP、dGTP。

7.3 10×PCR 缓冲液：200 mmol/L Tris-HCl(pH8.4)，200 mmol/L 氯化钾，15 mmol/L 氯化镁。

7.4 引物：引物序列见附录 A 表 A.1。

7.5 TE 溶液。

7.6 10% SDS。

7.7 蛋白酶 K(20 mg/mL)。

7.8 氯化钠溶液(NaCl)：5 mol/L 和 0.7 mol/L。

7.9 10% CTAB。

7.10 三氯甲烷。

7.11 异戊醇。

7.12 酚。

7.13 异丙醇。

7.14 70%乙醇。

7.15 DHPLC 缓冲液：缓冲溶液 A 为 50 mL TEAA 和 250 μL 乙腈混合，加水定容至 1 000 mL；缓冲溶液 B 为 50 mL TEAA 和 250 mL 乙腈混合，加水定容至 1 000 mL；缓冲溶液 D 为 75%乙腈。

8 主要仪器和设备

8.1 PCR 仪。

8.2 DHPLC 仪。

8.3 高速离心机:离心转速 18 000g。

8.4 PCR 超净工作台。

8.5 微量可调移液器和灭菌吸头:2 μL,10 μL,100 μL,200 μL,1 000 μL。

8.6 灭菌 PCR 反应管。

9 方法提要与检测程序

9.1 方法提要

本方法应用六重 PCR 同时扩增肉及肉制品中的沙门氏菌、金黄色葡萄球菌、单核细胞增生李斯特氏菌、小肠结肠炎耶尔森氏菌、空肠弯曲菌、溶血链球菌 6 种致病菌。六重 PCR 产物再利用 DHPLC 非变性条件下的 DNA 分离技术,根据 DNA 扩增片段长度的不同,按照从小到大顺序依次洗脱核苷酸片段,从而实现对肉及肉制品中 6 种致病菌进行快速检测。

9.2 检测程序

变性高效液相色谱法检测肉及肉制品中常见致病菌检测流程见图 1。

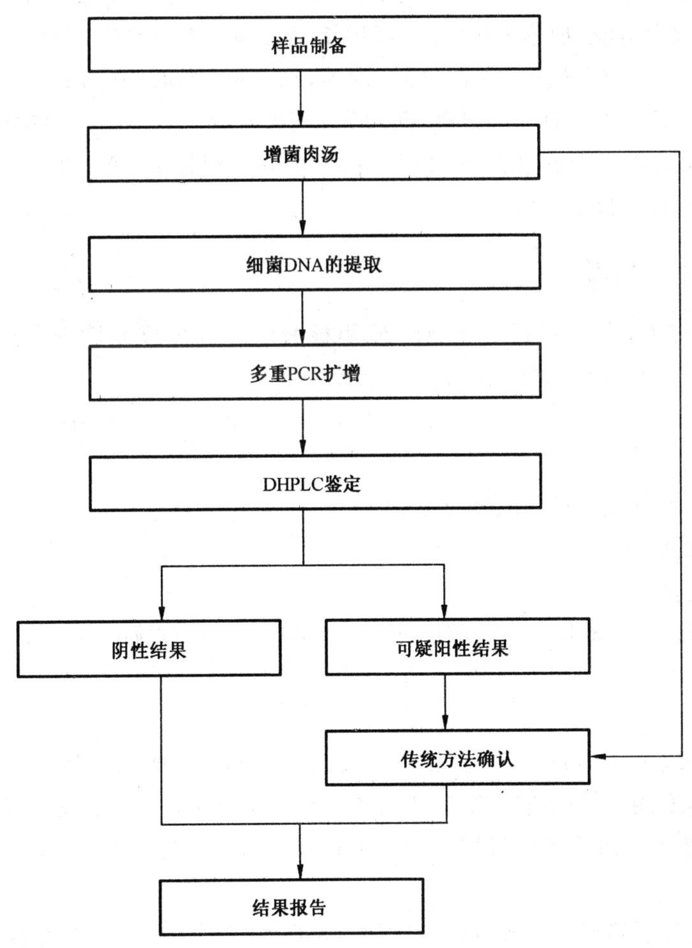

图 1 变性高效液相色谱法检测肉及肉制品中致病菌流程图

10 操作步骤

10.1 样品制备、增菌培养和分离

10.1.1 沙门氏菌检验样品的制备、增菌培养和分离步骤参照 GB/T 4789.4 方法进行。

10.1.2 小肠结肠炎耶尔森氏菌检验样品的制备、增菌培养和分离步骤参照 GB/T 4789.8 方法进行。

10.1.3 空肠弯曲菌检验样品的制备、增菌培养和分离步骤参照 GB/T 4789.9 方法进行。

10.1.4 金黄色葡萄球菌检验样品的制备、增菌培养和分离步骤参照 GB/T 4789.10 方法进行。

10.1.5 溶血性链球菌检验样品的制备、增菌培养和分离步骤参照 GB/T 4789.11 方法进行。

10.1.6 单核细胞增生李斯特氏菌检验样品的制备、增菌培养和分离步骤参照 GB/T 4789.30 或 SN/T 0184.1方法进行。

10.2 增菌液模板 DNA 的制备

取 10.1 中的各致病菌的培养物 1.5 mL，加到 1.5 mL 无菌离心管中，13 000*g* 离心 1 min；吸弃上清液，取沉淀，加 567 μL TE 溶液(pH8.0)，悬浮，加 30 μL 10% SDS 和 3 μL 蛋白酶 K(20 mg/mL)，混匀，37 ℃温浴 1 h；加 100 μL 氯化钠(5 mol/L)，混匀，加 80 μL CTAB/NaCl 溶液(10% CTAB 和 0.7 mol/L 氯化钠)，混匀，65 ℃温浴 10 min；加等体积三氯甲烷/异戊醇(体积比为 24∶1)，混匀，13 000*g*离心 10 min；取上清液，加等体积酚/三氯甲烷/异戊醇(体积比为 25∶24∶1)，混匀，13 000*g* 离心 10 min；取上清液，加 0.6 倍体积异丙醇，轻轻混匀，13 000*g* 离心 10 min；取沉淀，用 70%乙醇清洗 2 次，干燥，加 100 μL TE 溶液(pH8.0)溶解，此即为 DNA 溶液。若不能立即检测，可保存于－20 ℃备用。按同样方法制备阳性对照菌株和阴性对照菌株的增菌液模板 DNA。也可使用商业化的 DNA 提取试剂盒并按其说明制备模板 DNA。

10.3 DNA 浓度和纯度的测定

取 5 μL DNA 溶液加水梯度稀释至 1 mL，使用核酸蛋白分析仪或紫外分光光度计测 260 nm 和 280 nm 处的光密度值。DNA 的浓度按照式(1)计算：

$$c = A \times N \times 50/1\,000 \qquad \cdots\cdots(1)$$

式中：

c ——DNA 浓度，单位为微克每微升(μg/μL)；

A——260 nm 处的吸光值；

N——核酸稀释倍数。

注：1 $OD_{260\ nm}$＝50 μg/mL 双链 DNA。当 OD_{260}/OD_{280} 比值在 1.7～1.9 之间时，适宜于 PCR 扩增。

10.4 PCR 扩增

10.4.1 PCR 反应体系(50 μL)：10×PCR 缓冲液 5 μL、dNTPs 终浓度 0.3 mmol/L、*Taq* 酶 1.5 U、模板 DNA(20 ng/μL)5 μL、单核细胞增生李斯特氏菌∶小肠结肠炎耶尔森氏菌∶空肠弯曲菌∶溶血性链球菌∶金黄色葡萄球菌∶沙门氏菌各引物对(0.2 μmol/L)终浓度比例为 1∶1∶1.2∶0.9∶1∶1.1，水补足至 50 μL。

10.4.2 反应条件：95 ℃预变性 5 min；95 ℃变性 10 s，60 ℃退火 20 s，72 ℃延伸 60 s，进行 38 个循环；72 ℃延伸 7 min，4 ℃保存反应产物。

10.4.3 将 PCR 产物进行 DHPLC 分析。

注：PCR 反应参数可根据基因扩增仪型号的不同进行适当的调整。

10.5 DHPLC 检测

10.5.1 DHPLC 分析条件

10.5.1.1 色谱柱:PS-DVB & C_{18} DNASep 色谱柱(4.6 mm×50 mm,粒度 3 μm)。

10.5.1.2 柱温:50 ℃。

10.5.1.3 流动相(体积比)。

——0.0 min,55.0%缓冲溶液 A,45.0%缓冲溶液 B;

——0.5 min,50.2%缓冲溶液 A,49.8%缓冲溶液 B;

——3.1 min,42.6%缓冲溶液 A,57.4%缓冲溶液 B;

——5.8 min,39.1%缓冲溶液 A,60.9%缓冲溶液 B;

——8.4 min,37.1%缓冲溶液 A,62.9%缓冲溶液 B;

——11.0 min,35.8%缓冲溶液 A,64.2%缓冲溶液 B。

10.5.1.4 流速:0.9 mL/min。

10.5.1.5 检测器:荧光检测器(光源:150 W Xenon 灯;激发谱带宽:15 nm;发射谱带宽:15.3 nm;检测灵敏度:在波长 350 nm 积分 2 s)。

10.5.1.6 上样量:PCR 产物 10 μL。

10.5.2 DHPLC 分析

10.5.2.1 将装有 PCR 产物的反应管放置在 DHPLC 金属板的微孔中。

10.5.2.2 登录 DHPLC 分析系统,按照 10.5.1 设置 DHPLC 分析条件,建立检测程序并运行。

注:DHPLC 分析条件可根据 DHPLC 仪器型号的不同进行适当的调整。

10.6 质控对照设置

检测过程中应分别设阳性对照和阴性对照。阳性对照为目标致病菌的标准菌株,阴性对照为大肠埃希氏菌等非目标致病菌的标准菌株。

11 结果及判断

11.1 质控标准

11.1.1 阴性对照:无吸收峰出现。

11.1.2 阳性对照:出现典型的 PCR 产物吸收峰,且峰吸收值大于 3 mV。

11.1.3 不符合上述对照质控标准的视为无效。

11.2 结果判定和报告

11.2.1 检测样品无典型 PCR 产物阳性吸收峰出现,可判定样品结果为阴性,直接报告未检出沙门氏菌、金黄色葡萄球菌、单核细胞增生李斯特氏菌、小肠结肠炎耶尔森氏菌、空肠弯曲菌、溶血链球菌。

11.2.2 检测样品出现典型的 PCR 产物阳性吸收峰,出峰时间与各致病菌预期扩增片段大小的阳性对照相一致,且吸收峰值大于 3 mV 时,可判定该样品结果为×××致病菌可疑阳性。

11.2.3 检测样品出现典型的 PCR 产物阳性吸收峰,但吸收峰值小于 3 mV 时,建议样本重做。重做结果峰吸收值仍小于 3 mV 则为×××致病菌阴性,否则为×××致病菌可疑阳性。

11.2.4 对于×××致病菌可疑阳性结果,应参见 GB/T 4789.30 或 SN/T 0184.1、GB/T 4789.4、GB/T 4789.8、GB/T 4789.9、GB/T 4789.10、GB/T 4789.11 做进一步的生化鉴定和报告。

附 录 A
（规范性附录）
肉及肉制品中常见致病菌多重 PCR-DHPLC 检测所用引物序列

表 A.1 肉及肉制品中常见致病菌多重 PCR-DHPLC 检测所用引物序列

序号	基因	致病菌名称	引物序列	预期片段/bp
1	16S rRNA	小肠结肠炎耶尔森菌	5’-gcg gag aca cca cca ata g-3’	221
			5’-ttc acc aac caa cca tca cc-3’	
2	invA	沙门氏菌	5’-tca tcg cac cgt caa agg aac c-3’	285
			5’-gtg aaa tta tcg cca cgt tcg ggc aa-3’	
3	FemA	金黄色葡萄球菌	5’-aaa aaa gca cat aac aag cg-3’	132
			5’-gat aaa gaa gaa acc agc ag-3’	
4	PfrA	单核细胞增生李斯特氏菌	5’-gtg taa tct tga tgc cat cag-3’	270
			5’-gat aca gaa aca tcg gtt ggc-3’	
5	CdtA	空肠弯曲菌	5’-cgg tgc tga ttt agt acc ta-3’	338
			5’-gac aag tat tgg ttt tgg ca-3’	
6	Cfb	溶血性链球菌	5’-gta aag cgt gta ttc cag att tc-3’	199
			5’-ata tgg gat ttg gga taa cta agc-3’	

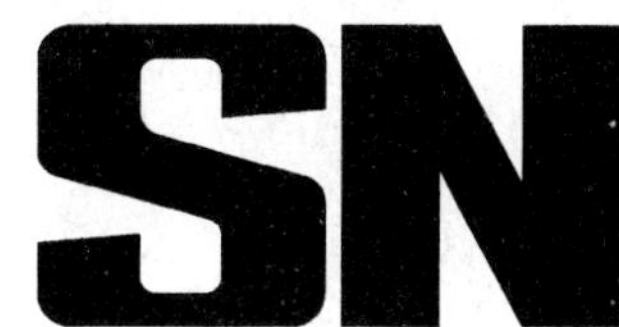

中华人民共和国出入境检验检疫行业标准

SN/T 2564—2010

水产品中致病性弧菌检测 MPCR-DHPLC法

Detection of pathogenic *Vibrio* in seafood—MPCR-DHPLC

2010-05-27 发布　　2010-12-01 实施

中华人民共和国国家质量监督检验检疫总局　发布

前　言

本标准按照 GB/T 1.1—2009 给出的规则起草。

本标准由国家认证认可监督管理委员会提出并归口。

本标准起草单位：中华人民共和国辽宁出入境检验检疫局、中华人民共和国福建出入境检验检疫局、中华人民共和国西藏出入境检验检疫局。

本标准主要起草人：郑秋月、曹际娟、徐君怡、于兵、郑晶、田苗、裴轶君、王金玲、于灵、王顺芝、王旭。

水产品中致病性弧菌检测 MPCR-DHPLC法

1 范围

本标准规定了水产品中副溶血性弧菌、霍乱弧菌、创伤弧菌、溶藻弧菌、拟态弧菌5种致病性弧菌的MPCR-DHPLC检测方法。

本标准适用于水产品中副溶血性弧菌、霍乱弧菌、创伤弧菌、溶藻弧菌、拟态弧菌5种致病性弧菌的快速检测。

2 规范性引用文件

下列文件对于本文件的应用是必不可少的。凡是注日期的引用文件,仅注日期的版本适用于本文件,凡是不注日期的引用文件,其最新版本(包括所有的修改单)适用于本文件。

GB/T 4789.7 食品卫生微生物检验 副溶血性弧菌检验

GB/T 6682 分析实验室用水规格和试验方法

GB 19489 实验室 生物安全通用要求

GB/T 27403 实验室质量控制规范 食品分子生物学检验

SN/T 1022 出口食品中霍乱弧菌检验方法

NMKL No.156 食品中致病性弧菌的检测和计数

3 缩略语

下列缩略语适用于本文件。

3.1

PCR polymerase chain reaction

聚合酶链式反应。

3.2

MPCR multiplex PCR

多重PCR。

3.3

DHPLC denaturing high performance liquid chromatography

变性高效液相色谱。

3.4

TEAA

三乙基铵乙酸盐。

4 生物安全措施

为了保护实验室人员的安全,应由具备资格的工作人员检测致病菌,所有培养物应小心处置。应按照 GB 19489 的有关规定执行。

5 废弃物处理和防止污染的措施

5.1 检测过程中的废弃物需经 121 ℃高压灭菌处理至少 30 min 后再弃置。

5.2 检测过程中防止交叉污染的措施按 GB/T 27403 规定执行。

6 原理

多重 PCR,又称多重引物 PCR 或复合 PCR,它是在同一 PCR 反应体系里加上两对以上引物,同时扩增出多个核酸片段的 PCR 反应,其反应原理,反应试剂和操作过程与一般 PCR 相同。DHPLC 分析技术是应用离子对反相液相色谱原理对 DNA 片段进行分离。离子对采用三乙基胺乙酸盐缓冲溶液(TEAA),核苷酸片段分子中带负电荷的磷酸根基团与 TEAA 分子中带正电荷的氨基发生静电作用相互吸引,同时 TEAA 分子中的三个乙基与固定相 C_{18} 表面的烷基发生疏水作用力而相互吸引,通过流动相中的乙腈的梯度洗脱达到将不同大小的核苷酸片段分离。

7 试剂和材料

除另有规定外,所有试剂纯度应为色谱纯。水为灭菌超纯水,符合 GB/T 6682 中一级水的规格。所有试剂均用无 DNA 酶污染的容器分装。

7.1 *Taq* DNA 聚合酶。

7.2 dNTP:dATP、dTTP、dCTP、dGTP。

7.3 10×PCR 缓冲液:200 mmol/L Tris-HCl(pH8.4),200 mmol/L 氯化钾,15 mmol/L 氯化镁。

7.4 引物:引物序列见附录 A 表 A.1。

7.5 TE 溶液。

7.6 10% SDS。

7.7 蛋白酶 K(20 mg/mL)。

7.8 氯化钠溶液(NaCl):5 mol/L 和 0.7 mol/L。

7.9 10% CTAB。

7.10 三氯甲烷。

7.11 异戊醇。

7.12 酚。

7.13 异丙醇。

7.14 70%乙醇。

7.15 DHPLC 缓冲液:缓冲溶液 A 为 50 mL TEAA 和 250 μL 乙腈混合,加水定容至 1 000 mL;缓冲溶液 B 为 50 mL TEAA 和 250 mL 乙腈混合,加水定容至 1 000 mL;缓冲溶液 D 为 75%乙腈。

8 主要仪器和设备

8.1 PCR 仪。

8.2 DHPLC 仪。

8.3 高速离心机:离心转速 18 000*g*。

8.4 PCR 超净工作台。

8.5 微量可调移液器和灭菌吸头：2 μL，10 μL，100 μL，200 μL，1 000 μL。

8.6 灭菌 PCR 反应管。

9 方法提要与检测程序

9.1 方法提要

本方法采用水产品中 5 种致病性弧菌增菌或复合增菌技术，应用五重 PCR 同时扩增水产品中副溶血性弧菌、霍乱弧菌、创伤弧菌、溶藻弧菌和拟态弧菌 5 种致病性弧菌。五重 PCR 产物再利用 DHPLC 非变性条件下的 DNA 分离技术，根据 DNA 扩增片段长度的不同，按照从小到大顺序依次洗脱核苷酸片段，从而实现对水产品中 5 种致病性弧菌进行快速检测。

9.2 检测程序

MPCR-DHPLC 法检测水产品中致病性弧菌检测流程见图 1。

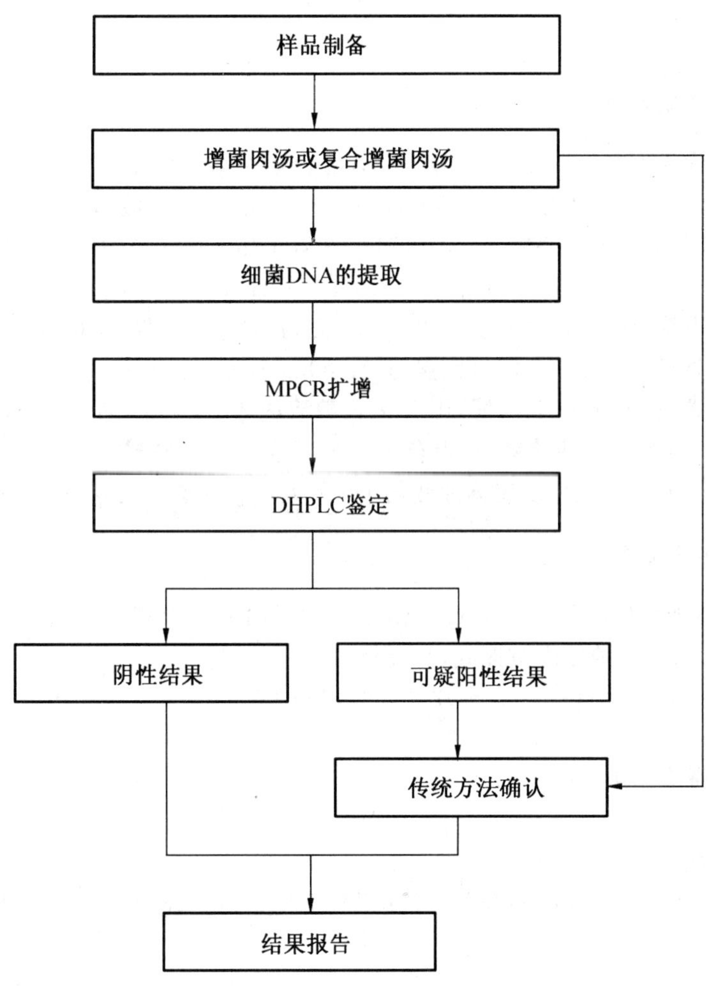

图 1 MPCR-DHPLC 法检测水产品中致病性弧菌流程图

10 操作步骤

10.1 样品制备和增菌培养

10.1.1 水产品中致病性弧菌增菌培养

10.1.1.1 副溶血性弧菌检测样品的制备、增菌培养和分离步骤参照 GB/T 4789.7 方法进行。

10.1.1.2 霍乱弧菌检测样品的制备、增菌培养和分离步骤参照 SN/T 1022 方法进行。

10.1.1.3 创伤弧菌、溶藻弧菌和拟态弧菌检测样品的制备、增菌培养和分离步骤参照 NMKL No.156 方法进行。

10.1.2 水产品中致病性弧菌复合增菌培养

以无菌操作取水产品 25 g 样品，粉碎后分别加入装有 225 mL 双料 3%氯化钠蛋白胨水的无菌三角瓶或拍击式均质袋中，摇晃 3 min～5 min 或拍击 1 min，将三角瓶或均质袋封口后在 36 ℃培养 4 h～6 h(水产品在冷藏或冷冻条件下保存 10 d 之内的需要培养 4 h；保存时间在 10 d 以上的需要培养 6 h)。从增菌肉汤中取出 10 mL 加入到装有 10 mL 双料 3%氯化钠蛋白胨水的试管中，混匀后在 36 ℃培养 18 h～24 h。

10.2 增菌液模板 DNA 的制备

取 10.1.1 中的各致病性弧菌的培养物 1.5 mL，复合增菌培养的取 10.1.2 中培养的二次增菌液 1.5 mL，加到 1.5 mL 无菌离心管中，13 000*g* 离心 1 min；吸弃上清液，取沉淀，加 567 μL TE 溶液(pH8.0)，悬浮，加 30 μL 10% SDS 和 3 μL 蛋白酶 K(20 mg/mL)，混匀，37 ℃温浴 1 h；加 100 μL 氯化钠(5 mol/L)，混匀，加 80 μL CTAB/氯化钠溶液(10% CTAB 和 0.7 mol/L 氯化钠)，混匀，65 ℃温浴 10 min；加等体积三氯甲烷/异戊醇(体积比为 24∶1)，混匀，13 000*g* 离心 10 min；取上清液，加等体积酚/三氯甲烷/异戊醇(体积比为 25∶24∶1)，混匀，13 000*g* 离心 10 min；取上清液，加 0.6 倍体积异丙醇，轻轻混匀，13 000*g* 离心 10 min；取沉淀，用 70%乙醇清洗 2 次，干燥，加 100 μL TE 溶液(pH8.0)溶解，此即为 DNA 溶液。若不能立即检测，可保存于－20 ℃备用。按同样方法制备阳性对照菌株和阴性对照菌株的增菌液模板 DNA。也可使用商业化的 DNA 提取试剂盒并按其说明制备模板 DNA。

10.3 DNA 浓度和纯度的测定

取 5 μL DNA 溶液加水梯度稀释至 1 mL，使用核酸蛋白分析仪或紫外分光光度计测 260 nm 和 280 nm 处的光密度值。DNA 的浓度按照式(1)计算：

$$c = A \times N \times 50/1\,000 \qquad (1)$$

式中：

c——DNA 浓度，微克每微升(μg/μL)；

A——260 nm 处的吸光值；

N——核酸稀释倍数。

注：$1OD_{260\ nm}$＝50 μg/mL 双链 DNA。当 OD_{260}/OD_{280} 比值在 1.7～1.9 之间时，适宜于 PCR 扩增。

10.4 PCR 扩增

10.4.1 PCR 反应体系(20 μL)：10×PCR 缓冲液 2 μL，dNTPs(10 mmol/L)2 μL，*Taq* DNA 聚合酶(5 U/μL)0.2 μL，模板 DNA(50 ng/μL)2 μL，副溶血性弧菌、溶藻弧菌、拟态弧菌、霍乱弧菌、创伤弧菌各引物对(10 μmol/L)分别为 0.5 μL、0.5 μL、0.5 μL、1.0 μL、1.0 μL，水补足至 20 μL。

10.4.2 反应条件：94 ℃预变性 3 min；94 ℃变性 30 s，60 ℃退火 30 s，72 ℃延伸 60 s，进行 35 个循环；

72 ℃延伸 7 min,4 ℃保存反应产物。

10.4.3 将 PCR 产物进行 DHPLC 分析。

注:PCR 反应参数可根据基因扩增仪型号的不同进行适当的调整。

10.5 DHPLC 检测

10.5.1 DHPLC 分析条件

10.5.1.1 色谱柱:PS-DVB & C_{18} DNASep 色谱柱(4.6 mm×50 mm,粒度 3 μm)。

10.5.1.2 柱温:50 ℃。

10.5.1.3 流动相(体积比):

——0.0 min,55.0%缓冲溶液 A,45.0%缓冲溶液 B;

——0.5 min,50.2%缓冲溶液 A,49.8%缓冲溶液 B;

——3.6 min,41.8%缓冲溶液 A,58.2%缓冲溶液 B;

——6.8 min,38.2%缓冲溶液 A,61.8%缓冲溶液 B;

——9.9 min,36.3%缓冲溶液 A,63.7%缓冲溶液 B;

——13.0 min,35.0%缓冲溶液 A,65.0%缓冲溶液 B。

10.5.1.4 流速:0.9 mL/min。

10.5.1.5 检测器:荧光检测器(光源:150 W Xenon 灯;激发谱带宽:15 nm;发射谱带宽:15.3 nm;检测灵敏度:在波长 350 nm 积分 2 s)。

10.5.1.6 上样量:PCR 产物 10 μL。

10.5.2 DHPLC 分析

10.5.2.1 将装有 PCR 产物的反应管放置在 DHPLC 金属板的微孔中。

10.5.2.2 登录 DHPLC 分析系统,按照 10.5.1 设置 DHPLC 分析条件,建立检测程序并运行。

注:DHPLC 分析条件可根据 DHPLC 仪器型号的不同进行适当的调整。

10.6 质控对照设置

检测过程中应分别设阳性对照和阴性对照。阳性对照为致病性弧菌的标准菌株,阴性对照为大肠埃希氏菌等非目标致病性弧菌的标准菌株。

11 结果及判断

11.1 质控标准

11.1.1 阴性对照:无吸收峰出现。

11.1.2 阳性对照:出现典型的 PCR 产物吸收峰,且峰吸收值大于 3 mV。

11.1.3 不符合上述对照质控标准的视为无效。

11.2 结果判定和报告

11.2.1 检测样品无典型 PCR 产物阳性吸收峰出现,可判定样品结果为阴性,直接报告未检出副溶血性弧菌、霍乱弧菌、创伤弧菌、溶藻弧菌、拟态弧菌。

11.2.2 检测样品出现典型的 PCR 产物阳性吸收峰,出峰时间与各致病性弧菌预期扩增片段大小的阳性对照相一致,且吸收峰值大于 3 mV 时,可判定该样品结果为×××致病性弧菌可疑阳性。

11.2.3 检测样品出现典型的 PCR 产物阳性吸收峰,但吸收峰值小于 3 mV 时,建议样本重做。重做结果峰吸收值仍小于 3 mV 则为×××致病性弧菌阴性，否则为×××致病性弧菌可疑阳性。

11.2.4 对于×××致病性弧菌可疑阳性结果，应参见 GB/T 4789.7，SN/T 1022、NMKL No.156 做进一步的生化鉴定和报告。

附 录 A
(规范性附录)
水产品中致病性弧菌 MPCR-DHPLC 检测所用引物序列

表 A.1 水产品中致病性弧菌 MPCR-DHPLC 检测所用引物序列

序号	基因名称	致病菌名称	引物序列	预期片段/bp
1	dnaJ	霍乱弧菌	5'-cag gtt tgy tgc acg gcg aag a-3'	375
			5'-agc agc tta tga cca ata cgc c-3'	
2	dnaJ	副溶血性弧菌	5'-cag gtt tgy tgc acg gcg aag a-3'	96
			5'-tgc gaa gaa agg ctc atc aga g-3'	
3	dnaJ	创伤弧菌	5'-cag gtt tgy tgc acg gcg aag a-3'	412
			5'-gta cga aat tct gac cga tca a-3'	
4	dnaJ	溶藻弧菌	5'-cag gtt tgy tgc acg gcg aag a-3'	144
			5'-gat cga agt rcc rac act mgg a-3'	
5	dnaJ	拟态弧菌	5'-cag gtt tgy tgc acg gcg aag a-3'	177
			5'-yct tga aga agc ggt tcg tgc a-3'	

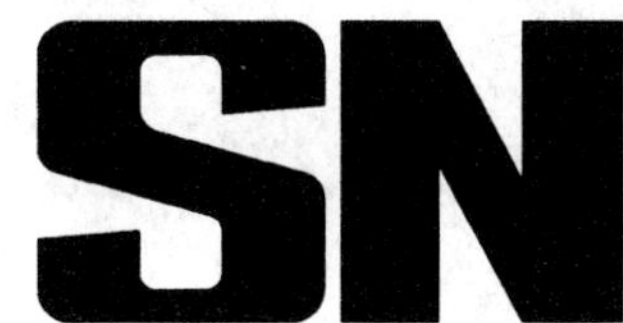

中华人民共和国出入境检验检疫行业标准

SN/T 2565—2010

食品中志贺氏菌分群检测 MPCR-DHPLC 法

Grouping detection of *Shigella* in food—MPCR-DHPLC

2010-05-27 发布　　　　2010-12-01 实施

中华人民共和国国家质量监督检验检疫总局　发布

前　言

本标准按照 GB/T 1.1—2009 给出的规则起草。

本标准由国家认证认可监督管理委员会提出并归口。

本标准起草单位:辽宁出入境检验检疫局、山东出入境检验检疫局、西藏出入境检验检疫局。

本标准主要起草人:郑秋月、曹际娟、雷质文、王秋艳、徐杨、于珂、于灵、王长文、赵昕、徐君怡、赤列加措。

食品中志贺氏菌分群检测 MPCR-DHPLC 法

1 范围

本标准规定了食品中志贺氏菌，包括福氏志贺氏菌、宋氏志贺氏菌、鲍氏志贺氏菌、痢疾志贺氏菌的MPCR-DHPLC分群检测方法。

本标准适用于食品中志贺氏菌，包括福氏志贺氏菌、宋氏志贺氏菌、鲍氏志贺氏菌、痢疾志贺氏菌的MPCR-DHPLC快速分群检测。

2 规范性引用文件

下列文件对于本文件的应用是必不可少的。凡是注日期的引用文件，仅注日期的版本适用于本文件，凡是不注日期的引用文件，其最新版本(包括所有的修改单)适用于本文件。

GB/T 4789.5　食品卫生微生物检验　志贺氏菌检验

GB/T 6682　分析实验室用水规格和试验方法

GB 19489　实验室　生物安全通用要求

GB/T 27403　实验室质量控制规范　食品分子生物学检验

3 缩略语

下列缩略语适用于本文件。

3.1

PCR　polymerase chain reaction

聚合酶链式反应。

3.2

MPCR　multiplex PCR

多重PCR。

3.3

DHPLC　denaturing high performance liquid chromatography

变性高效液相色谱。

3.4

TEAA

三乙基铵乙酸盐。

4 生物安全措施

为了保护实验室人员的安全，应由具备资格的工作人员检测致病菌，所有培养物应小心处置。应按照GB 19489的有关规定执行。

5 废弃物处理和防止污染的措施

5.1 检测过程中的废弃物需经 121 ℃高压灭菌处理至少 30 min 后再弃置。

5.2 检测过程中防止交叉污染的措施按 GB/T 27403 规定执行。

6 原理

MPCR,又称多重引物 PCR 或复合 PCR,它是在同一 PCR 反应体系里加上两对以上引物,同时扩增出多个核酸片段的 PCR 反应,其反应原理,反应试剂和操作过程与一般 PCR 相同。DHPLC 分析技术是应用离子对反相液相色谱原理对 DNA 片段进行分离。离子对采用三乙基胺乙酸盐缓冲溶液(TEAA),核苷酸片段分子中带负电荷的磷酸根基团与 TEAA 分子中带正电荷的氨基发生静电作用相互吸引,同时 TEAA 分子中的三个乙基与固定相 C_{18} 表面的烷基发生疏水作用力而相互吸引,通过流动相中的乙腈的梯度洗脱达到将不同大小的核苷酸片段分离。

7 试剂和材料

除另有规定外,所有试剂纯度应为色谱纯。水为灭菌超纯水,符合 GB/T 6682 中一级水的规格。所有试剂均用无 DNA 酶污染的容器分装。

7.1 *Taq* DNA 聚合酶。

7.2 dNTP:dATP、dTTP、dCTP、dGTP。

7.3 10×PCR 缓冲液:200 mmol/L Tris-HCl(pH8.4),200 mmol/L 氯化钾,15 mmol/L 氯化镁。

7.4 引物:引物序列见附录 A 表 A.1。

7.5 TE 溶液。

7.6 10% SDS。

7.7 蛋白酶 K(20 mg/mL)。

7.8 氯化钠溶液(NaCl):5 mol/L 和 0.7 mol/L。

7.9 10% CTAB。

7.10 三氯甲烷。

7.11 异戊醇。

7.12 酚。

7.13 异丙醇。

7.14 70%乙醇。

7.15 DHPLC 缓冲液:缓冲溶液 A 为 50 mL TEAA 和 250 μL 乙腈混合,加水定容至 1 000 mL;缓冲溶液 B 为 50 mL TEAA 和 250 mL 乙腈混合,加水定容至 1 000 mL;缓冲溶液 D 为 75%乙腈。

8 主要仪器和设备

8.1 PCR 仪。

8.2 DHPLC 仪。

8.3 高速离心机:离心转速 18 000*g*。

8.4 PCR 超净工作台。

8.5 微量可调移液器和灭菌吸头:2 μL,10 μL,100 μL,200 μL,1 000 μL。

8.6 灭菌PCR反应管。

9 方法提要与检测程序

9.1 方法提要

志贺氏菌属根据生化反应及抗原组成不同，分为A、B、C、D四个血清群(种)。A群为痢疾志贺氏菌，B群为福氏志贺氏菌，C群为鲍氏志贺氏菌，D群为宋氏志贺氏菌。本方法采用MPCR同时扩增志贺氏菌及其四个血清群。MPCR产物再利用DHPLC非变性条件下的DNA分离技术，根据DNA扩增片段长度的不同，按照从小到大顺序依次洗脱核苷酸片段，从而实现对食品中志贺氏菌进行快速分群检测。

9.2 检测程序

MPCR-DHPLC分群检测食品中志贺氏菌检测流程见图1。

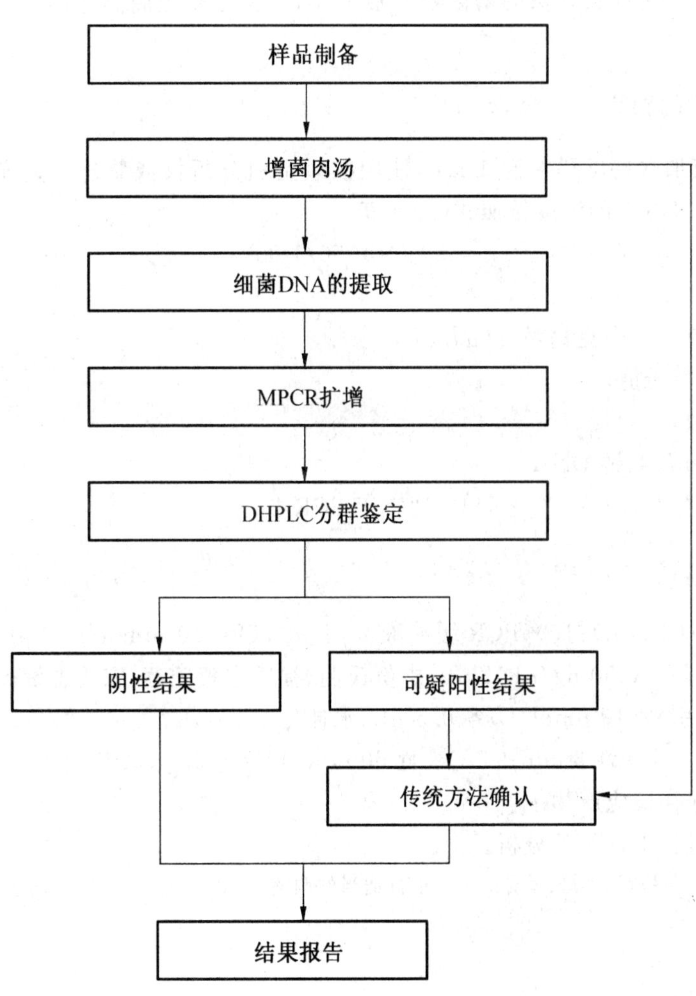

图1 MPCR-DHPLC法分群检测食品中志贺氏菌流程图

10 操作步骤

10.1 样品制备、增菌培养和分离

按照 GB/T 4789.5 进行增菌和分离培养。

10.2 增菌液模板 DNA 的制备

取 10.1 中的增菌液 1.5 mL，加到 1.5 mL 无菌离心管中，13 000*g* 离心 1 min；吸弃上清液，取沉淀，加 567 μL TE 溶液(pH8.0)，悬浮，加 30 μL 10% SDS 和 3 μL 蛋白酶 K(20 mg/mL)，混匀，37 ℃温浴 1 h；加 100 μL 氯化钠(5 mol/L)，混匀，加 80 μL CTAB/氯化钠溶液(10% CTAB 和 0.7 mol/L 氯化钠)，混匀，65 ℃温浴 10 min；加等体积三氯甲烷/异戊醇(体积比为 24∶1)，混匀，13 000*g* 离心 10 min；取上清液，加等体积酚/三氯甲烷/异戊醇(体积比为 25∶24∶1)，混匀，13 000*g* 离心 10 min；取上清液，加 0.6 倍体积异丙醇，轻轻混匀，13 000*g* 离心 10 min；取沉淀，用 70%乙醇清洗 2 次，干燥，加 100 μLTE 溶液(pH8.0)溶解，此即为 DNA 溶液。若不能立即检测，可保存于－20 ℃备用。按同样方法制备阳性对照菌株和阴性对照菌株的增菌液模板 DNA。也可使用商业化的 DNA 提取试剂盒并按其说明制备模板 DNA。

10.3 DNA 浓度和纯度的测定

取 5 μL DNA 溶液加水梯度稀释至 1 mL，使用核酸蛋白分析仪或紫外分光光度计测 260 nm 和 280 nm 处的光密度值。DNA 的浓度按照式(1)计算：

$$c = A \times N \times 50/1\,000 \qquad \cdots\cdots(1)$$

式中：

c——DNA 浓度，单位为微克每微升(μg/μL)；

A——260 nm 处的吸光值；

N——核酸稀释倍数。

$1OD_{260\ nm}$＝50 μg/mL 双链 DNA。

当 OD_{260}/OD_{280} 比值在 1.7～1.9 之间时，适宜于 PCR 扩增。

10.4 PCR 扩增

10.4.1 PCR 反应体系(25 μL)：10×PCR 缓冲液 2 μL、dNTPs(10 mmol/L)2 μL、*Taq* DNA 聚合酶(5 U/μL)0.2 μL、模板 DNA(50 ng/μL)2 μL、志贺氏菌、福氏志贺氏菌、宋氏志贺氏菌、鲍氏志贺氏菌、痢疾志贺氏菌的上下游引物(10 μmol/L)各 0.5 μL、水补足至 25 μL。

10.4.2 反应条件：94 ℃预变性 3 min；94 ℃变性 60 s，60 ℃退火 60 s，72 ℃延伸 60 s，进行 35 个循环；72 ℃延伸 7 min，4 ℃保存反应产物。

10.4.3 将 PCR 产物进行 DHPLC 分析。

注：PCR 反应参数可根据基因扩增仪型号的不同进行适当的调整。

10.5 DHPLC 检测

10.5.1 DHPLC 分析条件

10.5.1.1 色谱柱：PS-DVB & C_{18} DNASep 色谱柱(4.6 mm×50 mm，粒度 3 μm)。

10.5.1.2 柱温：50 ℃。

10.5.1.3 流动相(体积比)：

——0.0 min,55.0%缓冲溶液 A,45.0%缓冲溶液 B;

——0.5 min,50.2%缓冲溶液 A,49.8%缓冲溶液 B;

——4.3 min,40.9%缓冲溶液 A,59.1%缓冲溶液 B;

——8.0 min,37.3%缓冲溶液 A,62.7%缓冲溶液 B;

——11.8 min,35.5%缓冲溶液 A,64.5%缓冲溶液 B;

——15.5 min,34.3%缓冲溶液 A,65.7%缓冲溶液 B。

10.5.1.4 流速:0.9 mL/min。

10.5.1.5 检测器:荧光检测器(光源:150 W Xenon 灯;激发谱带宽:15 nm;发射谱带宽:15.3 nm;检测灵敏度:在波长 350 nm 积分 2 s)。

10.5.1.6 上样量:PCR 产物 10 μL。

10.5.2 DHPLC 分析

10.5.2.1 将装有 PCR 产物的反应管放置在 DHPLC 金属板的微孔中。

10.5.2.2 登录 DHPLC 分析系统,按照 10.4.1 设置 DHPLC 分析条件,建立检测程序并运行。

注:DHPLC 分析条件可根据 DHPLC 仪器型号的不同进行适当的调整。

10.6 质控对照设置

检测过程中应分别设阳性对照和阴性对照。阳性对照为福氏志贺氏菌、宋氏志贺氏菌、鲍氏志贺氏菌、痢疾志贺氏菌标准菌株,阴性对照为大肠埃希氏菌等非目标致病菌的标准菌株。

11 结果及判断

11.1 质控标准

11.1.1 阴性对照:无吸收峰出现。

11.1.2 阳性对照:出现典型的 PCR 产物吸收峰,且峰吸收值大于 3 mV。

11.1.3 不符合上述对照质控标准的视为无效。

11.2 结果判定与报告

11.2.1 检测结果判定

11.2.1.1 福氏志贺氏菌经 MPCR 可扩增出 629 bp 和 263 bp 两个片段的产物,DHPLC 检测出该两个 PCR 产物阳性吸收峰。

11.2.1.2 宋氏志贺氏菌经 MPCR 可扩增出 629 bp 和 104 bp 两个片段的产物,DHPLC 检测出该两个 PCR 产物阳性吸收峰。

11.2.1.3 鲍氏志贺氏菌经 MPCR 可扩增出 629 bp 和 237 bp 两个片段的产物,DHPLC 检测出该两个 PCR 产物阳性吸收峰。

11.2.1.4 痢疾志贺氏菌经 MPCR 可扩增出 629 bp 和 173 bp 的两个片段的产物,DHPLC 检测出该两个 PCR 产物阳性吸收峰。

注:鲍氏志贺氏菌引物与部分大肠埃希氏菌有交叉反应,DHPLC 检测大肠埃希氏菌 S88、55989、E24377A、O55:H6、O155、O59、O127:H6 等会出现 237 bp 的 PCR 单一产物吸收峰。

11.2.2 结果报告

11.2.2.1 检测样品无典型 PCR 产物阳性吸收峰出现,可判定样品结果为阴性,直接报告未检出×××志贺氏菌。

11.2.2.2 检测样品出现典型的 PCR 产物阳性吸收峰，出峰时间与阳性对照一致，且吸收峰值大于 3 mV 时，可判定该样品结果为×××志贺氏菌可疑阳性。

11.2.2.3 检测样品出现典型的 PCR 产物阳性吸收峰，但吸收峰值小于 3 mV 时，建议样本重做。重做结果峰吸收值仍小于 3 mV 则为×××志贺氏菌阴性，否则为×××志贺氏菌可疑阳性。

11.2.2.4 对于可疑×××志贺氏菌阳性结果，应参见 GB/T 4789.5 做进一步的生化鉴定和报告。

附 录 A
（规范性附录）
引 物 序 列

表 A.1 食品中志贺氏菌 MPCR-DHPLC 分群检测所用引物序列

致病菌名称	基因名称	引物序列	预期片段/bp
志贺氏菌	ipaH	5'-gtt cct tga ccg cct ttc cga tac cgt c-3'	629
		5'-gcc ggt cag cca ccc tct gag agt ac-3'	
福氏志贺氏菌	prpB	5'-tat cag tta tta caa tcc cgc t-3'	263
		5'-atc tat tgc ctc ttg ttg caa t-3'	
宋氏志贺氏菌	prpB	5'-aga gca aca aga ggc aat ag-3'	104
		5'-gtc att acc gtg cga tgg-3'	
鲍氏志贺氏菌	wzzB	5'-cag gtc ttt tcc cag ttc ttc-3'	237
		5'-tcc gac att cag gct tca c-3'	
痢疾志贺氏菌	SHT	5'-gcc agt aca cct caa cgt ac-3'	173
		5'-att cct tcg caa cca cat taa c-3'	

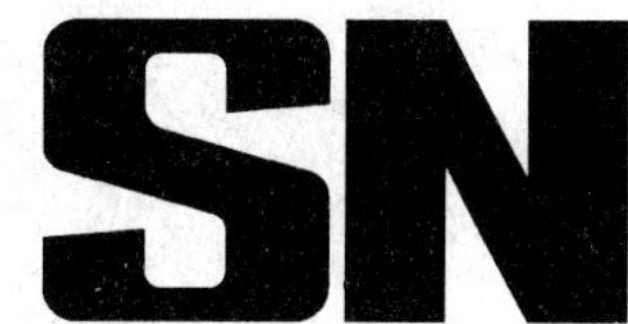

中华人民共和国出入境检验检疫行业标准

SN/T 2566—2010

食品中霉菌和酵母菌的计数 Petrifilm™测试片法

Enumeration of mould and yeast in foods—Petrifilm™ yeast and mold count plate method

2010-05-27 发布 2010-12-01 实施

中华人民共和国国家质量监督检验检疫总局 发布

前　言

本标准按照 GB/T 1.1—2009 给出的规则起草。

本标准由国家认证认可监督管理委员会提出并归口。

本标准起草单位：中华人民共和国辽宁出入境检验检疫局、大连启源科技发展有限公司、3M 中国有限公司。

本标准主要起草人：刘淑艳、卢行安、曹际娟、郑秋月、蒋丹、宋惠君、徐君怡、马惠蕊、王秋艳、王刚、赵昕、齐震玉、徐杨、陈畅、王海燕、周振亚。

食品中霉菌和酵母菌的计数
Petrifilm™测试片法

1 范围

本标准规定了食品中霉菌和酵母菌的Petrifilm™测试片计数方法。

本标准适用于食品中霉菌、酵母菌的检验计数。

2 规范性引用文件

下列文件对于本文件的应用是必不可少的。凡是注日期的引用文件，仅注日期的版本适用于本文件，凡是不注日期的引用文件，其最新版本(包括所有的修改单)适用于本文件。

GB 19489 实验室 生物安全通用要求

3 原理

Petrifilm™酵母菌和霉菌(Petrifilm™ Yeast and Mold，PYM)测试片[1]是一种预先制备好培养基的霉菌和酵母菌计数碟片。培养基中含有作为载体的冷水可溶性凝胶和对酵母菌和霉菌敏感的5-溴-4-氯-3吲哚基-磷酸盐指示剂，以及抑制细菌生长的四环素、氯霉素。圆形生长区域中划分为30个1 cm×1 cm便于计数的方格。

4 术语和定义

下列术语和定义适用于本文件。

4.1

霉菌和酵母菌 mold and yeast

霉菌系以孢子、分生孢子或菌丝片断进行传播的形成菌丝体的微小真菌；酵母菌系主要靠发芽无性繁殖的单细胞真菌。

5 设备和材料

5.1 恒温培养箱：25 ℃～28 ℃。

5.2 冰箱：0 ℃～4 ℃。

5.3 均质器(旋刀式或拍击式)或等效的设备。

5.4 无菌吸管1 mL(具0.01 mL刻度)、10 mL(具0.1 mL刻度)或电子移液器。

5.5 Petrifilm™测试片压板。

5.6 振荡器。

---

1) Petrifilm™酵母菌和霉菌测试片由美国3M公司提供的产品的商品名。给出这一信息是为了方便本标准的使用者，并不表示对该产品的认可。如果其他等效产品具有相同的效果，则可使用这些等效产品。

5.7 天平:感量0.1 g。

6 培养基和试剂

6.1 Petrifilm™酵母菌和霉菌测试片。

6.2 稀释液

6.2.1 Butterfield's磷酸盐缓冲液:见附录A第A.1章。

6.2.2 0.1%蛋白胨水:见附录A第A.2章。

7 检验程序

检验程序见图1。

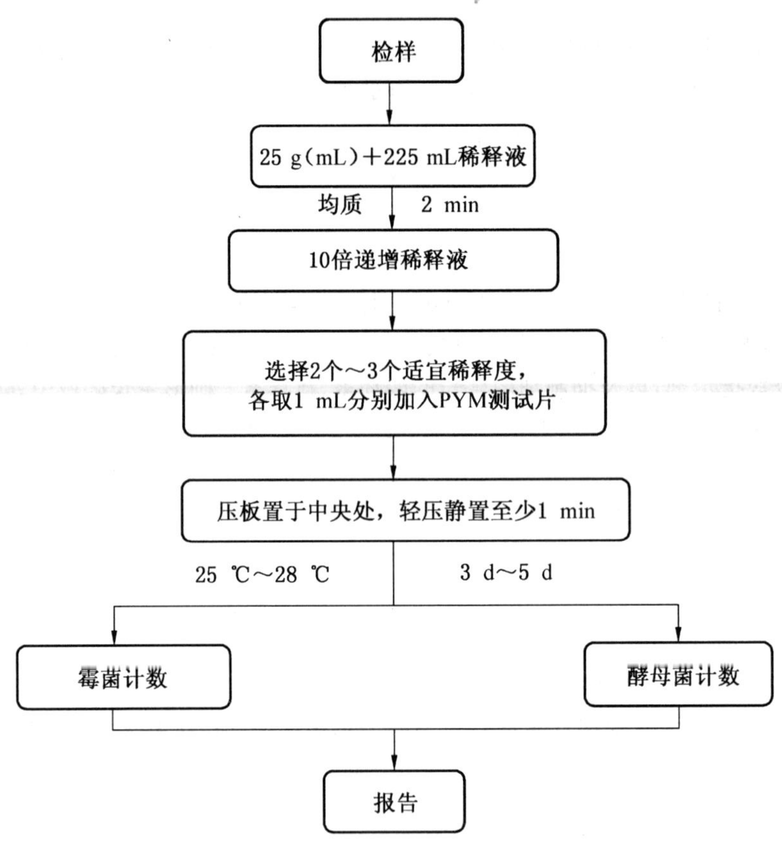

图1 霉菌与酵母菌的检验程序

8 操作步骤

8.1 检验样品的制备

8.1.1 冷冻样品的解冻

检验前冷冻样品可于2 ℃~5 ℃解冻,时间不超过18 h,或在不超过45 ℃的温度中解冻,时间不超过15 min。

8.1.2 样品匀液的制备

8.1.2.1 固体食品

以无菌操作取25 g样品，放入装有225 mL稀释液（Butterfield's磷酸盐缓冲液或0.1%蛋白胨水）的无菌均质杯内，于8 000 r/min均质2 min，制成1∶10样品匀液，或放入225 mL稀释液的无菌均质袋中，用均质器拍打2 min，使霉菌孢子充分散开，制成1∶10的样品匀液。

8.1.2.2 液体食品

取原液予以检测或以无菌吸管吸取样品25 mL，放入装有225 mL稀释液的无菌玻璃瓶（瓶内预置适当数量的玻璃珠）中，以30 cm幅度、于7 s内振摇25次（或以机械振荡器振摇），制成1∶10的样品匀液。

8.2 样品匀液的接种和培养

8.2.1 稀释

对上述样品匀液做10倍系列梯度稀释，根据样品的污染程度，选择适宜的2个～3个连续稀释度，每个稀释度接种2张PYM测试片。

8.2.2 接种

将PYM检验测试片置于平坦实验台面，揭开上层膜，用吸管吸取1 mL样液垂直滴加在测试片的中央，允许上层膜直接落下，但切勿向下滚动上层膜。手拿压板横杆，将压板放置在上层膜中央处，平稳的压下，使样液均匀覆盖于圆形培养面积上，切勿扭转压板。拿起压板，静置至少1 min以使培养基凝固。

8.2.3 培养

将测试片的透明面朝上置于培养箱内，堆叠片数至多不能超过20片，25 ℃～28 ℃培养3 d～5 d。

9 结果计算与报告

9.1 判读

9.1.1 培养3 d后持续观察计数，可目测、显微镜来计数；如果培养5 d后，测试片上目标菌生长过快，呈现边缘模糊的菌落，则以3 d计数结果作为估计菌落数。

9.1.2 在PYM检验测试片上，将颜色均匀一致，灰白色到蓝绿色或粉红色，没有暗色中心，边界明显的小型隆起菌落计为酵母菌。颜色多样（棕色、米色、橙色、蓝绿色等，以霉菌产生不同色素而定）、中心颜色深暗的大型或小型扁平扩散菌落计为霉菌。

9.2 结果计算

9.2.1 选取菌落数在15～150之间的测试片计数，平均菌落数乘以稀释倍数报告之。

9.2.2 如果所有稀释度的测试片上均无菌落生长，则以小于1乘以最低稀释倍数报告之。

9.2.3 如果所有稀释度测试片上的菌落数都小于15，则计数稀释度最低的测试片上的平均菌落数乘以稀释倍数报告之。

9.2.4 如果最高稀释度的菌落数大于150，计数最高稀释度的测试片上的平均菌落数乘以稀释倍数报告之。计数菌落数大于150个的测试片时，可计数一个或两个具有代表性的方格内的菌落数，换算成单个方格内(1 cm^2)的菌落数后乘以 30 即为测试片上估算的菌落数(圆形生长面积为 30 cm^2)。

9.2.5 计数在测试片上出现堆挤和彼此覆盖的霉菌菌落,可将测试片分成几个区域,计算每个有明显暗色中心的菌落。大量的酵母菌可能会导致整个生长区域呈现蓝色,大量的霉菌也可能导致整个生长区域呈现蓝、黑、黄等颜色,此时测试片中央可能没有可见菌落,但圆形培养面积的边缘有许多小型菌落。当发生这种情况时,不要估算菌落数,其结果记录计为“多不可计”(too numerous to count, TNTC)。

9.3 结果报告

报告每克或毫升[g(mL)]样品中霉菌、酵母菌数,以“CFU/g 或 CFU/mL”表示。

10 生物安全措施

废弃物的处置见 GB 19489 的有关规定执行;为了防止实验室霉菌孢子的污染,不要打开 PYM 测试片。

附　录　A
（规范性附录）
稀　释　液

A.1　Butterfield's 磷酸盐缓冲液

A.1.1　储备液成分

磷酸二氢钾(KH_2PO_4)	34.0 g
蒸馏水	500 mL
pH7.2	

A.1.2　制法

A.1.2.1　贮存液：称取 34.0 g 的磷酸二氢钾溶于 500 mL 蒸馏水中，用大约 175 mL 的 1 mol/L 氢氧化钠溶液调节 pH 至 7.2，用蒸馏水稀释至 1 000 mL 后储存于冰箱。

A.1.2.2　稀释液：取储存液 1.25 mL，用蒸馏水稀释至 1 000 mL，分装于适宜容器中，121 ℃高压灭菌 15 min。

A.2　0.1%蛋白胨水

蛋白胨	1.0 g
蒸馏水	1 000 mL

121 ℃灭菌 15 min。

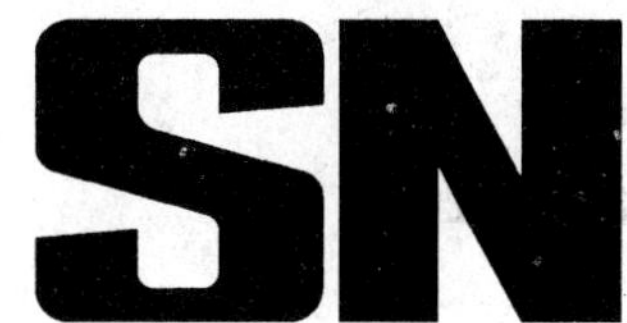

中华人民共和国出入境检验检疫行业标准

SN/T 2567—2010

食品及包装品无菌检验

Asepsis detection for food and packages

2010-05-27 发布　　2010-12-01 实施

中华人民共和国
国家质量监督检验检疫总局 发布

前　言

本标准按照 GB/T 1.1—2009 给出的规则起草。

本标准由国家认证认可监督管理委员会提出并归口。

本标准起草单位：中华人民共和国辽宁出入境检验检疫局。

本标准主要起草人：齐震玉、曹际娟、卢行安、秦成、郑秋月、王刚、刘淑艳、蒋丹、宋慧君。

食品及包装品无菌检验

1 范围

本标准规定了食品及包装品无菌检验方法。

本标准适用于食品、宠物食品、包装品的无菌检验。

2 设备与材料

2.1 培养箱:25 ℃±1 ℃、35 ℃±1 ℃和55 ℃±1 ℃。

2.2 冰箱:0 ℃～4 ℃。

2.3 pH计。

2.4 厌氧培养装置。

2.5 灭菌试管:10 mL。

2.6 三角瓶:250 mL。

2.7 显微镜:10×～100×。

3 培养基和试剂

3.1 缓冲蛋白胨水(BP):见附录A第A.1章。

3.2 营养肉汤(NB):见附录A第A.2章。

3.3 葡萄糖胰胨溴甲酚紫肉汤(GTB):见附录A第A.3章。

3.4 豌豆溴甲酚紫肉汤(PE-2):见附录A第A.4章。

3.5 庖肉培养基(CM):见附录A第A.5章。

3.6 马铃薯葡萄糖肉汤(PD):见附录A第A.6章。

3.7 乳酸菌肉汤(APT):见附录A第A.7章。

3.8 3M涂抹棒[1)]。

4 检验方法

4.1 样品制备

4.1.1 固体食品

以无菌操作取25 g样品,放入装有225 mL BP肉汤的无菌均质杯内,于8 000 r/min均质2 min,制成1∶10样品匀液。

4.1.2 液体食品

以无菌吸管吸取样品25 mL放入装有225 mL BP肉汤的无菌玻璃瓶(瓶内预置适当数量的玻璃

1) 3M涂抹棒由美国3M公司提供的产品的商品名。给出这一信息是为了方便本标准的使用者,并不表示对该产品的认可。如果其他等效产品具有相同的效果,则可使用这些等效产品。

珠)中,充分混合,制成 1∶10 的样品匀液。

4.1.3 食品包装品

采用棉拭子法或 3M 涂抹棒法等方式进行表面涂抹取样。以无菌操作方式反复擦洗样品表面约 20 cm^2～100 cm^2 的区域,然后将棉球或海绵放入 25 mL 无菌生理盐水中,进行充分洗涤,加入 225 mL 无菌生理盐水中充分混匀,此样品溶液为 1∶10。

4.2 肉汤增菌

以无菌方式分别吸取 1∶10 的样品稀释液 10 mL,各接种于 100 mL NB、GTB、PE-2、CM、PD 和 APT 六种灭菌培养基中。接种后的六种培养基的培养条件如下:

——NB:35 ℃,3 d;

——APT:需氧培养和厌氧培养,35 ℃,4 d;

——GTB:55 ℃,4 d;

——CM:55 ℃,厌氧培养,7 d;

——PE-2:36 ℃,7 d;

——PD:25 ℃,7 d。

5 结果观察与报告

5.1 如观察到上述培养基中有细菌生长现象,并经革兰氏染色确证,报告有菌。

5.2 如上述培养基中无菌生长,报告无菌。

附 录 A
（规范性附录）
培养基与试剂

A.1 缓冲蛋白胨水(BP)

A.1.1 成分

蛋白胨	10 g
氯化钠	5 g
磷酸氢二钠($Na_2HPO_4 \cdot 12H_2O$)	9 g
磷酸二氢钾	1.5 g
蒸馏水	1 000 mL
pH7.2	

A.1.2 制法

按上述成分配好后以大烧瓶装，121 ℃高压灭菌 15 min，临用时无菌分装于三角瓶中，每瓶 225 mL。

A.2 营养肉汤(NB)

A.2.1 成分

牛肉浸膏	3 g
蛋白胨	10 g
氯化钠	5 g
琼脂	15 g～20 g
蒸馏水	1 000 mL

A.2.2 制法

将上述各种成分溶解于蒸馏水内，校正 pH7.2～7.4。再加入琼脂缓慢煮沸溶解，分装于三角瓶中，每瓶 100 mL。121 ℃灭菌 15 min。

A.3 葡萄糖胰胨溴甲酚紫肉汤(GTB)

A.3.1 成分

胰蛋白胨	10 g
牛肉浸膏	3 g
葡萄糖	10 g
氯化钠	5 g
溴甲酚紫	0.04 g(或 1.6%酒精溶液 2 mL)
蒸馏水	1 000 mL

A.3.2 制法

将上述各种成分(溴甲酚紫除外)加热搅拌溶解,调 pH7.0±0.2,加入溴甲酚紫后分装于三角瓶中,每瓶 100 mL。121 ℃灭菌 10 min。

A.4 豌豆溴甲酚紫肉汤(PE-2)

A.4.1 成分

酵母浸膏	3 g
蛋白胨	20 g
溴甲酚紫	2 mL(1.6%酒精溶液)
蒸馏水	1 000 mL
未经处理的豌豆籽	

A.4.2 制法

将上述各种成分(豌豆籽除外)加热搅拌溶解,再加入溴甲酚紫分装于三角瓶中,每瓶 100 mL。再加入 40 粒～50 粒豌豆籽,静置 1 h 以促进豌豆吸水。121 ℃灭菌 15 min。

A.5 庖肉培养基(CM)

A.5.1 成分

新鲜牛肉	500.0 g
蛋白胨	30.0 g
酵母浸膏	5.0 g
磷酸二氢钠	5.0 g
葡萄糖	3.0 g
可溶性淀粉	2.0 g
蒸馏水	1 000.0 mL

A.5.2 制法

将新鲜除脂肪和筋膜的牛肉 500 g 切碎,加入蒸馏水。加热至沸点,再以温火煮 1 h。充分冷却,经纱布过滤,挤出余液。加入其他成分,用蒸馏水将液体体积补足至 1 000 mL。调节 pH 至 7.4±0.1,经粗滤纸过滤。在 250 mL 的三角瓶中,先加入碎肉渣铺满瓶底,然后加入 100 mL 肉汤。121 ℃高压灭菌 20 min。

A.6 马铃薯葡萄糖肉汤(PD)

A.6.1 成分

脱水马铃薯浸膏	4 g
葡萄糖	20 g
蒸馏水	1 000 mL

A.6.2　制法

将上述成分加热溶化并调 pH5.6 后分装于三角瓶中，每瓶 100 mL。121 ℃灭菌 20 min。如无脱水马铃薯浸膏，可将马铃薯去皮切块 300 g，加 1 000 mL 蒸馏水，煮沸 10 min～20 min。用纱布过滤，补加蒸馏水至 1 000 mL，再加入葡萄糖。

A.7　乳酸菌肉汤(APT)

A.7.1　成分

胰蛋白胨	12.5 g
酵母浸膏	7.5 g
葡萄糖	10 g
柠檬酸钠	5 g
硫胺素	0.000 1 g
氯化钠	5 g
磷酸氢二钾	5 g
氯化锰	0.14 g
硫酸镁	0.8 g
硫酸亚铁	0.04 g
吐温-80	0.2 g
蒸馏水	1 000 mL

A.7.2　制法

将上述各种成分溶解于蒸馏水中，调 pH6.8～7.2 后分装于三角瓶中，每瓶 100 mL。121 ℃灭菌 10 min。

中华人民共和国出入境检验检疫行业标准

SN/T 2582—2010

产黄曲霉毒素真菌 PCR 检测方法

Detection of aflatoxigenic strains of *Aspergillus* by PCR

2010-05-27 发布　　2010-12-01 实施

中华人民共和国
国家质量监督检验检疫总局　发布

前　言

本标准按照 GB/T 1.1—2009 给出的规则起草。

本标准由国家认证认可监督管理委员会提出并归口。

本标准起草单位：中华人民共和国浙江出入境检验检疫局、浙江省疾病预防控制中心、浙江大学。

本标准主要起草人：程洁、王志刚、应盛华、张晓峰、方莹、李可、何永强、董强、帅江兵、顿玉慧、张俊彦。

产黄曲霉毒素真菌PCR检测方法

1 范围

本标准规定了食品、粮食和饲料中产黄曲霉毒素的黄曲霉和寄生曲霉的PCR检测方法。

本标准适用于食品、粮食和饲料中产黄曲霉毒素的黄曲霉和寄生曲霉的检测。

2 规范性引用文件

下列文件对于本文件的应用是必不可少的。凡是注日期的引用文件，仅注日期的版本适用于本文件，凡是不注日期的引用文件，其最新版本(包括所有的修改单)适用于本文件。

GB 19489 实验室 生物安全通用要求

GB/T 4789.15 食品卫生微生物学检验 霉菌和酵母菌计数

GB/T 4789.16 食品卫生微生物学检验 常见产毒霉菌的鉴定

GB/T 6682 分析实验室用水规格和试验方法

SN/T 1035 出口食品中主要产毒真菌检验方法

WS/T 230 临床诊断中聚合酶链式反应(PCR)技术的应用

3 缩略语

下列缩略语适用于本文件。

3.1

aflR aflatoxin biosynthesis regulatory gene

产黄曲霉毒素调节基因。

3.2

DEPC diethypyrocarbonate

焦碳酸二乙酯。

3.3

dNTP deoxyribonucleoside triphosphate

脱氧核苷酸三磷酸。

3.4

ITS internal transcribed spacer

内部转录间隔区。

3.5

omt-1 sterigmatocystin o-methyltransferase gene

柄曲霉素转甲氧基酶基因。

3.6

PCR polymerase chain reaction

聚合酶链式反应。

3.7

ver-1 versicolorin A dehydrogenase gene

杂色曲霉素 A 脱氢酶基因。

4 生物安全措施

为了保护实验室人员的安全，应由具备资格的工作人员检测致病菌，所有培养物应小心处置。应按照 GB 19489 的有关规定执行。

5 废弃物处理和防止污染的措施

5.1 检测过程中的废弃物需经 121 ℃高压灭菌处理至少 30 min 后再弃置。

5.2 检测过程中防止交叉污染的措施见 WS/T 230 中污染的预防和控制规定。

6 原理

目前已知产黄曲霉毒素真菌主要是黄曲霉和寄生曲霉。本方法选用黄曲霉毒素生化合成过程中的三个关键基因：调控基因 aflR，柄曲霉素转甲氧基酶 omt-1 和杂色曲霉素 A 脱氢酶 ver-1 的有无来判断待检菌株是否能够产生黄曲霉毒素，按照黄曲霉毒素生化合成过程，只要缺少上述三个关键基因之一，均不能合成黄曲霉毒素。另外使用真菌共有的 5.8S rDNA 的 ITS 序列作为阳性参标可判断提取的 DNA 模板和 PCR 反应是否合适。

7 试剂和材料

除特殊注明外，本法所用试剂均为分析纯或生化试剂，水为 GB/T 6682 规定的一级水。

7.1 萨氏培养液：见附录 A 第 A.1 章。

7.2 DNA 提取溶液：见附录 A 第 A.2 章。

7.3 引物：见表 1。

表 1 引物序列

产物名称	引物名称	上下游引物序列	引物长度/bp	产物长度/bp
ITS	ITS1	5'-TCCGTAGGTGAACCTGCGG-3'	19	600
	ITS4	5'-TCCTCCGCTTATTGATATGC-3'	19	
aflR	AflR F	5'-CGAAAGCTCCGGGATAGCTGTACG-3'	24	979
	AflR R	5'-CCGTCAGACAGCCACTGGACACGG-3'	24	
omt-1	OmtF OmtR	5'-GTGGACGGACCTAGTCCGACATCAC-3'	25	797
		5'-GTCGGCGCCACGCACTGGGTTGGGG-3'	25	
ver-1	VerF VerR	5'-GCCGCAGGCCGCGGAGAAAGGTGGT-3'	25	452
		5'-CCGCAGTCAATGGCCATGCAGCG-3'	23	

7.4 dNTP：dATP、dTTP、dCTP、dGTP。

7.5 10×PCR 缓冲液。

7.6 *Taq* DNA 聚合酶。

7.7 琼脂糖:电泳纯。

7.8 溴化乙锭。

7.9 分子量标记:100 bp Ladder DNA Marker。

7.10 电泳缓冲液:见附录 A 第 A.3 章。

7.11 加样缓冲液:见附录 A 第 A.4 章。

7.12 25 mmol/L 氯化镁。

7.13 酚-三氯甲烷-异戊醇混合液(体积比 25:24:1)。

7.14 三氯甲烷-异戊醇混合液(体积比 24:1)。

7.15 乙酸钠。

7.16 无水乙醇。

7.17 75%乙醇。

7.18 10 mg/mL 的 RNA 酶。

7.19 DEPC 水:在 1 000 mL 去离子水中加入 100 μL DEPC,静置过夜后高压灭菌。

7.20 阳性质控菌株:用产黄曲霉毒素菌株(如:黄曲霉标准菌株 *Aspergillus flavus* 3.440 8,或者寄生曲霉 *Aspergillus parasiticus* 3.440 7,或其他合格菌株)。阴性质控菌株:用不产黄曲霉毒素真菌(如:烟曲霉 *Aspergillus fumigatus* 3.077 2,或其他合格菌株)。

8 主要仪器和设备

8.1 PCR 仪。

8.2 高速台式冷冻离心机:不小于 10 000*g*。

8.3 天平:感量 0.1 g。

8.4 冰箱:4 ℃~-20 ℃。

8.5 摇床:25 ℃±1 ℃,可调速。

8.6 均质器。

8.7 微量可调移液器和灭菌吸头:2.5 μL,10 μL,20 μL,100 μL,200 μL,1 mL。

8.8 灭菌 PCR 反应管:2.0 mL,0.2 mL。

8.9 电泳仪。

8.10 紫外线观测仪或凝胶成像分析系统。

8.11 高压灭菌锅。

8.12 制冰机。

8.13 试管:12 mm×100 mm。

9 检测程序

9.1 样品制备

参照 GB/T 4789.15 进行。

9.2 产黄曲霉毒素真菌的培养与初步鉴定

参照 SN/T 1035 和 GB/T 4789.16 进行。

9.3 PCR 检测

9.3.1 可疑产黄曲霉毒素真菌的菌丝培养

在无菌条件下用灼烧过的接菌环挑取一环可疑产黄曲霉毒素真菌的孢子接种到装有 5 mL 萨氏培养液的试管中，在 25 ℃，180 r/min，摇床培养 48 h。

9.3.2 可疑产黄曲霉毒素真菌 DNA 的提取

灭菌研钵用液氮预冷。从液体萨氏培养基中挑取菌丝（约 0.3 g）到研钵中。加液氮研磨菌丝至粉末状。加入 500 μL DNA 提取液入研钵继续研磨使粉末状菌丝成悬浮液，菌丝悬浮液吸入灭菌的 2.0 mL 无菌 PCR 管中。加 5 mL RNA 酶液（10 mg/mL，37 ℃水浴 10 min 后，再加约等体积的酚-三氯甲烷-异戊醇混合液（体积比 25：24：1）后，剧烈振荡 1 min。4 ℃下 2 300*g* 离心 10 min。收集上清液转移到新无菌 PC 管中，加等体积的三氯甲烷-异戊醇混合液（体积比 24：1）混匀后再同样离心 10 min。上清液转移至新的 2.0 mL 的无菌 PCR 管中，添加 10%体积乙酸钠，2.5 体积无水乙醇，颠倒混匀后置于－20 ℃下保温 1 h。然后 4 ℃下 9 300*g* 离心 10 min，收集沉淀，用 75%乙醇 600 μL 洗涤后相同条件下再次离心 5 min。空气中干燥沉淀 5 min。最后将 200 μL DEPC 水溶解的 DNA 样品置于－20 ℃下保存备用。

9.3.3 PCR 检测

9.3.3.1 PCR 扩增体系（分别扩增 ver-1、omt-1、aflR 和 ITS 的目的基因或序列片段），见表 2。

表 2 PCR 反应体系

试　剂	在反应体系中的体积数
10×PCR 缓冲液（不含氯化镁）	5.0 μL
氯化镁溶液（2.5 mmol/L）	4.0 μL
dNTP 溶液（各 2.5 mmol/L）	4.0 μL
Taq DNA 聚合酶（5 U/μL）	0.5 μL
上游引物（20 μmol/L）	0.5 μL
下游引物（20 μmol/L）	0.5 μL
DNA 模板（100 ng/μL）	2.0 μL
补 DEPC 水至	50 μL

9.3.3.2 PCR 扩增条件：94 ℃变性 2 min，94 ℃变性 30 s、59 ℃退火 30 s 和 72 ℃延伸 90 s，共 35 个循环，最后 72 ℃延伸 7 min。

9.3.4 凝胶电泳检测 PCR 产物

用 0.5×TBE 电泳缓冲液制备 1.5%的琼脂糖凝胶（凝胶融化后冷却至 60 ℃左右加入含量为 0.5 μg/mL 的溴化乙锭，或者在电泳后用 0.5 μg/mL 溴化乙锭溶液进行染色），将 8 μL PCR 产物与 2 μL 加样缓冲液混合，分别加入到对应的凝胶孔中，另在一孔加入适量的 DNA 分子量标记物，选择合适的电压进行电泳（一般控制在 50 V/cm），电泳时间 30 min，最后用凝胶成像系统进行观察分析并记录。

9.3.5 反应体系对照的设置

9.3.5.1 进行 PCR 检测时反应体系应设置阳性对照、阴性对照和空白对照。

9.3.5.2 阳性对照:用黄曲霉标准菌株 AS 3.440 8 或者寄生曲霉 AS 3.440 7 或其他合格菌株提取的 DNA 作为模板。

9.3.5.3 阴性对照:用烟曲霉 AS 3.077 2 或其他合格菌株提取的 DNA 作为模板。

9.3.5.4 空白对照:用配置反应体系的实验室用水代替 DNA 模板。

10 结果分析与判定

10.1 结果判定

10.1.1 样品 PCR 扩增产物电泳后,出现 600 bp 左右(ITS)基因片段,其他三个基因片段(aflR、omt-1 和 ver-1)只要有一个不出现;同时阳性对照扩增产物电泳后目的片段为 979 bp 左右(aflR 基因片段),600 bp 左右(ITS 基因片段),797 bp 左右(omt-1 基因片段)和 452 bp 左右(ver-1 基因片段)均出现;阴性对照只出现 600 bp 左右(ITS 基因片段)和空白对照扩增产物电泳后没有出现目的片段;判定结果为阴性。

10.1.2 样品的 PCR 扩增产物电泳后,979 bp 左右(aflR 基因片段),600 bp 左右(ITS 基因片段),797 bp 左右(omt-1 基因片段)和 452 bp 左右(ver-1 基因片段)的扩增条带均出现,同时阳性对照扩增产物电泳后目的片段 979 bp 左右(aflR 基因片段),600 bp 左右(ITS 基因片段),797 bp 左右(omt-1 基因片段)和 452 bp 左右(ver-1 基因片段)均出现,阴性对照只出现 600 bp 左右(ITS 基因片段)和空白对照扩增产物电泳后没有出现目的片段,判定结果为可疑阳性。

10.1.3 对于判定结果为可疑阳性样品,应进行产毒纯化培养后,按照 SN/T 1035 和 GB/T 4789.16 进行黄曲霉毒素测定,进行进一步确认。如确认结果为阳性,判定结果阳性;如确认结果为阴性,判定结果阴性。

10.2 结果表述

如判定结果为阳性,则结果表述为"检出产黄曲霉毒素的黄曲霉或寄生曲霉";如判定结果为阴性,则结果表述为"未检出产黄曲霉毒素的黄曲霉和寄生曲霉"。

附 录 A
（规范性附录）
培养基和试剂

A.1 萨氏培养液(SDB)

A.1.1 成分

胰酪蛋白胨(或胰蛋白胨)	10.0 g
葡萄糖	40.0 g
酵母粉	10.0 g
蒸馏水	1 000 mL

A.1.2 制法

将上述各成分加热煮沸溶解，冷却后调 pH 至 6.0±0.2，分装，121 ℃灭菌 15 min，备用。

A.2 DNA 提取缓冲液

0.2 M Tris-HCl(pH7.5)，0.5 mol/L 氯化钠，10 mmol/L EDTA，1%(质量浓度)SDS。

A.3 电泳缓冲液：Tris 54 g，硼酸 27.5 g，0.5 mol/L EDTA(pH8.0)20 mL，加蒸馏水至 1 000 mL；使用时 10 倍稀释。

A.4 加样缓冲液：0.05%溴酚蓝，0.05%二甲苯腈蓝 FF，36%甘油，30 mmol/L EDTA。

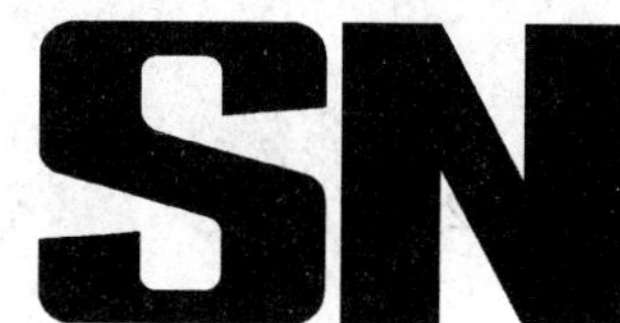

中华人民共和国出入境检验检疫行业标准

SN/T 2641—2010

食品中常见致病菌检测 PCR-DHPLC 法

Detection of pathogen in food—PCR-DHPLC method

2010-11-01 发布　　　　2011-05-01 实施

中华人民共和国国家质量监督检验检疫总局 发布

前　言

本标准按照GB/T 1.1—2009给出的规则起草。

本标准由国家认证认可监督管理委员会提出并归口。

本标准主要起草单位：中华人民共和国辽宁出入境检验检疫局、中华人民共和国福建出入境检验检疫局、中华人民共和国江西出入境检验检疫局、中华人民共和国吉林出入境检验检疫局、北京盈九思科技发展有限公司。

本标准主要起草人：曹际娟、郑秋月、徐君怡、黄晓蓉、耿丽梅、孙哲平、王旭、于畅、邵碧英、郑晶、杨春华、王振国、高晓博。

食品中常见致病菌检测
PCR-DHPLC 法

1 范围

本标准规定了食品中沙门氏菌等30种致病菌的PCR-DHPLC检测方法。

本标准适用于食品中沙门氏菌等30种致病菌的快速检测。

注：30种常见致病菌包括：沙门氏菌、志贺氏菌、金黄色葡萄球菌、小肠结肠炎耶尔森氏菌、单核细胞增生李斯特氏菌、空肠弯曲菌、嗜热弯曲菌、肠出血性大肠埃希氏菌O157：H7、产肠毒素大肠埃希氏菌、肠致病性大肠埃希氏菌、肠侵袭性大肠埃希氏菌、阪崎肠杆菌、副溶血性弧菌、霍乱弧菌、创伤弧菌、溶藻弧菌、拟态弧菌、河流弧菌、梅氏弧菌、嗜水气单胞菌、肉毒梭菌、产气荚膜梭菌、蜡样芽孢杆菌、溶血性链球菌、布鲁氏杆菌、乳酸杆菌、绿脓杆菌、肺炎克雷伯氏菌、普通变形杆菌、奇异变形杆菌。

2 规范性引用文件

下列文件对于本文件的应用是必不可少的。凡是注日期的引用文件，仅注日期的版本适用于本文件。凡是不注日期的引用文件，其最新版本(包括所有的修改单)适用于本文件。

GB/T 6682 分析实验室用水规格和试验方法

GB 19489 实验室 生物安全通用要求

GB/T 27403 实验室质量控制规范 食品分子生物学检测

3 缩略语

下列缩略语适用于本文件。

DNA(deoxyribonuleic acid)：脱氧核糖核酸

dNTP(deoxyribonucleoside triphosphate)：脱氧核苷酸三磷酸

DHPLC(denaturing high performance liquid chromatography)：变性高效液相色谱

PCR(polymerase chain reaction)：聚合酶链式反应

Taq(*Thermus aquaticu*)：水生栖热菌

TEAA：三乙基铵醋酸盐

4 生物安全措施

为了保护实验室人员的安全，应由具备资格的工作人员检测致病菌，所有培养物应小心处置。应按照GB 19489中的有关规定执行。

5 废弃物处理和防止污染的措施

5.1 检测过程中的废弃物需经121 ℃高压灭菌处理至少30 min后再弃置。

5.2 检测过程中防止交叉污染的措施参照标准GB/T 27403执行。

6 原理

DHPLC 分析技术是应用离子对反相液相色谱原理对 DNA 片段进行分离。离子对采用三乙基胺醋酸盐缓冲溶液(TEAA),核苷酸片段分子中带负电荷的磷酸根基团与 TEAA 分子中带正电荷的氨基发生静电作用相互吸引,同时 TEAA 分子中的三个乙基与固定相 C_{18} 表面的烷基发生疏水作用力而相互吸引,通过流动相中的乙腈的梯度洗脱达到将不同大小的核苷酸片段分离。

7 试剂和材料

除另有规定外,所有试剂纯度应为色谱纯。水为灭菌超纯水,符合 GB/T 6682 中一级水的规格。所有试剂均用无 DNA 酶污染的容器分装。

7.1 *Taq* DNA 聚合酶。

7.2 dNTP:dATP、dTTP、dCTP、dGTP。

7.3 10×PCR 缓冲液:200 mmol/L Tris-HCl(pH8.4),200 mmol/L 氯化钾,15 mmol/L 氯化镁。

7.4 引物:引物序列见附录表 A.1。

7.5 TE 溶液。

7.6 10% SDS。

7.7 蛋白酶 K(20 mg/mL)。

7.8 氯化钠(NaCl):5 mol/L 和 0.7 mol/L。

7.9 10% CTAB。

7.10 三氯甲烷。

7.11 异戊醇。

7.12 酚。

7.13 异丙醇。

7.14 70%乙醇。

7.15 DHPLC 缓冲液:缓冲溶液 A 为 50 mL TEAA 和 250 μL 乙腈混合,加水定容至 1 000 mL;缓冲溶液 B 为 50 mL TEAA 和 250 mL 乙腈混合,加水定容至 1 000 mL;缓冲溶液 D 为 75%乙腈。

8 主要仪器和设备

8.1 PCR 仪。

8.2 DHPLC 仪。

8.3 高速离心机:离心转速 18 000g。

8.4 PCR 超净工作台。

8.5 微量可调移液器和灭菌吸头:2 μL、10 μL、100 μL、200 μL、1 000 μL。

8.6 灭菌 PCR 反应管。

9 方法提要与检测程序

9.1 方法提要

本方法利用 DHPLC 非变性条件下的 DNA 分离技术,灵敏地检测 PCR 扩增产物进行细菌鉴定分析,不同的细菌显示特异的 DHPLC 吸收峰,从而对食品中的致病菌进行快速检测。

9.2 检测流程

致病菌 PCR-DHPLC 检测流程见图 1。

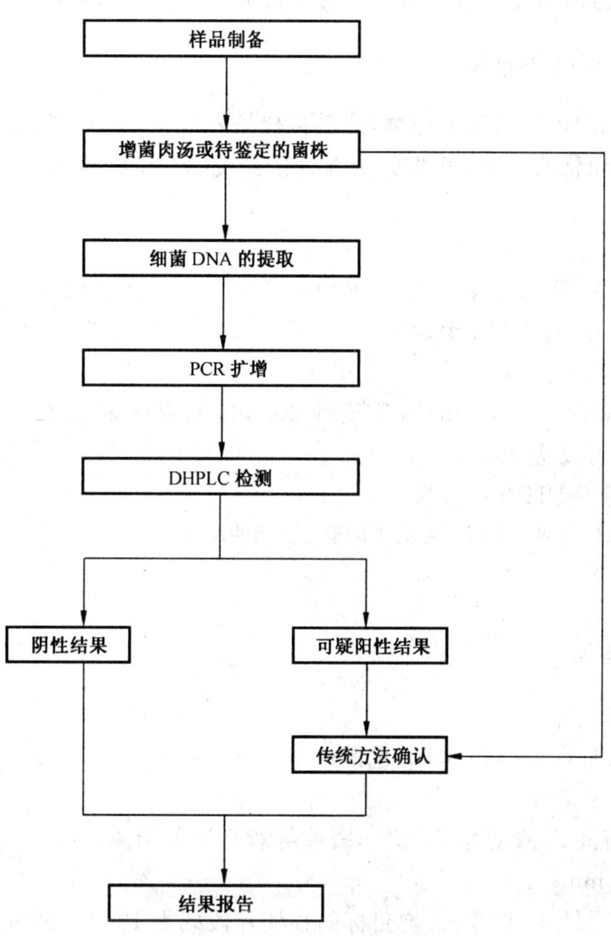

图 1 变性高效液相色谱法检测致病菌流程图

10 操作步骤

10.1 样品制备、增菌培养和分离

参照附录 B 中的相关国家标准、行业标准或国际权威标准方法进行增菌和分离培养。

10.2 模板 DNA 的制备

10.2.1 增菌液模板 DNA 的制备

取 10.1 中培养的相应致病菌增菌液(需二次培养的则取二次增菌液)1.5 mL,加到 1.5 mL 无菌离心管中,13 000g 离心 1 min;吸弃上清液,取沉淀,加 567 μL TE 溶液(pH8.0),悬浮,加 30 μL 10% SDS 和 3 μL 蛋白酶 K(20 mg/mL),混匀,37 ℃温浴 1 h;加 100 μL 氯化钠(5 mol/L),混匀,加 80 μL CTAB/NaCl 溶液(10% CTAB 和 0.7 mol/L 氯化钠),混匀,65 ℃温浴 10 min;加等体积三氯甲烷/异戊醇(体积比为 24 ∶ 1),混匀,13 000 g 离心 10 min;取上清液,加等体积酚/三氯甲烷/异戊醇(体积比为

25∶24∶1)，混匀，13 000 *g* 离心 10 min；取上清液，加 0.6 倍体积异丙醇，轻轻混匀，13 000 *g* 离心 10 min；取沉淀，用 70%乙醇清洗 2 次，干燥，加 100 μL TE 溶液(pH8.0)溶解，此即为 DNA 溶液。若不能立即检测，可保存于−20 ℃备用。按同样方法制备阳性对照菌株和阴性对照菌株的增菌液模板 DNA。也可使用商业化的 DNA 提取试剂盒并按其说明制备模板 DNA。

10.2.2 可疑菌落模板 DNA 的制备

挑取 10.1 中分离到的可疑菌落或菌体，或其传代培养液 1.5 mL，按照 10.2.1 步骤制备模板 DNA 以待检测。也可使用商业化的 DNA 提取试剂盒并按其说明制备模板 DNA。

10.3 PCR 扩增

10.3.1 反应体系体积为 25 μL：10×PCR 缓冲液 2 μL、正义引物和反义引物(10 μmol/L)各 1 μL、dNTP(10 mmol/L)2 μL、*Taq* DNA 聚合酶(5 U/μL)0.2 μL、水 16.8 μL、模板 DNA(10 ng/μL～50 ng/μL)2 μL。

10.3.2 反应条件：94 ℃预变性 3 min；94 ℃变性 60 s，60 ℃退火 60 s，72 ℃延伸 60 s，进行 35 个循环；72 ℃延伸 7 min，4 ℃保存反应产物。

10.3.3 将 PCR 产物进行 DHPLC 分析。

注：PCR 反应参数可根据基因扩增仪型号的不同进行适当的调整。

10.4 DHPLC 检测

10.4.1 DHPLC 分析条件

DHPLC 分析条件如下：

a) 色谱柱：PS-DVB & C_{18} DNASep 色谱柱(4.6 mm×50 mm，粒度 3 μm)；
b) 柱温：50 ℃；
c) 流动相：缓冲溶液 A 浓度为 50.2%，缓冲溶液 B 浓度为 49.8%；
d) 流速：0.9 mL/min；
e) 分析片断设计：起始碱基数：扩增目标的预期片段减去 100 bp；终止碱基数：扩增目标的预期片段加上 100 bp；
f) 检测器：荧光检测器(光源：150W Xenon 灯；激发谱带宽：15 nm；发射谱带宽：15.3 nm；检测灵敏度：在波长 350 nm 积分 2 s)；
g) 上样量：PCR 产物 5 μL～10 μL。

10.4.2 DHPLC 分析步骤

10.4.2.1 将装有 PCR 产物的反应管放置在 DHPLC 金属板的微孔中。

10.4.2.2 登录 DHPLC 分析系统，按照 10.4.1 设置 DHPLC 分析条件，建立检测程序并运行。

10.5 质控对照设置

检测过程中应分别设阳性对照和阴性对照。阳性对照为目标致病菌的标准菌株，阴性对照为非目标致病菌的标准菌株。

11 结果及判断

11.1 质控标准

11.1.1 阴性对照：无吸收峰出现。

11.1.2 阳性对照:出现典型的 PCR 产物吸收峰,且峰吸收值大于 3 mV。

11.1.3 不符合上述对照质控标准的视为无效。

11.2 结果判定和报告

以沙门氏菌为例,DHPLC 检测图谱示例,参见附录 C:

a) 检测样品无扩增吸收峰出现,可判定样品结果为阴性,直接报告未检出×××致病菌;

b) 检测样品出现典型的 PCR 产物吸收峰,且吸收峰值大于 3 mV 时,可判定该样品×××致病菌为可疑阳性;

c) 检测样品出现典型的 PCR 产物吸收峰,但吸收峰值小于 3 mV 时,建议调整 PCR 扩增参数重新进行检测。重做结果吸收峰值仍小于 3 mV 则为×××致病菌阴性,否则为×××致病菌可疑阳性;

d) 对于×××致病菌可疑阳性结果,应参见附录 B 中的相关经典检测方法做进一步的生化鉴定和报告。

附 录 A
（规范性附录）
食品中常见致病菌 PCR-DHPLC 检测所用引物序列

表 A.1 食品中常见致病菌 PCR-DHPLC 检测所用引物序列

序号	基因名称	致病菌名称	引 物 序 列	预期片段大小 bp
1	invA	沙门氏菌	5’-gtg aaa tta tcg cca cgt tcg ggc aa-3’	284 bp
			5’-tca tcg cac cgt caa agg aac c-3’	
2	IpaH	志贺氏菌	5’-gtt cct tga ccg cct ttc cga tac cgt c-3’	629 bp
			5’-gcc ggt cag cca ccc tct gag agt ac-3’	
3	femA	金黄色葡萄球菌	5’-aaa aaa gca cat aac aag cg-3’	132 bp
			5’-gat aaa gaa gaa acc agc ag-3’	
4	16S rRNA	小肠结肠炎耶尔森氏菌	5’-aat acc gca taa cgt ctt cg-3’	330 bp
			5’-ctt ctt ctg cga gta acg tc-3’	
5	PrfA	单核细胞增生李斯特氏菌	5’-gaa tgt aaa ctt cgg cgc gaa tca g-3’	388 bp
			5’-gcc gtc gat gat ttg aac ttc atc-3’	
6	hyp	空肠弯曲菌	5’-caa ata aag tta gag gta gaa tgt-3’	159 bp
			5’-cca taa gca cta gct agc tga t-3’	
7	16S rRNA	嗜热弯曲菌（空肠弯曲菌和结肠弯曲菌）	5’-ttc ctt agg tac cgt cag aa-3’	287 bp
			5’-ctg ctt aac aca agt tga gta gg-3’	
8	rfbE	肠出血性大肠埃希氏菌 O157：H7	5’-att gcg ctg agg cct ttg-3’	499 bp
			5’-cga gta cat tgg cat cgt g-3’	
9	eltA	产肠毒素大肠埃希氏菌	5’-gca cac gca gct cct cag tc-3’	218 bp
			5’-tcc ttc atc ctt tca atg gct tt-3’	
10	bfpA	肠致病性大肠埃希氏菌	5’-gga agt caa att cat ggg ggt at-3’	254 bp
			5’-gga atc aga cgc aga ctg gta gt-3’	
11	invX	肠侵袭性大肠埃希氏菌	5’-ctg gat ggt atg gtg agg-3’	320 bp
			5’-gga ggc caa caa tta ttt cc-3’	
12	16S-23S rRNA	阪崎肠杆菌	5’-ggg ttg tct gcg aaa gcg aa-3’	282 bp
			5’-gtc ttc gtg ctg cga gtt tg-3’	
13	rpoB	溶血性链球菌	5’-ccc cra cag ata cac ggc ta-3’	218 bp
			5’-ggg gtt cca tct cgt atg aa-3’	
14	tlh	副溶血性弧菌	5’-aaa gcg gat tat gca gaa gca ctg-3’	450 bp
			5’-gct act ttc tag cat ttt ctc tgc-3’	

表 A.1(续)

序号	基因名称	致病菌名称	引物序列	预期片段大小 bp
15	ompW	霍乱弧菌	5’-cac caa gaa ggt gac ttt att gtg-3’ 5’-gaa ctt ata acc acc cgc g-3’	588 bp
16	vvhB/vvhA	创伤弧菌	5’-ccg cgg tac agg ttg gcg ca-3’ 5’-cgc cac cca ctt tcg ggc c-3’	519 bp
17	collagenase	溶藻弧菌	5’-ctt atg gga ctt cgg tga tgg ct-3’ 5’-cgc cca ccg ctt act tta ctt tg-3’	210 bp
18	vmhA	拟态弧菌	5’-aag gga aag tga atc agc agc cga gta-3’ 5’-cga cca ttt gtt gac gcc cat ct-3’	243 bp
19	toxR	河流弧菌	5’-gac cag ggc ttt gag gtg gac gac-3’ 5’-agg ata cgg cac ttg agt aag act c-3’	217 bp
20	inf C	梅氏弧菌	5’-agc atg acc aag ctg ctc tt-3’ 5’-gca aat atc cga cag cac cat t-3’	260 bp
21	hemolysin	蜡样芽孢杆菌	5’-aac agc gtt gaa acg agt gg-3’ 5’-att tgg tgg aag agg gat tac-3’	444 bp
22	E bont	肉毒梭菌	5’-tttgtaactat(a/t/c)actaat(a/g)at-3’ 5’-at(c/t)(a/t)ccccaa(a/t)a(g/a)t(c/t)(c/t)tt(c/t)aa-3’	264 bp
23	alpha	产气荚膜梭菌	5’-gcg aat atg ctg aat cat cta-3’ 5’-gca gga aca tta gta tat cttc-3’	196 bp
24	TetB	布鲁氏杆菌	5’-tgg ctc ggt tgc caa tat tca a-3’ 5’-cgc gct tgc ctt tca ggt ctg-3’	223 bp
25	phoE	肺炎克雷伯氏菌	5’-tgg ccc gcg ccc agg gtt cga aa-3’ 5’-gat gtc gtc arc gtt gat gcc gag-3’	368 bp
26	16S-23S rRNA	乳酸杆菌	5’-ctc aaa act aaa caa agt ttc-3’ 5’-ctt gta cac acc gcc cgt ca-3’	250 bp
27	ETA	绿脓杆菌	5’-gac aac gcc ctc agc arc acc agc-3’ 5’-cgc tgg ccc att cgc tcc agc gct-3’	396 bp
28	16S rRNA	嗜水气单胞菌	5’-gaa agg ttg atg cct aat acg ta-3’ 5’-cgt gct ggc aac aaa gga cag-3’	685 bp
29	blaA/blaB	普通变形杆菌	5’-gat ggc aag tac aag taa g-3’ 5’-gac gct gag att gac cta-3’	413 bp
30	ureR	奇异变形杆菌	5’-caa cgt gag att agt ggt ga-3’ 5’-ctg ctt ata agt tca caa att aag tg-3’	241 bp

附 录 B
（资料性附录）
标 准 清 单

GB 4789.4 食品安全国家标准 食品卫生微生物检验 沙门氏菌检验
GB/T 4789.5 食品卫生微生物检验 志贺氏菌检验
GB/T 4789.6 食品卫生微生物检验 致泻大肠埃希氏菌检验
GB/T 4789.7 食品卫生微生物检验 副溶血性弧菌检验
GB/T 4789.8 食品卫生微生物检验 小肠结肠炎耶尔森氏菌检验
GB/T 4789.9 食品卫生微生物检验 空肠弯曲菌检验
GB 4789.10 食品安全国家标准 食品卫生微生物检验 金黄色葡萄球菌检验
GB/T 4789.11 食品卫生微生物检验 溶血性链球菌检验
GB/T 4789.12 食品卫生微生物检验 肉毒梭菌及肉毒毒素检验
GB/T 4789.13 食品卫生微生物检验 产气荚膜梭菌检验
GB/T 4789.14 食品卫生微生物检验 蜡样芽孢杆菌检验
GB 4789.30 食品安全国家标准 食品卫生微生物检验 单核细胞增生李斯特氏菌检验
GB 4789.35 食品安全国家标准 食品卫生微生物检验 乳酸菌检验
GB/T 4789.36 食品卫生微生物学检验 大肠埃希氏菌 O157：H7/NM 检验
GB 4789.40 食品安全国家标准 食品卫生微生物学检验 阪崎肠杆菌检验
SN 0175 出口食品中弯曲杆菌检验方法
SN/T 0184.1 进出口食品中单核细胞增生李斯特氏菌检测方法
SN/T 0751 出口食品中嗜水气单胞菌检验方法
SN/T 1022 出口食品中霍乱弧菌检验方法
SN/T 1962 食品中克雷伯氏菌检测方法
NMKL No.156 食品中致病性弧菌的检测和计数

附 录 C
（资料性附录）
食品中致病菌 DHPLC 检测图谱示例

C.1 以沙门氏菌为例的 DHPLC 检测图谱

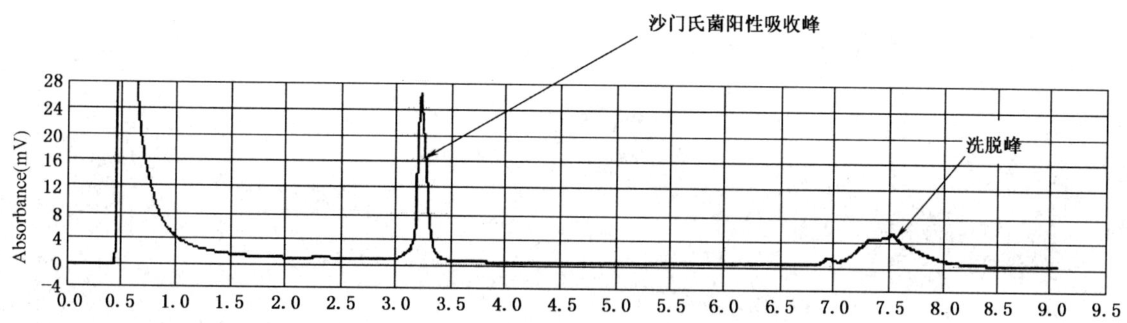

C.2 DHPLC 分析条件

C.2.1 色谱柱：PS-DVB & C_{18} DNASep 色谱柱（4.6 mm×50 mm，粒度 3 μm）。

C.2.2 柱温：50 ℃。

C.2.3 流动相：缓冲溶液 A 浓度为 50.2%，缓冲溶液 B 浓度为 49.8%。

C.2.4 流速：0.9 mL/min。

C.2.5 检测器：荧光检测器（光源：150W Xenon 灯；激发谱带宽：15 nm；发射谱带宽：15.3 nm；检测灵敏度：在波长 350 nm 积分 2 s）。

C.2.6 上样量：PCR 产物 5 μL。

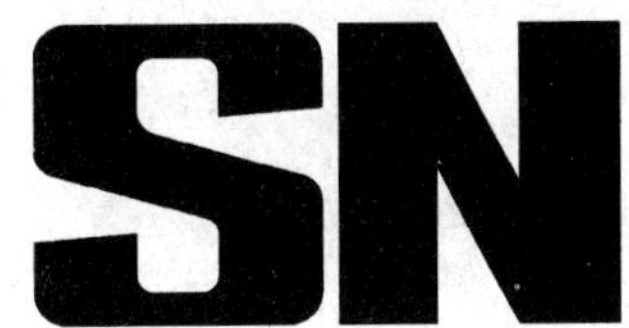

中华人民共和国出入境检验检疫行业标准

SN/T 2651—2010

肉及肉制品中常见致病菌检测方法 基因芯片法

Determination of pathogenic bacteria in meat and meat products—Gene chip method

2010-11-01 发布

2011-05-01 实施

中华人民共和国国家质量监督检验检疫总局 发布

前　言

本标准按照 GB/T 1.1—2009 给出的规则起草。

本标准由国家认证认可监督管理委员会提出并归口。

本标准起草单位：中华人民共和国重庆出入境检验检疫局、博奥生物有限公司暨生物芯片北京国家工程研究中心。

本标准主要起草人：肖进文、李应国、刘生峰、王昱、聂福平、谭志、周庆、张亮、臧庆伟。

肉及肉制品中常见致病菌检测方法 基因芯片法

1 范围

本标准规定了肉及肉制品中沙门氏菌、单核细胞增生李斯特氏菌、金黄色葡萄球菌、空肠弯曲杆菌和大肠杆菌 O157:H7 的基因芯片检测方法。

本标准适用于肉及肉制品中沙门氏菌、单核细胞增生李斯特氏菌、金黄色葡萄球菌、空肠弯曲杆菌和大肠杆菌 O157:H17 的基因芯片检测。

2 规范性引用文件

下列文件对于本文件的应用是必不可少的。凡是注日期的引用文件，仅注日期的版本适用于本文件，凡是不注日期的引用文件，其最新版本(包括所有的修改单)适用于本文件。

GB 19489 实验室 生物安全通用要求

GB/T 27403 实验室质量控制规范 食品分子生物学检验

SN 0170 出口食品中沙门氏菌(包括亚利桑那菌)检验方法

SN 0172 出口食品中金黄色葡萄球菌检验方法

SN 0175 出口食品中弯曲杆菌检验方法

SN/T 0184.1 出口食品中单核细胞增生李斯特氏菌检验方法

SN/T 0973 进出口肉、肉制品以及其他食品中肠出血性大肠杆菌 O157:H7 检验方法

3 术语和定义

下列术语和定义适用于本文件。

3.1

基因芯片 DNA chip

核酸检测探针按照有序的行列格式点制在固相支持物上，通过特定温度下与相应样品进行杂交而用于样品中核酸种类定性分析的一种高通量技术。

4 生物安全要求

4.1 环境要求

实验室的安全防护按照 GB 19489 中的有关规定执行。

4.2 废弃物处理和防止污染措施

检测过程中的废弃物需经 121 ℃高压灭菌处理至少 30 min 后再弃置。检测过程中防止交叉污染的措施按照标准 GB/T 27403 的规定执行。

5 方法概述

针对5种目标菌保守基因片段设计引物,提取待检样品增菌液的DNA为模板进行两个独立的多重PCR扩增。扩增产物与固定有5种目标致病菌特异性探针的基因芯片进行杂交,用芯片扫描仪对杂交芯片进行扫描并判定结果。阳性结果用传统方法确证。

6 设备和材料

6.1 高压灭菌锅。

6.2 恒温培养箱。

6.3 微需氧培养装置。

6.4 高速离心机(20 000g以上)。

6.5 水浴锅(37 ℃、42 ℃、70 ℃)。

6.6 PCR超净工作台。

6.7 PCR仪。

6.8 水平式电泳仪。

6.9 凝胶成像分析系统。

6.10 水浴摇床

6.11 基因芯片扫描仪。

6.12 基因芯片清洗仪(可选)。

6.13 芯片杂交盒。

6.14 微量可调移液器和灭菌吸头:2 μL、10 μL、100 μL、200 μL、1 000 μL。

6.15 灭菌PCR反应管。

7 培养基和试剂

7.1 缓冲胨水增菌液(BP)(见附录A.1)。

7.2 四硫磺酸盐煌绿增菌液(TTB)(见附录A.2)。

7.3 改良缓冲蛋白胨水(MBP)(见附录A.3)。

7.4 增菌培养液(EB)(见附录A.4)。

7.5 10%氯化钠胰蛋白胨大豆肉汤(见附录A.5)。

7.6 弯曲杆菌增菌肉汤(见附录A.6)。

7.7 改良E.C新生霉素增菌肉汤[m(EC)n](见附录A.7)。

7.8 电泳级琼脂糖

7.9 晶芯®食源性致病微生物检测芯片试剂盒[1)]

7.9.1 PCR引物序列(参见附录B)。

7.9.2 芯片探针序列(参见附录B)。

7.9.3 缓冲液GA:25 mmol/L EDTA和5%SDS,pH8.0。

7.9.4 缓冲液GB:5 mmol/L盐酸胍。

---

1) 该试剂盒是博奥生物有限公司提供的产品的商品名,是适合的市售产品的实例,给出这一信息是方便本标准的使用者,并不表示对这一产品的认可。如果其他等效产品具有相同功效,则可使用这些等效产品。

7.9.5 去蛋白液 GD：3 mmol/L 盐酸胍。

7.9.6 漂洗液 PW：2 mmol/L Tris 缓冲液，pH7.5。

7.9.7 蛋白酶 K。

7.9.8 吸附柱 CB3 和收集管。

7.9.9 Rnase A 溶液。

7.9.10 洗脱缓冲液 TE：10 mmol/L Tris 缓冲液，pH8.0。

7.9.11 PCR MixⅠ(组成参见附录 C)。

7.9.12 PCRMixⅡ(组成参见附录 C)。

7.9.13 *Taq* 酶(5 U/μL)。

7.9.14 PCR 阳性质控基因组 DNA(50 ng/μL)。

7.9.15 GoldView(GV)。

7.9.16 2×PCR 载样液。

7.9.17 DNA 分子量标记 2 000。

7.9.18 洗涤液Ⅰ：2×SSC，0.2%SDS(参见附录 C)。

7.9.19 洗涤液Ⅱ：0.2×SSC(参见附录 C)。

7.9.20 检测芯片。

8 检测程序

检测流程见图 1。

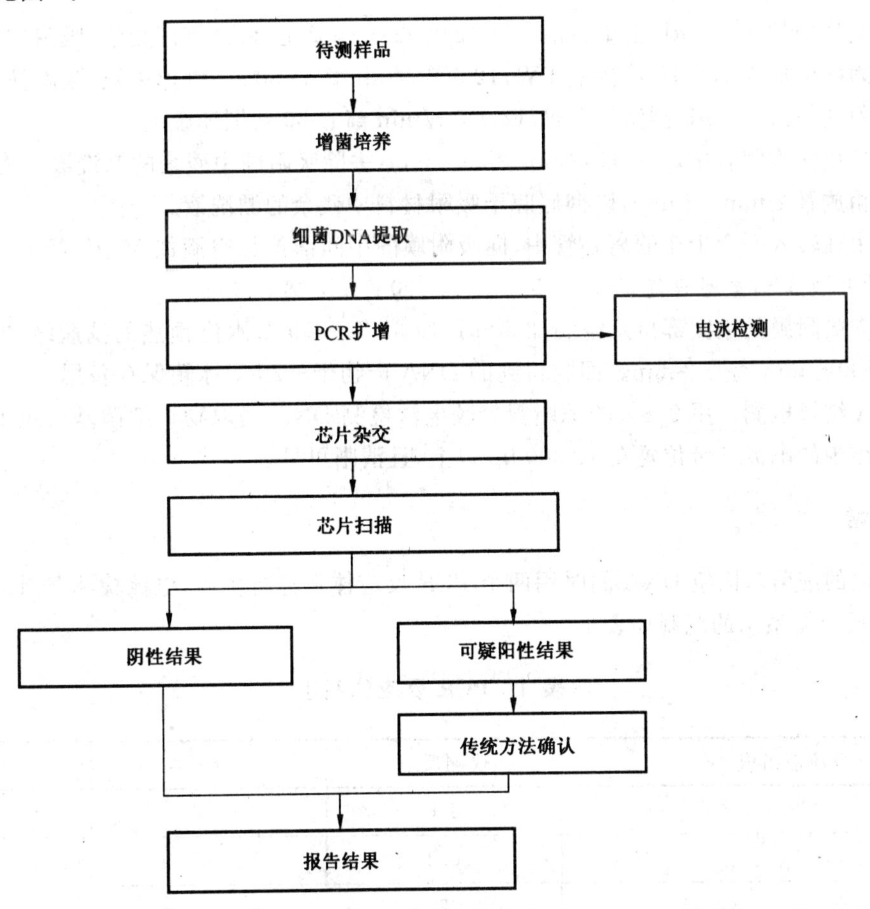

图 1 基因芯片法检测肉及肉制品中致病菌流程图

9 操作步骤

9.1 增菌

9.1.1 沙门氏菌增菌按 SN 0170 要求，对样品进行增菌培养。

9.1.2 单核细胞增生李斯特氏菌增菌按 SN/T 0184.1 要求，对样品进行增菌培养。

9.1.3 金黄色葡萄球菌增菌按 SN 0172 要求，对样品进行增菌培养。

9.1.4 空肠弯曲杆菌增菌按 SN 0175 要求，对样品进行增菌培养。

9.1.5 大肠杆菌 O157:H7 增菌按 SN/T 0973 要求，对样品进行增菌培养。

9.2 细菌基因组 DNA 提取

9.2.1 取上述 5 种增菌培养液各 1 mL 至一个 10 mL 无菌离心管中混匀，从中取 1 mL 至一个 1.5 mL 无菌离心管中，2 500 r/min 离心 30 s。取上清液 800 μL 到另一新的离心管中，12 000 r/min 离心1 min。弃掉上清液，沉淀中加入 180 μL 缓冲液 GA，振荡至菌体彻底悬浮。37 ℃作用 1 h～3 h。加入 20 μL Rnase A 溶液，振荡 15 s，室温放置 5 min。

注：余下的混合增菌液应放入冰箱，以备后期芯片检测阳性样品的确证实验用。

9.2.2 向管中加入 20 μL 蛋白酶 K 溶液，混匀后加入 220 μL 缓冲液 GB，振荡 15 s，70 ℃放置 20 min～30 min。简短离心以去除管盖内壁的水珠。

9.2.3 加 220 μL 无水乙醇，充分振荡混匀 15 s。简短离心以去除管盖内壁的水珠。将全部液体转移到吸附柱中。

9.2.4 向吸附柱中加入 500 μL 去蛋白液 GD，12 000 r/min 离心 30 s，倒掉废液，吸附柱放入收集管中。

9.2.5 向吸附柱中加入 700 μL 漂洗液 PW，12 000 r/min 离心 30 s。倒掉废液，吸附柱放入收集管中。

9.2.6 向吸附柱加入 500 μL 漂洗液 PW，12 000 r/min 离心 30 s，倒掉废液。

9.2.7 吸附柱放回收集管中，12 000 r/min 离心 2 min，去除吸附柱中残余的漂洗液。将吸附柱置于室温或 50 ℃温箱放置 2 min～3 min，以彻底晾干吸附材料中残余的漂洗液。

9.2.8 将吸附柱转入一个干净的离心管中，向吸附膜的中间部位悬空滴加 50 μL 经 65 ℃～70 ℃水浴预热的洗脱缓冲液 TE，室温放置 2 min～5 min，12 000 r/min 离心 30 s。

9.2.9 再次向吸附膜的中间部位悬空滴加 50 μL 经 65 ℃～70 ℃水浴预热的洗脱缓冲液 TE，室温放置 2 min，12 000 r/min 离心 2 min。回收得到的 DNA 产物于－20 ℃冰箱保存备用。

9.2.10 DNA 结果检测。用 0.8%的琼脂糖凝胶电泳检测 DNA 提取物。细菌基因组 DNA 通过琼脂糖凝胶电泳，出现的电泳条带位置在 10 000 bp 以上，且清晰可见。

9.3 PCR 扩增

9.3.1 将提取的细菌基因组 DNA 同时用两个 PCR 反应体系进行扩增，电泳检测 PCR 扩增产物。

9.3.2 PCR 反应体系 Ⅰ 的配制如表 1。

表 1 PCR 反应体系 Ⅰ

单位为微升

反应液组成	检测反应	阳性质控	阴性质控
Mix Ⅰ	8.6	8.6	8.6
Taq(5 U/μL)	0.2	0.2	0.2
细菌基因组 DNA	2	—	—

表 1（续） 单位为微升

反应液组成	检测反应	阳性质控	阴性质控
阳性质控基因组 DNA	—	2	—
无核酸酶灭菌水	9.2	9.2	11.2

9.3.3 PCR 反应体系Ⅱ的配制如表 2。

表 2 PCR 反应体系Ⅱ 单位为微升

反应液组成	检测反应	阳性质控	阴性质控
Mix Ⅱ	7.4	7.4	7.4
Taq(5 U/μL)	0.2	0.2	0.2
细菌基因组 DNA	2	—	—
阳性质控基因组 DNA	—	2	—
无核酸酶灭菌水	10.4	10.4	12.4

9.3.4 PCR 反应的循环参数：94 ℃预变性 5 min；进入循环，94 ℃/30 s、56 ℃/30 s、72 ℃/1 min 40 s，共 40 个循环；最后 72 ℃延伸 7 min。

9.3.5 PCR 扩增结果检测：PCR 反应结束后取 3 μL 扩增产物加入 3 μL 2×PCR 载样液，用 1.5%的琼脂糖凝胶电泳检测扩增结果。若在 1 000 bp～1 500 bp 之间出现明显的扩增条带，即可进行芯片杂交实验。

注：如果在此片段范围内无可见扩增条带，同时阳性质控也无可见扩增条带，则可能为扩增失败，建议更换另一批次的 PCR 扩增试剂，重新扩增。

9.4 芯片杂交

9.4.1 杂交体系配制：将杂交液置 42 ℃水浴预热 5 min，按表 3 配制。

表 3 杂交体系

组　分	体积/μL
杂交液	8
2 种 PCR 扩增产物	各 3.5
总体积	15

9.4.2 变性：将杂交体系 95 ℃变性 5 min，冰浴 5 min。

9.4.3 杂交：将杂交盒平放在桌面上，在杂交盒的两边凹槽内加入约 80 μL 灭菌水，将固定有探针片段的芯片放入杂交盒内，芯片标签正面朝上；揭掉芯片盖片的塑料薄膜，放在芯片的黑色围栏上，凸块的一面对着芯片；然后从盖玻片的小孔缓慢注入 15 μL 变性后的杂交液。不要振动盖玻片或芯片以避免破坏液膜。盖紧杂交盒盖，放入 42 ℃恒温水浴中，静置，杂交 2 h 以上。

9.4.4 芯片洗涤：

a) 手动清洗：按需要量配制好芯片洗液Ⅰ和涤液Ⅱ，并在 42 ℃预热 30 min。取出杂交后芯片，将芯片放在预热好的洗液Ⅰ中，42 ℃水浴摇床振荡清洗 4 min，再转入预热好的洗液Ⅱ中，42 ℃

水浴摇床振荡清洗 4 min。最后用 42 ℃预热好清水中振荡清洗一次，清洗后的芯片经 1 500 r/min 离心 1 min 以去除芯片表面的液体。此芯片可避光保存，在 4 h 内扫描结果；

b) 芯片清洗仪清洗：按需要量配制好芯片洗液Ⅰ和洗液Ⅱ。按仪器操作说明书要求将芯片清洗仪开机预热，待预热完成后将芯片放入清洗槽中开始清洗，清洗完成后，将芯片放入清洗仪器的离心腔中离心甩干。

9.5 芯片扫描及结果判读

9.5.1 芯片杂交结果扫描：使用微阵列芯片扫描仪对洗净杂交后的芯片进行扫描分析。

9.5.2 结果的判定标准：

a) 信号值≥背景信号平均值+4×背景信号值标准差，且信号值≥阴性对照信号平均值+4×阴性对照信号值标准差，探针杂交结果为阳性；

b) 背景信号平均值+2×背景信号值标准差<信号值<背景信号平均值+4×背景信号值标准差，且阴性对照信号平均值+2×阴性对照信号值标准差<信号值<阴性对照信号平均值+4×阴性对照信号值标准差，探针杂交结果为疑似；

c) 信号值≤背景信号平均值+2×背景信号值标准差，且信号值≤阴性对照信号平均值+2×阴性对照信号值标准差，探针杂交结果为阴性。

10 结果报告

若芯片检测结果为阴性，则结果报告为相应的微生物阴性；若检测结果为阳性或者疑似，则分别按照下列标准进行进一步确证：

——SN 0170；

——SN/T 0184.1；

——SN 0172；

——SN 0175；

——SN/T 0973。

附　录　A
（规范性附录）
培养基的配制

A.1　缓冲胨水增菌液(BP)

蛋白胨	10.0 g
氯化钠	5.0 g
磷酸氢二钠(含 12 个结晶水)	9.0 g
磷酸二氢钾	1.5 g
蒸馏水	1 000.0 mL

将各成分加入蒸馏水中，搅混均匀，静置约 10 min，加热煮沸至完全溶解，调至 pH7.2±0.1，121 ℃高压灭菌 15 min，临用时，以无菌操作分装灭菌玻璃瓶，每瓶 200 mL 或 225 mL。

A.2　四硫磺酸盐煌绿增菌液(TTB)

A.2.1　基础液

蛋白胨	10.0 g
牛肉膏	5.0 g
氯化钠	3.0 g
碳酸钙	45.0 g
蒸馏水	1 000.0 mL

除碳酸钙外，将各成分加入蒸馏水中，搅混均匀，静置约 10 min，加热煮沸至完全溶解，再加入碳酸钙，调至 pH7.0±0.1，121 ℃高压灭菌 20 min。

A.2.2　硫代硫酸钠溶液

硫代硫酸钠(含 5 个结晶水)	50.0 g

蒸馏水：加至 100.0 mL

121 ℃高压灭菌 20 min。

A.2.3　碘溶液

碘片	20.0 g
碘化钾	25.0 g
蒸馏水	加至 100.0 mL

将碘化钾充分溶解于少量的蒸馏水中，再投入碘片，振摇玻璃瓶至碘片完全溶解，然后加蒸馏水至规定的总量，储存于褐色瓶内，塞紧瓶盖备用。

A.2.4　煌绿水溶液

煌绿	0.5 g
蒸馏水	100.0 mL

溶解后,存放暗处,不少于1 d,使其自然灭菌。

A.2.5 牛胆盐溶液

牛胆盐	10.0 g
蒸馏水	100.0 mL

加热煮沸至完全溶解,121℃,高压灭菌20 min。

A.2.6 制备

基础液	900.0 mL
硫代硫酸钠溶液	100.0 mL
碘溶液	20.0 mL
煌绿水溶液	2.0 mL
牛胆盐溶液	50.0 mL

临用前,按上列顺序,以无菌操作依次加入基础液中,每加入一种成分,均应摇匀后再加入另一种成分,最后分装于灭菌玻璃瓶内,每瓶100 mL或225 mL。

A.3 改良缓冲蛋白胨水(MBP)

A.3.1 缓冲蛋白胨水

蛋白胨	10.0 g
氯化钠	5.0 g
磷酸氢二钠	9.0 g
磷酸二氢钾	1.5 g
蒸馏水	1 000.0 mL

将各成分加热煮沸溶解,冷却后调整至pH7.0,分装225 mL于广口瓶或三角瓶内,于121 ℃高压灭菌15 min。

A.3.2 盐酸吖啶黄溶液

盐酸吖啶黄素	15 mg
灭菌蒸馏水	10.0 mL

振摇均匀,充分溶解后过滤除菌。

A.3.3 萘啶酮酸溶液

萘啶酮酸	40 mg
0.05 mol/L 氢氧化钠溶液	10.0 mL

振摇混匀,充分溶解后过滤除菌。

A.3.4 改良缓冲蛋白胨水(MBP)

缓冲蛋白胨水	225.0 mL
盐酸吖啶黄溶液	1.8 mL
萘啶酮酸溶液	1.1 mL

使用前加入盐酸吖啶黄溶液和萘啶酮酸溶液,充分振摇,混合均匀。

A.4 增菌培养液(EB)

A.4.1 胰酪胨大豆酵母浸膏肉汤(TSB-YE)

胰酪蛋白胨(或胰蛋白胨)	17.0 g
植物(大豆)蛋白胨	3.0 g
氯化钠	5.0 g
磷酸氢二钾	2.5 g
葡萄糖	2.5 g
酵母浸膏	6.0 g
蒸馏水	1 000.0 mL

将各成分加热煮沸溶解,冷却后调整至 pH7.3±0.2,分装于三角瓶中,每瓶 225 mL,于 121 ℃高压灭菌 15 min。

A.4.2 增菌培养液(EB)

胰酪胨大豆酵母浸膏肉汤(TSB-YE)	225.0 mL
盐酸吖啶黄溶液	2.5 mL
萘啶酮酸溶液	2.5 mL

使用前加入盐酸吖啶黄溶液和萘啶酮酸溶液,充分振摇,混合均匀。

A.5 10%氯化钠胰蛋白胨大豆肉汤

胰蛋白胨	17.0 g
植物蛋白胨	3.0 g
氯化钠	10.0 g
磷酸氢二钾	2.5 g
葡萄糖	2.5 g
蒸馏水	1 000.0 mL

将各成分完全溶于蒸馏水中,分装于试管或玻璃瓶,121 ℃高压灭菌 15min,最终 pH7.3±0.2。

A.6 弯曲杆菌增菌肉汤

A.6.1 基础液(布氏肉汤)

胰蛋白胨	10.0 g
蛋白胨	10.0 g
葡萄糖	1.0 g
酵母浸膏	2.0 g
氯化钠	5.0 g
亚硫酸氢钠($NaHSO_3$)	0.1 g
蒸馏水	1 000.0 mL

将各成分溶于蒸馏水中,121 ℃高压灭菌 15 min,最终 pH7.0±0.2,分装于规格适宜的烧瓶。

A.6.2 FBP 浓原液

硫酸亚铁	2.5 g
焦亚硫酸钠	2.5 g
丙酮酸钠	2.5 g

将各成分溶于 100 mL 蒸馏水中，经 0.20 μm 滤膜过滤除菌，每 100 mL 经灭菌的基础液中加 1 mL，混匀。

A.6.3 1 号抗生素溶液

万古霉素	0.75 g
三甲氧苄氨嘧啶乳酸盐	0.38 g
多粘菌素 B	250 000 IU

将各成分溶于 500 mL 蒸馏水中，经 0.20 μm 滤膜过滤除菌，每 100 mL 经灭菌的基础液中加 1 mL。

A.6.4 2 号抗生素溶液

利福平	0.2 g
三甲氧苄氨嘧啶乳酸盐	0.2 g
多粘菌素 B	200 000 IU
放线菌酮	2.0 g

将各成分置 200 mL 容量瓶中，加入 95%乙醇 50 mL，振摇使溶解，加入蒸馏水至 200 mL，过滤除菌，每 100 mL 经高压灭菌的基础液中加 1 mL。

A.7 改良 E.C 新生霉素增菌肉汤[m(EC)n]

胰蛋白胨	20.0 g
3 号胆盐	1.12 g
乳糖	5.0 g
无水磷酸氢二钾	4.0 g
无水磷酸二氢钾	1.5 g
氯化钠	5.0 g
蒸馏水	1 000.0 mL

将上述成分溶于水后校正 pH 至 6.9±1，分装后 120 ℃灭菌 15 min，取出后冷却至室温，以过滤灭菌的新生霉素溶液 20 mg/L 加入，使最终浓度为 20 μg/mL。

附 录 B
（资料性附录）
方法的引物及探针

B.1 引物

PCR 反应使用的引物序列如表 B.1。

表 B.1 PCR 反应使用的引物序列

物种	目标基因	引物名称	序列	扩增片段大小 bp
弯曲杆菌、李斯特氏菌、沙门氏菌、金黄色葡萄球菌	16S	16S-F	5'-TAMRA-GGTTTCGGATGTTACAGCGTAGAGTTTGATCCTGGCTCAG-3'	约 1 500
		16S-R	5'-GACGGGCGGTGTGTRCA-3'	
	Rfbe	Rfbe-F	5'-TAMRA-GGTAAATATGTGGGAACATTTGGAG-3'	387
		Rfbe-R	5'-CCTCTCTTTCCTCTGCGGTCC-3'	
大肠杆菌 O157:H7	Flic	Flic-F	5'-TAMRA-ATGAAAATTCAGGTTGGTGC-3'	1 170
		Flic-R1	5'-AGTGGTGTTGTTCAGGTTGG-3'	
		Flic-R2	5'-TGTTTACGGTGTTGCCAAGG-3'	
沙门氏菌、空肠弯曲杆菌	gyrB	gyrB-F	5'-TAMRA-TGCACTGCAGAAGCGHCCNGSNATGTAYATHGG-3'	1 250
		gyrB-R	5'-AGCTGAGCTCCCNGCNGARTCNCCYTCNAC-3'	
单核细胞增生李斯特氏菌	Lmo	Lmo-F	5'-TAMRA-TGATGAAGCACTTGCTGGTT-3'	1 100
		Lmo-R	5'-GCAACATCTGGGTTTTCCAT-3'	

注：对于核酸序列，除了 A、C、G、T 分别代表各种核酸之外，R 代表 G 或 A(嘌呤)；Y 代表 T 或 C(嘧啶)；S 代表 G 或 C；H 代表 A、C 或 T；N 代表 A、G、C、T 中任意一种。

B.2 探针

B.2.1 探针序列

芯片表面探针序列如表 B.2。

表 B.2　芯片表面包被的目标菌基因探针序列

名　称	序　列	修饰基因
芯片固定阳性质控	5'-GTCACATGCGATGGATCGAGCTCCTTTAT CATCGTTCCCACCTTAATGCA-3'	5'-HEX
杂交阳性质控	5'-(T)15-CTCATGCCCATGCCGATGC-3'	5'-AminolinkerC6
弯曲杆菌 1	5'-(T)15-ATCCGAACTGGGACATATTT-3'	5'-AminolinkerC6
弯曲杆菌 2	5'-(T)15-AATTCCATCTGCCTCTCCC-3'	5'-AminolinkerC6
空肠弯曲杆菌 1	5'-(T)15-CCGCCTATGTTTGTATCTCCT-3'	5'-AminolinkerC6
空肠弯曲杆菌 2	5'-(T)15-AAGTCCGCCTATGTTTGTATC-3'	5'-AminolinkerC6
大肠杆菌 O157:H7-1	5'-(T)15-CCATTCCACCTTCACCTGT-3'	5'-AminolinkerC6
大肠杆菌 O157:H7-2	5'-(T)15-GTGACTTTATCGCCATTCC-3'	5'-AminolinkerC6
李斯特氏菌	5'-(T)15-GCAGTTACTCTTATCCTTGTTC-3'	5'-AminolinkerC6
单核细胞增生李斯特氏菌	5'-(T)15-CGTTAATCCCAGTAGGAAT-3'	5'-AminolinkerC6
沙门氏菌	5'-(T)15-ATTAACCACAACACCTTCC-3'	5'-AminolinkerC6
沙门氏菌	5'-(T)15-ACGGCCAGGGGTGCCTGCG-3'	5'-AminolinkerC6
金黄色葡萄球菌	5'-(T)15-AGAAGCAAGCTTCTCGTCCG-3'	5'-AminolinkerC6

B.2.2　探针布局

检测探针在芯片表面的布局如表 B.3。

表 B.3　芯片探针布局

定位标志行	● ● ● ● ● ● ● ● ● ● ● ●	
检测探针行	阴性对照 ○ ○ ○ ○ ○	杂交阳性对照 ● ● ● ● ●
	大肠杆菌 O157:H7 ● ● ● ● ●	大肠杆菌 O157:H7 ● ● ● ● ●
	李斯特氏菌 ● ● ● ● ●	单核细胞增生李斯特氏菌 ● ● ● ● ●
	沙门氏菌 ● ● ● ● ●	沙门氏菌 ● ● ● ● ●
	弯曲杆菌 ● ● ● ● ●	弯曲杆菌 ● ● ● ● ●
	空肠弯曲杆菌 ● ● ● ● ●	空肠弯曲杆菌 ● ● ● ● ●
	金黄色葡萄球菌 ● ● ● ● ●	阴性对照 ○ ○ ○ ○ ○
定位标志行	● ● ● ● ● ● ● ● ● ● ● ●	

附　录　C
（资料性附录）
晶芯®食源性致病微生物检测芯片试剂盒主要试剂组成

C.1　PCR Mix Ⅰ

每个试剂盒中的PCR Mix Ⅰ组成及含量如表C.1。

表C.1　PCR Mix Ⅰ组成及含量

组　　成	含量/μL	保存条件
10×PCR缓冲液(Mg^{2+} free)	40	−20 ℃
Mg^{2+}(25 mmol/L)	40	−20 ℃
dNTP Mix(2.5 mmol/L)	32	−20 ℃
16S-F(40 mmol/L)	18	−20 ℃，避光
16S-R(5 mmol/L)	10	−20 ℃
Flic-F(40 mmol/L)	6	−20 ℃，避光
Flic-R1(5 mmol/L)	8	−20 ℃
Flic-R2(5 mmol/L)	8	−20 ℃
Rfbe-F(40 mmol/L)	4	−20 ℃，避光
Rfbe-R(5 mmol/L)	6	−20 ℃
总体积	172	

C.2　PCR Mix Ⅱ

每个试剂盒中的PCR Mix Ⅱ组成及含量如表C.2。

表C.2　RCR Mix Ⅱ组成及含量

组　　成	含量/μL	保存条件
10×PCR缓冲液(Mg^{2+} free)	40	−20 ℃
Mg^{2+}(25 mmol/L)	40	−20 ℃
dNTP Mix(2.5 mmol/L)	32	−20 ℃
gyrB-F(40 mmol/L)	12	−20 ℃，避光
gryB-R1(5 mmol/L)	12	−20 ℃
Lmo-F(40 mmol/L)	6	−20 ℃，避光
Lmo-R(5 mmol/L)	6	−20 ℃
共计	148	

C.3 杂交液

C.3.1 每个试剂盒中杂交液的组成及含量如表 C.3。

表 C.3 杂交液组成及含量

组成	含量/ μL	保存条件
100%甲酰胺	75	4 ℃
20×SSC	45	常温
10%SDS	6	常温
50×Denhardt's	30	4 ℃
外标	6	−20 ℃,避光
总体积	160	

C.4 洗涤液

C.4.1 涤液Ⅰ:2×SSC,0.2% SDS。

C.4.2 涤液Ⅱ:0.2×SSC。

SN

中华人民共和国出入境检验检疫行业标准

SN/T 2730—2010

进出口食品中诺如病毒检测 酶联免疫吸附法

Detection of norwalk virus in food for import and export—Enzyme linked immunosorbent method

2010-11-01 发布　　2011-05-01 实施

中华人民共和国国家质量监督检验检疫总局 发布

前言

本标准按照 GB/T 1.1—2009 给出的规则起草。

本标准由国家认证认可监督管理委员会提出并归口。

本标准起草单位:中华人民共和国辽宁出入境检验检疫局。

本标准主要起草人:王芳、于杰、丁健、薛仲良、李荣娟、付海滨、李俊环。

进出口食品中诺如病毒检测
酶联免疫吸附法

1 范围

本标准规定了进出口食品中诺如病毒的酶联免疫吸附试验检测方法。

本标准适用于进出口贝类、鱼类、禽肉及其加工品的诺如病毒筛选检测。

2 规范性引用文件

下列文件对于本文件的应用是必不可少的。凡是注日期的引用文件，仅注日期的版本适用于本文件。凡是不注日期的引用文件，其最新版本(包括所有的修改单)适用于本文件。

GB/T 6682 分析实验室用水规格和试验方法

3 术语和定义

下列术语和定义适用于本文件。

3.1

诺如病毒 norwalk virus

冠状病毒科，杯状病毒属，电镜下观察，无明显形态特征，形态微小，圆形，无包膜，单股正链RNA病毒。

4 抽样和制样

4.1 检验批

以不超过100 t为一检验批，同一检验批的商品应具有相同的特征，如包装、标准、产地、季节和规格等。

4.2 抽样数量

按各检验批的数量，依表1抽取样品，如为散装的应均匀抽样。

表1 抽样点(件)数

检验批的数量 t	抽样点(件)数	混合样品数
10以下	10	2
11～50	15	3
51～100	20	3

4.3 抽样方法

按4.2规定的抽样点(件)数，随机抽取样品。每5点(件)抽取的原始样品组成一个混合样(即检验样品)。其质量不少于 2 kg,装入清洁容器内,加封标记后,及时送交实验室检验。

4.4 分析样品的采集

分析样品要有充分的代表性,依受检品种决定样品的采集量。取样个数不少于 12 个个体,即从 2 kg 混合样品中挑选良好的个体,去壳、皮后肉量应达 200 g。对于个体过小的品种,则以去壳、皮后肉量不少于 200 g 来决定采集个数。新鲜样品不能及时送检,按 4.5 方法处理样品,将沥水后的 200 g 样品置于 4 ℃冷藏保存(切勿冷冻),备检。

4.5 试样制备

4.5.1 牡蛎、蛤及贻贝

用清水将贝壳外表彻底洗净,切断闭壳肌,开壳,用重蒸馏水淋洗内部去除泥沙及其他外来物。将闭壳肌和连接在胶合部的组织分开,仔细取出贝肉,切勿割破肉体。开壳前不要加热或用麻醉剂。收集约 200 g 肉置于筛子中沥水 5 min(不要使肉堆积),检出碎壳等杂物,将贝肉均质。

4.5.2 扇贝

取可食部分用作检测。沥干及均质过程同 4.5.1。

4.5.3 贝类罐头

将罐内所有内容物(肉及液体)倒入均质器充分均质。如果是大罐,将贝肉沥水并收集沥下的液体,分别称量,将固形物和汤汁按比例(1∶1)混合,充分均质。

4.5.4 用酸保存的贝肉

沥去酸液,分别存放贝肉及酸液,将沥干的贝肉充分均质。

4.5.5 冷冻贝类

在室温下,使冷冻的样品(带壳或脱壳的)呈半冷冻状态,按 4.5.1 方法开壳、淋洗、取肉、均质。

4.5.6 虾类

用清水将虾外表彻底洗净,剥去虾头、皮和腿,用重蒸馏水淋洗内部去除泥沙及其他外来物,均质。

4.5.7 鱼类

用清水将鱼外表彻底洗净,剥去内脏、头、鳃和皮,用重蒸馏水淋洗内部去除泥沙及其他外来物,均质。

4.5.8 禽肉类

新鲜禽肉用清水淋洗表面,再用重蒸馏水淋洗,均质。

4.5.9 加工品

蒸煮后冷冻或鲜冻品,在室温下,使冷冻的样品呈半冷冻状态,使用 4.5.1～4.5.8 的方法取试样,均质。

4.6 试样保存

上述 4.5 中经均质处理的样品如不能及时检测,可取 100 g 已均质试样置于 4 ℃冷藏保存(尽可能及时检验)。

5 测定方法

5.1 原理

本方法使用双抗体免疫夹心法,特异性检测Ⅰ型(GG1)和Ⅱ型(GG2)诺如病毒。

5.2 试剂和材料

除另有规定外,所有化学试剂均为分析纯或生化试剂,水为按照 GB/T 6682(分析实验室用水规格和试验方法)规定的一级水。

5.2.1 以抗诺如病毒单克隆抗体包被的微孔板。

5.2.2 样品稀释液。

5.2.3 洗液。

5.2.4 阳性对照试剂,重组诺如病毒抗原。

5.2.5 酶标记物液。

5.2.6 抗体液。

5.2.7 基质/发色剂。

5.2.8 反应终止液:1 mol/L 硫酸。

5.2.9 商业化试剂盒若测定低限(或满足国内外限量要求)、回收率达到本标准的要求,则也适用于本标准。

5.3 仪器和设备

5.3.1 微孔板酶标仪(450 nm)。

5.3.2 均质器。

5.3.3 离心机。

5.3.4 微量加样器:50 μL、100 μL、500 μL。

5.3.5 微量多通道加样器:50 μL、100 μL。

5.4 试样的提取和净化

称取 10.0 g 试样(精确至 0.1 g),加入 10 mL 样品稀释液,均质并搅拌 5 min,4 ℃ 2 300 g~2 500 g 离心 5 min,离心后取 100 μL 上清液,加入 1 mL 样品稀释液,用移液管的吸放方式或试管振荡器将样品充分混合。将试管静置 10 min 或者低速离心,以使块状样品沉淀,所得上清液可以直接进行下边的试验。

5.5 酶联免疫吸附试验的测定

5.5.1 取足够数量微孔放置在板架上,加 100 μL 阳性对照试剂作为阳性质控,加 100 μL 样品稀释液作为阴性质控。

5.5.2 其余各孔加入 100 μL 处理过的样品上清液。

5.5.3 向各孔再加约 100 μL 的抗体。

5.5.4 轻弹微孔板架外缘使微孔中液体充分混合,室温(20 ℃~25 ℃)孵育 60 min。

5.5.5 孵育后将孔中的液体甩出,之后在吸水纸上将板孔中的残留水汽拍出,直至吸水纸上无明显水渍。每孔加 250 μL 清洗液,重复上述洗板步骤 5 次。

5.5.6 使用自动洗板机应将洗板机洗板的程序设定的与 5.6.5 一致。

5.5.7 每孔加 200 μL 酶标记物，在室温(20 ℃～250 ℃)环境下孵育 30 min。

5.5.8 重复步骤 5.5.5。

5.5.9 每孔加 100 μL 底物液，室温(20 ℃～25 ℃)于暗处孵育 15 min。

5.5.10 每孔加 50 μL 终止液终止反应，轻敲微孔板侧壁混匀。

5.5.11 用酶标仪测量吸光度值，波长 450 nm。

5.6 结果的计算和表述

5.6.1 结果的计算

Cut-off＝阴性质控吸光度值＋0.15

5.6.2 结果表述

5.6.2.1 样品吸光度超过 Cut-off 值，并高于其 10%，则为阳性。

5.6.2.2 样品吸光度在 Cut-off 值的 90%～110%域间，重测后结果仍在此范围，为有条件阴性。

5.6.2.3 样品吸光度低于 Cut-off 值，并低于其 10%，则为阴性。

5.6.2.4 阳性和条件阴性样品需作 RT-PCR 或者病毒培养进一步确证。

6 测定低限

检测低限应达到 100 病毒微粒/100 g。

7 健康和安全

7.1 反应终止液为 1 mol/L 硫酸，避免接触皮肤。

7.2 本试验操作应在具有通风设备或通风良好的环境中进行。

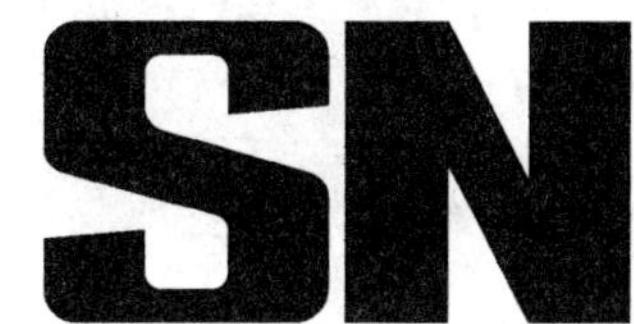

中华人民共和国出入境检验检疫行业标准

SN/T 2754.1—2011

出口食品中致病菌环介导恒温扩增(LAMP)检测方法 第1部分:金黄色葡萄球菌

Loop-mediated isothermal amplification detection method for pathogens in export food—Part 1: *Staphylococcus aureus*

011-02-25 发布　　　　2011-07-01 实施

中华人民共和国国家质量监督检验检疫总局 发布

前　言

SN/T 2754《出口食品中致病菌环介导恒温扩增(LAMP)检测方法》共分为 15 个部分：

——第 1 部分：金黄色葡萄球菌；

——第 2 部分：大肠杆菌 O157；

——第 3 部分：志贺氏菌；

——第 4 部分：单核细胞增生李斯特菌；

——第 5 部分：副溶血性弧菌；

——第 6 部分：小肠结肠炎耶尔森氏菌；

——第 7 部分：空肠弯曲菌；

——第 8 部分：肺炎克雷伯氏菌；

——第 9 部分：溶血性链球菌；

——第 10 部分：产气荚膜梭菌；

——第 11 部分：产霍乱毒素的霍乱弧菌；

——第 12 部分：溶藻弧菌；

——第 13 部分：创伤弧菌；

——第 14 部分：假结核耶尔森氏菌；

——第 15 部分：阪崎肠杆菌。

本部分为 SN/T 2754 的第 1 部分。

本部分按照 GB/T 1.1—2009 给出的规则起草。

请注意本文件的某些内容可能涉及专利。本文件的发布机构不承担识别这些专利的责任。

本部分由国家认证认可监督管理委员会提出并归口。

本部分起草单位：中华人民共和国广东出入境检验检疫局、广州华峰生物科技有限公司、中华人民共和国黑龙江出入境检验检疫局、中华人民共和国天津出入境检验检疫局、中华人民共和国福建出入境检验检疫局、中华人民共和国湖北出入境检验检疫局。

本部分主要起草人：李志勇、易敏英、王志强、高东微、曹以诚、李苏龙、凌莉、胡科锋、阳静、陈碧玲、郑文杰、刘津、高旗利、郑晶、陈洵、谢力、张霞、曾宪东、张体银。

出口食品中致病菌环介导恒温扩增(LAMP)检测方法 第1部分:金黄色葡萄球菌

1 范围

SN/T 2754 的本部分规定了检测出口食品中金黄色葡萄球菌的环介导恒温核酸扩增(LAMP)法。

本部分适用于出口食品中金黄色葡萄球菌的筛选检测。

2 规范性引用文件

下列文件对于本文件的应用是必不可少的。凡是注日期的引用文件,仅注日期的版本适用于本文件。凡是不注日期的引用文件,其最新版本(包括所有的修改单)适用于本文件。

GB/T 4789.10 食品微生物学检验 金黄色葡萄球菌检验

GB/T 6682 分析实验室用水规格和试验方法

GB 19489 实验室 生物安全通用要求

GB/T 27403 实验室质量控制规范 食品分子生物学检测

3 生物安全措施

为了保护实验室人员的安全,应由具备资格的工作人员检测金黄色葡萄球菌,所有培养物和废弃物应按照 GB 19489 中的有关规定执行。

4 防污染措施

防止污染措施应符合 GB/T 27403 的规定。

5 缩略语

下列缩略语适用于本文件。

Betaine:甜菜碱

Bst 酶[*Bst* DNA polymerase(large fragment)]:*Bst* DNA 聚合酶(大片段)

DNA(deoxyribonuclelc add):脱氧核糖核酸

dNTP(deoxyribonucleoside triphosphate):脱氧核苷三磷酸

EDTA(ethylenediamine tetraacetic acid):乙二胺四乙酸

femA:金黄色葡萄球菌的甲氧苯青霉索(methicillin)耐药有关的基因

LAMP(loop-mediated isothermal amplification):环介导恒温扩增

Triton X-100:聚乙二醇辛基苯基醚

6 技术概要

根据金黄色葡萄球菌特有的靶序列*femA*基因(参见附录A)设计的两对特殊的内、外引物,特异性识别靶序列上的六个独立区域,利用*Bst*酶启动循环链置换反应,在*femA*基因序列启动互补链合成,在同一链上互补序列周而复始形成有很多环的花椰菜结构的茎-环DNA混合物;从dNTP析出的焦磷酸根离子与反应溶液中的Mg^{2+}结合,产生副产物(焦磷酸镁)形成乳白色沉淀,加入显色液,即可通过颜色变化观察判定结果。

7 试剂和材料

除有特殊说明外,所有实验用试剂均为分析纯;实验用水符合GB/T 6682中一级水的要求。

7.1 引物:根据金黄色葡萄球菌特有的靶序列*femA*基因设计一套特异性引物,包括外引物1(F3),外引物2(B3),内引物1(FIP),内引物2(BIP)。

外引物扩增片段长度:231 bp。

F3(5'-3'):TTTAACAGCTAAAGAGTTTGGT

B3(5'-3'):TTTTCATAATCRATCACTGGAC

FIP(5'-3'):CCTTCAGCAAGCTTTAACTCATAGTTTTTCAGATAGCATGCCATACAGTC

BIP(5'-3'):ACAATAATAACGAGGTYATTGCAGCTTTTCTTGAACACTTTCATAACAGGTAC

注:引物中“Y”代表碱基“T”和“C”。

7.2 10×ThermoPol缓冲液含:0.2 mol/L Tris-HCl,0.1 mol/L氯化钾,0.1 mol/L硫酸铵,20 mmol/L硫酸镁,1% TritonX-100。

7.3 dNTPs:每种核苷酸浓度10 mmol/L。

7.4 甜菜碱:浓度5 mol/L。

7.5 硫酸镁($MgSO_4$):浓度150 mmol/L。

7.6 *Bst* DNA聚合酶:酶浓度8 U/μL。

7.7 DNA提取液:20 mmol/L Tris-HCl,2 mmol/L EDTA,1.2% Triton X-100(pH8.0)。

7.8 显色液:SYBR Green Ⅰ荧光染料,1 000×。

7.9 阳性对照:金黄色葡萄球菌标准菌株,或含目的片段的DNA。

7.10 1.5 mL塑料离心管。

7.11 金黄色葡萄球菌LAMP检测试剂盒[1)],可选,参照试剂盒说明书操作。试剂盒组成及使用注意事项参见附录B。

8 仪器和设备

8.1 移液器:量程0.5 μL~10 μL;量程10 μL~100 μL;量程100 μL~1 000 μL。

8.2 高速台式离心机:≥7 000*g*。

8.3 水浴锅或加热模块:65 ℃±1 ℃和100 ℃±1 ℃。

8.4 计时器。

1) 由广州华峰生物科技有限公司提供,给出这一信息是为了方便本标准的使用者,并不表示对该产品的认可。如果其他等效产品具有相同的效果,则可使用这些等效产品。

9 检测程序

食品中金黄色葡萄球菌 LAMP 检测程序见图 1。

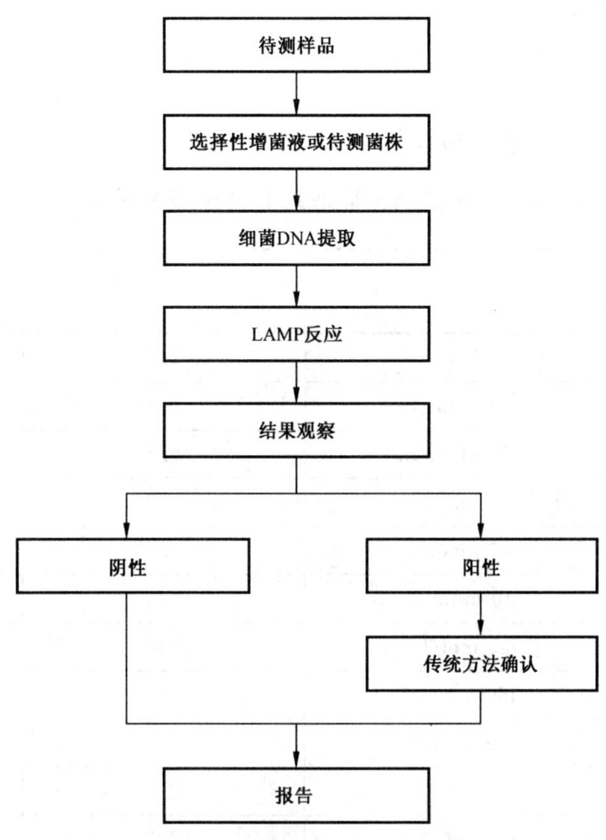

图 1 食品中金黄色葡萄球菌 LAMP 检测程序

10 操作步骤[2)]

10.1 样品制备、增菌培养

按照 GB/T 4789.10 的方法进行样品制备和增菌。

10.2 细菌模板 DNA 的制备[3)]

10.2.1 增菌液模板 DNA 的制备

对于 10.1 获得的增菌液，采用如下方法制备模板 DNA：

a） 直接取该增菌液 1 mL 加到 1.5 mL 无菌离心管中，7 000*g* 离心 2 min，尽量吸弃上清液；

b） 加入 80 μL DNA 提取液，混匀后沸水浴 15 min，置冰上 10 min；

c） 7 000*g* 离心 2 min，上清液即为模板 DNA；取上清液置－20 ℃可保存 6 个月备用。

2） 采用以下方法，也可使用金黄色葡萄球菌 LAMP 检测试剂盒按照说明书操作。

3） 采用下述方法，也可使用等效的商品化的 DNA 提取试剂盒并按其说明提取制备模板 DNA。

10.2.2 可疑菌落模板 DNA 的制备

对于 10.1 分离到的可疑菌落，可直接挑取可疑菌落，再按照 10.2.1b）步骤制备模板 DNA 以待检测。

10.3 环介导恒温核酸扩增

10.3.1 反应体系

金黄色葡萄球菌 LAMP 反应体系见表 1。

表 1 金黄色葡萄球菌 LAMP 反应体系

组 分	工作液浓度	加样量 μL	反应体系终浓度
ThermoPol 缓冲液	10×	2.5	1×
外引物 1(F3)	10 μmol/L	0.5	0.2 μmol/L
外引物 2(B3)	10 μmol/L	0.5	0.2 μmol/L
内引物 1(FIP)	40 μmol/L	1.0	1.6 μmol/L
内引物 2(BIP)	40 μmol/L	1.0	1.6 μmol/L
dNTPs	10 mmol/L	4	1.6 mmol/L
甜菜碱	5 mol/L	4	0.8 mol/L
硫酸镁	150 mmol/L	1	8 mmol/L
Bst DNA 聚合酶	8 U/μL	0.5	0.16 U/μL
DNA 模板	—	2.5	—
去离子水	—	7.5	—

10.3.2 反应过程

10.3.2.1 按表 1 所述配制反应体系。

10.3.2.2 65 ℃扩增 60 min。

10.3.3 空白对照、阴性对照、阳性对照设置

每次反应必须设置阴性对照、空白对照和阳性对照。

空白对照以水替代 DNA 模板。

阴性对照以 DNA 提取液代替模板 DNA。也可使用金黄色葡萄球菌 LAMP 检测试剂盒中的阴性对照。

阳性对照制备：将金黄色葡萄球菌标准菌株接种于营养肉汤中 36 ℃±1 ℃培养 18 h～24 h，用无菌生理盐水稀释至约 10^6 CFU/mL～10^8 CFU/mL（约麦氏浊度 0.4），按 10.2.1 提取模板 DNA 作为 LAMP 反应的模板。也可使用金黄色葡萄球菌 LAMP 检测试剂盒中的阳性对照。

10.4 结果观察

在上述反应管中加入 2 μL 显色液，轻轻混匀并在黑色背景下观察。

建议使用 LAMP 试剂盒专用反应管，将反应液和显色液一次性加入，DNA 扩增反应后可不必开盖

即可观察结果。

10.5 结果判定和报告

在空白对照和阴性对照反应管液体为橙色，阳性对照反应管液体呈绿色的条件下：

a) 待检样品反应管液体呈绿色，该样品结果为金黄色葡萄球菌初筛阳性，对样品的增菌液或可疑纯菌落进一步按 GB/T 4789.10 中操作步骤进行确认后报告结果；

b) 待检样品反应管液体呈橙色则可报告金黄色葡萄球菌检验结果为阴性。

若与上述条件不符，则本次检测结果无效，应更换试剂按本方法重新检测。

附　录　A
（资料性附录）
金黄色葡萄球菌 *femA* 基因序列

A.1　金黄色葡萄球菌 *femA* 基因序列(accession no. AF144661)

1　atgaagttta caaatttaac agctaaagag tttggtgcct ttacagatag catgccatac
61　agtcatttca cgcaaactgt tggccactat gagttaaagc ttgctgaagg ttatgaaaca
121　catttagtgg gaataaagaa caataataac gaggtcattg cagcttgctt acttactgct
181　gtacctgtta tgaaagtgtt caagtatttt tattcaaatc gcggtccagt gatcgattat
241　gaaaatcaag aactcgtaca ctttttcttt aatgaattat caaaatatgt taaaaaacat
301　cgttgtctat acctacatat cgatccatat ttaccatatc aatacttgaa tcatgatggc
361　gagattacag gtaatgctgg taatggttgg ttctttgata aaatgagtaa cttaggattt
421　gaacatactg gattccataa aggatttgat cctgtgctac aaattcgtta tcactcagtg
481　ttagatttaa aagataaaac agcagatgac atcattaaaa atatggatgg acttagaaaa
541　agaaacacga aaaaagttaa aaagaatggt gttaaagtaa gatatttatc tgaagaagaa
601　ctaccaattt ttagatcatt catggaagat acgtcagaat caaaagcttt tgctgatcgt
661　gatgacaagt tttattacaa tcgcttaaaa tattacaaag accgtgtgtt agtgccttta
721　gcgtatatca attttgatga atatattaaa gaactaaatg aagagcgtga tattttaaac
781　aaagatttaa ataaagcatt aaaggatatt gaaaaacgtc ctgaaaacaa aaaagcgcat
841　aacaagcgag ataacttaca acaacaactt gatgcaaatg agcaaaagat tgaagaaggt
901　aaacgtctac aagaagaaca tggtaatgaa ttacctatct ctgctggttt cttctttatc
961　aatccatttg aagttgttta ttatgctggt ggtacatcaa atgctttccg tcattttgcc
1021　ggaagttatg cagtgcaatg ggaaatgatt aattatgcat taaatcatgg cattgaccgt
1081　tataatttct atggtgttag tggtaaattt actgaagatg ctgaagatgc tggtgtagtt
1141　aaattcaaaa aaggttacaa tgctgaaatt attgaatatg ttggtgactt tattaaacca
1201　agtaataaac ctgtttacac agcatatacc gcacttaaaa aagttaaaga cagaattttt
1261　tag

注：下划线所示部分为引物扩增匹配区段。

A.2　组成引物中碱基构成

femA-F3(5'-3'):TTTAACAGCTAAAGAGTTTGGT
femA-B3(5'-3'):TTTTCATAATCRATCACTGGAC

F1C ←　　　F2 →
femA-FIP(5'-3'):CCTTCAGCAAGCTTTAACTCATAGTTTTCAGATAGCATGCCATACAGTC

B1C →　　　B2 ←
femA-BIP(5'-3'):ACAATAATAACGAGGTYATTGCAGCTTTTCTTGAACACTTTCATAACAGGTAC

注：TTTT 为连接序列；引物中“Y”代表碱基“T”和“C”。

附　录　B
（资料性附录）
金黄色葡萄球菌 LAMP 检测试剂盒

B.1　试剂盒组成

每个试剂盒(20 T/kit,每个反应体系体积为 25 μL)包括以下成分：

——DNA 提取液；

——反应液；

——*Bst* 酶；

——显色液；

——稳定液；

——阳性对照；

——阴性对照。

B.2　说明

B.2.1　试剂盒内各试剂使用前,充分融化后稍离心。

B.2.2　试剂盒内的阳性对照应视为具有污染性物质,应注意避免污染其他样品和反应试剂,导致错误检验结果。

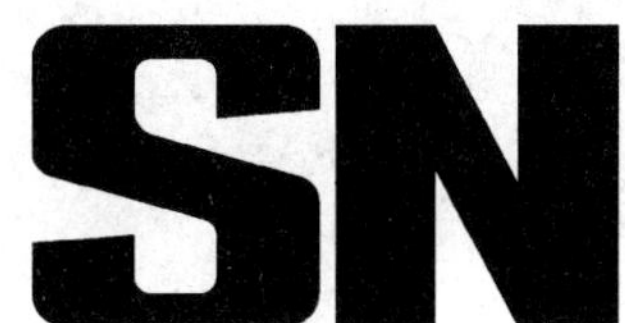

中华人民共和国出入境检验检疫行业标准

SN/T 2754.2—2011

出口食品中致病菌环介导恒温扩增(LAMP)检测方法 第2部分:大肠杆菌O157

Loop-mediated isothermal amplification detection method for pathogens in export food—Part 2:*Escherichia coli* O157

2011-02-25 发布　　2011-07-01 实施

中华人民共和国国家质量监督检验检疫总局 发布

前　言

SN/T 2754《出口食品中致病菌环介导恒温扩增(LAMP)检测方法》共分为15个部分：

——第1部分：金黄色葡萄球菌；

——第2部分：大肠杆菌O157；

——第3部分：志贺氏菌；

——第4部分：单核细胞增生李斯特菌；

——第5部分：副溶血性弧菌；

——第6部分：小肠结肠炎耶尔森氏菌；

——第7部分：空肠弯曲菌；

——第8部分：肺炎克雷伯氏菌；

——第9部分：溶血性链球菌；

——第10部分：产气荚膜梭菌；

——第11部分：产霍乱毒素的霍乱弧菌；

——第12部分：溶藻弧菌；

——第13部分：创伤弧菌；

——第14部分：假结核耶尔森氏菌；

——第15部分：阪崎肠杆菌。

本部分为SN/T 2754的第2部分。

本部分按照GB/T 1.1—2009给出的规则起草。

请注意本文件的某些内容可能涉及专利。本文件的发布机构不承担识别这些专利的责任。

本部分由国家认证认可监督管理委员会提出并归口。

本部分起草单位：中华人民共和国天津出入境检验检疫局、中华人民共和国北京出入境检验检疫局、中华人民共和国江门出入境检验检疫局、中华人民共和国广东出入境检验检疫局、中华人民共和国山西出入境检验检疫局、广州华峰生物科技有限公司。

本部分主要起草人：郑文杰、刘伟、张敏爱、张宏伟、易敏英、侯丽萍、蔡国瑞、张霞、曾静、李志勇、孙慈惠、凌莉、曹以诚、高东微。

出口食品中致病菌环介导恒温扩增(LAMP)检测方法 第2部分:大肠杆菌O157

1 范围

SN/T 2754的本部分规定了检测出口食品中大肠杆菌O157的环介导恒温核酸扩增(LAMP)法。

本部分适用于出口食品中大肠杆菌O157的筛选检测。

2 规范性引用文件

下列文件对于本文件的应用是必不可少的。凡是注日期的引用文件,仅注日期的版本适用于本文件。凡是不注日期的引用文件,其最新版本(包括所有的修改单)适用于本文件。

GB/T 4789.6 食品卫生微生物学检验 致泻大肠埃希氏菌检验

GB/T 6682 分析实验室用水规格和试验方法

GB 19489 实验室 生物安全通用要求

GB/T 27403 实验室质量控制规范 食品分子生物学检测

3 生物安全措施

为了保护实验室人员的安全,应由具备资格的工作人员检测大肠杆菌O157,所有培养物和废弃物应按照GB 19489中的有关规定执行。

4 防污染措施

防止污染措施应符合GB/T 27403的规定。

5 缩略语

下列缩略语适用于本文件。

Betaine:甘氨酸三甲内盐

*Bst*酶[*Bst* DNA polymerase(large fragment)]:*Bst* DNA聚合酶(大片段)

DNA(deoxyribonucleic acid):脱氧核糖核酸

dNTP(deoxyribonucleoside triphosphate):脱氧核苷三磷酸

EDTA(ethylenediamine tetraacetic acid):乙二胺四乙酸

LAMP(loop-mediated isothermal amplification):环介导恒温核酸扩增

Triton X-100:聚乙二醇辛基苯基醚

6 技术概要

根据大肠杆菌O157的*rfbE*基因序列(参见附录A)设计的内、外引物及环状引物各一对,特异性识别靶序列上的八个独立区域，利用 *Bst* 酶启动循环链置换反应，在 *rfbE* 基因序列启动互补链合成，在同一链上互补序列周而复始形成有很多环的花椰菜结构的茎-环 DNA 混合物；从 dNTP 析出的焦磷酸根离子与反应溶液中的 Mg^{2+} 结合，产生副产物(焦磷酸镁)形成乳白色沉淀，加入显色液，即可通过颜色变化观察判定结果。

7 试剂和材料

除有特殊说明外，所有实验用试剂均为分析纯；实验用水符合 GB/T 6682 中一级水的要求。

7.1 引物：根据大肠杆菌 O157 属 rfbE 基因序列设计一套特异性引物，包括外引物 1，外引物 2 和内引物 1，内引物 2 及环状上游引物和环状下游引物。

外引物扩增片段长度：239 bp

外引物 1(F3，5'-3')：GGTGGAATGGTTGTCACGA

外引物 2(B3，5'-3')：TGGACTTGTACAAGACTGTTGA

内引物 1(FIP，5'-3')：AACGTCATGCCAATATTGCCTATGTttttATGACAAAACACTTTATGACCGT

内引物 2(BIP，5'-3')：GGATGACAAATAT-CTGCGCTGCTATttttTCAGCAATTTCACGTTTTCGTGATAT

环状上游引物(LF，5'-3')：CAGCTAATCCTTGGCCTTTAAAATG

环状下游引物(LB，5'-3')：TAGCCCAGTTAGAACAAGCTGAT

7.2 *Bst* DNA 聚合酶。

7.3 dNTP：dATP、dTTP、dCTP、dGTP。

7.4 DNA 提取试剂：细菌基因组 DNA 提取试剂盒。

7.5 TE 缓冲液：10 mmol/L Tris-HCl(pH8.0)、1 mmol/L EDTA(pH8.0)。

7.6 ThermoPol 缓冲液：200 mmol/L Tris-HCl、100 mmol/L 氯化钾、20 mmol/L 氯化镁、100 mmol/L 硫酸铵、1%Triton X-100(pH8.8)。

7.7 硫酸镁：50 mmol/L。

7.8 甜菜碱：5 mol/L。

7.9 显色液：SYBR Green Ⅰ荧光染料，1 000×。

7.10 阳性对照：大肠杆菌 O157 标准菌株，或含目的片段的 DNA 亦可。

7.11 1.5 mL 塑料离心管。

8 仪器和设备

8.1 移液器：量程 0.5 μL～10 μL；量程 10 μL～100 μL；量程 100 μL～1 000 μL。

8.2 高速台式离心机：≥7 000*g*。

8.3 水浴锅或加热模块：65 ℃±1 ℃和 100 ℃±1 ℃。

8.4 计时器。

9 检测程序

食品中大肠杆菌 O157 LAMP 检测程序见图 1。

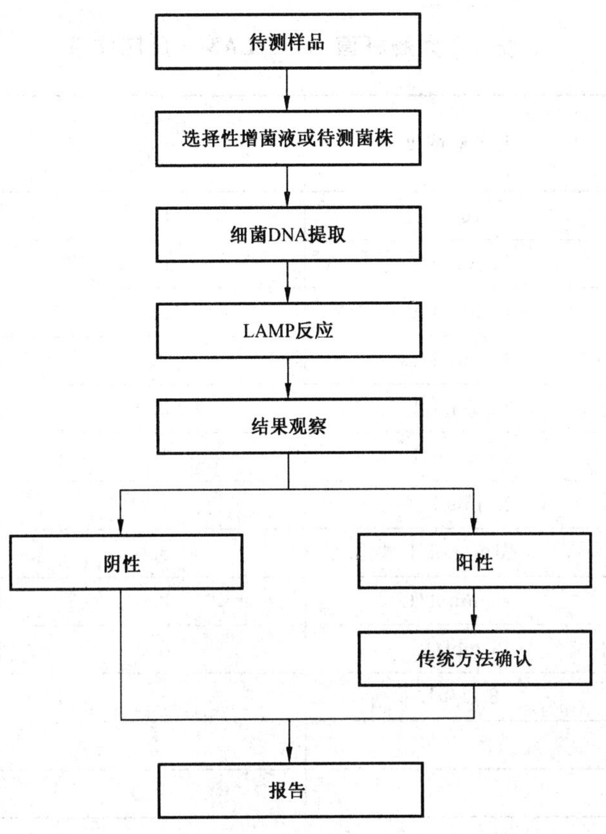

图 1 食品中大肠杆菌 O157 LAMP 检测程序

10 操作步骤

10.1 样品制备及增菌培养

按照 GB/T 4789.6 的方法进行样品制备和增菌。

10.2 模板 DNA 提取[1)]

10.2.1 增菌液模板 DNA 的制备

对于 10.1 获得的增菌液，采用如下方法制备模板 DNA：

a) 直接取该增菌液 1 mL 加到 1.5 mL 无菌离心管中，7 000g 离心 2 min，尽量吸弃上清液；

b) 加入 50 μL TE，混匀后沸水浴 10 min，置冰上 10 min；

c) 7 000g 离心 2 min，上清液即为模板 NDA；取上清液置－20 ℃可保存 6 个月备用。

10.2.2 可疑菌落模板 DNA 的制备

对于 10.1 分离到的可疑菌落，可直接挑取可疑菌落，再按照 10.2.1b)步骤制备模板 DNA 以待检测。

10.3 环介导恒温核酸扩增

10.3.1 反应体系

大肠杆菌 O157 LAMP 反应体系见表 1。

---

1) 采用下述方法，也可使用等效的商品化的 NDA 提取试剂盒并按其说明提取制备模板 DNA。

表 1　大肠杆菌 O157 LAMP 反应体系

组　分	工作液浓度	加样量 μL	反应体系终浓度
ThermoPol 缓冲液	10×	5.0	1×
外侧上游引物(F3)	20 μmol/L	0.5	0.2 μmol/L
外侧下游引物(B3)	20 μmol/L	0.5	0.2 μmol/L
内侧上游引物(FIP)	20 μmol/L	2.0	0.8 μmol/L
内侧下游引物(BIP)	20 μmol/L	2.0	0.8 μmol/L
环状上游引物(LF)	20 μmol/L	1.0	0.4 μmol/L
环状下游引物(LB)	20 μmol/L	1.0	0.4 μmol/L
dNTPs	10 mmol/L	8.0	1.6 mmol/L
硫酸镁	50 mmol/L	2.0	2.0 mmol/L
甜菜碱	5 mol/L	8.0	0.8 mol/L
Bst DNA 聚合酶	8 U/μL	1	0.16 U/μL
DNA 模板	—	2	—
去离子水	—	17.0	—

10.3.2　反应过程

10.3.2.1　按表 1 所述配制反应体系。

10.3.2.2　65 ℃扩增 60 min。

10.3.3　空白对照、阴性对照、阳性对照设置

每次反应应设置阴性对照、空白对照和阳性对照。

空白对照设为以水替代 DNA 模板。

阴性对照以 TE 缓冲液代替模板 DNA。

阳性对照制备：将大肠杆菌 O157 标准菌株接种于营养肉汤中 36 ℃±1 ℃培养过夜，用无菌生理盐水稀释至约 10^6 CFU/mL～10^8 CFU/mL(约麦氏浊度 0.4)，按 10.2.1 提取模板 DNA 作为 LAMP 反应的模板。

10.4　结果观察

在上述反应管中加入 1 μL 显色液，轻轻混匀并在黑色背景下观察。

10.5　结果判定和报告

在空白对照和阴性对照反应管液体为橙色，阳性对照反应管液体呈绿色的条件下：

a)　待检样品反应管液体呈绿色，该样品结果为大肠杆菌 O157 初筛阳性，对样品的增菌液或可疑纯菌落进一步按 GB/T 4789.6 中操作步骤进行确认后报告结果；

b)　待检样品反应管液体呈橙色则可报告大肠杆菌 O157 检验结果为阴性。

若与上述条件不符，则本次检测结果无效，应更换试剂按本方法重新检测。

附 录 A
（资料性附录）
大肠杆菌 O157 靶基因序列

A.1 大肠杆菌 O157 靶基因序列（accession no. AF163332.1）

1 gttctaaata taaaggtaaa tatgtgggaa catttggaga tatttctact tttagctttt
61 ttggaaataa aactattact acaggtgaag gtggaatggt tgtcacgaat gacaaaacac
121 tttatgaccg ttgtttacat tttaaaggcc aaggattagc tgtacatagg caatattggc
181 atgacgttat aggctacaat tataggatga caaatatctg cgctgctata ggattagccc
241 agttagaaca agctgatcat tttatatcac gaaaacgtga aatcgctgat atttataaaa
301 aaaatatcaa cagtcttgta caagtccaca aggaaagtaa agatgttttt cacacttatt
361 ggatggtctc aattctaact aggaccgcag aggaaagaga ggaattaagg aatcaccttg
421 cagataaact catcgaaaca aggccagttt tttacc

注：阴影所示部分为大肠杆菌 O157 靶基因序列。

A.2 组成引物中碱基构成

F3：GGTGGAATGGTTGTCACGA

B3：TGGACTTGTACAAGACTGTTGA

F1C F2

FIP：AACGTCATGCCAATATTGCCTATGTttttATGACAAAACACTTTATGACCGT

B1C B2

BIP：GGATGACAAATATCTGCGCTGCTAttttTCAGCAATTTCACGTTTTCGTGATAT

LF：CAGCTAATCCTTGGCCTTTAAAATG

LB：TAGCCCAGTTAGAACAAGCTGAT

注：TTTT 为连接序列。

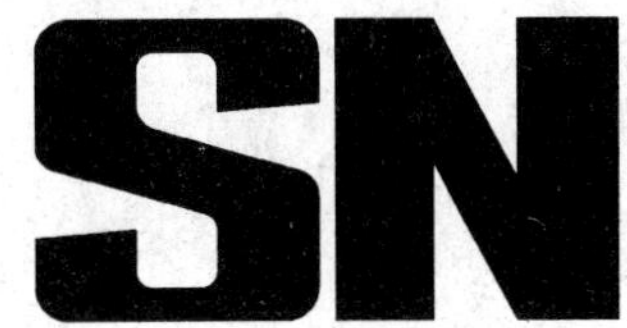

中华人民共和国出入境检验检疫行业标准

SN/T 2754.3—2011

出口食品中致病菌环介导恒温扩增(LAMP)检测方法 第3部分:志贺氏菌

Loop-mediated isothermal amplification detection method for pathogens in export food—Part 3: *Shigella*

2011-02-25 发布 2011-07-01 实施

中华人民共和国国家质量监督检验检疫总局 发布

前　言

SN/T 2754《出口食品中致病菌环介导恒温扩增(LAMP)检测方法》共分为15个部分：

——第1部分:金黄色葡萄球菌；

——第2部分:大肠杆菌O157；

——第3部分:志贺氏菌；

——第4部分:单核细胞增生李斯特菌；

——第5部分:副溶血性弧菌；

——第6部分:小肠结肠炎耶尔森氏菌；

——第7部分:空肠弯曲菌；

——第8部分:肺炎克雷伯氏菌；

——第9部分:溶血性链球菌；

——第10部分:产气荚膜梭菌；

——第11部分:产霍乱毒素的霍乱弧菌；

——第12部分:溶藻弧菌；

——第13部分:创伤弧菌；

——第14部分:假结核耶尔森氏菌；

——第15部分:阪崎肠杆菌。

本部分为SN/T 2754的第3部分。

本部分按照GB/T 1.1—2009给出的规则起草。

请注意本文件的某些内容可能涉及专利。本文件的发布机构不承担识别这些专利的责任。

本部分由国家认证认可监督管理委员会提出并归口。

本部分起草单位:中华人民共和国天津出入境检验检疫局、中华人民共和国北京出入境检验检疫局、中华人民共和国广东出入境检验检疫局、中华人民共和国江门出入境检验检疫局、广州华峰生物科技有限公司。

本部分主要起草人:郑文杰、刘伟、张宏伟、张霞、王志强、张海英、蔡国瑞、侯丽萍、李志勇、曾静、孙慈惠、凌莉、曹以诚、高东微。

出口食品中致病菌环介导恒温扩增(LAMP)检测方法 第3部分:志贺氏菌

1 范围

SN/T 2754 的本部分规定了检测出口食品中志贺氏菌的环介导恒温核酸扩增(LAMP)法。

本部分适用于出口食品中志贺氏菌的筛选检测。

2 规范性引用文件

下列文件对于本文件的应用是必不可少的。凡是注日期的引用文件,仅注日期的版本适用于本文件。凡是不注日期的引用文件,其最新版本(包括所有的修改单)适用于本文件。

GB/T 4789.5 食品卫生微生物学检验 志贺氏菌检验

GB/T 6682 分析实验室用水规格和试验方法

GB 19489 实验室 生物安全通用要求

GB/T 27403 实验室质量控制规范 食品分子生物学检测

3 生物安全措施

为了保护实验室人员的安全,应由具备资格的工作人员检测志贺氏菌,所有培养物和废弃物应按照 GB 19489 中的有关规定执行。

4 防污染措施

防止污染措施应符合 GB/T 27403 的规定。

5 缩略语

下列缩略语适用于本文件。

Betaine:甘氨酸三甲内盐

Bst 酶[*Bst* DNA polymerase(large fragment)]:*Bst* DNA 聚合酶(大片段)

DNA(deoxyribonucleic acid):脱氧核糖核酸

dNTP(deoxyribonucleoside triphosphate):脱氧核苷三磷酸

EDTA(ethylenediamine tetraacetic acid):乙二胺四乙酸

LAMP(loop-mediated isothermal amplification):环介导恒温核酸扩增

Triton X-100:聚乙二醇辛基苯基醚

6 技术概要

根据志贺氏菌属 *ipaH* 基因序列(参见附录 A)设计的两对特殊的内、外引物,特异性识别靶序列上的六个独立区域，利用 *Bst* 酶启动循环链置换反应，在 *ipaH* 基因序列启动互补链合成，在同一链上互补序列周而复始形成有很多环的花椰菜结构的茎-环 DNA 混合物；从 dNTP 析出的焦磷酸根离子与反应溶液中的 Mg^{2+} 结合，产生副产物(焦磷酸镁)形成乳白色沉淀，加入显色液，即可通过颜色变化观察判定结果。

7 试剂和材料

除有特殊说明外，所有实验用试剂均为分析纯；实验用水符合 GB/T 6682 中一级水的要求。

7.1 引物：根据志贺氏菌属 ipaH 基因序列设计一套特异性引物，包括外引物 1，外引物 2 和内引物 1，内引物 2。

外引物扩增片段长度：193 bp。

外引物 1(F3，5'-3')：GTTCCTTGACCGCCTTTCC

外引物 2(B3，5'-3')：GAGGGTTTTCCGGAGATTGT

内引物 1(FIP，5'-3')：TTTCCAGCCATGCAGCGACCGATACCGTCTCTGCACGC

内引物 2(BIP，5'-3')：CTCTGCGGAGCTTCGACAGCTCCTCACAGCTCTCAGTGG

7.2 *Bst* DNA 聚合酶。

7.3 dNTP：dATP、dTTP、dCTP、dGTP。

7.4 DNA 提取试剂：细菌基因组 DNA 提取试剂盒。

7.5 TE 缓冲液：10 mmol/L Tris-HCl(pH8.0)、1 mmol/L EDTA(pH8.0)。

7.6 ThermoPol 缓冲液：200 mmol/L Tris-HCl、100 mmol/L 氯化钾、20 mmol/L 氯化镁、100 mmol/L 硫酸铵、1%Triton X-100(pH8.8)。

7.7 硫酸镁：10 mmol/L。

7.8 甜菜碱：5 mol/L。

7.9 显色液：SYBR Green Ⅰ荧光染料，1 000×。

7.10 阳性对照：志贺氏菌标准菌株，或含目的片段的 DNA 亦可。

7.11 1.5 mL 塑料离心管。

8 仪器和设备

8.1 移液器：量程 0.5 μL～10 μL；量程 10 μL～100 μL；量程 100 μL～1 000 μL。

8.2 高速台式离心机：≥7 000 *g*。

8.3 水浴锅或加热模块：63 ℃±1 ℃和 100 ℃±1 ℃。

8.4 计时器。

9 检测程序

食品中志贺氏菌 LAMP 检测程序见图 1。

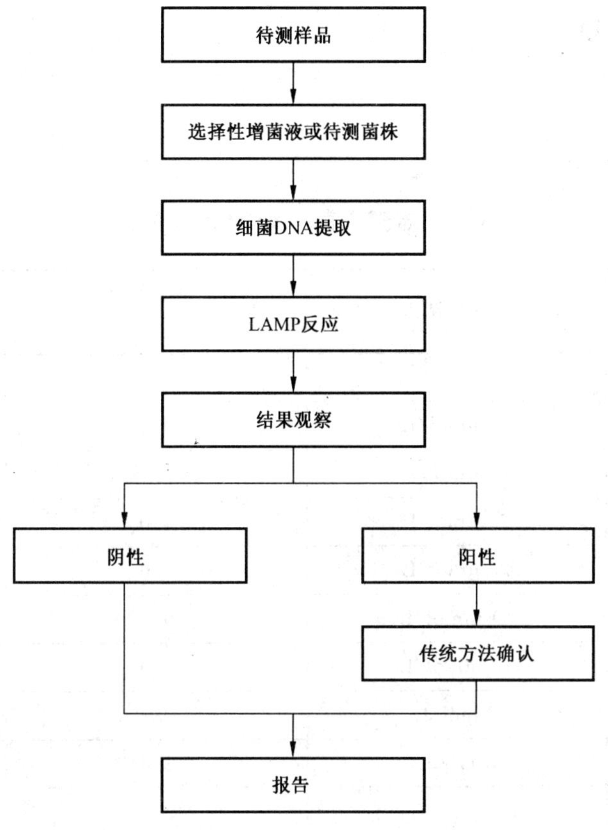

图 1　食品中志贺氏菌 LAMP 检测程序

10　操作步骤

10.1　样品制备及增菌培养

按照 GB/T 4789.5 的方法进行样品制备和增菌。

10.2　模板 DNA 提取[1)]

10.2.1　增菌液模板 DNA 的制备

对于 10.1 获得的增菌液，采用如下方法制备模板 DNA：

a)　直接取该增菌液 1 mL 加到 1.5 mL 无菌离心管中，7 000 *g* 离心 2 min，尽量吸弃上清液；

b)　加入 50 μL TE，混匀后沸水浴 10 min，置冰上 10 min；

c)　7 000 *g* 离心 2 min，上清液即为模板 DNA；取上清液置－20 ℃可保存 6 个月备用。

10.2.2　可疑菌落模板 DNA 的制备

对于 10.1 分离到的可疑菌落，可直接挑取可疑菌落，再按照 10.2.1b)步骤制备模板 DNA 以待检测。

1)　采用下述方法，也可使用等效的商品化的 DNA 提取试剂盒并按其说明提取制备模板 DNA。

10.3 环介导恒温核酸扩增

10.3.1 反应体系

志贺氏菌 LAMP 反应体系见表 1。

表 1 志贺氏菌 LAMP 反应体系

组　　分	工作液浓度	加样量 μL	反应体系终浓度
ThermoPol 缓冲液	10×	5.0	1×
外侧上游引物(F3)	20 μmol/L	0.5	0.2 μmol/L
外侧下游引物(B3)	20 μmol/L	0.5	0.2 μmol/L
内侧上游引物(FIP)	20 μmol/L	4.0	1.6 μmol/L
内侧下游引物(BIP)	20 μmol/L	4.0	1.6 μmol/L
dNTPs	10 mmol/L	9.0	1.8 mmol/L
硫酸镁	10 mmol/L	1.0	0.2 mmol/L
甜菜碱	5 mol/L	10.0	1 mol/L
Bst DNA 聚合酶	8 U/μL	1.0	0.16 U/μL
DNA 模板	—	2.0	—
去离子水	—	13.0	—

10.3.2 反应过程

10.3.2.1 按表 1 所述配制反应体系。

10.3.2.2 63 ℃扩增 60 min。

10.3.3 空白对照、阴性对照、阳性对照设置

每次反应应设置阴性对照、空白对照和阳性对照。

空白对照设为以水替代 DNA 模板。

阴性对照以 TE 缓冲液代替模板 DNA。

阳性对照制备：将志贺氏菌标准菌株接种于营养肉汤中 36 ℃±1 ℃培养过夜，用无菌生理盐水稀释至约 10^6 CFU/mL～10^8 CFU/mL(约麦氏浊度 0.4)，按 10.2.1 提取模板 DNA 作为 LAMP 反应的模板。

10.4 结果观察

在上述反应管中加入 1 μL 显色液，轻轻混匀并在黑色背景下观察。

10.5 结果判定和报告

在空白对照和阴性对照反应管液体为橙色，阳性对照反应管液体呈绿色的条件下：

a) 待检样品反应管液体呈绿色，该样品结果为志贺氏菌初筛阳性，对样品的增菌液或可疑纯菌落进一步按 GB/T 4789.5 中操作步骤进行确认后报告结果；

b) 待检样品反应管液体呈橙色则可报告志贺氏菌检验结果为阴性。

若与上述条件不符，则本次检测结果无效，应更换试剂按本方法重新检测。

附　录　A
（资料性附录）
志贺氏菌靶基因序列

A.1　志贺氏菌靶基因序列(accession no. M32063.1)

1021 atcacagata tggcatgctt ttgaacatga agagcatgcc aacacctttt ccgcgttcct

1081 tgaccgcctt tccgataccg tctctgcacg caatacctcc ggattccgtg aacaggtcgc

1141 tgcatggctg gaaaaactca gtgcctctgc ggagcttcga cagcagtctt tcgctgttgc

1201 tgctgatgcc actgagagct gtgaggaccg tgtcgcgctc acatggaaca atctccggaa

1261 aaccctcctg gtccatcagg catcagaagg ccttttcgat aatgataccg gcgctctgct

注：阴影所示部分为志贺氏菌靶基因序列。

A.2　组成引物中碱基构成

F3：GTTCCTTGACCGCCTTTCC

B3：GAGGGTTTTCCGGAGATTGT

FIP：TTTCCAGCCATGCAGCGACC (F1C ←) GATACCGTCTCTGCACGC (F2 →)

BIP：CTCTGCGGAGCTTCGACAGC (B1C →) TCCTCACAGCTCTCAGTGG (B2 ←)

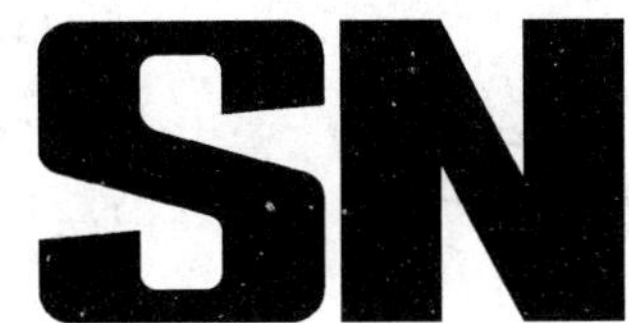

中华人民共和国出入境检验检疫行业标准

SN/T 2754.4—2011

出口食品中致病菌环介导恒温扩增(LAMP)检测方法 第4部分:单核细胞增生李斯特菌

Loop-mediated isothermal amplification detection method for pathogens in export food—Part 4: *Listeria monocytogenes*

2011-02-25 发布

2011-07-01 实施

中华人民共和国国家质量监督检验检疫总局 发布

前　言

SN/T 2754《出口食品中致病菌环介导恒温扩增(LAMP)检测方法》分为15个部分：

——第1部分：金黄色葡萄球菌；

——第2部分：大肠杆菌O157；

——第3部分：志贺氏菌；

——第4部分：单核细胞增生李斯特菌；

——第5部分：副溶血性弧菌；

——第6部分：小肠结肠炎耶尔森氏菌；

——第7部分：空肠弯曲菌；

——第8部分：肺炎克雷伯氏菌；

——第9部分：溶血性链球菌；

——第10部分：产气荚膜梭菌；

——第11部分：产霍乱毒素的霍乱弧菌；

——第12部分：溶藻弧菌；

——第13部分：创伤弧菌；

——第14部分：假结核耶尔森氏菌；

——第15部分：阪崎肠杆菌。

本部分为SN/T 2754的第4部分。

本部分按照GB/T 1.1—2009给出的规则起草。

请注意本文件的某些内容可能涉及专利。本文件的发布机构不承担识别这些专利的责任。

本部分由国家认证认可监督管理委员会提出并归口。

本部分起草单位：中华人民共和国福建出入境检验检疫局、中华人民共和国广东出入境检验检疫局、中华人民共和国浙江出入境检验检疫局、中华人民共和国重庆出入境检验检疫局、中华人民共和国吉林出入境检验检疫局、广州华峰生物科技有限公司。

本部分主要起草人：张体银、黄晓蓉、郑晶、李志勇、易敏英、程洁、谭志、罗雁非、曹以诚、王志强、陈洵、凌莉、高东微。

出口食品中致病菌环介导恒温扩增(LAMP)检测方法 第4部分:单核细胞增生李斯特菌

1 范围

SN/T 2754 的本部分规定了检测出口食品中单核细胞增生李斯特氏菌的环介导恒温核酸扩增(LAMP)法。

本部分适用于出口食品中单核细胞增生李斯特氏菌的筛选检测。

2 规范性引用文件

下列文件对于本文件的应用是必不可少的。凡是注日期的引用文件,仅注日期的版本适用于本文件。凡是不注日期的引用文件,其最新版本(包括所有的修改单)适用于本文件。

GB 4789.30—2010 食品安全国家标准 食品微生物学检验 单核细胞增生李斯特氏菌检验

GB/T 6682 分析实验室用水规格和试验方法

GB 19489 实验室 生物安全通用要求

GB/T 27403 实验室质量控制规范 食品分子生物学检测

3 生物安全措施

为了保护实验室人员的安全,应由具备资格的工作人员检测单核细胞增生李斯特氏菌,所有培养物和废弃物应按照 GB 19489 中的有关规定执行。

4 防污染措施

防止污染措施应符合 GB/T 27403 的规定。

5 缩略语

下列缩略语适用于本文件。

Betaine:甜菜碱

Bst 酶[*Bst* DNA polymerase(large fragment)]:*Bst* DNA 聚合酶(大片段)

DNA(deoxyribonucleic acid):脱氧核糖核酸

dNTP(deoxyribonucleoside triphosphate):脱氧核苷三磷酸

EDTA(ethylenediamine tetraacetic acid):乙二胺四乙酸

LAMP(loop-mediated isothermal amplification):环介导恒温扩增

Triton X-100:聚乙二醇辛基苯基醚

vir R:单核细胞增生李斯特氏菌致病因子编码基因

6 技术概要

根据单核细胞增生李斯特氏菌特有的靶序列 *vir* R 基因(参见附录 A)设计的两对特殊的内、外引物,特异性识别靶序列上的六个独立区域,利用 *Bst* 酶启动循环链置换反应,在 *vir* R 基因序列启动互补链合成,在同一链上互补序列周而复始形成有很多环的花椰菜结构的茎-环 DNA 混合物;从 dNTP 析出的焦磷酸根离子与反应溶液中的 Mg^{2+} 结合,产生副产物(焦磷酸镁)形成乳白色沉淀,加入显色液,即可通过颜色变化观察判定结果。

7 试剂和材料

除有特殊说明外,所有实验用试剂均为分析纯;实验用水符合 GB/T 6682 中一级水的要求。

7.1 引物:根据单核细胞增生李斯特氏菌特有的靶序列 *vir* R 基因设计一套特异性引物,包括外引物 1,外引物 2 和内引物 1,内引物 2。

外引物扩增片段长度:216 bp。

外引物 1(F3,5'-3'):GTCTTTTAAGTGGAGTAAACCTT

外引物 2(B3,5'-3'):ACAAGACTTCACCAATCCA

内引物 1(FIP,5'-3'):CCTGTGCCAAAGCATTTTTACATTTTTTAGGCAAGTCATCTTGTTCG

内引物 2(BIP,5'-3'):TAAGTCTCTTTGCAATTGACCGACTTTTACGTGTACACAGAAAAGCG

7.2 10×ThermoPol 缓冲液含:0.2 mol/LTris-HCl,0.1 mol/L 氯化钾,0.1 mol/L 硫酸铵,20 mmol/L 硫酸镁,1% TritonX-100。

7.3 dNTPs:每种核苷酸浓度 10 mmol/L。

7.4 甜菜碱:浓度 5 mol/L。

7.5 硫酸镁($MgSO_4$):浓度 150 mmol/L。

7.6 *Bst* DNA 聚合酶:酶浓度 8 U/μL。

7.7 显色液:SYBR Green Ⅰ荧光染料,1 000×。

7.8 DNA 提取液:20 mmol/L Tris-HCl,2 mmol/L EDTA,1.2% Triton X-100(pH8.0)。

7.9 阳性对照:单核细胞增生李斯特氏菌标准菌株,或含目的片段的 DNA。

7.10 1.5 mL 塑料离心管。

7.11 单核细胞增生李斯特氏菌 LAMP 检测试剂盒[1],可选,参照试剂盒说明书操作。试剂盒组成及使用注意事项参见附录 B。

8 仪器和设备

8.1 移液器:量程 0.5 μL~10 μL;量程 10 μL~100 μL;量程 100 μL~1 000 μL。

8.2 高速台式离心机:≥7 000*g*。

8.3 水浴锅或加热模块:65 ℃±1 ℃和 100 ℃±1 ℃。

8.4 计时器。

---

1) 由广州华峰生物科技有限公司提供,给出这一信息是为了方便本标准的使用者,并不表示对该产品的认可。如果其他等效产品具有相同的效果,则可使用这些等效产品。

9 检测程序

食品中单核细胞增生李斯特氏菌 LAMP 检测程序见图 1。

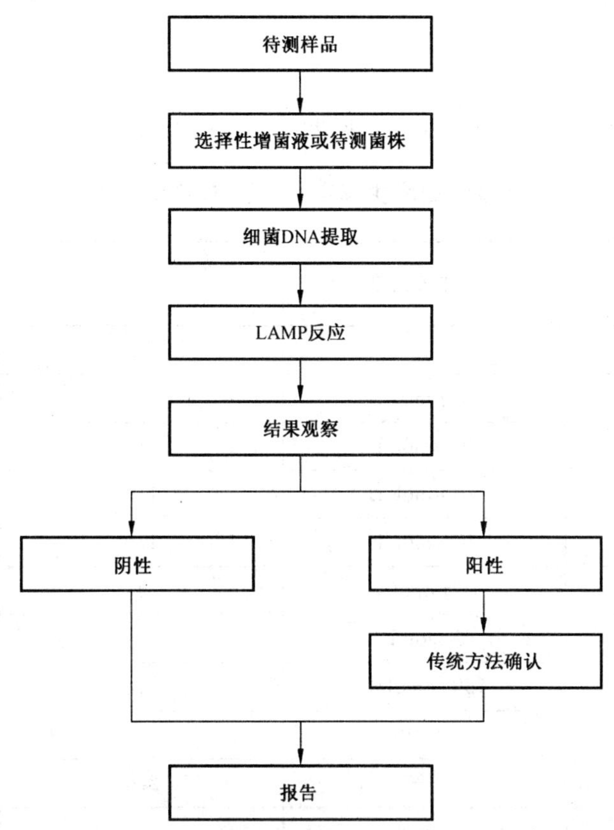

图 1 食品中单核细胞增生李斯特氏菌 LAMP 检测程序

10 操作步骤[2)]

10.1 样品制备、增菌培养

按照 GB 4789.30—2010 中 5.1 进行样品制备和增菌。

10.2 细菌模板 DNA 的制备[3)]

10.2.1 增菌液模板 DNA 的制备

对于 10.1 获得的增菌液，采用如下方法制备模板 DNA：

a) 直接取该增菌液 1 mL 加到 1.5 mL 无菌离心管中，7 000 *g* 离心 2 min，尽量吸弃上清液；

b) 加入 80 μL DNA 提取液，混匀后沸水浴 10 min，置冰上 10 min；

c) 7 000*g* 离心 2 min，上清液即为模板 DNA；取上清液置－20 ℃可保存 6 个月备用。

---

2) 采用以下方法，也可使用单核细胞增生李斯特氏菌 LAMP 检测试剂盒按照说明书操作。

3) 采用下述方法，也可使用等效的商品化的 DNA 提取试剂盒并按其说明提取制备模板 DNA。

10.2.2 可疑菌落模板 DNA 的制备

对于 10.1 分离到的可疑菌落，可直接挑取可疑菌落，再按照 10.2.1b）步骤制备模板 DNA 以待检测。

10.3 环介导恒温核酸扩增

10.3.1 反应体系

单核细胞增生李斯特氏菌 LAMP 反应体系见表 1。

表 1 单核细胞增生李斯特氏菌 LAMP 反应体系

组　　分	工作液浓度	加样量 μL	反应体系终浓度
ThermoPol 缓冲液	10×	2.5	1×
外引物 1(F3)	10 μmol/L	0.5	0.2 μmol/L
外引物 2(B3)	10 μmol/L	0.5	0.2 μmol/L
内引物 1(FIP)	40 μmol/L	1.0	1.6 μmol/L
内引物 2(BIP)	40 μmol/L	1.0	1.6 μmol/L
dNTPs	10 mmol/L	4	1.6 mmol/L
甜菜碱	5 mol/L	4	0.8 mol/L
硫酸镁	150 mmol/L	1	8 mmol/L
Bst DNA 聚合酶	8 U/μL	0.5	0.16 U/μL
DNA 模板	—	2.5	—
去离子水	—	7.5	—

10.3.2 反应过程

10.3.2.1 按表 1 所述配制反应体系。

10.3.2.2 65 ℃扩增 60 min。

10.3.3 空白对照、阴性对照、阳性对照设置

每次反应应设置阴性对照、空白对照和阳性对照。

空白对照以水替代 DNA 模板。

阴性对照以 DNA 提取液代替模板 DNA。也可使用单核细胞增生李斯特氏菌 LAMP 检测试剂盒中的阴性对照。

阳性对照制备：将单核细胞增生李斯特氏菌标准菌株接种于营养肉汤中 30 ℃±1 ℃培养 18 h～24 h，用无菌生理盐水稀释至约 10^6 CFU/mL～10^8 CFU/mL（约麦氏浊度 0.4），按 10.2.1 提取模板 DNA 作为 LAMP 反应的模板。也可使用单核细胞增生李斯特氏菌 LAMP 检测试剂盒中的阳性对照。

10.4 结果观察

在上述反应管中加入 2 μL 显色液，轻轻混匀并在黑色背景下观察。

建议使用 LAMP 试剂盒专用反应管，将反应液和显色液一次性加入，DNA 扩增反应后可不必开盖

即可观察结果。

10.5 结果判定和报告

在空白对照和阴性对照反应管液体为橙色，阳性对照反应管液体呈绿色的条件下：

a) 待检样品反应管液体呈绿色，该样品结果为单核细胞增生李斯特氏菌初筛阳性，对样品的二次增菌液或可疑纯菌落进一步按 GB 4789.30—2010 中第一法操作步骤进行确认后报告结果；

b) 待检样品反应管液体呈橙色则可报告单核细胞增生李斯特氏菌检验结果为阴性。

若与上述条件不符，则本次检测结果无效，应更换试剂按本方法重新检测。

附 录 A
（资料性附录）
单核细胞增生李斯特氏菌 *vir* R 基因序列

A.1 单核细胞增生李斯特氏菌 *vir* R 基因序列（accession no. DQ449868.1）

1 tttttcttga accaagaagc tacaagactt caccaatcca tacgtgtaca cagaaaagcg
61 ctgattgctt ttttactttta tcatgcaagt gcgaacgtcg gtcaattgca aagagactta
121 aaactagcct gtgccaaagc atttttacat tataaaacca aaacggctaa ttatatatta
181 atcgaacaag atgacttgcc tatccacgtt caaaaaggtt tactccactt aaaagacgaa
241 ccagaaaaat taaat

注：下划线所示部分为引物扩增匹配区段。

A.2 组成引物中碱基构成

vir R-F3(5'-3')： GTCTTTTAAGTGGAGTAAACCTT
vir R-B3(5'-3')： ACAAGACTTCACCAATCCA
F1C　　F2
vir R-FIP(5'-3')： CCTGTGCCAAAGCATTTTTACATTTTTTAGGCAAGTCATCTTGTTCG
B1C　　B2
vir R-BIP(5'-3')： TAAGTCTCTTTGCAATTGACCGACTTTTACGTGTACACAGAAAAGCG

注：TTTT 为连接序列。

附 录 B
（资料性附录）
单核细胞增生李斯特氏菌 LAMP 检测试剂盒

B.1 试剂盒组成

每个试剂盒(20 T/kit,每个反应体系体积为 25 μL)包括以下成分
——DNA 提取液；
——反应液；
——*Bst* 酶；
——显色液；
——稳定液；
——阳性对照；
——阴性对照。

B.2 说明

B.2.1 试剂盒内各试剂使用前,充分融化后稍离心。

B.2.2 试剂盒内的阳性对照应视为具有污染性物质,应注意避免污染其他样品和反应试剂,导致错误检验结果。

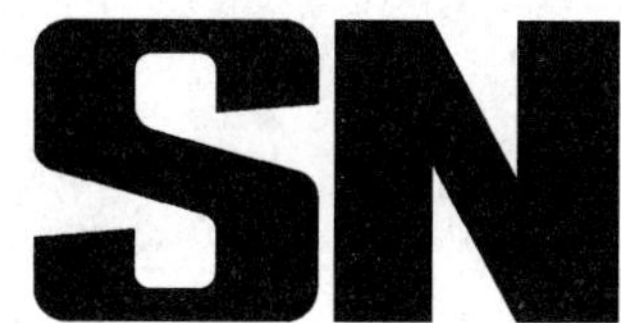

中华人民共和国出入境检验检疫行业标准

SN/T 2754.5—2011

出口食品中致病菌环介导恒温扩增(LAMP)检测方法 第5部分:副溶血性弧菌

Loop-mediated isothermal amplification detection method for pathogens in export food—Part 5: *Vibrio parahaemolyticus*

2011-02-25 发布　　2011-07-01 实施

中华人民共和国国家质量监督检验检疫总局 发布

前　言

SN/T 2754《出口食品中致病菌环介导恒温扩增(LAMP)检测方法》共分为15个部分：

——第1部分:金黄色葡萄球菌；

——第2部分:大肠杆菌O157；

——第3部分:志贺氏菌；

——第4部分:单核细胞增生李斯特菌；

——第5部分:副溶血性弧菌；

——第6部分:小肠结肠炎耶尔森氏菌；

——第7部分:空肠弯曲菌；

——第8部分:肺炎克雷伯氏菌；

——第9部分:溶血性链球菌；

——第10部分:产气荚膜梭菌；

——第11部分:产霍乱毒素的霍乱弧菌；

——第12部分:溶藻弧菌；

——第13部分:创伤弧菌；

——第14部分:假结核耶尔森氏菌；

——第15部分:阪崎肠杆菌。

本部分为SN/T 2754的第5部分。

本部分按照GB/T 1.1—2009给出的规则起草。

请注意本文件的某些内容可能涉及专利。本文件的发布机构不承担识别这些专利的责任。

本部分由国家认证认可监督管理委员会提出并归口。

本部分起草单位:中华人民共和国珠海出入境检验检疫局、中华人民共和国北京出入境检验检疫局、中华人民共和国广东出入境检验检疫局、中华人民共和国湖北出入境检验检疫局、广州华峰生物科技有限公司、上海交通大学。

本部分主要起草人:冯家望、成晓维、李丹琳、曾静、李志勇、曾宪东、易敏英、曹以诚、杜正平、王志强、凌莉、史贤明、张建华、王大鹏。

出口食品中致病菌环介导恒温扩增(LAMP)检测方法 第5部分:副溶血性弧菌

1 范围

SN/T 2754 的本部分规定了检测出口食品中副溶血性弧菌的环介导恒温核酸扩增(LAMP)法。

本部分适用于出口食品中副溶血性弧菌的筛选检测。

2 规范性引用文件

下列文件对于本文件的应用是必不可少的。凡是注日期的引用文件,仅注日期的版本适用于本文件。凡是不注日期的引用文件,其最新版本(包括所有的修改单)适用于本文件。

GB/T 4789.7 食品微生物学检验 副溶血性弧菌检验

GB/T 6682 分析实验室用水规格和试验方法

GB 19489 实验室 生物安全通用要求

GB/T 27403 实验室质量控制规范 食品分子生物学检测

3 生物安全措施

为了保护实验室人员的安全,应由具备资格的工作人员检测副溶血性弧菌,所有培养物和废弃物应按照 GB 19489 中的有关规定执行。

4 防污染措施

防止污染措施应符合 GB/T 27403 的规定。

5 缩略语

下列缩略语适用于本文件。

Betaine:甜菜碱

Bst 酶[*Bst* DNA polymerase (large fragment)]:*Bst* DNA 聚合酶(大片段)

DNA(deoxyribonucleic acid):脱氧核糖核酸

dNTP(deoxyribonucleoside triphosphate):脱氧核苷三磷酸

EDTA(ethylenediamine tetraacetic acid):乙二胺四乙酸

LAMP(loop-mediated isothermal amplification):环介导恒温扩增

Triton X-100:聚乙二醇辛基苯基醚

6 技术概要

根据副溶血性弧菌特有的靶序列 *tox S* 基因(参见附录 A)设计的两对特殊的内、外引物,特异性识别靶序列上的六个独立区域，利用 *Bst* 酶启动循环链置换反应，在 *tox S* 基因序列启动互补链合成，在同一链上互补序列周而复始形成有很多环的花椰菜结构的茎-环 DNA 混合物；从 dNTP 析出的焦磷酸根离子与反应溶液中的 Mg^{2+} 结合，产生副产物(焦磷酸镁)形成乳白色沉淀，加入显色液，即可通过颜色变化观察判定结果。

7 试剂和材料

除有特殊说明外，所有实验用试剂均为分析纯；实验用水符合 GB/T 6682 中一级水的要求。

7.1 引物：根据副溶血性弧菌特有的靶序列 *tox S* 基因设计一套特异性引物，包括外引物 1，外引物 2 和内引物 1，内引物 2。

外引物扩增片段长度：195 bp。

外引物 1(F3,5'-3')：GACTGCCATTCATTTGATGT

外引物 2(B3,5'-3')：ACTCGTATGAGAACGTGAC

内引物 1(FIP,5'-3')：ATGTAGGCCAGGGTGCGGATATTTTTGGTCGATGGTGGCATTG

内引物 2(BIP,5'-3')：CCGCTCTGGGTAATGGTCGTTTTTCTAACGCTGCGCTTGCTC

7.2 DNA 提取液：20 mmol/L Tris-HCl，2 mmol/L EDTA，1.2% Triton X-100(pH8.0)。

7.3 10×ThermoPol 缓冲液含：0.2 mol/L Tris-HCl，0.1 mol/L 氯化钾，0.1 mol/L 硫酸铵，20 mmol/L 硫酸镁，1% TritonX-100。

7.4 dNTPs：每种核苷酸浓度 10 mmol/L。

7.5 甜菜碱：浓度 5 mol/L。

7.6 硫酸镁($MgSO_4$)：浓度 150 mmol/L。

7.7 *Bst* DNT 聚合酶：酶浓度 8 U/μL。

7.8 显色液：SYBR Green Ⅰ荧光染料，1 000×。

7.9 阳性对照：副溶血性弧菌标准菌株，或含目的片段的 DNA 亦可。

7.10 副溶血性弧菌 LAMP 检测试剂盒1)，可选，参照试剂盒说明书操作。试剂盒组成及使用注意事项参见附录 B。

7.11 1.5 mL 塑料离心管。

8 仪器和设备

8.1 移液器：量程 0.5 μL～10 μL；量程 10 μL～100 μL；量程 100 μL～1 000 μL。

8.2 高速台式离心机：≥7 000*g*。

8.3 水浴锅或加热模块：65 ℃±1 ℃和 100 ℃±1 ℃。

8.4 计时器。

9 检测程序

食品中副溶血性弧菌 LAMP 检测程序见图 1。

---

1) 由广州华峰生物科技有限公司提供，给出这一信息是为了方便本标准的使用者，并不表示对该产品的认可。如果其他等效产品具有相同的效果，则可使用这些等效产品。

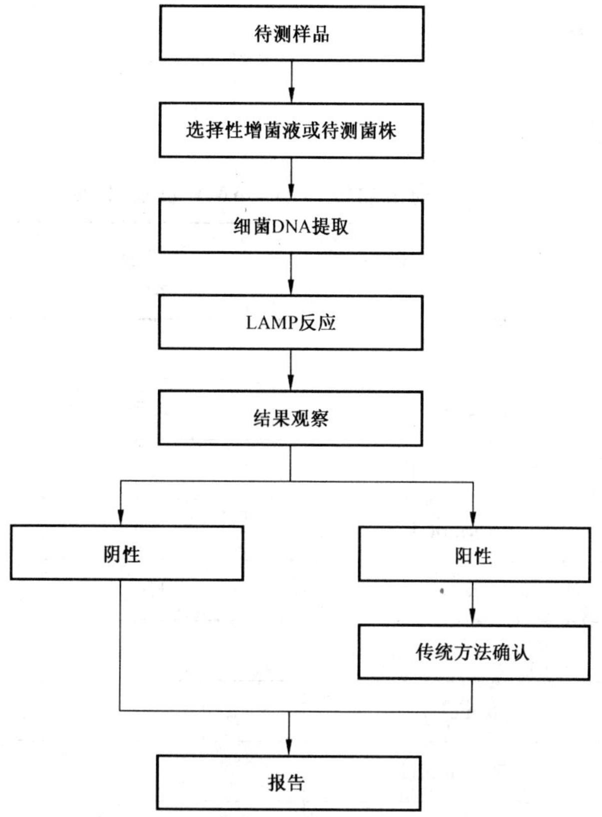

图1 食品中副溶血性弧菌 LAMP 检测程序

10 操作步骤[2)]

10.1 样品制备、增菌培养

按照 GB/T 4789.7 标准方法进行样品制备和增菌。

10.2 细菌模板 DNA 的制备[3)]

10.2.1 增菌液模板 DNA 的制备

对于 10.1 获得的增菌液,采用如下方法制备模板 DNA:

a) 直接取该增菌液 1 mL 加到 1.5 mL 无菌离心管中,7 000*g* 离心 2 min,尽量吸弃上清液;

b) 加入 80 μL DNA 提取液,混匀后沸水浴 10 min,置冰上 10 min;

c) 7 000*g* 离心 2 min,上清液即为模板 DNA;取上清液置－20 ℃可保存 6 个月备用。

10.2.2 可疑菌落模板 DNA 的制备

对于 10.1 分离到的可疑菌落,可直接挑取可疑菌落,再按照 10.2.1b)步骤制备模板 DNA 以待检测。

2) 采用以下方法,也可使用副溶血性弧菌 LAMP 检测试剂盒按照说明书操作。

3) 采用下述方法,也可使用等效的商品化的 DNA 提取试剂盒并按其说明提取制备模板 DNA。

10.3 环介导恒温核酸扩增

10.3.1 反应体系

副溶血性弧菌LAMP反应体系见表1。

表1 副溶血性弧菌LAMP反应体系

组　分	工作液浓度	加样量 μL	反应体系终浓度
ThermoPol缓冲液	10×	2.5	1×
F3	10 μmol/L	0.5	0.2 μmol/L
B3	10 μmol/L	0.5	0.2 μmol/L
FIP	40 μmol/L	1.0	1.6 μmol/L
BIP	40 μmol/L	1.0	1.6 μmol/L
dNTPs	10 mmol/L	4	1.6 mmol/L
甜菜碱	5 mol/L	4	0.8 mol/L
硫酸镁	150 mmol/L	1	8 mmol/L
Bst DNA聚合酶	8 U/ μL	0.5	0.16 U/ μL
DNA模板	—	2.5	—
去离子水	—	7.5	—

10.3.2 反应过程

10.3.2.1 按表1所述配制反应体系。

10.3.2.2 65 ℃扩增60 min。

10.3.3 空白对照、阴性对照、阳性对照设置

每次反应应设置阴性对照、空白对照和阳性对照。

空白对照设为以水替代DNA模板。

阴性对照以DNA提取液代替模板DNA。也可使用副溶血性弧菌LAMP检测试剂盒中的阴性对照。

阳性对照制备：将副溶血性弧菌标准菌株接种于6%胰蛋白胨水中36 ℃±1 ℃培养18 h～24 h，用无菌生理盐水稀释至约10^6 CFU/mL～10^8 CFU/mL（约麦氏浊度0.4），按10.2.1提取模板DNA作为LAMP反应的模板。也可使用副溶血性弧菌LAMP检测试剂盒中的阳性对照。

10.4 结果观察

在上述反应管中加入2 μL显色液，轻轻混匀并在黑色背景下观察。

建议使用LAMP试剂盒专用反应管，将反应液和显色液一次性加入，DNA扩增反应后可不必开盖即可观察结果。

10.5 结果判定和报告

在空白对照和阴性对照反应管液体为橙色，阳性对照反应管液体呈绿色的条件下：

a) 待检样品反应管液体呈绿色，该样品结果为副溶血性弧菌初筛阳性，对样品的增菌液或可疑纯菌落进一步按 GB/T 4789.7 中操作步骤进行确认后报告结果；

b) 待检样品反应管液体呈橙色则可报告副溶血性弧菌检验结果为阴性。

若与上述条件不符，则本次检测结果无效，应更换试剂按本方法重新检测。

附 录 A
(资料性附录)
副溶血性弧菌 *tox S* 基因序列

A.1 副溶血性弧菌 *tox S* 基因序列(accession no. L11929.1)

1 tcatatgcta aaacgtgttt ttttagaaaa atttaattat cctacccccc taaaagcatc

61 taaaacgtcg cgtatctccc atgcgcaaac gtaattttgt gatataaatc accataatta

121 caacatcatc catctaagaa gaactaaatg actaacatcg gcaccaaatt tctacttgct

181 caaaggttta cctttgatcc aaatagtaat tcgctcgctg accaacaaag cggcaacgaa

241 gttgtacgat taggaagcaa cgaaagccgt atactcctga tgttggcgga gagaccaaac

301 gaagttttaa cccgtaacga gcttcacgag tttgtttggc gtgagcaagg ttttgaggtg

361 gatgactcaa gcctgactca agcgatttct actctgcgta agatgttgaa ggattcaacc

421 aaatctccag agtttgttaa aaccgttcca aaacgaggct atcaactcat ttgtactgtt

481 gaacgcctaa gcccgctttc ttcagactca agctcaattg aagttgaaga acctgcttct

541 gataacaatg acgcctctgc taatgaggta gaaacgatcg tagagccgtc tttagcgacg

601 tcttctgacg caatcgttga accagaagcg ccagtagtac ctgaaaaagc acatgtggct

661 tctgctgtga atccttggat tccacgcgtt attttatttt tggcactatt actaccgatt

721 tgcgtactgc tgtttacaaa ccctgcggaa tctcagttcc gtcagattgg tgagtatcag

781 aacgtaccag tgatgacacc tgtaaatcac ccgcaaatca acaactggtt gccttctatt

841 gagcagtgca ttgaacgcta cgttaagcac catgcagaag actcgttacc agtggaagtg

901 attgccactg gcggacaaaa taaccagctg attttgaact acattcatga cagcaaccac

961 tcgtatgaga acgtgacatt gcgtattttc gcaggtcaaa atgatccaac agacatctgc

1021 aaataaagga ggccagcatg aagattaaag tagcatctgc ggttttggcc gtatctatcc

1081 ttttcagtgg ttggttgtac tggggcagtg accttaaagt tgagcaagtg cttacatcaa

1141 atgaatggca gtcaaccatg gtgactgtga ttactgataa cttgccagac gataccgtag

1201 gcccgttacg tcgagtgaat gtggagtcga acgttaagta cctgccgaat ggcgattaca

1261 ttcgcgtggc aaacatcaaa ctgttcgcac aaggctcgac ggctgaatcg acaattaata

1321 tttcagagaa aggtcgctgg gaagtgagtg ataactatct gcttgtttct ccttctgagt

1381 tcaaagatat ttcttcttct caatccaagg atttttctga agcgcaacta cgtttaatta

1441 ctcaaatctt taagctagat gcagaacaaa gccgccgaat tgacgtggtt aatgagaaga

1501 ctctgctatt aactagccta aatcacggtt ctacggtact gtttagaaac tgaatttaat

1561 tagtgataag ggggcaagat gcccccctta

注:阴影所示部分为 *tox S* 基因序列。

A.2 组成引物中碱基构成

tox S-1-F3(5'-3'): ACTCGTATGAGAACGTGAC

tox S-1-B3(5'-3'): GACTGCCATTCATTTGATGT

F1C ← / F2 →

tox S-1-FIP(5'-3'): CCGCTCTGGGTAATGGTCGTTTTTTCTAACGCTGCGCTTGCTC

B1C → / B2 ←

tox S-1-BIP(5'-3'): ATGTAGGCCAGGGTGCGGATATTTTTGGTCGATGGTGGCATTG

注:TTTT 为连接序列。

附 录 B
（资料性附录）
副溶血性弧菌 LAMP 检测试剂盒

B.1 试剂盒组成

每个试剂盒(20 T/kit,每个反应体系体积为 25 μL)包括以下成分：
——DNA 提取液；
——反应液；
——*Bst* 酶；
——显色液；
——稳定液；
——阳性对照；
——阴性对照。

B.2 说明

B.2.1 试剂盒内各试剂使用前,充分融化后稍离心。
B.2.2 试剂盒内的阳性对照应视为具有污染性物质,应注意避免污染其他样品和反应试剂,导致错误检验结果。

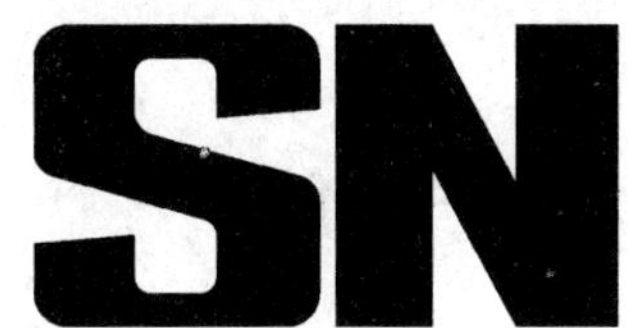

中华人民共和国出入境检验检疫行业标准

SN/T 2754.6—2011

出口食品中致病菌环介导恒温扩增(LAMP)检测方法 第6部分:小肠结肠炎耶尔森氏菌

Loop-mediated isothermal amplification detection method for pathogens in export food—Part 6: *Yersinia enterocolitica*

2011-02-25 发布　　　　2011-07-01 实施

中华人民共和国国家质量监督检验检疫总局 发布

前　言

SN/T 2754《出口食品中致病菌环介导恒温扩增(LAMP)检测方法》共分为15个部分：

——第1部分：金黄色葡萄球菌；

——第2部分：大肠杆菌O157；

——第3部分：志贺氏菌；

——第4部分：单核细胞增生李斯特菌；

——第5部分：副溶血性弧菌；

——第6部分：小肠结肠炎耶尔森氏菌；

——第7部分：空肠弯曲菌；

——第8部分：肺炎克雷伯氏菌；

——第9部分：溶血性链球菌；

——第10部分：产气荚膜梭菌；

——第11部分：产霍乱毒素的霍乱弧菌；

——第12部分：溶藻弧菌；

——第13部分：创伤弧菌；

——第14部分：假结核耶尔森氏菌；

——第15部分：阪崎肠杆菌。

本部分为SN/T 2754的第6部分。

本部分按照GB/T 1.1—2009给出的规则起草。

请注意本文件的某些内容可能涉及专利。本文件的发布机构不承担识别这些专利的责任。

本部分由国家认证认可监督管理委员会提出并归口。

本部分起草单位：中华人民共和国天津出入境检验检疫局、中华人民共和国山东出入境检验检疫局、中华人民共和国广东出入境检验检疫局、广州华峰生物科技有限公司。

本部分主要起草人：郑文杰、张宏伟、刘伟、张霞、易敏英、侯丽萍、赵良娟、曾宪东、李正义、凌莉、曹以诚、李志勇、高东微。

出口食品中致病菌环介导恒温扩增(LAMP)检测方法 第6部分:小肠结肠炎耶尔森氏菌

1 范围

SN/T 2754 的本部分规定了检测出口食品中小肠结肠炎耶尔森氏菌的环介导恒温核酸扩增(LAMP)法。

本部分适用于出口食品中小肠结肠炎耶尔森氏菌的筛选检测。

2 规范性引用文件

下列文件对于本文件的应用是必不可少的。凡是注日期的引用文件,仅注日期的版本适用于本文件。凡是不注日期的引用文件,其最新版本(包括所有的修改单)适用于本文件。

GB/T 4789.8 食品卫生微生物学检验 小肠结肠炎耶尔森氏菌检测方法

GB/T 6682 分析实验室用水规格和试验方法

GB 19489 实验室 生物安全通用要求

GB/T 27403 实验室质量控制规范 食品分子生物学检测

3 生物安全措施

为了保护实验室人员的安全,应由具备资格的工作人员检测小肠结肠炎耶尔森氏菌,所有培养物和废弃物应按照 GB 19489 中的有关规定执行。

4 防污染措施

防止污染措施应符合 GB/T 27403 的规定。

5 缩略语

下列缩略语适用于本文件。

Betaine:甘氨酸三甲内盐

Bst 酶[*Bst* DNA polymerase (large fragment)]:*Bst* DNA 聚合酶(大片段)

DNA(deoxyribonucleic acid):脱氧核糖核酸

dNTP(deoxyribonucleoside triphosphate):脱氧核苷三磷酸

EDTA(ethylenediamine tetraacetic acid):乙二胺四乙酸

LAMP(loop-mediated isothermal amplification):环介导恒温核酸扩增

Triton X-100:聚乙二醇辛基苯基醚

6 技术概要

根据小肠结肠炎耶尔森氏菌属特有的靶序列16s-23s rDNA间区序列(参见附录A)设计的两对特殊的内、外引物,特异性识别靶序列上的六个独立区域,利用*Bst*酶启动循环链置换反应,在16s-23s rDNA间区序列启动互补链合成,在同一链上互补序列周而复始形成有很多环的花椰菜结构的茎-环DNA混合物;从dNTP析出的焦磷酸根离子与反应溶液中的Mg^{2+}结合,产生副产物(焦磷酸镁)形成乳白色沉淀,加入显色液,即可通过颜色变化观察判定结果。

7 试剂和材料

除有特殊说明外,所有实验用试剂均为分析纯;实验用水符合GB/T 6682中一级水的要求。

7.1 引物:根据小肠结肠炎耶尔森氏菌特有的靶序列16s-23s rDNA间区序列设计一套特异性引物,包括外引物1,外引物2和内引物1,内引物2。

外引物扩增片段长度:205 bp。

外引物1(F3,5'-3'):TCCACTCAGACCCACCAA

外引物2(B3,5'-3'):TCTTACGACCGCAGCACAT

内引物1(FIP,5'-3'):ACCGTATCGGCATAACTCATCCTGATACTGCGTGACT

内引物2(BIP,5'-3'):TTGCTTTTTATGTGGGGCTATGGAACTAAGCGGGATGGAA

7.2 *Bst* DNA聚合酶。

7.3 dNTP:dATP、dTTP、dCTP、dGTP。

7.4 DNA提取试剂:细菌基因组DNA提取试剂盒。

7.5 TE缓冲液:10 mmol/L Tris-HCl(pH8.0)、1 mmol/L EDTA(pH8.0)。

7.6 ThermoPol缓冲液:200 mmol/L Tris-HCl、100 mmol/L氯化钾、20 mmol/L氯化镁、100 mmol/L硫酸铵、1%Triton X-100(pH8.8)。

7.7 硫酸镁:10 mmol/L。

7.8 显色液:SYBR Green Ⅰ荧光染料,1 000×。

7.9 阳性对照:小肠结肠炎耶尔森氏菌标准菌株,或含目的片段的DNA亦可。

7.10 1.5 mL塑料离心管。

8 仪器和设备

8.1 移液器:量程0.5 μL～10 μL;量程10 μL～100 μL;量程100 μL～1 000 μL。

8.2 高速台式离心机:≥7 000*g*。

8.3 水浴锅或加热模块:61 ℃±1 ℃和100 ℃±1 ℃。

8.4 计时器。

9 检测程序

食品中小肠结肠炎耶尔森氏菌LAMP检测程序见图1。

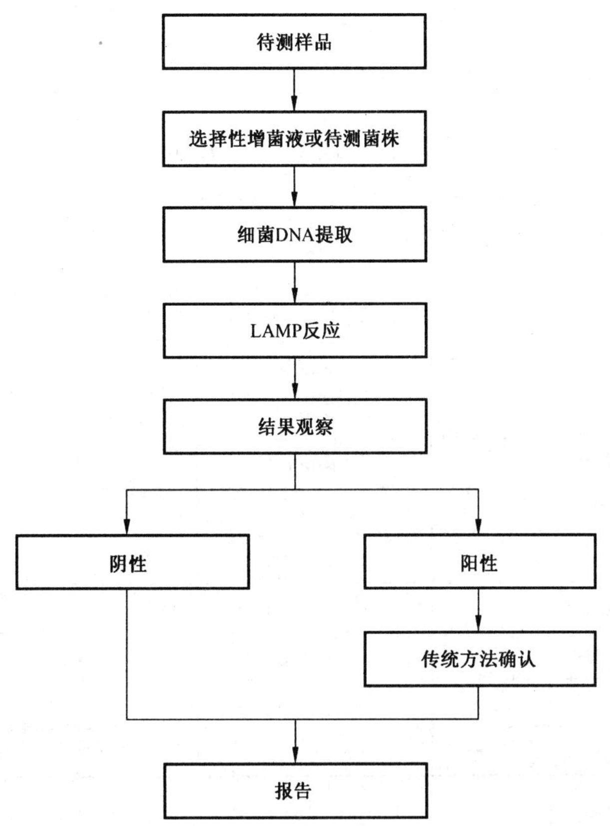

图 1 食品中小肠结肠炎耶尔森氏菌 LAMP 检测程序

10 操作步骤

10.1 样品制备及增菌培养

按照 GB/T 4789.8 的方法进行样品制备和增菌。

10.2 模板 DNA 提取[1)]

10.2.1 增菌液模板 DNA 的制备

对于 10.1 获得的增菌液，采用如下方法制备模板 DNA：

a) 直接取该增菌液 1 mL 加到 1.5 mL 无菌离心管中，7 000g 离心 2 min，尽量吸弃上清液；

b) 加入 50 μL TE，混匀后沸水浴 10 min，置冰上 10 min；

c) 7 000g 离心 2 min，上清液即为模板 DNA；取上清液置－20 ℃可保存 6 个月备用。

10.2.2 可疑菌落模板 DNA 的制备

对于 10.1 分离到的可疑菌落，可直接挑取可疑菌落，再按照 10.2.1b)步骤制备模板 DNA 以待检测。

1) 采用下述方法，也可使用等效的商品化的 DNA 提取试剂盒并按其说明提取制备模板 DNA。

10.3 环介导恒温核酸扩增

10.3.1 反应体系

小肠结肠炎耶尔森氏菌 LAMP 反应体系见表 1。

表 1 小肠结肠炎耶尔森氏菌 LAMP 反应体系

组 分	工作液浓度	加样量 μL	反应体系终浓度
ThermoPol 缓冲液	10×	5.0	1×
外侧上游引物(F3)	10 μmol/L	0.4	0.08 μmol/L
外侧下游引物(B3)	10 μmol/L	0.4	0.08 μmol/L
内侧上游引物(FIP)	10 μmol/L	3.2	0.64 μmol/L
内侧下游引物(BIP)	10 μmol/L	3.2	0.64 μmol/L
dNTPs	10 mmol/L	2.0	0.4 mmol/L
$MgSO_4$	10 mmol/L	1.0	0.2 mmol/L
Bst DNA 聚合酶	8 U/μL	2	0.32 U/μL
DNA 模板	—	2	—
去离子水	—	30.8	—

10.3.2 反应过程

10.3.2.1 按表 1 所述配制反应体系。

10.3.2.2 61 ℃扩增 60 min。

10.3.3 空白对照、阴性对照、阳性对照设置

每次反应应设置阴性对照空白对照和阳性对照。

空白对照设为以水替代 DNA 模板。

阴性对照以 TE 缓冲液代替模板 DNA。

阳性对照制备:将小肠结肠炎耶尔森氏菌标准菌株接种于营养肉汤中 36 ℃±1 ℃培养过夜,用无菌生理盐水稀释至约 10^6 CFU/mL～10^8 CFU/mL(约麦氏浊度 0.4),按 10.2.1 提取模板 DNA 作为 LAMP 反应的模板。

10.4 结果观察

在上述反应管中加入 1 μL 显色液,轻轻混匀并在黑色背景下观察。

10.5 结果判定和报告

在空白对照和阴性对照反应管液体为橙色,阳性对照反应管液体呈绿色的条件下:

a) 待检样品反应管液体呈绿色,该样品结果为小肠结肠炎耶尔森氏菌初筛阳性,对样品的增菌液或可疑纯菌落进一步按 GB/T 4789.8 中操作步骤进行确认后报告结果;

b) 待检样品反应管液体呈橙色则可报告小肠结肠炎耶尔森氏菌检验结果为阴性。

若与上述条件不符,则本次检测结果无效,应更换试剂按本方法重新检测。

附 录 A
（资料性附录）
小肠结肠炎耶尔森氏菌靶基因序列

A.1 小肠结肠炎耶尔森氏菌靶基因序列(accession no. EU294318.1|)

1	tggtgaagtc	gtaacaaggt	aaccgtaggg	gaacctgcgg	ttggatcacc	tccttacctc
61	agatacgcat	tgcgtagtgt	ccacacagat	tgtctgatag	aaagtaacga	gcaaataagg
121	ccgggctgag	agattagtcg	ggctttagta	ccttgttggg	tctgtagctc	aggtggttag
181	agcgcacccc	tgataagggt	gaggtcggtg	gttcaagtcc	actcagaccc	accaactcat
241	cctcatactg	cgtgactacg	cctggtctga	gaatgagtta	tgccgataag	gtattttgct
301	ttttatatgg	ggctatagct	cagctgggag	agcgcctgcc	ttgcacgcag	gaggtcagcg
361	gttcgatccc	gcttagctcc	accatataaa	aaactatttc	aaaacgtact	gcggtcgcaa
421	gacacagtgt	gttgtgaaat	attgctcttt	aacaatctgg	aacaagctga	aaattgaaac
481	aatacagctg	aaacttatct	ctccgtagaa	gtactgagat	aaggattaac	ctgtattaga
541	gtctctcaaa	taattgcaat	gccaatgtgt	ttgtcattgt	tgcagtgtga	gcgagaagat
601	actcagcaag	gcgtacagcg	cacagcaacc	ggagtgaacg	ctacgttcat	gaggattgcg
661	cgcactgcac	aacgacgcag	agtgtgttcg	tagccacacc	aataaagaag	aaacatcttt
721	gggttgtgag	gttaagcgac	taagcgtaca	cggtggatgc	ctaggcagtc	agaggcgatg
781	aagggcgtgc	taatctgcga	aaagcgtcgg	taaggtgata	tgaaccgtta	taaccgacga
841	tacccgaatg	gggaaaccca	gtgcaattcg	ttgcactatt	gcatggtgaa	tacatagcca
901	tgcaggcgaa	ccgggggaac	tgaaacatct	aagtaccccg	aggaaaagaa	atcaaccgaa

注：阴影所示部分为小肠结肠炎耶尔森氏菌靶基因序列。

A.2 组成引物中碱基构成

F3: TCCACTCAGACCCACCAA

B3: TCTTACGACCGCAGCACAT

F1C ←   F2 →

FIP: ACCGTATCGGCATAACTCA TCCTGATACTGCGTGACT

B1C →   B2 ←

BIP: TTGCTTTTTATGTGGGGCTAT GGAACTAAGCGGGATGGAA

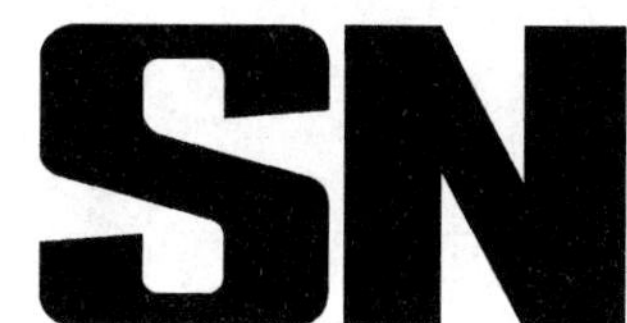

中华人民共和国出入境检验检疫行业标准

SN/T 2754.7—2011

出口食品中致病菌环介导恒温扩增(LAMP)检测方法 第7部分:空肠弯曲菌

Loop-mediated isothermal amplification detection method for pathogens in export food—Part 7: *Campylobacter jejuni*

2011-02-25 发布　　　　2011-07-01 实施

中华人民共和国国家质量监督检验检疫总局 发布

前　言

SN/T 2754《出口食品中致病菌环介导恒温扩增(LAMP)检测方法》共分为15个部分：

——第1部分：金黄色葡萄球菌；

——第2部分：大肠杆菌O157；

——第3部分：志贺氏菌；

——第4部分：单核细胞增生李斯特菌；

——第5部分：副溶血性弧菌；

——第6部分：小肠结肠炎耶尔森氏菌；

——第7部分：空肠弯曲菌；

——第8部分：肺炎克雷伯氏菌；

——第9部分：溶血性链球菌；

——第10部分：产气荚膜梭菌；

——第11部分：产霍乱毒素的霍乱弧菌；

——第12部分：溶藻弧菌；

——第13部分：创伤弧菌；

——第14部分：假结核耶尔森氏菌；

——第15部分：阪崎肠杆菌。

本部分为SN/T 2754的第7部分。

本部分按照GB/T 1.1—2009给出的规则起草。

请注意本文件的某些内容可能涉及专利。本文件的发布机构不承担识别这些专利的责任。

本部分由国家认证认可监督管理委员会提出并归口。

本部分起草单位：中华人民共和国江苏出入境检验检疫局、中华人民共和国广东出入境检验检疫局、广州华峰生物科技有限公司、中华人民共和国重庆出入境检验检疫局、中华人民共和国天津出入境检验检疫局、中华人民共和国福建出入境检验检疫局、中华人民共和国上海出入境检验检疫局、中华人民共和国黑龙江出入境检验检疫局、中华人民共和国浙江出入境检验检疫局。

本部分主要起草人：徐帮兴、肖进文、薛峰、李志勇、陈洵、曹以诚、谭志、郑文杰、张体银、王志强、李晓虹、易敏英、凌莉、曹际娟、江志毅、李苏龙、程洁、刘志强、高东微。

出口食品中致病菌环介导恒温扩增(LAMP)检测方法 第7部分:空肠弯曲菌

1 范围

SN/T 2754的本部分规定了检测出口食品中空肠弯曲菌的环介导恒温核酸扩增(LAMP)法。

本部分适用于出口食品中空肠弯曲菌的筛选检测。

2 规范性引用文件

下列文件对于本文件的应用是必不可少的。凡是注日期的引用文件,仅注日期的版本适用于本文件。凡是不注日期的引用文件,其最新版本(包括所有的修改单)适用于本文件。

GB/T 4789.9 食品微生物学检验 空肠弯曲菌检验

GB/T 6682 分析实验室用水规格和试验方法

GB 19489 实验室 生物安全通用要求

GB/T 27403 实验室质量控制规范 食品分子生物学检测

3 生物安全措施

为了保护实验室人员的安全,应由具备资格的工作人员检测空肠弯曲菌,所有培养物和废弃物应按照GB 19489中的有关规定执行。

4 防污染措施

防止污染措施应符合GB/T 27403的规定。

5 缩略语

下列缩略语适用于本文件。

Betaine:甜菜碱

Bst 酶[*Bst* DNA polymerase (large fragment)]:*Bst* DNA聚合酶(大片段)

cco N:空肠弯曲菌细胞色素C氧化酶Ⅰ亚单位基因

DNA(deoxyribonucleic acid):脱氧核糖核酸

dNTP(deoxyribonucleoside triphosphate):脱氧核苷三磷酸

EDTA(ethylenediamine tetraacetic acid):乙二胺四乙酸

LAMP(loop-mediated isothermal amplification):环介导恒温扩增

Triton X-100:聚乙二醇辛基苯基醚

6 技术概要

根据空肠弯曲菌特有的靶序列 *cco* N 基因(参见附录 A)设计的两对特殊的内、外引物,特异性识别靶序列上的六个独立区域,利用 *Bst* 酶启动循环链置换反应,在 *cco* N 基因序列启动互补链合成,在同一链上互补序列周而复始形成有很多环的花椰菜结构的茎-环 DNA 混合物;从 dNTP 析出的焦磷酸根离子与反应溶液中的 Mg^{2+} 结合,产生副产物(焦磷酸镁)形成乳白色沉淀,加入显色液,即可通过颜色变化观察判定结果。

7 试剂和材料

除有特殊说明外,所有实验用试剂均为分析纯;实验用水符合 GB/T 6682 中一级水的要求。

7.1 引物:根据空肠弯曲菌特有的靶序列 *cco* N 基因设计一套特异性引物,包括外引物 1(F3),外引物 2(B3),内引物 1(FIP),内引物 2(BIP)。

外引物扩增片段长度:216 bp。

F3(5'-3'):GAAGCGCTTTTTGGTTCTT

B3(5'-3'):GGTATTACTCAAGGTATGATGTG

FIP(5'-3'):GGTGGATTGTTGTATCTTATCGGTTTTTTTATCAAGCACTCTTCCACAAG

BIP(5'-3'):ATAAGGAACAATAGCCACAACAGTTTTTGCGACAGATGAGTATGGTAAC

7.2 10×ThermoPol 缓冲液含:0.2 mol/L Tris-HCl,0.1 mol/L 氯化钾,0.1 mol/L 硫酸铵,20 mmol/L硫酸镁,1%Triton X-100。

7.3 dNTPs:每种核苷酸浓度 10 mmol/L。

7.4 甜菜碱:浓度 5 mol/L。

7.5 硫酸镁($MgSO_4$):浓度 150 mmol/L。

7.6 *Bst* DNA 聚合酶:酶浓度 8 U/μL。

7.7 阳性对照:空肠弯曲菌标准菌株,或含目的片段的 DNA。

7.8 DNA 提取液:20 mmol/L Tris-HCl,2 mmol/L EDTA,1.2%Triton X-100(pH8.0)。

7.9 显色液:SYBR Green Ⅰ荧光染料,1 000×。

7.10 1.5 mL 塑料离心管。

7.11 空肠弯曲菌 LAMP 检测试剂盒[1)],参照试剂盒说明书操作。试剂盒组成及使用注意事项参见附录 B。

8 仪器和设备

8.1 移液器:量程 0.5 μL~10 μL;量程 10 μL~100 μL;量程 100 μL~1 000 μL。

8.2 高速台式离心机:≥7 000*g*。

8.3 水浴锅或加热模块:65 ℃±1 ℃和 100 ℃±1 ℃。

8.4 计时器。

9 检测程序

食品中空肠弯曲菌 LAMP 检测程序见图 1。

---

1) 由广州华峰生物科技有限公司提供,给出这一信息是为了方便本标准的使用者,并不表示对该产品的认可。如果其他等效产品具有相同的效果,则可使用这些等效产品。

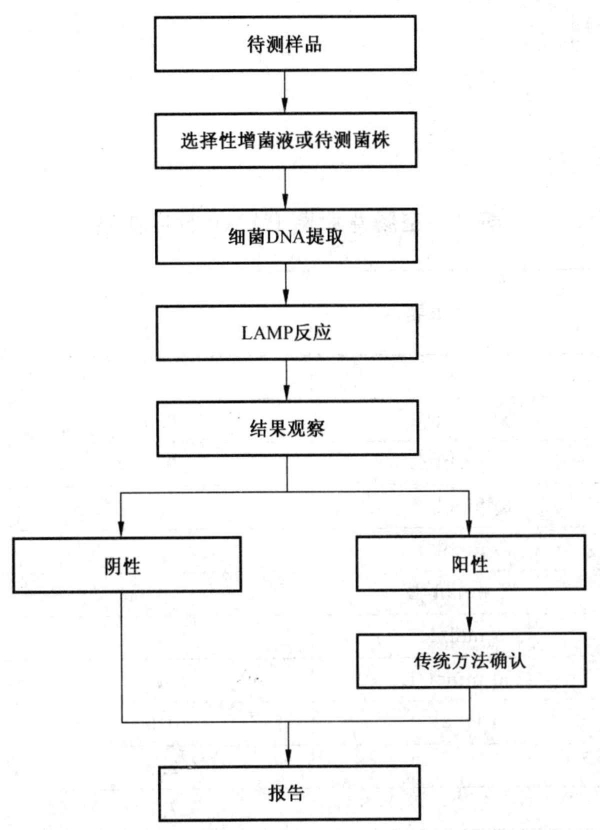

图 1　食品中空肠弯曲菌 LAMP 检测程序

10　操作步骤[2)]

10.1　样品制备、增菌培养

按照 GB/T 4789.9 的方法进行样品制备和增菌。

10.2　细菌模板 DNA 的制备[3)]

10.2.1　增菌液模块 DNA 的制备

对于 10.1 获得的增菌液，采用如下方法制备模板 DNA：

a)　直接取该增菌液 1 mL 加到 1.5 mL 无菌离心管中，7 000g 离心 2 min，尽量吸弃上清液；

b)　加入 80 μL DNA 提取液，混匀后沸水浴 10 min，置冰上 10 min；

c)　7 000g 离心 2 min，上清液即为模板 NDA；取上清液置－20 ℃可保存 6 个月备用。

10.2.2　可疑菌落模板 DNA 的制备

对于 10.1 分离到的可疑菌落，可直接挑取可疑菌落，再按照 10.2.1b)步骤制备模板 DNA 以待检测。

---

2)　采用以下方法，也可使用空肠弯曲菌 LAMP 检测试剂盒按照说明书操作。

3)　采用下述方法，也可使用等效的商品化的 NDA 提取试剂盒并按其说明提取制备模板 DNA。

10.3 环介导恒温核酸扩增

10.3.1 反应体系

空肠弯曲菌 LAMP 反应体系见表 1。

表 1 空肠弯曲菌 LAMP 反应体系

组 分	工作液浓度	加样量 μL	反应体系终浓度
ThermoPol 缓冲液	10×	2.5	1×
外引物 1(F3)	10 μmol/L	0.5	0.2 μmol/L
外引物 2(B3)	10 μmol/L	0.5	0.2 μmol/L
内引物 1(FIP)	40 μmol/L	1.0	1.6 μmol/L
内引物 2(BIP)	40 μmol/L	1.0	1.6 μmol/L
dNTPs	10 mmol/L	4	1.6 mmol/L
甜菜碱	5 mol/L	4	0.8 mol/L
硫酸镁	150 mmol/L	1	8 mmol/L
Bst DNA 聚合酶	8 U/μL	0.5	0.16 U/μL
DNA 模板	—	2.5	—
去离子水	—	7.5	—

10.3.2 反应过程

10.3.2.1 按表 1 所述配制反应体系。

10.3.2.2 65 ℃扩增 60 min。

10.3.3 空白对照、阴性对照、阳性对照设置

每次反应应设置阴性对照、空白对照和阳性对照。

空白对照以水替代 DNA 模板。

阴性对照以 DNA 提取液代替模板 DNA。也可使用空肠弯曲菌 LAMP 检测试剂盒中的阴性对照。

阳性对照制备:将空肠弯曲菌标准菌株接种于营养肉汤中 41 ℃±1 ℃培养 18 h～24 h,用无菌生理盐水稀释至约 10^6 CFU/mL～10^8 CFU/mL(约麦氏浊度 0.4),按 10.2.1 提取模板 DNA 作为 LAMP 反应的模板。也可使用空肠弯曲菌 LAMP 检测试剂盒中的阳性对照。

10.4 结果观察

在上述反应管中加入 2 μL 显色液,轻轻混匀并在黑色背景下观察。

10.5 结果判定和报告

在空白对照和阴性对照反应管液体为橙色,阳性对照反应管液体呈绿色的条件下:

a) 待检样品反应管液体呈绿色,该样品结果为空肠弯曲菌初筛阳性,对样品的增菌液或可疑纯菌落进一步按 GB/T 4789.9 中操作步骤进行确认后报告结果;

b) 待检样品反应管液体呈橙色则可报告空肠弯曲菌检验结果为阴性。

若与上述条件不符,则本次检测结果无效,应更换试剂按本方法重新检测。

附 录 A
（资料性附录）
空肠弯曲菌 *cco* N 基因序列

A.1 空肠弯曲菌 *cco* N 基因序列（accession no. 30407139）

1 ttatgctgcc ataggcgaag cgctttttgg ttctttatca agcactcttc cacaagcaat
61 tgttttgtaa atattataag taaacataaa gaaaccgata agatacaaca atccaccaat
121 cgctctaatc caataataag gaacaatagc cacaacagta tcaataaagc tataaagcaa
181 gttaccatac tcatctgtcg ctctccacat catacсttga gtaatacccg caatccacat
241 tgaagcaaaa taaagaacta tacctgtggt ttggatccaa aattgagctt ccattaaaga
301 tttgctataa agctctcttt tgaaaactct aggagtcata tgataaagcg cagccatagt
361 cataaatcct acccaaccta atgttccatc atgaacatgt cctggaatcc aatctgtaaa
421 gtgtgctaaa gcattaacag atttaattga aagaattggc ccttcaagtg ttgagaacat
481 atagaaagtt gatgccaaaa tcataaattt aatcaacgga ctctcgcgaa gctgactcca
541 ctcacctttc atagtaagca agatattaat cgctgaaccc caagaaggta aaatcaatac
601 tacagagaaa accgaaccca tagtttgcat ccaatcaggt acagttgaat aaatcaaatg
661 gtgaccacct gcccaaagat aaacaaacat taagccccaa aatgcaaata aagagagttt
721 ataagagaaa atcggctgac cactttcttt tggcaagaag taataaattt gagcaataat
781 acccacagta aatacaaatg ccacagcatt atgtccatac caccattgta ctaaagcatc
841 atttgttcct gcatacattg atacactatg ccaccattta cccattccag taacaaaata
901 agttggtact tccatgttgt taaaaagata aagcatagct atacctaaaa atgtagctat
961 ataataccat agagaaatat aaagggtttt ttcacggcga attccaataa gtccaaaaat
1021 acttacaccc cataaaaccc aaacaagaac aacaagaata tctaaaggcc actcaagctc
1081 tgcatattct ttagatgtag tcacacccat aaacaaagat ataacagcta aaaccatagt
1141 aagcatataa agccaaaaat gaagcttacc aacagccatt aaaaatcttg actcagccat
1201 actcacttta agaacacgct gacctatata ataccaagtt gcccaaatcc ctgaaagcat
1261 aaaaccaaaa atcacacctg aagtatgaag tggtctaagt cttgaaaaag tggcatattc
1321 tcctgctaaa taatttaaat taggatatgc catttgaaaa gctataagag ttcctatagc
1381 cataccaaca atgccaaaca atatggtcgc aaacataaaa tatcttgcaa ccgtatagtc
1441 gtaatttaat acattacctg gatgcat

注：下划线所示部分为引物扩增匹配区段。

A.2 组成引物中碱基构成

cco N-F3（5′-3′）：GAAGCGCTTTTTGGTTCTT

cco N-B3（5′-3′）：GGTATTACTCAAGGTATGATGTG

F1C　　F2

cco N-FIP（5′-3′）：GGTGGATTGTTGTATCTTATCGGTTTTTTATCAAGCACTCTTCCACAAG

B1C　　B2

cco N-BIP（5′-3′）：ATAAGGAACAATAGCCACAACAGTTTTTGCGACAGATGAGTATGGTAAC

注：TTTT 为连接序列。

附　录　B
（资料性附录）
空肠弯曲菌 LAMP 检测试剂盒

B.1　试剂盒组成

每个试剂盒(20 T/kit,每个反应体系体积为 25 μL)包括以下成分：

——DNA 提取液；

——反应液；

——*Bst* 酶；

——显色液；

——稳定液；

——阳性对照；

——阴性对照。

B.2　说明

B.2.1　试剂盒内各试剂使用前,充分融化后稍离心。

B.2.2　试剂盒内的阳性对照应视为具有污染性物质,应注意避免污染其他样品和反应试剂,导致错误检验结果。

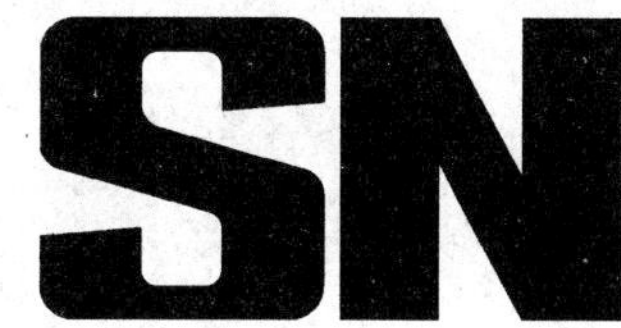

中华人民共和国出入境检验检疫行业标准

SN/T 2754.8—2011

出口食品中致病菌环介导恒温扩增(LAMP)检测方法 第8部分:肺炎克雷伯氏菌

Loop-mediated isothermal amplification detection method for pathogens in export food—Part 8: *Klebsiella pneumoniae*

2011-02-25 发布　　2011-07-01 实施

中华人民共和国国家质量监督检验检疫总局 发布

前　言

SN/T 2754《出口食品中致病菌环介导恒温扩增(LAMP)检测方法》共分为15个部分：

——第1部分：金黄色葡萄球菌；

——第2部分：大肠杆菌O157；

——第3部分：志贺氏菌；

——第4部分：单核细胞增生李斯特菌；

——第5部分：副溶血性弧菌；

——第6部分：小肠结肠炎耶尔森氏菌；

——第7部分：空肠弯曲菌；

——第8部分：肺炎克雷伯氏菌；

——第9部分：溶血性链球菌；

——第10部分：产气荚膜梭菌；

——第11部分：产霍乱毒素的霍乱弧菌；

——第12部分：溶藻弧菌；

——第13部分：创伤弧菌；

——第14部分：假结核耶尔森氏菌；

——第15部分：阪崎肠杆菌。

本部分为SN/T 2754的第8部分。

本部分按照GB/T 1.1—2009给出的规则起草。

请注意本文件的某些内容可能涉及专利。本文件的发布机构不承担识别这些专利的责任。

本部分由国家认证认可监督管理委员会提出并归口。

本部分起草单位：中华人民共和国广东出入境检验检疫局、中华人民共和国上海出入境检验检疫局、广州华峰生物科技有限公司、中华人民共和国山东出入境检验检疫局、中华人民共和国天津出入境检验检疫局、中华人民共和国福建出入境检验检疫局、湖北出入境检验检疫局检验检疫技术中心、中华人民共和国重庆出入境检验检疫局。

本部分主要起草人：易敏英、王志强、高东微、李志勇、李晓虹、曹以诚、雷质文、凌莉、阳静、胡科锋、陈碧玲、郑文杰、刘津、郑晶、高旗利、陈洵、谢力、曾宪东、张霞、谭志、张体银。

出口食品中致病菌环介导恒温扩增(LAMP)检测方法 第8部分:肺炎克雷伯氏菌

1 范围

SN/T 2754的本部分规定了检测出口食品中肺炎克雷伯氏菌的环介导恒温核酸扩增(LAMP)法。

本部分适用于出口食品中肺炎克雷伯氏菌的筛选检测。

2 规范性引用文件

下列文件对于本文件的应用是必不可少的。凡是注日期的引用文件,仅注日期的版本适用于本文件。凡是不注日期的引用文件,其最新版本(包括所有的修改单)适用于本文件。

GB/T 6682 分析实验室用水规格和试验方法

GB/T 14926.13 实验动物 肺炎克雷伯杆菌检测方法

GB 19489 实验室 生物安全通用要求

GB/T 27403 实验室质量控制规范 食品分子生物学检测

3 生物安全措施

为了保护实验室人员的安全,应由具备资格的工作人员检测肺炎克雷伯氏菌,所有培养物和废弃物应按照GB 19489中的有关规定执行。

4 防污染措施

防止污染措施应符合GB/T 27403的规定。

5 缩略语

下列缩略语适用于本文件。

Betaine:甜菜碱

Bst 酶[*Bst* DNA polymerase(large fragment)]:*Bst* DNA聚合酶(大片段)

DNA(deoxyribonucleic acid):脱氧核糖核酸

dNTP(deoxyribonucleoside triphosphate):脱氧核苷三磷酸

EDTA(ethylenediamine tetraacetic acid):乙二胺四乙酸

LAMP(loop-mediated isothermal amplification):环介导恒温扩增

oppA:肺炎克雷伯氏菌周质寡肽结合蛋白基因

Triton X-100:聚乙二醇辛基苯基醚

6 技术概要

根据肺炎克雷伯氏菌特有的靶序列 *oppA* 基因(参见附录 A)设计的两对特殊的内、外引物,特异性识别靶序列上的六个独立区域,利用 *Bst* 酶启动循环链置换反应,在 *oppA* 基因序列启动互补链合成,在同一链上互补序列周而复始形成有很多环的花椰菜结构的茎-环 DNA 混合物;从 dNTP 析出的焦磷酸根离子与反应溶液中的 Mg^{2+} 结合,产生副产物(焦磷酸镁)形成乳白色沉淀,加入显色液,即可通过颜色变化观察判定结果。

7 试剂和材料

除有特殊说明外,所有实验用试剂均为分析纯;实验用水符合 GB/T 6682 中一级水的要求。

7.1 引物:根据肺炎克雷伯氏菌特有的靶序列 *oppA* 基因设计一套特异性引物,包括外引物 1(F3),外引物 2(B3),内引物 1(FIP),内引物 2(BIP)。

外引物扩增片段长度:193 bp。

F3(5'-3'):TACGCCCCGGTCTGAC

B3(5'-3'):GCGCTTTCACCCCCAAC

FIP(5'-3'):GGCGAGACCAGTCGTTGCCATTTTCGACGGCACGGCCATT

BIP(5'-3'):AACAGCCTCCCCCTACGCGATTTTGTCCCTTTTGCCCGAGG

7.2 10×ThermoPol 缓冲液含:0.2 mol/L Tris-HCl,0.1 mol/L 氯化钾,0.1 mol/L 硫酸铵,20 mmol/L硫酸镁,1% Triton X-100。

7.3 dNTPs:每种核苷酸浓度 10 mmol/L。

7.4 甜菜碱:浓度 5 mol/L。

7.5 硫酸镁($MgSO_4$):浓度 150 mmol/L。

7.6 *Bst* DNA 聚合酶:酶浓度 8 U/μL。

7.7 DNA 提取液:20 mmol/L Tris-HCl,2 mmol/L EDTA,1.2% Triton X-100(pH8.0)。

7.8 显色液:SYBR Green Ⅰ荧光染料,1 000×。

7.9 阳性对照:肺炎克雷伯氏菌标准菌株,或含目的片段的 DNA。

7.10 1.5 mL 塑料离心管。

7.11 肺炎克雷伯氏菌 LAMP 检测试剂盒[1)],可选,参照试剂盒说明书操作。试剂盒组成及使用注意事项参见附录 B。

8 仪器和设备

8.1 移液器:量程 0.5 μL～10 μL;量程 10 μL～100 μL;量程 100 μL～1 000 μL。

8.2 高速台式离心机:≥7 000*g*。

8.3 水浴锅或加热模块:65 ℃±1 ℃和 100 ℃±1 ℃。

8.4 计时器。

---

1) 由广州华峰生物科技有限公司提供,给出这一信息是为了方便本标准的使用者,并不表示对该产品的认可。如果其他等效产品具有相同的效果,则可使用这些等效产品。

9 检测程序

食品中肺炎克雷伯氏菌 LAMP 检测程序见图 1。

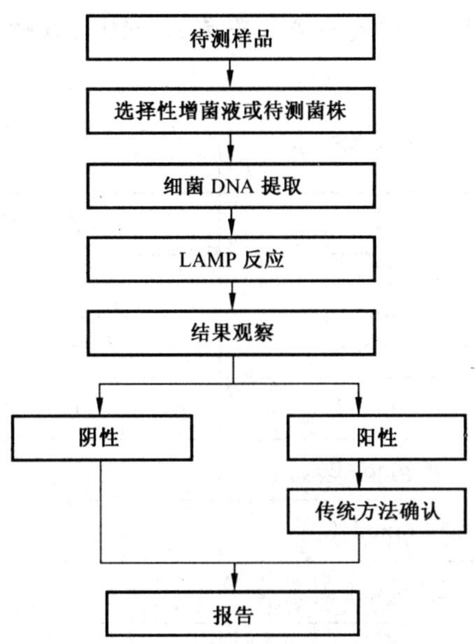

图 1 食品中肺炎克雷伯氏菌 LAMP 检测程序

10 操作步骤[2)]

10.1 样品制备、增菌培养

按照 GB/T 14926.13 的方法进行样品制备和增菌。

10.2 细菌模板 DNA 的制备[3)]

10.2.1 增菌液模板 DNA 的制备

对于 10.1 获得的增菌液，采用如下方法制备模板 DNA：

a) 直接取该增菌液 1 mL 加到 1.5 mL 无菌离心管中，7 000*g* 离心 2 min，尽量吸弃上清液；
b) 加入 80 μL DNA 提取液，混匀后沸水浴 10 min，置冰上 10 min；
c) 7 000*g* 离心 2 min，上清液即为模板 DNA；取上清液置－20 ℃可保存 6 个月备用。

10.2.2 可疑菌落模板 DNA 的制备

对于 10.1 分离到的可疑菌落，可直接挑取可疑菌落，再按照 10.2.1b）步骤制备模板 DNA 以待检测。

2） 采用以下方法，也可使用肺炎克雷伯氏菌 LAMP 检测试剂盒按照说明书操作。

3） 采用下述方法，也可使用等效的商品化的 DNA 提取试剂盒并按其说明提取制备模板 DNA。

10.3 环介导恒温核酸扩增

10.3.1 反应体系

肺炎克雷伯氏菌 LAMP 反应体系见表 1。

表 1 肺炎克雷伯氏菌 LAMP 反应体系

组　　分	工作液浓度	加样量 μL	反应体系终浓度
ThermoPol 缓冲液	10×	2.5	1×
外引物 1(F3)	10 μmol/L	0.5	0.2 μmol/L
外引物 2(B3)	10 μmol/L	0.5	0.2 μmol/L
内引物 1(FIP)	40 μmol/L	1.0	1.6 μmol/L
内引物 2(BIP)	40 μmol/L	1.0	1.6 μmol/L
dNTPs	10 mmol/L	4	1.6 mmol/L
甜菜碱	5 mol/L	4	0.8 mol/L
硫酸镁	150 mmol/L	1	8 mmol/L
Bst DNA 聚合酶	8 U/μL	0.5	0.16 U/μL
DNA 模板	—	2.5	—
去离子水	—	7.5	—

10.3.2 反应过程

10.3.2.1 按表 1 所述配制反应体系。

10.3.2.2 65 ℃扩增 60 min。

10.3.3 空白对照、阴性对照、阳性对照设置

每次反应应设置阴性对照、空白对照和阳性对照。

空白对照以水替代 DNA 模板。

阴性对照以 DNA 提取液代替模板 DNA。也可使用肺炎克雷伯氏菌 LAMP 检测试剂盒中的阴性对照。

阳性对照制备：将肺炎克雷伯氏菌标准菌株接种于营养肉汤中 36 ℃±1 ℃培养 18 h～24 h，用无菌生理盐水稀释至约 10^6 CFU/mL～10^8 CFU/mL(约麦氏浊度 0.4)，按 10.2.1 提取模板 DNA 作为 LAMP 反应的模板。也可使用肺炎克雷伯氏菌 LAMP 检测试剂盒中的阳性对照。

10.4 结果观察

在上述反应管中加入 2 μL 显色液，轻轻混匀并在黑色背景下观察。

建议使用 LAMP 试剂盒专用反应管，将反应液和显色液一次性加入，DNA 扩增反应后可不必开盖即可观察结果。

10.5 结果判定和报告

在空白对照和阴性对照反应管液体为橙色，阳性对照反应管液体呈绿色的条件下：

a) 待检样品反应管液体呈绿色，该样品结果为肺炎克雷伯氏菌初筛阳性，对样品的增菌液或可疑纯菌落进一步按 GB/T 14926.13 中操作步骤进行确认后报告结果；

b) 待检样品反应管液体呈橙色则可报告肺炎克雷伯氏菌检验结果为阴性。

若与上述条件不符，则本次检测结果无效，应更换试剂按本方法重新检测。

附　录　A
（资料性附录）
肺炎克雷伯氏菌 *oppA* 基因序列

A.1　肺炎克雷伯氏菌 *oppA* 基因序列(accession no. CP000647)

1　atgctggcta tgagcggcgg ggcgctggcg gcgcaggtgc cgccgggcac ccagctggcg

61　gaaaagcagg agctggtcag aaataacggc agtgaaccgg cgtcactcga tccgcataaa

121　gtcgagagcg atgttgaatt caatatcatt agcgatctct ttgaagggct ggttaacgtg

181　tcgccagcgg gagcgatcca gccgcgactg gcggaacgct gggaaaacaa agacaacctg

241　ttatggacct ttcatttacg ccccggtctg acctggtccg acggcacggc cattacagcg

301　caggatatcg tctggagctg gcaacgactg gtctcgccgg caacagcctc cccctacgcg

361　agctaccctg gcaatatgca tatcgccaac gcccgcgaga ttgccctcgg gcaaaaggga

421　cccgagacgt tgggggtgaa agcgctgaac gacaccacgc tgcaggtcac tctgacccag

481　ccgaatgccg ccttcctggc gatgctggcg caccccttcgc tggtaccgat cgacaaagtg

541　ctggtggagc ggtatgccga taaatggacc cgaccagagc atatcgtcac cagcggcccg

601　tataagctgt cccaatgggt ggtgaatgag cggctggtgg ctgaacgtaa tgcaaagtac

661　tgggataatg cgcataccgt tattaataaa gtgacttacc tgccaatctc ttcggaggcc

721　gccgatgtca accgctacaa agcaggggag attgatattg tctatacggt gccgatcaat

781　cagtttgcgc agttgcagaa aaccatgggc gaccagctgg acgtttcgcc gcagctggcg

841　acctattact acgaattcaa tactacccgg ccgccgttta acgacgcccg tgtgcgtcgc

901　gcgctgaata tggcgcttga taaagatatc attgccggaa aagtgcttgg ccagggccag

961　cgcccggcct ggctgatcgg tcagccggat atcggcggcg tgacgctgca taacccggac

1021　tacgccagct ggccgcgtga gaaacggatt gccgaggcga aaaaactgct ggcgcaggcg

1081　gggtatgatg aaagccatcc gctggtcttt accctgctct ataacacctc tgagtcgcac

1141　cagcgtatcg ccattgccgc cagctctatg tggaagaaaa acctcggcgt cgaggcgaag

1201　ctacagaacc aagagtggaa gacgatgctg gataccatgc atacgcataa cttgacgcc

1261　gtccgctacg cgtggattgc cgactacgac gatgccgcca ccttcctcaa tactttccgt

1321　accggggata gcgagaacac cagtcagtac agcaaccctg cttacgatga ggccctgcgc

1381　aatgcggcga aagcctccga cgtggcgacc cggggcaaat actatcagca ggcggaagat

1441　ctgctggcgc aggatgttcc cgccattccg gtctatcact atgtacgtac ccatctggtg

1501　aaaccttggg tagggggctt cacgccggat aagctggggt attactacac caaagacatg

1561　tacattaaaa aacacccatc cgccagcggc gatgggcgtt ga

注：下划线所示部分为引物扩增匹配区段。

A.2　组成引物中碱基构成

oppA-F3（5'-3'）：　TACGCCCCGGTCTGAC

oppA-B3（5'-3'）：　GCGCTTTCACCCCCAAC

←F1C　　F2→

oppA-FIP（5'-3'）：　GGCGAGACCAGTCGTTGCCATTTTCGACGGCACGGCCATT

B1C→　　←B2

oppA-BIP（5'-3'）：　AACAGCCTCCCCCTACGCGATTTTGTCCCTTTTGCCCGAGG

注：TTTT 为连接序列。

附 录 B
（资料性附录）
肺炎克雷伯氏菌 LAMP 检测试剂盒

B.1 试剂盒组成

每个试剂盒(20 T/kit,每个反应体系体积为 25 μL)包括以下成分：

——DNA 提取液；

——反应液；

——*Bst* 酶；

——显色液；

——稳定液；

——阳性对照；

——阴性对照。

B.2 说明

B.2.1 试剂盒内各试剂使用前，充分融化后稍离心。

B.2.2 试剂盒内的阳性对照应视为具有污染性物质，应注意避免污染其他样品和反应试剂，导致错误检验结果。

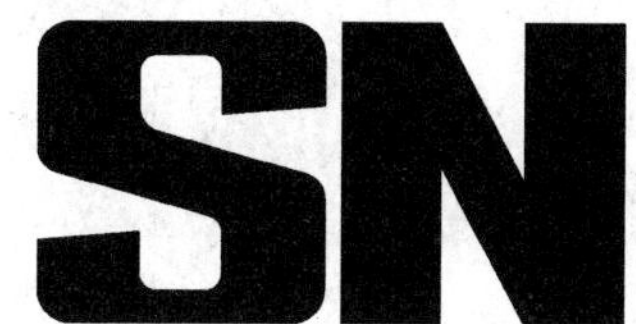

中华人民共和国出入境检验检疫行业标准

SN/T 2754.9—2011

出口食品中致病菌环介导恒温扩增(LAMP)检测方法 第9部分:溶血性链球菌

Loop-mediated isothermal amplification detection method for pathogens in export food—Part 9: *Streptococcus hemolyticus*

011-02-25 发布 2011-07-01 实施

中华人民共和国国家质量监督检验检疫总局 发布

前　言

SN/T 2754《出口食品中致病菌环介导恒温扩增(LAMP)检测方法》共分为15个部分：

——第1部分:金黄色葡萄球菌；

——第2部分:大肠杆菌O157；

——第3部分:志贺氏菌；

——第4部分:单核细胞增生李斯特菌；

——第5部分:副溶血性弧菌；

——第6部分:小肠结肠炎耶尔森氏菌；

——第7部分:空肠弯曲菌；

——第8部分:肺炎克雷伯氏菌；

——第9部分:溶血性链球菌；

——第10部分:产气荚膜梭菌；

——第11部分:产霍乱毒素的霍乱弧菌；

——第12部分:溶藻弧菌；

——第13部分:创伤弧菌；

——第14部分:假结核耶尔森氏菌；

——第15部分:阪崎肠杆菌。

本部分为SN/T 2754的第9部分。

本部分按照GB/T 1.1—2009给出的规则起草。

请注意本文件的某些内容可能涉及专利。本文件的发布机构不承担识别这些专利的责任。

本部分由国家认证认可监督管理委员会提出并归口。

本部分起草单位:中华人民共和国珠海出入境检验检疫局、中华人民共和国广东出入境检验检疫局、中华人民共和国浙江出入境检验检疫局、中华人民共和国广州华峰生物科技有限公司。

本部分主要起草人:王小玉、唐食明、游淑珠、杨一帆、李志勇、程洁、曹以诚、杜正平、李丹琳、冯家望、易敏英、曾静、陈洵、高东微。

出口食品中致病菌环介导恒温扩增(LAMP)检测方法 第9部分:溶血性链球菌

1 范围

SN/T 2754的本部分规定了检测出口食品中溶血性链球菌的环介导恒温核酸扩增(LAMP)法。

本部分适用于出口食品中溶血性链球菌的筛选检测。

2 规范性引用文件

下列文件对于本文件的应用是必不可少的。凡是注日期的引用文件,仅注日期的版本适用于本文件。凡是不注日期的引用文件,其最新版本(包括所有的修改单)适用于本文件。

GB/T 4789.11 食品微生物学检验 溶血性链球菌检验

GB/T 6682 分析实验室用水规格和试验方法

GB 19489 实验室 生物安全通用要求

GB/T 27403 实验室质量控制规范 食品分子生物学检测

3 生物安全措施

为了保护实验室人员的安全,应由具备资格的工作人员检测溶血性链球菌,所有培养物和废弃物应按照GB 19489中的有关规定执行。

4 防污染措施

防止污染措施应符合GB/T 27403的规定。

5 缩略语

下列缩略语适用于本文件。

Betaine:甜菜碱

Bst 酶[*Bst* DNA polymerase(large fragment)]:*Bst* DNA聚合酶(大片段)

DNA(deoxyribonucleic acid):脱氧核糖核酸

dNTP(deoxyribonucleoside triphosphate):脱氧核苷三磷酸

EDTA(ethylenediamine tetraacetic acid):乙二胺四乙酸

LAMP(loop-mediated isothermal amplification):环介导恒温扩增

Triton X-100:聚乙二醇辛基苯基醚

6 技术概要

根据溶血性链球菌属特有的靶序列*ska*基因(参见附录A)设计的两对特殊的内、外引物,特异性识别靶序列上的六个独立区域，利用 *Bst* 酶启动循环链置换反应，在 *ska* 基因序列启动互补链合成，在同一链上互补序列周而复始形成有很多环的花椰菜结构的茎-环 DNA 混合物；从 dNTP 析出的焦磷酸根离子与反应溶液中的 Mg^{2+} 结合，产生副产物（焦磷酸镁）形成乳白色沉淀，加入显色液，即可通过颜色变化观察判定结果。

7 试剂和材料

除有特殊说明外，所有实验用试剂均为分析纯；实验用水符合 GB/T 6682 中一级水的要求。

7.1 引物：根据溶血性链球菌属特有的靶序列 *ska* 基因设计一套特异性引物，包括外引物 1，外引物 2 和内引物 1，内引物 2。

外引物扩增片段长度：193 bp。

外引物 1(F3,5'-3')：CTGTCTTTCCTCCGTGAG

外引物 2(B3,5'-3')：GCATTAACATTTGGAACAGTCAA

内引物 1(FIP,5'-3')：TTGTTAGTATGGCCGGTATCGTTGTTTTCAGGTTGTGATGTTAGATCG

内引物 2(BIP,5'-3')：GGCTGTTATTGATAGGTGGACGTTTTGTCGGTCCAAGCTATTGC

7.2 DNA 提取液：20 mmol/L Tris-HCl，2 mmol/L EDTA，1.2% Triton X-100(pH8.0)。

7.3 10×ThermoPol 缓冲液含：0.2 mol/LTris-HCl，0.1 mol/L 氯化钾，0.1 mol/L 硫酸铵，20 mmol/L 硫酸镁，1% TritonX-100。

7.4 dNTPs：每种核苷酸浓度 10 mmol/L。

7.5 甜菜碱：浓度 5 mol/L。

7.6 硫酸镁（$MgSO_4$）：浓度 150 mmol/L。

7.7 *Bst* DNA 聚合酶：酶浓度 8 U/μL。

7.8 显色液：SYBR Green Ⅰ荧光染料，1 000×。

7.9 阳性对照：溶血性链球菌标准菌株，或含目的片段的 DNA 亦可。

7.10 溶血性链球菌 LAMP 检测试剂盒[1)]，可选，参照试剂盒说明书操作。试剂盒组成及使用注意事项参见附录 B。

7.11 1.5 mL 塑料离心管。

8 仪器和设备

8.1 移液器：量程 0.5 μL～10 μL；量程 10 μL～100 μL；量程 100 μL～1 000 μL。

8.2 高速台式离心机：≥7 000 *g*。

8.3 水浴锅或加热模块：65 ℃±1 ℃和 100 ℃±1 ℃。

8.4 计时器。

9 检测程序

食品中溶血性链球菌 LAMP 检测程序见图 1。

1） 由广州华峰生物科技有限公司提供，给出这一信息是为了方便本标准的使用者，并不表示对该产品的认可。如果其他等效产品具有相同的效果，则可使用这些等效产品。

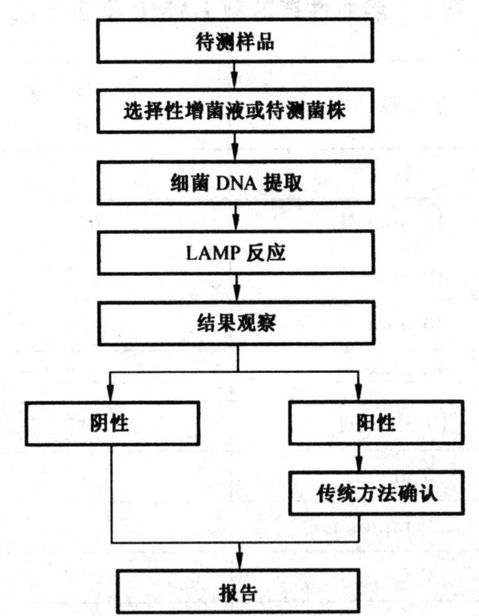

图 1 食品中溶血性链球菌 LAMP 检测程序

10 操作步骤[2)]

10.1 样品制备、增菌培养

按照 GB/T 4789.11 的方法进行样品制备和增菌。

10.2 细菌模板 DNA 的制备[3)]

10.2.1 增菌液模板 DNA 的制备

对于 10.1 获得的增菌液，采用如下方法制备模板 DNA：

a) 直接取该增菌液 1 mL 加到 1.5 mL 无菌离心管中，7 000g 离心 2 min，尽量吸弃上清液；

b) 加入 80 μL DNA 提取液，混匀后沸水浴 10 min，置冰上 10 min；

c) 7 000g 离心 2 min，上清液即为模板 DNA；取上清液置 −20 ℃可保存 6 个月备用。

10.2.2 可疑菌落模板 DNA 的制备

对于 10.1 分离到的可疑菌落，可直接挑取可疑菌落，再按照 10.2.1b)步骤制备模板 DNA 以待检测。

10.3 环介导恒温核酸扩增

10.3.1 反应体系

溶血性链球菌 LAMP 反应体系见表 1。

2） 采用以下方法，也可使用溶血性链球菌 LAMP 检测试剂盒按照说明书操作。

3） 采用下述方法，也可使用等效的商品化的 DNA 提取试剂盒并按其说明提取制备模板 DNA。

表 1 溶血性链球菌 LAMP 反应体系

组 分	工作液浓度	加样量 μL	反应体系终浓度
ThermoPol 缓冲液	10×	2.5	1×
F3	10 μmol/L	0.5	0.2 μmol/L
B3	10 μmol/L	0.5	0.2 μmol/L
FIP	40 μmol/L	1.0	1.6 μmol/L
BIP	40 μmol/L	1.0	1.6 μmol/L
dNTPs	10 mmol/L	4	1.6 mmol/L
甜菜碱	5 mol/L	4	0.8 mol/L
硫酸镁	150 mmol/L	1	8 mmol/L
Bst DNA 聚合酶	8 U/μL	0.5	0.16 U/μL
DNA 模板	—	2.5	—
去离子水	—	7.5	—

10.3.2 反应过程

10.3.2.1 按表 1 所述配制反应体系。

10.3.2.2 65 ℃扩增 60 min。

10.3.3 空白对照、阴性对照、阳性对照设置

每次反应应设置阴性对照、空白对照和阳性对照。

空白对照以水替代 DNA 模板。

阴性对照以 DNA 提取液代替模板 DNA。也可使用溶血性链球菌 LAMP 检测试剂盒中的阴性对照。

阳性对照制备：将溶血性链球菌标准菌株接种于葡萄糖肉浸液肉汤中 36 ℃±1 ℃培养 18 h～24 h，用无菌生理盐水稀释至约 10^6 CFU/mL～10^8 CFU/mL（约麦氏浊度 0.4），按 10.2.1 提取模板 DNA 作为 LAMP 反应的模板。也可使用溶血性链球菌 LAMP 检测试剂盒中的阳性对照。

10.4 结果观察

在上述反应管中加入 2 μL 显色液，轻轻混匀并在黑色背景下观察。

建议使用 LAMP 试剂盒专用反应管，将反应液和显色液一次性加入，DNA 扩增反应后可不必开盖即可观察结果。

10.5 结果判定和报告

在空白对照和阴性对照反应管液体为橙色，阳性对照反应管液体呈绿色的条件下：

a) 待检样品反应管液体呈绿色，该样品结果为溶血性链球菌初筛阳性，对样品的二次增菌液或可疑纯菌落进一步按 GB/T 4789.11 中操作步骤进行确认后报告结果；
b) 待检样品反应管液体呈橙色则可报告溶血性链球菌检验结果为阴性。

若与上述条件不符，则本次检测结果无效，应更换试剂按本方法重新检测。

附　录　A
（资料性附录）
溶血性链球菌 *ska* 基因序列

A.1　溶血性链球菌 *ska* 基因序列（accession no. AE004092.1）

1 ccagggtgac agcatgaaaa acaaattgtt atttatgatg ttgacaatac tgggtgagcc
61 gattgcaacc gcgacaaatt atgatctggc tcgttcagag tataattttg cggtaaatga
121 attaagcaag tcttcattta atcaggcggc cattattggt caagtcggca cggataatag
181 tgccagagta cgccatgaag gatcaaaact attgtccgtt atttcacaag aacgaggagg
241 aaataatcgg gcgaaagtcg accaggcagg gaattataac tttgcgtata ttgagcaaac
301 gggcaatgcc aacgatgcca gtatatcgca aagcgcttac ggtaatagtg cggctattag
361 tgcggctatt atccagaaag gttctggaaa taaggccaat attacccagt acggtacgca
421 gaaaacagca gttgtagtgc agaaacagtc gcatatggct attcaggcca atattacgca
481 gtacggtacg cagaaaacag cagttgtagt gcagaaacag tcgcatatgg ctattcgcgt
541 cacccaacgc taataccgtt acgactttta aatcaatccg atggggttta ccatgaaact
601 tttaaaagtg gcagcattcg cagcaatcgt agtttctggc agtgctgtgg ctggcgtcgt
661 tccacaatgg ggcggcggcg gtaatcataa cggcggcggc aatagttccg gcccggattc
721 cacgttgagc atttatcagt acggttccgc taacgctgcg cttgctctgc aaagcgatgc
781 ccgtaaatct gaaacgacca ttacccagag cggttatggt aacggcgccg atgtaggcca
841 gggtgcggat aacagtacta ttgaactgac tcagaatggt ttcagaaaca atgccaccat
901 cgaccagtgg aacgctaaaa actccgatat tactgtcggt caatacggcg gtaataacgc
961 cgcgctggtt aatcagaccg catctgattc cagcgtaatg gtgcgtcagg ttggttttgg
1021 caacaacgca ccggctaacc agtataat

注．阴影所示部分为 *ska* 基因序列。

A.2　组成引物中碱基构成

AgfA-56-F3（5'-3'）：CCCGGATTCCACGTTGAG

AgfA-56-B3（5'-3'）：TCGGAGTTTTTAGCGTTCCA

F1C ←——　　F2 ——→

AgfA-56-FIP（5'-3'）：CCGCTCTGGGTAATGGTCGTTTTTTCTAACGCTGCGCTTGCTC

B1C ——→　　B2 ←——

AgfA-56-BIP（5'-3'）：ATGTAGGCCAGGGTGCGGATA TTTTTGGTCGATGGTGGCATTG

注：TTTT 为连接序列。

附　录　B
（资料性附录）
溶血性链球菌 LAMP 检测试剂盒

B.1　试剂盒组成

每个试剂盒(20 T/kit,每个反应体系体积为 25 μL)包括以下成分：

——DNA 提取液；

——反应液；

——*Bst* 酶；

——显色液；

——稳定液；

——阳性对照；

——阴性对照。

B.2　说明

B.2.1　试剂盒内各试剂使用前,充分融化后稍离心。

B.2.2　试剂盒内的阳性对照应视为具有污染性物质,应注意避免污染其他样品和反应试剂,导致错误检验结果。

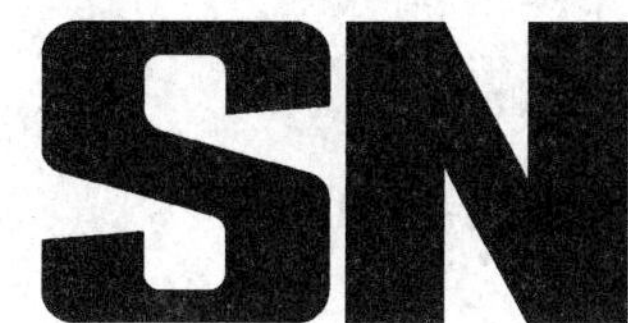

中华人民共和国出入境检验检疫行业标准

SN/T 2754.10—2011

出口食品中致病菌环介导恒温扩增(LAMP)检测方法 第10部分:产气荚膜梭菌

Loop-mediated isothermal amplification detection method for pathogens in export food—Part 10: *Clostridium perfringens*

2011-02-25 发布　　2011-07-01 实施

中华人民共和国国家质量监督检验检疫总局　发布

前　言

SN/T 2754《出口食品中致病菌环介导恒温扩增(LAMP)检测方法》共分为15个部分：

——第1部分：金黄色葡萄球菌；

——第2部分：大肠杆菌O157；

——第3部分：志贺氏菌；

——第4部分：单核细胞增生李斯特菌；

——第5部分：副溶血性弧菌；

——第6部分：小肠结肠炎耶尔森氏菌；

——第7部分：空肠弯曲菌；

——第8部分：肺炎克雷伯氏菌；

——第9部分：溶血性链球菌；

——第10部分：产气荚膜梭菌；

——第11部分：产霍乱毒素的霍乱弧菌；

——第12部分：溶藻弧菌；

——第13部分：创伤弧菌；

——第14部分：假结核耶尔森氏菌；

——第15部分：阪崎肠杆菌。

本部分为SN/T 2754的第10部分。

本部分按照GB/T 1.1—2009给出的规则起草。

请注意本文件的某些内容可能涉及专利。本文件的发布机构不承担识别这些专利的责任。

本部分由国家认证认可监督管理委员会提出并归口。

本部分起草单位：中华人民共和国珠海出入境检验检疫局、中华人民共和国盐城出入境检验检疫局、中华人民共和国广东出入境检验检疫局、广州华峰生物科技有限公司。

本部分主要起草人：游淑珠、王小玉、冯家望、邝筱珊、徐帮兴、李志勇、曹以诚、杜正平、成晓维、杨一帆、王志强、陈洵、高东微。

出口食品中致病菌环介导恒温扩增(LAMP)检测方法 第10部分:产气荚膜梭菌

1 范围

SN/T 2754 的本部分规定了检测出口食品中产气荚膜梭菌的环介导恒温核酸扩增(LAMP)法。

本部分适用于出口食品中产气荚膜梭菌的筛选检测。

2 规范性引用文件

下列文件对于本文件的应用是必不可少的。凡是注日期的引用文件,仅注日期的版本适用于本文件。凡是不注日期的引用文件,其最新版本(包括所有的修改单)适用于本文件。

GB/T 4789.13 食品微生物学检验 产气荚膜梭菌检验

GB/T 6682 分析实验室用水规格和试验方法

GB 19489 实验室 生物安全通用要求

GB/T 27403 实验室质量控制规范 食品分子生物学检测

3 生物安全措施

为了保护实验室人员的安全,应由具备资格的工作人员检测产气荚膜梭菌,所有培养物和废弃物应按照 GB 19489 中的有关规定执行。

4 防污染措施

防止污染措施应符合 GB/T 27403 的规定。

5 缩略语

下列缩略语适用于本文件。

Betaine:甜菜碱

Bst 酶[*Bst* DNA polymerase (large fragment)]:*Bst* DNA 聚合酶(大片段)

DNA (deoxyribonucleic acid):脱氧核糖核酸

dNTP (deoxyribonucleoside triphosphate):脱氧核苷三磷酸

EDTA (ethylenediamine tetraacetic acid):乙二胺四乙酸

LAMP (loop-mediated isothermal amplification):环介导恒温扩增

Triton X-100:聚乙二醇辛基苯基醚

6 技术概要

根据产气荚膜梭菌特有的靶序列 16SrRNA 基因(参见附录 A)设计的两对特殊的内、外引物,特异性识别靶序列上的六个独立区域，利用 *Bst* 酶启动循环链置换反应，在 16SrRNA 基因序列启动互补链合成，在同一链上互补序列周而复始形成有很多环的花椰菜结构的茎-环 DNA 混合物；从 dNTP 析出的焦磷酸根离子与反应溶液中的 Mg^{2+} 结合，产生副产物(焦磷酸镁)形成乳白色沉淀，加入显色液，即可通过颜色变化观察判定结果。

7 试剂和材料

除有特殊说明外，所有实验用试剂均为分析纯；实验用水符合 GB/T 6682 中一级水的要求。

7.1 引物：根据产气荚膜梭菌特有的靶序列 16SrRNA 基因设计一套特异性引物，包括外引物 1，外引物 2 和内引物 1，内引物 2。

外引物扩增片段长度：207 bp。

外引物 1(F3，5'-3')：AACCTTCATCACTCACGCG

外引物 2(B3，5'-3')：GCAATCCGCTATGAGATGGA

内引物 1(FIP，5'-3')：TGATCGGCCACATTGGGACTGATTTTGGTTTCCCCCATTGTGCA

内引物 2(BIP，5'-3')：CAGGTCGGCTACGCATCGTCTTTTCGGCGCATTAGCTAGTTGG

7.2 DNA 提取试剂。

7.2.1 TE 缓冲液：10 mmol/L Tris-Cl pH 8.0；1 mmol/L EDTA。

7.2.2 50 mg/mL 溶菌酶溶液。

7.2.3 20 mg/mL 蛋白酶 K 溶液。

7.2.4 10%SDS。

7.2.5 5 mol/L 氯化钠。

7.2.6 CTAB/NaCl 溶液：0.7 mol/L NaCl；10%CTAB。

7.2.7 三氯甲烷/异戊醇(24：1)。

7.2.8 Tris 饱和酚。

7.2.9 3 mol/L 乙酸钠(pH6.0)。

7.2.10 无水乙醇。

7.2.11 70%乙醇。

7.2.12 RNase A。

7.3 10× ThermoPol 缓冲液含：0.2 mol/LTris-HCl，0.1 mol/L 氯化钾，0.1 mol/L 硫酸铵，20 mmol/L硫酸镁，1%Triton X-100。

7.4 dNTPs：每种核苷酸浓度 10 mmol/L。

7.5 甜菜碱：浓度 5 mol/L。

7.6 硫酸镁($MgSO_4$)：浓度 150 mmol/L。

7.7 *Bst* DNA 聚合酶：酶浓度 8 U/μL。

7.8 显色液：SYBR Green Ⅰ荧光染料，1 000×。

7.9 阳性对照：产气荚膜梭菌标准菌株，或含目的片段的 DNA 亦可。

7.10 产气荚膜梭菌 LAMP 检测试剂盒[1)]，可选，参照试剂盒说明书操作。试剂盒组成及使用注意事项参见附录 B。

7.11 1.5 mL 塑料离心管。

---

1) 由广州华峰生物科技有限公司提供，给出这一信息是为了方便本标准的使用者，并不表示对该产品的认可。如果其他等效产品具有相同的效果，则可使用这些等效产品。

8 仪器和设备

8.1 移液器：量程 0.5 μL～10 μL；量程 10 μL～100 μL；量程 100 μL～1 000 μL。

8.2 高速台式离心机：≥7 000g

8.3 水浴锅或加热模块：65 ℃±1 ℃和 100 ℃±1 ℃。

8.4 计时器。

9 检测程序

食品中产气荚膜梭菌 LAMP 检测程序见图 1。

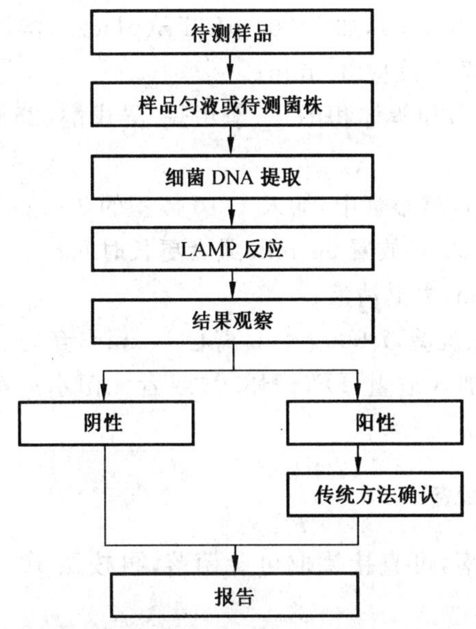

图 1 食品中产气荚膜梭菌 LAMP 检测程序

10 操作步骤[2)]

10.1 样品制备、增菌培养

按照 GB/T 4789.13 的方法制备样品匀液，获得可疑黑色菌落。

10.2 细菌模板 DNA 的制备[3)]

10.2.1 样品匀液模板 DNA 的制备

对于 10.1 获得的样品匀液，采用如下方法制备模板 DNA：

a) 取样品匀液 1.5 mL 于 2 mL 离心管，7 000g 离心 2 min，去上清液；

b) 加入 1 mL TE 洗涤菌体一次，7 000g 离心 2 min，去上清液；

c) 加入 500 μL TE(pH8.0)充分振荡，重悬菌体；

d) 往管中加入 10 μL～15 μL 溶菌酶溶液(50 mg/mL，20 000 U/mg)至终浓度1 mg/mL，混匀，

---

2) 采用以下方法，也可使用产气荚膜梭菌 LAMP 检测试剂盒按照说明书操作。

3) 采用下述方法，也可使用等效的商品化的 DNA 提取试剂盒并按其说明提取制备模板 DNA。

37 ℃反应 2 h～3 h,并每 10 min 振荡一次;

e) 加入 10 μL 蛋白酶 K(20 mg/mL),混匀,37 ℃反应 1 h;

f) 加入 52 μL 10%SDS 至终浓度 1%,混匀,37 ℃温浴 30 min;

g) 加入 100 μL 5 mol/L 氯化钠,80 μL CTAB/NaCl,混匀,65 ℃温浴 10 min;

h) 加入等体积三氯甲烷/异戊醇(24∶1),充分混匀,7 000*g* 离心 5 min;

i) 小心移取上清液至 2 mL 离心管中,加入等体积酚/三氯甲烷/异戊醇(25∶24∶1),充分混匀,7 000*g* 离心 5 min;

j) 小心移取上清液至 2 mL 离心管中,加入 1/10 体积的 3 mol/L 乙酸钠(pH6.0)以及 2 倍体积的冰冻无水乙醇,混匀,观察是否有絮状沉淀,－20 ℃放置 30 min 或者更长时间;

k) 7 000*g* 4 ℃离心,10 min,去上清液;

l) 加入冰冻 70%乙醇洗涤沉淀,7 000*g* 4 ℃离心,10 min,去上清液;

m) 沉淀置通风橱风干(约 30 min),加入 200 μL TE(pH8.0)溶解沉淀;

n) 加入 20 μg RNase A,37 ℃反应 30 min;

o) 加入 400 μL TE(pH8.0)和等体积酚/三氯甲烷/异戊醇(25∶24∶1),充分混匀,7 000*g*离心 5 min;

p) 小心移取上清液至 2 mL 离心管中,加入 1/10 体积的 3 mol/L 乙酸钠(pH6.0)和 2 倍体积的冰冻无水乙醇,混匀,－20 ℃放置 30 min 或者更长时间;

q) 7 000*g* 4 ℃离心,10 min,去上清液;

r) 加入冰冻 70%乙醇洗涤沉淀,7 000*g* 4 ℃离心 10 min,弃去上清液;

s) 沉淀置通风橱风干后,加入适量 TE(pH8.0)或者无菌水溶解,可立即使用或置－20 ℃存放 6 个月备用。

10.2.2 可疑菌落模板 DNA 的制备

对于 10.1 分离到的可疑菌落,可直接挑取可疑菌落,再按照 10.2.1b)步骤制备模板 DNA 以待检测。

10.3 环介导恒温核酸扩增

10.3.1 反应体系

产气荚膜梭菌 LAMP 反应体系见表 1。

表 1 产气荚膜梭菌 LAMP 反应体系

组分	工作液浓度	加样量 μL	反应体系终浓度
ThermoPol 缓冲液	10×	2.5	1×
F3	10 μmol/L	0.5	0.2 μmol/L
B3	10 μmol/L	0.5	0.2 μmol/L
FIP	40 μmol/L	1.0	1.6 μmol/L
BIP	40 μmol/L	1.0	1.6 μmol/L
dNTPs	10 mmol/L	4	1.6 mmol/L
甜菜碱	5 mol/L	4	0.8 mol/L

表 1（续）

组分	工作液浓度	加样量 μL	反应体系终浓度
硫酸镁	150 mmol/L	1	8 mmol/L
Bst DNA 聚合酶	8 U/μL	0.5	0.16 U/μL
DNA 模板	—	2.5	—
去离子水	—	7.5	—

10.3.2 反应过程

10.3.2.1 按表 1 所述配制反应体系。

10.3.2.2 65 ℃扩增 60 min。

10.3.3 空白对照、阴性对照、阳性对照设置

每次反应应设置阴性对照、空白对照和阳性对照。

空白对照以水替代 DNA 模板。

阴性对照以提取空白代替模板 DNA。也可使用产气荚膜梭菌 LAMP 检测试剂盒中的阴性对照。

阳性对照制备：将产气荚膜梭菌标准菌株接种于液体硫乙醇酸盐培养基营养肉汤中 36 ℃±1 ℃培养 18 h～24 h，用无菌生理盐水稀释至约 10^6 CFU/mL～10^8 CFU/mL（约麦氏浊度 0.4），按 10.2 提取模板 DNA 作为 LAMP 反应的模板。也可使用产气荚膜梭菌 LAMP 检测试剂盒中的阳性对照。

10.4 结果观察

在上述反应管中加入 2 μL 显色液，轻轻混匀并在黑色背景下观察。

建议使用 LAMP 试剂盒专用反应管，将反应液和显色液一次性加入，DNA 扩增反应后可不必开盖即可观察结果。

10.5 结果判定和报告

在空白对照和阴性对照反应管液体为橙色，阳性对照反应管液体呈绿色的条件下：

a） 待检样品反应管液体呈绿色，该样品结果为产气荚膜梭菌初筛阳性，对样品匀液或可疑纯菌落进一步按 GB/T 4789.13 中操作步骤进行确认后报告结果；

b） 待检样品反应管液体呈橙色则可报告产气荚膜梭菌检验结果为阴性。

若与上述条件不符，则本次检测结果无效，应更换试剂按本方法重新检测。

附 录 A
（资料性附录）
产气荚膜梭菌 16SrRNA 基因序列

A.1 产气荚膜梭菌 16SrRNA 基因序列(accession no. GQ911558.1)

1 agtttgatcc tggctcagga tgaacgctgg cggcgtgctt aacacatgca agtcgagcga
61 tgaagtttcc ttcgggaaay ggattagcgg cggacgggtg agtaacacgt gggtaacctg
121 cctcatagag tggaatagcc ttccgaaagg aagattaata ccgcataayg ttgaaagatg
181 gcatcatcat tyaaccaaag gagcaatccg ctatgagatg gacccgcggc gcattagcta
241 gttggtgggg taacggccta ccaaggcgac gatgcgtagc cgacctgaga gggtgatcgg
301 ccacattggg actgagacac ggcccagact cctacgggag gcagcagtgg ggaatattgc
361 acaatggggg aaaccctgat gcagcaacgc cgcgtgagtg atgaaggttt tcggatcgta
421 aagctctgtc tttggggaag ataatgacgg tacccaagga ggaagccacg gctaactacg
481 tgccagcagc cgcggtaata cgtaggtggc gagcgttatc cggatttact gggcgtaaag
541 ggagcgtagg cggatgatta agtgggatgt gaaatacccg ggctcaactt gggtgctgca
601 ttccaaactg gttatctaga gtgcaggaga ggagagtgga attcctagtg tagcggtgaa
661 atgcgtagag attaggaaga acaccagtgg cgaaggcgac tctctggact gtaactgacg
721 ctgaggctcg aaagcgtggg gagcaaacag gattagatac cctggtagtc c

注：阴影所示部分为 16SrRNA 基因序列。

A.2 组成引物中碱基构成

C.P-16S-1-F3（5'-3'）：GCAATCCGCTATGAGATGGA

C.P-16S-1-B3（5'-3'）：AACCTTCATCACTCACGCG

F1C ← F2 →

C.P-16S-1-FIP（5'-3'）：CAGGTCGGCTACGCATCGTCTTTTCGGCGCATTAGCTAGTTGG

B1C → B2 ←

C.P-16S-1-BIP（5'-3'）：TGATCGGCCACATTGGGACTGATTTTGGTTTCCCCCATTGTGCA

注：其中阴影部分 TTTT 为连接序列。

附　录　B
（资料性附录）
产气荚膜梭菌 LAMP 检测试剂盒

B.1　试剂盒组成

每个试剂盒(20 T/kit,每个反应体系体积为 25 μL)包括以下成分：
——DNA 提取液；
——反应液；
——*Bst* 酶；
——显色液；
——稳定液；
——阳性对照；
——阴性对照。

B.2　说明

B.2.1　试剂盒内各试剂使用前,充分融化后稍离心。
B.2.2　试剂盒内的阳性对照应视为具有污染性物质,应注意避免污染其他样品和反应试剂,导致错误检验结果。

SN

中华人民共和国出入境检验检疫行业标准

SN/T 2754.11—2011

出口食品中致病菌环介导恒温扩增(LAMP)检测方法 第11部分:产霍乱毒素的霍乱弧菌

Loop-mediated isothermal amplification detection method for pathogens in export food—Part 11: Cholera toxin-producing *Vibrio cholerae*

2011-02-25 发布　　2011-07-01 实施

中华人民共和国国家质量监督检验检疫总局 发布

前　言

SN/T 2754《出口食品中致病菌环介导恒温扩增(LAMP)检测方法》共分为15个部分：

——第1部分：金黄色葡萄球菌；

——第2部分：大肠杆菌O157；

——第3部分：志贺氏菌；

——第4部分：单核细胞增生李斯特菌；

——第5部分：副溶血性弧菌；

——第6部分：小肠结肠炎耶尔森氏菌；

——第7部分：空肠弯曲菌；

——第8部分：肺炎克雷伯氏菌；

——第9部分：溶血性链球菌；

——第10部分：产气荚膜梭菌；

——第11部分：产霍乱毒素的霍乱弧菌；

——第12部分：溶藻弧菌；

——第13部分：创伤弧菌；

——第14部分：假结核耶尔森氏菌；

——第15部分：阪崎肠杆菌。

本部分为SN/T 2754的第11部分。

本部分按照GB/T 1.1—2009给出的规则起草。

请注意本文件的某些内容可能涉及专利。本文件的发布机构不承担识别这些专利的责任。

本部分由国家认证认可监督管理委员会提出并归口。

本部分起草单位：中华人民共和国北京出入境检验检疫局、中华人民共和国广东出入境检验检疫局、中华人民共和国珠海出入境检验检疫局、中华人民共和国福建出入境检验检疫局、中华人民共和国天津出入境检验检疫局、中华人民共和国江苏盐城出入境检验检疫局、中华人民共和国吉林出入境检验检疫局、广州华峰生物科技有限公司。

本部分主要起草人：曾静、魏海燕、张西萌、王志强、冯家望、李志勇、郑晶、郑文杰、徐帮兴、易敏英、罗雁非、曹以诚、高东微。

出口食品中致病菌环介导恒温扩增(LAMP)检测方法 第11部分:产霍乱毒素的霍乱弧菌

1 范围

SN/T 2754 的本部分规定了检测出口食品中产霍乱毒素霍乱弧菌的环介导恒温核酸扩增(LAMP)法。

本部分适用于出口食品中产霍乱毒素的霍乱弧菌的筛选检测。

2 规范性引用文件

下列文件对于本文件的应用是必不可少的。凡是注日期的引用文件,仅注日期的版本适用于本文件。凡是不注日期的引用文件,其最新版本(包括所有的修改单)适用于本文件。

GB/T 6682 分析实验室用水规格和试验方法

GB 19489 实验室 生物安全通用要求

GB/T 27403 实验室质量控制规范 食品分子生物学检测

SN/T 1022 出口食品中霍乱弧菌检验方法

3 生物安全措施

为了保护实验室人员的安全,应由具备资格的工作人员检测霍乱弧菌,所有培养物和废弃物应按照 GB 19489 中的有关规定执行。

4 防污染措施

防止污染措施应符合 GB/T 27403 的规定。

5 缩略语

下列缩略语适用于本文件。

Betaine:甜菜碱

Bst 酶[*Bst* DNA polymerase(large fragment)]:*Bst* DNA 聚合酶(大片段)

CT:(cholera toxin):霍乱毒素

ctx A(cholera toxin subunit A gene):霍乱毒素 A 亚单位基因

DNA(deoxyribonucleic acid):脱氧核糖核酸

dNTP(deoxyribonucleoside triphosphate):脱氧核苷三磷酸

EDTA(ethylenediamine tetraacetic acid):乙二胺四乙酸

LAMP(loop-mediated isothermal amplification):环介导恒温扩增

Triton X-100:聚乙二醇辛基苯基醚

6 技术概要

根据霍乱弧菌属特有的靶序列 *ctx* A 基因(参见附录 A)设计特异性内引物、外引物和环状引物各一对,特异性识别靶序列上的八个独立区域,利用 *Bst* 酶启动循环链置换反应,在 *ctx* A 基因序列启动互补链合成,在同一链上互补序列周而复始形成有很多环的花椰菜结构的茎-环 DNA 混合物;从 dNTP 析出的焦磷酸根离子与反应溶液中的 Mg^{2+} 结合,产生副产物(焦磷酸镁)形成乳白色沉淀,加入显色液,即可通过颜色变化观察判定结果。

7 试剂和材料

除有特殊说明外,所有实验用试剂均为分析纯;实验用水符合 GB/T 6682 中一级水的要求。

7.1 引物:根据霍乱弧菌属特有的靶序列 *ctx* A 基因设计一套特异性引物,包括外引物 1,外引物 2,内引物 1,内引物 2 和环状引物 1,环状引物 2。

外引物扩增片段长度:242 bp。

外引物 1(F3,5'-3'):GCAAATGATGATAAGTTATATCGG

外引物 2(B3,5'-3'):GMCCAGACAATATAGTTTGACC

内引物 1(FIP,5'-3'):TCTGTCCTCTTGGCATAAGACGCAGATTCTAGACCTCCTG

内引物 2(BIP,5'-3'):TCAACCTTTATGATCATGCAAGAGGCTCAAACTAATTGAGGTGGAA

环状引物 1(LF,5'-3'):CACCTGACTGCTTTATTTCA

环状引物 2(LB,5'-3'):AACTCAGACGGGATTTGTTAGG

7.2 DNA 提取液:含 20 mmol/L Tris-HCl(pH8.0)、2 mmol/L EDTA 和 1.2% Triton X-100。

7.3 dNTP:10 mmol/L。

7.4 *Bst* 酶:8 U/μL。

7.5 10×ThermoPol 缓冲液:含 200 mmol/L Tris-HCl(pH8.8)、100 mmol/L 硫酸铵、100 mmol/L 氯化钾、20 mmol/L 硫酸镁、1% Triton X-100。

7.6 硫酸镁:50 mmol/L。

7.7 甜菜碱:5 mol/L。

7.8 显色液:SYBR Green Ⅰ荧光染料,1 000×。

7.9 阳性对照:霍乱弧菌标准菌株,或含目的片段的 DNA 亦可。

7.10 1.5 mL 塑料离心管。

8 仪器和设备

8.1 移液器:量程 0.5 μL~10 μL;量程 10 μL~100 μL;量程 100 μL~1 000 μL。

8.2 高速台式离心机:≥7 000*g*。

8.3 水浴锅或加热模块:65 ℃±1 ℃和 100 ℃±1 ℃。

8.4 计时器。

9 检测程序

食品中产霍乱毒素的霍乱弧菌 LAMP 检测程序见图 1。

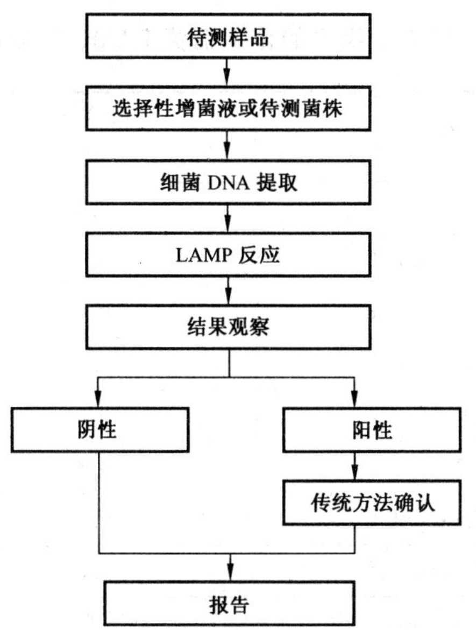

图 1 食品中产霍乱毒素的霍乱弧菌 LAMP 检测程序

10 操作步骤

10.1 样品制备、增菌培养

按照 SN/T 1022 中方法进行样品制备和增菌。

10.2 细菌模板 DNA 的制备[1)]

10.2.1 增菌液模块 DNA 的制备

对于 10.1 获得的增菌液，采用如下方法制备模板 DNA：

a) 取增菌液 1 mL 加到 1.5 mL 无菌离心管中，7 000*g* 离心 2 min，尽量吸弃上清液；

b) 加入 50 μL DNA 提取液，混匀后沸水浴 10 min，置冰上 10 min；

c) 于 7 000*g* 离心 2 min，上清液即为模板 DNA；取上清液置−20 ℃可保存 6 个月备用。

10.2.2 可疑菌落模板 DNA 的制备

对于 10.1 分离到的可疑菌落，可直接挑取可疑菌落，再按照 10.2.1b）步骤制备模板 DNA 以待检测。

10.3 环介导恒温核酸扩增

10.3.1 反应体系

产霍乱毒素的霍乱弧菌 LAMP 反应体系见表 1。

1） 采用下述方法，也可使用等效的商品化的 DNA 提取试剂盒，并按其说明提取制备模板 DNA。

表1 产霍乱毒素的霍乱弧菌LAMP反应体系

组　分	工作液浓度	加样量 μL	反应体系终浓度
ThermoPol缓冲液	10×	2.5	1×
外侧上游引物(F3)	10 μmol/L	0.5	0.2 μmol/L
外侧下游引物(B3)	10 μmol/L	0.5	0.2 μmol/L
内侧上游引物(FIP)	50 μmol/L	0.8	1.6 μmol/L
内侧下游引物(BIP)	50 μmol/L	0.8	1.6 μmol/L
环状上游引物(LF)	50 μmol/L	0.4	0.8 μmol/L
环状下游引物(LB)	50 μmol/L	0.4	0.8 μmol/L
dNTPs	10 mmol/L	3.5	1.8 μmol/L
甜菜碱	5 mol/L	4	0.8 mol/L
硫酸镁	50 mmol/L	3	6 mmol/L
Bst DNA聚合酶	8 U/μL	1	0.32 U/μL
DNA模板	—	3	—
去离子水	—	4.6	—

10.3.2 反应过程

10.3.2.1 按表1所述配制反应体系。

10.3.2.2 63 ℃恒温扩增90 min,80 ℃ 2min使酶失活,反应即结束。

10.3.3 空白对照、阴性对照、阳性对照设置

每次反应应设置阴性对照、空白对照和阳性对照。

空白对照以水代替DNA模板。

阴性对照以DNA提取液代替DNA模板。

阳性对照制备:将霍乱弧菌标准菌株接种于3%氯化钠碱性蛋白胨水(APW)中36 ℃±1 ℃培养18 h～24 h,用无菌生理盐水稀释至约10^6 CFU/mL～10^8 CFU/mL(约麦氏浊度0.4),按10.2.1提取模板DNA作为LAMP反应的模板。

10.4 结果观察

在上述反应管中加入2 μL显色液,轻轻混匀并在黑色背景下观察。

10.5 结果判定和报告

在空白对照和阴性对照反应管液体为橙色,阳性对照反应管液体呈绿色的条件下:

a) 待检样品反应管液体呈绿色,该样品结果为霍乱弧菌初筛阳性,对样品的增菌液或可疑纯菌落进一步按SN/T 1022中操作步骤进行确认后报告结果;

b) 待检样品反应管液体呈橙色,则可报告霍乱弧菌检验结果为阴性。

若与上述条件不符,则本次检测结果无效,应更换试剂按本方法重新检测。

附 录 A
（资料性附录）
产霍乱毒素的霍乱菌 *ctx* A 基因序列（部分）及引物设计示意图（accession no. K02679）

181 TCATTTTCAT AT**GCAAATGA TGATAAGTTA TATCGGGCAG ATTCTAGACC TCCTG**ATGAA
F3→ F2→ **ACTT**

241 ATAAAGCAGT CAGGTGGTCT TATGCCAAGA GGACAGAGTG AGTACTTTGA CCGAGGTACT
TATTTCGTCA GTCCACCAGA ATACGGTTCT CCTGTCT
←LF ←F1c

301 CAAATGAATA **TCAACCTTTA TGATCATGCA AGAGGAACTC AGACGGGATT TGTTAGG**CAC
B1c→ LB→

361 GATGATGGAT ATGTTTCCAC CTCAATTAGT TTGAGAAGTG CCCACTTAGT GGGTCAAACT
AAGGTG GAGTTAATCAAACTC **CCAGTTTGA**
←B2

421 ATATTGTCTG GTCATTCTAC TTATTATATA TATGTTATAG CCACTGCACC CAACATGTTT
TATAACAGAC CAG
←B3

F3(5'-3')：GCAAATGATGATAAGTTATATCGG

B3(5'-3')：GMCCAGACAATATAGTTTGACC

FIP(F1c＋F2 5'-3')：TCTGTCCTCTTGGCATAAGACGCAGATTCTAGACCTCCTG

BIP(B1c＋B2 5'-3')：TCAACCTTTATGATCATGCAAGAGGCTCAAACTAATTGAGGTGGAA

LF(5'-3')：CACCTGACTGCTTTATTTCA

LB(5'-3')：AACTCAGACGGGATTTGTTAGG

注：下划线标注序列为产霍乱毒素的霍乱弧菌 LAMP 引物设计所选取的 8 个区域，黑色字体为 LAMP 引物所用到的序列。F3 和 B3 分别是外侧上游引物和外侧下游引物；FIP 和 BIP 分别是内侧上游引物和内侧下游引物；LF 和 LB 是环状上游引物和环状下游引物。

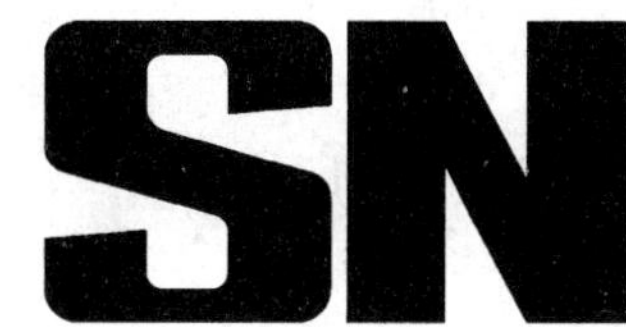

中华人民共和国出入境检验检疫行业标准

SN/T 2754.12—2011

出口食品中致病菌环介导恒温扩增(LAMP)检测方法 第12部分:溶藻弧菌

Loop-mediated isothermal amplification detection method for pathogens in export food—Part 12: *Vibrio alginolyticus*

2011-02-25 发布　　　　2011-07-01 实施

中华人民共和国国家质量监督检验检疫总局　发布

前　言

SN/T 2754《出口食品中致病菌环介导恒温扩增(LAMP)检测方法》共分为15个部分：

——第1部分：金黄色葡萄球菌；

——第2部分：大肠杆菌O157；

——第3部分：志贺氏菌；

——第4部分：单核细胞增生李斯特菌；

——第5部分：副溶血性弧菌；

——第6部分：小肠结肠炎耶尔森氏菌；

——第7部分：空肠弯曲菌；

——第8部分：肺炎克雷伯氏菌；

——第9部分：溶血性链球菌；

——第10部分：产气荚膜梭菌；

——第11部分：产霍乱毒素的霍乱弧菌；

——第12部分：溶藻弧菌；

——第13部分：创伤弧菌；

——第14部分：假结核耶尔森氏菌；

——第15部分：阪崎肠杆菌。

本部分为SN/T 2754的第12部分。

本部分按照GB/T 1.1—2009给出的规则起草。

请注意本文件的某些内容可能涉及专利。本文件的发布机构不承担识别这些专利的责任。

本部分由国家认证认可监督管理委员会提出并归口。

本部分起草单位：中华人民共和国北京出入境检验检疫局、中华人民共和国广东出入境检验检疫局、中华人民共和国湖北出入境检验检疫局、中华人民共和国珠海出入境检验检疫局、中华人民共和国天津出入境检验检疫局、中华人民共和国江苏盐城出入境检验检疫局、中华人民共和国重庆出入境检验检疫局、广州华峰生物科技有限公司。

本部分主要起草人：魏海燕、曾静、李志勇、曾宪东、冯家望、郑文杰、徐帮兴、易敏英、谭志、曹以诚、高东微。

出口食品中致病菌环介导恒温扩增(LAMP)检测方法 第12部分:溶藻弧菌

1 范围

SN/T 2754的本部分规定了检测出口食品中溶藻弧菌的环介导恒温核酸扩增(LAMP)法。

本部分适用于出口食品中溶藻弧菌的筛选检测。

2 规范性引用文件

下列文件对于本文件的应用是必不可少的。凡是注日期的引用文件,仅注日期的版本适用于本文件。凡是不注日期的引用文件,其最新版本(包括所有的修改单)适用于本文件。

GB/T 6682 分析实验室用水规格和试验方法

GB 19489 实验室 生物安全通用要求

GB/T 27403 实验室质量控制规范 食品分子生物学检测

NMKL No.156 食品中致病性弧菌的检测和计数

3 生物安全措施

为了保护实验室人员的安全,应由具备资格的工作人员检测溶藻弧菌,所有培养物和废弃物应按照GB 19489中的有关规定执行。

4 防污染措施

防止污染措施应符合GB/T 27403的规定。

5 缩略语

下列缩略语适用于本文件。

Betaine:甜菜碱

Bst 酶[*Bst* DNA polymerase(large fragment)]:*Bst*/DNA 聚合酶(大片段)

CT(cholera toxin):霍乱毒素

DNA(deoxyribonucleric acid):脱氧核糖核酸

dNTP(deoxyribonucleoside triphosphate):脱氧核苷三磷酸

EDTA(ethylenediamine tetraacetic acid):乙二胺四乙酸

LAMP(loop-mediated isothermal amplification):环介导恒温扩增

Triton X-100:聚乙二醇辛基苯基醚

6 技术概要

根据溶藻弧菌胶原酶基因序列(参见附录 A)设计特异性内引物、外引物各一对和一条环状引物,特异性识别靶序列上的 7 个独立区域。利用 *Bst* 酶启动循环链置换反应,在胶原酶基因序列启动瓦补链合成,在同一链上互补序列周而复始形成有很多环的花椰菜结构的茎-环 DNA 混合物;从 dNTP 析出的焦磷酸根离子与反应溶液中的 Mg^{2+} 结合,产生副产物(焦磷酸镁)形成乳白色沉淀,加入显色液,即可通过颜色变化观察判定结果。

7 试剂和材料

除有特殊说明外,所有实验用试剂均为分析纯;实验用水符合 GB/T 6682 中一级水的要求。

7.1 引物:根据溶藻弧菌属特有的靶序列设计一套特异性引物,包括外引物 1,外引物 2,内引物 1,内引物 2 和环状引物。

外引物扩增片段长度:215 bp。

外引物 1(F3,5'-3'):CAGCACGCGTACTTACCG

外引物 2(B3,5'-3'):TCAGCACCGATTGATGACG

内引物 1(FIP,5'-3'):TTGCGCATATACCAGTGCTGGGTTTTCAAGTGACCCAGTGGCTTAC

内引物 2(BIP,5'-3'):TGGGCAGTGGAACGAGCAATTTTTTTCCTCAGAGCAAAATCGCCTA

环状引物(LB,5'-3'):AACCAAACAGACCTTGCCGA

7.2 DNA 提取液:含 20 mmol/L Tris-HCl(pH8.0)、2 mmol/L EDTA 和 1.2% TritonX-100。

7.3 dNTP:10 mmol/L。

7.4 *Bst* 酶:8 U/μL。

7.5 10×ThermoPol 缓冲液:含 200 mmol/LTris-HCl(pH8.8)、100 mmol/L 硫酸铵、100 mmol/L 氯化钾、20 mmol/L 硫酸镁、1% Triton X-100。

7.6 硫酸镁:50 mmol/L。

7.7 甜菜碱:5 mol/L。

7.8 显色液:SYBR Green Ⅰ荧光染料,1 000×。

7.9 阳性对照:溶藻弧菌标准菌株,或含目的片段的 DNA 亦可。

7.10 1.5 mL 塑料离心管。

8 仪器和设备

8.1 移液器:量程 0.5 μL~10 μL;量程 10 μL~100 μL;量程 100 μL~1 000 μL。

8.2 高速台式离心机:≥7 000*g*。

8.3 水浴锅或加热模块:65 ℃±1 ℃和 100 ℃±1 ℃。

8.4 计时器。

9 检测程序

食品中溶藻弧菌 LAMP 检测程序见图 1。

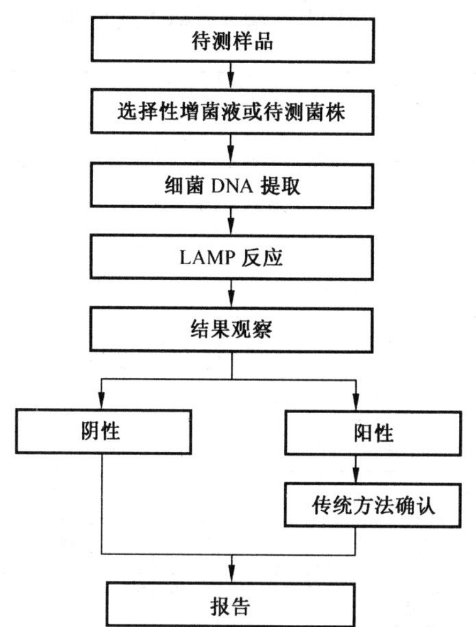

图 1 食品中溶藻弧菌 LAMP 检测程序

10 操作步骤

10.1 样品制备、增菌培养

参照 NMKL No.156 进行样品制备和增菌。

10.2 细菌模板 DNA 的制备[1)]

10.2.1 增菌液模板 DNA 的制备

对于 10.1 获得的增菌液，采用如下方法制备模板 DNA：

a) 直接取增菌液 1 mL 加到 1.5 mL 无菌离心管中，7 000*g* 离心 2 min，尽量吸弃上清液；

b) 加入 50 μL DNA 提取液，混匀后沸水浴 10 min，置冰上 10 min；

c) 于 7 000*g* 离心 2 min，上清液即为模板 DNA；取上清液置－20 ℃可保存 6 个月备用。

10.2.2 可疑菌落模板 DNA 的制备

对于 10.1 分离到的可疑菌落，可直接挑取可疑菌落，再按照 10.2.1 b)步骤制备模板 DNA 以待检测。

10.3 环介导恒温核酸扩增

10.3.1 反应体系

溶藻弧菌 LAMP 反应体系见表 1。

1) 采用下述方法，也可使用等效的商品化的 DNA 提取试剂盒，并按其说明提取制备模板 DNA。

表 1 溶藻弧菌 LAMP 反应体系

组　分	工作液浓度	加样量 μL	反应体系终浓度
ThermoPol 缓冲液	10×	2.5	1×
外侧上游引物(F3)	10 μmol/L	0.5	0.2 μmol/L
外侧下游引物(B3)	10 μmol/L	0.5	0.2 μmol/L
内侧上游引物(FIP)	50 μmol/L	0.8	1.6 μmol/L
内侧下游引物(BIP)	50 μmol/L	0.8	1.6 μmol/L
环状下游引物(LB)	50 μmol/L	0.4	0.8 μmol/L
dNTPs	10 mmol/L	3.5	1.8 μmol/L
甜菜碱	5 mol/L	6	1.2 mol/L
硫酸镁	50 mmol/L	3	6 mmol/L
Bst DNA 聚合酶	8 U/μL	1	0.32 U/μL
DNA 模板	—	3	—
去离子水	—	3	—

10.3.2 反应过程

10.3.2.1 按表 1 所述配制反应体系。

10.3.2.2 于 65 ℃恒温扩增 60 min,80 ℃ 2min 使酶失活,反应即结束。

10.3.3 空白对照、阴性对照、阳性对照设置

每次反应应设置阴性对照、空白对照和阳性对照。

空白对照以水代替 DNA 模板。

阴性对照以 DNA 提取液代替 DNA 模板。

阳性对照制备:将溶藻弧菌标准菌株接种于 3%氧化钠碱性蛋白胨水(APW)中 36 ℃±1 ℃培养 18 h～24 h,用无菌生理盐水稀释至约 10^6 CFU/mL～10^8 CFU/mL(约麦氏浊度 0.4),按 10.2.1 提取模板 DNA 作为 LAMP 反应的模板。

10.4 结果观察

在上述反应管中加入 2 μL 显色液,轻轻混匀并在黑色背景下观察。

10.5 结果判定和报告

在空白对照和阴性对照反应管液体为橙色,阳性对照反应管液体呈绿色的条件下:

a) 待检样品反应管液体呈绿色,该样品结果为溶藻弧菌初筛阳性,对样品的增菌液或可疑纯菌落进一步按 NMKL No.156 中操作步骤进行确认后报告结果;

b) 待检样品反应管液体呈橙色,则可报告溶藻弧菌检验结果为阴性。

若与上述条件不符,则本次检测结果无效,应更换试剂按本方法重新检测。

附 录 A
（资料性附录）
溶藻弧菌胶原酶基因序列（部分）及 LAMP 引物设计示意图（accession no. DQ097161）

641 TGCAGCACGC GTACTTACCG CAAGTGACCC AGTGGCTTAC ACGTTGGAAT GATCAATACG
F3→ F2→

701 CCCAGCACTG GTATATGCGC AATGCGGTTA ATGGTGTTTT CACTATTTTG TTTGGTGGGC
GGGTCGTGAC CATATACGCG TT
←F1c B1c→

761 AGTGGAACGA GCAATTTGTG CAAATAATTG GTAACCAAAC AGACCTTGCC GAAGCTTTAG
LB→ ATC

821 GCGATTTTGC TCTGAGGGCG TCATCAATCG GTGCTGAAGA TGAGTTTATG GCCGCGAATG
CGCTAAAACG AGACTCC GC AGTAGTTAGC CACGACT
←B2 ←B3

F3(5'-3')：CAGCACGCGTACTTACCG

B3(5'-3')：TCAGCACCGATTGATGACG

FIP(F1c+F2 5'-3')：TTGCGCATATACCAGTGCTGGGTTTTCAAGTGACCCAGTGGCTTAC

BIP(B1c+B2 5'-3')：TGGGCAGTGGAACGAGCAATTTTTTTCCTCAGAGCAAAATCGCCTA

LB(5'-3')：AACCAAACAGACCTTGCCGA

注：下划线标注序列为溶藻弧菌 LAMP 引物设计所选取的 7 个区域，黑色字体为 LAMP 引物所用到的序列。F3 和 B3 分别是外侧上游引物和外侧下游引物；FIP 和 BIP 分别是内侧上游引物和内侧下游引物；LB 是环状下游引物。

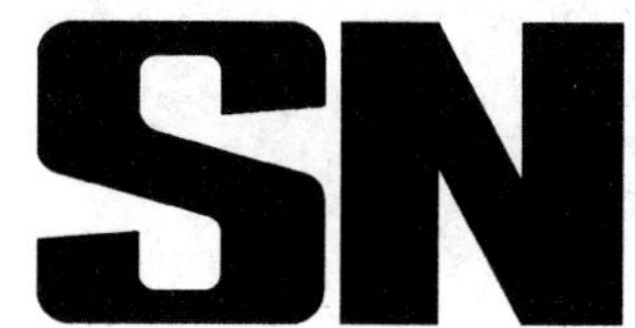

中华人民共和国出入境检验检疫行业标准

SN/T 2754.13—2011

出口食品中致病菌环介导恒温扩增(LAMP)检测方法 第13部分:创伤弧菌

Loop-mediated isothermal amplification detection method for pathogens in export food—Part 13: *Vibrio vulnificus*

2011-02-25 发布　　　　2011-07-01 实施

中华人民共和国国家质量监督检验检疫总局 发布

前　言

SN/T 2754《出口食品中致病菌环介导恒温扩增(LAMP)检测方法》共分为15个部分：

——第1部分：金黄色葡萄球菌；

——第2部分：大肠杆菌O157；

——第3部分：志贺氏菌；

——第4部分：单核细胞增生李斯特菌；

——第5部分：副溶血性弧菌；

——第6部分：小肠结肠炎耶尔森氏菌；

——第7部分：空肠弯曲菌；

——第8部分：肺炎克雷伯氏菌；

——第9部分：溶血性链球菌；

——第10部分：产气荚膜梭菌；

——第11部分：产霍乱毒素的霍乱弧菌；

——第12部分：溶藻弧菌；

——第13部分：创伤弧菌；

——第14部分：假结核耶尔森氏菌；

——第15部分：阪崎肠杆菌。

本部分为SN/T 2754的第13部分。

本部分按照GB/T 1.1—2009给出的规则起草。

请注意本文件的某些内容可能涉及专利。本文件的发布机构不承担识别这些专利的责任。

本部分由国家认证认可监督管理委员会提出并归口。

本部分起草单位：中华人民共和国北京出入境检验检疫局、中华人民共和国广东出入境检验检疫局、中华人民共和国珠海出入境检验检疫局、中华人民共和国天津出入境检验检疫局、中华人民共和国湖北出入境检验检疫局、广州华峰生物科技有限公司。

本部分主要起草人：曾静、魏海燕、田青玫、郑文杰、易敏英、冯家望、李志勇、曾宪东、王志强、曹以诚、高东微。

出口食品中致病菌环介导恒温扩增(LAMP)检测方法 第13部分:创伤弧菌

1 范围

SN/T 2754 的本部分规定了检测出口食品中创伤弧菌的环介导恒温核酸扩增(LAMP)法。

本部分适用于出口食品中创伤弧菌的筛选检测。

2 规范性引用文件

下列文件对于本文件的应用是必不可少的。凡是注日期的引用文件,仅注日期的版本适用于本文件。凡是不注日期的引用文件,其最新版本(包括所有的修改单)适用于本文件。

GB/T 6682 分析实验室用水规格和试验方法

GB 19489 实验室 生物安全通用要求

GB/T 27403 实验室质量控制规范 食品分子生物学检测

NMKL No.156 食品中致病性弧菌的检测和计数

3 生物安全措施

为了保护实验室人员的安全,应由具备资格的工作人员检测创伤弧菌,所有培养物和废弃物应按照 GB 19489 中的有关规定执行。

4 防污染措施

防止污染措施应符合 GB/T 27403 的规定。

5 缩略语

下列缩略语适用于本文件。

Betaine:甜菜碱

Bst 酶[*Bst* DNA polymerase(large fragment)]:*Bst* DNA 聚合酶(大片段)

CT(cholera toxin):霍乱毒素

DNA(deoxyribonucleic acid):脱氧核糖核酸

dNTP(deoxyribonucleoside triphosphate):脱氧核苷三磷酸

EDTA(ethylenediamine tetraacetic acid):乙二胺四乙酸

LAMP(loop-mediated isothermal amplification):环介导恒温扩增

Triton X-100:聚乙二醇辛基苯基醚

Vvh A:cytolysin 溶细胞素基因

6 技术概要

根据创伤弧菌属特有的靶序列基因(参见附录A)设计的特异性内引物、外引物和环状引物各一对,特异性识别靶序列上的八个独立区域,利用 *Bst* 酶启动循环链置换反应,在 *Vvh* A 基因序列启动互补链合成,在同一链上互补序列周而复始形成有很多环的花椰菜结构的茎-环 DNA 混合物;从 dNTP 析出的焦磷酸根离子与反应溶液中的 Mg^{2+} 结合,产生副产物(焦磷酸镁)形成乳白色沉淀,加入显色液,即可通过颜色变化观察判定结果。

7 试剂和材料

除有特殊说明外,所有实验用试剂均为分析纯;实验用水符合 GB/T 6682 中一级水的要求。

7.1 引物:根据创伤弧菌属特有的靶序列设计一套特异性引物,包括外引物1,外引物2,内引物1,内引物2和环状引物1,环状引物2。

外引物扩增片段长度:180 bp。

外引物1(F3,5'-3'):GCGTCAATGTGGCACAGAT

外引物2(B3,5'-3'):TGTAAGTGCGGCGGTTTG

内引物1(FIP,5'-3'):GGCATCGACGGTAAAGCGGACttttGTGCAATCAGCAACGTCAGA

内引物2(BIP,5'-3'):GACAAGCCTGGCACGGGTATttttCCAACTCTGGAACCAACTGT

环状引物1(LF,5'-3'):TTTGGCGTCAGGAGTAAAACC

环状引物2(LB,5'-3'):CCATTTGGTTAACGAGCTACAGCA

7.2 DNA 提取液:含 20 mmol/L Tris-HCl(pH8.0)、2 mmol/L EDTA 和 1.2%Triton X-100。

7.3 dNTP:10 mmol/L。

7.4 *Bst* 酶:8 U/μL。

7.5 10×ThermoPol 缓冲液:含 200 mmol/L Tris-HCl(pH8.8)、100 mmol/L 硫酸铵、100 mmol/L 氯化钾、20 mmol/L 硫酸镁、1% Triton X-100。

7.6 硫酸镁:50 mmol/L。

7.7 甜菜碱:5 mol/L。

7.8 显色液:SYBR Green I 荧光染料,1 000×。

7.9 阳性对照:创伤弧菌标准菌株,或含目的片段的 DNA 亦可。

7.10 1.5 mL 塑料离心管。

8 仪器和设备

8.1 移液器:量程 0.5 μL~10 μL;量程 10 μL~100 μL;量程 100 μL~1 000 μL。

8.2 高速台式离心机:≥7 000*g*。

8.3 水浴锅或加热模块:65 ℃±1 ℃和 100 ℃±1 ℃。

8.4 计时器。

9 检测程序

食品中创伤弧菌 LAMP 检测程序见图1。

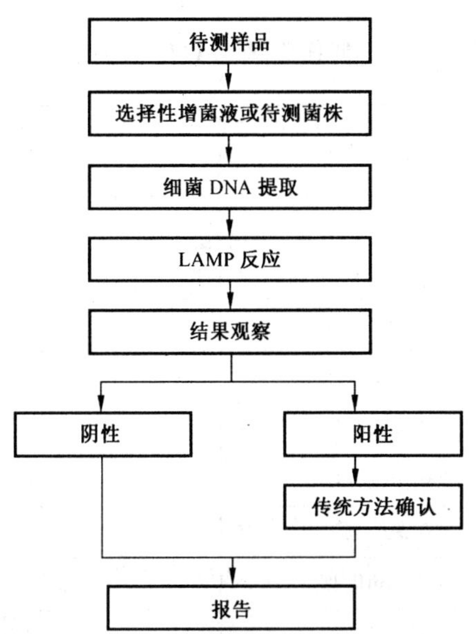

图 1 食品中创伤弧菌 LAMP 检测程序

10 操作步骤

10.1 样品制备、增菌培养

参照 NMKL No.156 进行样品制备和增菌。

10.2 细菌模板 DNA 的制备[1)]

10.2.1 增菌液模板 DNA 的制备

对于 10.1 获得的增菌液，采用如下方法制备模板 DNA：

a) 直接取增菌液 1 mL 加到 1.5 mL 无菌离心管中，7 000*g* 离心 2 min，尽量吸弃上清液；

b) 加入 50 μL DNA 提取液，混匀后沸水浴 10 min，置冰上 10 min；

c) 于 7 000*g* 离心 2 min，上清液即为模板 DNA；取上清液置－20 ℃可保存 6 个月备用。

10.2.2 可疑菌落模板 DNA 的制备

对于 10.1 分离到的可疑菌落，可直接挑取可疑菌落，再按照 10.2.1 b)步骤制备模板 DNA 以待检测。

10.3 环介导恒温核酸扩增

10.3.1 反应体系

创伤弧菌 LAMP 反应体系见表 1。

1) 采用下述方法，也可使用等效的商品化的 DNA 提取试剂盒，并按其说明提取制备模板 DNA。

表 1 创伤弧菌 LAMP 反应体系

组　　分	工作液浓度	加　样　量 μL	反应体系终浓度
ThermoPol 缓冲液	10×	2.5	1×
外侧上游引物(F3)	10 μmol/L	0.5	0.2 μmol/L
外侧下游引物(B3)	10 μmol/L	0.5	0.2 μmol/L
内侧上游引物(FIP)	50 μmol/L	0.8	1.6 μmol/L
内侧下游引物(BIP)	50 μmol/L	0.8	1.6 μmol/L
环状上游引物(LF)	50 μmol/L	0.4	0.8 μmol/L
环状下游引物(LB)	50 μmol/L	0.4	0.8 μmol/L
dNTPs	10 mmol/L	3.5	1.8 μmol/L
甜菜碱	5 mol/L	4	0.8 mol/L
硫酸镁	50 mmol/L	2	4 mmol/L
Bst DNA 聚合酶	8 U/μL	1	0.32 U/μL
DNA 模板	—	3	—
去离子水	—	5.6	—

10.3.2 反应过程

10.3.2.1 按表 1 所述配制反应体系。

10.3.2.2 于 65 ℃恒温扩增 90 min，80 ℃ 2 min 使酶失活，反应即结束。

10.3.3 空白对照、阴性对照、阳性对照设置

每次反应应设置阴性对照、空白对照和阳性对照。

空白对照以水代替 DNA 模板。

阴性对照以 DNA 提取液代替 DNA 模板。

阳性对照制备：将创伤弧菌标准菌株接种于 3%氯化钠碱性蛋白胨水(APW)中 36 ℃±1 ℃培养 18 h～24 h，用无菌生理盐水稀释至约 10^6 CFU/mL～10^8 CFU/mL(约麦氏浊度 0.4)，按 10.2.1 提取模板 DNA 作为 LAMP 反应的模板。

10.4 结果观察

在上述反应管中加入 2 μL 显色液，轻轻混匀并在黑色背景下观察。

10.5 结果判定和报告

在空白对照和阴性对照反应管液体为橙色，阳性对照反应管液体呈绿色的条件下：

a) 待检样品反应管液体呈绿色，该样品结果为创伤弧菌初筛阳性，对样品的增菌液或可疑纯菌落进一步按 NMKL No.156 中操作步骤进行确认后报告结果；

b) 待检样品反应管液体呈橙色，则可报告创伤弧菌检验结果为阴性。

若与上述条件不符，则本次检测结果无效，应更换试剂按本方法重新检测。

附 录 A
（资料性附录）
创伤弧菌 *Vvh*A 基因序列（部分）及引物设计示意图（accession no. AB124803）

161 CACGAGACTG GTGTAATGCG GGCGCTTCCA TCGATGTTC**G CGTCAATGTG GCACAGAT**GC

F3→

221 GCTCG**GTGCA ATCAGCAACG TCAGAT**GGTT TTACTCCTGA CGCCAAAATT GTCCGCTTTA

F2→ **CCAA AATGAGGACT GCGGTTT** **CAGGCGAAAT**

←LF

281 CCGTCGATGC C**GACAAGCCT GGCACGGGTA TCCATTTGGT TAACGAGCTA CAGCA**AGATC

GGCAGCTACG G **B1c→** **LB→**

←F1c

341 ACAGTTGGTT CCAGAGTTGG GCAAACCGCC GCACTTACAT TGGCCCATTC GCCAGCAGTT

TGTCAACCAA GGTCTCAACC **GTTTGGCGG CGTGAATGT**

←B2 **←B3**

401 ATGACCTTTG GGTGAAACCG GTTTCGGGTT ACACACCGAA AAAAGCGCGT GACCTACCGC

F3(5'-3')：GCGTCAATGTGGCACAGAT

B3(5'-3')：TGTAAGTGCGGCGGTTTG

FIP(F1c+F2 5'-3')：GGCATCGACGGTAAAGCGGACttttGTGCAATCAGCAACGTCAGA

BIP(B1c+B2 5'-3')：GACAAGCCTGGCACGGGTATttttCCAACTCTGGAACCAACTGT

LF(5'-3')：TTTGGCGTCAGGAGTAAAACC

LB(5'-3')：CCATTTGGTTAACGAGCTACAGCA

注：下划线标注序列为创伤弧菌 LAMP 引物设计所选取的 8 个区域，黑色字体为 LAMP 引物所用到的序列。F3 和 B3 分别是外侧上游引物和外侧下游引物；FIP 和 BIP 分别是内侧上游引物和内侧下游引物；LF 和 LB 分别是环状上游引物和环状下游引物。

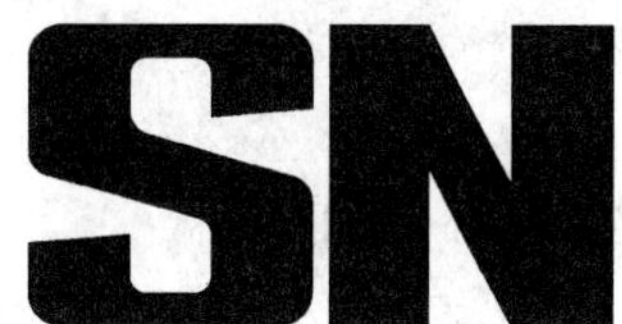

中华人民共和国出入境检验检疫行业标准

SN/T 2754.14—2011

出口食品中致病菌环介导恒温扩增(LAMP)检测方法 第14部分:假结核耶尔森氏菌

Loop-mediated isothermal amplification detection method for pathogens in export food—Part 14: *Yersinia pseudotuberculosis*

2011-02-25 发布　　　　2011-07-01 实施

中华人民共和国国家质量监督检验检疫总局 发布

前　　言

SN/T 2754《出口食品中致病菌环介导恒温扩增(LAMP)检测方法》共分为15个部分：

——第1部分：金黄色葡萄球菌；

——第2部分：大肠杆菌O157；

——第3部分：志贺氏菌；

——第4部分：单核细胞增生李斯特菌；

——第5部分：副溶血性弧菌；

——第6部分：小肠结肠炎耶尔森氏菌；

——第7部分：空肠弯曲菌；

——第8部分：肺炎克雷伯氏菌；

——第9部分：溶血性链球菌；

——第10部分：产气荚膜梭菌；

——第11部分：产霍乱毒素的霍乱弧菌；

——第12部分：溶藻弧菌；

——第13部分：创伤弧菌；

——第14部分：假结核耶尔森氏菌；

——第15部分：阪崎肠杆菌。

本部分为SN/T 2754的第14部分。

本部分按照GB/T 1.1—2009给出的规则起草。

请注意本文件的某些内容可能涉及专利。本文件的发布机构不承担识别这些专利的责任。

本部分由国家认证认可监督管理委员会提出并归口。

本部分起草单位：中华人民共和国天津出入境检验检疫局、中华人民共和国山东出入境检验检疫局、中华人民共和国广东出入境检验检疫局、中华人民共和国江门出入境检验检疫局、广州华峰生物科技有限公司。

本部分主要起草人：郑文杰、张宏伟、张霞、刘伟、侯丽萍、王志强、蔡国瑞、张海英、李正义、孙慈惠、易敏英、李志勇、曹以诚、高东微。

出口食品中致病菌环介导恒温扩增(LAMP)检测方法 第14部分:假结核耶尔森氏菌

1 范围

SN/T 2754 的本部分规定了检测出口食品中假结核耶尔森氏菌的环介导恒温核酸扩增(LAMP)法。

本部分适用于出口食品中假结核耶尔森氏菌的筛选检测。

2 规范性引用文件

下列文件对于本文件的应用是必不可少的。凡是注日期的引用文件,仅注日期的版本适用于本文件。凡是不注日期的引用文件,其最新版本(包括所有的修改单)适用于本文件。

GB/T 4789.8 食品卫生微生物学检验 小肠结肠炎耶尔森氏菌检测方法

GB/T 6682 分析实验室用水规格和试验方法

GB 19489 实验室 生物安全通用要求

GB/T 27403 实验室质量控制规范 食品分子生物学检测

3 生物安全措施

为了保护实验室人员的安全,应由具备资格的工作人员检测假结核耶尔森氏菌,所有培养物和废弃物应按照 GB 19489 中的有关规定执行。

4 防污染措施

防止污染措施应符合 GB/T 27403 的规定。

5 缩略语

下列缩略语适用于本文件。

Betaine:甘氨酸三甲内盐

Bst 酶[*Bst* DNA polymerase(large fragment)]:*Bst* DNA 聚合酶(大片段)

DNA(deoxyribonucleic acid):脱氧核糖核酸

dNTP(deoxyribonucleoside triphosphate):脱氧核苷三磷酸

EDTA(ethylenediamine tetraacetic acid):乙二胺四乙酸

LAMP(loop-mediated isothermal amplification):环介导恒温核酸扩增

Triton X-100:聚乙二醇辛基苯基醚

6 技术概要

根据假结核耶尔森氏菌属特有的靶序列 *inv* 基因序列(参见附录 A)设计的内、外引物及环状引物各一对,特异性识别靶序列上的八个独立区域,利用 *Bst* 酶启动循环链置换反应,在 *inv* 基因序列启动互补链合成,在同一链上互补序列周而复始形成有很多环的花椰菜结构的茎-环 DNA 混合物;从 dNTP 析出的焦磷酸根离子与反应溶液中的 Mg^{2+} 结合,产生副产物(焦磷酸镁)形成乳白色沉淀,加入显色液,即可通过颜色变化观察判定结果。

7 试剂和材料

除有特殊说明外,所有实验用试剂均为分析纯;实验用水符合 GB/T 6682 中一级水的要求。

7.1 引物:根据假结核耶尔森氏菌特有的靶序列 *inv* 基因序列设计一套特异性引物,包括外引物 1,外引物 2 和内引物 1,内引物 2 及环状上游引物和环状下游引物。

外引物扩增片段长度:230 bp。

外引物 1(F3,5'-3'):CTCGTCGCGTGATTTCTTCC

外引物 2(B3,5'-3'):GATCTACCCCGACAGTGAGT

内引物 1(FIP,5'-3'):CCAGTTGTGGGAGTGCAGGTAACTATAAAGAGCGCCCAGCC

内引物 2(BIP,5'-3'):CACCGGTGAGCGTGTTGCTTTGTGTAATTGATCCCGGCAGT

环状上游引物(LF,5'-3'):CATTCGCGCGCAAATCC

环状下游引物(LB,5'-3'):GCAACGCAACCCTTATGC

7.2 *Bst* DNA 聚合酶。

7.3 dNTP:dATP、dTTP、dCTP、dGTP。

7.4 DNA 提取试剂:细菌基因组 DNA 提取试剂盒。

7.5 TE 缓冲液:10 mmol/L Tris-HCl(pH8.0)、1 mmol/L EDTA(pH8.0)。

7.6 ThermoPol缓冲液:200 mmol/L Tris-HCl、100 mmol/L 氯化钾、20 mmol/L 氯化镁、100 mmol/L 硫酸铵、1%Triton X-100(pH8.8)。

7.7 硫酸镁:10 mmol/L。

7.8 显色液:SYBR Green Ⅰ荧光染料,1 000×。

7.9 阳性对照:假结核耶尔森氏菌标准菌株,或含目的片段的 DNA 亦可。

7.10 1.5 mL 塑料离心管。

8 仪器和设备

8.1 移液器:量程 0.5 μL~10 μL;量程 10 μL~100 μL;量程 100 μL~1 000 μL。

8.2 高速台式离心机:≥7 000*g*。

8.3 水浴锅或加热模块:63 ℃±1 ℃和 100 ℃±1 ℃。

8.4 计时器。

9 检测程序

食品中假结核耶尔森氏菌 LAMP 检测程序见图 1。

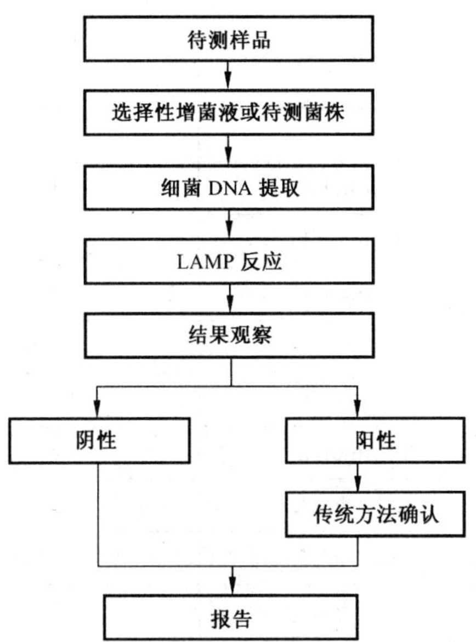

图1 食品中假结核耶尔森氏菌LAMP检测程序

10 操作步骤

10.1 样品制备及增菌培养

按照GB/T 4789.8的方法进行样品制备和增菌。

10.2 模板DNA提取

10.2.1 增菌液模板DNA的制备

对于10.1获得的增菌液，采用如下方法制备模板DNA：

a) 直接取该增菌液1 mL加到1.5 mL无菌离心管中，7 000*g*离心2 min，尽量吸弃上清液；

b) 加入80 μL DNA提取液，混匀后沸水浴10 min，置冰上10 min；

c) 7 000*g*离心2 min，上清液即为模板DNA；取上清液置−20 ℃可保存6个月备用。

10.2.2 可疑菌落模板DNA的制备

对于10.1分离到的可疑菌落，可直接挑取可疑菌落，再按照10.2.1b)步骤制备模板DNA以待检测。

10.3 环介导恒温核酸扩增

10.3.1 反应体系

假结核耶尔森氏菌LAMP反应体系见表1。

---

1) 采用下述方法，也可使用等效的商品化的DNA提取试剂盒并按其说明提取制备模板DNA。

表 1 假结核耶尔森氏菌 LAMP 反应体系

组　　分	工作液浓度	加样量 μL	反应体系终浓度
ThermoPol 缓冲液	10×	5.0	1×
外侧上游引物(F3)	10 μmol/L	1.0	0.2 μmol/L
外侧下游引物(B3)	10 μmol/L	1.0	0.2 μmol/L
内侧上游引物(FIP)	20 μmol/L	4.0	1.6 μmol/L
内侧下游引物(BIP)	20 μmol/L	4.0	1.6 μmol/L
环状上游引物(LF)	20 μmol/L	2.0	0.8 μmol/L
环状下游引物(LB)	20 μmol/L	2.0	0.8 μmol/L
dNTPs	10 mmol/L	2.0	0.4 mmol/L
硫酸镁	10 mmol/L	1.0	0.2 mmol/L
Bst DNA 聚合酶	8 U/μL	2.0	0.32 U/μL
DNA 模板	—	2.0	—
去离子水	—	24	—

10.3.2 反应过程

10.3.2.1 按表 1 所述配制反应体系。

10.3.2.2 于 63 ℃恒温扩增 60 min。

10.3.3 空白对照、阴性对照、阳性对照设置

每次反应应设置阴性对照、空白对照和阳性对照。

空白对照设为以水替代 DNA 模板。

阴性对照以 TE 缓冲液代替模板 DNA。

阳性对照制备：将假结核耶尔森氏菌标准菌株接种于营养肉汤中 36 ℃±1 ℃培养过夜，用无菌生理盐水稀释至约 10^6 CFU/mL～10^8 CFU/mL(约麦氏浊度 0.4)，按 10.2.1 提取模板 DNA 作为 LAMP 反应的模板。

10.4 结果观察

在上述反应管中加入 1 μL 显色液，轻轻混匀并在黑色背景下观察。

10.5 结果判定和报告

在空白对照和阴性对照反应管液体为橙色，阳性对照反应管液体呈绿色的条件下：

a) 待检样品反应管液体呈绿色，该样品结果为假结核耶尔森氏菌初筛阳性，对样品的增菌液或可疑纯菌落进一步按 GB/T 4789.8 中操作步骤进行确认后报告结果；

b) 待检样品反应管液体呈橙色则可报告假结核耶尔森氏菌检验结果为阴性。

若与上述条件不符，则本次检测结果无效，应更换试剂按本方法重新检测。

附　录　A
（资料性附录）
假结核耶尔森氏菌靶基因序列

A.1　假结核耶尔森氏菌靶基因序列(accession no. M17448.1)

1141 atttgaccgg ccacaaccac cgtatcggtc ttggtgccga ggcctggacc gattatttac

1201 agttggctgc caatgggtat tttcgcctca atggatggca ctcgtcgcgt gatttctccg

1261 actataaaga gcgcccagcc actggggggg atttgcgcgc gaatgcttat ttacctgcac

1321 tcccacaact gggggggaag ttgatgtatg agcaatacac cggtgagcgt gttgctttat

1381 ttggtaaaga taatctgcaa cgcaaccctt atgccgtgac tgccgggatc aattacaccc

1441 ccgtgcctct actcactgtc ggggtagatc agcgtatggg gaaaagcagt aagcatgaaa

1501 cacagtggaa cctccaaatg aactatcgcc tgggcgagag ttttcagtcg caacttagcc

注：阴影所示部分为假结核耶尔森氏菌靶基因序列。

A.2　组成引物中碱基构成

F3：CTCGTCGCGTGATTTCTCC

B3：GATCTACCCCGACAGTGAGT

F1C　F2

FIP：CCAGTTGTGGGAGTGCAGGTA　ACTATAAAGAGCGCCCAGCC

B1c　B2

BIP：CACCGGTGAGCGTGTTGCTTT　GTGTAATTGATCCCGGCAGT

LF：CATTCGCGCGCAAATCC

LB：GCAACGCAACCCTTATGC

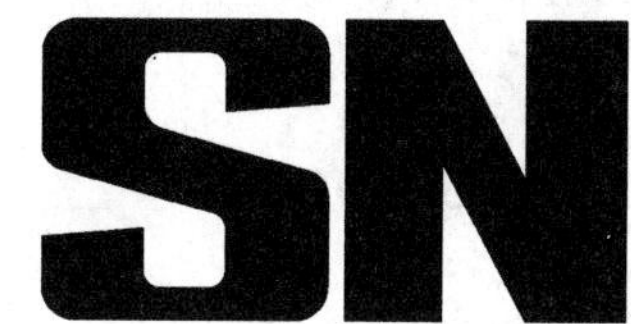

中华人民共和国出入境检验检疫行业标准

SN/T 2754.15—2011

出口食品中致病菌环介导恒温扩增(LAMP)检测方法 第15部分:阪崎肠杆菌

Loop-mediated isothermal amplification detection method for pathogens in export food—Part 15: *Enterobacter sakazaii*

2011-02-25 发布　　　　2011-07-01 实施

中华人民共和国国家质量监督检验检疫总局　发布

前　言

SN/T 2754《出口食品中致病菌环介导恒温扩增(LAMP)检测方法》共分为15个部分：

——第1部分：金黄色葡萄球菌；

——第2部分：大肠杆菌O157；

——第3部分：志贺氏菌；

——第4部分：单核细胞增生李斯特菌；

——第5部分：副溶血性弧菌；

——第6部分：小肠结肠炎耶尔森氏菌；

——第7部分：空肠弯曲菌；

——第8部分：肺炎克雷伯氏菌；

——第9部分：溶血性链球菌；

——第10部分：产气荚膜梭菌；

——第11部分：产霍乱毒素的霍乱弧菌；

——第12部分：溶藻弧菌；

——第13部分：创伤弧菌；

——第14部分：假结核耶尔森氏菌；

——第15部分：阪崎肠杆菌。

本部分为SN/T 2754的第15部分。

本部分按照GB/T 1.1—2009给出的规则起草。

请注意本文件的某些内容可能涉及专利。本文件的发布机构不承担识别这些专利的责任。

本部分由国家认证认可监督管理委员会提出并归口。

本部分起草单位：中华人民共和国山东出入境检验检疫局、中华人民共和国广东出入境检验检疫局、广州华峰生物科技有限公司、中华人民共和国天津出入境检验检疫局、中华人民共和国福建出入境检验检疫局。

本部分主要起草人：雷质文、李正义、李志勇、曹以诚、姜英辉、郑文杰、张霞、易敏英、王志强、张体银、陈洵、高东微。

出口食品中致病菌环介导恒温扩增(LAMP)检测方法 第15部分:阪崎肠杆菌

1 范围

SN/T 2754的本部分规定了检测出口食品中阪崎肠杆菌的环介导恒温核酸扩增(LAMP)法。

本部分适用于出口食品中阪崎肠杆菌的筛选检测。

2 规范性引用文件

下列文件对于本文件的应用是必不可少的。凡是注日期的引用文件,仅注日期的版本适用于本文件。凡是不注日期的引用文件,其最新版本(包括所有的修改单)适用于本文件。

GB/T 6682 分析实验室用水规格和试验方法

GB 19489 实验室 生物安全通用要求

GB/T 27403 实验室质量控制规范 食品分子生物学检测

SN/T 1632.1 奶粉中阪崎肠杆菌检验方法 第1部分:分离与计数方法

3 生物安全措施

为了保护实验室人员的安全,应由具备资格的工作人员检测阪崎肠杆菌,所有培养物和废弃物应按照GB 19489中的有关规定执行。

4 防污染措施

防止污染措施应符合GB/T 27403的规定。

5 缩略语

下列缩略语适用于本文件。

Betaine:甜菜碱

Bst 酶[*Bst* DNA polymerase(large fragment)]:*Bst* DNA聚合酶(大片段)

DNA(deoxyribonucleic acid):脱氧核糖核酸

dNTP(deoxyribonucleoside triphosphate):脱氧核苷三磷酸

EDTA(ethylenediamine tetraacetic acid):乙二胺四乙酸

Esa16S:阪崎肠杆菌16S rRNA基因

LAMP(loop-mediated isothermal amplification):环介导恒温扩增

PCR(polymerase chain reaction):聚合酶链式反应

Tris[tris(hydroxymethyl)aminomethane]:三(羟甲基)氨基甲烷

Triton X-100:聚乙二醇辛基苯基醚

6 技术概要

根据阪崎肠杆菌特有的靶序列 *Esa*16*S* 基因(参见附录 A)设计的两对特殊的内、外引物,特异性识别靶序列上的六个独立区域,利用 *Bst* 酶启动循环链置换反应,在 *Esa*16*S* 基因序列启动互补链合成,在同一链上互补序列周而复始形成有很多环的花椰菜结构的茎-环 DNA 混合物;从 dNTP 析出的焦磷酸根离子与反应溶液中的 Mg^{2+} 结合,产生副产物(焦磷酸镁)形成乳白色沉淀,加入显色液,即可通过颜色变化观察判定结果。

7 试剂和材料

除有特殊说明外,所有实验用试剂均为分析纯;实验用水符合 GB/T 6682 中一级水的要求。

7.1 引物:根据阪崎肠杆菌特有的靶序列 *Esa*16*S* 基因设计一套特异性引物,包括外引物 1,外引物 2 和内引物 1,内引物 2。

外引物扩增片段长度:520 bp。

外引物 1(F3,5'-3'):TCCGCAGGAGTTGAAGAGG

外引物 2(B3,5'-3'):CAGCAGCGTGTCTGTTTCA

内引物 1(FIP,5'-3'):TATGCGGGATCGAACCGCAGATTTTGGCTATAGCTCAGCTGGGA

内引物 2(BIP,5'-3'):GCTCCACCATCACTTCGGAGTGTTTTTTCAGCTTGTTCCGGATTGT

7.2 10×ThermoPol 缓冲液含:0.2 mol/L Tris-HCl,0.1 mol/L 氯化钾,0.1 mol/L 硫酸铵,20 mmol/L 硫酸镁,1% Triton X-100。

7.3 dNTPs:每种核苷酸浓度 10 mmol/L。

7.4 甜菜碱:浓度 5 mol/L。

7.5 硫酸镁($MgSO_4$):浓度 150 mmol/L。

7.6 *Bst* DNA 聚合酶:酶浓度 8 U/μL。

7.7 DNA 提取液:20 mmol Tris-HCl,2 mmol EDTA,1.2%Triton X-100(pH8.0)。

7.8 显色液:SYBR Green Ⅰ荧光染料,1 000×。

7.9 阳性对照:阪崎肠杆菌标准菌株,或含目的片段的 DNA 亦可。

7.10 1.5 mL 塑料离心管。

7.11 阪崎肠杆菌 LAMP 检测试剂盒[1)],可选,参照试剂盒说明书操作。试剂盒组成及使用注意事项参见附录 B。

8 仪器和设备

8.1 移液器:量程 0.5 μL~10 μL;量程 10 μL~100 μL;量程 100 μL~1 000 μL。

8.2 高速台式离心机:≥7 000*g*。

8.3 水浴锅或加热模块:65 ℃±1 ℃和 100 ℃±1 ℃。

8.4 计时器。

---

1) 由广州华峰生物科技有限公司提供,给出这一信息是为了方便本标准的使用者,并不表示对该产品的认可。如果其他等效产品具有相同的效果,则可使用这些等效产品。

9 检测程序

食品中阪崎肠杆菌 LAMP 检测程序见图 1。

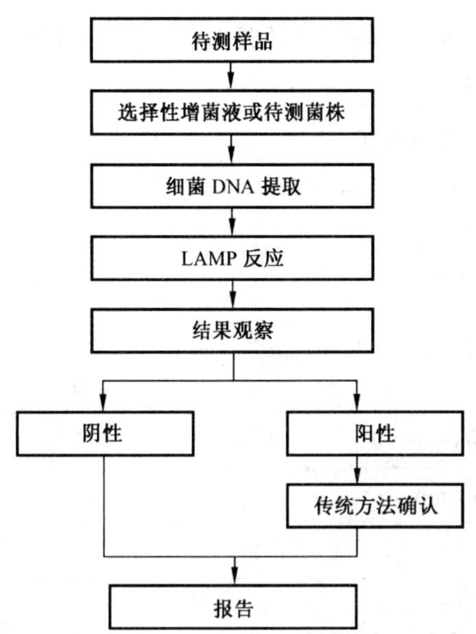

图 1 食品中阪崎肠杆菌 LAMP 检测程序

10 操作步骤[2)]

10.1 样品制备、增菌培养

按照 SN/T 1632.1 的方法进行样品制备和增菌，二次增菌采用 EE 肉汤。

10.2 细菌模板 DNA 的制备[3)]

10.2.1 增菌液模块 DNA 的制备

对于 10.1 获得的增菌液，采用如下方法制备模板 DNA：

a) 直接取该增菌液 1 mL 加到 1.5 mL 无菌离心管中，7 000g 离心 2 min，尽量吸弃上清液；

b) 加入 80 μL DNA 提取液，混匀后沸水浴 10 min，置冰上 10 min；

c) 7 000g 离心 2 min，上清液即为模板 DNA；取上清液置－20 ℃可保存 6 个月备用。

10.2.2 可疑菌落模板 DNA 的制备

对于 10.1 分离到的可疑菌落，可直接挑取可疑菌落，再按照 10.2.1b)步骤制备模板 DNA 以待检测。

---

2) 采用以下方法，也可使用阪崎肠杆菌 LAMP 检测试剂盒按照说明书操作。

3) 采用下述方法，也可使用等效的商品化的 DNA 提取试剂盒并按其说明提取制备模板 DNA。

10.3 环介导恒温核酸扩增

10.3.1 反应体系

阪崎肠杆菌 LAMP 反应体系见表 1。

表 1 阪崎肠杆菌 LAMP 反应体系

组　分	工作液浓度	加样量 μL	反应体系终浓度
ThermoPol 缓冲液	10×	2.5	1×
F3	10 μmol/L	0.5	0.2 μmol/L
B3	10 μmol/L	0.5	0.2 μmol/L
内侧上游引物(FIP)	50 μmol/L	0.8	1.6 μmol/L
内侧下游引物(BIP)	50 μmol/L	0.8	1.6 μmol/L
dNTPs	10 mmol/L	3.5	1.8 μmol/L
甜菜碱	5 mol/L	4	0.8 mol/L
硫酸镁	50 mmol/L	2	4 mmol/L
Bst DNA 聚合酶	8 U/μL	1	0.32 U/μL
DNA 模板	—	3	—
去离子水	—	6.4	—

10.3.2 反应过程

10.3.2.1 按表 1 所述配制反应体系。

10.3.2.2 65 ℃扩增 60 min。

10.3.3 空白对照、阴性对照、阳性对照设置

每次反应应设置阴性对照、空白对照和阳性对照。

空白对照以水替代 DNA 模板。

阴性对照以 DNA 提取液代替模板 DNA。也可使用阪崎肠杆菌 LAMP 检测试剂盒中的阴性对照。

阳性对照制备:将阪崎肠杆菌标准菌株接种于营养肉汤中 36 ℃±1 ℃培养 18 h～24 h,用无菌生理盐水稀释至约 10^6 CFU/mL～10^8 CFU/mL(约麦氏浊度 0.4),按 10.2.1 提取模板 DNA 作为 LAMP 反应的模板。也可使用阪崎肠杆菌 LAMP 检测试剂盒中的阳性对照。

10.4 结果观察

在上述反应管中加入 2 μL 显色液,轻轻混匀并在黑色背景下观察。

建议使用 LAMP 试剂盒专用反应管,将反应液和显色液一次性加入,DNA 扩增反应后可不必开盖即可观察结果。

10.5 结果判定和报告

在空白对照和阴性对照反应管液体为橙色,阳性对照反应管液体呈绿色的条件下:

a) 待检样品反应管液体呈绿色，该样品结果为阪崎肠杆菌初筛阳性，对样品的二次增菌液或可疑纯菌落进一步按 SN/T 1632.1 中操作步骤进行确认后报告结果；
b) 待检样品反应管液体呈橙色则可报告阪崎肠杆菌检验结果为阴性。

若与上述条件不符，则本次检测结果无效，应更换试剂按本方法重新检测。

附 录 A
（资料性附录）
阪崎肠杆菌 16S rRNA 基因序列

A.1 阪崎肠杆菌 16S rRNA 基因序列(accession no. EF088379)

1 attgaacgct ggcggcaggc ctaacacatg caagtcgaac ggtaacaggg agcagcttgc
61 tgctctgctg acgagtggcg gacgggtgag taatgtctgg gaaactgcct gatggagggg
121 gataactact ggaaacggta gctaataccg cataacgtct acggaccaaa gtgggggacc
181 ttcgggcctc atgccatcag atgtgcccag atgggattag ctagtaggtg gggtaacggc
241 tcacctaggc gacgatccct agctggtctg agaggatgac cagccacact ggaactgaga
301 cacggtccag actcctacgg gaggcagcag tggggaatat tgcacaatgg gcgcaagcct
361 gatgcagcca tgccgcgtgt atgaagaagg ccttcgggtt gtaaagtact ttcagcgggg
421 aggaaggtgt tgtggttaat aaccgcagca attgacgtta cccgcagaag aagcaccggc
481 taactccgtg ccagcagccg cggtaatacg gagggtgcaa gcgttaatcg gaattactgg
541 gcgtaaagcg cacgcaggcg gttgattaag tcagatgtga aatccccggg ctcaacctgg
601 gaactgcatt tgaaactggt cagcttgagt ctcgtagagg ggggtagaat tccaggtgta
661 gcggtgaaat gcgtagagat ctggaggaat accggtggcg aaggcggccc cctggacgaa
721 gactgacgct caggtgcgaa agcgtgggga gcaaacagga ttagataccc tggtagtcca
781 cgccgtaaac gatgtcgact tggaggttgt gcccttgagg cgtggcttcc ggagctaacg
841 cgttaagtcg accgcctggg gagtacggcc gcaaggttaa aactcaaatg aattgacggg
901 ggcccgcaca agcggtggag catgtggttt aattcgatgc aacgcgaaga accttacctg
961 gtcttgacat ccagagaatc ctgcagagat gcgggagtgc cttcgggaac tctgagacag
1021 gtgctgcatg gctgtcgtca gctcgtgttg tgaaatgttg ggttaagtcc cgcaacgagc
1081 gcaaccctta tcctttgttg ccagcggttc ggccgggaac tcaaaggaga ctgccggtga
1141 taaaccggag gaaggtgggg atgacgtcaa gtcatcatgg cccttacgac cagggctaca
1201 cacgtgctac aatggcgcat acaaagagaa gcgacctcgc gagagcaagc ggacctcata
1261 aagtgcgtcg tagtccggat tggagtctgc aactcgactc catgaagtcg gaatcgctag
1321 taatcgtgga tcagaatgcc acggtgaata cgttcccggg ccttgtacac accgcccgtc
1381 acaccatggg agtgggttgc aaaagaagta ggtagcttaa ccttcgggag ggcgcttacc
1441 actttgtgat tcatgactgg ggtgaagtcg taacaaggta accgtaggga acc

注：阴影所示部分为阪崎肠杆菌外引物扩增基因序列。

A.2 组成引物中碱基构成

*Esa*16*S*-F3（5'-3'）：TCCGCAGGAGTTGAAGAGG

*Esa*16*S*-B3（5'-3'）：CAGCAGCGTGTCTGTTTCA

F1C ← F2 →

*Esa*16*S*-FIP（5'-3'）：TATGCGGGATCGAACCGCAGATTTT GGCTATAGCTCAGCTGGGA

B1C → B2 ←

*Esa*16*S*-BIP（5'-3'）：GCTCCACCATCACTTCGGAGTG TTTT TTCAGCTTGTTCCGGATTGT

注：TTTT 为连接序列。

附 录 B
（资料性附录）
阪崎肠杆菌 LAMP 检测试剂盒

B.1 试剂盒组成

每个试剂盒(20 T/kit,每个反应体系体积为 25 μL)包括以下成分：

——DNA 提取液；

——*Esa* 反应液；

——*Bst* 酶；

——显色液；

——稳定液；

——*Esa* 阳性对照；

——*Esa* 阴性对照。

B.2 说明

B.2.1 试剂盒内各试剂使用前,充分融化后稍离心。

B.2.2 试剂盒内的阳性对照应视为具有污染性物质,应注意避免污染其他样品和反应试剂,导致错误检验结果。

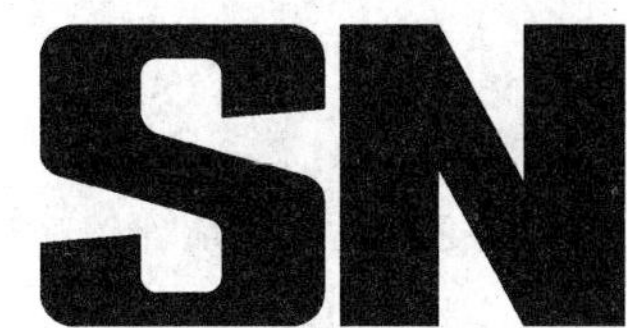

中华人民共和国出入境检验检疫行业标准

SN/T 2797—2011

食品中致泻大肠埃希氏菌检测 MPCR-DHPLC法

Detection of diarrheagenic *Escherichia coli* in food—MPCR-DHPLC method

2011-02-25发布 2011-07-01实施

中华人民共和国国家质量监督检验检疫总局 发布

前 言

本标准按照 GB/T 1.1—2009 给出的规则起草。

本标准由国家认证认可监督管理委员会提出并归口。

本标准主要起草单位:中华人民共和国辽宁出入境检验检疫局、中华人民共和国西藏出入境检验检疫局、中华人民共和国黑龙江出入境检验检疫局、北京盈九思科技发展有限公司。

本标准主要起草人:徐君怡、曹际娟、郑秋月、王顺芝、高小博、李苏龙、李建民、王秋艳、赤列加措。

食品中致泻大肠埃希氏菌检测 MPCR-DHPLC 法

1 范围

本标准规定了食品中致泻性大肠埃希氏菌，包括肠产毒性大肠杆菌、肠致病性大肠杆菌、肠出血性大肠杆菌、肠侵袭性大肠杆菌的 MPCR-DHPLC 检测方法。

本标准适用于食品中致泻性大肠埃希氏菌，包括肠产毒性大肠杆菌、肠致病性大肠杆菌、肠出血性大肠杆菌、肠侵袭性大肠杆菌的 MPCR-DHPLC 快速检测。

2 规范性引用文件

下列文件对于本文件的应用是必不可少的。凡是注日期的引用文件，仅注日期的版本适用于本文件，凡是不注日期的引用文件，其最新版本(包括所有的修改单)适用于本文件。

GB/T 4789.6　食品卫生微生物学检验　致泻大肠埃希氏菌检验

GB/T 6682　分析实验室用水规格和试验方法

GB 19489　实验室　生物安全通用要求

GB/T 27403　实验室质量控制规范　食品分子生物学检测

SN/T 0973　进出口肉及肉制品中肠出血性大肠杆菌 O157:H7 检验方法

3 缩略语

下列缩略语适用于本文件。

PCR(polymerase chain reaction)：聚合酶链式反应

MPCR(multiplex PCR)：多重 PCR

DHPLC(denaturing high performance liquid chromatography)：变性高效液相色谱

TEAA：三乙基铵乙酸盐

4 生物安全措施

为了保护实验室人员的安全，应由具备资格的工作人员检测致病菌，所有培养物应小心处置。应按照 GB 19489 的有关规定执行。

5 废弃物处理和防止污染的措施

5.1　检测过程中的废弃物需经 121 ℃高压灭菌处理至少 30 min 后再弃置。

5.2　检测过程中防止交叉污染的措施参照标准 GB/T 27403 的规定执行。

6 原理

多重 PCR，又称多重引物 PCR 或复合 PCR，它是在同一 PCR 反应体系里加上两对以上引物，同时扩增出多个核酸片段的PCR反应，其反应原理，反应试剂和操作过程与一般PCR相同。DHPLC分析技术是应用离子对反相液相色谱原理对DNA片段进行分离。离子对采用三乙基胺乙酸盐缓冲溶液(TEAA)，核苷酸片段分子中带负电荷的磷酸根基团与TEAA分子中带正电荷的氨基发生静电作用相互吸引，同时TEAA分子中的三个乙基与固定相C_{18}表面的烷基发生疏水作用力而相互吸引，通过流动相中的乙腈的梯度洗脱达到将不同大小的核苷酸片段分离。

7 试剂和材料

除另有规定外，所有试剂纯度应为色谱纯，水为灭菌超纯水。所有试剂均用无DNA酶污染的容器分装。

7.1 水：应符合GB/T 6682中一级水的规格。

7.2 *Taq* DNA聚合酶。

7.3 dNTP：dATP、dTTP、dCTP、dGTP。

7.4 10×PCR缓冲液：见A.1.1。

7.5 引物：引物序列见表A.1。

7.6 TE溶液：见A.1.2。

7.7 10% SDS。

7.8 蛋白酶K(20 mg/mL)。

7.9 氯化钠溶液(NaCl)：5 mol/L和0.7 mol/L。

7.10 10% CTAB(十六烷基三甲基溴化胺)。

7.11 三氯甲烷。

7.12 异戊醇。

7.13 酚。

7.14 异丙醇。

7.15 70%乙醇。

7.16 DHPLC缓冲液：见A.1.3。

7.17 双料缓冲蛋白胨水：见A.1.4。

8 主要仪器和设备

8.1 PCR仪。

8.2 DHPLC仪。

8.3 离心机(离心转速18 000*g*)。

8.4 PCR超净工作台。

8.5 微量可调移液器和灭菌吸头：2 μL、10 μL、100 μL、200 μL、1 000 μL。

8.6 灭菌PCR反应管。

9 方法提要与检测程序

9.1 方法提要

本方法采用四重PCR同时扩增四种致泻性大肠埃希氏菌。四重PCR产物再利用DHPLC非变性条件下的DNA分离技术，根据DNA扩增片段长度的不同，按照从小到大顺序依次洗脱核苷酸片段，从而对食品中致泻性大肠埃希氏菌进行快速检测。

9.2 检测程序

食品中致泻大肠埃希氏菌 MPCR-DHPLC 检测的流程图见图 1。

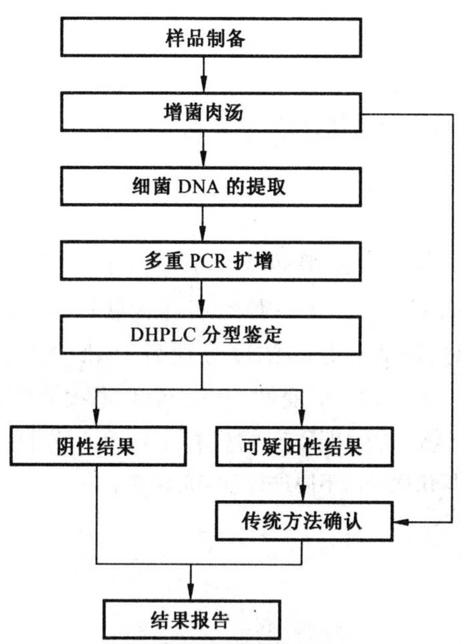

图 1 MPCR-DHPLC 法检测食品中致泻大肠埃希氏菌流程图

10 操作步骤

10.1 样品制备、增菌培养和分离

以无菌操作取样品 25 g，粉碎后加入装有 225 mL 双料缓冲蛋白胨水的无菌三角瓶或拍击式均质袋中，摇晃 3 min～5 min 或拍击 1 min，将三角瓶或均质袋封口后在 36 ℃培养 4 h～6 h（样品在冷藏或冷冻条件下保存 10 d 之内的需要培养 4 h；保存时间在 10 d 以上的需要培养 6 h）。从增菌肉汤中取出 10 mL 加入到装有 10 mL 双料缓冲蛋白胨水的试管中，混匀后在 36 ℃培养 18 h～24 h。

10.2 增菌液模板 DNA 的制备

取 10.1 中培养的二次增菌液 1.5 mL，加到 1.5 mL 无菌离心管中，13 000g 离心 1 min；吸弃上清液，取沉淀，加 567 μL TE 溶液（pH8.0），悬浮，加 30 μL 10% SDS 和 3 μL 蛋白酶 K（20 mg/mL），混匀，37 ℃温浴 1 h；加 100 μL 氯化钠（5 mol/L），混匀，加 80 μL CTAB/NaCl 溶液（10% CTAB 和 0.7 mol/L 氯化钠），混匀，65 ℃温浴 10 min；加等体积三氯甲烷/异戊醇（体积比为 24：1），混匀，13 000g 离心 10 min；取上清液，加等体积酚/三氯甲烷/异戊醇（体积比为 25：24：1），混匀，13 000g 离心 10 min；取上清液，加 0.6 倍体积异丙醇，轻轻混匀，13 000g 离心 10 min；取沉淀，用 70% 乙醇清洗 2 次，干燥，加 100 μL TE 溶液（pH8.0）溶解，此即为 DNA 溶液。若不能立即检测，可保存于 −20 ℃备用。也可使用商业化的 DNA 提取试剂盒并按其说明制备模板 DNA。用于阳性对照的菌株应按 10.2 的步骤同时进行 DNA 的制备操作。

10.3 DNA 浓度和纯度的测定

取 5 μL DNA 溶液加 ddH_2O 梯度稀释至 1 mL，使用核酸蛋白分析仪或紫外分光光度计测 260 nm

和 280 nm 处的光密度值。DNA 的浓度按照式(1)计算获得：

$$c = A \times N \times 50/1\,000 \quad \cdots\cdots\cdots\cdots (1)$$

式中：

c ——DNA 浓度，单位为微克每微升(μg/μL)；

A ——260 nm 处的吸光值；

N ——核酸稀释倍数。

1 $OD_{260\ nm}$=50 μg/mL 双链 DNA。

当 OD_{260}/OD_{280} 比值在 1.7～1.9 之间时，适宜于 PCR 扩增。

10.4 PCR 扩增

10.4.1 PCR 反应体系(25 μL)：10×PCR 缓冲液 3 μL；dNTPs(10 mmol/L)3 μL；*Taq* DNA 聚合酶(5 U/μL)0.2 μL；模板 DNA 4 μL(50 ng/μL)；肠致病性大肠杆菌、肠出血性大肠杆菌、肠产毒性大肠杆菌、肠侵袭性大肠杆菌各引物对(10 μmol/L)浓度分别为 1 μL、0.5 μL、1 μL、2 μL；水补足至 25 μL。

10.4.2 反应条件：94 ℃预变性 3 min；94 ℃变性 60 s，56 ℃退火 60 s，72 ℃延伸 60 s 进行 35 个循环；72 ℃延伸 7 min，4 ℃保存反应产物。将 PCR 产物进行 DHPLC 分析。

注：PCR 反应参数可根据基因扩增仪型号的不同进行适当的调整。

10.5 DHPLC 检测

10.5.1 DHPLC 分析条件

10.5.1.1 色谱柱：PS-DVB & C_{18} DNASep 色谱柱(4.6 mm×50 mm，粒度 3 μm)。

10.5.1.2 柱温：50 ℃。

10.5.1.3 流动相：0.0 min，55%缓冲溶液 A，45%缓冲溶液 B；0.5 min，50.2%缓冲溶液 A，49.8%缓冲溶液 B；3.6 min，41.8%缓冲溶液 A，58.2%缓冲溶液 B；6.8 min，38.2%缓冲溶液 A，61.8%缓冲溶液 B；9.9 min，36.3%缓冲溶液 A，63.7%缓冲溶液 B；13 min，35%缓冲溶液 A，65%缓冲溶液 B。

10.5.1.4 流速：0.9 mL/min。

10.5.1.5 检测器：荧光检测器(光源：150 W Xenon 灯；激发谱带宽：15 nm；发射谱带宽：15.3 nm；检测灵敏度：在波长 350 nm 积分 2 s)。

10.5.1.6 上样量：PCR 产物 5 μL。

10.5.2 DHPLC 分析

10.5.2.1 将装有 PCR 产物的反应管放置在 DHPLC 金属板的微孔中。

10.5.2.2 登录 DHPLC 分析系统，按照 10.5.1 设置 DHPLC 分析条件，建立检测程序并运行。

10.6 质控对照设置

检测过程中应分别设阳性对照和阴性对照。阳性对照为扩增片段的阳性克隆分子 DNA 或阳性菌株 DNA，阴性对照为非目标致病菌 DNA。

11 结果及判断

11.1 质控标准

11.1.1 阴性对照：无吸收峰出现。

11.1.2 阳性对照：出现典型的 PCR 产物吸收峰，且峰吸收值大于 3 mV。

11.1.3 不符合上述对照质控标准的视为无效。

11.2 结果判定和报告

11.2.1 若在与阳性对照相同的出峰时间，检测样品无扩增吸收峰出现，可判定样品结果为阴性，直接报告未检出相对应的致病菌。

11.2.2 若在与阳性对照相同的出峰时间，检测样品出现典型的PCR产物吸收峰(参见附录B)，且吸收峰值大于3 mV时，可判定该样品结果为可疑阳性。

11.2.3 若在与阳性对照相同的出峰时间，检测样品出现典型的PCR产物吸收峰，但吸收峰值小于3 mV时，建议样本重做。重做结果峰吸收值仍小于3 mV则为阴性，否则为可疑阳性。

11.2.4 对于可疑阳性结果，应按照相关检测方法(GB/T 4789.6和SN/T 0973)做进一步的生化鉴定和报告。

附 录 A
（规范性附录）
试剂和引物序列

A.1 试制配制

A.1.1 10×PCR 缓冲液

200 mmol/L Tris-HCl、pH 8.4，200 mmol/L 氯化钾，15 mmol/L 氯化镁。

A.1.2 TE 缓冲液

10 mmol/L Tris-HCl、pH 8.0，1 mmol/L EDTA、pH 8.0，用 DEPC 处理过的水配制并进行高压灭菌。

A.1.3 DHPLC 缓冲液

缓冲溶液 A 为 0.1 mol/L TEAA；缓冲溶液 B 为 0.1 mol/L TEAA＋25％乙腈，缓冲溶液 C 为 25％乙腈；缓冲溶液 D 为 75％乙腈。

A.1.4 双料缓冲蛋白胨水

蛋白胨　20.0 g
氯化钠　10.0 g
磷酸氢二钠（含 12 个结晶水）　18.0 g
磷酸二氢钾　3.0 g
蒸馏水　1 000 mL

将各成分加入蒸馏水中，搅混均匀，静置约 10 min，加热煮沸至完全溶解，调至 pH 7.2±0.1，121 ℃高压灭菌 15 min。

A.2 引物序列

食品中致泻大肠埃希氏菌 MPCR-DHPLC 检测所用引物序列见表 A.1。

表 A.1 食品中致泻大肠埃希氏菌 MPCR-DHPLC 检测所用引物序列

序号	基因名称	致病菌名称	引物序列	预期片段/bp
1	*lt*	肠产毒性大肠杆菌	5'-gca cac gca gct cct cag tc-3'	218
			5'-tcc ttc atc ctt tca atg gct tt-3'	
2	*bfp*	肠致病性大肠杆菌	5'-gga agt caa att cat ggg ggt at-3'	294
			5'-gga atc aga cgc aga ctg gta gt-3'	
3	*ial*	肠侵袭性大肠杆菌	5'-ctg gat ggt atg gtg agg-3'	320
			5'-gga ggc caa caa tta ttt cc-3'	
4	*rfb*E	肠出血性大肠杆菌	5'-att gcg ctg aag cct ttg-3'	499
			5'-cga gta cat tgg cat tgg cat cgtg-3'	

附　录　B
（资料性附录）
食品中致泻大肠埃希氏菌检测 MPCR-DHPLC 检测图谱

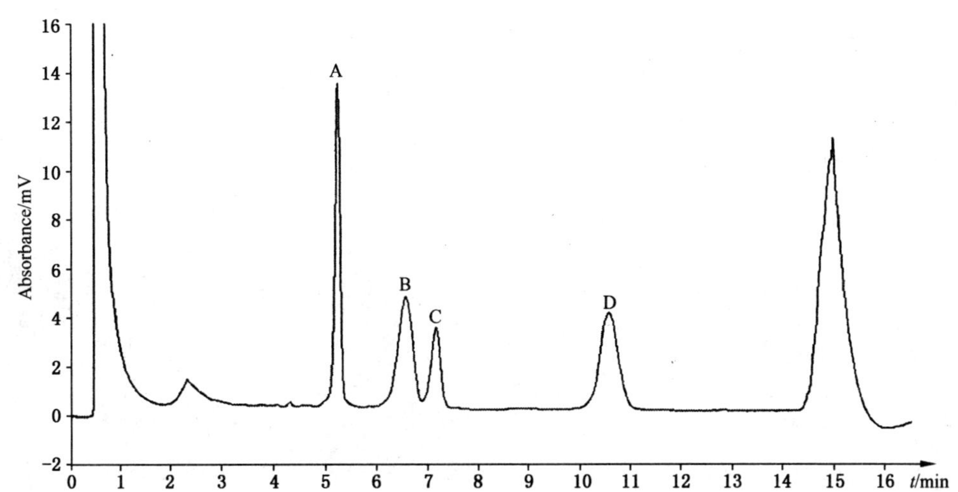

峰 A——肠产毒性大肠杆菌；
峰 B——肠致病性大肠杆菌；
峰 C——肠侵袭性大肠杆菌；
峰 D——肠出血性大肠杆菌。

图 B.1　食品中致泻大肠埃希氏菌检测 MPCR-DHPLC 检测图谱